O USO DE PSICOFÁRMACOS

UM GUIA

2ª Edição

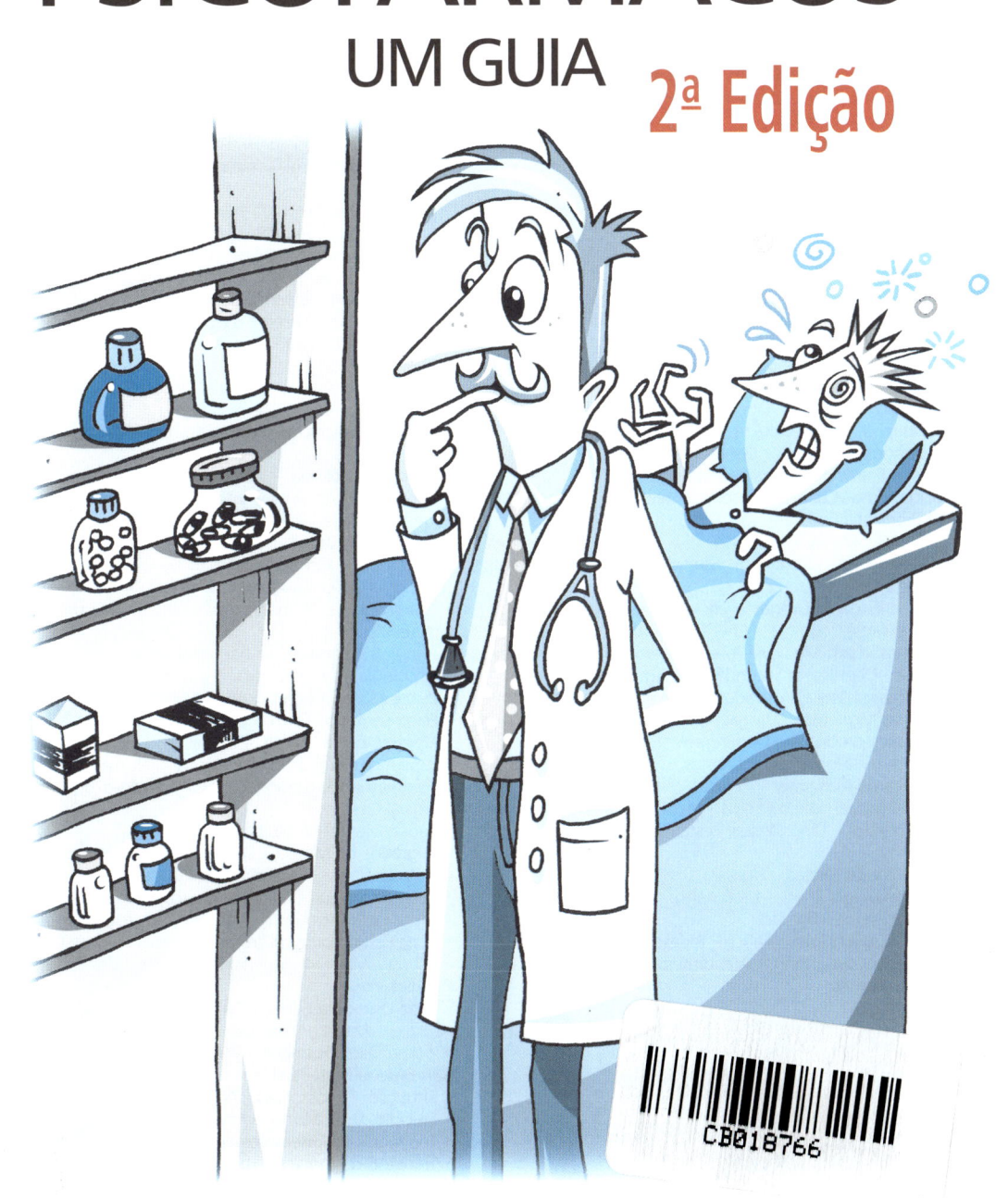

Marcos de Jesus Nogueira

OUTROS LIVROS DE INTERESSE

- A Ciência e a Arte de Ler Artigos Cientificos – Braulio Luna Filho
- A Medicina da Pessoa 5ª ed. – Perestrello
- A Natureza do Amor – Donatella
- A Neurologia que Todo Médico Deve Saber 2ª ed. – Nitrini
- Adoecer: As Interações do Doente com sua Doença 2ª ed. – Quayle
- Adolescência... Quantas Dúvidas! – Fisberg e Medeiros
- As Lembranças que não se Apagam – Wilson Luiz Sanvito
- Autismo Infantil: Novas Tendências e Perspectivas – Assumpção Júnior
- Chaves/Resumo das Obras Completas (Organização Editorial: National Clearinghouse for Mental Health Information) – Jung
- Coleção Psicologia do Esporte e do Exercício – Maria Regina Ferreira Brandão e Afonso Antonio Machado
   - Vol. 1 - Teoria e Prática
   - Vol. 2 - Aspectos Psicológicos do Rendimento Esportivo
   - Vol. 3 - Futebol, Psicologia e Produção do Conhecimento
   - Vol. 4 - O Treinador e a Psicologia do Esporte
   - Vol. 5 - O Voleibol e a Psicologia do Esporte
- Coluna: Ponto e Vírgula 7ª ed. – Goldenberg
- Criando Filhos Vitoriosos - Quando e como Promover a Resiliência – Grunspun
- Cuidados Paliativos – Diretrizes, Humanização e Alívio de Sintomas – Franklin Santana
- Cuidados Paliativos - Discutindo a Vida, a Morte e o Morrer – Franklin Santana Santos
- Cuidando de Crianças e Adolescentes sob o Olhar da Ética e da Bioética – Constantino
- Delirium – Franklin Santana
- Demências: Abordagem Multidisciplinar – Leonardo Caixeta
- Dependência de Drogas 2ª ed. – Sergio Dario Seibel
- Depressão e Cognição – Chei Tung Teng
- Depressão em Medicina Interna e em Outras Condições Médicas - Depressões Secundárias – Figueiró e Bertuol
- Dicionário Médico Ilustrado Inglês-Português – Alves
- Dilemas Modernos - Drogas – Fernanda Moreira
- Dinâmica de Grupo – Domingues
- Distúrbios Neuróticos da Criança 5ª ed. – Grunspun
- Doença de Alzheimer – Forlenza
- Dor – Manual para o Clínico – Jacobsen Teixeira
- Dor Crônica – Diagnóstico, Pesquisa e Tratamento – Ivan Lemos
- Dor e Saúde Mental – Figueiró
- Epidemiologia 2ª ed. – Medronho
- Esquizofrenia – Bressan
- Ginecologia Psicossomática – Tedesco e Faisal
- Guia de Consultório - Atendimento e Administração – Carvalho Argolo

- Guia para Família - Cuidando da Pessoa com Problemas – Andreoli e Taub
- Hipnose - Aspectos Atuais – Moraes Passos
- Hipnose na Prática Clínica 2ª. Ed. – Marlus
- Hipnoterapia no Alcolismo, Obesidade e Tabagismo – Marlus Vinícius Costa Ferreira
- Introdução à Psicossomática – Maria Rosa Spinelli
- Introdução à Psiquiatria - Texto Especialmente Escrito para o Estudante das Ciências da Saúde – Spoerri
- Manual: Rotinas de Humanização em Medicina Intensiva 2ª ed – AMIB - Raquel Pusch de Souza
- Medicina um Olhar para o Futuro – Protásio da Luz
- Nem só de Ciência se Faz a Cura 2ª ed. – Protásio da Luz
- O Coração Sente, o Corpo Dói - Como Reconhecer, Tratar e Prevenir a Fibromialgia – Evelin Goldenberg
- O Cuidado do Emocional em Saúde 3ª ed. – Ana Cristina de Sá
- O Desafio da Esquizofrenia 2ª ed. – Itiro Shirakawa, Ana Cristina Chaves e Jair J. Mari
- O Livro de Estímulo à Amamentação - Uma Visão Biológica, Fisiológica e Psicológico-comportamental da Amamentação – Bicalho Lana
- O Médico, Seu Paciente e a Doença – Balint
- O que Você Precisa Saber sobre o Sistema Único de Saúde – APM-SUS
- Panorama Atual de Drogas e Dependências – Silveira Moreira
- Política Públicas de Saúde Interação dos Atores Sociais – Lopes
- Psicofarmacologia – Chei Tung Teng
- Psicologia do Desenvolvimento - Do Lactente e da Criança Pequena – Bases Neuropsicológicas e Comportamentais – Gesell e Amatruda
- Psicologia e Cardiologia - Um Desafio Que Deu Certo - SOCESP – Ana Lucia Alves Ribeiro
- Psicologia e Humanização: Assistência aos Pacientes Graves – Knobel
- Psiquiatria Perinatal – Chei Tung Teng
- Psicologia na Fisioterapia – Fiorelli
- Psicopatologia Geral 2ª ed. (2 vols.) – Jaspers
- Psicossomática, Psicologia Médica, Psicanálise – Perestrello
- Psiquiatria e Saúde Mental – Conceitos Clínicos e Terapêuticos Fundamentais – Portella Nunes
- Psiquiatria Ocupacional – Duílio Antero de Camargo e Dorgival Caetano
- Saúde Mental da Mulher – Cordás
- Segredos de Mulher - Diálogos Entre um Ginecologista e um Psicanalista – Alexandre Faisal Cury
- Série da Pesquisa à Prática Clínica - Volume Neurociência Aplicada à Prática Clínica – Alberto Duarte e George Bussato
- Série Fisiopatologia Clínica – Busatto
   - Vol. 4 - Fisiopatologia dos Transtornos Psiquiátricos
- Série Usando a Cabeça – Alvarez e Taub
   - Vol. 1 - Memória
- Sexualidade Humana - 750 Perguntas Respondidas por 500 Especialistas – Lief
- Situações Psicossociais – Assumpção
- Suicídio: Uma Morte Evitável – Corrêa (Perez Corrêa)
- Transtornos Alimentares – Natacci Cunha
- Transtorno Bipolar do Humor – José Alberto Del Porto
- Tratado de Psiquiatria da Infância e da Adolescência – Assumpção
- Tratamento Coadjuvante pela Hipnose – Marlus
- Um Guia para o Leitor de Artigos Científicos na Área da Saúde – Marcopito Santos

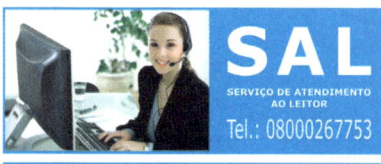

O USO DE PSICOFÁRMACOS

UM GUIA

2ª Edição

Marcos de Jesus Nogueira

Médico formado na Faculdade de Medicina da Santa Casa de São Paulo, onde fez residência e, em seguida, foi Professor Instrutor.

Trabalhou dentro do campo de ensino como coordenador há 25 anos do Nech (Núcleo de Estudo da Conduta Humana) e é Diretor Clínico do IIPP (Instituto Integrado de Psiquiatria e Psicologia de Araraquara). Tem Título de Especialista em Psiquiatria da ABP (Associação Brasileira de Psiquiatria)

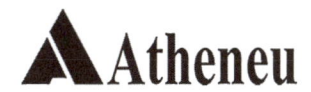

Atheneu

Exame das Funções Mentais
Um Guia
Nogueira, Marcos de Jesus

Diretor de Arte: Chico Riani
Coordenador Geral: Camilo Cazonatto
Editor de Arte: Denilson Fontanetti
Estagiário: Diego Riani Agostinho
Ilustrações: Camilo Riani

Rediagramação: Spline Multimídia (Guilherme Paiva)

CIP-BRASIL. CATALOGAÇÃO NA PUBLICAÇÃO
SINDICATO NACIONAL DOS EDITORES DE LIVROS, RJ

N713u
2. ed.

Nogueira, Marcos de Jesus
O uso de psicofármacos : um guia / Marcos de Jesus Nogueira. - 2. ed. - Rio de Janeiro : Atheneu, 2017.
il.

Inclui bibliografia
ISBN: 9788538807964

1. Farmacologia. 2. Medicamentos. I. Título.

17-41940   CDD: 617.69
                  CDU: 615.1

18/05/2017   19/05/2017

Todos os direitos desta edição reservados a:

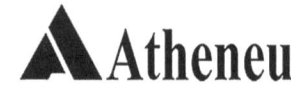

Editora Atheneu

São Paulo
Rua Jesuíno Pascoal, 30
Tel.: (11) 2858-8750
Fax: (11) 2858-8766

Rio de Janeiro
Rua Bambina, 74
Tel.: (11) 3094-1295
Fax: (11) 3094-1284

Belo Horizonte
Rua Domingos Vieira, 319
Conjunto 1.104

0800-0267753
sal@atheneu.com.br

"O assunto mais importante do mundo pode ser simplificado até ao ponto em que todos possam apreciá-lo e compreendê-lo. Isso é - ou deveria ser - a mais elevada forma de arte".

Charles Chaplin

DEDICATÓRIA

Aos meus netos Bianca, Rafael e Lívia, brisas de minha vida.

PREFÁCIO DA 2ª EDIÇÃO

Opus supra hominem

Embora sem ter tido a honra de trabalhar com o meu colega e amigo, Marcos, não deixei de acompanhar a sua trajetória, a partir de seu retorno a nossa Araraquara. A sua apresentação, na primeira edição desta obra, deixa claro que se trata de espírito eivado de saber psiquiátrico e erudito, além de possuidor de uma sede incomum pelo estudo, o que o faz instigante e como convém a um cientista, e de um desejo altruísta de compartilhar seu saber e sua experiência, com um timbre didático genuíno, como convém a um mestre. Ele sempre foi de trazer para o seu entorno um grupo de amantes da luz e da mais salutar discussão. Podemos encontrá-lo na Academia ou no recôndito de sua Clínica, mas, em sua instância e por constante, ávido de algo que seja mais luz. Porém me atenho, pois tentar descrever Marcos seria reduzi-lo a menos que o teor de minhas palavras, ainda que pródigas, o que não seria justo.

Vamos ao "Guia". Como em suas obras anteriores, ele soube valer-se de um recurso pouco usual em nosso meio científico, a ilustração bastante esquemática (vemos isso em S. M. Stahl, U.C. – San Diego – etc), que ele chama de "cartoon" e que, honestamente, ele credita a seu brilhante "cartunista" Camilo. Sem favor, aí começa a Arte, eis que piano a quatro mãos (e que ele engalanou com uma citação de Chaplin, já na abertura). Desnecessário dizer o quanto isso enriquece e facilita a compreensão desse intrincado que é a Psicofarmacologia, felizmente hoje atenta para novo ciclo de prolificidade, após cerca de duas décadas de sono. Aliás, isso ilustra a atualidade do Autor e de sua obra; o estado de alerta em que esse sempre se tem mantido.

Antes de deixar a questão da apresentação gráfica, consigno meus parabéns à **ATHENEU**, pela excelência do trabalho de seu corpo editorial, junto com o Autor, na diagramação irretocável. Inexoravelmente, imagens falam mais que palavras.

A Psicofarmacologia é uma vasta disciplina, com inúmeras subdisciplinas, ou são várias disciplinas confluindo para uma megadisciplina. Dar a isso tudo um *corpus* ao mesmo tempo prático, de fácil acesso, seguro e bem evidenciado, é o que chamo de *trabalho sobre-humano.*

Torno à diagramação, não mais a gráfica, mas a estrutural. O Autor soube dosar o peso dos capítulos e dar-lhes uma ordenação assaz didática, algo como um fluir do inteligível ao compreensível. Nada parece supérfluo nesse "Guia" – antes, fica um sabor de quero mais (e mais haveria, se o Autor não se houvesse disciplinado para não redigir um tratado, mas, sim, um *vademecum*). Muitas lições se enriquecem com "Curiosidades", delícias das delícias.

Esta segunda edição é, de fato, uma segunda edição e não uma segunda tiragem, eis que enriquecida com os avanços das mencionadas ciências e disciplinas nos últimos três anos, além da reescrita saneadora julgada cabível pelo Autor.

Por último, parabenizo duplamente meu amigo, seja pelas prováveis reedições vindouras, seja como incentivo por novos títulos. A sua instigância findará junto com ele, pois tem o porte da Arte.

Marcos, parabéns pela obra ímpar.

Ao sucesso!

Rafael Teubner Da Silva Monteiro
Psiquiatra clínico.

PREFÁCIO DA 1ª EDIÇÃO

Desde já deixo claro: fui vítima da doce generosidade de Marcos Nogueira a quem devo muito da sensibilidade que dedico aos livros que leio e aos que escrevo. Coloco-me, por conta e risco, no grupo daqueles que têm a ousada honra de dizer: tenho amigos. Necessariamente, incluo-me também no grupo daqueles que por ter amigos não podem fugir às responsabilidades que esse privilégio exige. É com essa pena que escrevo este prefácio, muito simplesmente.

Este livro visivelmente guarda em si o investimento amoroso de uma vida, a de Marcos Nogueira. A excelente qualidade do conteúdo exposto aqui mostra o tipo de profissional que o escreveu. Todos que têm como tarefa formular e socializar conhecimento sabe que uma vida é insuficiente quando comparada à ordem de grandeza da prática de pensar sobre um objeto e socializar o que se pensa sobre ele, seja nesta ou em qualquer outra área do conhecimento. Contudo, neste caso, a meu juízo, a ordem de grandeza a qual me refiro foi subsumida por outra: a dedicação vital de Marcos ao conhecimento, reitero.

Facilmente percebe-se que a metodologia da forma deste livro mostra que o autor não fez uma escolha didática para apenas facilitar a apreensão do conteúdo por parte de seu usuário. Ele organizou a forma a partir do domínio epistemológico que tem do conhecimento que perscruta e que aplica profissionalmente. Por isso, as figuras, os quadros, as colunas, enfim os recursos visuais possibilitados pela era da informática empregados na exposição do conteúdo dão ao leitor o movimento das relações necessárias entre conceito e a respectiva aplicabilidade. E essa não é uma virtude qualquer de um livro. Sobretudo para aqueles que se importa em apreender bem para aplicar bem, preservando sua integridade profissional e a integridade humana de seus pacientes.

Caro leitor, não tenho a menor dúvida de que este livro poderá facilitar muito a sua vida. Mas ele, sozinho, não fará de você o profissional exemplar que tenho o privilégio de prefaciar, mas poderá também desfrutar de privilégio: o de aprender com ele, com o Marcos Nogueira!

Marilda da Silva

APRESENTAÇÃO DA 2ª EDIÇÃO

O empenho e o objetivo desta edição é a atualização dos tratamentos em psiquiatria e a introdução dos novos psicofármacos surgidos nos últimos anos; também foram suprimidas as medicações que não estão mais comercializadas no Brasil e transferidas para outro capítulo aquelas que são indisponíveis em nosso país.

Nesta tarefa esmera-se, cada vez mais, a comunicação gráfica, o design de informação que torna agradável e fácil o uso deste guia. Esta arquitetura visual expressa um modelo de apresentação dos conceitos que privilegiam a simplicidade e a despoluição do texto, fato incomum nos livros científicos e que tornam o acesso difícil às informações. No entanto, vale lembrar que neste processo mantém-se o esmero quanto ao conteúdo conceitual que é extraído dos trabalhos científicos importantes, além do uso do material dos livros da área de autores nacionais e internacionais consagrados no estudo da psicofarmacologia.

Para otimização do espaço houve uma redução de alguns espaços que apresentavam duplicidade da exposição de informações e também redução do tamanho da fonte nos capítulos menos usados no manejo do guia e da bibliografia no seu final.

O ensaio etiológico dos transtornos mentais, de minha autoria, apresentado sob a forma de círculos é utilizado em um capítulo que foi ampliado e desdobrado e é altamente prático para descobrirmos as propostas de fármacos que podem receber prescrições, lembrando que as letras maiúsculas das medicações indicam melhor evidência de resultados em sua aplicação, e as minúsculas têm menos indícios de efeitos terapêuticos.

Marcos de Jesus Nogueira
Novembro de 2016

APRESENTAÇÃO DA 1ª EDIÇÃO

Desde os tempos de vestibular, gostava muito das aulas atrativas dos professores de cursinho, que eram bem diferentes dos mestres convencionais do interior paulista onde estudei. Depois das aulas, passava a noite em posse do material de estudo tentando fazê-lo de aparência mais concisa e agradável para o aprendizado. Fazia o que chamavam de fichas e, depois, esquemas gráficos que me facilitavam o aprendizado. As obras que publiquei têm essa característica, ou seja, de buscar **uma melhor assimilação do conteúdo**.

Entrei na Faculdade de Ciências Médicas da Santa Casa de São Paulo. No Hospital do Juquery, durante os estágios do Departamento de Psiquiatria, dirigido pelo Professor Enzo Azzi, o mestre italiano de Psicologia Médica, tive aulas magistrais, encantadoras e nada maçantes com grandes psiquiatras, como Paulo Fralleti e Aníbal Silveira, entre outros. Além disso, dirigia-me àquele hospital psiquiátrico, uma noite por semana, para presenciar plantões com psiquiatras inteligentes e experientes. Entre eles, lembro-me com carinho do saudoso Átila Ferreira Vaz, que me presenteou com uma monografia - que guardo até hoje - chamada Psicopatia Única, na qual apresenta um raciocínio diagnóstico que se renova na atualidade com a noção de espectro. Foi o começo do meu amor pela psiquiatria enquanto visão privilegiada da loucura.

Nos fins de semana, dirigia-me à cidade de Rio Claro, ao Hospital Psiquiátrico Bezerra de Menezes. Naquela época, este hospital estava tentando modernizar-se e, para isso, contratou um psiquiatra das fileiras do famoso, hoje extinto, Instituto Aché da capital paulista, Ubirajara Caldas. Acompanhavam-no, além dos livros disponíveis na época, dois auxiliares de enfermagem, os irmãos João e Omar Silvestre. Sou muito grato a eles que, de maneira prática, objetiva e sem grandes esmeros acadêmicos, sempre me presenteavam com as dicas de tratamento da maior equipe psiquiátrica de São Paulo, cujo diretor clínico, Mario Yan, psiquiatra de prestígio, já falecido, contribuiu para a construção da terapia psiquiátrica da época. Foi o início do meu amor pelos pacientes e pelo seu tratamento.

No último ano de meu curso de Medicina, chegou, da Alemanha, o pesquisador Isac Karniol, com as novidades da neurofisiologia cerebral e do mecanismo de ação dos neurotransmissores, e nos ensinava nos porões da Santa Casa, nas noites de quarta-feira, dentro do Departamento de Fisiologia, cuja chefia era do Dr. Carlini, importante professor e pioneiro nessa área, cientista de nomeada que até hoje enriquece a psiquiatria brasileira. Assim, deslanchou meu amor pelo conhecimento teórico e sua aplicação possível na clínica.

Nessa mesma faculdade, fiz residência, prestei o concurso da ABP (Associação Brasileira de Psiquiatria) para o título de especialista e ingressei, imediatamente, como Professor Instrutor do Departamento de Psiquiatria das Ciências Médicas da Santa Casa de São Paulo. Essa atividade me cativou, e tenho prazer em saber que muitos de meus alunos tornaram-se mestres e clínicos de mão-cheia da psiquiatria nacional. Decolou meu gosto pelo ensino.

Com a mudança para o interior, fiquei lecionando em escolas de Psicologia, na Faculdade de Medicina de Itajubá (Minas Gerais) e, por mais de 30 anos, reunindo pessoal interessado em conhecimento atualizado das várias disciplinas que abordam o conhecimento humano e as neurociências. Essa atividade informal sempre foi realizada dentro de um círculo aberto iniciado em Rio Claro e, depois, em Araraquara. As reuniões do grupo que constituiu o Núcleo de Estudos da Conduta Humana (NECH) eram e são mensais, aos sábados pela manhã.

Essa trajetória foi citada para demonstrar, enfaticamente, o meu gosto científico e o meu maior objetivo: a **comunicação pedagógica do conhecimento**.

Assim, este livro é destinado aos médicos clínicos de qualquer especialidade que necessitem de alguma informação sobre os psicofármacos em sua prática diária; pretende ser um guia que facilite a abordagem terapêutica medicamentosa de seus pacientes.

Devo advertir de que, apesar de minhas 150.000 horas de atendimento em psiquiatria, sou apenas um clínico e não um acadêmico; os dados são colhidos da literatura, do consenso, das evidências, como também da experiência pessoal, de meus colaboradores e do autodidatismo. Os engenheiros do saber psiquiátrico são os pesquisadores e professores acadêmicos que forneceram o conteúdo para a arquitetura didática do guia.

A proposta é uma apresentação objetiva e concisa do conhecimento necessário para acompanhar o exercício cotidiano na clínica dos pacientes portadores de transtornos mentais. Além disso, traz um pouco de leveza aos campos eventualmente áridos do saber e da ciência por meio da exposição elaborada pelo criativo cartunista Camilo Riani e sua equipe. Esses artistas, em nossas obras anteriores, também fizeram a composição dos assuntos psiquiátricos expostos com técnicas de comunicação motivadoras da busca do conhecimento nas áreas da especialidade, como o diagnóstico, o exame clínico e, agora, a psicofarmacologia.

O livro pretende dar uma visão completa e atualizada da farmacopeia alopática de que, no momento, dispomos no Brasil. Com uma apresentação levemente humorada e um lúdico e singular design gráfico, constitui, com os títulos anteriores, uma categoria de livros que podem ser chamados de *funny books*.

Este guia focaliza a psicofarmacologia como um instrumento precioso nas mãos do médico que se encontra frente ao seu paciente em seu local de trabalho, no tempo de sua atividade, ou em alguma outra circunstância em que necessite fazer uma consulta breve. Seu conteúdo preciso e consistente é sucinto, apresentado intencionalmente por meio de um texto breve no qual não sobram palavras e que não pretende o apuro formal acadêmico.

Os fármacos aqui estudados são aqueles que atuam no sistema nervoso central e os que trazem recursos farmacológicos ao campo da clínica psiquiátrica. São apresentados de acordo com a sua classificação na ATC (*Anatomical Therapeutic Chemical,* em ordem alfabética, em suas categorias de ação na especialidade e acompanhados do nome comercial de referência a fim de facilitar a consulta daqueles que não pertencem ao meio acadêmico e, nem sempre, estão habituados aos nomes genéricos das drogas.

Inicia-se com um Manual de Instruções, que detalha e esclarece como fazer a busca necessária, seguido de um capítulo de Abreviaturas e Símbolos para que a consulta ao guia se torne o mais breve possível. Logo após, a pequena apresentação da farmacocinética dos psicofármacos mostra um resumo dos importantes mecanismos envolvidos. Ilustrado por quadrinhos (HQ), os quais simulam uma guerra na qual oficiais militares lutam, usando armas terapêuticas, contra modificações patológicas, esse campo – considerado fácil para professores e pesquisadores, mas intricado para os clínicos, os quais necessitam somente de alguns elementos estritos para o uso dos fármacos – traz as informações essenciais expostas de forma lúdica.

Ao enfocar a farmacodinâmica, apresenta-se uma síntese dos fundamentos da neurotransmissão, conhecimento fundamental para o prescritor de psicofármacos. Para a realização dessa parte do livro, também foram expostos os avanços obtidos no mecanismo de ação dos fármacos: desde a sua conhecida atuação nas sinapses nervosas, nas membranas celulares, passando pelos mecanismos de cascata no interior das células até a transcrição gênica.

O próximo passo do guia é disponibilizar uma tabela com as principais ações das diversas categorias de psicofármacos, seguida do importante capítulo que contém as fichas de identidades, onde estão as informações básicas, expostas de forma condensada e facilitada, sobre o uso de cada um dos medicamentos encontrados no Brasil; depois uma abordagem dos efeitos adversos menores. Chegamos ao capítulo dos adjuvantes usados em Psiquiatria, entre os quais se abordam também os tratamentos tecnológicos não farmacológicos auxiliares na prática clínica psiquiátrica.

O livro prossegue com um grupo denominado "transtornos e remédios", apresentado em forma de círculos, como se fosse um alvo, contendo, de forma resumida, as indicações de cada fármaco nos diferentes transtornos. Permiti-me usar nessa seção um ensaio etiológico que consta do meu primeiro livro – O Diagnóstico Psiquiátrico: Um Guia, para a classificação dos transtornos (fator orgânico, hereditário ou constitucional, conflitos psíquicos e exógenos, além das patologias da infância). Objetivamos, por meio desses círculos, facilitar a consulta para o uso dos fármacos nessas indicações.

Na sequência, exponho, de maneira singular e divertida, como se fosse um "jogo", a abordagem sequencial, chamada de caminhos terapêuticos, dos quadros agudos mais complexos da psiquiatria.

Encerrando o volume, há uma abordagem das consequências do uso dos psicofármacos para o nosso organismo por meio da análise dos sistemas corporais em que eles repercutem e o manejo desses efeitos e o capítulo no qual apresentamos o conhecimento necessário para o uso desses fármacos em situações clínicas especiais.

Reitero que este livro é simples, porém pretensamente completo para as necessidades clínicas dos leitores. É como se chama: "Um Guia" – um guia, que como bem diz o seu título objetiva ser de fácil consulta para o estudante de medicina, para o clínico geral, para o especialista ou para o clínico psiquiatra.

Obviamente, para o desenvolvimento do conhecimento, a pesquisa ou o aprofundamento da psicofarmacologia, as obras internacionais e mesmo as brasileiras brilhantes que estão nas referências bibliográficas poderão e deverão ser consultadas, além de outras que enriquecerão o desempenho clínico.

Marcos de Jesus Nogueira

SUMÁRIO

ÍNDICE DOS PSICOFÁRMACOS POR ORDEM ALFABÉTICA

A

B

C

D

E

ÍNDICE DOS PSICOFÁRMACOS POR CATEGORIA

A - NEUROLÉPTICOS
A-1) NEUROLÉPTICOS TÍPICOS

A-1.1) FENOTIAZINAS

A-1.2) ALIFÁTICAS

A-1.3) PIPERIDÍNICAS

A-1.4) PIPERAZÍNICAS

A-1.5) BUTIROFENONAS

A-1.6) DIFENILBUTILPIPERIDINAS

A-1.7) TIOXANTENOS

A-2) NEUROLÉPTICOS ATÍPICOS

A-2.1) BENZAMIDAS

D-3) ISRS

D-4) SELETIVOS

E) ESTABILIZADORES DO HUMOR (ANTICONVULSIVANTES)

J) ANTIPARKINSONIANOS

K) PSICOESTIMULANTES

L) ADJUVANTES

MANUAL DE INSTRUÇÕES

OBSERVAÇÃO – para esclarecimentos ou dúvidas, recorra a este manual, embora a consulta ao guia, em geral, será fácil e intuitiva.

I) CONHEÇA AS ABREVIATURAS, SIGLAS E SÍMBOLOS QUE SERÃO USADOS NO GUIA

As **abreviaturas** quase sempre estão reduzidas a três ou quatro letras. Estão dispostas em três tipos de representações – **gerais e psicofármacos** apresentadas com uma fonte com estilo **normal**; **patologias psiquiátricas**, com essa fonte em **negrito**, e outro grupo de substâncias envolvidas no **processo de neurotransmissão** estarão escritas nessa fonte em *itálico*.

Outros **símbolos e representações gráficas** que constam do livro são apresentados e explicados em seguida (*pág. 41*).

II) SAIBA A CLASSIFICAÇÃO DOS PSICOFÁRMACOS

Reporte a classificação ATC (*Anatomical Therapeutic Chemical*) de fármacos com ação no SNC (*pág. 49*).

III) BUSCA DO PSF PELA ORDEM ALFABÉTICA

Apresentação de **todos os PSFs** sem especificações quanto a categoria, **disponíveis e indisponíveis no Brasil**, entre eles os de **ação direta no SNC** ou os **adjuvantes** nos tratamentos psiquiátricos. Não serão abordados os fitoterápicos. São seguidos pela denominação genérica com o produto comercial de referência (*pág. 21*).

IV) BUSCA DO PSF PELA CATEGORIA

Neste local, encontram-se os PSFs procurados pela sua categoria com seus grupos e subgrupos farmacológicos e novamente acompanhados de seu produto comercial de referência, além daqueles **indisponíveis no Brasil**, os que só se encontram sob a forma de manipulação, o antagonista dos BZDs nessa categoria; o grupo de antidepressivos de ações mais específicas foi chamado de **seletivos**, os estabilizadores de humor que são anticonvulsivantes foram dispostos separados do lítio, os anticolinesterásicos foram denominados antidemenciais, os fármacos usados nas dependências químicas chamados de antidependência química com suas especificidades (álcool, opiáceos e tabaco), a categoria dos fármacos com a disfunção erétil, outro do tratamento da doença de Parkinson e, na sequência, o **grupo de adjuvantes** (*pág. 27)*.

V) RECORDAÇÃO DOS PRINCÍPIOS BÁSICOS DA PSICOFARMACOLOGIA

Um resumo dos mecanismos básicos da **farmacocinética**, com suas etapas, anteciparáuma apresentação HQ com alusões ao processo da passagem e eliminação do fármaco no organismo; essa abordagem permitirá uma recapitulação dos conceitos envolvidos.

A seguir, com a denominação **sinopse das sinapses**, outro grupo de informações feito de maneira sucinta aborda e recorda os neurotransmissores mais envolvidos na **farmacodinâmica**, assim como seus receptores e os mecanismos de ação para a transmissão do impulso e mensagens do organismo. É finalizado pelo cartunista, que esboça o cenário sináptico em várias condições que aludem ao funcionamento normal dos neurotransmissores e em algumas condições fisiopatológicas, procurando destacar um ou outro ponto importante sem a pretensão de apresentar uma abordagem didática mais esmiuçada (*pág. 51)*.

VI) SAIBA SOBRE AS AÇÕES GERAIS DE CADA CATEGORIA DE PSF

Nesta apresentação, a categoria do PSF vai trazer, ao lado, os **nomes químicos** pertencentes

ao grupo, sem a citação daqueles indisponíveis no Brasil, e colocados em ordem alfabética.

Em seguida, vêm as ações gerais, como **mecanismo de ação**, **indicações terapêuticas**, **efeitos adversos** em alguns casos, precauções, interações medicamentosas e, eventualmente, associações interessantes (terapeuticamente), por vezes mostrando algumas especificações dentro da categoria e tratando o lítio como categoria única.

Nas **indicações e nos efeitos adversos**, a maior e a menor indicação ou incidência estarão representadas pelas letras maiúscula e minúscula, respectivamente.

Outro cenário que ocorre nessa apresentação é aquele da citação: "será(ão) melhor analisado(s) em sua(s) identidade(s)", quando houver mais especificidades do que generalidades sobre o fármaco ou o grupo abordado (*pág. 95)*.

VII) CONHEÇA DE FORMA MAIS DETALHADA O PSF QUE VAI USAR
A FICHA DE IDENTIDADE DE CADA PSF SERÁ APRESENTADA PELA SEGUINTE ORDEM:

• Cabeçalho central da impressão digital com nome do psicofármaco e símbolo da sua **categoria à esquerda**. No **centro**, está seu nome genérico agregado ao do produto e laboratório de referência; do **lado direito** está sua fórmula química; os indisponíveis são aqui apresentados, mas apenas pelo nome, e serão agrupados em capítulo especial.

• As **apresentações comerciais** do produto no Brasil são feitas com **projeto visual de suas formulações**. Os símbolos aqui utilizados poderão ser encontrados no capítulo próprio.

• Lista de medicamentos **similares** e seus laboratórios, mas não constando as suas formas de apresentação para melhor aproveitamento e visualização do espaço. Os genéricos poderão ser encontrados nas farmácias pelo nome e não são apresentados neste espaço pela grande quantidade de laboratórios farmacêuticos que os produzem.

• O **esquema posológico proposto** pelo fabricante é aprovado na pesquisa acadêmica e pelos órgãos responsáveis. Quando disponível, as doses iniciais e a maneira de instituí-las, o **tempo de início da ação** terapêutica e a **dose máxima diária (DMD)** recomendada pela fabricante. Além dos cuidados propostos na administração dos mesmos e sua distribuição ao dia.

• As **indicações terapêuticas** vêm a seguir, com destaque para os melhores resultados comprovados, que são citados em **letra maiúscula**; os resultados de menor evidência são apresentados em **letra minúscula**.

• As **contraindicações absolutas** são relacionadas em maiúsculo e as relativas, em minúsculo.

• Em seguida, temos as referências às **precauções**; as mais importantes são escritas em maiúsculo, e as outras, que também merecem atenção, são grafadas em **minúsculo**. Apesar de enfadonha, nesse item, será sempre lembrada a possibilidade de hipersensibilidade através de duas letras de uma fonte mais exótica (*HS*).

• A próxima abordagem será sobre os **efeitos adversos** de cada fármaco. Serão dispostos em ordem alfabética para facilitar a consulta e os que estiverem em letra **maiúscula** são os de manifestação clínica **mais comum**; os **menos comuns, incomuns** e **raros** são escritos com a **letra minúscula** e também em ordem alfabética, quando não forem muito numerosos. Quando forem dependentes da dose haverá um símbolo para essa referência. Se os efeitos adversos são abundantes, para evitar a poluição visual da ficha de identidade, devem ser consultados no capítulo seguinte – **outros efeitos**.

No quadro seguinte, merecendo **atenção**, consta uma apresentação de várias condições que estão envolvidas na prescrição do psicofármaco estudado:

• Na sequência, estão a **necessidade**, a **inconveniência** ou a **indiferença** de sua **ingestão com alimentos** (haverá grafismos para esta consulta) e suas implicações na absorção do medicamento;

• Na sua condição de uso com **álcool**, assinala-se um escalonamento, ou seja, **certo cuidado ou inconveniência**, como também a alternativa da **proibição** (o projeto gráfico indicará essas condições), apreciando-se a idade do paciente (os mais velhos perdem reflexos, e os jovens são por demais ousados na quantidade, na maioria das vezes) e sempre valorizando-se a moderação e a consciência da condição **ideal de abstinência** de bebidas alcoólicas durante qualquer tratamento com drogas que atuam no SNC;

• Quanto à presença de **sintomas de abstinência** do fármaco na sua descontinuação, mostra-se quando os mesmos podem aparecer com **grande probabilidade e intensidade**, com **menor graduação**, ou quando se dá a sua **ausência**; o símbolo SR indica a falta de dados sobre esse fenômeno;

• No tocante a **dirigir veículos e máquinas**, não seria recomendável tal atividade no uso de qualquer fármaco que atue no SNC, mas o bom-senso e a sociedade automotiva em que vivemos nem sempre permitirão a total abolição da prática da direção amadora de carros. Deve-se alertar que o comprometimento para essa tarefa pode vir da própria doença mental, como também da sua combinação com bebidas alcoólicas – os grafismos demonstram **quando há alguma possibilidade de uso**, com bastante zelo, desde que as doses do fármaco sejam pequenas. Em seguida, aponta-se para a **inconveniência ou a proibição** de dirigir devido à chance de haver maior sedação ou comprometimento psicomotor, da atenção e do processamento de informações até a atuação do psicofármaco no sistema motor central e nos reflexos automáticos e à presença de transtorno mental grave concomitante. Leva-se em conta também os horários de dirigir, o cuidado com os motoristas jovens destemidos ou inexperientes e a restrição da direção pela intensidade das consequências possíveis. No caso de máquinas, haverá apontamentos com maior rigor porque supõe-se que seja atividade profissional. **SR** é empregado quando **não há referência** sobre o tópico;

• **Gestação**: toda e qualquer substância deverá ser evitada na gestação; no entanto, quando não puder ser evitada, é necessário conhecer as indicações para a situação. Deve-se lembrar de que não utilizar nenhum psicofármaco na gestação pode ser também um grande risco. **Essa decisão é do médico, do paciente e da família em conjunto**, sempre evitando a polifarmácia. Os grafismos apontam os fármacos com o **menor grau de risco de uso** (⊛) – são aqueles cujo emprego não traz evidência de prejuízo, outros com **pouco grau de risco de uso** (⊘) e que devem ser usados com cuidado, porque há poucos trabalhos que comprovam alguma toxicidade para o desenvolvimento gestacional e pesquisas que apresentam escassos efeitos adversos negativos ou significativos em animais – e as drogas que apresentam **grande risco de uso** (⊗) – ou seja, que podem trazer complicação considerável para o feto, teratogenia e outros danos comprovados em número significativo de casos – as quais só devem ser aplicadas com todo cuidado, avaliando-se o custo-benefício do uso, com a monitorização por exames e outros cuidados clínicos constantes e cuidadosos. O grafismo (SR) será usado no texto quando há falta de referência, tempo insuficiente de mercado do medicamento ou pesquisas que o excluam de uso;

• **Lactação** – aponta-se por grafismos os graus de restrição na amamentação: **sem risco** (⊛) – drogas que foram estudadas sem observação de efeitos adversos nos lactentes, ou drogas que em estudos controlados mostraram mínimos efeitos adversos sem ameaça à vida do lactente. **risco pequeno** (⊘) com estudos mostrando alguma evidência de risco para o lactente ou para a produção de leite, mas cujos benefícios podem torna-lo aceitável; muitas vezes existe **risco maior** (⊗) do uso na lactação, pela presença no leite com efeitos adversos para o bebê (não administrar, ou suspender a amamentação), com estudos de dano e toxicidade para o lactente que superam qualquer benefício. O símbolo (SR) é empregado quando faltam dados sobre a lactação na literatura, tempo insuficiente de mercado ou pesquisas comprovando algum malefício;

• **Crianças e idosos** – assinala-se o símbolo (⊛) quando a administração for **livre**; em seguida, os grafismos apontam para o **uso cuidadoso** (doses menores) e para o **uso com restrição ou não recomendado**. O símbolo (SR) é usado na falta de informações do emprego nesses grupos;

• **Insuficiência hepática e renal** – os mesmos escalonamentos do item anterior dão a indicação do uso, acrescidos daquele de falta de referências.

* O espaço seguinte consta da parte que mostra o quadro clínico que ocorre no caso de **superdose** e do item que propõe o **manejo clínico necessário** no caso de ocorrência. Além disso, aponta-se a **dose máxima ingerida** (DMI) até a data atual; quando é possível, informa-se a **dose letal e/ou tóxica** (DL/T) indicada pelo fabricante. SR - mostra a ausência de referências sobre o assunto.

* Em sequência, na linha, apontam-se as **interações importantes** dos medicamentos que estiverem sendo instituídos juntos. Cada identidade tem, nesse espaço, um **novo projeto gráfico** para resumir as informações sobre as evidências da combinação do fármaco estudado **com outros psicofármacos** (maiúscula normal) ou com **outras substâncias** (maiúscula e *itálico*). Esses dados são clinicamente relevantes e estão condensados em símbolos pontuais. Há **símbolos** para o planejamento do manejo informando sobre:

* As **interações de risco** (inclusive de morte), e **não devem ser usadas**, com endosso do laboratório de referência (☠).

* Outras em que se **recomenda a troca**, em virtude da possibilidade da combinação apresentar acentuado risco de **efeitos indesejáveis** importantes (↻).

* E aquelas em que é prudente o **monitoramento** do tratamento pela possibilidade do aparecimento de efeitos adversos, mais ou menos severos, ou clinicamente significativos, e geralmente decorrentes das interferências metabólicas da substância enfocada com outras que o paciente estiver em uso, pelo aumento da concentração plasmática de uma ou de outra ou das duas (estas constarão do capitulo seguinte - **outros efeitos**, se forem numerosas). Como haverá apenas a citação recomenda-se a busca em manuais especializados para o apuro do conhecimento das ditas interações.

Outros sinais indicam, de forma figurativa, nas interações importantes que são contraindicadas ou com indicação de troca, as consequências da interação que podem ser de manifestação **rápida** (⚡) ou **lenta** (🐌). Também se sinaliza a intensidade do fenômeno clínico em: **intenso** (🌡), **moderado** (🌡) ou **pequeno** (🌡).

* Na próxima informação, chegamos ao grupo de dados que podem suscitar alguma **curiosidade** em relação ao fármaco estudado.

* No trecho dos **dados complementares** temos:

a) **início** (poderá estar relacionado com a data da síntese ou da descoberta, com o uso de início casual, com a data da comercialização ou da aprovação de uso pelos órgãos competentes);

b) o **tipo de receita** necessário para a prescrição de acordo com a classificação das leis brasileiras;

c) seu **preço** simbolizado pelos cifrões – não se busca muita precisão em função da mudança relacionada com a política de preços dos laboratórios, das condições inflacionárias do país, além do médico levar em consideração o preço dos genéricos e dos similares, os quais podem estar bem distantes (ou não) do preço do fármaco de referência. Representa-se com os cifrões que são citados no capítulo das abreviaturas e símbolos;

d) seu número de inscrição no **CAS** (*Chemical Abstract Service Registry Number*);

e) o código no **ATC** (*Anatomical Therapeutic Chemical*);

f) o seu nome genérico no Brasil – (*Denominação Comum brasileira*).

* PK – Nome da próxima coluna, representa a lista dos dados sobre a **farmacocinética** do medicamento – alguns dados podem estar ausentes por falta de referência do fabricante, o que é representado pelo símbolo SR relacionado no capítulo das abreviaturas e símbolos. Aqui constam dados que podem ajudar, de forma sucinta e rápida, na escolha do fármaco de acordo com os planos terapêuticos do prescritor.

* No grupo de informações denominado PD ou farmacodinâmica, encontram-se noções sucintas sobre seu metabolismo, os mecanismos de ações dos neurotransmissores em seus receptores e a transdução de sinais que se dá na presença do fármaco.

* No final deste capítulo, inserem-se **fichas de identidades em branco** para o seu próprio preenchimento quando do lançamento de novo produto no Brasil. Vale a recomendação que no preenchimento dessas fichas deve ser usado lápis e não caneta para haver melhor absorção pelo papel (*pág. 107*).

VIII) QUAIS OS OUTROS EFEITOS (ADVERSOS E INTERAÇÕES) DOS PSFs

Este capítulo tem a sequência semelhante ao das identidades, com apresentação dos fármacos por ordem alfabética. Cada um deles tem, inicialmente, a lista dos **efeitos adversos** divididos em **menos comuns**, **incomuns**, **pouco frequentes** e **raros**. Se não são numerosos, podem constar da ficha de identidade. Estão também em ordem alfabética para facilitar a consulta. Essa parte do texto estará escrita em letra minúscula.

Logo abaixo, está uma relação das **interações importantes** que devem ser **monitoradas** se não foram suspensas, em virtude de uma aumentar a concentração do outro e com isso aumentar os efeitos adversos, tóxicos ou diminuir os resultados terapêuticos, além de outros resultados inconvenientes; as interações com outros **psicofármacos** estão com a **fonte normal** em letra maiúscula; com **outras substâncias** são apresentadas em *itálico*, também em letra maiúscula, a não ser quando fizer parte de um grupo citado; aí estarão entre parênteses. Se a sua quantidade for pequena estará citada no capítulo das identidades de cada psicofármaco (*pág. 367*).

IX) FÁRMACOS ADJUVANTES

Compõem-se dos adjuvantes nos tratamentos psiquiátricos e daqueles que podem ser utilizados isoladamente no transtorno psiquiátrico mesmo com pouca evidência de resultado. Apresentação das fichas de identidades dos usados em psiquiatria (*pág. 419*).

X) OUTROS TRATAMENTOS NÃO FARMACOLÓGICOS EM PSIQUIATRIA

Faz-se uma relação sucinta dos tratamentos disponíveis com suas peculiaridades (*pág. 447*).

XII) DOENÇAS E REMÉDIOS: QUAL PSF USAR NOS TRANSTORNOS E SINTOMAS PSIQUIÁTRICOS?

A experiência clínica, os trabalhos científicos atuais, as meta-análises, as evidências, os algoritmos e outros métodos nos propõem o uso de PSFs em **indicações** com **maiores** (em maiúscula) ou **menores** (em minúscula) **resultados**. Num **ensaio classificatório de inspiração etiológica das doenças psiquiátricas** apresentado sob a forma de vários círculos de leitura centrífuga, são oferecidas as propostas conhecidas mais comuns e aprovadas para o tratamento.

A apresentação das doenças segue um **ensaio etiológico** dividido e observado em cada círculo:

1) Transtornos mentais predominantemente decorrentes de causas orgânicas

2) Transtornos mentais predominantemente hereditários e constitucionais

3) Transtornos mentais predominantemente decorrentes de conflitos psíquicos

4) Transtornos mentais predominantemente decorrentes de fatores exógenos

5) Transtornos mentais predominantes na infância e adolescência.

6) Retardo mental

7) Transtornos causados por psicofármacos

8) Outros

OBS.: Deve haver uma análise criteriosa porque são apenas propostas e não certezas terapêuticas.

Os círculos são apresentados a partir da (*pág. 453*).

XIII) CAMINHOS TERAPÊUTICOS: QUAIS SÃO AS ALTERNATIVAS PARA TRATAMENTOS MAIS COMPLEXOS?

Oferece-se, no capítulo "Caminhos terapêuticos", uma alusão a um jogo de **várias etapas**,

com seus símbolos, e o **conjunto de PSFs** a serem usados e suas possibilidades de trocas e associações e outras peculiaridades do manejo. O projeto gráfico contém uma arte visual para um contato agradável para quem consulta. As possibilidades terapêuticas existentes nesse capítulo foram pesquisadas em alguns algoritmos disponíveis, fluxogramas, referências bibliográficas, e particularmente nas diretrizes mais atualizadas do CANMAT para os transtornos de humor.

Nem sempre estão presentes os psicofármacos e adjuvantes que são indisponíveis no Brasil.

O início do caminho mostra os fármacos que podem ser de primeira escolha e sequenciais e colocados em tabelas anexas. As escolhas são apresentadas conforme seus critérios de evidência confirmados pelos resultados clínicos. O projeto gráfico difere nas patologias com a finalidade de melhor visualização geral da sequência de tratamento e suas alternativas com a maioria dos fármacos envolvidos no processo.

As abreviaturas e símbolos envolvidos devem ser consultados no capítulo especial (*pág. 467*).

XIV) O QUE O PSF PODE CAUSAR DE INDESEJADO?

Apresentação **das síndromes e dos sintomas** que podem ocorrer com o uso de psicofármacos por meio de um **grafismo para facilitar a consulta**, fazendo a abordagem das **especialidades médicas mais importantes e seus sintomas pela ordem alfabética**.

Neste grupo de informações não são citados os fármacos que não estão disponíveis no Brasil, evitando, assim, uma quebra do projeto sucinto de apresentação. Aqui, temos as **manifestações clínicas, seus causadores e o manejo das mesmas** (*pág. 485*).

XV) USO DE PSFs NAS SITUAÇÕES ESPECIAIS

Aqui está, em ordem alfabética, a apresentação das **situações clínicas** em que o paciente pode se encontrar de forma concomitante, os **dados** que devem ser conhecidos e os PSFs que devem ser **preferidos** e os que devem ser **evitados** (*pág. 509*).

XVI) PSFs INDISPONÍVEIS NO BRASIL

Apresentação das fichas de identidades dos mesmos (*pág. 521*).

XVIII) REFERÊNCIAS BIBLIOGRÁFICAS

São apresentados dois grupos: livros e trabalhos científicos e endereços eletrônicos (*pág. 593*)

ABREVIATURAS E SÍMBOLOS

MAIÚSCULAS – FÁRMACOS E OUTRAS

NEGRITO – DOENÇAS

ITÁLICO – NEUROTRANSMISSÃO

ABREVIATURAS

ACh – acetilcolina

AcCoA- acetilcoenzima A

AchE – acetilcolinesterase.

AV – ácido valproico

AV/DVP – ácido valproico/divalproato de sódio

AVC– acidente vascular cerebral

ACTH – hormônio adrenocorticotrófico

ADR – adrenalina

ADL – adolescente

ADT – antidepressivo tricíclico

AD – antidepressivo

AGF – agorafobia

AGOM – agomelatina

ALZH – doença de Alzheimer

AMITP – amitriptilina

AMPA – (S)-2-amino-3-(3 hidroxi-5-metilisoxazol-4-il) ácido propanoico

ANDM – antidemenciais

ANPK – antiparkinsonianos

APS – antipsicótico ou neuroléptico

ARIP – aripiprazol

ATB – antibiótico

ATM – articulação temporomandibular

ATP – adenosina trifosfato

BUP – bupropiona

BUSP – buspirona

BZD – ansiolítico benzodiazepínico

Ca – cálcio

CICL – ciclagem rápida

CLEPT – cleptomania

CBZ – carbamazepina

cAMP – AMPcíclico, segundo mensageiro sintetizado da adenililciclase

CHT – colina

CITA – citalopram

CLOM – clomipramina

CLORP – clorpromazima

CLOZ – clozapina.

CPK – creatininafosfoquinase

CRH – hormônio liberador de corticotrofina

DAG – diacilglicerol

DβH – dopamina β hidroxilase

DDC – DOPA descarboxilase

DBP – depressão bipolar

DEM – demência

DESV – desvenlafaxina

DM – depressão maior

DML – diabetes mellitus

DMD – dose máxima diária

DL/T – dose letal ou tóxica

DMI – dose máxima ingerida

DOX – doxepina

DVP – divalproato de sódio

DULO – duloxetina

ECA – enzima conversora da angiotensina

ECG – eletrocardiograma

ECP – estimulação cerebral profunda

ECT – eletroconvulsoterapia

EEG – eletroencefalograma

ELA – esclerose lateral amiotrófica

ESCT – escitalopram

ESQZ – esquizofrenia

EST/H – estabilizador de humor

EV – endovenoso

EXTRA – efeitos extrapiramidais

HALO – haloperidol

FDA – Food and Drug Administration

FLUF – flufenazina

FNMT – feniletanolamina N-metiltransferase (enzima da ADN)

FOB – fobia

FOBesp – fobia específica

FOBsoc – fobia social

FX – fluoxetina

FLUV – fluvoxamina

GABAP – gabapentina

GLU – glutamato

HIPN – hipnótico

INF/ADL – infância e adolescência

IM – intramuscular

IMAO – inibidores da monoamina oxidase

IMIP – imipramina

IP3 – inositol trifosfato

ISRS – inibidor seletivo da recaptação da serotonina

JOGO – jogo patológico

K – potássio

LAMO – lamotrigina

LCR – líquido cefalorraquidiano

LES – lúpus eritematoso sistêmico

Li – lítio

LORZ – lorazepam

MA – mania

MAO – monoamina oxidase

MAPR – maprotilina

METF – metilfenidato

MIAN – mianserina

MIRT – mirtazapina

Na – sódio

NMDA – N-metil-D-aspartato

MOCL – moclobemida

NATIP – neuroléptico atípico

NDP – neuropatia diabética periférica

NORT – nortriptilina

NPH – nevralgia pós-herpética

NTIP – neuroléptico típico

OLANZ – olanzapina

OXCB – oxcarbazepina

PA – pressão arterial

PAN – transtorno do pânico

PARO – paroxetina

PCP – alucinógeno fenciclidina (anestésico, PCP ou "pó de anjo")

PEZA – psicose esquizoafetiva

PIMO – pimozida

PIRO – piromania

PREGA – pregabalina

PSF – psicofármaco

QI – coeficiente de inteligência

QUET – quetiapina

REBO – reboxetina

REM – movimento rápido dos olhos (fase do sono)

RESSO – ressonância magnética

RISP – risperidona

SEL – seletivo

SEP – síndrome extrapiramidal

SERT – sertralina

SIBU – sibutramina

S/N – se necessário

SNC – sistema nervoso central

SNM – síndrome neuroléptica maligna

SNP – sistema nervoso periférico

SULP – sulpirida

TAG – transtorno de ansiedade generalizada

TBP – transtorno bipolar

TCC – terapia cognitivo/comportamental

TDAH – transtorno déficit de atenção/hiperatividade

TEA – transtorno do espectro autista

TEI – transtorno explosivo intermitente

TEPT – transtorno de estresse pós traumático

TIAN – tianeptina

TIOR – tioridazina

TIOX – tioxanteno

TIP – terapia interpessoal

TOC – transtorno obsessivo compulsivo

TOMO – tomografia

TOP – topiramato

TP – transtorno de personalidade

TPM – tensão pré-mestrual

TRAN – tranilcipromina

TRAZ – trazodona

TRICO – tricotilomania

TOH – tirosina hidroxilase

TSH – hormônio estimulador da tireoide

TTC – tetracíclicos

T3 – triiodotironina

T4 – tiroxina

UTI – unidade de terapia intensiva

VAMP – (vesicle-associated membrane protein) – proteína de membrana plasmática e vesículas intracelulares

VENL – venlafaxina

VMAT – transportador vesicular de monoamina

VO – via oral

ZOLP – zolpidem

SÍMBOLOS

Maiúscula – maior eficácia, frequência, intensidade, etc.

Minúscula – menor eficácia, frequência, intensidade, etc.

(SR) sem referência

(Ind.) indiferente

⊗ contraindicado

⊘ uso com cuidado

(OK) uso liberado

ALIMENTAÇÃO: (⊗) - contraindicado   (⊖) - acompanha

ABSTINÊNCIA: (NÃO) - não causa   (Pouca) - causa pouca   (SIM) - causa

< - menores
> - maiores
= - igual
⤢ - dose-dependente

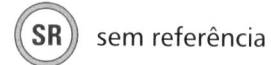 - adesivo PATCH

- ampola

- injetável

- goma

- gotas

- cápsula

- cápsula Retard

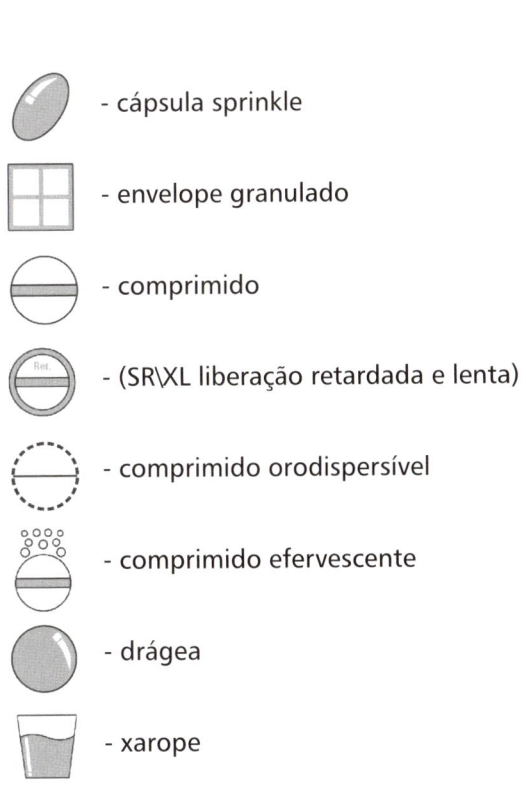

- cápsula sprinkle

- envelope granulado

- comprimido

- (SR\XL liberação retardada e lenta)

- comprimido orodispersível

- comprimido efervescente

- drágea

- xarope

- pastilha

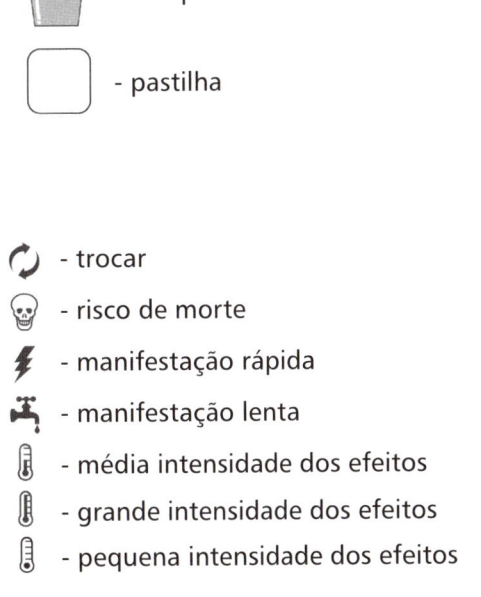

- trocar

- risco de morte

- manifestação rápida

- manifestação lenta

- média intensidade dos efeitos

- grande intensidade dos efeitos

- pequena intensidade dos efeitos

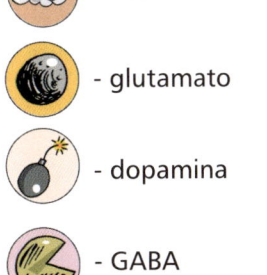

- acetilcolina

- glutamato

- dopamina

- GABA

- noradrenalina

 - adrenalina

 - serotonina

 - bomba de recaptação

 - tirosina

 - monoamina oxidase (MAO)

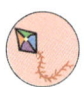 - L-Dopa

 - mitocôndria

 - ACTH

 - cortisol

CLASSIFICAÇÃO ATC (Anatomical Therapeutic Chemical) DO SISTEMA NERVOSO

N01 - ANESTÉSICOS

Anestésicos gerais;

Anestésicos locais.

N02 – ANALGÉSICOS

A – Opioides;

B – Outros Analgésicos e Antipiréticos;

C – Preparações Antimigraine;

N03 – ANTIEPILÉPTICOS

A – Antiepilépticos.

N04 – ANTIPARKINSONIANOS

A – Anticolinérgicos;

B – Dopaminérgicos.

N05 – PSICOLÉPTICOS

A – Antipsicóticos ou Neurolépticos (inclusive Lítio);

B – Ansiolíticos;

C – Hipnóticos e Sedativos.

N06 – PSICOANALÉPTICOS

A – Antidepressivos;

B – Psicoestimulantes e Nootrópicos;

C – Psicolépticos e Psicoanalépticos Combinados;

D – Antidemenciais.

N07 – OUTROS

A – Parassimpaticomiméticos;

B – Antidependência (nicotina, álcool e opioides);

C – Antivertiginosos.

Capítulo I

Princípios Básicos da Psicofarmacologia

FARMACOCINÉTICA

É o que acontece com o fármaco dentro do organismo.

ETAPAS

1) ABSORÇÃO – entrada no organismo para sua disponibilidade farmacológica.

Fatores de interferência:

a) do fármaco:

- Condição farmacêutica.
- Lipossolubilidade.
- Peso molecular.
- Grau de ionização.
- Concentração.
- Vias de administração.

b) do organismo:

- Vascularização, pH e peristaltismo.
- Características pessoais – sexo, idade, peso, medicamentos.
- Álcool e tabaco.
- Superfície de contato.
- Enfermidades.

2) DISTRIBUIÇÃO – é a presença do fármaco nos tecidos após atravessar as barreiras, penetrando no sangue e depois nos tecidos e locais de ação, com seus efeitos terapêuticos e adversos.

Fatores de interferência:

a) Permeabilidade da membrana dos tecidos.

b) Ligação nos tecidos e proteínas plasmáticas - geralmente albumina, instantânea e reversível, sendo a parte livre do fármaco que determina o efeito.

c) pH.

d) Irrigação dos tecidos.

VOLUME DE DISTRIBUIÇÃO – extensão da substância ativa, além do plasma.

MEIA-VIDA (T ½) – tempo necessário para que a concentração plasmática de determinado fármaco seja reduzida pela metade.

PCP – pico de concentração plasmática (forma ativa - biodisponibilidade) após ingestão oral.

Pmáx. – concentração obtida quando a quantidade de absorção é igual a eliminação.

3) BIOTRANSFORMAÇÃO – metabolismo – alterações químicas sob ação de enzimas específicas microssomiais que pertencem à superfamília do citocromo P 450. É a transformação do fármaco lipofílico em hidrofílico.

FÍGADO – Na maior parte das vezes ocorre no fígado.

> FASE I – oxidação, redução e hidrólise.

> FASE II – conjugação e acetilação.

LOCAIS DAS CÉLULAS -

> Retículo endoplasmático liso: enzimas microssomiais (FASE I).

> Citosol: enzimas citosólicas (FASE II).

> Superfície do núcleo.

> Mitocôndria.

> Membrana celular.

EFEITO DE PRIMEIRA PASSAGEM – quando a biotransformação ocorre antes da distribuição.

INDUÇÃO ENZIMÁTICA – quando o fármaco aumenta a velocidade de biotransformação para si ou para outros fármacos.

INIBIÇÃO ENZIMÁTICA – quando o fármaco diminui a velocidade de biotransformação para si ou para outros, aumentando a possibilidade de toxicidade na administração crônica.

4) EXCREÇÃO – remoção do fármaco inalterado ou metabolizado.

ORGÃOS DE EXCREÇÃO: rins (maior parte), pulmões (substâncias voláteis), suor, glândulas lacrimais e salivares, mama e tubo digestivo (fezes e secreção biliar).

EXCREÇÃO RENAL: feita pelos néfrons:

> a) filtração glomerular.

> b) secreção tubular ativa.

> c) reabsorção tubular passiva.

"CLEARANCE" OU DEPURAÇÃO – taxa de eliminação de um fármaco em um líquido biológico.

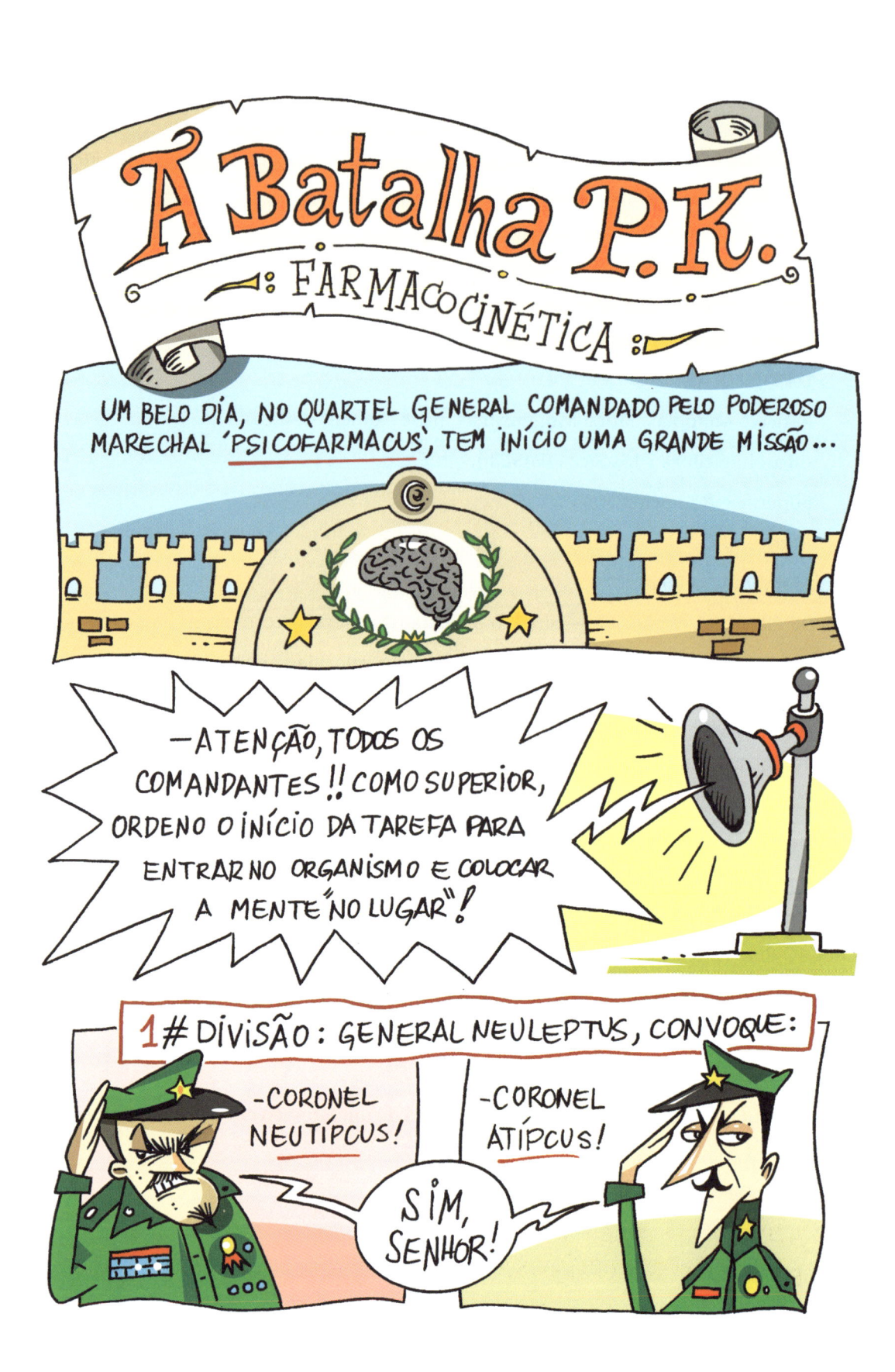

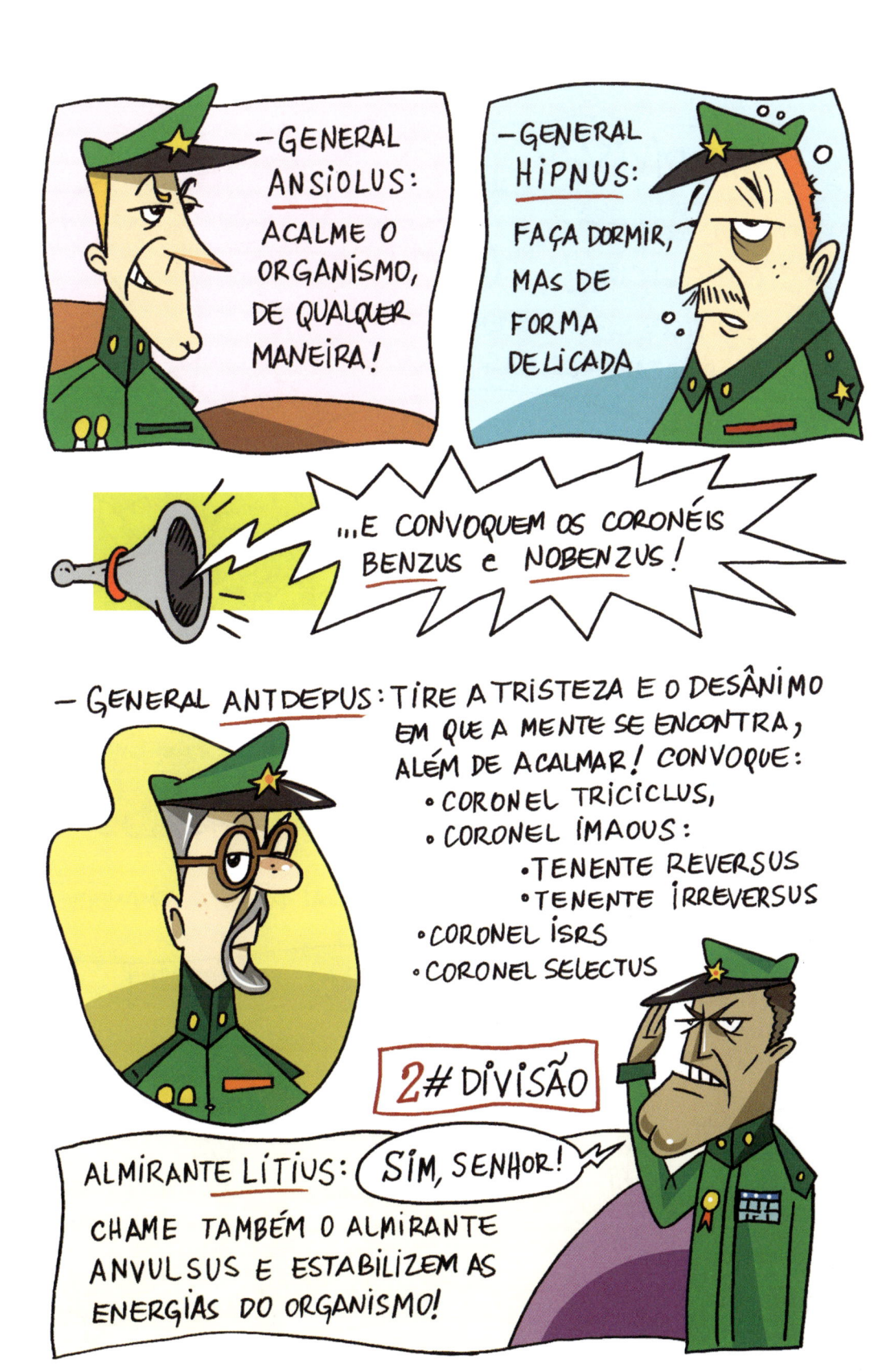

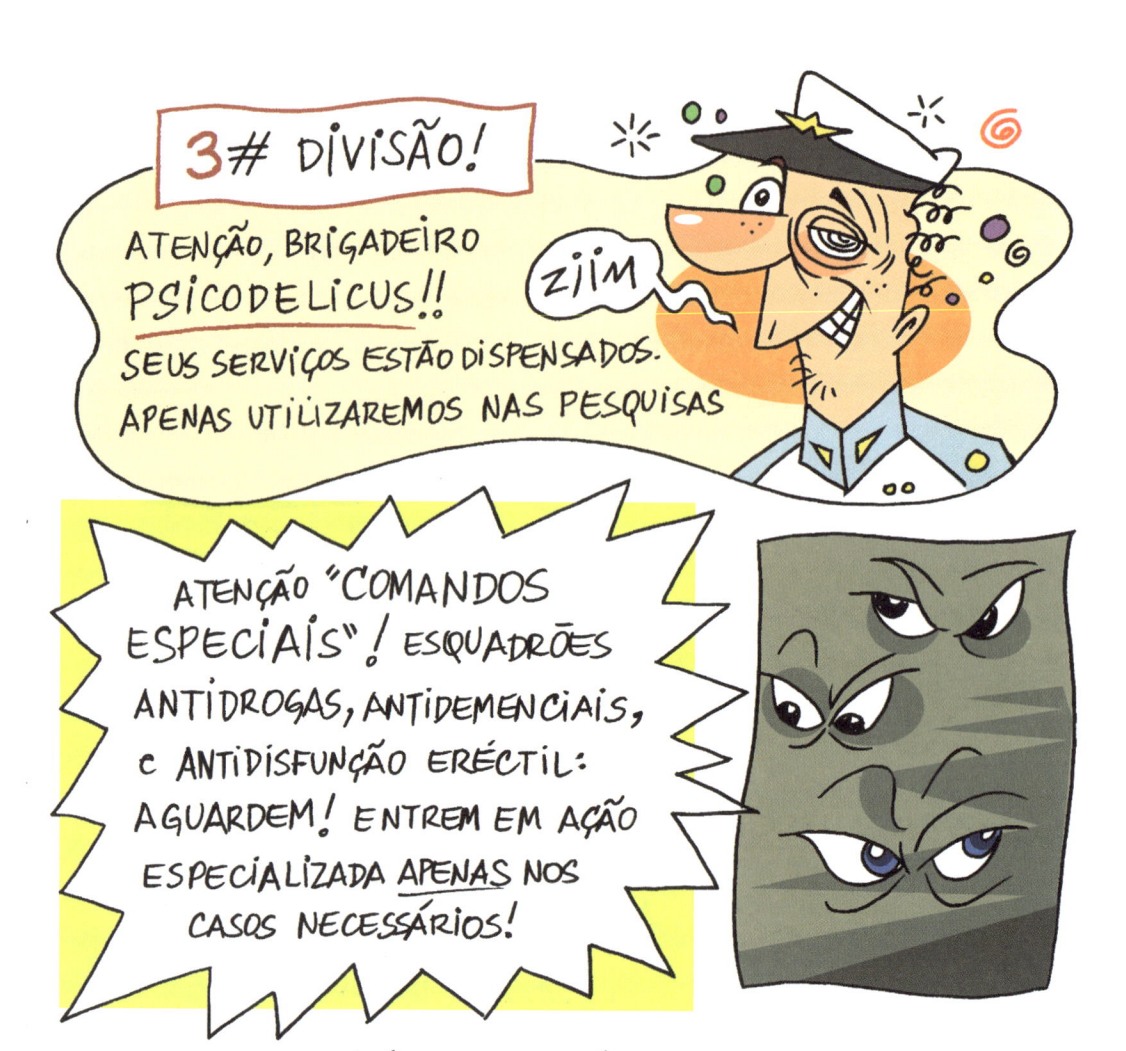

3# DIVISÃO!

ATENÇÃO, BRIGADEIRO PSICODELICUS!! *zjim*

SEUS SERVIÇOS ESTÃO DISPENSADOS. APENAS UTILIZAREMOS NAS PESQUISAS

ATENÇÃO "COMANDOS ESPECIAIS"! ESQUADRÕES ANTIDROGAS, ANTIDEMENCIAIS, E ANTIDISFUNÇÃO ERÉCTIL: AGUARDEM! ENTREM EM AÇÃO ESPECIALIZADA APENAS NOS CASOS NECESSÁRIOS!

E, ASSIM, TEM INÍCIO A REUNIÃO ESPECIAL DO ALTO COMANDO...

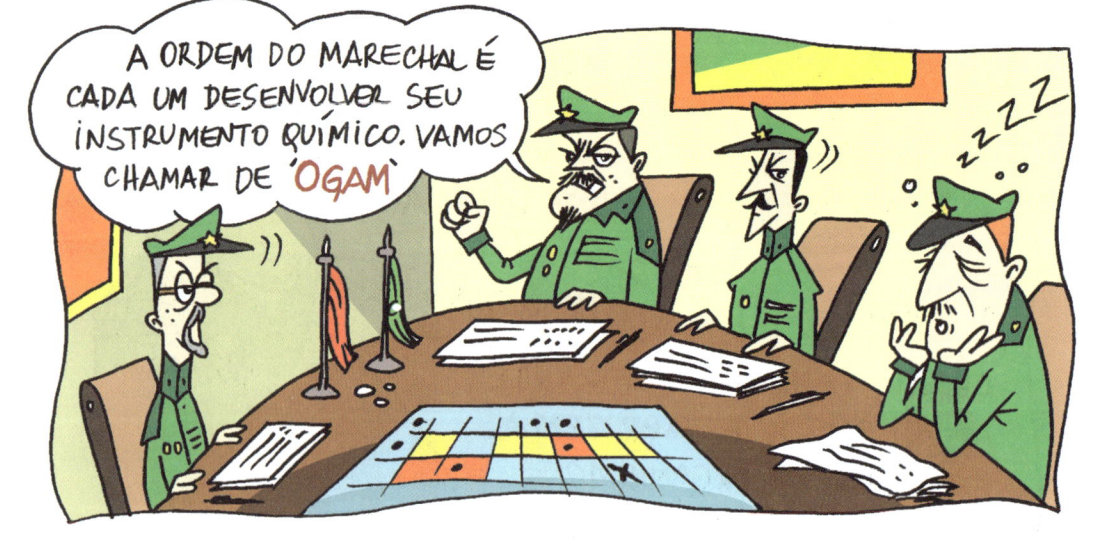

A ORDEM DO MARECHAL É CADA UM DESENVOLVER SEU INSTRUMENTO QUÍMICO. VAMOS CHAMAR DE 'OGAM'

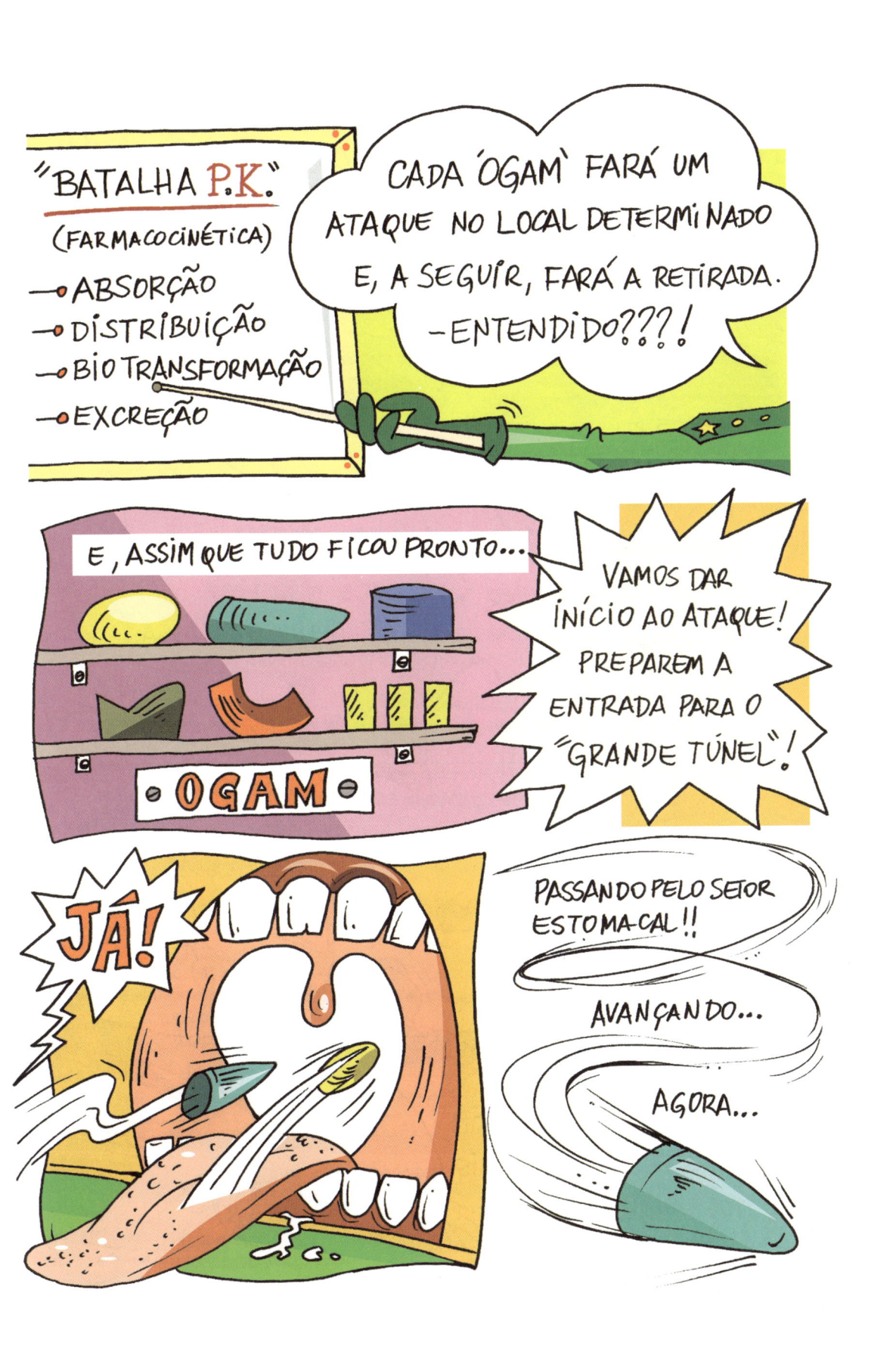

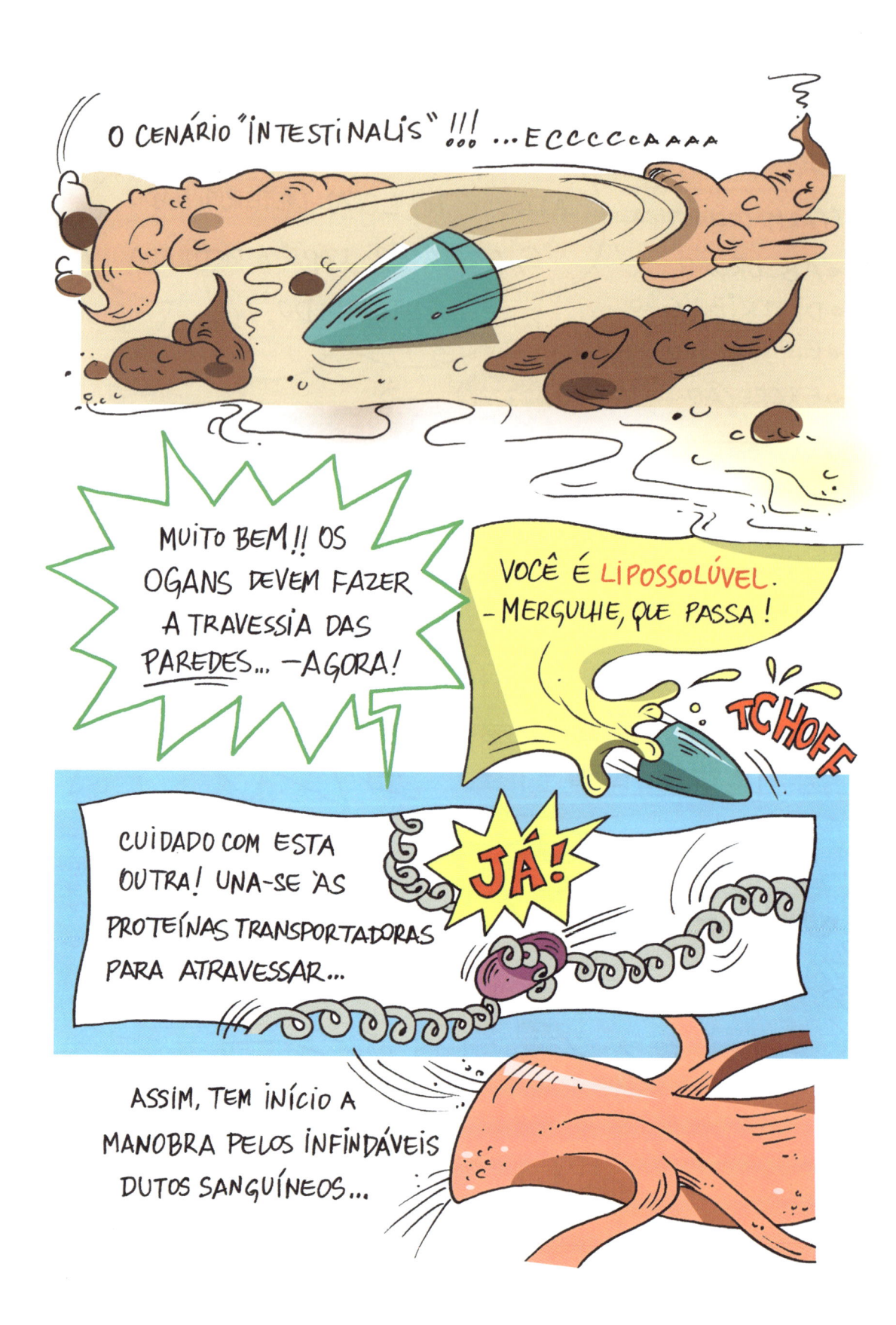

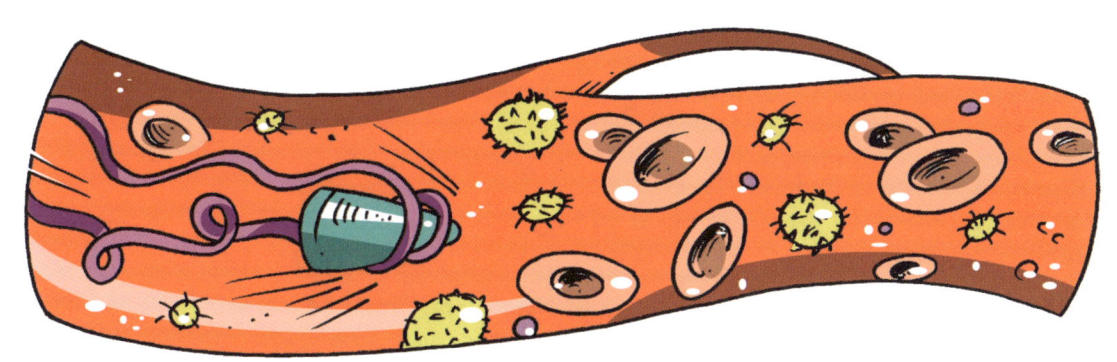

PARTE DE VOCÊS DEVE SER TRANSPORTADA PELA PROTEÍNA...

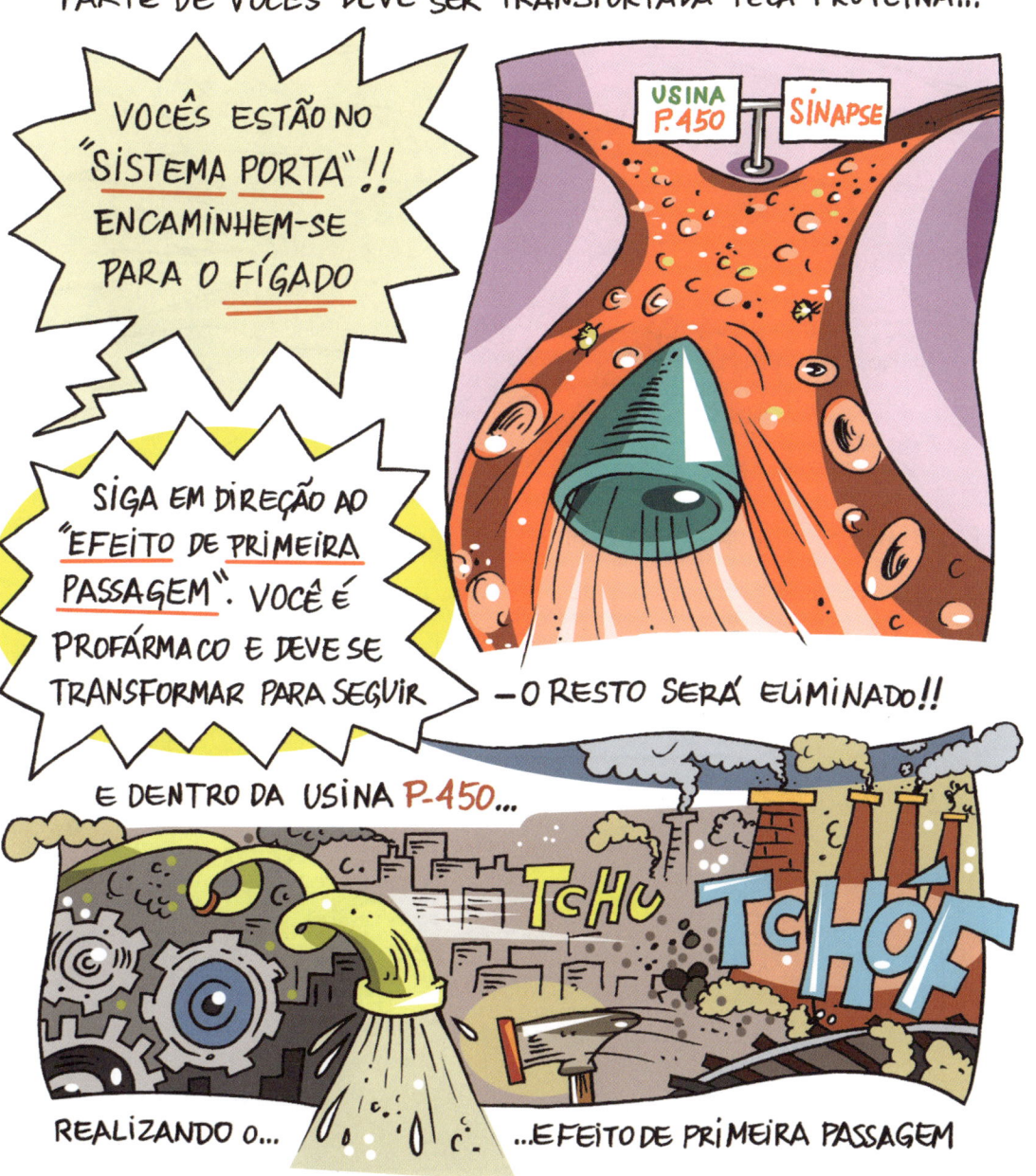

VOCÊS ESTÃO NO "SISTEMA PORTA"!! ENCAMINHEM-SE PARA O FÍGADO

USINA P-450 | SINAPSE

SIGA EM DIREÇÃO AO "EFEITO DE PRIMEIRA PASSAGEM". VOCÊ É PROFÁRMACO E DEVE SE TRANSFORMAR PARA SEGUIR

—O RESTO SERÁ ELIMINADO!!

E DENTRO DA USINA P-450...

TCHU TCHÓF

REALIZANDO O... ...EFEITO DE PRIMEIRA PASSAGEM

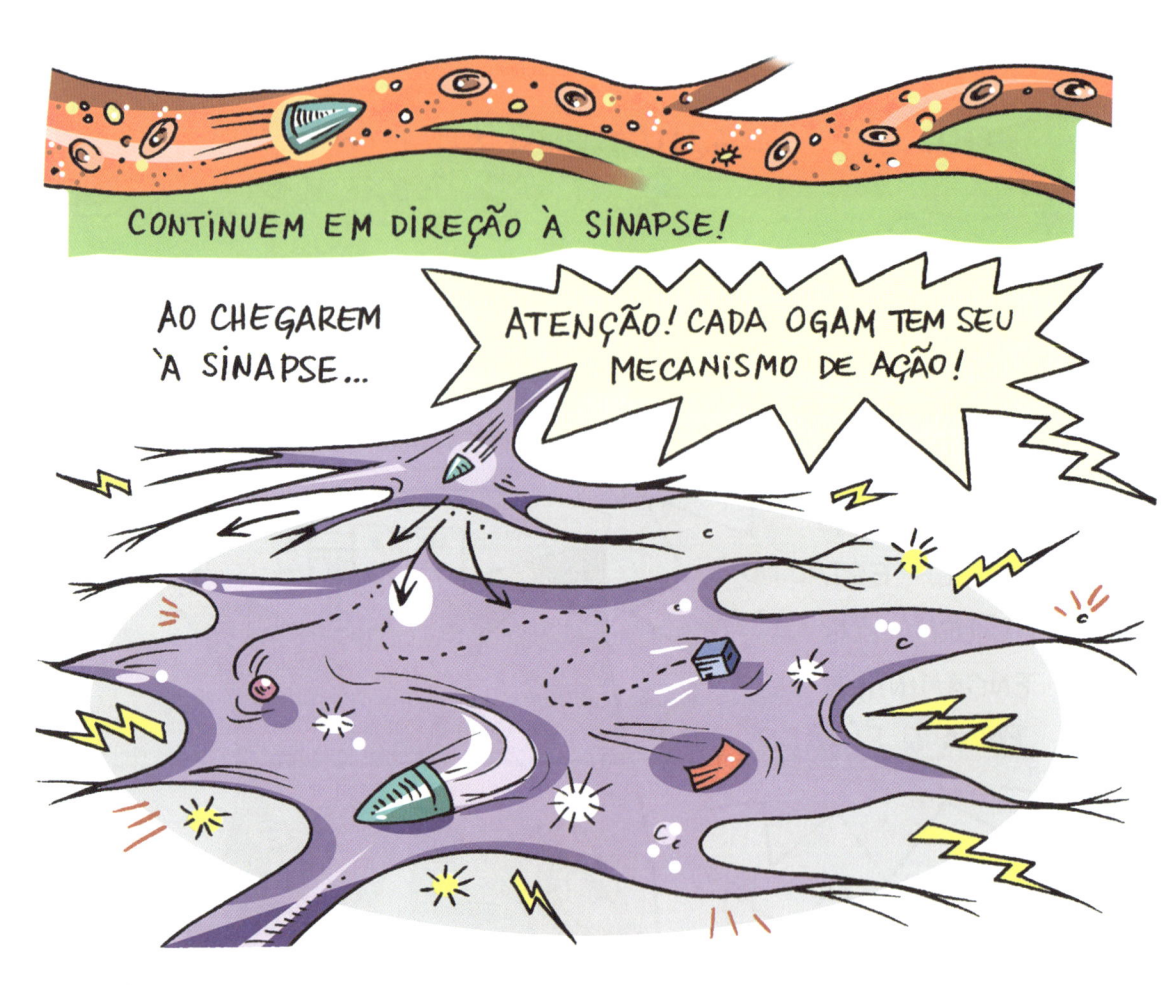

CONTINUEM EM DIREÇÃO À SINAPSE!

AO CHEGAREM `A SINAPSE...

ATENÇÃO! CADA OGAM TEM SEU MECANISMO DE AÇÃO!

APÓS A MISSÃO CUMPRIDA, VOLTEM AO FÍGADO PARA SEREM METABOLIZADOS!

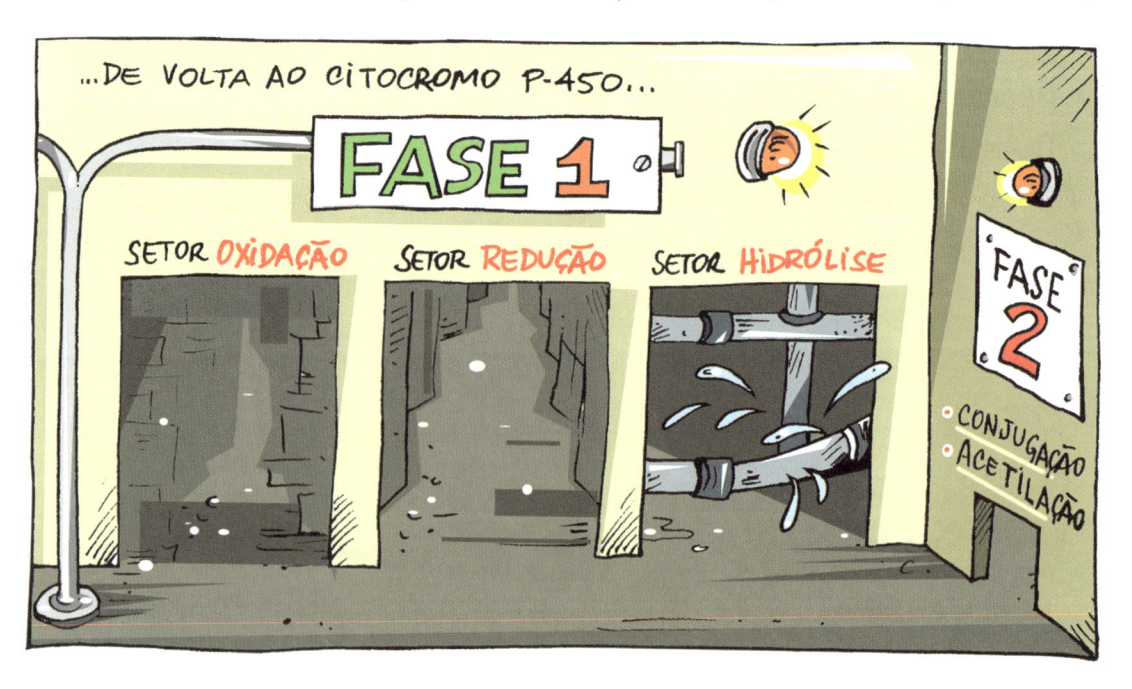

...DE VOLTA AO CITOCROMO P-450...

FASE 1

SETOR OXIDAÇÃO   SETOR REDUÇÃO   SETOR HIDRÓLISE

FASE 2
• CONJUGAÇÃO
• ACETILAÇÃO

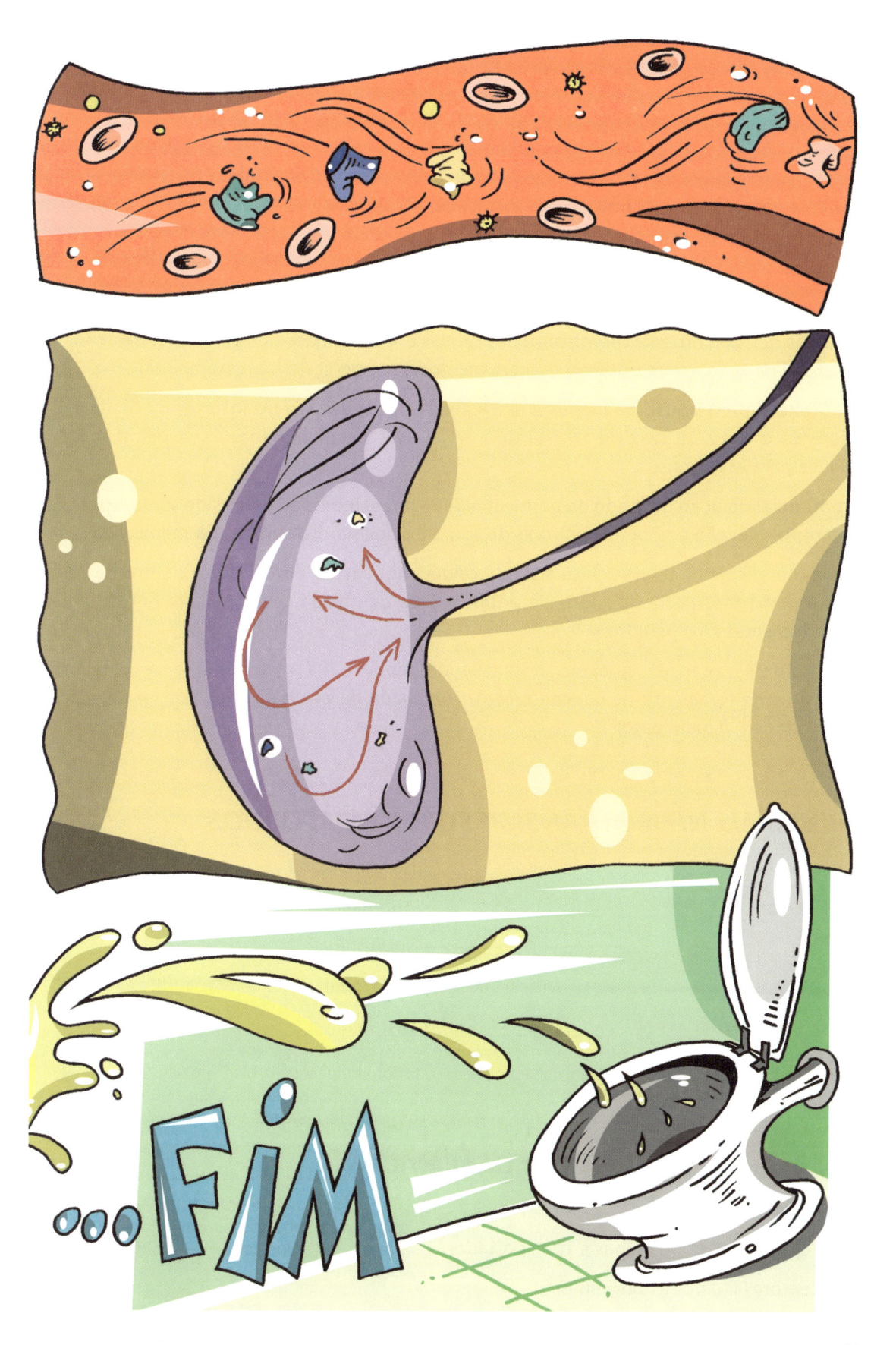

FARMACODINÂMICA
É O QUE O FÁRMACO FAZ NO ORGANISMO

SINOPSES DAS SINAPSES

Todos os neurotransmissores, com exceção dos peptídios, são **sintetizados** e armazenados em vesículas no **terminal pré-sináptico**.

A liberação do neurotransmissor é por processo de **exocitose** no qual, após a fusão da membrana vesicular com a membrana pré-sináptica, ele é liberado para a fenda sináptica.

A **transmissão de informação**, fora e dentro dos tecidos, é feita por ondas de **descargas elétricas** que percorrem a **membrana** das células e são chamadas de **potencial de ação**. Um potencial de ação é uma onda de descarga elétrica que percorre a membrana de uma célula.

O **potencial de repouso** da membrana é ligeiramente **negativo no interior** da célula e essa diferença é causada pelo transporte de íons através da membrana e sua permeabilidade seletiva para esses íons.

O **potencial de ação** depende da permeabilidade da membrana aos íons de sódio e potássio, cuja **repolarização** é feita por bombas de sódio e potássio distribuídas na membrana.

O sódio é positivo e tende a ficar fora da célula enquanto o potássio fica dentro da célula. Cada bomba transporta dois íons de potássio para dentro da célula para cada três íons de sódio transportados para fora.

O cloro tem potencial igual ao potencial de repouso da membrana e se movimenta passivamente (gradiente de concentração), com saída da célula do potássio$^+$ e entrada de Na$^+$ (voltagem dependente)

PRINCIPAIS NEUROTRANSMISSORES ENVOLVIDOS

- Acetilcolina
- Glutamato
- **Gaba**
- **Glicina**
- **Aspartato**
- **Dopamina**

- Noradrenalina
- Adrenalina
- Serotonina
- Melatonina
- Histamina

LOCAIS DE AÇÃO DOS PSICOFÁRMACOS

- Membrana neuronal;
- Receptores de monoaminas e transportadores;
- Receptores ligados às proteínas G;

- Enzimas;
- Canais iônicos.

ENZIMAS (PARTICIPANTES DA FARMACODINÂMICA)

As enzimas são ativadas por substratos que se ligam aos seus sítios

ENZIMAS + SUBSTRATO = PRODUTO

INIBIDOR ENZIMÁTICO: Impede a ligação do substrato em sua enzima – não a ativa impedindo a sua ativação em produto (de forma reversível ou irreversível)

ENZIMAS QUE PARTICIPAM DA NEUROTRANSMISSÃO (sofrem ação dos psicofármacos):

1) MAO (monoaminoxidase) - AD;

2) Acetilcolinesterase - Anti-demenciais;

3) GSK (glicogênio sintase quinase) - Lítio e estabilizadores de humor.

ENZIMAS (farmacocinética – do metabolismo do citocromo P 450) chamadas CYP

ABSORÇÃO INTESTINAL > FÍGADO > CORRENTE SANGUÍNEA

CYP COM METABOLIZAÇÃO LENTA (genoma): maior concentração de produto inalterado na corrente sanguínea e cérebro.

ENZIMA CYP 12A

Inibidores: Fluvoxamina e ciprofloxacina;

Substratos: Teofilina, duloxetina, clozapina, olanzapina, zotepina, asenapina, tricíclicos e agomelatina (exigem diminuição da dose do substrato);

Indutores: Tabaco (exigem aumento da dose do substrato).

ENZIMA CYP 2 D6

Inibidores: Paroxetina, fluoxetina, duloxetina, bupropiona, quinidina, ritonavir, asenapina;

Substratos: Tricíclicos, tioridazina, codeína, betabloqueadores, atomexetina, venlafaxina, duloxetina, paroxetina, risperidona, clozapina, olanzapina, aripiprazol, iloperidona.

ENZIMA CYP 3A4

Inibidores: Cetoconazol e eritromicina;

Substrato: Pimozida, algumas estatinas;

Indutores: Carbamazepina, rifanpicina, inibidores da transcriptase.

DINÂMICA DA NEUROTRANSMISSÃO

Após a liberação, o **neurotransmissor** liga-se aos receptores pós-sinápticos e, às vezes, aos receptores pré-sinápticos, ou autorreceptores, que regulam a sua própria secreção, muitas vezes inibindo-a (p. ex., receptor α-2 adrenérgicos).

A ligação do neurotransmissor ao seu **receptor** resulta em última instância numa **alteração da permeabilidade da membrana a íons**, e com isso modifica o potencial de membrana.

Alguns receptores são os canais iônicos (receptores ionotrópicos) e a **alteração da permeabilidade da membrana** resulta diretamente da ligação do neurotransmissor ao receptor. Os **efeitos** desses receptores são normalmente **rápidos e transitórios**.

Após a ligação do neurotransmissor ao receptor segue-se a sua **inativação**. Esta pode dar-se por três mecanismos que ocorrem isoladamente ou em conjunto: difusão, catabolização (metabolização) e recaptação. Este último é talvez o mecanismo mais importante de inativação dependendo do neurotransmissor. A acetilcolina, por exemplo, é metabolizada.

Como já foi dito atrás, da ligação do neurotransmissor ao receptor resulta uma alteração do potencial de membrana da célula pós-sináptica. A essa alteração chamamos potencial pós-sináptico, o qual pode ser **excitatório ou inibitório**.

O primeiro, excitatório, corresponde a um deslocamento do potencial de membrana no sentido de valores menos negativos (despolarização), tornando a célula excitável com um aumento da permeabilidade ao Na^+ e/ou Ca^{2+}.

O segundo, inibitório, corresponde a um deslocamento do potencial de membrana no sentido de valores mais negativos (hiperpolarização), tornando a célula menos excitável e resulta de um aumento da permeabilidade ao Cl^- ou K^+, ou da diminuição da permeabilidade ao Na^+ ou Ca^{2+}.

Esta é a **primeira fase** da neurotransmissão química e geralmente direciona-se do neurônio pré-sináptico para o neurônio pós-sináptico. Este converte esta informação química novamente em impulso elétrico. Desencadeia-se, assim, uma série de outras mensagens químicas no segundo neurônio a fim de ativar seu funcionamento molecular e genético.

A recaptação e armazenamento vesicular dos neurotrnasmissores são feitas por um **transportador protéico**, de subclasses que se encontram na **membrana pré-sináptica**, tais como os **transportadores pré-sináptico de monoaminas** (serotonina, noradrenalina e dopamina), e **transportadores intracelulares e gliais** para o **GABA** e para a **glicina e aminoácidos**.

Este transporte utiliza **energia** fornecida pelo transportador do gene SLC6 que **acopla o sódio** Na^+ (as vezes envolve o cloreto Cl^- e o K^+), e possibilita o transporte contra o gradiente de concentração (bomba de sódio) pela atividade da **ATPase** (adenosina trifosfatase); na ausência do sódio a monoamina não se liga ao seu substrato. Um terço dos psicofármacos atua sendo alvo um ou mais dos três transportadores de monoaminas.

Outra forma de neurotransmissão é a chamada **retrógada**, que seria a resposta do segundo para o primeiro neurônio através de processo de **difusão** que regula ou altera a comunicação entre os dois. (Ex: endocanabinóides, óxido nítrico e fator de crescimento neural.)

Existe ainda a neurotransmissão por **volume** que não necessita de sinapses; as mensagens químicas espalham-se em locais distantes da sinapse para encontrar algum receptor compatível dentro do seu raio de difusão. Ex: dopamina disponível no córtex pré-frontal (local com poucas bombas de recaptação).

Outros receptores estão ligados às proteínas G, **sistemas de segundos mensageiros**, através dos quais influenciam a permeabilidade da membrana (receptores **metabotrópicos**). Os efeitos desses receptores são mais **lentos e duradouros**.

Estes receptores apresentam um local de ligação de um neurotransmissor, o qual quando acoplado pelo mesmo, ou pelo fármaco, traz alterações na neurotransmissão (estimula ou bloqueia); os psicofármacos que atuam nestes receptores alteram a transdução de sinais (eventos moleculares seqüenciais) até a expressão dos gens (síntese de proteínas) e podem provocar efeitos intensos (terapêuticos ou adversos) no transtorno psiquiátrico.

Existem diferentes famílias de receptores para ligação de diversos neurotransmissores e psicofármacos que apresentam subtipos que possibilitam muitas formas de interação:

RECEPTORES LIGADOS ÀS PROTEÍNAS G

AGONISTA TOTAL: Estimula o receptor e deflagra, no máximo possível, a síntese do segundo mensageiro que desencadeia a transdução de sinais com a fosforilação máxima das proteínas em "cascata" até e expressão do genes; os fármacos atuam nos receptores diretamente ou aumentam os níveis do neurotrasmissor. Outra maneira de se obter uma ação agonista é inibindo catabolização dos neurotransmissores. Ex: MAO e acetilcolinesterase. Exemplos:

- Agonista dopaminérgico(D1e D2): estimulantes – melhora TDAH;
- Antidepressivo dopaminérgico: melhora depressão e TDAH;
- Agonista serotoninérgico: antidepressivos – melhora depressão e ansiedade;
- Agonista noradrenérgico beta 2: antidepressivos – melhora dores crônicas e TDAH;
- Agonista noradrenérgico alfa 2: anti-hipertensivo – melhora cognição e comportamento em TDAH;
- Agonista gabaérgico: oxibato de sódio – melhora catalepsia e narcolepsia e na dor;
- Agonista melatominérgico: hipnótico – melhora a insônia;
- Agonista GABAérgico: anticonvulsivantes – melhora convulsão, ansiedade dor crônica;
- Agonista acetilcolina (M1): inibe acelticolinesterase – melhora evolução do Alzheimer.

AGONISTA PARCIAL: Estimula o receptor em menor grau, podendo reforçar a neurotransmissão deficiente (agonista final) ou bloquear a atividade excessiva do neurotransmissor (antagonista final), sendo portanto estabilizadores. Exemplos:

- Agonista parcial Dopaminérgico (D2): neurolépticos em geral;
- Agonista parcial Serotonigérgico: neuroléptico atípico (melhora psicose e ansiedade)

ansiolítico (melhora ansiedade e depressão).

AGONISTA INVERSO: Ao se ligar ao receptor exerce ação oposta ao agonista. Mudam a conformação do receptor e produz redução funcional na transdução de sinais

- Agonista inverso serotoninérgico: neuroléptico atípico (redução de efeitos adversos) motores, melhora TBP (estabilizador).

ANTAGONISTA: Bloqueia a ação do neurotransmissor natural agonista.

- Antagonista dopaminérgico (D2): neurolépticos em geral – melhora psicoses e mania;

- Antagonista serotoninérgico: neuroléptico atípico – melhora efeitos motores e TBP;

- Antagonista sertoninérgico: neuroléptico atípico – melhora psicose com tolerabilidade;

- Antagonista noradrenérgico alfa 2: antidepressivo – melhora depressão;

- Antagonista noradrenérgico alfa 1: antidepressivos e neurolépticos - causam sedação e hipotensão;

- Antagonista histaminérgico: neurolépticos, ADs e ansiolíticos – ansiedade e insônia; sedação e ganho de peso;

- Antagonista colinérgico M1: muitos neurolépticos e ADs – efeitos adversos: sedação, memória, boca seca, visão turva, constipação e retenção urinária;

- Antagonista colinérgico M3/M5: neurolépticos atípicos – causam dislipidemia e diabetes.

AUSÊNCIA DE AGONISTA: Permite que o receptor continue com sua ação basal (atividade constitutiva) podendo produzir alguma transdução de sinal.

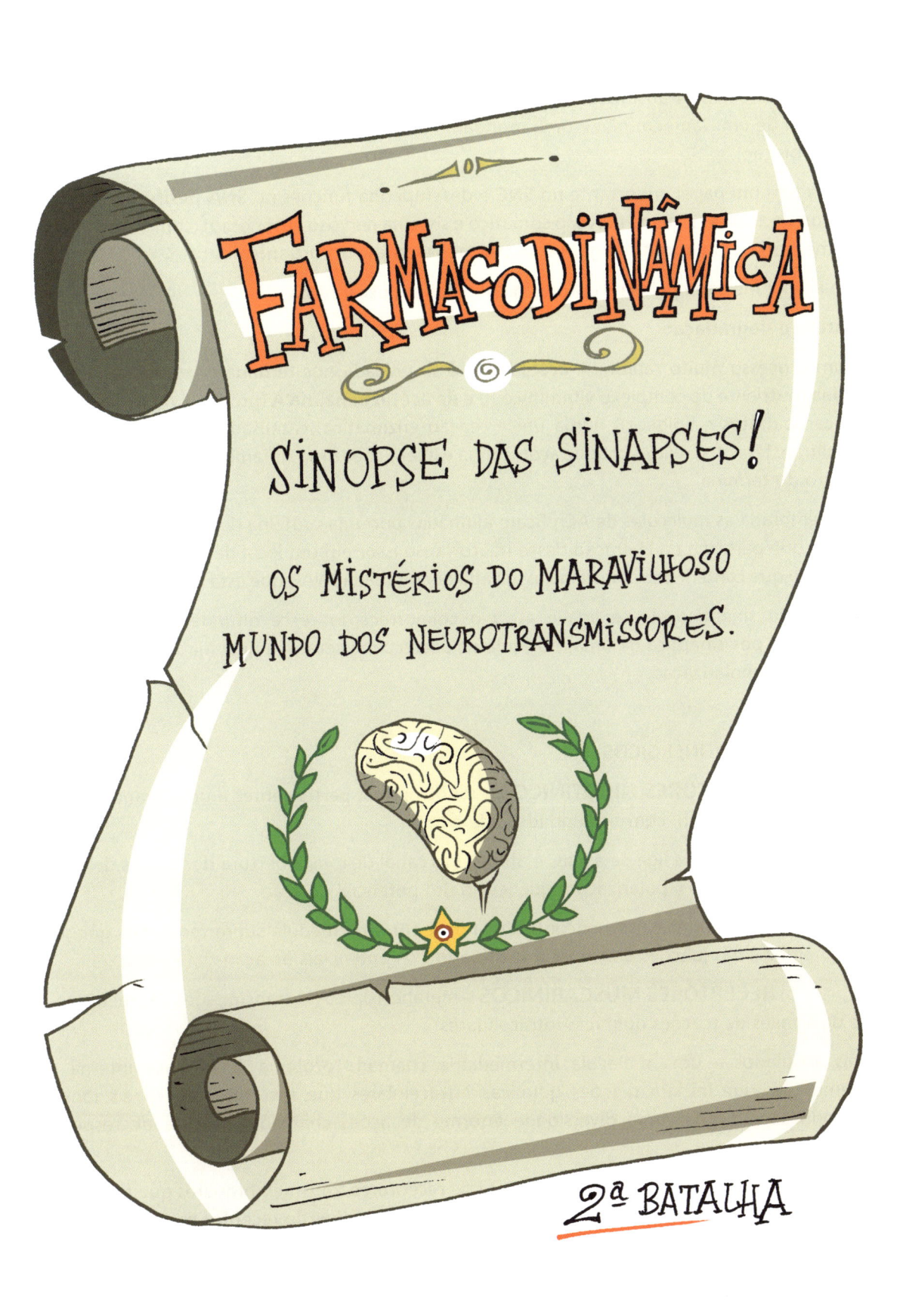

FARMACODINÂMICA

SINOPSE DAS SINAPSES!

OS MISTÉRIOS DO MARAVILHOSO MUNDO DOS NEUROTRANSMISSORES.

2ª BATALHA

NEUROTRANSMISSORES

I) ACETILCOLINA

Foi o primeiro neurotransmissor descoberto, na década de 1920, e não é um aminoácido, mas derivado de um. Também não é uma monoamina, mas relaciona-se com essas pelo tamanho e distribuição.

A ACh tem um papel importante no **SNC** e desempenha funções no **SNA periférico** (junções neuromusculares - sistema nervoso somático e sistema nervoso autônomo), com envolvimento **na memória e na aprendizagem e outras ações vitais do organismo**.

Sua ação é mediada pelos receptores nicotínicos e muscarínicos.

Síntese e degradação

É um processo muito rápido. A acetilcolina é sintetizada nos terminais axonais a partir da colina (nutriente do complexo vitamínico B) e da **acetilcoenzima A** (provinda do metabolismo de carboidratos e lipídeos), numa única reação enzimática, catalisada pela enzima colina-acetiltransferase. A reação produz acetilcolina e libera coenzima A. Também pode ser reciclada dentro do terminal.

Na membrana as moléculas de ACh ficam alinhadas por uma proteína de membrana chamada VAMP, que participa da liberação desse neurotransmissor em um local da membrana terminal do nervo que contém outra proteína associada denominada SNAP, que está nos somatossomos.

No espaço sináptico ela se liga e ativa o colinorreceptor e se difunde rapidamente na membrana pós-sináptica de uma molécula de acetilcolinesterase, a qual inativa a acetilcolina e ocorre a repolarização.

RECEPTORES COLINÉRGICOS

a) **RECEPTORES NICOTÍNICOS** – ionotrópicos, pertencentes a uma grande família e alvo natural da Ach, com subunidades alfa e beta.

Quando a acetilcolina liga-se a eles, é aberto um canal de íons (abertura dos canais de Na^+ = despolarização e K^- = polarização) que leva a um potencial de ação.

Os receptores nicotínicos são encontrados no cérebro, na medula suprarrenal, nos gânglios autônomos e nas junções dos músculos **ativando** os potenciais de ação.

b) **RECEPTORES MUSCARÍNICOS** – metabotrópico (as transmissões das mensagens se dá através de reações químicas intracelulares).

São acoplados a uma molécula intermediária chamada proteína G, na face interna da membrana, que iniciam reações químicas intracelulares que fosforilam os canais iônicos quando são ativadas uma diversidade enorme de ações chamadas cascata de respostas muscarínicas.

Proteína G – grande família proteica de receptores transmembranares que funcionam como **transdutores de sinais**, que transmitem as informações do receptor para uma ou mais proteínas efetoras. Entre os efetores estão enzimas (ex.: adenililciclase) e os canais iônicos.

São encontrados no cérebro, nas fibras musculares cardíacas e nas fibras musculares lisas; promovem a abertura dos canais de K (hiperpolarização).

SUBTIPOS

EXCITATÓRIOS (Gq) – M1, M3, M5 – Levam à formação de IP3 e DAG, aumento do cálcio intracelular.

    M1 – nos neurônios do SNC, neurônios simpáticos, pós-ganglionares e alguns pré-sinápticos.

    INIBITÓRIOS – (Gi) – M2, M4 – Levam à abertura dos canais de potássio, inibição da adenililciclase, diminuição do AMP cíclico (cAMP), ativação dos canais de influxo regenerador de K^+ e inibição dos canais de Ca^{2+} controlados por voltagem, com hiperpolarização e inibição da excitabilidade.

    M2 – nos neurônios do SNC, miocárdio, músculo liso, determinados locais pré-sinápticos.

    M4 – nos neurônios do SNC, terminações do nervo vago.

SÍTIOS E AÇÕES

    SNC – vários locais do **encéfalo** (envolvimento na aprendizagem e memória), inclusive os **núcleos da base** (em sua relação com dopamina faz a modulação dos movimentos) e **medula espinhal** (função de atenção-vigília e do ciclo do sono), e no

    SNP – no **sistema nervoso somático** (contração dos músculos esqueléticos), e pelo

    SNA – **sistema nervoso autonômo** (regulando as funções básicas vitais).

VIAS NO CÉREBRO

    Ativação reticular – área tegmentar -> dorsal à tálamo = ativação reticular – sono/vigília

    Regulação de disparos hipocampais – núcleo septal -> fórnix -> hipocampo = aprendizagem, memória e recompensa

    Regulação do movimento – complexo frontocerebral (Broca e núcleo basal de Meynert) -> córtex, e também -> corpo amigdaloide

    Nervo olfatório – ligação do exterior com o córtex.

    Equilíbrio – projeções para o nervo vestíbulo coclear.

VIAS NO SISTEMA NERVOSO AUTÔNOMO

Conjunto de nervos (simpáticos e parassimpáticos), gânglios e plexos que se dirigem ao coração e vasos sanguíneos, glândulas, vísceras e músculos lisos em vários tecidos.

SIMPÁTICO – está em constante atividade e promove reações de "luta ou fuga", aumenta o ritmo cardíaco, vasoconstrição periférica, inibe a digestão; parte de sua resposta é dada pela adrenalina na corrente sanguínea.

PARASSIMPÁTICO – diminui a frequência cardíaca, causa a ereção do pênis, reduz a pressão arterial, promove absorção de nutrientes, favorece a digestão e o esvaziamento da bexiga e do reto, protege a retina da luz em excesso. Contribui para realizar as necessidades físicas do corpo.

Psicofármacos com ação farmacológica em M1

Antagonistas – APSs e ADs

Ações farmacológicas – efeitos adversos de sedação, boca seca, visão turva, constipação, retenção urinária e memória.

Agonista – antidemenciais

Ações farmacológicas – retarda a evolução na doença de Alzheimer, pelo aumento da Ach com a diminuição de seu metabolismo.

M3 – nos neurônios do SNC, glândulas exócrinas, músculo liso, células do endotélio vascular.

M5 – nos neurônios do SNC, endotélio dos vasos cerebrais.

Psicofármacos com ação farmacológica em M3 e M5

Antagonistas – alguns NATIPs

Ações farmacológicas – propiciam desenvolvimento de síndrome metabólica.

Correlações clínicas

Miastenia gravis – doença autoimune que produz anticorpos que destroem receptores nicotínicos da Ach na junção neuromuscular causando paralisia muscular.

Doença de Alzheimer – doença degenerativa por déficit de Ach no SNC causado pela ação da enzima acetilcolinesterase.

ACh :

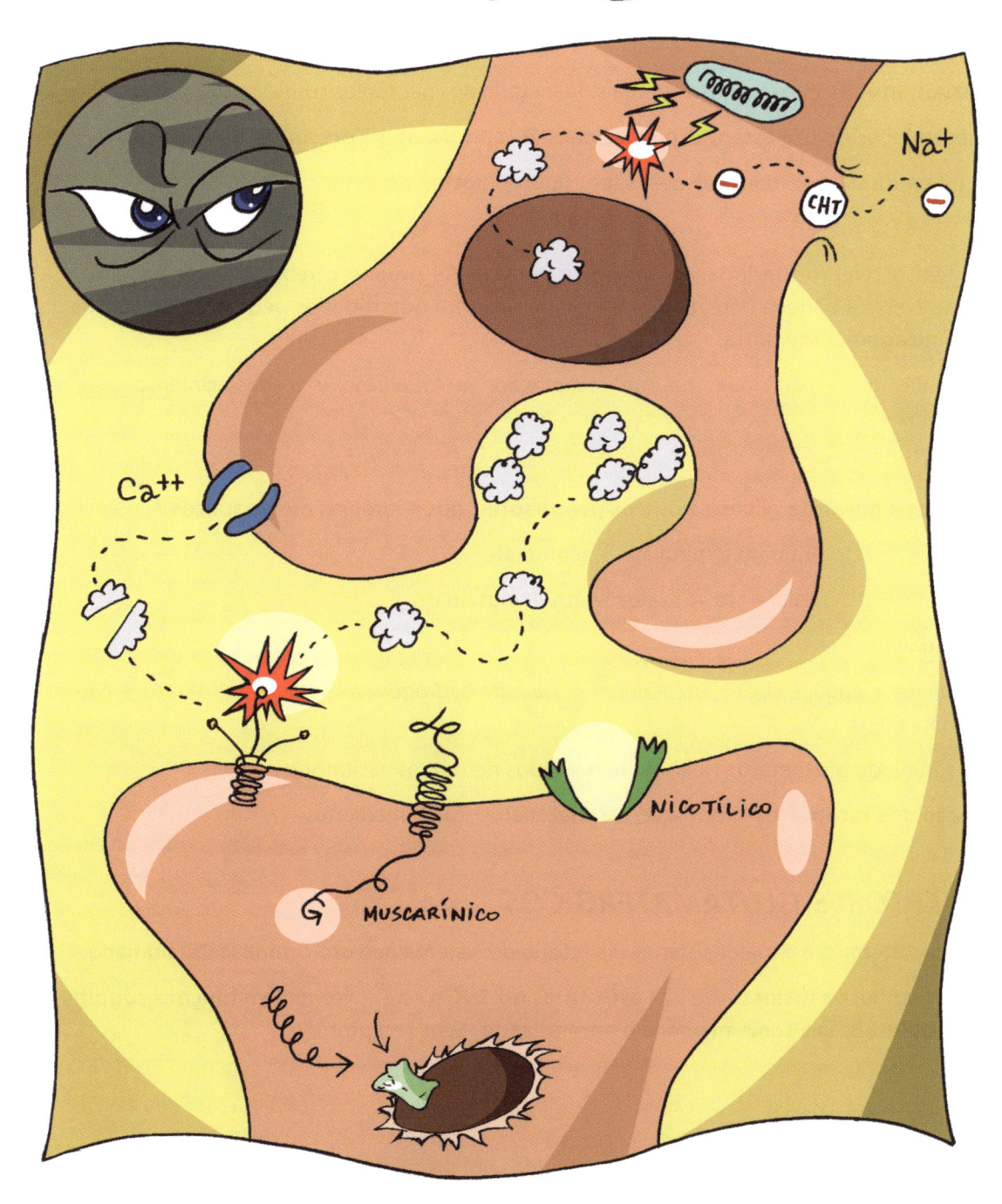

Esquizofrenia – a sua relação com esta psicose é pela modulação da neurotransmissão nos receptores de dopamina e nos NMDA (glutamato); além disso, pela sua participação no funcionamento cognitivo (estudo mostra que a galantamina aumenta a cognição), além da descoberta do lócus gênico encontrado no gene do receptor nicotínico alfa-7, o qual foi vinculado à esquizofrenia. A clozapina é agonista parcial nos receptores muscarínicos M1 e M4 e novas drogas com essa característica poderão ajudar na terapêutica dessa doença.

II) AMINOÁCIDOS

1) Glutamato

É neurotransmissor **excitatório** em mais da metade dos neurônios com essa função no cérebro.

É um aminoácido não essencial que faz parte das proteínas e é **precursor do GABA**.

Na forma de sal, é responsável pelo sabor (quinto gosto - umami).

Mantém o cérebro funcionando, sendo sintetizado no próprio cérebro a partir da glicose e não atravessa a barreira hematoencefálica; funciona em **quantidades pequenas** e participa da **aprendizagem e memória**.

As células gliais participam da sua recaptação, metabolismo e reabastecimento para os neurônios.

Síntese

Acontece a **partir da glicose e outros precursores**, nos neurônios pré-sinápticos –

alanina + α-cetoglutarato ⇌ piruvato + glutamato

aspartato + α-cetoglutarato ⇌ oxaloacetato + glutamato

Degradação

glutamato + água + $NADP^+$ (*dependent glutamate hydrogenase*) → α-cetoglutarato + NADPH + amônia + H^+

Neurônios de glutamato – mais da metade dos neurônios excitatórios.

Função dos receptores – formação e armazenamento de memórias

RECEPTORES GLUTAMATÉRGICOS

O glutamatérgico é o maior sistema excitatório do sistema nervoso central (SNC) humano.

Ele se distribui **na maior parte das estruturas do SNC** e está envolvido em **funções cognitivas fundamentais**, tais como memória e **aprendizado**. Seus receptores são:

1) IONOTRÓPICOS

a) NMDA – são canais iônicos constituídos por proteínas diversas formando subunidades que funcionam com especificidades para cada receptor.

b) AMPA e cainato – envolvidos na neurotransmissão excitatória rápida, localizados particularmente no córtex, gânglios da base e vias sensoriais.

2) METABOTRÓPICOS

a) CLASSE I

b) CLASSE II

IONOTRÓPICOS

a) **AMPA** – receptor ionotrópico que junto com o cainato estão envolvidos na neurotransmissão excitatória rápida e seu modulador positivo é o piracetam.

b) **NMDA** – Os receptores NMDA controlam a condutância de Na^+, K^+ e em especial do $Ca2^+$ através da membrana neuronal; são ativadas uma série de enzimas neuronais, deslocando (bloqueando) o Mg e aumentando a despolarização (resposta excitatória).

A ativação dos receptores NMDA depende da despolarização para liberar o íon Mg que está bloqueando o canal e ocorre através de receptores AMPA que estão localizados ao lado de receptores NMDA.

Quando ativados, os receptores NMDA agem no sentido de aumentar ainda mais a despolarização iniciada pelos receptores AMPA.

Os receptores NMDA podem estar envolvidos na morte dos neurônios quando a cascata de eventos é desencadeada pela ativação excessiva desses receptores, pois permitem o influxo excessivo de Ca^{2+} nos neurônios. Seus bloqueadores são guetamina e memantina.

METABOTRÓPICOS

Ativam a **cascata de eventos bioquímicos no citosol** da célula receptora **modificando o funcionamento de proteínas-alvo ou do DNA**.

Esses receptores estão **acoplados à proteína G** que **se move pela membrana intracelular e ativa a proteína efetora**.

Uma delas é canal iônico que permite a entrada de íons e a outra **inicia a cascata** logo após a estimulação da proteína efetora, a **adenililciclase**, que após ser ativada converte a **ATP** (adenosina trifosfato) em **cAMP** (adenosinamonofosfato cíclica) que é o **segundo mensageiro** que se dispersa no citosol (espaço citoplasmático) da célula alterando o funcionamento do neurônio ao ativar (acordar) as enzimas – **proteínas cinases (terceiro mensageiro)** – que acrescentam **fosfato** (fosforilação) a **outras proteínas na célula**, que também ficam "ativadas" regulando a atividade enzimática ou os canais iônicos. O caminho da cascata prossegue em direção ao núcleo da célula e quando encontra um fator de transcrição inativo acrescenta um fosfato e assim mobiliza o **quarto mensageiro**. Depois de ativado o fator de transcrição fixa-se em genes e promove a síntese de proteínas de um gene imediato e precoce que funciona como um **quinto mensageiro**. Dois desses produtos gênicos se juntam e formam ainda outro fator de transcrição ativado, o **sexto mensageiro**. Este realiza a expressão do produto de um gene tardio, que pode ser considerado como o **sétimo mensageiro**, produto proteico de um gene ativado que irá mediar respostas biológicas importantes e vitais para o funcionamento do neurônio.

Um impulso excitatório, quando acontece repetidamente (alta frequência) pode durar meses através da memória dos neurônios que incorporam alterações duradouras – LTP (*long-term potentiation* – potencialização de longa duração). A síntese de proteínas (expressão gênica) é um processo essencial para que aconteça a LTP, inserindo (transcrição) novos receptores AMPA (ionotrópicos) na membrana.

Os receptores metabotrópicos têm a sua ação mediada por proteína G e como **consequência** acabam por inibir a adenililciclase. Os receptores metabotrópicos ativam também certas enzimas que acabam por desativar os canais de cálcio ativados por voltagem no neurônio. Consequentemente, com a liberação de neurotransmissores glutamatérgicos e ativação dos receptores metabotrópicos inibitórios ocorre uma **diminuição na excitabilidade neuronal**. Os **receptores metabotrópicos** fosforilam canais de cálcio ativados por voltagem desativando-os e **diminuindo a excitabilidade** (previne a superestimulação).

Eles também estão no neurônio pré-sináptico e **diminuem a liberação de glutamato das vesículas regulando também, desse modo, a excitabilidade**.

Portanto, os receptores metabotrópicos realizam o oposto dos receptores de AMPA e cainato. Os receptores metabotrópicos na membrana pré-sináptica têm o papel de diminuir a liberação de glutamato e também regular a excitabilidade.

RECEPTORES CLASSE I – metabotrópico excitatório – a proteína G ativa enzima que forma DAG e IP3 que, por sua vez, aumentam a adenililciclase e consequentente a cAMP.

RECEPTORES CLASSE II – metabotrópico inibitório – a proteína G inibe adenililciclase e diminui a cAMP.

D-Serina – é o principal coagonista de NMDA potencializando sua função.

Correlações clínicas

As membranas de neurônios e da glia possuem transportadores de glutamato que retiram rapidamente este aminoácido do espaço extracelular. Em situações de patologia cerebral (danos ou doenças), os transportadores podem funcionar de forma reversa e causar a **acumulação de glutamato no espaço extracelular causando toxicidade**. Ocorre em episódios de isquemia cerebral e apoplexia, e está associada a doenças neurológicas e doença de Alzheimer.

Esquizofrenia – estudos com o alucinógeno fenilciclidina (anestésico, PCP ou "pó de anjo") mostraram que seu sítio no receptor NMDA bloqueia a entrada do cálcio inibindo a atividade desse receptor (induzindo sintomas parecidos com os da esquizofrenia), e assim, de forma indireta, esses receptores poderão participar da patogenia da esquizofrenia e do abuso de drogas.

Existem evidências científicas de que na esquizofrenia há uma disfunção do sistema glutamatérgico (hipofunção de receptores NMDA), e essa alteração causaria um estado **hiperdopaminérgico**. Em estudos de neuroimagem com SPECT foi observado um déficit relativo no acoplamento ao receptor NMDA no hipocampo esquerdo de pacientes com esquizofrenia.

Estudos da Faculdade de Medicina da USP de Ribeirão Preto, no interior de São Paulo, com substâncias derivadas da *cannabis*, como o canabidiol, demonstraram que elas podem apresentar propriedades antipsicóticas.

Doses diárias de D-Serina em grandes quantidades foram estudadas em monoterapia e em associação a neurolépticos atípicos em camundongos melhora déficits comportamentais similares ao da esquizofrenia.

ON – óxido nítrico; em animais foi pesquisado que o efeito psicótico da PCP ("pó de anjo") foi revertido por meio da interferência com a produção de ON; sugere-se que na esquizofrenia há uma subprodução de ON. Estudos post-mortem mostram disfunção da migração e do funcionamento celular de neurônios produtores de ON na esquizofrenia, reforçando a tese de neurodesenvolvimento da doença, sugerindo que a subprodução em áreas corticais alteraria o desenvolvimento neuronal e outras disfunções dos circuitos neuronais.

As alterações do sistema glutamatérgico também presentes na epilepsia, doença de Huntington, dependência de drogas TOC e TBP.

GLUTAMATO:

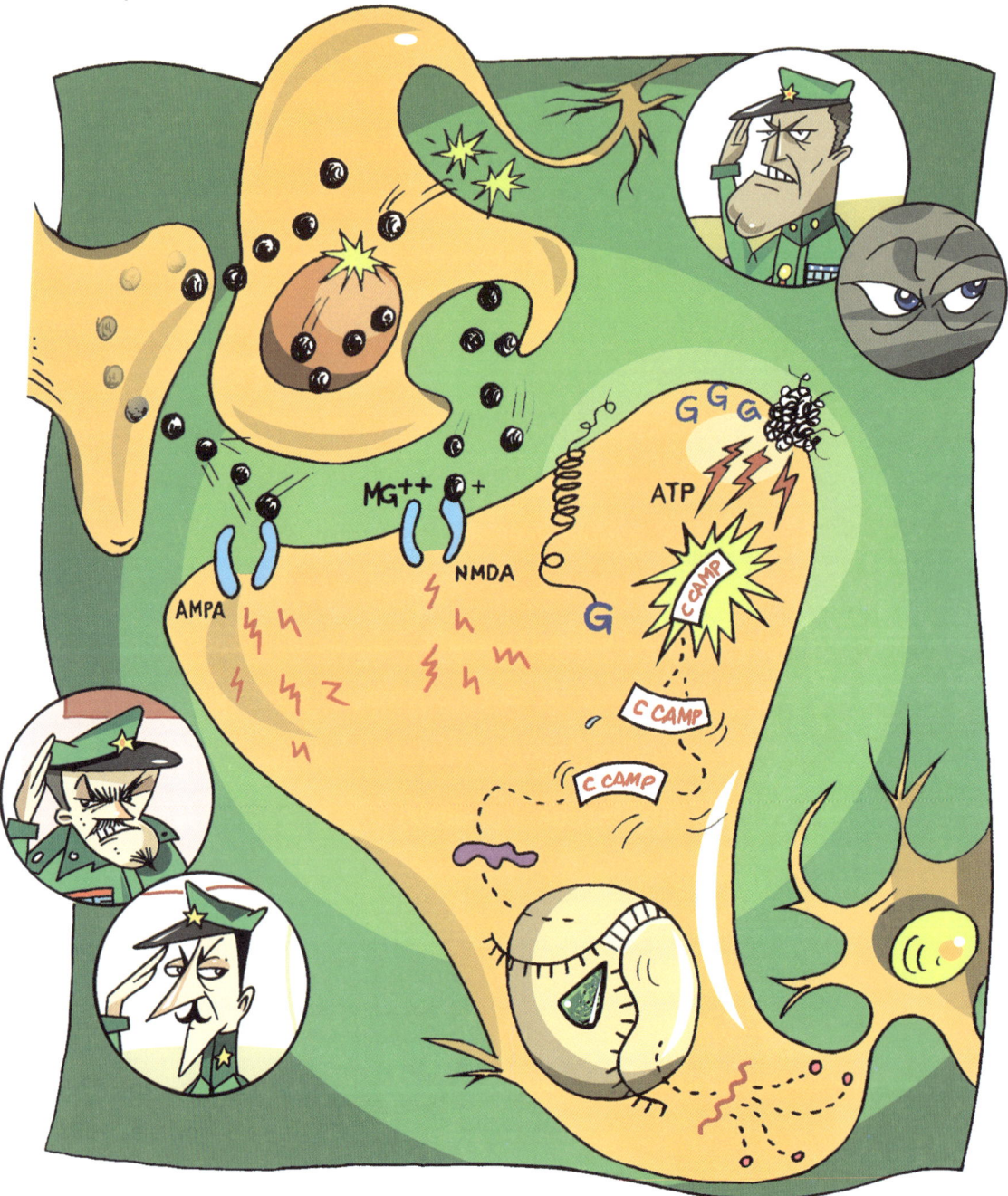

2) GABA (ácido gama-aminobutírico)

Neurotransmissor inibitório de todo o SNC; responsável pelo tônus muscular.

Síntese

Ocorre a partir da descarbolixação do glutamato (neurotransmissor excitatório) nos neurônios chamados gabaérgicos.

Neurônios de GABA – 25% dos neurônios corticais que se hiperpolarizam para a inibição do potencial de ação.

RECEPTORES GABAÉRGICOS

Função dos receptores – acalmam o cérebro da atividade excessiva.

O GABA exerce seu efeito através da ligação em dois receptores distintos nos neurônios pós-sinápticos.

a) GABA – A

São ativados por ligantes e são responsáveis por mediar os efeitos inibidores do GABA formam um canal de Cl^- e aumenta a condutância deste íon dos receptores pré-sinápticos, com fluxo para dentro, com consequente efeito inibitório do impulso nervoso.

Além do sítio de ligação para o GABA esse complexo receptor tem sítios de ligação alostéricos distintos para benzodiazepinas, barbitúricos, etanol, anestésicos inalatórios e outros.

b) GABA – B

São receptores metabotrópicos transmembranares. Estão acoplados à proteína G intracelular e aumentam a condutância de canais associados ao íon K^+.

Correlações clínicas

Estão envolvidos no tratamento da **insônia, dor, ansiedade e mania**.

Esquizofrenia – Foi comprovada uma reduzida neurotransmissão gabaérgica no córtex pré-frontal. A utilidade das drogas gabaérgicas (BZDs, CBZ, DVA) estaria na redução da liberação excessiva do glutamato cortical e são úteis no tratamento da moléstia.

Psicofármacos com ação farmacológica em GABA-B

Agonista – γ-hidroxibutirato/oxibato de sódio.

Ações farmacológicas – cataplexia, sonolência na narcolepsia e redução da dor.

Psicofármacos com ação farmacológica em GABA-A e GABA-B

Agonista pelo aumento de GABA na totalidade dos receptores – fármacos anticonvulsivantes e ansiolíticos

Ações farmacológicas – no sono de ondas lentas, ansiedade e dores crônicas

GABA: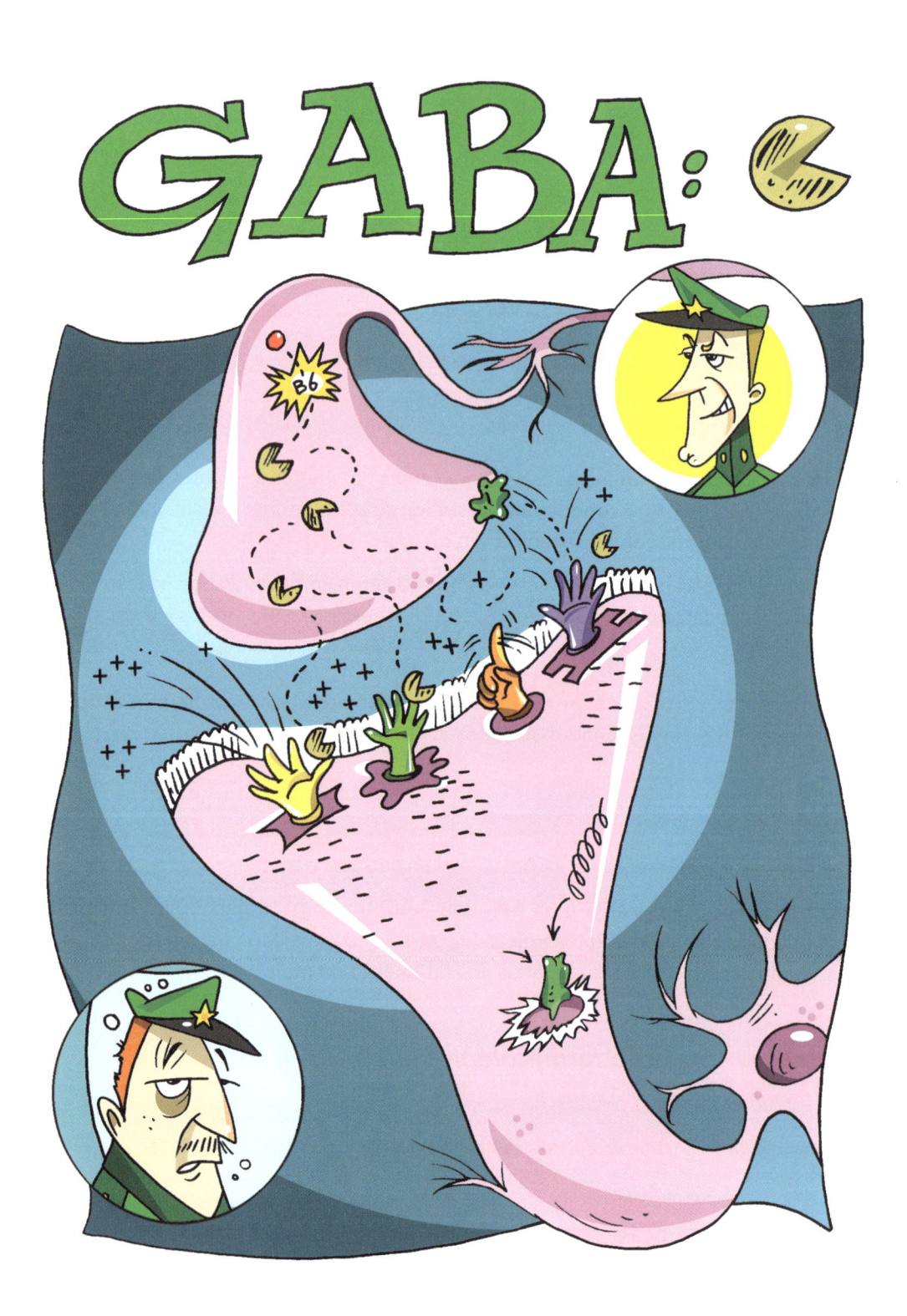

3) Glicina

Neurotransmissor inibitório menos comum. É um aminoácido com ação inibitória na medula e no tronco encefálico, mas também pode atuar como um coagonista glutamatérgico (auxilia a ação do glutamato) nos receptores NMDA; há evidências de bons resultados da associação da glicina com neurolépticos.

4) Aspartato

Neurotransmissor excitatório menos comum, é um dos aminoácidos codificados pelo código genético, sendo, portanto, um dos componentes das proteínas dos seres vivos. É um aminoácido não essencial em mamíferos, tendo uma possível função de neurotransmissor excitatório no cérebro. Como tal, existem indicações que o ácido aspártico possa conferir resistência à fadiga. É também um metabólito do ciclo da ureia e participa na glucogênese.

MONOAMINAS

A – **CATECOLAMINAS** – dopamina, noradrenalina e adrenalina

B – **INDOLAMINAS** – serotonina e melatonina

A - CATECOLAMINAS

São assim chamadas porque apresentam um grupo catecol. São:

Dopamina, noradrenalina, adrenalina.

Síntese

TIROSINA

Tirosina hidroxilase

L-DOPA

DOPA descarboxilase

DOPAMINA

Dopamina hidroxilase

NORADRENALINA

Feniletanolamina N-metiltransferase

ADRENALINA

Esses neurotransmissores têm a **mesma via de síntese**, que se inicia com a **tirosina** (de origem dietética ou produzida no fígado a partir da fenilalanina) origina a **L-dopa**, transforma-se em dopamina, depois noradenalina e, finalmente, adrenalina.

A tirosina é convertida por ação de uma hidroxilase (TOH) em L-dopa e, em seguida, por uma descarboxilase (DDC) na **dopamina**. No **neurônio dopaminérgico** a via sintética termina no mesmo.

Nos **neurônios noradrenérgicos**, a dopamina é convertida por hidroxilação em **noradrenalina** (NA).

Na **medula suprarrenal**, a noradrenalina (NA) por adição de um grupo metilo é convertida em **adrenalina** (AD).

Degradação

Ocorre por oxidação pela MAO e metilação pela COMT.

A MAO (monoamina oxidase) tem uma distribuição difusa, particularmente nos terminais pré-sinápticos noradrenérgicos.

A COMT (catecol-o-metiltransferase) tem também uma distribuição difusa, particularmente no fígado, rins e músculo liso. No SNC está presente nas células gliais, neurônios pós-sinápticos e está ausente nos neurônios pré-sinápticos.

Da ação dessas enzimas resulta a liberação de metabólitos (metanefrinas e VMA), cuja dosagem na urina nos permite avaliarmos o grau de liberação de NA e AD.

Além disso, ocorre recaptação (bomba de recaptação). Os inibidores da recaptação provocam aumento da dopamina, noradrenalina e serotonina

1) DOPAMINA

Tem como função a **atividade estimulante** do sistema nervoso central. O papel da dopamina no cérebro parece estar relacionado com o **comportamento motor (principalmente movimentos suaves e controlados) e a ação.**

Estimula os **receptores adrenérgicos** do sistema nervoso simpático.

Também atua sobre os **receptores dopaminérgicos** nos leitos vasculares renais, mesentéricos, coronarianos e intracerebrais, produzindo vasodilatação.

RECEPTORES DOPAMINÉRGICOS
SUBTIPOS

a) D1 e D5

Ligados a proteínas G (G5) que **estimulam adenililciclase que converte parte do ATP intracelular em cCAMP**, um dos mais importantes mensageiros secundários para realizar as modulações de informações no sistema nervoso e cardiovascular, diferenciação e crescimento celular e metabolismo geral, tais como ativação de enzimas, alterações da permeabilidade da membrana celular, modificações do grau de contração de músculo liso, ativação de síntese proteica e aumento na secreção celular.

b) D2, D3, D4

Ligados às proteínas G que **inibem a adenililciclase** (Gi).

Os **receptores D2 pré-sinápticos** de dopamina atuam na modulação do seu neurotransmissor. Quando a dopamina não se liga ao referido autorreceptor fica aberta a neurotransmissão, e quando se faz a **ligação da dopamina no receptor o impulso de transmissão fica bloqueado.**

INTERAÇÕES

Quando os receptores do neurônio serotoninérgico se ligam com os neurônios dopaminérgicos, podem inibir ou estimular a produção de dopamina (**5HT$_{1A}$** – estimula e **5HT$_{2A}$** inibe).

O efeito contrário também ocorre, ou seja, a ligação do neurônio dopaminérgico com os serotoninérgicos, podendo inibir a serotonina quando sua ligação se faz pelo receptor **5HT$_{1A}$** e estimular a serotonina quando a ligação se faz pelo receptor **5HT$_{2A}$**. Todas essas ligações passam pelo interneurônio GABA.

Além disso, os receptores **5HT$_{2A}$** do receptor 5HT quando se ligam nos interneurônios GABA no tronco cerebral causam a liberação do inibidor GABA nos neurônios de dopamina e de noradrenalina e com **isso reduzem a liberação de dopamina e noradrenalina no córtex pré-frontal**.

LOCALIZAÇÕES ANATÔMICAS

D1 – núcleo caudado, putamen, *accumbens* e trato olfativo

D5 – hipocampo e hipotálamo

D2 – núcleo caudado, putamen, *accumbens* e trato olfativo

D3 – áreas límbicas, trato olfativo, *accumbens* e hipotálamo

D4 – córtex frontal, hipocampo e *accumbens*

VIAS DOPAMINÉRGICAS

NIGROESTRIATAL – corpos celulares na **substância negra** projetam-se para o corpo estriado (núcleo caudado e putamem). **Controle do humor e motricidade voluntária.**

MESOLÍMBICA-MESOCORTICAL (sistema dopaminérgico mesolimbocortical) – corpos celulares na **área tegmentar ventral** (ATV) com projeção para *nucleus accumbens*, o **córtex pré-frontal, a amígdala e o hipocampo**. Importante participação no **mecanismo das psicoses**.

TÚBERO INFUNDIBULAR – do núcleo arqueado e área periventricular do **hipotálamo** projeta-se para o infundíbulo e **hipófise anterior** – **inibe a liberação de prolactina da hipófise anterior**.

Correlações clínicas

Mal de Parkinson – escassez da dopamina na via dopaminérgica nigroestriatal.

Esquizofrenia – desbalanceamento com excesso na via dopaminérgica mesolímbica e escassez na via mesocortical.

Dependência de drogas – participação nas vias de recompensa.

Depressão e TDAH – ação nos receptores.

Correlações sintomáticas nas estruturas cerebrais envolvidas na depressão

A atividade neuronal alterada (maior ou menor) e o processamento de informações nas regiões cerebrais envolvidas na depressão podem levar a sintomas diferentes na expressão do quadro clínico.

Córtex pré-frontal – concentração, interesse, prazer e humor + fadiga mental + ideação suicida, de culpa e de inutilidade.

Striatum – fadiga física.

Nucleus acumbens – fadiga/energia.

Amígdala – ideação suicida, de culpa e de inutilidade.

Hipotálamo – sono e apetite.

Cerebelo – atividade psicomotora.

Medula espinhal – fadiga física.

As **disfunções da dopamina, noradrenalina e da serotonina** ocasionam os sintomas; as projeções para a amígdala e córtex pré-frontal ventromedial são ligados a humor **deprimido**.

A ineficiência no processamento de informações no cerebelo, striatum, com projeções dos sistemas das **três monoaminas** está hipoteticamente ligada à a**gitação ou retardo psicomotor**.

A **hipoativação** das projeções das vias que saem dos núcleos do **tronco cerebral** para o **hipotálamo, tálamo e prosencéfalo basal** estão ligados hipoteticamente a **distúrbios do sono**.

A ineficiência do processamento de informações das **projeções dopaminérgicas e noradrenérgicas** para o **córtex pré-frontal dorsolateral** estão relacionados hipoteticamente aos sintomas de **disfunção cognitiva**.

As disfunções de diferentes circuitos e projeções cerebrais, principalmente envolvendo **córtex pré-frontal e hipotálamo** são hipoteticamente ligadas ao aparecimento de **apatia**.

A ineficiência no processamento das projeções **dopaminérgicas e noradrenérgicas no córtex pré-frontal** promove a **fadiga mental**.

O funcionamento deficiente da projeção **noradrenérgica descendente medular** e **hipotálamo** e da projeção **dopaminérgica para o** *striatum* parece estar ligada à **fadiga física**.

As disfunções de projeções serotoninérgicas para a **amígdala** e **córtex pré-frontal ventromedial** podem causar hipoteticamente a **ideação de culpa e inutilidade**, e quando há envolvimento disfuncional para as projeções para o **córtex fronto-orbital** aparece a **ideação suicida**.

As projeções de **serotonina para o hipotálamo** parecem estar relacionadas com o ganho de **peso e apetite**.

Psicofármacos com ação farmacológica em D2

Antagonista ou agonista parcial – neurolépticos típicos e atípicos

Ação farmacológica – antipsicótica e no controle da mania.

Psicofármacos com ação farmacológica em D1, D2, D3, D4

Agonista pelo aumento da dopamina na totalidade dos receptores – psicoestimulantes e antidepressivos (ação nos transportadores) e IMAOs (ação no catabolismo)

Ação farmacológica – melhora no TDAH e na depressão

DOPAMINA:

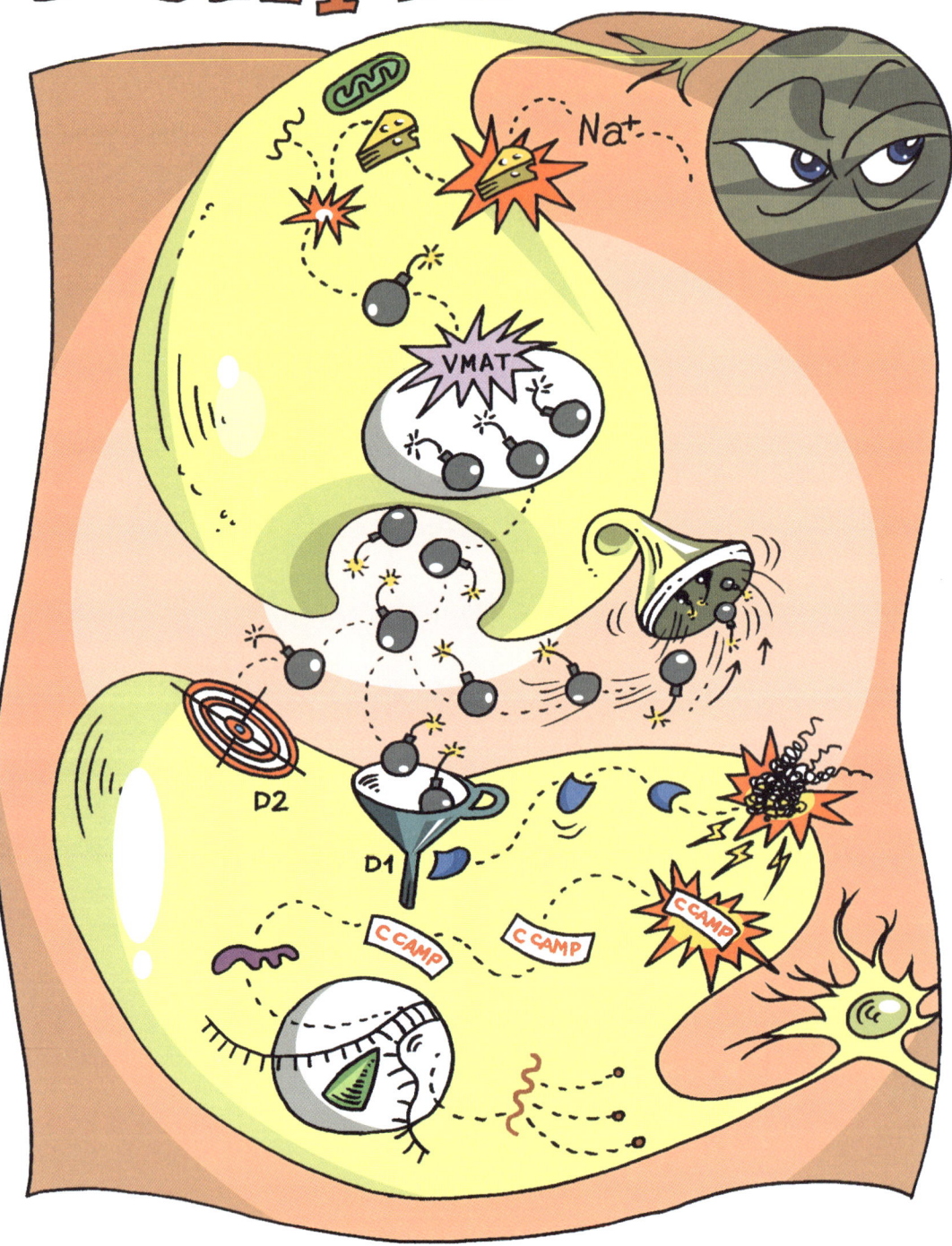

2) NORADRENALINA

Importante no **sistema de alerta** do corpo (sonolência até fuga) e fundamental nas **situações de perigo**; é sintetizada nos neurônios noradrenérgicos, oriunda da dopamina.

É o principal neurotransmissor dos neurônios pós-ganglionares simpáticos, responsável pelos efeitos da **ativação do simpático**. Está também presente nas células da medula suprarrenal e em neurônios dos SNC. E desempenha papel importante no estado de **alerta e ansiedade**.

Metade dos neurônios noradrenérgicos está no *locus cerulus*, no **tronco encefálico** e o restante na **formação reticular da medula** e tem projeções para quase todas as áreas do cérebro (cerebelo, tálamo, hipotálamo, prosencéfalo basal, córtex pré-frontal, amígdala e hipocampo). São encontrados em pequena quantidade, mas têm importância pelas suas diversas projeções. As projeções descendentes da medula espinhal afetam os caminhos da dor.

Existe uma interação da noradrenalina na regulação serotoninérgica (5HT) quando a excitação no *locus cerulus* na sua projeção para a rafe age sobre os receptores α1 nos corpos celulares serotoninérgicos e dendritos, com aumento da liberação de 5HT. A noradrenalina pode também reduzir a liberação de serotonina pela ação inibitória nos receptores α2.

Correlações clínicas

A atividade noradrenérgica alterada desempenha papel importante na ansiedade e depressão como também no TEPT.

A estimulação do nervo vago pode modular a atividade do *locus cerulus* e do sistema noradrenérgico.

3) ADRENALINA

Produzida em maior quantidade na medula da glândula suprarrenal e excretada por estimulação simpática, tem participação no organismo como hormônio e menos como neurotransmissor.

Está também presente em neurônios do SNC, mas está ausente nos neurônios pós-ganglionares simpáticos.

RECEPTORES ADRENÉRGICOS

Ambas (adrenalina e noradrenalina) se ligam aos receptores adrenorreceptores ou adrenérgicos. A adrenalina se liga em ambos receptores, α e β, causando vasoconstrição (alto nível circulante) e vasodilatação (baixos níveis circulantes), respectivamente.

A adrenalina tem um pouco mais afinidade pelos receptores beta, e a noradrenalina pelos receptores alfa.

Receptores α

Estes receptores são divididos em subtipos: α1a, α1b, α1d, α2a, etc.

    α1 – encontram-se nas células efetoras pós-sinápticas, especialmente músculo liso –

onde se formam as suas enzimas mensageiras IP3 e DAG

Possuem várias funções em comum, mas também efeitos individuais. Entre os efeitos comuns: vasoconstrição das artérias coronárias e veias, diminuição da motilidade do músculo liso, midríase, contração na ejaculação, contração do músculo liso.

Sua estimulação aumenta a atividade da serotonina no núcleo da rafe.

Psicofármacos com ação farmacológica em α1

Antagonista – *neurolépticos e antidepressivos.*

Ações farmacológicas – *sedação e hipotensão ortostática.*

α2 – encontram-se nos terminais nervosos adrenérgicos pré-sinápticos, plaquetas, lipócitos, músculo liso – o resultado da ligação é a inibição da adenililciclase e redução de cAMP.

Esses neurotransmissores fazem mediações no SNC e além de diminuírem a secreção de insulina, seu estímulo do SNC induz a hipotensão arterial.

Psicofármacos com ação farmacológica em α2

Antagonista – *antidepressivos.*

Ação farmacológica – *na depressão.*

Agonista – *anti-hipertensivos.*

Ação farmacológica – *TDAH e distúrbios cognitivos.*

Agonista pré e pós-sináptico por aumento geral de noradrenalina na totalidade dos receptores – *antidepressivos com ação em dores neuropáticas e IMAOs.*

Ação farmacológica – *na depressão, dor neuropática e TDAH.*

Receptores β

Os receptores beta são receptores pós-sinápticos da adrenalina, presentes em diversas partes do organismo humano, tais como coração, rins, vasos sanguíneos do músculo esquelético e musculatura lisa bronquial. Desacelera o ritmo cardíaco e diminui a PA.

Existem três tipos: beta-1, beta-2 e beta-3.

Todos os três estão ligados às proteínas Gs, que, por sua vez, estão aumentam a adenililciclase, faz a conversão de ATP em cAMP (segundo mensageiro) provocando um aumento na concentração intracelular do mesmo.

β1 – encontram-se nas células efetoras pós-sinápticas, especialmente coração, lipócitos, cérebro; terminais nervosos adrenérgicos e colinérgicos pré-sinápticos, aparelho justaglomerular dos túbulos renais, epitélio do corpo ciliar – o resultado da ligação é o aumento da adenililciclase e aumento de cAMP.

Apresenta efeitos cardíacos positivos, secreção de renina e ativação do sistema angiotensina-aldosterona trazendo hipertensão.

Seus antagonistas são o atenolol e propanolol.

Psicofármacos com ação farmacológica em β-1 pós-sináptico

Agonista pré- e pós-sináptico por aumento geral de noradrenalina na totalidade dos receptores – antidepressivos.

Ação farmacológica – na depressão.

β2 – estão nas células efetoras pós-sinápticas, especialmente músculo liso e músculo cardíaco – a ligação estimula a adenilil ciclase e aumenta cAMP.

Suas ações são: relaxamento do útero, vasodilatação (vasos sanguíneos do músculo esquelético), relaxamento da musculatura lisa, tremores musculares e broncodilatação.

Seu antagonista é o propanolol.

β3 – encontram-se nas células efetoras pós-sinápticas, especialmente lipócitos e também no coração – a ligação estimula a adenilil ciclase e aumenta a lipólise.

ESTRESSE E SOBREVIVÊNCIA

A **amígdala** percebe situações de risco e aciona uma **reação de alarme** para o hipocampo que, por sua vez, põe em funcionamento o eixo hipotálamo-hipófise que através do CRF libera outro hormônio, o ACTH, que pela corrente sanguínea atinge o córtex suprarrenal onde é sintetizado o cortisol

SÍNTESE DO CORTISOL

Ocorre no **córtex adrenal** por estimulação do ACTH. Este hormônio está envolvido na resposta ao estresse com **aumento da PA e açúcar do sangue** além de **suprimir o sistema imunológico, aumenta a taxa de filtração glomerular, altera padrões de sono e no ritmo circadiano,** podendo provocar insônia, **altera o humor** e diminuiu o limiar para convulsões. **É essencial à vida e à sobrevivência.** Seus efeitos podem ser rápidos, mas a maioria pode demorar horas ou semanas. Sua ação a longo prazo danifica as células do hipocampo com consequente atrofia.

SÍNTESE DA ADRENALINA

Ocorre na medula da glândula suprarrenal, que apresenta dois tipos de células:

a) as que contêm NA ---> ADN

b) as que contêm PNMT ---> NA ---> ADN

A ADN é armazenada nos grânulos e nas células cromafins da suprarrenal até a sua liberação.

NORADRENALINA: ▲

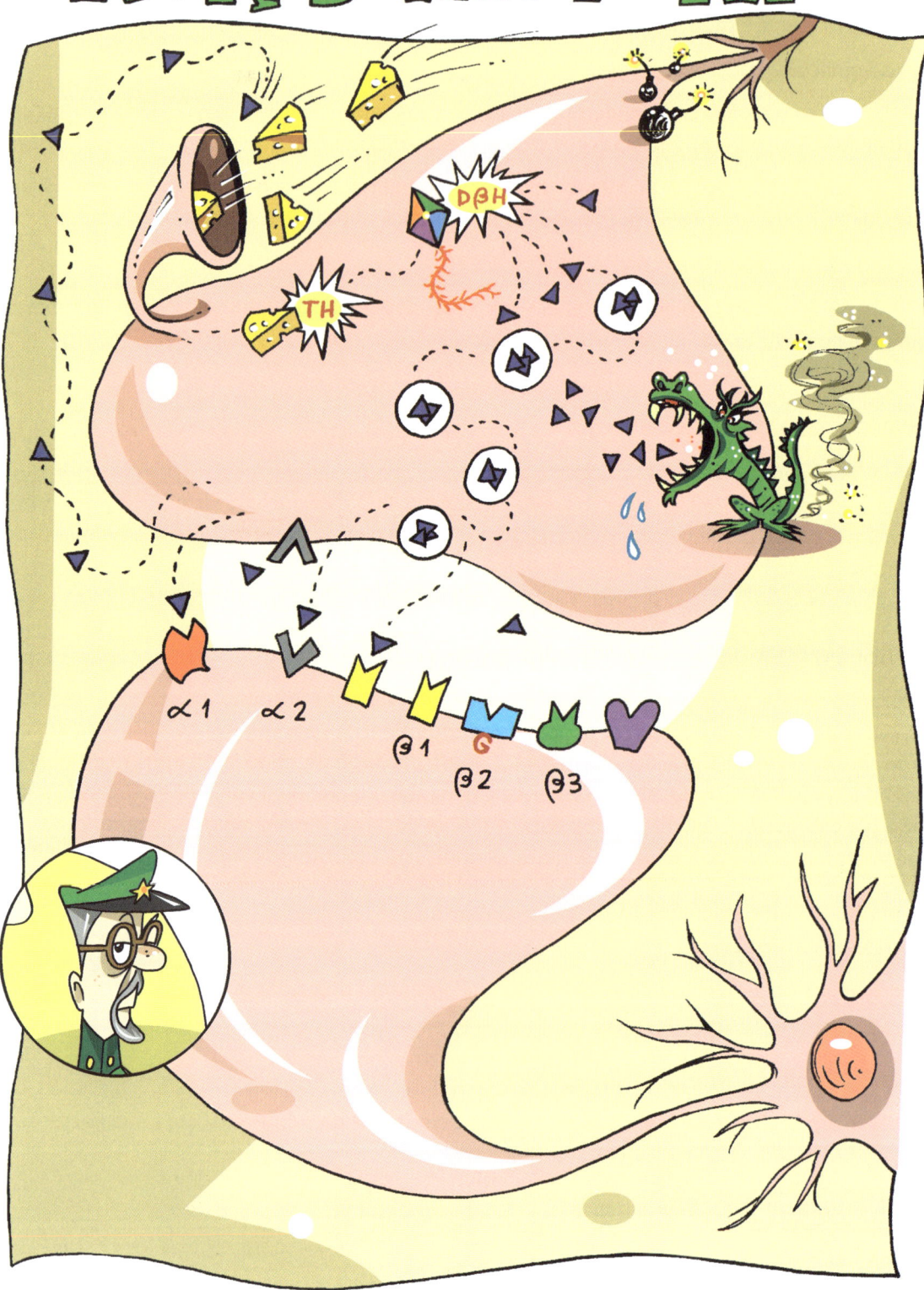

ADRENALINA:

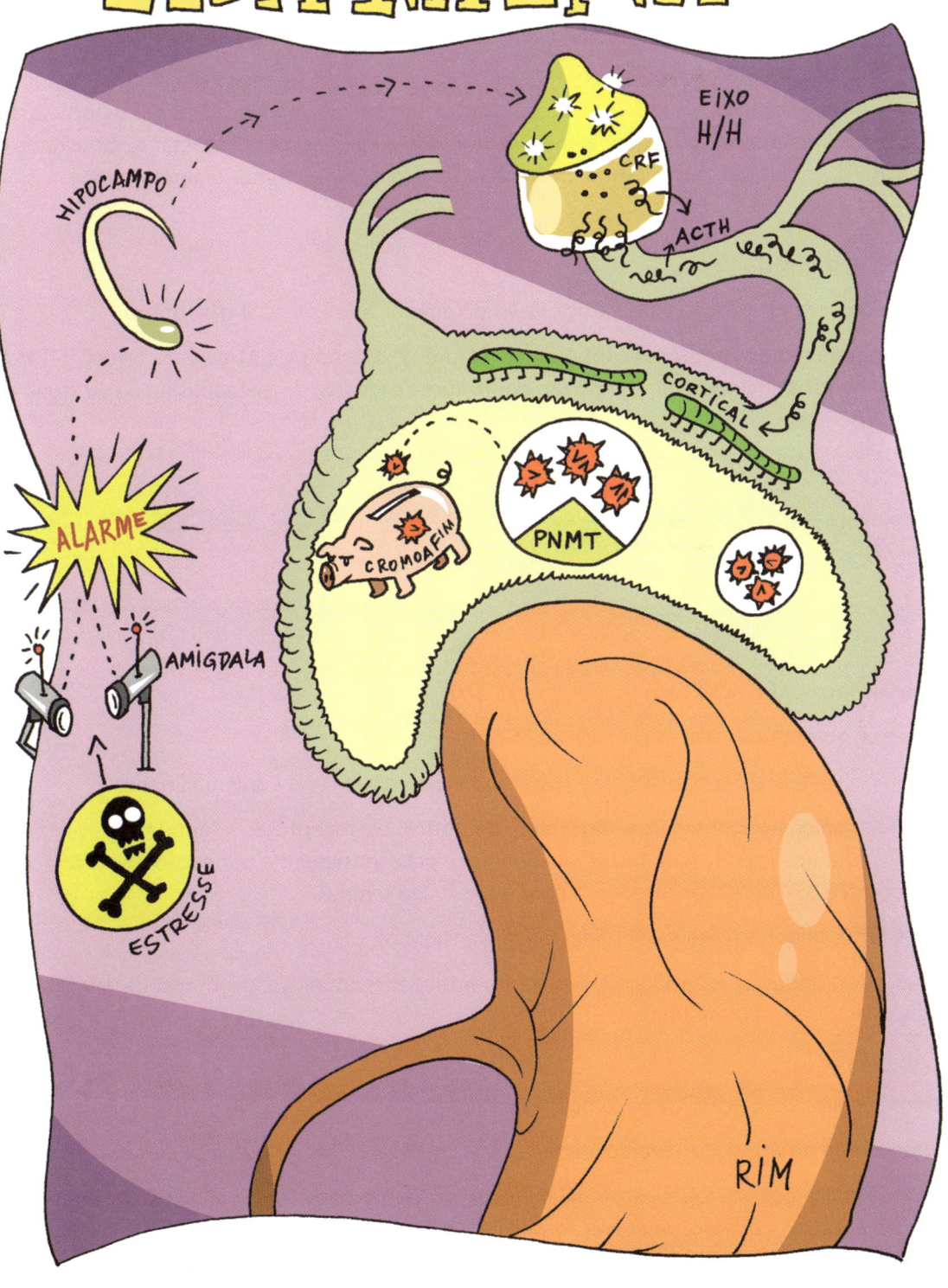

B) INDOLAMINAS

1) Serotonina

Está presente em maior quantidade nas plaquetas (8%) e células enterocromafins e plexo mioentérico do trato GI (90%). Em menor quantidade está também presente no SNC e retina (2%).

Neurônios – localizados nos núcleos da rafe, no tronco encefálico projetando-se para diversas áreas do cérebro.

Dada à distribuição difusa dos seus receptores, a serotonina influencia múltiplos processos fisiológicos, quer na periferia, quer a nível do SNC, como a agregação plaquetária, motilidade e secreção GI, ventilação, temperatura, percepção sensorial, sono, humor e agressividade.

Síntese e degradação

É formada por hidroxilação e descarboxilação do aminoácido essencial **triptofano**.

A sua **inativação ocorre por recaptação** seguida de oxidação pela MAO para formar 5-HIAA (ácido 5-hidroxi-indolacético), o qual é um bom índice de medida do metabolismo da serotonina.

RECEPTORES

Existem **7 tipos principais de receptores da serotonina** que diferem quanto à via de transdução de sinal e à sua distribuição.

São:

1) $5HT_{1A}$

Psicofármacos com ação farmacológica em $5HT_{1A}$

Agonista ou antagonista – neuroléptico atípico

Ação farmacológica – desconhecida, mas proporcionando eficácia e tolerabilidade.

Agonista pelo aumento serotoninérgico de todos os receptores – antidepressivo (ação bloqueadora nos transportadores de serotonina, e pela consequente regulação dos receptores serotoninérgicos que vai acontecendo com o passar do tempo)

Ações farmacológicas gerais – antidepressiva e ansiolítica.

Ações farmacológicas específicas – depressão, ansiedade, cognição, produção de hormônios, inibição dos neurônios piramidais.

2) $5HT_{2A}$

Psicofármacos com ação farmacológica em $5HT_{2A}$

Antagonista ou agonista inverso – *antidepressivos, hipnóticos e neurolépticos atípicos*

Ações farmacológicas – *ADs mostram melhora do humor, auxílio no sono, nos fenômenos sensoperceptivos, inibição da liberação de dopamina, aumento da liberação de glutamato e excitação dos neurônios piramidais, e os neurolépticos ajudam na estabilização do humor e na depressão do TBP*

Psicofármacos com ação farmacológica em 5HT 2AC

Ações farmacológicas específicas – humor, cognição, cognição e regulação da liberação de DA e NA.

       3) $5\text{-HT}_{1B/1D}$ – *regulação de vários circuitos.*

       4) 5-HT_{2C} – *regulação de vários circuitos.*

       5) 5-HT_6 – *regulação de vários circuitos.*

       6) 5-HT_7 – *regulação do humor, sono e ritmos circadianos.*

       7) 5-HT_{1A} – *regulação de vários circuitos.*

A maioria está associada à proteína G, inibindo a adenililciclase ou a fosfolipase C, e:

       5-HT_3 é um canal iônico para o Na^+.

       5-HT_{2A} está presente nas plaquetas (agregação) e músculo liso (contração).

       5-HT_3 presente no trato GI e área postrema (vômito).

       5-HT_4 no trato GI (motilidade e secreção) e SNC.

SUBTIPOS DO RECEPTOR 5-HT1

5-HT_{1A} – Autorreceptor pré-sináptico e participa da síntese da serotonina. Apresenta efeito ansiolítico, bradicárdico, hipotensor e hipodérmico. Localização: núcleos da rafe e hipocampo.

5-HT_{1b} – Também autorreceptor pré-sinático, participa da síntese e liberação da serotonina. Localização: subículo e substância negra.

5-HT_{1c} – Pós-sináptico, e pode causar ansiedade e anorexia. É local de ação de alguns neurolépticos atípicos.

5-HT_{1d} – Autorreceptor pré-sináptico, inibe a liberação da serotonina.

5-HT_{1e} – Pós-sináptico. Localização: córtex, corpo estriado.

OUTROS SUBTIPOS

5-HT_3 – regulação da inibição dos interneurônios e vômito.

5-HT_6 – memória de longo prazo e produção de fatores neurotróficos (BDNF).

SÍTIOS, LOCALIZAÇÕES E PROJEÇÕES

      • córtex pré-frontal.

      • *striatum*.

      • prosencéfalo basal.

      • nucleus accumbens.

- tálamo.
- hipocampo.
- hipotálamo.
- tronco cerebral – núcleos da rafe.
- cerebelo.
- medula espinhal.
- amígdala.

Tronco cerebral – núcleo da rafe >>>>>> cerebelo

Tronco cerebral – núcleo da rafe >>>>>>>>medula

Tronco cerebral – núcleo da rafe >>>>hipotálamo>>>>>>tálamo

Tronco cerebral – núcleo da rafe >>>>hipotálamo>>>amígdala >>>hipocampo

Tronco cerebral – núcleo da rafe >>>>hipotálamo>>>*striatum*

Tronco cerebral – núcleo da rafe >>>>hipotálamo>>>*nucleus accumbens*

Tronco cerebral – núcleo da rafe >>>>hipotálamo>>>prosencéfalo basal

Tronco cerebral – núcleo da rafe >>>>hipotálamo>>>córtex pré-frontal

2) Melatonina

Produzida na glândula pineal por enzimas que a convergem a partir da serotonina.

Fisiopatologia

Importante papel na ansiedade e depressão, assim como no sono e na vigília.

3) Histamina

É um aminoácido cujos neurônios encontram-se no hipotálamo e se projetam para o córtex cerebral, sistema límbico e tálamo. Atuam no sistema de alerta e atenção, seus neurônios cessam sua ação durante o sono. O antagonismo em seus receptores tem ação antialérgica e provoca sonolência e ganho de peso.

SEROTONINA:

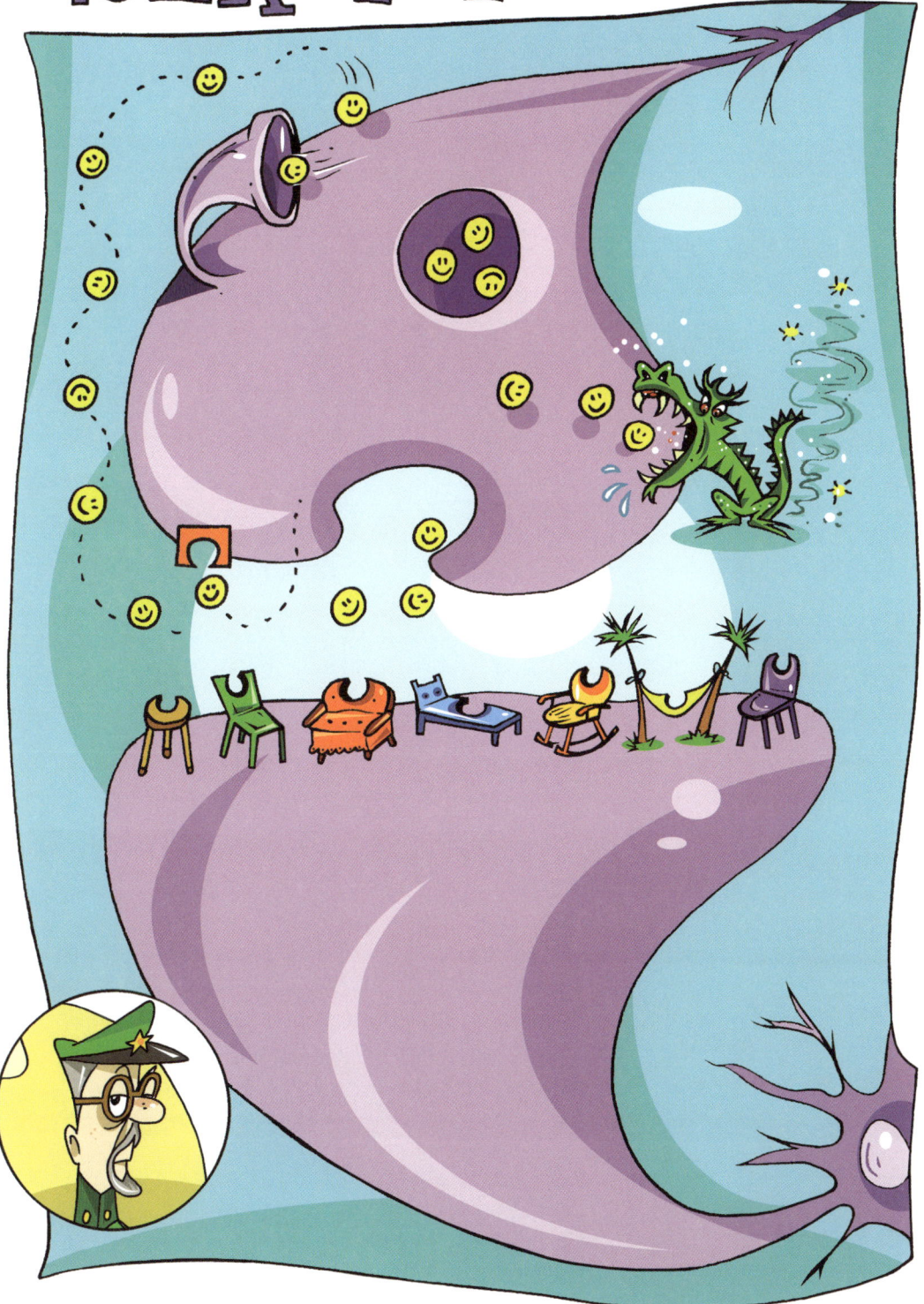

Capítulo II

Ações Gerais dos Psicofármacos

NEUROLÉPTICOS TÍPICOS

FENOTIAZINAS - clorpromazina, flufenazina, levomepromazina, periciazina, pipotiazina, prometazina, tioridazina e trifluoperazina.

BUTIROFENONAS - droperidol, haloperidol e trifluperidol

OUTROS - flupentixol, pimozida, tiotixeno e zuclopentixol.

MECANISMOS DE AÇÃO

• Uma das hipóteses preconizadas para a esquizofrenia é de uma **hiperfunção da dopamina** além da **hipofunção dos glutamatos** no sistema neural, principalmente nos sistemas **mesolímbico e mesofrontal**.

• A atividade antipsicótica efetiva deriva da **inibição da neurotransmissão dopaminérgica** em aproximadamente 80% dos receptores D_2 bloqueados (antagonismo D_2) e dos receptores 5-HT$_{2A}$; também bloqueiam receptores muscarínicos, trazendo como consequência muitos efeitos colaterais (boca seca, constipação, embotamento cognitivo, retenção urinária e visão borrada), bloqueio α-adrenérgicos, noradrenérgicos, colinérgicos e histaminérgicos, o que acaba resultando numa maior gama de efeitos adversos (hipotensão ortostática, sonolência, ganho de peso e tontura).

• Num grau maior ou menor todos atuam nos receptores, na maior parte **pós-sinápticos**: D_1, D_2, D_4, 5-HT2$_A$, α_1, H_1, $M_{1,3}$

• **Vias dopaminérgicas** que sofrem bloqueio:

    1) **Via mesolímbica-mesocortical**: relacionada com o comportamento - seu bloqueio causa efeitos antipsicóticos além de efeitos adversos cognitivos e agravamento de sintomas negativos.

    2) **Via nigroestriatal**: sistema envolvido na coordenação do movimento involuntário-efeitos extrapiramidais; o bloqueio crônico pode provocar discinesia tardia.

    3) **Sistema tuberoinfundibular**: efeitos neuroendócrinos: elevação da prolactina e, como consequência, galactorreia e amenorreia.

    4) **Via medular periventricular**: constituída de neurônios do núcleo motor do vago de projeções não definidas - comportamento alimentar.

    5) **Via incerto-hipotalâmica**: regulação da fase motivacional antecipada do comportamento copulatório.

• Os neurolépticos chamados de **baixa potência** (exigem maior dose em miligrama) causam efeitos mais sedativos, e os chamados de **alta potência** (exigem menor dose em miligrama) têm efeitos mais antipsicóticos.

INDICAÇÕES TERAPÊUTICAS

Serão melhor analisados em suas identidades

EFEITOS ADVERSOS

Serão melhor analisados em suas identidades

ASSOCIAÇÕES INTERESSANTES

Serão melhor analisados em suas identidades

NEUROLÉPTICOS ATÍPICOS

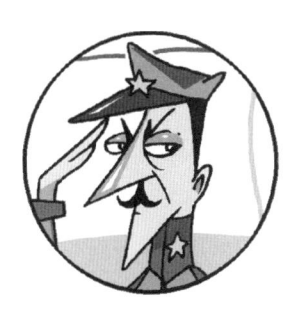 

- Amissulprida
- Aripiprazol
- Asenapina
- Clozapina
- Iloperidona
- Lurasidona
- Olanzapina
- Paliperidona
- Quetiapina
- Risperidona
- Sertindol
- Sulpirida
- Ziprasidona
- Zotepina

MECANISMOS DE AÇÃO

- Perto de 1970, começaram a aparecer ações que combinavam o bloqueio de D_2 com antagonismo em um receptor de serotonina identificado como receptor $5HT_{2A}$.

- Assim como todos os neurolépticos bloqueiam os receptores D_2, e variam apenas no grau desse bloqueio em relação a outras ações; a maioria deles também inibe os receptores $5\text{-}HT_2$ e o aripiprazol parece ser também um agonista parcial dos receptores D_2.

- Com exceção da ziprasidona, todos os atípicos apresentam graus variados de antagonismo dos adrenorreceptores α_2.

- Seu desenvolvimento busca uma maior seletividade para o sistema mesolímbico (para minimizar seus efeitos sobre o sistema extrapiramidal) ou que tenham efeitos nos receptores do neurotransmissor central (acetilcolina e aminoácidos excitatórios) que são propostos como novos alvos para a ação antipsicótica.

- Agem de maneira eficaz na esquizofrenia, particularmente, nos sintomas negativos dessa doença, além de causarem menos efeitos extrapiramidais e outros efeitos colaterais dos neurolépticos típicos.

- São cada vez mais usados nos transtornos do espectro bipolar pela eficácia apresentada como estabilizadores de humor. Como tal, têm a capacidade de afinar "circuitos disfuncionais e caóticos", aumentando a eficiência do processamento de informações nos circuitos sintomáticos e diminuindo os sintomas maníacos ou depressivos.

- O custo dessas medicações ainda é uma desvantagem.

INDICAÇÕES TERAPÊUTICAS

Serão melhor analisados em suas identidades

EFEITOS ADVERSOS

Serão melhor analisados em suas identidades

ANSIOLÍTICOS AZAPIRONAS

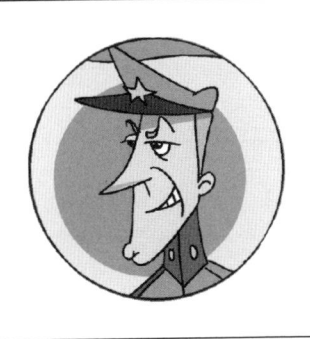 

- Buspirona

ANSIOLÍTICOS ANTAGONISTA DOS BENZODIAZEPÍNICOS

- Flumazenil

ANSIOLÍTICOS BENZODIAZEPÍNICOS

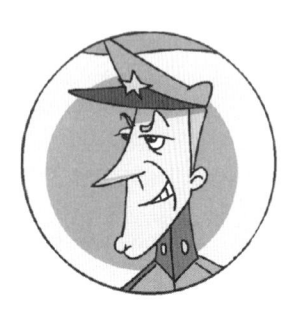

- Alprazolam
- Bromazepam
- Clobazam
- Clonazepam
- Clorazepato
- Clordiazepóxido
- Cloxazolam
- Diazepam
- Lorazepam
- Oxazepam

MECANISMOS DE AÇÃO

Serão melhor analisados em suas identidades

• Atuam no GABA (ácido gama-aminibutiríco) que é o principal neurotransmissor inibitório do SNC.

INDICAÇÕES TERAPÊUTICAS

• **ABSTINÊNCIA:** inquietação e agitação, taquicardia, insônia, fadiga, pânico, dores musculares e cãimbras, náuseas, vômito e diarreia, hipersensibilidade a estímulos, fotofobia e hiperacusia, despersonalização e desrealização, disforia. Nos casos que evoluem com gravidade podem ocorrer: convulsões, *delirium*, sintomas psicóticos, coma e morte. Sua duração é de horas ou poucos dias, no máximo, uma semana (não é manifestação de rebote).

• **DEPENDÊNCIA**: sedação e letargia, perda da concentração, fadiga e sonolência.

CONTRA INDICAÇÕES

Miastenia gravis, glaucoma de ângulo fechado, insuficiência respiratória e doenças graves renal ou hepática.

INTERAÇÕES MEDICAMENTOSAS

Serão melhor analisados em suas identidades

ASSOCIAÇÕES INTERESSANTES

Serão melhor analisados em suas identidades

HIPNÓTICOS BENZODIAZEPÍNICOS

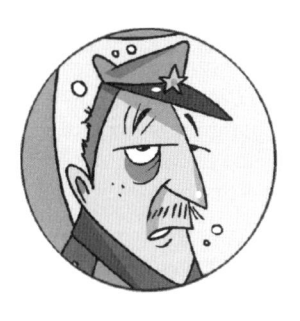 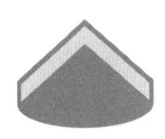

- Estazolam
- Flunitrazepam
- Flurazepam
- Midazolam
- Nitrazepam
- Temazepam
- Triazolam
- Valnoctamida

MECANISMOS DE AÇÃO

Agem nos receptores GABA, abrindo seus canais de cloro, que flui para dentro do neurônio, diminuindo sua excitação; diferem pela duração da meia-vida:
- Estazolam: 16 horas
- Flunitrazepam: 23 horas
- Flurazepam: 50 horas
- Midazolam: 2 a 3 horas (muito utilizado como pré-anestésico)
- Nitrazepam: 23 horas
- Triazolam: 3 a 6 horas

INDICAÇÕES TERAPÊUTICAS

Serão melhor analisados em suas identidades

EFEITOS ADVERSOS

- **ATAXIA, AMNÉSIA ANTERÓGRADA, FALA PASTOSA, NÁUSEAS E SEDAÇÃO**
- **DÉFICITS COGNITIVOS**: *queda da concentração e na memória, no dia seguinte (mais comuns com os hipnóticos de meia vida mais longa).*
- **PREJUÍZOS MNÊMICOS PERSISTENTES**: *todos podem causar.*
- **INSÔNIA DE REBOTE**: *todos.*
- **TRIAZOLAM**: *blackouts.*
- **ABSTINÊNCIA**: *frequente.*

CONTRA INDICAÇÕES

Miastenia gravis, insuficiência respiratória, insuficiência hepática e renal graves.

HIPNÓTICOS NÃO BENZODIAZEPÍNICOS

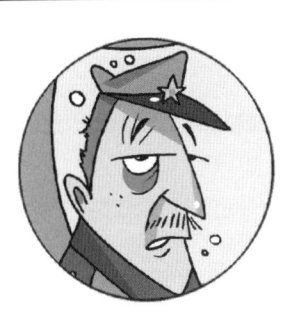 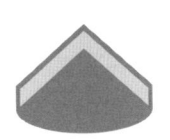

- Ezopiclona
- Ramelteon
- Suvorexant
- Zaleplon
- Zolpidem
- Zopiclona

MECANISMOS DE AÇÃO

- Interações com os receptores GABA em sítios alternativos ao dos benzodiazepínicos.

continua...▶

- MEIA-VIDA:
  - Zolpidem: 1 a 3 horas
  - Zopiclona: 5 a 6 horas

INDICAÇÕES TERAPÊUTICAS

Insônia

EFEITOS ADVERSOS

Serão melhor analisados em suas identidades

CONTRA INDICAÇÕES

Miastenia gravis, insuficiência respiratória, insuficiência hepática e renal graves.

ANTIDEPRESSIVOS TRICÍCLICOS E TETRACÍCLICOS

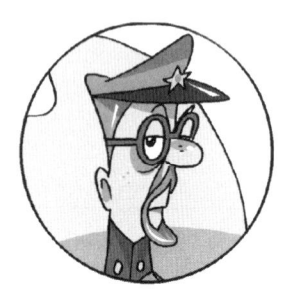

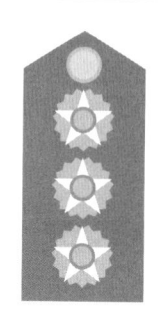

- Amineptina
- Amitriptilina
- Clomipramina
- Desipramina
- Doxepina
- Imipramina
- Maprotilina
- Mianserina
- Nortriptilina
- Tianeptina

MECANISMOS DE AÇÃO

Serão melhor analisados em suas identidades

INDICAÇÕES TERAPÊUTICAS

Serão melhor analisados em suas identidades

EFEITOS ADVERSOS

Serão melhor analisados em suas identidades

ASSOCIAÇÕES INTERESSANTES

Serão melhor analisados em suas identidades

ANTIDEPRESSIVOS IMAO

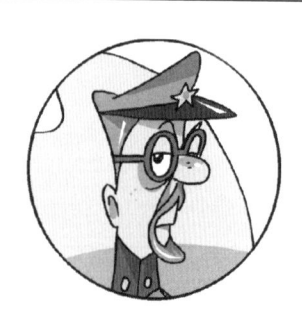

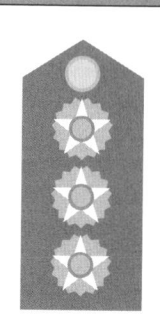

- Irreversível: fenelzina e tranilcipromina.
- Reversível: moclobemida.

MECANISMOS DE AÇÃO

• A MAO-A é a monoamina oxidase primariamente responsável pelo metabolismo da serotonina, noradrenalina e tiramina. A MAO-B é mais seletiva para a dopamina.

• O bloqueio da MAO promovido pelos IMAOS permite um acúmulo de tiramina e perda do metabolismo de primeira passagem que protege contra a tiramina presente nos alimentos, podendo com isso causar hipotensão significativa.

INDICAÇÕES TERAPÊUTICAS

• DEPRESSÃO em pacientes reativos, com anedonia acentuada, hiperfagia e hipersonia.

• DEPRESSÃO resistente a outras classes de ADs.

• DEPRESSÃO bipolar.

• Pânico e fobia social.

EFEITOS ADVERSOS

Serão melhor analisados em suas identidades

ASSOCIAÇÕES INTERESSANTES

• Com outros antidepressivos: controversa, polêmica e arriscada - alguns trabalhos com bons resultados.

• **CIPROEPTADINA**: tem sido usada na reversão da anorgasmia causada pelos IMAOs.

ANTIDEPRESSIVOS ISRS

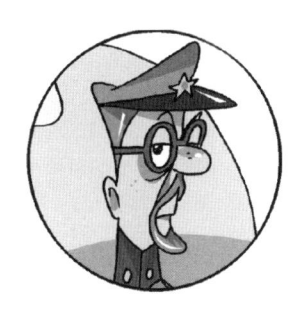 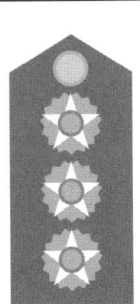

• Citalopram
• Dapoxetina
• Escitalopram
• Fluoxetina
• Fluvoxamina
• Paroxetina
• Sertralina

MECANISMOS DE AÇÃO

Serão melhor analisados em suas identidades

INDICAÇÕES TERAPÊUTICAS

Serão melhor analisados em suas identidades

EFEITOS ADVERSOS

Serão melhor analisados em suas identidades

ASSOCIAÇÕES INTERESSANTES

Serão melhor analisados em suas identidades

ANTIDEPRESSIVOS SELETIVOS

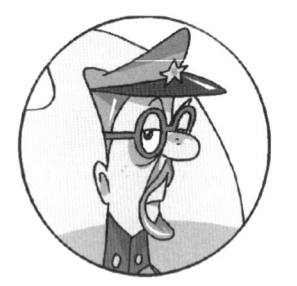

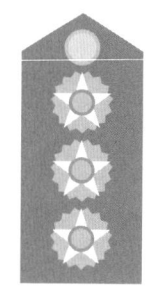

- **AGOMELATINA**: desinibidor dual de noradrenalina e de dopamina com ação melatoninérgica – IRSN/N.
- **BUPROPIONA**: inibidor seletivo da recaptação da noradrenalina e dopamina (IRND).
- **DESVENLAFAXINA**: inibidor dual da recaptação de serotonina e noradrenalina (IRSN).
- **DULOXETINA**: inibidor dual da recaptação de serotonina e noradrenalina (IRSN).
- **LEVOMILNACIPRANO**
- **MILNACIPRANO**
- **MIRTAZAPINA**: NASSA (*noradrenergicand specific serotonergic antidepressant*).
- **NEFAZODONA**
- **REBOXETINA**: inibidor da recaptação de noradrenalina (IRN).
- **SIBUTRAMINA**: inibidor da recaptação de serotonina e noradrenalina (IRSN).
- **TRAZODONA**: inibidor dual - fraca inibição de serotonina e intenso bloqueio dos receptores pós-sináticos 5-HT2 (SARI ou AIRS).
- **VENLAFAXINA**: dual da recaptação de serotonina e noradrenalina (IRSN).
- **VILAZODONA**
- **VORTIOXETINA**: multimodal.

Serão melhor analisados em suas identidades

ASSOCIAÇÕES INTERESSANTES

Serão melhor analisados em suas identidades

ESTABILIZADORES DE HUMOR

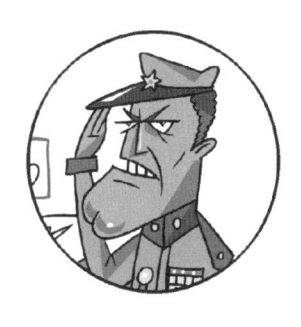

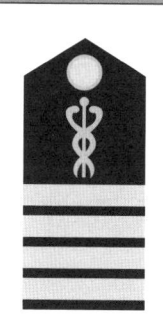

- **LÍTIO**: primeiro e principal

Em virtude de sua importância terapêutica, seu perfil complexo e importante de efeitos colaterais, esta substância será analisada isoladamente em sua identidade.

MECANISMOS DE AÇÃO

Serão melhor analisados em suas identidades

ASSOCIAÇÕES INTERESSANTES

Serão melhor analisados em suas identidades

ESTABILIZADORES DE HUMOR

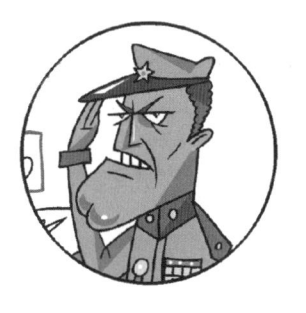

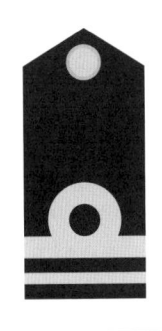

- **ANTICONVULSIVANTES**: AV/DVP, carbamazepina, gabapentina, lamotrigina, levetiracetam, oxcarbazepina, pregabalina, vigabatrina, tiagabina, topiramato, valnoctamida, zonisamida (indisponível no Brasil).
- **NEUROLÉPTICOS ATÍPICOS**: além da função antipsicótica esta categoria também funciona como estabilizador de humor (ver identidades).

MECANISMOS DE AÇÃO

Serão melhor analisados em suas identidades

INDICAÇÕES TERAPÊUTICAS

Serão melhor analisados em suas identidades

EFEITOS ADVERSOS

Serão melhor analisados em suas identidades

ASSOCIAÇÕES INTERESSANTES

Serão melhor analisados em suas identidades

ANTIDEMENCIAIS

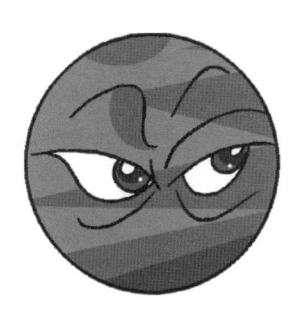

- Donepezil
- Galantamina
- Memantina
- Rivastigmina
- Selegina
- Tacrina

MECANISMOS DE AÇÃO

São inibidores da acetilcolinesterase e da butirilcolinesterase, as enzimas que catabolizam a acetilcolina no SNC, a qual aumenta sua concentração nas sinapses do hipocampo e córtex cerebral, inibindo a transmissão nervosa.

A memantina bloqueia parcialmente os receptores NMDA associados à transmissão anormal do glutamato e protege as células contra o excesso de glutamato.

INDICAÇÕES TERAPÊUTICAS

- Demência (todos).
- Déficits cognitivos em lesões traumáticas do cérebro-donepezil e rivastigmina.

EFEITOS ADVERSOS

Serão melhor analisados em suas identidades

ANTIDEPENDÊNCIA QUÍMICA

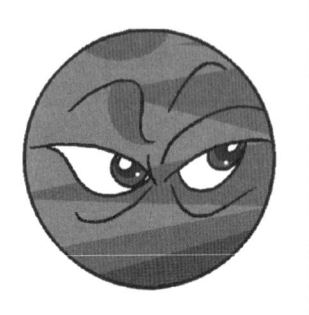 

- **PARTICULARMENTE ÁLCOOL**: acamprosato, dissulfiram, nalmefeno, naltrexona e ondansetrona.
- **PARTICULARMENTE OPIÁCEOS**: clonidina, buprenorfina, metadona, verapamil.

MECANISMOS DE AÇÃO

Serão melhor analisados em suas identidades

ANTIDISFUNÇÃO ERÉTIL

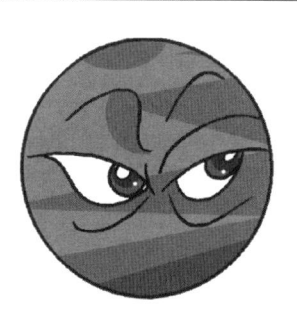 

- Apomorfina
- Avanafila
- Fentolamina
- Lodenafila
- Sildenafil
- Tadalafil
- Vardenafil

MECANISMOS DE AÇÃO

- **AVANAFILA:** inibidor da PDE5; diferencia-se pelo início de ação rápido.

- **FENTOLAMINA:** bloqueador alfa-adrenérgico, para disfunções leves a moderadas e alternativa para os efeitos colaterais como congestão nasal e cefaleia.

- **LODENAFILA:** é uma pró-droga inibidora seletiva da PDE-5, resultando num relaxamento da musculatura lisa e aumentando o fluxo de sangue no pênis.

- **SILDENAFIL:** a estimulação sexual leva a uma atividade dos nervos do pênis que libera o óxido nítrico no corpo cavernoso com a redução do cálcio intracelular; ocorre um relaxamento da musculatura lisa com ingurgitamento do tecido e consequente ereção peniana; é contraindicado com uso concomitante de nitratos potencializando efeitos hipotensivos.

- **TADALAFIL:** mesmo mecanismo de ação com uma potente ação enzimática e com seletividade reduzindo a incidência de efeitos colaterais indesejáveis.

- **VARDENAFIL:** útil em diabéticos e na estimulação sexual, produz aumento do fluxo sanguíneo peniano pela atividade seletiva dez vezes mais potente que o sildenafil para a isoenzima PDE5 e com a consequente liberação do óxido nítrico e suas consequências em cascata.

INDICAÇÕES TERAPÊUTICAS

Disfunção erétil

EFEITOS ADVERSOS

Serão melhor analisados em suas identidades

ANTIPARKINSONIANOS

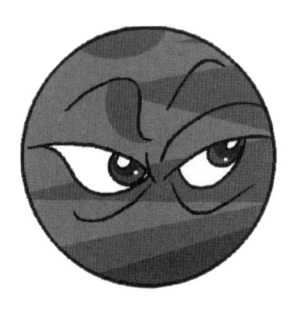 

- Amantadina
- Biperideno
- Bromocriptina
- Pramipexol
- Triexifenidil

MECANISMOS DE AÇÃO

Serão melhor analisados em suas identidades

INDICAÇÕES TERAPÊUTICAS

Serão melhor analisados em suas identidades

EFEITOS ADVERSOS

Serão melhor analisados em suas identidades

ASSOCIAÇÕES INTERESSANTES

- **COM CLOZAPINA**: associada ao triexifenidil, promove a redução da hipersalivação, ameniza a incontinência urinária comum no início do tratamento com clozapina, além de minimizar os efeitos colaterais decorrentes de uma retirada brusca da clozapina.

- **COM LEVODOPA**: associada ao triexifenidil faz com a absorção da levodopa ocorra de maneira mais uniforme e gradual, o que mantém o efeito antiparkinsoniano mais estável ao longo do tempo, mas por outro lado aumenta o risco de surgirem quadros psicóticos.

PSICOESTIMULANTES

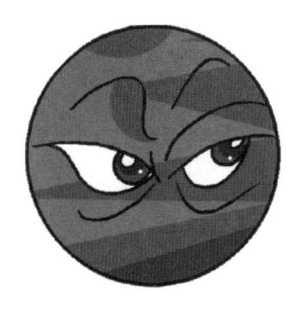 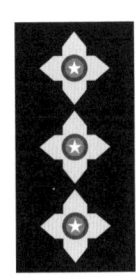

- Armodafinil
- Atomoxetina
- Guanfacina
- Lisdexanfetamina
- Metilfenidato
- Modafinil

MECANISMOS DE AÇÃO

- **LISDEXANFETAMINA**: pró-fármaco que se torna fármaco através do trato digestivo. Age no sangue como um estimulante da anfetamina.

- **METILFENIDATO**: é um simpatomimético de ação indireta e produz efeito de liberação de catecolaminas dos neurônio pré-sinápticos.

- **MODAFINIL**: os mecanismos específicos são desconhecidos. Mas a deficiência de hipocretina causa narcolepsia e seus neurônios produtores são estimulados pela modafinila.

INDICAÇÕES TERAPÊUTICAS

• **LISDEXANFETAMINA**: muito útil para o DDAH. Tem menor potencial de abuso de anfetaminas, que não requerem ativação metabólica.

• **METILFENIDATO**: DDAH, narcolepsia, depressões retratarias, com doença física e em idosos.

• **MODAFINIL**: narcolepsia e hipersonolência.

EFEITOS ADVERSOS

Serão melhor analisados em suas identidades

ASSOCIAÇÕES INTERESSANTES

• **COM METILFENIDATO**: útil no tratamento da anedonia e retardo psicomotor da depressão, e aumenta o nível plasmático do ADT exigindo cuidado em virtude de efeitos colaterais.

• **COM TRIPTOFANO**: precursores de monoamina - eficácia duvidosa.

• **IMAO**: controversa, polêmica e arriscada - trabalhos com bons resultados.

• **COM ANSIOLÍTICOS**: agitação e pânico concomitantes.

• **COM NEUROLÉPTICOS**: depressão e sintomas negativos da esquizofrenia.

• **COM CITALOPRAM**: associado ao metilfenidato produz melhora dos sintomas depressivos em idosos.

Capítulo III

Ficha de Identidade dos Psicofármacos

ANTIDEPENDÊNCIA QUÍMICA ÁLCOOL 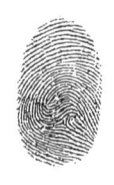	**ACAMPROSATO** Campral® - Merck	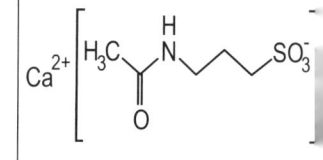 Acetil-homotaurinato de cálcio

INDISPONÍVEL NO BRASIL.

ESTABILIZADOR DE HUMOR 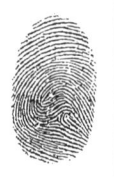	**ÁCIDO VALPROICO** Depakene® - Abbot **DIVALPROATO DE SÓDIO** Depakote® - Abbot	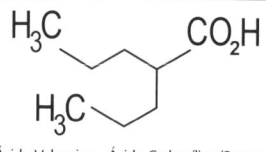 Ácido Valproico – Ácido Carboxílico (2-propi-pentanóico) - Valproato de Sódio – Sal Sódico de Ac. Valproico (2-propilpentanato de Sódio

Apresentações

ÁCIDO VALPROICO

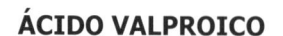

25 unid. / 250 mg   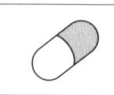 25 unid. / 300 mg   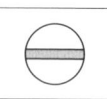 50 unid. / 500 mg

VALPROATO DE SÓDIO

10 unid. / 5 ml   100 ml / 50 mg/ml

DIVALPROATO DE SÓDIO

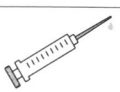 20 unid. / 250 mg   20 unid. / 500 mg   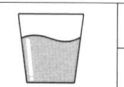 30 unid. / 250 mg

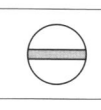 30 unid. / 500 mg   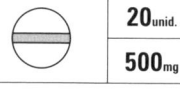 6 unid. / 500 mg   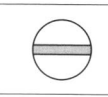 30 unid. / 500 mg

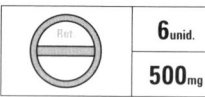 10 unid. / 125 mg   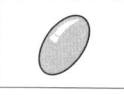 30 unid. / 125 mg   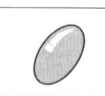 60 unid. / 125 mg

Similares no Brasil

DEPACON (Abbott), EPILENIL (Biolab-Sanus), TORVAL CR (torrent do brasil) - (associação - valproato sódico + ácido valpróico), VALPAKINE (sanofi aventis), VALPRENE (teuto), ZIVALPREX (zydus).

Posologia

- INÍCIO: 250mg/DIA.
- 2 DIAS: 500mg/DIA.
- 2 DIAS: 750mg/DIA.
- DIVIDIR ADMINISTRAÇÃO EM 3 DOSES DIÁRIAS.
- DIVALPROATO DE SÓDIO É MAIS BEM TOLERADO. (reduz efeitos gastrointestinais)
- MANIA – 1.000 a 1500 mg/dia
- **DMD:** 1.800mg

Início de ação: 1 a 2 SEMANAS

Indicações

PSIQUIÁTRICAS:

- AGRESSÃO EPISÓDICA E AUTOMUTILAÇÃO.
- ESPECTRO BIPOLAR.
- MANIA AGUDA.
- PSICOSE ESQUIZOAFETIVA.
- Cicladores rápidos.
- Ciclotimia.
- Episódio de depressão bipolar.
- Episódio misto.
- Irritabilidade em crianças e adolescentes com transtorno espectro autista.
- Mania decorrente de causa orgânica.
- Profilaxia de episódio maníaco e depressivo bipolar.
- Tbp com abuso de substâncias.
- Tbp na infância e adolescência.
- Tbp com pânico.
- Transtorno de conduta
- Tdah *borderline*
- Tdah refratário

ANTIEPILÉPTICO:

- CRISES GENERALIZADAS, FOCAIS OU SECUNDÁRIAS GENERALIZADAS.
- PROFILAXIA DA ENXAQUECA (FDA-1996).

Contraindicações

- DOENÇAS DO CICLO DA UREIA.
- *HS*.

Precauções

- Realizar exame clínico, hematológicos (e de plaquetas), além de provas de função hepática e de gravidez.
- MONITORAMENTO – glicemia, dislepidemia, função hepática (suspender se triplicar taxa inicial de transaminases) semestralmente.
- Recomendação exercícios físicos e cuidados nutricionais
- A administração de formulações de liberação prolongada é contraindicada em crianças menores de 10 anos.
- Riscos de pancreatite (diminuição do apetite, náuseas, vômitos e dor abdominal)
- Mulheres têm risco de síndrome do ovário policístico.
- Mulheres em idade fértil, o uso de anticoncepcional confiável deve ser utilizado durante o tratamento.
- Risco de agravamento de comportamento suicida

Superdose

Quadro clínico: SONOLÊNCIA, BLOQUEIO CARDÍACO, SEDAÇÃO AUMENTADA, CONFUSÃO OU COMA PROFUNDO COM CONVULSÕES, HEPATOTOXICIDADE, DEPRESSÃO RESPIRATÓRIA E MORTE.

Manejo: LAVAGEM GÁSTRICA, MONITORAMENTO CARDÍACO E SUPORTE RESPIRATÓRIO, ANTICONVULSIVANTES, HEMODIÁLISE.
Em caso de coma decorrente usar Naloxona.

DMI: 2120mcg/ml   **DL/T:** acima de 200mcg/ml (níveis plásmicos)

Efeitos Adversos

DIARREIA, DISPEPSIA, DOR ABDOMINAL, ELEVAÇÃO BENIGNA DE TRANSAMINASES, GANHO DE PESO, LEUCOPENIA, NÁUSEAS, QUEDA DE CABELO, SEDAÇÃO, TREMOR, TROMBOCITOSE, VÔMITOS. ∠

Ver capítulo dos outros efeitos.

ATENÇÃO	Alimentos	Álcool	Abstinência	Veículos	Máquinas

Gravidez	Lactação	Crianças	Idosos	Ins.Hep.	Ins. Ren
		OK < 1 0 ANOS			OK

Associações Interessantes

- LÍTIO.
- NATPs.
- LAMOTRIGINA – com cuidado (aumento mútuo das concentrações).
- ADs.
* multivitaminas com zinco e selênio (evitar alopecia).

Interações Medicamentosas

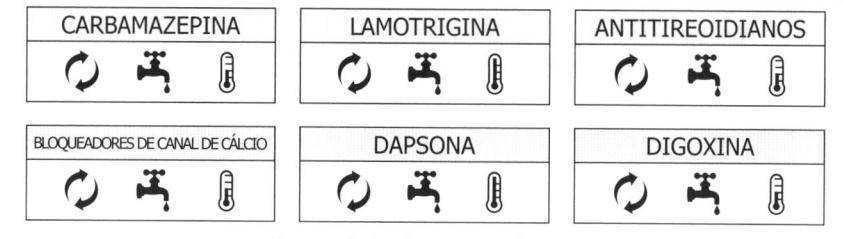

Ver capítulo de outros efeitos.

Curiosidades

- EM 1881, B. BURTON, QUÍMICO AMERICANO, SINTETIZOU O VALPROATO COMO SOLVENTE ORGÂNICO.
- EM 1962, PIERRE EYMARD ACEITOU A SUGESTÃO DE MEUMIER PARA DISSOLVER EM ÁCIDO VALPROICO ALGUNS COMPOSTOS COM PROPRIEDADES ANTICONVULSIVANTES.
- EM 1967, O VALPROATO FOI APROVADO NA FRANÇA, E EM 1983, PELO FDA, PARA USO EM EPILEPSIA GENERALIZADA.
- LAMBERT FAZ PUBLICAÇÃO EM 1975 NA MANIA E SINERGISMO NA ASSOCIAÇÃO COM O LÍTIO.
- EM 1980 EMRICH, NA ALEMANHA, CONFIRMA OS EFEITOS ANTIMANÍACOS.
- EM 2000 - DEPAKOTE LIBERAÇÃO ENTÉRICA (DEPAKOTE R).
- EM 2001 – PARTÍCULAS E CÁPSULA GELATINOSA (DEPAKOTE SPRINKLE).
- EM 2006 – LIBERAÇÃO PROLONGADA (DEPAKOTE ER).

Dados Complementares

Data de Início	Tipo de Receita	Preço	CAS	ATC	DCB-DENOMINAÇÃO COMUM BRASILEIRA – GENÉRICO
1881	C1	$/$$	99-66-1	N03AG01	ÁCIDO VALPROICO E VALPROATO DE SÓDIO DIVALPROATO DE SÓDIO – ação prolongada

PK – Farmacocinética

VIA ADM	PCP	Pmáx	V.D.	LP	T ½	MET	EX
ORAL INJETÁVEL	1 a 8h	3 dias	SR	90%	9 a 16h	HEPAT.	URINA FEZES

PD - Farmacodinâmica

• Diminuição da condutância dos canais de sódio voltagem-dependentes com o aumento direto ou secundário das concentrações do neurotransmissor inibidor GABA, possivelmente causado pela redução de seu metabolismo ou pela sua recaptação nos tecidos cerebrais.

• Regulação das cascatas de transdução de sinais corrente abaixo. O valproato inibe a GSK3 (glicogênio sintetase cinase 3) a PKC (fosfocinase C) e a MARCKS (substrato da cinase C rico em alanina miristolada).

• Além disso, o valproato ativa sinais que promovem neuroproteção e plasticidade prolongada.

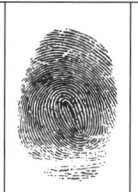

ANTIDEPRESSIVO SELETIVO

AGOMELATINA
Valdoxan® - Servier

Apresentações

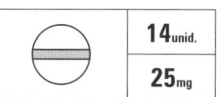 14 unid. / 25 mg 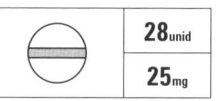 28 unid / 25 mg

Similares no Brasil

NÃO HÁ.

Posologia

• INICIAR COM 25 mg/DIA, PODENDO CHEGAR A 50mg/DIA.
• PREFERENCIALMENTE AO DEITAR.
DMD: SR

Início de Ação: 1 SEMANA

Indicações

• DEPRESSÃO MAIOR EM ADULTOS.
• Depressão bipolar (adjuvante).
• Sintomas de ansiedade dentro da depressão.
• Tag.
• Tdah.

Contraindicações

• DEMÊNCIA (idosos).
• HEPATOPATIAS E CIRROSE.
• *HS*

Precauções

- DISFUNÇÕES HEPÁTICAS GRAVES (cirrose ou doença hepática ativa)
- *HS*.
- Realizar testes de função hepática no início e periodicamente durante o tratamento.

Efeitos Adversos

ANSIEDADE, AUMENTO DOS NÍVEIS SÉRICOS DAS ENZIMAS HEPÁTICAS, CONSTIPAÇÃO INTESTINAL, DIARREIA, DOR ABDOMINAL SUPERIOR, DOR DE CABEÇA, ENXAQUECA, EPIGASTRALGIAS, FADIGA, HIPERIDROSE, INSÔNIA, LOMBALGIA, NASOFARINGITE, NÁUSEAS, OBSTIPAÇÃO, SONOLÊNCIA, TONTURAS, VISÃO TURVA.

Menos comuns: eczemas, erupções cutâneas, parestesias, hepatite, visão borrada.

Incomuns: agitação, erupção cutânea eritematosa, hipomania e mania, inquietação, irritabilidade, parestesias, pensamentos ou comportamentos suicidas, prurido.

ATENÇÃO	Alimentos	Álcool	Abstinência	Veículos	Máquinas
	Ind.	⊘	NÃO	SR	SR
	Gravidez	**Lactação**	**Crianças**	**Idosos**	**Ins.Hep.**	**Ins. Ren**
	⊘	⊗	⊗ (>60 ANOS)	⊘	⊗	⊘

Superdose

Quadro Clínico: SONOLÊNCIA E EPIGASTRALGIA.

Manejo: TRATAMENTO DOS SINTOMAS CLÍNICOS. NÃO HÁ ANTÍDOTO CONHECIDO.

DMI: 2.450mg   **DL/T:** SR

Associações Interessantes

- ISRS (exceto fluvoxamina), bupropiona, desvenlafaxina, reboxetina
- Modafinil (fadiga e dificuldade de concentração)
- NATIPs e EST/HS – depressões resistentes, psicóticas e bipolares
- BZDs

Interações Medicamentosas

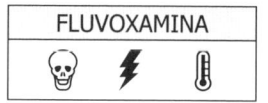 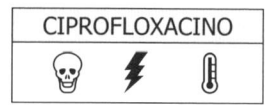

PROPRANOLOL, TRAMADOL
Ver capítulo de outros efeitos.

Curiosidades

- É O PRIMEIRO ANTIDEPRESSIVO COM AÇÃO NOS RECEPTORES DA MELATONINA, SIGNIFICANDO UMA INOVAÇÃO NO TRATAMENTO DA DEPRESSÃO.
- 2008: APROVADO NA EUROPA.

Dados Complementares

Data de Início	Tipo de Receita	Preço	CAS	ATC	DCB-DENOMINAÇÃO COMUM BRASILEIRA – GENÉRICO
2009	C1	$$$	138112-76-2	N06AX22	AGOMELATINA

PK – Farmacocinética

VIA ADM	PCP	Pmáx	V.D.	LP	T ½	MET	EX
ORAL	1 a 2h	SR	≥80%	95%	2 a 3h	HEP.	RENAL

PD - Farmacodinâmica

METABOLIZADO PELO CYP 450 1A2.

• É um potente agonista dos receptores melatoninérgicos (MT1 e MT2) e antagonista dos receptores 5-HT$_{2C}$.

• Age nos núcleos supraquiasmáticos localizados no hipotálamo anterior acima do quiasma óptico, um de cada lado do terceiro ventrículo, restaurando o relógio biológico.

• Ressincroniza os ritmos circadianos em modelos animais com alteração desses ritmos.

• Aumenta a liberação de noradrenalina e dopamina especificamente no córtex frontal, não tendo influência nos níveis extracelulares da serotonina.

• Apresenta ações antagonistas 5-HT$_{2C}$.

ANSIOLÍTICO BENZODIAZEPÍNICO

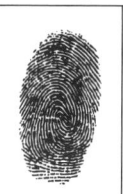

ALPRAZOLAM
Frontal® - Pfizer
Frontal XR® - Pfizer

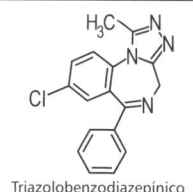

Triazolobenzodiazepínico

Apresentações

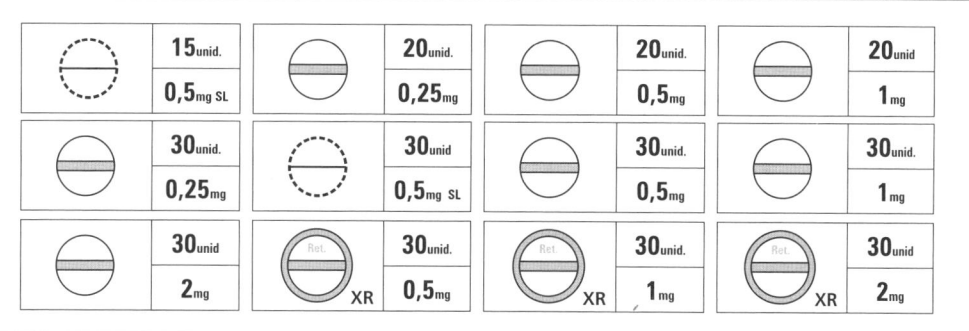

15 unid.	20 unid.	20 unid.	20 unid
0,5 mg SL	0,25 mg	0,5 mg	1 mg
30 unid.	30 unid	30 unid.	30 unid.
0,25 mg	0,5 mg SL	0,5 mg	1 mg
30 unid	30 unid.	30 unid.	30 unid
2 mg	XR 0,5 mg	XR 1 mg	XR 2 mg

Similares no Brasil

ALFRON (Ems Sigma-Pharma), ALTROX (Torrent), APRAZ (Mantecorp), CONSTANTE (União Química), FRONTAL SL (Pfizer), NEOZOLAM (Neo Química), TEUFRON (Teuto), TRANQUINAL (Bago),TRANQUINAL SLG (Bagó), ZOLDAC (Zydus).

Posologia

• INICIAR COM 0,25 OU 0,5 A 1mg - 3x AO DIA.

• APRESENTA BOA TOLERÂNCIA ATÉ 10mg/dia.

• 4 a 6mg/dia: PÂNICO.

• 0,75 a l,5mg/dia: como ANSIOLÍTICO.

• Quando usado por longos períodos, a administração deve ser feita em 4 ou 6 tomadas diárias.

DMD: 10mg

Início de Ação: RÁPIDO - 1h

Indicações

• AGORAFOBIA.

• ANSIEDADE SITUACIONAL.

continua...▶

A B C D E F G H I J K L M N O P Q R S T U V W X Y Z

- TAG.
- TRANSTORNO DE PÂNICO (reduz a ansiedade antecipatória e bloqueia os ataques).
- Ansiedade maior.
- Controle da náusea e vômitos (não recomendado monoterapia).
- Depressão maior.
- Disforia pré-menstrual.
- Estresse pós-traumático.
- Fobia específica.
- Fobia social.
- Tremor essencial.
- Zumbido

Contraindicações

- GLAUCOMA DE ÂNGULO FECHADO.
- *MIASTENIA GRAVIS*.
- PORFIRIA.
- *HS*.
- Glaucoma de ângulo aberto tratado.
- Pacientes com DBPOC grave.
- Paciente com risco de abuso de drogas.

Precauções

- EM VIRTUDE DO POTENCIAL DE ABUSO, O USO DEVE SER BREVE (BZD de curta ação).
- Atenção com associação de substâncias que potencializam efeito sedativo (barbitúricos).

Efeitos Adversos

ABSTINÊNCIA, ATAXIA, DÉFICIT DE ATENÇÃO, FADIGA, REDUÇÃO DOS REFLEXOS E DESCOORDENAÇÃO, SEDAÇÃO, SONOLÊNCIA.

Ver capítulo de outros efeitos.

ATENÇÃO	Alimentos	Álcool	Abstinência	Veículos	Máquinas
	Ind.	⊗	SIM	⊘	⊗
Gravidez	**Lactação**	**Crianças**	**Idosos**	**Ins.Hep.**	**Ins. Ren**
⊘	⊗	OK	⊘ (doses <)	⊘ (doses <)	⊗

Superdose

Quadro Clínico: SONOLÊNCIA, CONFUSÃO MENTAL, DIMINUIÇÃO DA COORDENAÇÃO E DOS REFLEXOS, COMA.
Morte (nos casos de combinação de um benzodiazepínico único e álcool).

Manejo: FAZER LAVAGEM GÁSTRICA IMEDIATA.
MONITORAR RESPIRAÇÃO, PULSO E PRESSÃO ARTERIAL.
USAR FLUMAZENIL PARA A REVERSÃO COMPLETA OU PARCIAL DOS EFEITOS SEDATIVOS DOS BZDs.

DMI: SR   **DL/T:** 1.020mg/kg

Associações Interessantes

• Gabapentina ou pregabalina (na ansiedade severa)

Interações Medicamentosas

CLOZAPINA	FLUVOXAMINA	ANTIRRETROVIRAIS	DEPRESSORES DO SNC
		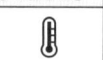	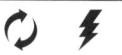

ANTIFÚNGICOS AZOIS
Ver capítulo de outros efeitos.

Curiosidades

LANÇADO PELA UPJOHN (ATUALMENTE PERTENCE A PFIZER), TEVE UM ENORME SUCESSO ENTRE ALGUNS PACIENTES PORTADORES DE PÂNICO, OS QUAIS FORMARAM UM GRUPO E COMPRARAM AÇÕES DA UPJOHN E QUANDO O FÁRMACO RECEBEU O AVAL DO FDA, ELES TIVERAM MUITO LUCRO.

Dados Complementares

Data de Início	Tipo de Receita	Preço	CAS	ATC	DCB-DENOMINAÇÃO COMUM BRASILEIRA – GENÉRICO
1969	B1	$	28981-97-7	N05BA12	ALPRAZOLAM

PK – Farmacocinética

VIA ADM	PCP	Pmáx	V.D.	LP	T ½	MET	EX
ORAL	0,7 a 2,1hs	2 a 3 dias	88%	70%	6 a 20h	FIG OXID	URINA

PD - Farmacodinâmica

• SUBSTRATO DO $CYP3_{A4}$.
• O GABA (ácido-gama-aminobutírico) quando se liga aos seus receptores inibe o efeito excitatório através da abertura dos canais de CL hiperpolarizando a célula e com isso diminui a excitabilidade neuronal.
O alprazolam é agonista desses receptores e liga-se em locais específicos diminuindo, portanto, a excitabilidade neuronal.

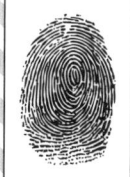

ANTIPARKINSONIANOS

AMANTADINA
Mantidan® - Eurofarma

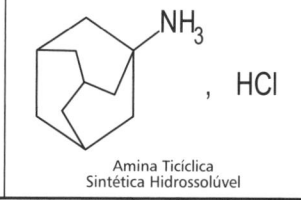

Amina Ticíclica
Sintética Hidrossolúvel

Apresentações

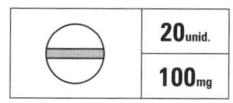

20 unid.

100 mg

Similares no Brasil

NÃO HÁ.

Posologia

- 1 COMPRIMIDO 2 VEZES AO DIA (OU ATE 3 VEZES AO DIA)
- PODE SER EMPREGADA ISOLADAMENTE OU EM ASSOCIAÇÃO COM ANTIPARKINSONIANOS CLÁSSICOS E PARTICULARMENTE COM A L-DOPA.

DMD: 400mg/dia (em doses fracionadas)

Início de Ação: 2 DIAS

Indicações

- PARKINSON (idiopático, arteriosclerótico e pós-encefalítico): geralmente a lentidão e a rigidez melhoram mais que os tremores.
- PARKINSONISMO (acinesias e síndrome do coelho).
- TRATAMENTO E PROFILAXIA DE INFECÇÕES PELO VÍRUS "INFLUENZA A".
- Fadiga associada à esclerose múltipla.
- Flutuações motoras induzidas por levodopa.
- Recuperação após traumatismo cranioencefálico.
- Transtorno adjuvante aos anti psicóticos na esquizofrenia.
- Transtorno do espectro autista.
- Tdah.
- Transtorno dos movimentos induzidos por medicamentos.

Contraindicações

EPILEPSIA (presente ou anterior), INSUFICIÊNCIA CARDÍACA, ÚLCERA GASTROINTESTINAL, *HS* Edema ou doença cardiovascular.

Precauções

- NÃO ASSOCIAR COM ANTICOLINÉRGICOS.
- DOSES ALTAS PODEM CAUSAR CONVULSÕES, PRESENÇA DE ECZEMAS.
- Cuidado ao associar com fenelzina, e IMAOs e hidroclorotiazida.
- Abstinência severa com risco de síndrome neuroléptica maligna.

Efeitos Adversos

INSÔNIA, NÁUSEAS, TONTURA.

Menos comuns: agitação, alterações de pensamento, amnésia, anorexia, ansiedade, ataxia, cefaleia, constipação, convulsão, *delirium*, depressão, dermatite, diarreia, dificuldade de concentração, diminuição de libido, disartria, distúrbios visuais, edema periférico, fadiga, hipercinesia, hipertensão, hipotensão ortostática, insuficiência cardíaca, irritabilidade, leucopenia, *livedo reticulares* (distúrbio circulatório na pele com linhas vermelhas e azuladas), má concentração, neuropatia periférica, neutropenia, psicose, *rash* cutâneo, retenção urinária, SNM, sonolência, tremores, vertigem, xerostomia.

Ver capítulo de outros efeitos.

ATENÇÃO	Alimentos	Álcool	Abstinência	Veículos	Máquinas
	Ind.	⊗	SIM	Ø	Ø
Gravidez	**Lactação**	**Crianças**	**Idosos**	**Ins.Hep.**	**Ins. Ren**
⊗	⊗	SR	Ø	Ø	⊗

Superdose

Quadro Clínico: ARRITMIA, TAQUICARDIA, HIPERTENSÃO, EDEMA PULMONAR E INSUFICIÊNCIA RESPIRATÓRIA, DISFUNÇÃO RENAL, INSÔNIA, ANSIEDADE, AGITAÇÃO, COMPORTAMENTO AGRESSIVO, HIPERTONIA.

ataxia, alucinações, alterações da marcha, confusão, coma, desorientação, despersonalização, delírio, hipercinesia, letargia, medo, reações psicóticas, sonolência e tremores.

Manejo: Para sobredosagem aguda, medidas gerais de suporte devem ser empregadas juntamente com lavagem gástrica imediata ou indução do vômito.

Monitorar PA, pulso, temperatura e respiração.

Não existe um antídoto específico; entretanto, a fisostigmina (doses de 1 a 2mg a cada duas horas) pode ser utilizada para controlar a toxidade no SNC.

DMI: SR   **DL/T:** 1g

Interações Medicamentosas

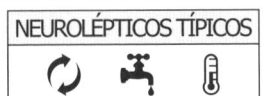 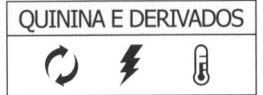

| BUPROPIONA | NEUROLÉPTICOS TÍPICOS | QUININA E DERIVADOS |

Ver capítulo de outros efeitos.

Curiosidades

• TEM ESTRUTURA QUÍMICA E MECANISMO DE AÇÃO DIFERENTE DOS ANTIPARKINSONIANOS CLÁSSICOS E DA L-DOPA, MODULANDO A TRANSMISSÃO DE GLUTAMATO.

• É USADO COMO ANTIVIRAL E NA PROFILAXIA E TRATAMENTO DO INFLUENZA A, AO LIGAR-SE À PROTEÍNA M2 DE SUA MEMBRANA.

Dados Complementares

Data de Início	Tipo de Receita	Preço	CAS	ATC	DCB-DENOMINAÇÃO COMUM BRASILEIRA – GENÉRICO
1969	C1	$	768-94-5	N04BB01	CLORIDRATO DE AMANTADINA

PK – Farmacocinética

VIA ADM	PCP	Pmáx	V.D.	LP	T ½	MET	EX
ORAL	3hs	4 a 7 dias	SR	67%	10 a 14h	NÃO	URINA

PD - Farmacodinâmica

Mecanismo ainda desconhecido; parece agir direta e indiretamente em neurônios dopaminérgicos e noradrenérgicos, além de leve ação muscarínica e estimulação da dopa descarboxilase cerebral.

ANTIDEPRESSIVO TRICÍCLICO TETRACÍCLICO

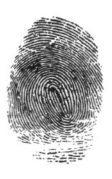

AMINEPTINA
Survector® - Servier

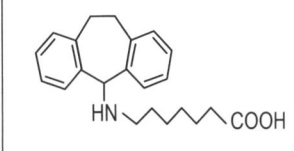

ADTs (derivado) ação dopaminérgica

INDISPONÍVEL NO BRASIL.

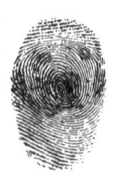

NEUROLÉPTICO TÍPICO

AMISSULPRIDA
Socian® - Sanofi-Aventis

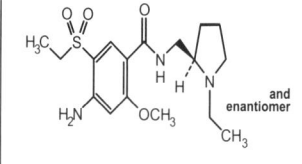

and enantiomer

Benzamidas Substituídas

Apresentações

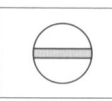

20unid.	
50mg	

20unid.	
200mg	

Similares no Brasil

NÃO HÁ.

Posologia

ESQUIZOFRENIA: 400 A 800mg - (ATÉ 1.200mg) SINTOMAS POSITIVOS.
50 A 150mg PARA SINTOMAS NEGATIVOS.
DMD: 2.300mg/dia

Início de Ação: SR

Indicações

- Adjuvante dos estabilizadores de humor no TBP.
- Depressão em esquizofrenia
- Distimia.
- ESQUIZOFRENIA (fase aguda e manutenção).
- ESQUIZOFRENIA REFRATÁRIA.
- PSICOSES AGUDAS
- TRANSTORNOS AFETIVOS CRÔNICOS
- Gilles de La Tourette.
- Hipersalivação da clozapina.
- Mania.
- Síndrome da fadiga crônica.
- Sintomas negativos da esquizofrenia.
- Tdah.
- TOC secundário a ISRSs.

Contraindicações

- Epilepsia.
- Feocromocitoma.
- Insuficiência renal.
- *HS*

Precauções

- A hiperprolactinemia geralmente apresenta-se mais rapidamente e com maior intensidade. Relatos de normalização dos níveis séricos após associação com aripiprazol.
- Suspeitar SNM quando houver hipertermia e distúrbios neurovegetativos, suspender o uso.
- MONITORAMENTO – glicemia, dislepidemia, função hepática
- Recomendação exercícios físicos e cuidados nutricionais

continua...▶

- Não administrar em pacientes com tumores prolactina-dependentes ou Feocromocitoma sem acompanhamento médico rigoroso.
- Pacientes com insuficiência renal, deve-se diminuir a dosagem ou até mesmo interromper o uso de acordo com a gravidade renal.
- Em casos de pacientes com epilepsia, deve-se ter atenção, diminui limiar convulsivo.

Efeitos Adversos

SEDAÇÃO, SONOLÊNCIA

Menos comuns: amenorreia, ataxia, crises oculógiras, disartria, discinesia aguda, discinesia tardia, frigidez, galactorreia, ganho de peso, ginecomastia, hiperprolactinemia, hipotensão, impotência, insônia, mania, náusea, parkinsonismo, SNM, taquicardia, torcicolo, trismo.

Incomuns: Bradicardia, elevação das enzimas hepáticas, hiperglicemia, morte súbita, parada cardíaca, prolongamento do intervalo QT, reações alérgicas, taquicardia ventricular, tonturas.

ATENÇÃO	Alimentos	Álcool	Abstinência	Veículos	Máquinas
	OK	⊗	NÃO	⊘	⊘
Gravidez	**Lactação**	**Crianças**	**Idosos**	**Ins.Hep.**	**Ins. Ren**
⊗	⊗	⊗ Não indicado	⊘ doses <	⊘	⊘

Superdose

Quadro Clínico: CONVULSÕES, COMA, SÍNDROME PARKINSONIANA, prolongamento do intervalo QT arritmias ventriculares.

Manejo: INSTITUIR SUPORTE ADEQUADO.
CONTROLAR SINAIS VITAIS.
MONITORIZAÇÃO CARDÍACA CONTÍNUA.
Não existe um antídoto específico.

DMI: SR   **DL/T:** SR

Associações Interessantes

- Anticonvulsivantes
- Lítio
- BZDs

Interações Medicamentosas

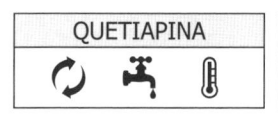
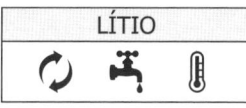

TIORIDAZINA, TOPIRAMATO

Curiosidades

- FOI INTRODUZIDA NA DÉCADA DE 1980.
- NÃO É APROVADO PELO FDA NOS EUA, E NEM É USADA.
- NA ITÁLIA É MUITO USADO EM DISTIMIAS.
- APRESENTA MENOS GANHO DE PESO EM RELAÇÃO AOS OUTROS NEUROLÉPTICOS.

Dados Complementares

Data de Início	Tipo de Receita	Preço	CAS 53583-79-2 71675-85-9	ATC	DCB-DENOMINAÇÃO COMUM BRASILEIRA – GENÉRICO
1990	C1	$$		N05AL05	AMISSULPRIDA

PK – Farmacocinética

VIA ADM	PCP	Pmáx	V.D.	LP	T ½	MET	EX
ORAL	3 a 7hs	SR	5,8L/Kg	17%	12h	SR	RENAL

PD - Farmacodinâmica

• Em doses baixas (50 a 150mg/dia) apresenta ação sobre os sintomas negativos e afetivos secundários de esquizofrênicos crônicos, além do baixo risco de efeitos motores extrapiramidais pela seletividade límbica, ausência da up-regulation estriatal e propriedades de agonismo dopaminérgico nos experimentos com animais *in vivo* e *in vitro*.

• É um bloqueador seletivo de receptores dopaminérgicos subtipos D2 e D3 com especifidade mesolímbica (ação duplamente maior do que no *striatum*) e quase nenhum efeito em outros receptores; em doses menores, bloqueia autorreceptores pré-sinápticos aumentando compensatoriamente a transmissão dopaminérgica.

ANTIDEPRESSIVO TRICÍCLICO TETRACÍCLICO

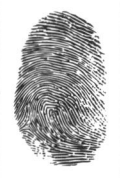

AMITRIPTILINA
Tryptanol® - Merck Sharp

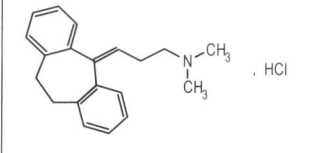

, HCl

Amina Terciária

Apresentações

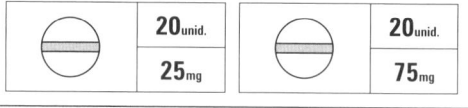

20 unid.
25 mg

20 unid.
75 mg

Similares no Brasil

AMYTRIL (Cristália), LIMBITROL (Valeant), 5mg de clordiazepóxido associado à 12,5mg de amitriptilina), NEO AMITRIPTILIN (Neo Química), NEUROTRYPT (Sigma Pharma), PROTANOL (Teuto Brasileiro), TRIPSOL (Cazi), TRISOMATOL (UCI-Farma).

Posologia

INICIAR COM 25mg E AUMENTAR GRADUALMENTE A CADA 2 DIAS, PREFERENCIALMENTE de 75 a 300mg A NOITE.
DMD: 300mg
Início de Ação: 3 SEMANAS

Indicações

• DEPRESSÃO MAIOR
• ENURESE NOTURNA
• NPH.
• DOR NEUROPÁTICA DIABÉTICA E PERIFÉRICA.
• PROFILAXIA DE CEFALEIAS E ENXAQUECAS.
• Bloqueador de ataques de pânico.
• Cistite intersticial.
• Dispepsias.
• Distimia.
• Dor do membro fantasma.

continua...▶

- Dor facial idiopática.
- Dor neuropática maligna.
- Fibromialgia.
- Insônia.
- Náuseas e vômitos refratários.
- Síndrome complexa regional.
- Síndrome da ardência bucal.
- Síndrome do cólon irritável.
- Síndromes dolorosas pós-traumáticas.
- Transtorno somatoforme doloroso.
- Zumbido subjetivo.

Contraindicações

- DISTÚRBIOS DE CONDUÇÃO CARDÍACA.
- GLAUCOMA DE ÂNGULO FECHADO.
- ÍLEO PARALÍTICO.
- IMAOs.
- INFARTO DO MIOCÁRDIO RECENTE.
- PROSTATISMO.
- RETENÇÃO URINÁRIA.
- TBP (sem estabilizadores de humor).
- *HS*.

Precauções

- CARDIOPATAS.
- HIPOTENSÃO ORTOSTÁTICA.
- Fotossensibilidade (evitar sol).
- Risco de convulsões em epilépticos.
- Piora quadros psicóticos e esquizofrenia.
- Viradas maníacas ou hipomaníacas, administrar estabilizador de humor
- ECG em doses altas, principalmente em idosos, crianças e indivíduos com suspeita de doença cardíaca.
- MONITORAMENTO – glicemia, dislepidemia, função hepática
- Recomendação exercícios físicos e cuidados nutricionais

Efeitos Adversos

BOCA SECA, CONSTIPAÇÃO, FADIGA, GANHO DE PESO, HIPOTENSÃO ORTOSTÁTICA, SEDAÇÃO, TONTURAS, VISÃO BORRADA.
Ver capítulo de outros efeitos.

ATENÇÃO	Alimentos	Álcool	Abstinência	Veículos	Máquinas
	Ind.	⊘	Pouca	⊘	⊘
Gravidez	Lactação	Crianças	Idosos	Ins.Hep.	Ins. Ren
⊘	⊘	⊘ <12 anos	⊘	⊗	⊗

Superdose

Quadro Clínico: ARRITMIA CARDÍACA, PELE SECA E QUENTE, MIDRÍASE, VISÃO BORRADA, *DELIRIUM*, HIPOTENSÃO OU CONVULSÕES, AGITAÇÃO, DEPRESSÃO DO SNC, COMA E MORTE.
Contratilidade miocárdica prejudicada, confusão, concentração perturbada, alucinações visuais

continua...▶

transitórias, pupilas dilatadas, desordens da motilidade ocular, agitação, reflexões hiperativas, letargia, sonolência, rigidez muscular, vômito, hipotermia e hiperpirexia.

Manejo: INTERROMPER O FÁRMACO, MONITORIZAÇÃO CARDÍACA E DESCONTAMINAÇÃO GÁSTRICA IMEDIATA.
MÍNIMO DE 6 HORAS DE OBSERVAÇÃO COM MONITORAMENTO CARDÍACO E DE OBSERVAÇÃO DAS FUNÇÕES DO SNC, DO APARELHO RESPIRATÓRIO E SINAIS DE HIPOTENSÃO ARTERIAL, ARRITMIAS CARDÍACAS E/OU BLOQUEIOS DE CONDUÇÃO E APREENSÕES. Pacientes com depressão do SNC: respiração artificial recomendada.

DMI: SR   **DL/T:** 1g

Associações Interessantes

- LÍTIO, buspirona, T-3.
- Gabapentina e anticonvulsivantes.

Interações Medicamentosas

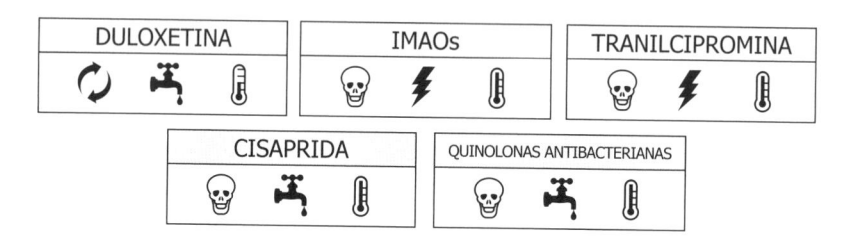

Ver capítulo de outros efeitos.

Curiosidades

- Foi desenvolvida, sob a marca de Elavil, e aprovada pelo FDA, no dia 7 de abril de 1961.
- Também pode ser usada em enurese noturna em crianças.

Dados Complementares

Data de Início	Tipo de Receita	Preço	CAS	ATC	DCB-DENOMINAÇÃO COMUM BRASILEIRA – GENÉRICO
1961	C1	$	50-48-6	N06AA09	CLORIDRATO DE AMITRIPTILINA

PK – Farmacocinética

VIA ADM	PCP	Pmáx	V.D.	LP	T ½	MET	EX
ORAL	SR	SR	30 a 60%	95%	10 a 50hs	HEPAT	RENAL

PD - Farmacodinâmica

- Substrato do CYP 2D6.
- Inibidor da recaptação da serotonina e da noradrenalina com ação conjunta sobre a $\alpha 1$-adrenérgico e H1 (sintomas anticolinérgicos e sedativos).
- O bloqueio dos canais de sódio tem efeito analgésico e em doses altas apresenta riscos cardíacos e cerebrais.

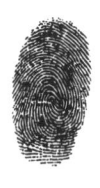

ANTIDISFUNÇÃO ERÉTIL

APOMORFINA
Uprima ® - Abbott

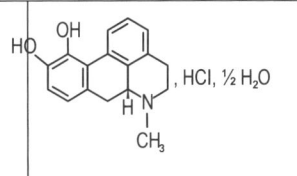

, HCl, ½ H₂O

Morfina (derivado)

INDISPONÍVEL NO BRASIL.

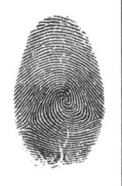

NEUROLÉPTICO ATÍPICO

ARIPIPRAZOL
Abilify® - Bristol-Meyers Squibb

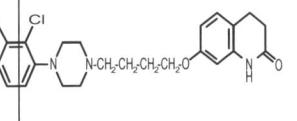

Quinolinona

Apresentações

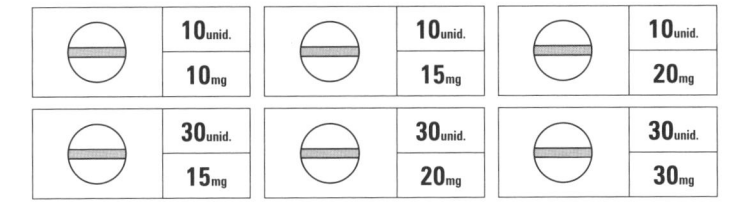

10 unid.	10 unid.	10 unid.
10 mg	15 mg	20 mg

30 unid.	30 unid.	30 unid.
15 mg	20 mg	30 mg

Similares no Brasil

ARISTAB (Aché)

Posologia

10 A 30mg – 1x AO DIA.
DMD: 30mg

Início de Ação: SR

Indicações

- DEPRESSÃO UNIPOLAR (adjuvante).
- ESQUIZOFRENIA.
- ESQUIZOFRENIA E TBP em crianças
- MANIA AGUDA.
- TRANSTORNO AGUDO DO TBP.
- TBP MANIA (adjuvante com lítio e ácido valpróico)
- TBP MISTO.
- TRANSTORNO ESPECTRO AUTISTA. (particularmente irritabilidade)
- TRANSTORNO ESQUIZOAFETIVO.
- Adjuvante no tratamento do TOC.
- Agitação.
- Algumas formas de depressão unipolar.
- Depressão com sintomas psicóticos.
- Estados paranoides.
- Psicose associada à doença de Alzheimer.
- Potencializador dos ADS na depressão resistente.
- Transtorno de comportamento e sintomas psicóticos em jovens com deficiência mental grave.
- Transtorno de Tourette.

Contraindicações

- *HS*.
- DEMÊNCIAS.

Precauções

- Paciente com doença cardiovascular (uso de anti-hipertensivos).
- Pacientes epilépticos.
- Pode trazer sintomas de dismotilidade do esôfago, geralmente quando associado a outros neurolépticos, havendo risco de aspiração pulmonar.
- Idosos: risco de AVC, risco de aparecimento de diabetes.
- Indivíduos com risco de desenvolver diabetes devem ser monitorados periodicamente.
- * MONITORAMENTO – glicemia, dislepidemia, função hepática.
- * Recomendação exercícios físicos e cuidados nutricionais.

Efeitos Adversos

ACATISIA, AGITAÇÃO, ANSIEDADE, CÃIBRA, CEFALEIA, CONSTIPAÇÃO, DEPRESSÃO, DISPEPSIA, EQUIMOSE, FADIGA, FEBRE, GANHO DE PESO, HIPOTENSÃO ORTOSTÁTICA, INSÔNIA, NÁUSEA, SIALORREIA, SONOLÊNCIA, TAQUICARDIA, TONTURAS, TREMOR, VISÃO BORRADA E VÔMITOS. Ver capítulo de outros efeitos.

ATENÇÃO	Alimentos	Álcool	Abstinência NÃO	Veículos	Máquinas
Gravidez	Lactação	Crianças	Idosos	Ins.Hep.	Ins. Ren

Superdose

Quadro Clínico: SONOLÊNCIA, VÔMITOS E TREMORES.
Acidose, agressão, fibrilação atrial, bradicardia, coma, confusão, convulsões, aumento da creatinina fosfoquinase, perda de consciência, hipertensão arterial, hipocalemia, hipotensão, letargia, complexo QRS e QT prolongado, pneumonia aspirativa, parada respiratória, estado epiléptico e taquicardia.

Manejo: INSTITUIR TERAPIA DE SUPORTE PARA CONTROLE DOS SINTOMAS E MANUTENÇÃO DAS VIAS AÉREAS.
Se o eletrocardiograma apresentar um intervalo QT, fazer monitorização cardíaca.
Administração precoce de carvão ativado pode ser útil.

DMI: : 180mg   **DL/T:** SR

Associações Interessantes

- Anticonvulsivantes
- Lítio
- BZDs

Interações Medicamentosas

AV/DVP, ANTIPARKINSONIANOS, CARBAMAZEPINA, FENITOÍNA, FLUOXETINA, LÍTIO, OXCARBAZEPINA, PAROXETINA.
ANTIFÚNGICOS (cetoconazol, itraconazol), ANTIFÚNGICOS AZÓIS, ANTIRRETROVIRAIS, DIGOXINA, FITOTERÁPICOS, QUINIDINA.

Curiosidades

• Substância obtida por investigadores do *Third Tokushima Institute of New Drug Research*, da empresa de pesquisa farmacêutica japonesa Otsuka Pharmaceutical Co. Ltd. na primeira metade da década de 1990, a partir de outra quinolinona, o agonista dos autorreceptores pré-sinápticos dopaminérgicos (com fraca ação antagonista pós-sináptica), sendo um neuroléptico atípico de longa vida.

• Com boa tolerabilidade metabólica, endócrina, cardiovascular, extrapiramidal e sem ganho de peso, além da eficácia adicional sobre a sintomatologia negativa, cognitiva e afetiva secundária nos pacientes esquizofrênicos e esquizoafetivos tem condição de se tornar um atípico de terceira geração com grande aceitação e perfil de segurança (denominados estabilizadores do sistema dopamina-serotonina).

Dados Complementares

Data de Início	Tipo de Receita	Preço	CAS	ATC	DCB-DENOMINAÇÃO COMUM BRASILEIRA – GENÉRICO
2001	C1	$$$	129722-12-9	N05AX12	ARIPIPRAZOL

PK – Farmacocinética

VIA ADM	PCP	Pmáx	V.D.	LP	T ½	MET	EX
ORAL	3 a 5hs	14 dias	4,9%	99%	75 a 99hs	HEPAT	FEZES URINA

PD – Farmacodinâmica

SUBSTRATO DO CYP 2D6 E 3A4.

Agonista parcial nos receptores D_2 e $5HT_{-1A}$, além de antagonista em, $5HT_{-2A}$, em padrão diferente dos antagonistas D_2 pós-sinápticos clássicos. Como agonista dopaminérgico parcial, a substância age como agonista quando há déficit na função (como se observa em áreas pré-frontais dos esquizofrênicos), mas age também como antagonista nas áreas em que há hiperestimulação dopaminérgica (como nas regiões límbicas e temporolímbicas destes pacientes), responsáveis, respectivamente, pela sintomatologia negativa e positiva da doença, com menor propensão a efeitos extrapiramidais e agravamento de sintomas cognitivos e afetivos secundários.

• Dos atípicos é o neuroléptico com menor afinidade por receptores $\alpha 1$-adrenérgicos, H_1-histaminérgicos e M_1-muscarínicos, o que reduz muito a possibilidade de efeitos centrais e autonômicos indesejáveis como hipotensão, sedação, ganho ponderal, prejuízo cognitivo, além de boca seca, constipação, retenção urinária e outros.

PSICOESTIMULANTE

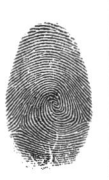

ARMODAFINIL
Nuvigil® - Chepalon

INDISPONÍVEL NO BRASIL.

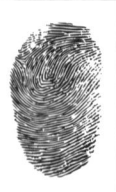

NEUROLÉPTICO ATÍPICO

ASENAPINA
Saphris® - Schering-Plough

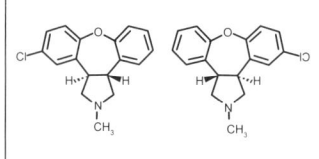

Apresentações

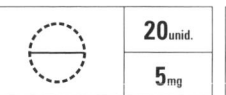 **20**unid. / **5**mg   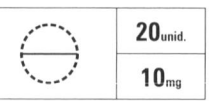 **20**unid. / **10**mg   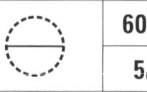 **60**unid. / **5**mg    **60**unid. / **10**mg

Similares no Brasil

NÃO HÁ
Foi lançado comercialmente no Brasil em junho de 2012.

Posologia

DOSE INICIAL: 5 mg 2x/dia – aumento após semana
DOSE MANUTENÇÃO: 5 mg 2x/dia ou 10mg 2x/dia
DMD: 20 mg/dia

MANUSEIO DA EMBALAGEM:
1) Não retirar o comprimido da cartela antes de estar pronta para usá-lo.
2) Estar com as mãos secas.
3) Pressionar firmemente o botão da caixa e puxar a cartela do comprimido.
4) Puxar a etiqueta colorida (não aperte, não empurre e nem rasgue a carteia).
5) Remover com cuidado o comprimido sem esmagá-lo.
6) Colocar o comprimido embaixo da língua até sua dissolução.
7) Não mastigar ou engolir.
8) Não se alimentar ou ingerir líquido por 10 minutos.
9) Deslizar a cartela do comprimido de volta para o estojo até fazer um clique.

Indicações

• Esquizofrenia em adultos
• Transtorno bipolar tipo I - Monoterapia ou associação.
• Tratamento agudo da esquizofrenia.
• Tratamento agudo dos episódios mistos e maníacos do transtorno bipolar.
• Tratamento de manutenção da esquizofrenia.

Contraindicações

• *HS* (incluindo anafilaxia e angioederma).

Precauções

• Risco aumentado de morte em pacientes idosos com quadros demenciais.
• SÍNDROME NEUROLÉPTICA MALIGNA.
• Discinesia Tardia – risco no tratamento de longa duração e doses altas.
• Hiperglicemia e Diabetes *Mellitus* – monitoramento da glicemia.
• Ganho de Peso – monitoramento do peso.
• MONITORAMENTO – glicemia, dislepidemia, função hepática.
• Recomendação exercícios físicos e cuidados nutricionais.
• Cautela ao prescrever asenapina a pacientes com histórico de crises epilépticas ou situações clínicas associadas a convulsões.

- Pode causar hipotensão ortostática e síncope, sobretudo no início do tratamento.
- Cautela ao prescrever a pacientes com doença cardiovascular, histórico familiar de prolongamento do intervalo QT ou que estejam em uso de substâncias que prolonguem o intervalo QT.
- Utilizar com cautela em pacientes com risco de pneumonia aspirativa.
- Casos de reações de hipersensibilidade graves, como angioedema e anafilaxia.

Efeitos Adversos

ACATISIA, CEFALEIA, CONSTIPAÇÃO, DIABETES *MELITUS*, GANHO DE PESO, HIPERTRIGLICERIDEMIA, HIPOESTESIA ORAL, INSÔNIA, SONOLÊNCIA, TONTURA.

Menos comuns: agranulocitose, alteração do paladar, anafilaxia, anemia, angioedema, ansiedade, artralgia, aumento do apetite, aumento de transaminases, bloqueio de ramo temporário, boca seca, bradicardia, comprometimento cognitivo, convulsões, depressão, desconforto abdominal, disfagias, disgeusia (sabor desagradável), dislipidemia, dismotilidade do esôfago, dispepsia, distonia, dor de dente, dor nas extremidades, ECEs, edema periférico, fadiga, hiperglicemia, hiperprolactinemia, hipersensibilidade, hipertensão, hipersecreção salivar, hipoestesia oral, hiponatremia, hipotensão ortostática, irritabilidade, lesões na mucosa, leucopenia, neutropenia, parestesia oral, perturbações da acomodação ocular, prolongamento do QI, salivação, sensação de calor, síncope, SEP, SNM, taquicardia, trombocitopenia, vômitos, xerostomia.

ATENÇÃO	Alimentos	Álcool	Abstinência	Veículos	Máquinas
	⊗	⊗	NÃO	⊘	⊘
Gravidez	Lactação	Crianças	Idosos	Ins.Hep.	Ins. Ren
⊗	⊗	⊗	⊘	⊘	OK

Superdose

Até os dias atuais ocorreu em 3 pacientes de forma acidental ou intencional.

Quadro Clínico: AGITAÇÃO E CONFUSÃO.

Manejo: cuidados sintomáticos

DMI: : 400mg   **DL/T:** SR

Associações Interessantes

- Anticonvulsivantes
- Lítio
- BZDs

Interações Medicamentosas

FLUVOXAMINA, PAROXETINA

Curiosidades

- Aprovado pelo FDA em 2009 para tratamento da esquizofrenia e para comportamento maníaco-depressivo em adultos com transtorno bipolar, particularmente do tipo I.
- Em 2010 recebeu aprovação para tratamento de manutenção da esquizofrenia e terapia associada com lítio ou valproato em doentes bipolares.

continua...▶

• No Brasil os ensaios clínicos iniciais foram feitos no HQ-HC-FMUSP pelos professores Hélio Elkis e Mário Rodrigues Lonzã.

Dados Complementares

Data de Início	Tipo de Receita	Preço	CAS	ATC	DCB-DENOMINAÇÃO COMUM BRASILEIRA – GENÉRICO
2009	C1	$$$	65576-45-6	N05AH05	MALEATO DE ASENAPINA

PK – Farmacocinética

VIA ADM	PCP	Pmáx	V.D.	LP	T ½	MET	EX
SUBLINGUAL	1h	3 dias	20-25L/kg	95%	24hs	HEPAT	FEZES URINA

PD – Farmacodinâmica

• Eficácia na esquizofrenia está relacionada pela combinação de atividade antagonista nos receptores D_2 e $5\text{-}HT_{2A}$
• Alta afinidade por receptores de serotonina $5\text{-}HT_{1A}$, $5\text{-}HT_{2A}$, $5\text{-}HT_{2B}$, $5\text{-}HT_{2C}$, $5\text{-}HT_5$, $5\text{-}HT_6$ e $5\text{-}HT_7$.
• Afinidade por receptores de Dopamina D2, D3, D4, D1.
• Afinidade moderada por receptores H2.
• Não apresenta afinidade significativa para receptores muscarínicos colinérgicos.

PSICOESTIMULANTE	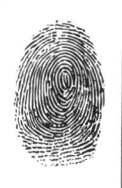	**ATOMOXETINA** **Strattera®** - Eli Lilly	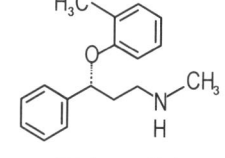 Agente neurotônico

INDISPONÍVEL NO BRASIL.

ANTIDISFUNÇÃO ERÉTIL	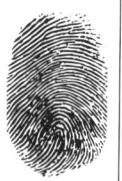	**AVANAFILA** **Stendra®** - Vivus	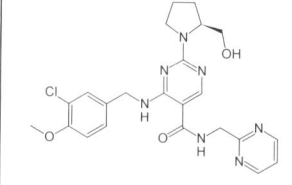

Apresentações

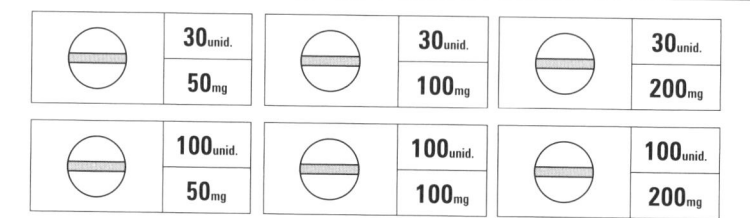

30 unid. 50 mg	30 unid. 100 mg	30 unid. 200 mg
100 unid. 50 mg	100 unid. 100 mg	100 unid. 200 mg

Similares no Brasil

AVANA (Sunrise).

Posologia

1 comprimido de 50 ou 100 mg meia hora antes do intercurso sexual

Indicações

• DISFUNÇÃO ERÉTIL E DISFUNÇÃO ERÉTIL EM HOMENS COM DIABETES MELITO

Contraindicações

• Coadministração com nitratos é contraindicada. Pode potencializar efeitos hipotensores.
• A segurança da avanafila não foi estudada nas seguintes condições, portanto, seu uso é contraindicado: Elevado risco cardiovascular (IAM, AVC, arritmias com risco de vida, revascularização coronariana nos últimos seis meses, hipotensão de repouso, hipertensão arterial sistêmica (>170/100mmHg), angina instável, angina relacionada ao intercurso sexual ou ICC), insuficiência hepática grave, doença renal em estágio terminal, doenças degenerativas na retina, uso concomitante de outro tratamento para disfunção erétil.

Precauções

• Realizar anamnese e exame físico antes de iniciar o tratamento, para determinar possíveis causas da disfunção erétil.
• O uso concomitante com vasodilatadores: iniciar o uso da avanafila com dosagem mínima de 50mg, devido ao potencial efeito aditivo de redução da pressão arterial, que pode causar hipotensão sintomática.
• A dosagem máxima recomendada em pacientes que fazem uso de inibidores moderados da isoenzima hepática CYP3A4 é de 50mg. Não utilizar mais do que um a cada 24 horas.

Efeitos Adversos

CEFALEIA, CONGESTÃO NASAL, DOR LOMBAR, NASOFARINGITE, RUBOR FACIAL.

Menos comuns: artralgia, bronquite, constipação, diarreia, dispepsia, hipertensão, infecções do trato urinário, influenza, náusea, *rash* cutâneo, sinusite, tontura.

	Alimentos	Álcool	Abstinência	Veículos	Máquinas
ATENÇÃO	⊘	OK	NÃO	OK	OK
Gravidez	Lactação	Crianças	Idosos	Ins.Hep.	Ins. Ren
SR	SR	SR	SR	⊘	OK

Superdose

SR

Interações Medicamentosas

RITONAVIR, CLARITROMINCINA, CETOCONAZOL

Dados Complementares

Data de Início	Tipo de Receita	Preço	CAS	ATC	DCB-DENOMINAÇÃO COMUM BRASILEIRA – GENÉRICO
2012	COMUM	$$$	330784-47-9	G04BE10	AVANAFILA

PK – Farmacocinética

VIA ADM	PCP	Pmáx	V.D.	LP	T ½	MET	EX
ORAL	30 min.	SR	SR	SR	1h20	HEP	FEZES URINA

Curiosidades

Inibidor da PDES de início rápido que faz a liberação de óxido nitrico no corpo cavernoso ativando a enzima glanilato ciclase, resultando no aumento do nível de GMPc, levando para a redução de cálcio intracelular

ANTIPARKINSONIANOS 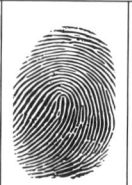 **BIPERIDENO**
Akineton® - Abbot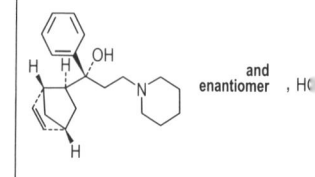

Apresentações

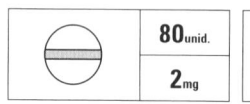 | 80 unid. / 2 mg

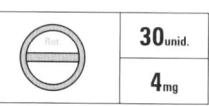 | 30 unid. / 4 mg

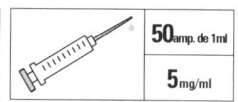 | 50 amp. de 1ml / 5 mg/ml

Similares no Brasil

CINETOL (Cristália), PARKINSOL (Teuto), PROPARK (União Química)

Posologia

DOSE INICIAL: 1/2 comprimido DE 2mg 2x AO DIA, PODENDO CHEGAR ATÉ 3 comp. 3x AO DIA.
DISTONIAS AGUDAS: INICIAR 1/2 AMP 2MG IM OU EV, ATÉ 4 AMPOLAS DE 30 EM 30 MINUTOS
COMPRIMIDOS REVESTIDOS: 1 a 3 comp. (pela manhã) ao dia, podendo chegar a 4 comp.

DMD: 16mg

Início de Ação: SR

Indicações

- PARKINSONISMO.
- REAÇÕES DISTÔNICAS AGUDAS.
- SINTOMAS EXTRAPIRAMIDAIS PROVOCADOS POR NEUROLÉPTICOS.
- Espasmo brônquico.
- Espasticidade pós-concussão cerebral e espinhal.
- Intoxicação por organofosforado.
- Intoxicação por nicotina em fumantes.
- Nevralgia do trigêmeo.
- Sialorreia induzida por clozapina.
- Traumatismo cranioencefálico.

Contraindicações

- GLAUCOMA DE ÂNGULO FECHADO, OBSTRUÇÃO INTESTINAL, *ℋS*.
arritmias cardíacas, *delirium*, discinesia tardia, estenose mecânica do piloro, insuficiência cardíaca, hepática e renal, *miastenia gravis*, megacolo, prostatismo.

Precauções

- EVITAR ADICIONAR ANTICOLINÉRGICOS.
- REDUÇÃO GRADUAL DA DROGA.
- OBSERVAR RISCO DE USO ABUSIVO.
- Risco de intoxicação atropínica em pacientes idosos e debilitados.
- Risco de cáries.
- Acompanhar pressão intraocular (idosos).
- Evitar uso de antidiarreicos até duas horas após ingestão do medicamento.
- Mascar chicletes e balas dietéticas para estimular salivação e diminuir o risco de desenvolver doenças periodontais e candidíase oral.

Efeitos Adversos

BOCA SECA, CONSTIPAÇÃO, VISÃO BORRADA.

Menos comuns: agitação, alucinações, cefaleia, confusão, déficit cognitivo e de memória, *delirium*, disfunção sexual, dor epigástrica, hipotensão postural, náuseas, precipitação de glaucoma, retenção urinária, sedação, taquicardia, tonturas.

Incomuns: bradicardia, desorientação, distúrbios de comportamento, euforia, mudanças significativas na pressão arterial ou frequência cardíaca, prisão de ventre, sonolência, urticária, visão borrada.

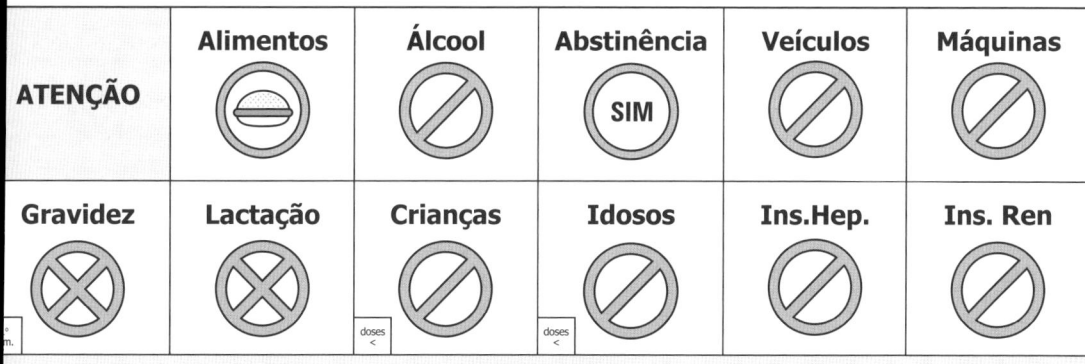

Superdose

Quadro Clínico: RISCO DE SUPERDOSE ATROPÍNICA (MIDRÍASE, TAQUICARDIA SINUSAL, RETENÇÃO URINÁRIA, BOCA SECA, FEBRE, PODENDO EVOLUIR AO COMA, COLAPSO CARDIORRESPIRATÓRIO E ÓBITO).
Diagnóstico correto depende do reconhecimento dos sinais periféricos de bloqueio parassimpático (pupilas dilatadas, pele quente e seca, rubor facial, diminuição das secreções da boca, nariz, faringe e brônquios; hálito nauseabundo; temperatura elevada, taquicardia, arritmias, retenção urinária; *delirium*, desorientação, ansiedade, alucinações, ilusões, confusão mental, incoerência, agitação, hiperatividade, ataxia, perda de memória, paranoia, combatividade e convulsões).

Manejo: O tratamento da sobredosagem aguda gira em torno de terapia sintomática e de suporte.
Se o biperideno foi administrado por via oral, lavagem gástrica ou outras medidas para limitar absorção devem ser instituídas.
Uma pequena dose de diazepam ou um barbitúrico de ação curta pode ser administrado se excitação é observada.

DMI: : SR   **DL/T:** 200mg

Interações Medicamentosas

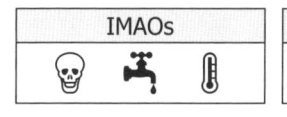

AMANTADINA, APOMORFINA, BUSPIRONA, BZDs, CARBAMAZEPINA, CLONIDINA, FENOTLAZINAS (clorpromazina, flufenazina, tioridazina, trifluoperazina), HALOPERIDOL, OLANZAPINA, RISPERIDONA.
ANALGÉSICOS, BETABLOQUEADORES, CARBIDOPA, DIGOXINA, FITOTERÁPICOS, NARCÓTICOS.

Curiosidades

- EM 1990 A OMS POSICIONOU-SE CONTRA SEU USO PROFILÁTICO PARA OS SINTOMAS EXTRAPIRAMIDAIS DOS NEUROLÉPTICOS.

- EXISTE O RISCO DE ABUSO DESSA DROGA PORQUE CAUSA EUFORIA E ALUCINAÇÕES EM ALTAS DOSES.

Dados Complementares

Data de Início	Tipo de Receita	Preço	CAS	ATC	DCB-DENOMINAÇÃO COMUM BRASILEIRA – GENÉRICO
1993	C1	$	514-65-8	N04AA02	CLORIDRATO DE BIPERIDENO LACTATO DE BIPERIDENO (injetáve

PK – Farmacocinética

VIA ADM	PCP	Pmáx	V.D.	LP	T ½	MET	EX
ORAL, IM, EV	1,5hs	SR	SR	93% (masc.) 94% (fem.)	20min	HEPAT hidrox	FEZES URINA

PD – Farmacodinâmica

- Não se conhece o mecanismo de ação específico, porém calcula-se que bloqueie os receptores colinérgicos centrais (do corpo estriado) de forma parcial.
- Contribui assim para o equilíbrio entre atividade colinérgica e dopaminérgica nos gânglios basais.

ANSIOLÍTICO BENZODIAZEPÍNICO	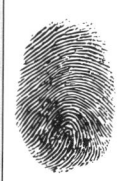	**BROMAZEPAM** Lexotan® - Roche	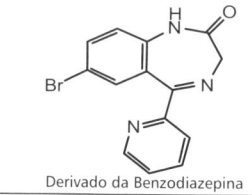 Derivado da Benzodiazepina

Apresentações

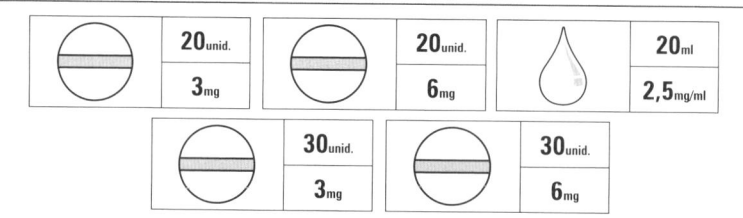

20 unid.	20 unid.	20 ml
3 mg	6 mg	2,5 mg/ml

30 unid.	30 unid.
3 mg	6 mg

Similares no Brasil

BROMALEX (Sandoz), BROMALEX (Sandoz), BROMOPIRIM (Sigma Pharma – 1mg bromazepam + 25mg sulpirida) BROMOXON (Sanval), FLUXTAR sr (Diffucap-Chemobras) LEXFAST (Sigma Pharma), LEZEPAN (Hypm) NEURILAN (Gross), SOMALIUM (Aché).
SULPAN: 1mg com 25 de sulpirida (Sanofi-Synthelabo), UNI BROMAZEPAX (União Química)

Posologia

- USO DE 1,5 A 18 mg (EM 3 TOMADAS).
- Tratamento deve ser breve e intermitente (máximo 12 semanas).

DMD: 18mg

Início de Ação: 20 MINUTOS

Indicações

- AGITAÇÃO POR ANSIEDADE AGUDA
- CONTROLE DE ATAQUES DE PÂNICO.
- FOBIA SOCIAL.
- INSÔNIA.
- TAG
- Ansiedade desencadeada por doenças físicas (angina).
- Espasticidade muscular tetânica.
- Convulsões parciais.
- Pré-anestésico.
- Terror noturno em crianças.

Contraindicações

APNEIA DO SONO, INSUFICIÊNCIA HEPÁTICA GRAVE, INSUFICIÊNCIA RESPIRATÓRIA, DBPOC, *MIASTENIA GRAVIS, HS*.
Depressão respiratória, drogadição, glaucoma de ângulo fechado, insuficiência hepática.

Precauções

- Transtornos de personalidade tendem a abusar de BZDs.
- Descontinuação deve ser feita em 3 meses para evitar abstinência, além de dependência.
- Pacientes com comprometimento cerebral pode apresentar excitação paradoxal com BZDs.
- Cautela na associação com outros medicamentos que potencializam a ação do efeito sedativo (barbitúricos).
- Pacientes com histórico de abuso do álcool, transtorno por uso de substâncias e transtorno de personalidade grave tendem a abusar do medicamento.

Efeitos Adversos

ABSTINÊNCIA, ATAXIA, DÉFICIT DE ATENÇÃO E CONCENTRAÇÃO, FADIGA, SEDAÇÃO, SONOLÊNCIA.
Ver capítulo de outros efeitos.

ATENÇÃO	Alimentos	Álcool	Abstinência	Veículos	Máquinas
	Ind.	(X)	SIM	(/)	(X)
Gravidez	**Lactação**	**Crianças**	**Idosos**	**Ins.Hep.**	**Ins. Ren**
(X)	(X)	(/) doses <	(/)	(/)	(X)

Superdose

Quadro Clínico: Margem de segurança relativamente grande (sintomas incluem sonolência, relaxamento muscular, ataxia, nistagmo, diminuição dos reflexos e confusão).
É um fármaco muito usado em tentativas de suicídio (isoladamente e/ou associado a outras drogas/álcool).
Em intoxicações agudas provoca depressão do SNC, variando da sonolência ao coma.

Manejo: MONITORAR RESPIRAÇÃO, PULSO E PRESSÃO. INSTITUIR MEDIDAS DE SUPORTE (HIDRATAÇÃO PARENTERAL E PERMEABILIDADE DAS VIAS AÉREAS). Administrar carvão ativado para reduzir a absorção.
Pode ser usado o flumazenil (antagonista BZD) para bloquear os efeitos centrais dos mesmos.

DMI: : 127mg   **DL/T:** SR

Interações Medicamentosas

AV/DVP, CLOZAPINA, FLUVOXAMINA, NEUROLÉPTICOS SEDATIVOS.
ANALGÉSICOS NARCÓTICOS, DEPRESSORES DO SNC, LEVODOPA.

Curiosidades

• O bromazepam tem sido amplamente utilizado na psiquiatria há cerca de quatro décadas para tratamento dos transtornos de ansiedade, por apresentar propriedades ansiolítica, anticonvulsiva, miorrelaxante e hipnótica (em caso de dose elevada).
• Pode ocasionar fenda palatina na embriogênese.

Dados Complementares

Data de Início	Tipo de Receita	Preço	CAS	ATC	DCB-DENOMINAÇÃO COMUM BRASILEIRA – GENÉRICO
1960	B1	$	1812-30-2	N05BA08	BROMAZEPAM

PK – Farmacocinética

VIA ADM	PCP	Pmáx	V.D.	LP	T ½	MET	EX
ORAL	1 a 2hs	SR	84%	70%	8 a 19hs	HEPAT	URINA

PD - Farmacodinâmica

• Substrato do CYP 3A4.
• Age como depressor do SNC. Acredita-se que aumenta ou facilita a ação do GABA.

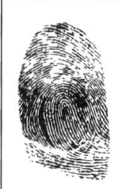 **ANTIPARKINSONIANOS**

BROMOCRIPTINA
Parlodel® - Novartis

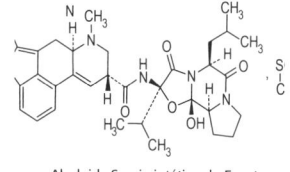

Alcaloide Semissintético do Ergot

Apresentações

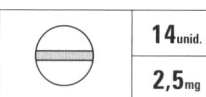 14 unid. / 2,5 mg

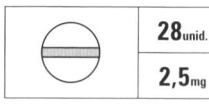 28 unid. / 2,5 mg

Similares no Brasil

NÃO HÁ.

Posologia

• DOENÇA DE PARKINSON: 1,25 A 2,5mg/dia, AUMENTANDO 2,5mg A CADA 2 DIAS ATÉ 10 A 40mg/dia (dividida em 4 vezes ao dia).
• SNM: 5mg AUMENTANDO 2,5mg A CADA 8hs ATÉ A CESSAÇÃO DO QUADRO.
• AS CÁPSULAS SRO SÃO DE DOSE ÚNICA AO DIA.
• INICIAR COM BAIXAS DOSES E ELEVAR VAGAROSAMENTE.

DMD: SR

Início de Ação: SR

Indicações

• DIABETE MELITO TIPO II.

continua...▶

- MONOTERAPIA DO PARKINSON NAS FASES INICIAIS DA DOENÇA E ASSOCIADA À LEVODOPA NAS FASES AVANÇADAS.
- PROLACTINOMA.
- SÍNDROME NEUROLÉPTICA MALIGNA.

Contraindicações

- CORONARIOPATIA GRAVE.
- DOENÇA VASCULAR PERIFÉRICA GRAVE.
- HIPERTENSÃO ARTERIAL.
- $\mathcal{HS}$.
- Galactorreia.
- Hipotensão ortostática.
- Quadro de insuficiência hepática e renal.
- Tpm
- Úlcera péptica.

Precauções

- Às vezes, início súbito de sono na condução de veículos.
- Pode elevar os níveis de fosfatase alcalina
- Quadro psicótico pode ser desencadeado com 2 a 6 semanas após suspensão do medicamento.
- Em pacientes com doença arterial coronariana pode causar vasoespasmo e predispor ao surgimento de angina e infarto agudo do miocárdio.

Efeitos Adversos

CEFALEIA, FADIGA, HIPOTENSÃO POSTURAL, NÁUSEAS, TONTURAS, VÔMITOS.
Ver capítulo de outros efeitos.

ATENÇÃO	Alimentos	Álcool	Abstinência	Veículos	Máquinas
			SIM		
Gravidez	Lactação	Crianças	Idosos	Ins.Hep.	Ins. Ren
		<15 anos	doses <		

Superdose

Quadro Clínico: NÁUSEAS, VÔMITOS, CONSTIPAÇÃO, SUDORESE, TONTURA, PALIDEZ, HIPOTENSÃO GRAVE, MAL-ESTAR, CONFUSÃO, LETARGIA, SONOLÊNCIA, DELÍRIO, ALUCINAÇÃO, BOCEJOS REPETITIVOS.

Manejo: REMOÇÃO DA DROGA POR ÊMESE (SE CONSCIENTE), LAVAGEM GÁSTRICA, CARVÃO ATIVADO OU CATARSE SALINA. TRATAR A HIPOTENSÃO (COLOCAR O PACIENTE NA POSIÇÃO DE TREDELENBURG) E ADMINISTRAR FLUIDOS (VIA EV).

DMI: : SR   **DL/T:** SR

Interações Medicamentosas

BUPROPIONA	ANTIRRETROVIRAIS	SIMPATOMIMÉTICOS	VORICONAZOL
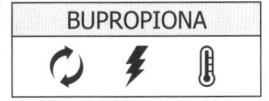	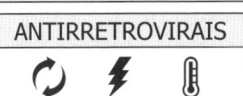	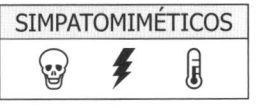	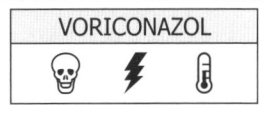

Ver capítulo de outros efeitos.

Curiosidades

• A FERTILIDADE PODE SER RESTAURADA PELO TRATAMENTO COM PARLODEL. MULHERES EM IDADE FÉRTIL QUE NÃO PRETENDEM ENGRAVIDAR DEVEM SER ACONSELHADAS A UTILIZAR ALGUM MÉTODO CONTRACEPTIVO.

Dados Complementares

Data de Início	Tipo de Receita	Preço	CAS	ATC	DCB-DENOMINAÇÃO COMUM BRASILEIRA – GENÉRICO
1975	C1	$$	25614-03-3	G02CB01 N04BC01	MESILATO DE BROMOCRIPTINA

PK – Farmacocinética

VIA ADM	PCP	Pmáx	V.D.	LP	T ½	MET	EX
ORAL	1 a 3hs	14 dias	SR	96%	0,2 A 0,5hs 15hs TERM	1ª PAS FIG	1ª PAS FIG

PD - Farmacodinâmica

• Substrato do CYP 3A4
• É um derivado da ergolina e um agonista dopaminérgico, com afinidade maior para receptor D_2 e marcial para D_1, com redução dopaminérgica no estriato (fisiopatologia do Parkinson).
• Apresenta também alguma afinidade com receptores não dopaminérgicos (noradrenérgicos e serotoninérgicos).
• Tem discreta participação como agonista dopaminérgico na dependência de cocaína e álcool, e atua no SNC auxiliando na recuperação da SNM (síndrome neuroléptica maligna).

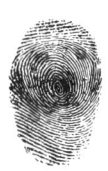

ANTIDEPENDÊNCIA QUÍMICA OPIÁCEO

BUPRENORFINA
RESTIVA® - Zodiac

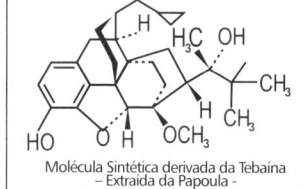

Molécula Sintética derivada da Tebaína
– Extraída da Papoula -

Apresentações

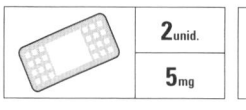

2unid.
5mg

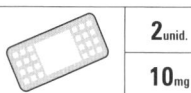

2unid.
10mg

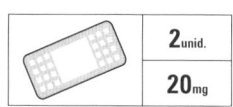

2unid.
20mg

Similares no Brasil

Não há.

Posologia

DMD: 32mg/DIA

Início de Ação: 3 a 4 horas

Indicações

• DEPENDÊNCIA DE OPIOIDES, ABSTINÊNCIA E MANUTENÇÃO.
• DOR MODERADA A SEVERA.
• Adjuvante em procedimentos anestésicos.
• Antagonista do efeito de outros opioides.

Contraindicações

- DEPRESSÃO RESPIRATÓRIA (problemas respiratórios graves).
- *HS.*
- Alcoolismo concomitante.
- Hepatopatia grave.
- Íleo paralítico.
- Uso concomitante de IMAOs.

Precauções

- Pode causar mortalidade fetal, deve-se evitar seu uso na analgesia do parto ou monitorar, pois oferece risco de uso abusivo e dependência química.
- MULHERES QUE ENGRAVIDAM DURANTE O TRATAMENTO COM BUPRENORFINA, É ACONSELHÁVEL A TRANSFERÊNCIA PARA MANUTENÇÃO COM A METADONA.
- Os efeitos colaterais podem ser maiores em pacientes com função hepática diminuída ou que estejam fazendo uso de medicação que inibe o citocromo P450 3A4, pois a buprenorfina sofre metabolismo no fígado.
- Foi relatado depressão respiratória grave com morte, com uso injetável concomitante de BZDs, álcool e opioides.
- Em pacientes com diminuição da função renal, não é necessário ajuste de dosagem.
- Retirada lenta e gradual.
- Pode ocorrer alterações hepáticas até insuficiência. Em casos mais graves, em geral, há problemas hepáticos prévios ou uso de substâncias hepatotóxicas. Realizar monitoramento hepático periódico durante o uso da medicação.
- Alertar aos pacientes para possíveis alterações nas habilidades físicas e mentais.
- Pode causar aumento da pressão do líquido cerebroespinhal e usada com cautela em pacientes com traumatismo craniencefálico ou outras situações em que a pressão intracraniana pode estar aumentada.

Efeitos Adversos

CEFALEIA, CONSTIPAÇÃO, DEPRESSÃO RESPIRATÓRIA, HIPOTENSÃO, INSÔNIA, NÁUSEAS, PERDA DO APETITE, SEDAÇÃO, SUDORESE, SONOLÊNCIA, TONTURA, VÔMITOS, VERTIGENS.
agitação, alucinações, alterações hepáticas, ambliopia, anorexia, apneia, astenia, boca seca, bradicardia, cansaço, confusão mental, conjuntivite, dermatite, disforia, edema, irritabilidade, hipertensão arterial, miose, parestesias, retenção urinária, , taquicardia, tremores, visão turva, zumbido.

ATENÇÃO	Alimentos	Álcool	Abstinência	Veículos	Máquinas
	OK	X	NÃO	OK	OK
Gravidez	Lactação	Crianças	Idosos	Ins.Hep.	Ins. Ren
OK	X	OK	Ø	Ø	OK

Superdose

Quadro Clínico: MIOSE, SEDAÇÃO, HIPOTENSÃO, DEPRESSÃO RESPIRATÓRIA, MORTE.

Manejo: MONITORAR CUIDADOSAMENTE FUNÇÃO CARDÍACA E RESPIRATÓRIA. SE NECESSÁRIO, INSTITUIR VENTILAÇÃO ASSISTIDA OU CONTROLADA.
Oxigênio, fluidos intravenosos, vasopressores e outras medidas de suporte devem ser empregadas.

DMI: : SR   **DL/T:** SR

Interações Medicamentosas

• Evitar uso associado com outros depressores do SNC.

Curiosidades

• Além da metadona, a Buprenorfina é usada há 10 anos no tratamento da dependência de opioides.
• Comercializado pela 1ª vez em 1980 por Reckitt e Colman (agora Reckitt Benckiser) como analgésico.
• No reino unido a Buprenorfina está licenciada para analgesia e sedação em cães (solução injetável). Nome comercial: Vetergesig (Alstol saúde animal).
Nos últimos anos a Buprenorfina foi introduzida na maioria dos países como uma formulação transdérmica para o tratamento da dor crônica.

Dados Complementares

Data de Início	Tipo de Receita	Preço	CAS	ATC	DCB-DENOMINAÇÃO COMUM BRASILEIRA – GENÉRICO
2002 FDA	-	$$$	52485-79-7	N07BC01 N02AE01	CLORIDRATO DE BUPRENORFINA

PK – Farmacocinética

VIA ADM	PCP	Pmáx	V.D.	LP	T ½	MET	EX
ORAL	SR	SR	SR	96%	20 a 70hs	HEPAT	FEZES URINA

PD - Farmacodinâmica

• SUBSTRATO DO CYP 3A4.
• Alta afinidade pelos receptores μ (agonista parcial) e ao receptor K (antagonista).

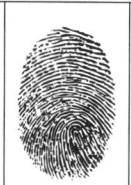

ANTIDEPRESSIVO SELETIVO

BUPROPIONA
ZYBAN® - Glaxosmithkline
Wellbutrin® - Glaxosmithkline

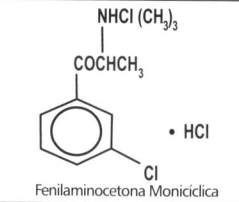

$NHCl (CH_3)_3$
$COCHCH_3$
• HCl
Cl
Fenilaminocetona Monicíclica

Apresentações

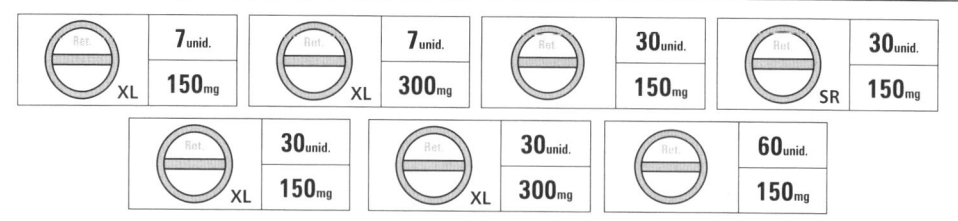

7 unid. / 150 mg / XL	7 unid. / 300 mg / XL	30 unid. / 150 mg	30 unid. / 150 mg / SR
30 unid. / 150 mg / XL	30 unid. / 300 mg / XL	60 unid. / 150 mg	

Similares no Brasil

BUP (Eurofarma), BUPIUM (Sigma Pharma), BUPOGRAN (Legrand), INIP (Germed), NORADOP (Nova Química), ZETRON (Libbs).

Posologia

• Iniciar com 150mg/dia pela manhã, aumentando para 300mg/dia após uma semana.
• Dose única diária (até 150mg), preferencialmente pela manhã ou duas vezes ao dia quando houver risco de convulsões.

continua...▶

DMD: 450mg

Início de Ação: DEPRESSÃO: 2 SEMANAS
Cessação do tabagismo: Resultados devem ser avaliados em 7 a 12 semanas.

Indicações

- CESSAÇÃO DO TABAGISMO.
- DEPRESSÃO MAIOR.
- DEPRESSÃO (padrão sazonal)
- FOBIA SOCIAL
- TDAH (depois do metilfenidato)
- TAG.
- Apatia causada por síndromes orgânicas cerebrais.
- Episódios depressivos do TBP (relatada como não indutor de ciclagem rápida, e como boa associação aos estabilizadores de humor).
- Fadiga causada pela esclerose múltipla.
- Fadiga induzida pelo uso de ISRSs.
- Fadiga relacionada ao câncer.
- Neutralizador dos efeitos colaterais sexuais dos ISRSs.
- Pacientes deprimidos refratários associado aos ISRSS.
- Prevenção de recaídas após cessar tabagismo.
- Recaídas de cessação do tabagismo.
- Retirada de cocaína em dependentes.
- Retirada de metanfetamina em dependentes.
- Transtorno do interesse sexual (excitação sexual feminina).
- Tratamento da obesidade.

Contraindicações

- CONVULSÕES
- CRISES EPILÉPTICAS.
- TRAUMATISMO CRANIANO.
- TUMORES CEREBRAIS.
- *HS*.
- Anorexia e bulimia.
- Descontinuação de álcool e BZDs.
- Distúrbios da função hepática.
- Tumores cerebrais e síndromes cerebrais orgânicas.
- Tumores prolactino-dependentes.

Precauções

- Monitorar pacientes com hipertensão arterial.
- Doença de Parkinson: risco de confusão mental quando associada aos antiparkinsonianos.
- Associar bupropiona a fluoxetina e paroxetina pode estar ligada a alguns casos de *delirium* e convulsões, particularmente em idosos.
- Evitar prescrever bupropiona a pacientes que tenham histórico ou predisposição a convulsões, anormalidades no ECG, traumatismo cranioencefálico, síndromes cerebrais orgânicas, dependentes de álcool, epilépticos ou após suspensão de benzodiazepínicos.
- Evitar associação com medicamentos que reduzam o limiar convulsivo e dose única em pacientes predispostos a convulsões.

Efeitos Adversos

BOCA SECA, CEFALEIA, CONSTIPAÇÃO, DOR DE GARGANTA, FADIGA, INSÔNIA, INQUIETUDE, NÁUSEAS, PERDA DE PESO, TAQUICARDIA, TREMORES, VERTIGEM, VISÃO BORRADA.

Menos comuns: acatisia, agitação, alopecia, alteração do paladar, alucinações auditivas e visuais, anemia, anorexia, ansiedade, arritmias, artralgia, aumento do apetite, aumento dos níveis de prolactina, convulsões, delírios, *delirium*, diarreia, discinesia, dispepsia, dor abdominal, dor torácica, edema, enxaqueca, estomatite, euforia, faringite, febre, flatulência, fraqueza, ganho de peso, gagueira, hipertensão, hiponatremia, hipotensão, ideias suicidas, infecção das vias aéreas superiores, impotência, insônia, irritabilidade, linfadenopatia, mialgia, mioclonia, noctúria, pancitopenia, parestesia, polaciúria, prurido, psicose, *rash* cutâneo, reação alérgica, retenção urinária, rubor, sedação, sialorreia, síncope, síndrome de Stevens-Johnson, sonolência, sudorese, virada maníaca, vômitos, zumbido.

Ver capítulo de outros efeitos.

ATENÇÃO	Alimentos	Álcool	Abstinência	Veículos	Máquinas
	Ind.	⊘	NÃO	⊗	⊗
Gravidez	Lactação	Crianças	Idosos	Ins.Hep.	Ins. Ren
⊗	⊗	⊘	⊘ doses <	⊘ doses <	⊘ doses <

Superdose

Quadro Clínico: APREENSÃO, ALUCINAÇÃO, PERDA DE CONSCIÊNCIA, TAQUICARDIA SINUSAL, ALTERAÇÕES ELETROCARDIOGRÁFICAS, ATÉ PARADA CARDÍACA. NEUROLÓGICA EM SEUS VÁRIOS NÍVEIS.
Febre, rigidez muscular, rabdomiólise, hipotensão, estupor, coma e insuficiência respiratória podem ocorrer principalmente em sobredosagem associada com outras drogas.

Manejo: GARANTIR VENTILAÇÃO E OXIGENAÇÃO DAS VIAS AÉREAS. MONITORAR RITMO CARDÍACO E SINAIS VITAIS.
- Realizar EEG para as primeiras 48 horas pós-ingestão.
- O carvão ativado deve ser administrado.
- Após suspeita de sobredosagem, a internação deve ser considerada.

DMI: : 30g   **DL/T:** 10g

Associações Interessantes

- Trazodona
- BZDs (ansiedade residual)
- ISRSs (efeitos adversos sexuais dos mesmos)
- ISRSs (depressões apáticas)
- NATIPs e EST/HS – depressões resistentes, psicóticas e bipolares
- Hipnóticos (na insônia)

Interações Medicamentosas

AMANTADINA	CICLOSPORINA	DROPERIDOL	FENOTIAZINAS
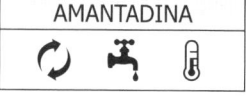	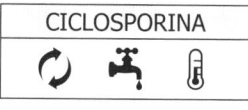	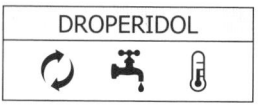	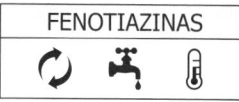

continua...▶

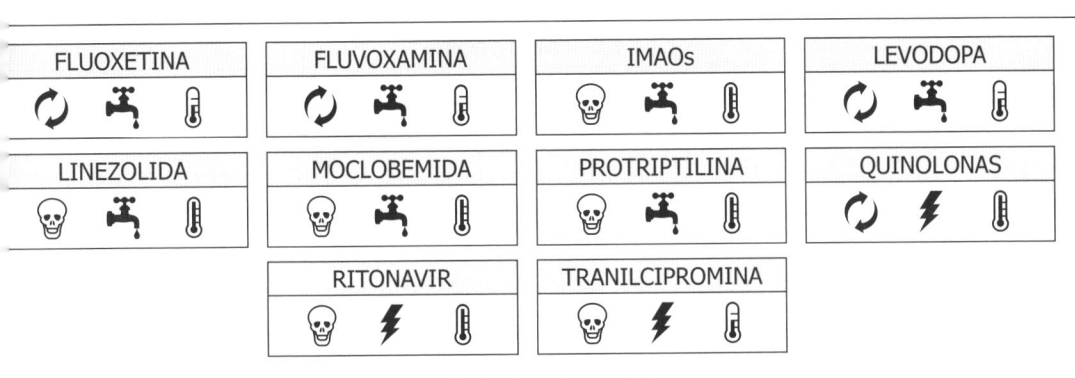

FLUOXETINA	FLUVOXAMINA	IMAOs	LEVODOPA
LINEZOLIDA	MOCLOBEMIDA	PROTRIPTILINA	QUINOLONAS
	RITONAVIR	TRANILCIPROMINA	

Ver capítulo de outros efeitos.

Curiosidades

• SUA INTRODUÇÃO NO MERCADO SE DEU RELATIVAMENTE CEDO, PORÉM FOI RETIRADO EM 1985 NOS EUA POR INDUZIR CRISES CONVULSIVAS NAS DOSES ATÉ ENTÃO UTILIZADAS.

• EM CONTRASTE COM MUITAS DROGAS PSIQUIÁTRICAS, INCLUINDO QUASE TODOS OS ANTIDEPRESSIVOS, A BUPROPIONA NÃO CAUSA AUMENTO DE PESO OU DISFUNÇÃO SEXUAL.

• POUCO EFICAZ NOS TRANSTORNOS DE ANSIEDADE.

• NOS ESTUDOS DO STAR*D APONTA-SE SUA EFICÁCIA NA ASSOCIAÇÃO COM ISRSs.

• A FORMA SR FOI LANÇADA EM 1998, E É CHAMADA DE LIBERAÇÃO SUSTENTADA PARA TENTAR DIMINUIR O RISCO DE CONVULSÕES.

• EM 2004 FOI DISPONIBILIZADA NA FÓRMULA XL - DE LIBERAÇÃO PROLONGADA PARA UMA ÚNICA ADMINISTRAÇÃO NO DIA E DIMINUI EM 4 VEZES O RISCO DE CONVULSÕES.

• Apesar de esse fármaco apresentar fracas propriedades bloqueadoras de dopamina e noradrenalina é um antidepressivo eficaz pelas propriedades inibitórias de seus metabólitos.

Dados Complementares

Data de Início	Tipo de Receita	Preço	CAS	ATC	DCB-DENOMINAÇÃO COMUM BRASILEIRA – GENÉRICO
1989	C1	$$$	34911-55-2	N07BA02	CLORIDRATO DE BUPROPIONA

PK – Farmacocinética

VIA ADM	PCP	Pmáx	V.D.	LP	T ½	MET	EX
ORAL	3hs XL: 5hs	5 dias	2.000L	85%	21hs	HEPAT	FEZES URINA

PD - Farmacodinâmica

• Substrato do CYP 286.
• É um inibidor seletivo da recaptação de catecolaminas (noradrenalina e dopamina), com mínimo efeito na recaptação da serotonina; não inibe a MAO.
• Tem baixa afinidade pelos receptores muscarínicos, α-adrenérgicos e histamínicos.
• É um antidepressivo unicíclico da classe das feniaminocetonas de estrutura semelhante à das anfetaminas.
• É um combinado noradrenérgico e dopaminérgico.

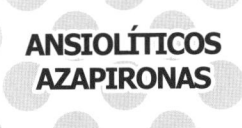

ANSIOLÍTICOS AZAPIRONAS

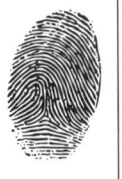

BUSPIRONA
Buspar® - B-Ms

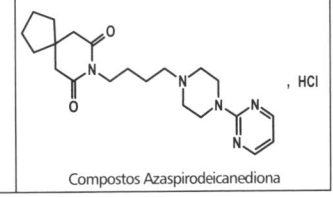

, HCl

Compostos Azaspirodeicanediona

Apresentações

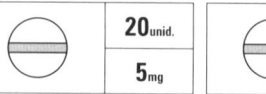 **20**unid. / **5**mg   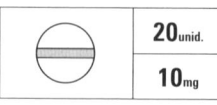 **20**unid. / **10**mg

Similares no Brasil

ANSITEC (Libbs), LYBRIDOS(Emotional Brain-associado à testosterona– indisponível do Brasil)

Posologia

DOSE INICIAL: 15mg/DIA, DIVIDIDA EM 3 TOMADAS.

DMD: 60mg

Início de Ação: 2 SEMANAS

Indicações

- TAG.
- Associação à testosterona no transtorno sexual hipoativo.
- Associação à melatonina na depressão maior.
- Agressividade em traumatismo craniano.
- Ansiedade pós AVC.
- Anti-crawng de álcool, *cannabis* e opioides.
- Bulimia nervosa.
- Depressão.
- Dispepsia funcional.
- Retirada dos BZDs.
- Potencializador de antipsicóticos no tratamento dos sintomas negativos da esquizofrenia.
- Potencializar efeitos dos ISRSs.
- Quadros mistos de ansiedade e depressão.
- Síndrome pré-menstrual.
- Tept.

Contraindicações

- GLAUCOMA AGUDO.
- INSUFICIÊNCIA HEPÁTICA GRAVE.
- *HS*.

Precauções

- Pequeno risco de convulsão na associação com ISRSs.

- Solicitar exames de função hepática e renal e administrar com cautela em pacientes com insuficiência renal e hepática.

- Frequência cardíaca de pacientes sob tratamento da buspirona deve ser sempre avaliada.

Efeitos Adversos

CEFALEIA, EXCITAÇÃO, FADIGA, INSÔNIA, NÁUSEA, NERVOSISMO, SUDORESE, SONOLÊNCIA, TONTURA.

Ver capítulo de outros efeitos.

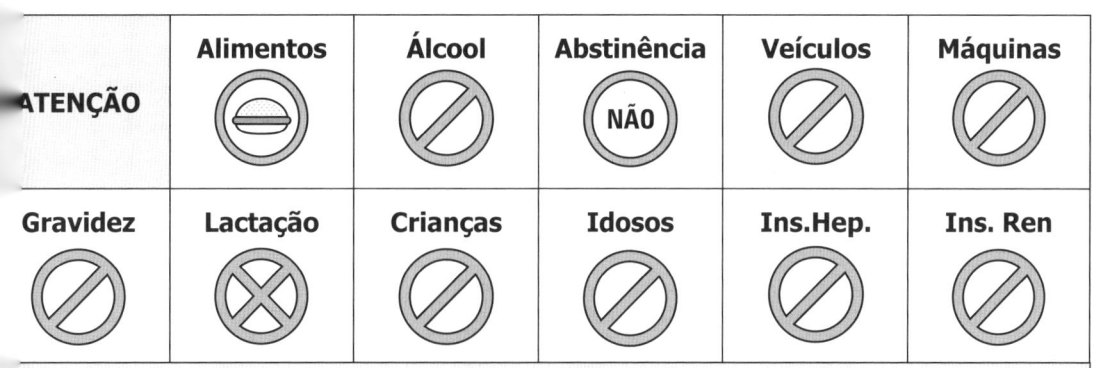

ATENÇÃO	**Alimentos**	**Álcool**	**Abstinência** NÃO	**Veículos**	**Máquinas**
Gravidez	**Lactação**	**Crianças**	**Idosos**	**Ins.Hep.**	**Ins. Ren**

Superdose

Quadro Clínico: NÁUSEAS,VÔMITOS, SONOLÊNCIA, MIOSE, DISTÚRBIOS GÁSTRICOS
NÃO HÁ RELATOS DE ÓBITOS POR SUPERDOSE.

Manejo: MEDIDAS GERAIS DE SUPORTE E SINTOMÁTICAS.
MONITORAR RESPIRAÇÃO, PULSO E PRESSÃO ARTERIAL.

DMI: : 375mg   **DL/T:** SR

Associações Interessantes

• Hipnóticos (na insônia)
• Ads em geral (como potencializador).

Interações Medicamentosas

IMAOs	SELEGILINA	SIBUTRAMINA
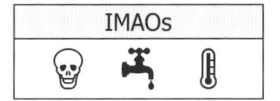		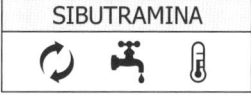

Ver capítulo de outros efeitos.

Curiosidades

EM 1986 FOI APROVADA PELO FDA PARA USO NO TRANSTORNO DE ANSIEDADE GENERALIZADA.

Dados Complementares

Data de Início	Tipo de Receita	Preço	CAS	ATC	DCB-DENOMINAÇÃO COMUM BRASILEIRA – GENÉRICO
1985	C1	$$	36505-84-7	N05BE01	CLORIDRATO DE BUSPIRONA

PK – Farmacocinética

VIA ADM	PCP	Pmáx	V.D.	LP	T ½	MET	EX
ORAL	1,5hs	48hs	5,3L/kg	95%	2 a 3hs até 14hs	1ª PAS. HEPAT	FEZES URINA

PD - Farmacodinâmica

• Substrato do CYP 3A4.
• Não interage diretamente com os receptores GABA; no entanto, atua como agonista parcial nos receptores $5-HT_{1A}$ cerebrais e possui afinidades pelos receptores dopaminérgicos D_2.
• Alivia a ansiedade sem causar efeitos sedativos, hipnóticos ou eufóricos pronunciados e não tem propriedades convulsivantes e miorrelaxantes.

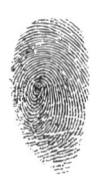

ESTABILIZADOR DE HUMOR

CARBAMAZEPINA
Tegretol CR® - Novartis
Tegretol® - Novartis

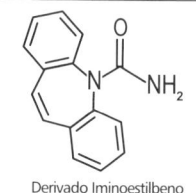

Derivado Iminoestilbeno

Apresentações

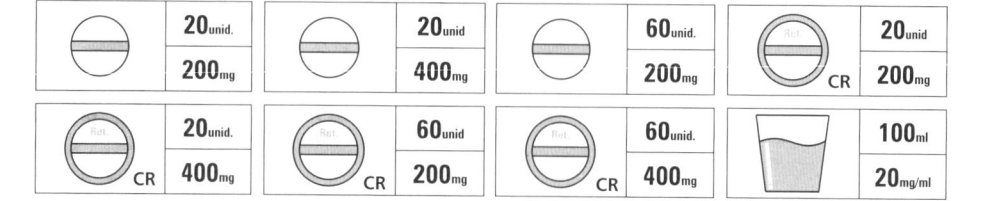

20 unid. / 200 mg	20 unid / 400 mg	60 unid. / 200 mg	CR 20 unid / 200 mg
CR 20 unid. / 400 mg	CR 60 unid / 200 mg	CR 60 unid. / 400 mg	100 ml / 20 mg/ml

Similares no Brasil

CARBAZOL (Cibran), CARMAZIN (Teuto), CONVULSAN (Sanval), TEGRETARD (Cristália), TEGREX (Neo Química), TEGREZIN (Cazi), UNI CARBAMAZ (União Química).

Posologia

DOSE INICIAL: 100/200mg À NOITE (AUMENTO GRADUAL DE 200mg A CADA DOIS DIAS). Após 3 semanas de tratamento dividir a dose diária em 3 tomadas.
COMPRIMIDO NORMAL: DIVIDIR EM 4 VEZES AO DIA.
LIBERAÇÃO LENTA: 02 VEZES AO DIA.

DMD: 1.600mg

Início de Ação: SR

Indicações

PSIQUIÁTRICAS:

- MANIA AGUDA (tipo I)
- MANUTENÇÃO TBP (tipo II).
- TBP MISTO. (em associação com lítio).
- Ciclagem rápida.
- Depressão delirante no transtorno esquizoafetivo.
- Depressão TBP.
- Depressão unipolar refratária.
- Episódio depressivo bipolar (em associação com lítio).
- Esquizofrenia com sintomatologia agressiva.
- Profilaxia de episódios maníacos.
- Retirada do álcool.

NEUROLÓGICAS:

- DOR NEUROPÁTICA DIABÉTICA.
- CRISES CONVULSIVAS (parciais simples, complexas e tônico-clônica generalizada).
- EPILEPSIA (particularmente lóbulo temporal).
- NEVRALGIA DO TRIGÊMIO.
- COREOATETOSE PAROXÍSTICA.
- NEVRALGIA DO GLOSSOFARÍNGEO.
- Dor secundária à neuropatia diabética.

Contraindicações

- AGRANULOCITOSE POR NEUROLÉPTICOS (clozapina).
- ALERGIA À ADTs.
- DEPRESSÃO DA MEDULA ÓSSEA.
- DOENÇAS HEMATOPOIETICAS.
- PROBLEMAS HEMATOLÓGICOS E INSUFICIÊNCIA HEPÁTICA.

- *HS*.
- Doenças cardiovasculares.
- Glaucoma.
- Retenção urinária.

Precauções

- QUANDO POSSÍVEL FAZER DOSAGENS SÉRICAS SERIADAS PARA AJUSTAR A DOSE.
- INTERFERÊNCIA NA AÇÃO DE ANTICONCEPCIONAIS ORAIS.
- REAÇÕES ADVERSAS GRAVES HEMATOLÓGICAS E CARDIOVASCULARES.
- VERIFICAR REGULARMENTE FUNÇÃO HEPÁTICA.
- EFEITOS ADVERSOS INICIAIS ACENTUADOS PORÉM REVERSÍVEIS NO CURSO DO TRATAMENTO.
- Hepatotoxidade (reação alérgica), maior risco de reações dermatológicas em asiáticos e crianças com menos de 10 anos.
- Controles laboratoriais são recomendados.
- Orientar e estimular pacientes em idade fértil a fazer anticoncepção (efeitos teratogênicos).

Efeitos Adversos

ATAXIA, DIPLOPIA, DOR EPIGÁSTRICA, NÁUSEAS, PRURIDO, REAÇÕES ALÉRGICAS NA PELE, SEDAÇÃO, SONOLÊNCIA, TONTURAS, XEROSTOMIA, VÔMITOS.

Menos comuns: adenopatia, albuminúria, alopecia, alteração do ECG, alteração da função hepática, aumento de apetite, colangite, coronariopatia, depressão da medula óssea, diminuição da testosterona, diplopia, ganho de peso, gastrite, hepatotoxicidade, hipercolesterolemia, hipertrigliceridemia, hipotireoidismo (diminuição da T3 e T4 e não da TSH), impotência, pneumonite, polaciúria, prostatismo, psicose, SIADH, tremores finos.

Ver capítulo de outros efeitos.

ATENÇÃO	Alimentos	Álcool	Abstinência	Veículos	Máquinas
	⊖	⊘	SIM	⊘	OK

Gravidez	Lactação	Crianças	Idosos	Ins.Hep.	Ins. Ren
⊗	OK	⊘ < 2 anos	⊘ doses <	⊗	⊘

Superdose

Quadro Clínico: DEPRESSÃO RESPIRATÓRIA, DISTÚRBIOS NEUROMUSCULARES, TAQUICARDIA, HIPOTENSÃO, HIPERTENSÃO, DIMINUIÇÃO DA CONSCIÊNCIA, CONVULSÕES, TONTURA, MIDRÍASE, NISTAGMO, NÁUSEAS, VÔMITO, COMA, ANÚRIA OU OLIGÚRIA, RETENÇÃO URINÁRIA. ÓBITOS MAIS FREQUENTES EM CRIANÇAS.

Manejo: INDUZIR VÔMITO, CARVÃO ATIVADO PARA REDUZIR A ABSORÇÃO DA DROGA, FAZER LAVAGEM GÁSTRICA E DIURESE FORÇADA, ATÉ HEMODIÁLISE SE NECESSÁRIO, MANTER VIAS AÉREAS LIVRES (INTUBAÇÃO, SE NECESSÁRIO).
EM CASO DE CONVULSÕES, UTILIZAR DIAZEPAM OU BARBITÚRICOS.
NO COMA, UTILIZAR FLUMAZENIL.

DMI: : 20g   **DL/T:** 10g

Associações Interessantes

- Lítio.
- NATIPs.
- AV/DVP (aumenta concentração do mesmo).
- Lamotrigina (aumenta a concentração da mesma).
- ADs (auxilia a estabilização do humor).

Interações Medicamentosas

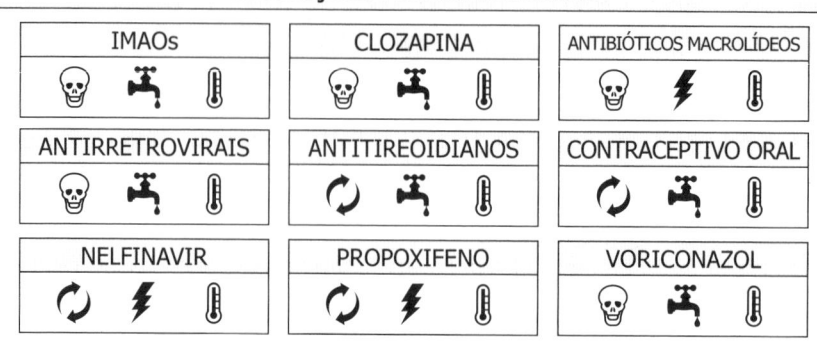

Ver capítulo de outros efeitos.

Curiosidades

- Se for exposto à umidade, este fármaco pode perder até 1/3 de sua atividade.
- É um dos principais fármacos utilizados no tratamento da epilepsia. Quimicamente é parecida com a imipramina e de mais antidepressivos tricíclicos.
- Foi descoberta pelo químico Walter Schindler da J.R.Geigy AG, que atualmente é parte da Novartis.
- Schindler obteve êxito em sintetizar o fármaco em 1960 antes de que seus efeitos antiepilépticos fossem descobertos.
- Foi comercializada inicialmente para tratar a neuralgia do trigêmio em 1962, e depois em 1965 começou a ser utilizada como antiepiléptico no Reino Unido. No ano de 1972 foi aprovado o seu uso nos Estados Unidos. É considerado medicamento de segunda geração de agentes anticonvulsivantes, depois do fenobarbital.

Dados Complementares

Data de Início	Tipo de Receita	Preço	CAS	ATC	DCB-DENOMINAÇÃO COMUM BRASILEIRA – GENÉRICO
1953	C1	$	298-46-4	N03AF01	CARBAMAZEPINA

PK – Farmacocinética

VIA ADM	PCP	Pmáx	V.D.	LP	T ½	MET	EX
ORAL	4 a 8hs	SR	0,8 a 2L/kg	78%	18 a 54hs	HEPAT	FEZES RENAL

PD - Farmacodinâmica

- Substrato do CYP 3A4.
- Indutor do CYP 1A2, 2B6, 2C8/9, 2C19 e 3A4
- Inibe a descarga neuronal repetitiva, reduzindo a propagação dos impulsos excitatórios nas sinapses neuronais, bloqueando os canais de sódio voltagem dependente (em suas subunidades á).
- Pode ter ação em outros canais de sódio sensíveis a voltagem de cálcio e potássio e com isso intensificar as ações inibitórias do GABA.
- Tem efeito depressivo no *turnover* do GABA sobre a noradrenalina e a dopamina, além dos receptores glutamatérgicos NMDA, e com isso apresenta sua propriedade anti-maníaca.

<table>
<tr><td>

ANTIDEPRESSIVO ISRS

</td><td>

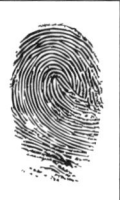

</td><td>

CITALOPRAM
Cipramil® - Lundbeck

</td><td>

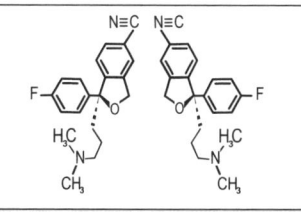

</td></tr>
</table>

Apresentações

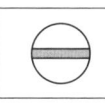 | **14**unid. / **20**mg | 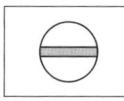 | **28**unid / **20**mg

Similares no Brasil

ALCYTAN (Torrent), CELAPRAM (Merck), CITAFORIN (Legrand), CITAGRAM (comprimidos revestidos Germed Pharma), CITTA (Eurofarma), DENYL (Cristália), MAXAPRAN (Biosintética), PROCIMAX 20 e 40mg (Libbs), TENSIOPAX (Arrow), ZOXIPAN (Medley), ZYCITAPRAN (Zydus).

Posologia

DOSE INICIAL: DEVE SER DE 10mg/DIA, PODENDO SER ELEVADA ATE 60mg/DIA. NO IDOSO A DOSE INICIAL É DE 10mg/DIA

DMD: 40 A 60mg (EM DEPRESSÕES OU TOC SEVERO)

Início de Ação: 7 a 14 DIAS

Indicações

- DEPRESSÃO MAIOR (FDA).
- TPM - DISFORIA
- TOC.
- TRANSTORNO DO PÂNICO.
- Fobia social
- Depressão em crianças e adolescentes.
- Choro patológico pós-AVC.
- Comer compulsivo.
- Comprar compulsivo.
- Distimia.
- Episódio depressivo de transtorno de humor.
- Fibromialgia.
- Jogo patológico.
- Neuropatia diabética.
- Sintomas depressivos, ansiosos e comportamentais em quadro de demência.
- Tag.
- Tept.
- Transtornos alimentares.
- Transtorno dismórfico corporal.

Contraindicações

- *HS*.

Precauções

- REDUZIR AS DOSES EM PACIENTES COM INSUFICIÊNCIA RENAL OU HEPÁTICA GRAVES.

continua...▶

- **IDOSOS:** RISCO DE HIPONATREMIA (CONFUSÃO, LETARGIA, MAL-ESTAR, PODENDO OCORRER INCLUSIVE CONVULSÕES).
- NAS ICC e bradirritmias fazer o monitoramento através de ECG, pois o uso do medicamento prolonga o intervalo QT, aumentando a possibilidade de ocorrer uma arritmia potencialmente fatal, a *torsades de pointes*. Não se deve utilizar dosagem acima de 40 mg/dia.
- Dosar K e Mg antes e durante o tratamento, pois pode ocorrer alterações.
- Em qualquer transtorno de ansiedade iniciar com doses baixas para evitar efeitos adversos intensos.

Efeitos Adversos

ANORGASMIA, ASTENIA, BOCA SECA, CEFALEIA, CONSTIPAÇÃO, DIARREIA, DIMINUIÇÃO DA LIBIDO, FISSURA POR DOCES, EJACULAÇÃO RETARDADA, INSÔNIA, NÁUSEAS, SONOLÊNCIA, SUDORESE, TONTURAS, TREMORES FINOS, XEROSTOMIA.

Menos comuns: agitação, agranulocitose, anorexia, ansiedade, artralgia, aumento do intervalo QT, bruxismo, convulsões, dermatite, diminuição de apetite, fadiga, ganho de peso, hipoglicemia, hiponatremia, irritabilidade, palpitações, parestesia, perda de peso, sonhos anormais, taquicardia, tremores, visão borrada.

Ver capítulo de outros efeitos.

ATENÇÃO	Alimentos	Álcool	Abstinência	Veículos	Máquinas
	⊖	⊘	Pouca	⊘	⊘
Gravidez	Lactação	Crianças	Idosos	Ins.Hep.	Ins. Ren
⊗ 1º trim.	⊘	⊘	⊘	⊘ doses <	⊘ doses <

Superdose

Quadro Clínico: É necessária uma dose muito elevada para aparecimento de sintomas, e os óbitos estão mais relacionados nos estudos com associações.
ARRITMIA CARDÍACA, TONTURA, SUDORESE, NÁUSEA, VÔMITOS, TREMORES, SONOLÊNCIA, TAQUICARDIA SINUSAL.
Amnésia, confusão, coma, convulsões, hiperventilação, cianose, rabdomiólise, alterações no ECG.

Manejo: ESTABELECER VIA AÉREA, ASSEGURANDO VENTILAÇÃO E OXIGENAÇÃO ADEQUADA, LAVAGEM GÁSTRICA E USO DE CARVÃO ATIVADO DEVE SER CONSIDERADO, MONITORAR SINAIS VITAIS E FUNÇÃO CARDÍACA, ADOTAR MEDIDAS SINTOMÁTICAS E DE SUPORTE.

DMI: : 6.000mg   **DL/T:** 800mg

Associações Interessantes

- Trazodona (na insônia).
- Modafinil (na fadiga, sonolência e perda de concentração).
- EST/H , NAPTIs e gabapentina (depressão bipolar e psicótica, ansiedade resistente).
- Hipnóticos (na insônia).
- Lítio, buspirona e T3 (como potencializadores).

Interações Medicamentosas

CLOZAPINA	IMAOS	MOCLOBEMIDA	PIMOZIDA
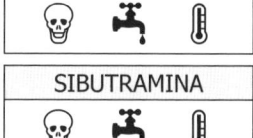	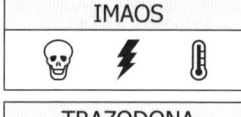	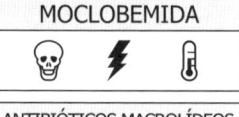	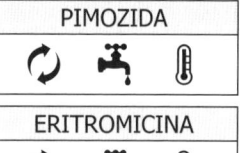

SIBUTRAMINA	TRAZODONA	ANTIBIÓTICOS MACROLÍDEOS	ERITROMICINA

LINEZOLIDA	TRAMADOL

Ver capítulo de outros efeitos.

Curiosidades

• FOI INTRODUZIDO NA DINAMARCA EM 1989 PELA LUNDBECK E SUA PATENTE EXPIROU EM 2003, EM SEGUIDA, A EMPRESA LANÇOU O ESCITALOPRAM QUE É UM S-ENANTIÔMETRO DO CITALOPRAM E CONSEGUIU NOVA PATENTE.

• FOI APROVADO PELO FDA EM JULHO DE 1998.

Dados Complementares

Data de Início	Tipo de Receita	Preço	CAS	ATC	DCB-DENOMINAÇÃO COMUM BRASILEIRA – GENÉRICO
1989	C1	$$$	59729-33-8	N06AB10 N06AB04	CITALOPRAM

PK – Farmacocinética

VIA ADM	PCP	Pmáx	V.D.	LP	T ½	MET	EX
ORAL	3hs	7 dias	80%	80%	33hs	HEPAT	URINA

PD - Farmacodinâmica

• SUBSTRATO DO CYP 2C19 E 3A4.
• Fraca inibição do CYP 2D6.
• Como ISRSs provoca aumento rápido da serotonina nas fendas sinápticas dos dendritos podendo causar efeitos adversos mais intensos de início com os efeitos terapêuticos aparecendo mais tardiamente; com administração contínua o citalopram pode causar tolerância pelo efeito down regulation. Não tem interações cardiovasculares importantes e mensuráveis.
• É um ISRSs bastante seletivo que tem 2 enantiômetros-R e -S que são especulares, sendo a mistura de ambos chamada de citalopram racêmico, bem tolerado no tratamento da depressão do idoso, mas exigindo-se doses mais altas para conseguir melhor resultado.
• O enantiômetro S atua em receptores H_1 com propriedades anti-histamínicas.
• Apresenta supressão do sono REM (sinal de atuação antidepressiva) e com aumento do sono profundo de ondas lentas.

ANSIOLÍTICO BENZODIAZEPÍNICO	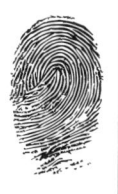	CLOBAZAM Frisium® - Safoni Aventis	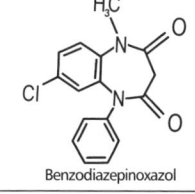 Benzodiazepinoxazol

Apresentações

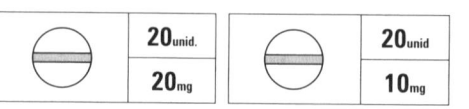

	20 unid.		20 unid
	20 mg		10 mg

Similares no Brasil

URBANIL (Sanofi Aventis)

Posologia

DOSE INICIAL: 5mg/DIA, AUMENTANDO ATÉ 30mg/DIA
IDOSOS E PORTADORES DE INSUFICIÊNCIA RENAL, RESPIRATÓRIA OU HEPÁTICA, DOSES ATÉ 20mg.

DMD: 60mg

Início de Ação: SR

Indicações

- ADJUVANTE EM PACIENTES EPILÉPTICOS REFRATÁRIOS AOS FÁRMACOS TRADICIONAIS.
- ANSIEDADE AGUDA.
- CRISES MIOCLÔNICAS JUVENIS.
- CRISES PARCIAIS COMPLEXAS OU CRISES MOTORAS FOCAIS COM POSTERIOR GENERALIZAÇÃO.
- TRATAMENTO ADJUVANTE EM CASOS DE SÍNDROME LENNOX-GASTAUT (acima de 2 anos de idade).
- Tratamento agudo do transtorno de ansiedade.
- Síndrome de abstinência ao álcool.
- Monoterapia para crises parciais e algumas formas de crises generalizadas na infância.

Contraindicações

- DEPENDÊNCIA DE DROGAS, GLAUCOMA DE ÂNGULO FECHADO, INSUFICIÊNCIA HEPÁTICA GRAVE, INSUFICIÊNCIA RESPIRATÓRIA GRAVE OU DBPOC, *MIASTENIA GRAVIS*, *HS*.

Precauções

- MESMOS CUIDADOS REQUERIDOS PELOS BZDs.
- Atenção especial com pacientes com *miastenia gravis*.

Efeitos Adversos

DÉFICIT DE ATENÇÃO, FADIGA, IMPULSIVIDADE, IRRITABILIDADE, SEDAÇÃO, SONOLÊNCIA.

Menos comuns: agitação, agressividade, alteração da função hepática, anorgasmia, ansiedade de rebote, artralgia, boca seca, bloqueio da ovulação, bradicardia, déficit cognitivo, déficit de memória, dependência, desinibição, despersonalização, desrealização, diminuição do apetite e da libido, diplopia, disforia, distonia, distúrbio nas articulações, ganho de peso, gosto metálico, hiperacusia, hipersensibilidade a estímulos, icterícia, impotência, infecção das vias urinárias, inquietude, insônia, náuseas, parestesias, perda de apetite, pesadelos, prurido, relaxamento muscular, salivação excessiva, síndrome de Stevens-Johnson, sudorese, tosse, vômitos, *HS*.

Incomuns: Amnésia, anorexia, ansiedade, ataxia, cãibras musculares (abstinência), cefaleia, cólicas abdominais (abstinência), confusão, confusão mental (abstinência), constipação, convulsões

continua...▶

(abstinência), dificuldade em adormecer e em adormecer profundamente, diminuição ou indistinção da fala, diminuição do tempo de reação, disartria, distúrbios de articulação, distúrbios respiratórios, distúrbios da visão, enjoo, espasmos musculares frequentes, exantema, excitação, fraqueza muscular, hipotensão, náusea, nervosismo, nistagmo, oscilação do movimento e do modo de andar, perda da libido, perda de peso, reações cutâneas, retenção urinária, secura na boca, tendências suicidas, tremores (abstinência), tremores fibrilares, urticária, vertigem, visão dupla, visão turva.

Muito raro: perturbação da consciência.

ATENÇÃO	Alimentos	Álcool	Abstinência	Veículos	Máquinas
	Ind.	⊗	SIM	⊘	⊘
Gravidez	Lactação	Crianças	Idosos	Ins.Hep.	Ins. Ren
⊗ 1º trim.	⊗	⊘ < 6 anos	⊘ doses <	⊘ doses <	⊘ doses <

Superdose

Quadro Clínico: MESMOS SINTOMAS DE INTOXICAÇÃO CAUSADOS PELOS BZDs EM GERAL. OS ÓBITOS NÃO SÃO COMUNS, A NÃO SER QUANDO POTENCIALIZADOS PELO ÁLCOOL. OS SINTOMAS SÃO CENTRAIS PODENDO EVOLUIR PARA O COMA.

Manejo: MONITORAMENTO DOS DADOS VITAIS, COM MEDIDAS DE SUPORTE GERAL COM CUIDADOS RESPIRATÓRIOS. O FLUMAZENIL PODE SER USADO.

DMI: SR   **DL/T:** SR

Associações Interessantes

• Usado nas associações com ADs, EST/H e APSs

Interações Medicamentosas

ADTs, IMAOs e NEUROLÉPTICOS. ANTICONVULSIVANTES e DEPRESSORES DO SNC.

Curiosidades

• OS BENZODIAZEPÍNICOS INTERFEREM NA CAPTAÇÃO DO IODO 123 E DO IODO 131.
• Em 24 de outubro de 2011 o FDA - EUA aprovou Clobazam como terapia adjuvante para convulsões associadas a síndrome de Lennox-Gastaut.

Dados Complementares

Data de Início	Tipo de Receita	Preço	CAS	ATC	DCB-DENOMINAÇÃO COMUM BRASILEIRA – GENÉRICO
SR	C1	$	22316-47-8	N05BA09	CLOBAZAM

PK – Farmacocinética

VIA ADM	PCP	Pmáx	V.D.	LP	T ½	MET	EX
ORAL	3hs	SR	0,87 a 1,3L/g	85% a 90%	18hs	HEPAT	RENAL

A B C D E F G H I J K L M N O P Q R S T U V W X Y Z

PD – Farmacodinâmica

- Substrato do CYP3A4.
- É similar aos outros BZDs, atua sobre o receptor específico das membranas neuronais, potencializando a inibição gabaérgica e facilitando a atividade neurodepressora do GABA, diminuindo a atividade noradrenérgica, serotoninérgica e colinérgica.

ANTIDEPRESSIVO TRICÍCLICO TETRACÍCLICO 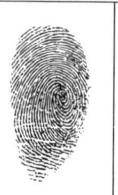	**CLOMIPRAMINA** Anafranil® - Novartis	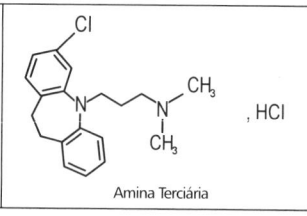 , HCl *Amina Terciária*

Apresentações

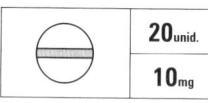	20 unid. 10 mg		20 unid 25 mg		20 unid SR 75 mg

Similares no Brasil

CLO (Sigma pharma), CLOMIPRAN (União Química), FENATIL (Neo Química).

Posologia

DOSE INICIAL: 25mg/DIA AUMENTANDO 25mg A CADA 02 OU 03 DIAS
- Administrar dose no final do dia ou pela manhã, podendo ser dividida se houver presença de efeitos adversos.

DMD: 250mg

Início de Ação: SR

Indicações

- DEPRESSÃO MAIOR.
- EJACULAÇÃO PRECOCE.
- PÂNICO.
- TOC (inclusive em crianças e adolescentes).
- TRANSTORNO DISMÓRFICO CORPORAL.
- Automutilação em pacientes com retardo mental.
- Cataplexia.
- Dor crônica.
- Enurese.
- Fobia social.
- Onicofagia.
- Tartamudez.
- Tricotilomania.

Contraindicações

BLOQUEIO DE RAMO, FEOCROMOCITOMA, GLAUCOMA DE ÂNGULO FECHADO, ÍLEO PARALÍTICO, INFARTO AGUDO DO MIOCÁRDIO RECENTE, PROSTATISMO, *HS*. alterações na condução cardíaca, convulsões, quadros demenciais, insuficiência cardíaca congestiva.

Precauções

- EVITAR EXPOSIÇÃO SOLAR (FOTOSSENSIBILIDADE).
- FAZER ECG ANTES DE UTILIZAR ALTAS DOSES EM PACIENTES IDOSOS, EM PESSOAS COM SUSPEITA DE DOENÇA CARDÍACA.
- SUSPENDER NO CASO DE MANIA OU HIPOMANIA.
- EVITAR O USO DE DOSES ELEVADAS EM PACIENTES COM HISTÓRIA PRÉVIA DE CONVULSÕES.
- EM GESTANTES, SUSPENDER USO DO FÁRMACO DUAS SEMANAS ANTES DO PARTO.
- ALERTAR O PACIENTE PARA A PRESENÇA DE HIPOTENSÃO POSTURAL.

Efeitos Adversos

- AUMENTO DO APETITE, BOCA SECA, CONSTIPAÇÃO, EJACULAÇÃO RETARDADA, FADIGA, GANHO DE PESO, PROLONGAMENTO DO INTERVALO QT, SEDAÇÃO, TONTURAS, VISÃO BORRADA, XEROSTOMIA.

Ver capítulo de outros efeitos.

ATENÇÃO	Alimentos	Álcool	Abstinência	Veículos	Máquinas
	Ind.	⊗	SIM	⊘	⊗
Gravidez	Lactação	Crianças	Idosos	Ins.Hep.	Ins. Ren
⊘	⊘	⊘ (doses <)	⊘	OK	OK

Super dose

Quadro Clínico: ARRITMIA CARDÍACA, HIPOTENSÃO GRAVE, CONVULSÕES, DEPRESSÃO DO SNC, COMA.
Sonolência, estupor, ataxia, inquietação, agitação, *delirium*, sudorese intensa, reflexos hiperativos, rigidez muscular, movimentos coreiformes.

Manejo: REALIZAR UM ECG E INICIAR A MONITORIZAÇÃO CARDÍACA E DAS FUNÇÕES DO SNC (POR 6hs.)
Proteger as vias aéreas do paciente, estabelecer uma linha intravenosa e iniciar a descontaminação gástrica.
Considerar necessidade de: hemoperfusão, intubação precoce e uso de anticonvulsivantes.

DMI: 7g (L)   **DL/T:** 1 a 2g

Associações Interessantes

- Lítio, buspirona e T3 (depressão e TOC)
- Fluvoxamina no TOC
- NATPs no TOC

Interações Medicamentosas

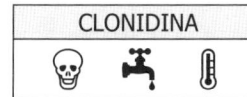 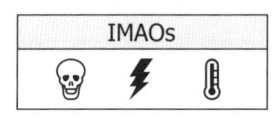 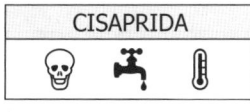 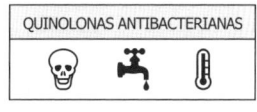

CLONIDINA	IMAOs	CISAPRIDA	QUINOLONAS ANTIBACTERIANAS

ANTAGONISTA DA HISTAMINA H2, ANTIBACTERICIDA (furazolidona, rifabutina, rifampicina, rifocina), ANTICOAGULANTES, CIMETIDINA, DICUMAROL, FITOTERÁPICOS, FURAZOLIDONA, PROFAFENONA.

Curiosidades

- DESENVOLVIDO PELO GEIGY (ATUAL NOVARTIS).
- EM 1967: RELATADO O USO DE CLOMIPRAMINA NO TOC PELO PSIQUIATRA ESPANHOL FERNANDO LOPES IBOR.

Dados Complementares

Data de Início	Tipo de Receita	Preço	CAS	ATC	DCB-DENOMINAÇÃO COMUM BRASILEIRA – GENÉRICO
DÉCADA DE 1960	C1	$	303-49-1	N06AA04	CLORIDRATO DE CLOMIPRAMINA

PK – Farmacocinética

VIA ADM	PCP	Pmáx	V.D.	LP	T ½	MET	EX
ORAL	2 a 6hs	SR	12 a 17L/g	96%	12 a 36hs	1º PASS HEP	RENAL

PD – Farmacodinâmica

- SUBSTRATO DO CYP 1A2, 2C19 E 2D6.
- Inibidor do CYP 2D6, com grande efeito de primeira passagem.
- É um inibidor da recaptação da serotonina e da noradrenalina com ação em receptores α-1 adrenérgico e H_1 histaminérgico (sintomas anticolinérgicos e sedativos) dopaminérgicos, mas particularmente receptores $5HT_2$, com potente ação serotoninérgica.
- Traz grande redução na sensibilidade dos receptores α-adrenérgicos (hipotensão postural, tonturas, retardo ejaculatório e taquicardia reflexa).
- O bloqueio dos canais de sódio nas doses altas aumentam os riscos cardíacos e cerebrais, com prolongamento dos intervalos PR e QT no ECG.

ANSIOLÍTICO BENZODIAZEPÍNICO 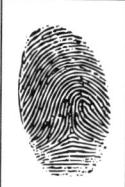	**CLONAZEPAN** Rivotril® - Roche	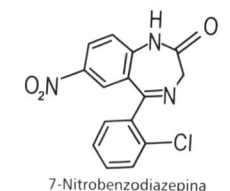 7-Nitrobenzodiazepina

Apresentações

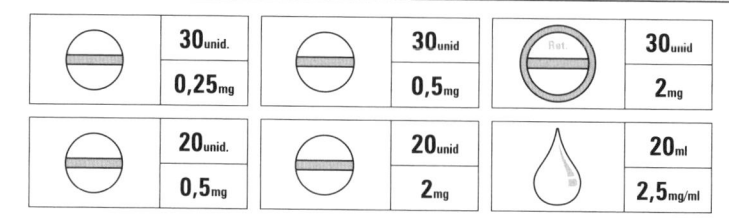

30 unid. / 0,25 mg	30 unid / 0,5 mg	30 unid (Ret.) / 2 mg
20 unid. / 0,5 mg	20 unid / 2 mg	20 ml / 2,5 mg/ml

Similares no Brasil

CLONOTRIL (Torrent), CLOPAM (Cristália), EPILEPTIL (Teuto), NAVOTRAX (Neo Química), UNI CLONAZEPAX (União Química), ZILEPAM (União Química).

Posologia

DOSE INICIAL: PREFERENCIALMENTE À NOITE OU EM 2 TOMADAS DIÁRIAS.
- Em crianças iniciar com 0,01 a 0,03mg/kg/dia até atingir 0,05 a 0,1mg/kg/dia.

continua...▶

DMD: PÂNICO E FOBIA SOCIAL: 1 a 6mg

Início de Ação: 20 a 60min.

Indicações

- FOBIA SOCIAL.
- MANIA AGUDA.
- TRANSTORNO DO PÂNICO com ou sem agorafobia.
- Acatisia induzida por neurolépticos.
- Adjuvante a antidepressivos no tratamento da depressão inicial com sintomas de ansiedade.
- Agitação em psicoses agudas (como adjuvante da sedação com neurolépticos).
- Ansiedade generalizada.
- Excitações ou agitações esquizofrênicas.
- Insônia dos pacientes com a síndrome das pernas inquietas e dos movimentos periódicos dos membros.
- Reações catatônicas agudas associadas a esquizofrenia ou outra patologia.
- Redução transitória dos sintomas da discinesia tardia.
- TOC (acompanhado de ansiedade).
- Transtorno comportamental do sono REM.

USO NEUROLÓGICO:
- Convulsões tônico-clônicas generalizadas primárias ou secundárias.
- Crises mioclônicas.
- Crises parciais com sintomatologia complexa.
- Neuralgia do trigêmeo.
- Síndrome da boca ardente.
- Síndrome de Lennox-Gastaut (ausências típicas e atípicas).
- Síndrome de West.
- Tremor essencial.
- Vertigens e distúrbios do equilíbrio.

Contraindicações

- Doença de Alzheimer.
- Dependência química ou potencial de abuso.
- Esclerose múltipla.
- Glaucoma de ângulo fechado.
- Doença hepática grave.
- *Miastenia gravis*.
- 𝓗S.

Precauções

- EM CRIANÇAS, A DOSE INICIAL NÃO DEVE ULTRAPASSAR 0,01 A 0,03mg/kg/dia.
- EVITAR ATIVIDADES QUE EXIJAM REFLEXOS RÁPIDOS.
- SUSPENDER NO CASO DE INICIAR ELETROCONVULSOTERAPIA.
- RETIRADA DEVE SER LENTA E GRADUAL E O USO PROLONGADO PODE GERAR DEPENDÊNCIA.
- O USO ISOLADO PODE TRAZER DEPRESSÃO.
- A INTERRUPÇÃO ABRUPTA DO MEDICAMENTO EM PACIENTES COM EPILEPSIA, PODE CAUSAR AUMENTO NA INTENSIDADE E FREQUÊNCIA DAS CRISES E TAMBÉM DESENCADEAMENTO DE ESTADO DE MAL EPILÉPTICO.

Efeitos Adversos

ATAXIA, DÉFICIT DE ATENÇÃO, DIFICULDADE DE CONCENTRAÇÃO, FADIGA, SEDAÇÃO, SONOLÊNCIA, TONTURAS.
Ver capítulo de outros efeitos.

A
B
C
D
E
F
G
H
I
J
K
L
M
N
O
P
Q
R
S
T
U
V
W
X
Y
Z

ATENÇÃO	Alimentos	Álcool	Abstinência	Veículos	Máquinas
	(Ind.)	⊗	**SIM**	⊘	⊗
Gravidez	Lactação	Crianças	Idosos	Ins.Hep.	Ins. Ren
⊗ 1° trim.	⊗	⊘	⊘	⊘	⊘
		doses <	doses <		

Super dose

Quadro Clínico: SONOLÊNCIA, CONFUSÃO, REFLEXOS DIMINUÍDOS, DIFICULDADE RESPIRATÓRIA, COMA.
Relativamente seguro até superdose de 50mg.

Manejo: MONITORAR RESPIRAÇÃO, PULSO, PRESSÃO SANGUÍNEA E LAVAGEM GÁSTRICA IMEDIATA, MEDIDAS DE SUPORTE GERAIS.
manutenção das vias aéreas e administração de fluídos intravenosos, usar flumazenil para reverter os efeitos sedativos.

DMI: 100mg   **DL/T:** SR

Associações Interessantes

• Usado nas associações com ADs, EST/H e APSs
• Anticonvulsivantes (na epilepsia)

Interações Medicamentosas

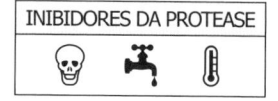

Ver capítulo de outros efeitos

Curiosidades

• EM MAIO DE 2009 ERA O MEDICAMENTO TARJA PRETA MAIS VENDIDO NO BRASIL.
• UMA PESQUISA FEITA NO BRASILEM 2015 REVELA QUE, ENTRE 2009 E 2013, HAVIA OCORRIDO UM AUMENTO DE 42% NO USO DESSAS MEDICAÇÕES, UMA DIREÇÃO OPOSTO AO DE PAÍSES COMO INGLATERRA E ALEMANHA, ONDE, NO MESMO PERÍODO, REGISTROU-SE UMA QUEDA DE 30% NA COMERCIALIZAÇÃO DESSES PRODUTOS NA ÚLTIMA DÉCADA.
• TEM MEIA-VIDA INTERMEDIÁRIA.

Dados Complementares

Data de Início	Tipo de Receita	Preço	CAS	ATC	DCB-DENOMINAÇÃO COMUM BRASILEIRA – GENÉRICO
1997	B1	$	1622-61-3	N03AE01	CLONAZEPAM

PK – Farmacocinética

VIA ADM	PCP	Pmáx	V.D.	LP	T ½	MET	EX
ORAL	1 a 3hs	SR	3L/kg	86%	18 a 50hs	HEPAT	URINA FEZES

PD – Farmacodinâmica

• Substrato do CYP 3A4.
• Estimula os receptores GABA no sistema reticular ativador ascendente. Aumenta a inibição e bloqueia a excitação cortical e límbica, após estimular a formação reticular do tálamo cerebral.

ANTIDEPENDÊNCIA QUÍMICA OPIÁCEO 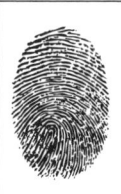		**CLONIDINA** Atensina® - Boehringer	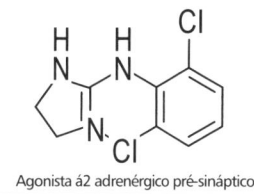 Agonista á2 adrenérgico pré-sináptico

Apresentações

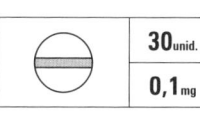 **30**unid. **0,1**mg   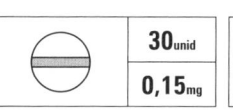 **30**unid **0,15**mg   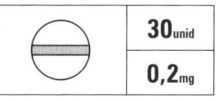 **30**unid **0,2**mg

Similares no Brasil

Clonidin® (Cristália) - apresentado sob a forma injetável em CAIXAS COM 25 AMPOLAS DE 1ml – CONTENDO 150ug/ml.

Posologia

• 0,2 a 0,6 divididos em 3 tomadas (abstinência de opioides).
• PREFERENCIALMENTE À NOITE COM AUMENTO DE DOSE LENTO E GRADUAL.

DMD: SR

Início de Ação: SR

Indicações

• ALÍVIO DA ACATISIA PELO USO DE NEUROLÉPTICOS.
• DEPENDÊNCIA DE NICOTINA (adesivo importado).
• DIMINUIÇÃO DOS SINTOMAS VASOMOTORES DO CLIMATÉRIO.
• HIPERTENSÃO.
• SÍNDROME DE ABSTINÊNCIA AOS OPIÁCEOS E AO ÁLCOOL ASSOCIADOS AOS BZDs.
• TIQUES COM TDAH.
• SÍNDROME DE GILLES DE LA TOURETTE.
• Abstinência neonatal de opioides.
• Adjuvante no tratamento da esquizofrenia refratária à clozapina.
• Comportamento reativo de personalidade *borderline*.
• Espasticidade em crianças.
• Hiperexcitação, insônia e alterações de humor em autistas.
• Profilaxia de síndrome de abstinência de álcool.
• Mania.
• Redução da sialorreia pela clozapina.
• Síndrome das pernas inquietas.
• Tdah sem comorbidades com tique.

Contraindicações

• DEPRESSÃO.
• DOENÇA CORONARIANA.
• INSUFICIÊNCIA RENAL CRÔNICA.

Precauções

- NA RETIRADA, FAZER REDUÇÃO LENTA E GRADUAL DA DROGA.
- ABSTINÊNCIA: IRRITABILIDADE, NERVOSISMO, INSÔNIA, CEFALEIA, DORES ABDOMINAIS E MUSCULARES, SUDORESE E SALIVAÇÃO.
- SEU USO EM DEPRESSÃO PODE PIORAR O QUADRO CLÍNICO.
- OS SINTOMAS DE RETIRADA SÃO MAIORES EM PORTADORES DE HIPERTENSÃO ARTERIAL SISTÊMICA E EM PACIENTES QUE FIZERAM USO EM FASES DE ABSTINÊNCIA DE ÁLCOOL E OPIOIDES.
- EM CRIANÇAS, DOSES DE CLONIDINA PODEM SER PERDIDAS FREQUENTEMENTE, DADO O FATO DE APRESENTAREM QUADROS DE VÔMITOS. DAR ATENÇÃO ESPECIAL AOS SINTOMAS DE REBOTE NESTE GRUPO.

Efeitos Adversos

BOCA SECA, CONSTIPAÇÃO, HIPOTENSÃO POSTURAL (∟), SEDAÇÃO(∟), TONTURA.

Menos comuns: abstinência, alopecia, alteração da condução cardíaca, alteração do ECG, arritmias, bolhas, bradicardia, calorões, cefaleia, *delirium*, dor epigástrica, edema, edema angioneurótico, febre induzida por fármaco, fraqueza, ganho de peso, hepatotoxicidade, hipernatremia, insônia, letargia, mialgia, náuseas, parotidite, pesadelos, prurido, *rash* cutâneo, salivação, sudorese, taquicardia, terror noturno, urticaria, xeroftalmia.

ATENÇÃO	Alimentos	Álcool	Abstinência	Veículos	Máquinas
	Ind.	⊗	SIM	SR	SR
Gravidez	Lactação	Crianças	Idosos	Ins.Hep.	Ins. Ren
⊗	⊗	OK	⊗	⊘	⊗

Superdose

Quadro Clínico: HIPOTENSÃO, BRADICARDIA, BRADIPINEIA, ARRITMIA, DEPRESSÃO RESPIRATÓRIA, HIPERTENSÃO TRANSITÓRIA, MIOSE, HIPOTERMIA. Alteração do nível de consciência neurológica, miose e bloqueio atrioventricular.

Manejo: EFETUAR LAVAGEM GÁSTRICA, ADMINISTRAR UM VASOPRESSOR E UM ANALÉPTICO. COMO ANTÍDOTO É APROPRIADO A TOLAZOLINA: (10mg DE TOLAZINAIV PARA CADA 0,6mg).

DMI: SR   **DL/T:** SR

Interações Medicamentosas

ADTs, BARBITÚRICOS, BZDs, BETABLOQUEADORES, BUPROPIONA, BUSPIRONA, CLORPROMAZINA, HALOPERIDOL, IMAOs, LÍTIO, MIRTAZAPINA, NEUROLÉPTICOS.
CLORTALIDONA, DIGOXINA, GUANETIDINA, INDOMETACINA, IOIMBINA, LEVODOPA, PROPRANOLOL, VERAPAMIL.

Curiosidades

- FOI USADA INICIALMENTE EM TRANSTORNOS DE ANSIEDADE COMO OS BETABLOQUEADORES, MAS SEM RESULTADOS TERAPÊUTICOS ESPERADOS.
- EM PSIQUIATRIA É A TERCEIRA ALTERNATIVA PARA O TRATAMENTO DE TDAH EM CRIANÇAS.

continua...▶

• NO EXTERIOR É APRESENTADO SOB A FORMA DE ADESIVO-PATCH, particularmente na cessação do tabagismo e tiques em crianças.

Dados Complementares

Data de Início	Tipo de Receita	Preço	CAS	ATC	DCB-DENOMINAÇÃO COMUM BRASILEIRA – GENÉRICO
DÉCADA DE 60	COMUM	$	4205-90-7	C02AC01	CLORIDRATO DE CLONIDINA

PK – Farmacocinética

VIA ADM	PCP	Pmáx	V.D.	LP	T ½	MET	EX
ORAL	1 a 3hs	SR	RÁPIDO AMPLO	30 a 40%	13hs	HEPAT	URINA FEZES

PD - Farmacodinâmica

• Estimula os receptores adrenérgicos á2, inibindo a liberação de noradrenalina nas terminações nervosas simpáticas, reduzindo atividade simpática e promovendo sedação e diminuição do tônus vasomotor e frequência cardíaca.
• Bloqueia a liberação do hormônio de crescimento em adultos com pânico e fobia social.

ANSIOLÍTICO BENZODIAZEPÍNICO	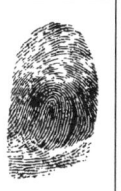	CLORAZEPATO Tranxilene® - Sanofi-Aventis	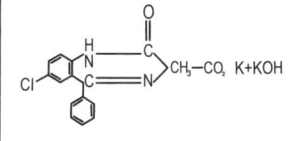 Derivado Hidrossolúvel da Benzodiazepina

INDISPONÍVEL NO BRASIL.

ANSIOLÍTICO BENZODIAZEPÍNICO	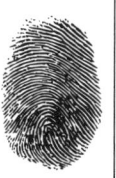	CLORDIAZEPÓXIDO Psicosedin® - Farmasa	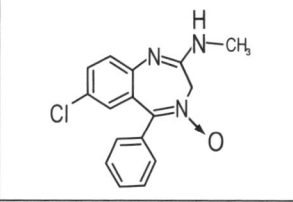

Apresentações

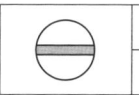 | **20**unid. / **10**mg
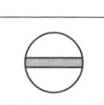 | **20**unid / **25**mg
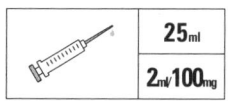 | **25**ml / **2**ml/**100**mg

Similares no Brasil

LIMBITROL (Valeant) - 5mg de clordiazepóxido associado à 12,5mg de amitriptilina.

Posologia

Na abstinência do álcool: dose inicial 25mg a cada 2hs com o paciente acordado. Suspender quando estiver sedado.

DMD: Na ansiedade: 10 a 150mg (em 3 a 4 tomadas).

Início de Ação: SR

Indicações

- ANSIEDADE AGUDA SITUACIONAL.
- SÍNDROME DE ABSTINÊNCIA AO ÁLCOOL E DE BZDs.
- Tremor essencial senil ou familiar.

Contraindicações

- DROGADIÇÃO, GLAUCOMA DE ÂNGULO FECHADO, INSUFICIÊNCIA RESPIRATÓRIA OU DBPOC, *MIASTENIA GRAVIS*, PORFIRIA.
- Pacientes alcoolistas, drogaditos ou com transtorno de personalidade.

Precauções

- USO DEVE SER BREVE E INTERMITENTE.
- APÓS USO CRÔNICO A RETIRADA DEVE SER LENTA E GRADUAL.

Contraindicações

ABSTINÊNCIA, ATAXIA, DÉFICIT DE ATENÇÃO, FADIGA, SEDAÇÃO, SONOLÊNCIA, TONTURA.

Menos comuns: agitação, agranulocitose, agressividade, alteração da função hepática, amnésia anterógrada, anorgasmia, ansiedade de rebote, boca seca, bloqueio da ovulação, bradicardia, cólica abdominal, confusão, constipação, convulsões, déficit cognitivo, déficit de memória, dependência, depressão, desinibição, despersonalização, desrealização, diminuição de apetite, diminuição da libido, diplopia, disartria, disforia, distonia, dor nas articulações, edema, erupções cutâneas, ganho de peso, gosto metálico, hiperacusia, hipersensibilidade a estímulos, hipotonia, icterícia, impotência, inquietude, insônia de rebote, irregularidade menstrual, irritabilidade, náuseas, parestesias, perda de apetite, pesadelos, relaxamento muscular, retenção urinária, síncope, sudorese, tontura, tremores, vertigens, visão borrada, vômitos.

Incomuns: alterações no ECG, confusão, discrasias, disfunção hepática, pequenas irregularidades menstruais, síncope.

ATENÇÃO	Alimentos	Álcool	Abstinência	Veículos	Máquinas
	Ind.	(X)	SIM	(Ø)	(X)
Gravidez	Lactação	Crianças	Idosos	Ins.Hep.	Ins. Ren
(X) 1º trim.	(X)	OK	(Ø) doses <	(Ø)	(Ø)

Superdose

Quadro Clínico: SONOLÊNCIA, CONFUSÃO, COMA, REFLEXOS DIMINUÍDOS

Manejo: • MONITORAR RESPIRAÇÃO, PULSO E PRESSÃO ARTERIAL.
- FAZER LAVAGEM GÁSTRICA IMEDIATA.
- MANUTENÇÃO ADEQUADA DAS VIAS AÉREAS.
- ADMINISTRAR FLUIDOS INTRAVENOSOS.

continua... ▶

- COMBATER HIPOTENSÃO COM NOREPINEFRINA.
- COMBATER EFEITOS SEDATIVOS COM FLUMAZENIL.

DMI: SR   **DL/T:** SR

Associações Interessantes

- Usado nas associações com ADs, EST/H e APSs

Interações Medicamentosas

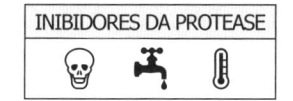

INIBIDORES DA PROTEASE

Ver capítulo de outros efeitos

Curiosidades

- FOI O PRIMEIRO DERIVADO BENZODIAZEPÍNICO DISPONÍVEL PARA USO CLÍNICO, TENDO SIDO LANÇADO NO MERCADO EM 1959.
- Foi descoberto pelo químico Léo Henryk Sternback (polonês de origem judaica - nascido na Croácia).
- Leo Sternback sintetizou o clordiazepóxido quando trabalhava para empresa farmacêutica Hoffmann-La Roche nos Estados Unidos (Nutley-New Jersey), quando tentava sintetizar um corante químico, mas acidentalmente sintetizou uma substância que mais tarde identificou como um composto da classe das Quinazolona-3-óxidos (BZDs).
- Os testes só se iniciaram em 1957, revelando que o composto tinha ação hipnótica, ansiolítica, anticonvulsivante e relaxante muscular.
- Em 1960 o clordiazepóxido foi lançado no mercado com o nome comercial "Librium".

Dados Complementares

Data de Início	Tipo de Receita	Preço	CAS	ATC	DCB-DENOMINAÇÃO COMUM BRASILEIRA – GENÉRICO
1954	B1	$	58-25-3	N05BA02	CLORDIAZEPÓXIDO

PK – Farmacocinética

VIA ADM	PCP	Pmáx	V.D.	LP	T ½	MET	EX
ORAL e IM	1 a 5hs	SR	0,25 a 0,50L/Kg	96%	24 a 48hs	HEPAT	URINA FEZES

PD - Farmacodinâmica

- Substrato do CYP 3A4.
- Atua como depressor do SNC, após interatuar com um receptor neuronal específico de membrana, potencializa ou facilita a ação inibitória do GABA, mediando a inibição tanto a nível pré-sináptico como pós-sináptico em todas as regiões do SNC.

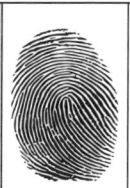

NEUROLÉPTICO TÍPICO

CLORPROMAZINA
Amplictil® - Sanofi-Aventis

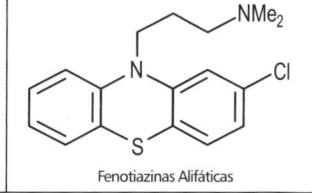

Fenotiazinas Alifáticas

Apresentações

	20 unid. / 25 mg		20 unid / 100 mg		5 uni./5 ml / 5 mg/ml		20 ml / 40 mg/ml
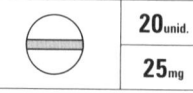 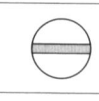 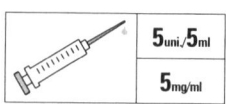

Similares no Brasil

CLOPSINA (UCI-Farma), CLORPROMAZ (União Química), LONGACTIL (Cristália).

Posologia

- DOSES TERAPÊUTICAS: 50 A 1.200mg/DIA.
- USO PEDIÁTRICO: 1mg/kg/DIA (MÁXIMO 40 A 75mg/DIA).
- **VIA IM:** INICIAR COM 25 A 100mg A CADA 4h EM MÉDIA.

DMD: 60mg

Início de Ação: 30 A 60min. (ORAL) -15 A 30min. (IM)

Indicações

- AGITAÇÃO EM PACIENTES COM RETARDO MENTAL.
- COADJUVANTE DOS ESTABILIZADORES DE HUMOR.
- DEPRESSÃO PSICÓTICA.
- ESQUIZOFRENIA (episódios agudos e tratamento de manutenção).
- MANIA AGUDA GRAVE COM SINTOMAS PSICÓTICOS.
- PSICOSES BREVES.
- TRANSTORNO DELIRANTE.
- TRANSTORNO ESQUIZOAFETIVO.
- Demência em idosos.
- Esquizotípico (em baixas doses).
- Quadros graves de TOC (como coadjuvante).
- Psicose na infância.
- Transtorno de personalidade *borderline*.

Uso Não Psiquiátrico
- Anestesia e analgesia.
- Coreia de Huntigton.
- Náuseas
- Porfiria.
- Vômitos.

Contraindicações

- Antecedentes de discrasias sanguíneas.
- Estados comatosos ou depressão acentuada do SNC.
- Transtornos convulsivos.
- Doença cardiovascular grave.
- *HS*.
- Pacientes com câncer de mama.

Precauções

- Pode ocasionar falso-positivo em testes de gravidez.
- No eletrocardiograma pode aumentar o intervalo QT.

continua...▶

- Realizar hemograma completo e prova de função hepática em homens acima de 30 anos e mulheres acima de 40 anos.
- Monitorar pacientes epilépticos.
- Observar sinais de discrasias sanguíneas (dor de garganta e ou febre).
- Observar risco de hipotensão postural em idosos.
- Caso seja realizado ECT, suspender o fármaco.
- Evitar exposição ao sol (fotossensibilidade).
- Evite misturar com café, chá, suco de maçã, refrigerantes tipo "cola", cerveja sem álcool e citrato de lítio.
- Cautela ao usar o medicamento em pacientes com fatores de risco para tromboembolismo.
- Ao fazer uso da medicação injetável, deve-se aplicar profundamente no glúteo e orientar o paciente a permanecer deitado por 30 minutos.

Efeitos Adversos

AUMENTO DO APETITE, AUMENTO DOS NÍVEIS SÉRICOS DE PROLACTINA, BOCA SECA, CONSTIPAÇÃO, GANHO DE PESO, HIPOTENSÃO ORTOSTÁTICA, RETENÇÃO URINÁRIA, SEDAÇÃO, SONOLÊNCIA, TAQUICARDIA, TONTURAS, XEROSTOMIA.
Ver capítulo de outros efeitos.

ATENÇÃO	Alimentos	Álcool	Abstinência	Veículos	Máquinas
	⊗	⊗	NÃO	⊗	⊗
Gravidez	Lactação	Crianças	Idosos	Ins.Hep.	Ins. Ren
⊗ (1º Trim.)	⊗	⊘	⊘	⊘	⊘

Superdose

Quadro Clínico: DEPRESSÃO DO SNC (DE SONOLÊNCIA ATÉ COMA), HIPOTENSÃO, SINTOMAS EXTRAPIRAMIDAIS, AGITAÇÃO, INQUIETUDE, FEBRE, BOCA SECA, ÍLEO PARALÍTICO, CONVULSÕES E ARRITMIAS CARDÍACAS.

Manejo: • AVALIAR POSSÍVEL USO CONCOMITANTE DE OUTRAS DROGAS.
- TRATAMENTO SINTOMÁTICO E DE SUPORTE.
- LAVAGEM GÁSTRICA PODE SER NECESSÁRIA.
- MONITORAR APARELHO RESPIRATÓRIO.

DMI: SR   **DL/T:** SR

Interações Medicamentosas

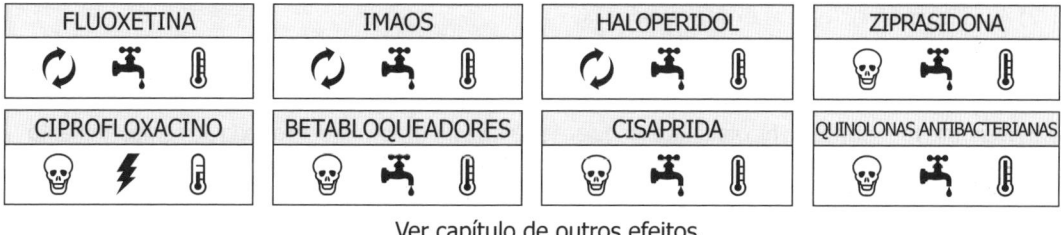

FLUOXETINA	IMAOS	HALOPERIDOL	ZIPRASIDONA
CIPROFLOXACINO	BETABLOQUEADORES	CISAPRIDA	QUINOLONAS ANTIBACTERIANAS

Ver capítulo de outros efeitos.

Associações Interessantes

- EST/H (auxilia na estabilização do humor).
- Lítio.
- BZDs (agitação).

Curiosidades

- 1950: Paul Charpentier sintetizou-a a partir da prometazina; era usada como anti-helmíntico em veterinária e antisséptico urinário em humanos e em anestesia por Laborit. Em 1952, com Delay e Deniker, passou a ser utilizada na clínica psiquiátrica.
- Os primeiros testes farmacológicos foram feitos por Simone Courvoisier.
- Coube ao cirurgião francês Henri Laborit, em 1947, as primeiras aplicações clínicas da substância.
- A primeira referência de uso na literatura médica surgiu num trabalho de Laborit e Huguenard em 13 de fevereiro de 1952: "Um novo estabilizador neurovegetativo, o 4560 R.P.". Não era uma indicação para tratamento das psicoses.
- Esse uso se deve a Deniker que, após conseguir amostras do 4560 R.P., decidiu experimentá-lo em pacientes psicóticos. A substância foi chamada na França de Largactil. Nos EUA, mudou de nome e passou a se chamar Thorazine. No Brasil recebeu o nome de Amplictil.
- O mais curioso foi ver que foi criado para ser um anti-histamínico.
- Fármaco fenotiazínico que pode e deve ser reconhecido como o marco do início da revolução psiquiátrica com os doentes mentais, pois o panorama dos hospitais psiquiátricos mudou. É antiemético, anti-histamínico e sedativo pré-anestésico. Também é o mais estudado dos neurolépticos que estão no mercado, e sabe-se que aumenta a resposta imunológica *in vivo* por estimular a atividade linfocitária, como possui atividade citotóxica antineoplásica.
- Inibe a produção do fator necrotizante de tumores, além de sua ação antioxidante ajudando nas soluções conservantes de órgãos humanos para transplante. Tem propriedades analgésicas em cefaleias agudas primárias.

Dados Complementares

Data de Início	Tipo de Receita	Preço	CAS	ATC	DCB-DENOMINAÇÃO COMUM BRASILEIRA – GENÉRICO
1947	C1	$	50-53-3	N05AA01	CLORIDRATO DE CLORPROMAZINA

PK – Farmacocinética

VIA ADM	PCP	Pmáx	V.D.	LP	T ½	MET	EX
ORAL, RETAL, IM, EV.	1 a 4hs	2 a 5 dias	SR	95% a 98%	16 a 30hs	HEPAT	URINA FEZES

PD - Farmacodinâmica

Substrato e inibidor do CYP 2D6.

- Inibe receptores:
1) Na via estreitamente relacionada com o comportamento, a via mesolímbica-mesocortical (efeitos antipsicóticos, efeitos adversos cognitivos e agravamento dos sintomas negativos), no sistema envolvido na coordenação do movimento involuntário.
2) A via nigroestrial (efeitos extrapiramidais).
3) O sistema tuberoinfundibular (efeitos neuroendócrinos-prolactina).
4) Sistema dopaminérgico - a via medular - periventricular, constituída de neurônios do núcleo motor do vago de projeções não definidas (comportamento alimentar).
5) Denominada via incerto hipotalâmica (regulação da fase motivacional antecipada do comportamento copulatório, e age, em menor grau, em receptores muscarínicos-colinérgicos (M1), histamínicos (H1) e alfadrenérgicos (á1), o que explica a maior parte dos efeitos adversos.

- Também atua como bloqueador de receptores 5 HT_2 o que lhe confere utilidade, no tratamento da síndrome serotoninérgica, como a ciproeptadina e os benzodiazepínicos. Quando em doses altas, ocupa os receptores 5 HT_2 corticais de forma análoga à clozapina e melhor do que a amissulprida.

- Age sobre os receptores glutamatérgicos (NMDA).

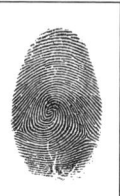

ANSIOLÍTICO BENZODIAZEPÍNICO

CLOXAZOLAM
Olcadil® - Novartis

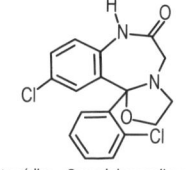

Tetracíclico - Oxazolobenzodiazepinas

Apresentações

20 unid. / 1 mg	20 unid / 2 mg	20 unid / 4 mg
30 unid. / 1 mg	30 unid / 2 mg	30 unid / 4 mg

Similares no Brasil

ANOXOLAN (Neo Química), ELUM (Farmasa), EUTONIS (Eurofarma).

Posologia

DOSE INICIAL: 1 A 6mg/DIA, EM 2 OU 3 TOMADAS.
- DOSE DEVE SER AUMENTADA PROGRESSIVAMENTE.
- O USO DEVE SER BREVE, (EM MÉDIA 2 A 3 SEMANAS).
- NO TRATAMENTO DO TAG: 4 A 6 MESES DE DURAÇÃO.

DMD: 16mg/dia

Início de Ação: SR

Indicações

- TRATAMENTO DA ANSIEDADE (comprovados).
- Adjuvante na epilepsia refratária.
- Distúrbios do sono.
- Pré-anestésico

Contraindicações

ALZHEIMER, DROGADIÇÃO, ESTADOS COMATOSOS OU DEPRESSÃO DO SNC, GLAUCOMA DE ÂNGULO FECHADO, INSUFICIÊNCIA HEPÁTICA OU RENAL, INSUFICIÊNCIA RESPIRATÓRIA OU DBPOC, *MIASTENIA GRAVIS*, ℋS.

Precauções

- EVITE PRESCREVER A ALCOOLISTAS E DEPENDENTES QUÍMICOS (ESTES PODEM FAZER USO ABUSIVO).
- O USO DESTE FÁRMACO DEVE SER BREVE, DEVENDO SER SUSPENSO APÓS O ALÍVIO DOS SINTOMAS.
- APÓS O USO CRÔNICO RETIRÁ-LO LENTAMENTE (3 A 6 MESES) PARA EVITAR CRISES DE ABSTINÊNCIA.

Efeitos Adversos

CEFALEIA, DÉFICIT DE ATENÇÃO, FADIGA, SEDAÇÃO, SONOLÊNCIA, TONTURA.

Menos comuns: abstinência, agitação, agressividade, alteração da função hepática, amnésia anterógrada, anorgasmia, ansiedade de rebote, ataxia, boca seca, bloqueio da ovulação, bradicardia, cólica abdominal, constipação, convulsão, déficit cognitivo, déficit de memória, dependência, depressão, desinibição, despersonalização, desrealização, diminuição de apetite, diminuição da libido, diplopia, disartria, disforia, distonia, dor nas articulações, excitação, ganho de peso, gosto metálico, hiperacusia, hipersensibilidade a estímulos, hipotensão ortostática, hipotonia, icterícia, impotência, inquietude, insônia de rebote, irritabilidade, náuseas, parestesias, perda de apetite, pesadelos, prurido, relaxamento muscular, retenção urinária, sudorese, tremores, vertigens, visão borrada, vômitos.

Raros: alterações da libido, ciclos anovulatórios, confusão mental, eritema, hipotensão ortostática, neutropenia, nistagmo.

ATENÇÃO	Alimentos	Álcool	Abstinência	Veículos	Máquinas
	Ind.	⊗	SIM	⊗	⊗
	Gravidez	Lactação	Crianças	Idosos	Ins.Hep.	Ins. Ren
1° trim.	⊗	⊗	SR	⊘	⊗	⊗

Superdose

Quadro Clínico: SONOLÊNCIA, REFLEXOS DIMINUÍDOS E CONFUSÃO, PODENDO EVOLUIR ATÉ O COMA, INTOXICAÇÃO AGUDA RARA, ÓBITOS ISOLADOS E NA MAIORIA DOS CASOS ASSOCIADOS A INGESTÃO DE OUTRAS SUBSTÂNCIAS, COMO ÁLCOOL, ANTIDEPRESSIVOS TRICÍCLICOS E BARBITÚRICOS.

Manejo: MONITORAR RESPIRAÇÃO, PULSO E PRESSÃO SANGUÍNEA.
• ADOTAR MEDIDAS DE SUPORTE GERAIS.
• ESVAZIAMENTO GÁSTRICO PODE SER ÚTIL.

DMI: SR   **DL/T:** SR

Associações Interessantes

• Usado nas associações com ADs, EST/H e APSs

Interações Medicamentosas

BZDs, NEUROLÉPTICOS.
ANTI-HISTAMÍNICOS, NARCÓTICOS.

Dados Complementares

Data de Início	Tipo de Receita	Preço	CAS	ATC	DCB-DENOMINAÇÃO COMUM BRASILEIRA – GENÉRICO
SR	B1	$	27223-35-4	N05BA22	CLOXAZOLAM

PK – Farmacocinética

VIA ADM	PCP	Pmáx	V.D.	LP	T ½	MET	EX
ORAL	1h (adultos)	7 a 14dias	SR	SR	20 a 90hs	FÍGADO	RENAL

PD - Farmacodinâmica

Atua como depressor do SNC, após interatuar com um receptor neuronal específico de membrana, potencializa ou facilita a ação inibitória do GABA, mediando a inibição tanto a nível pré-sináptico como pós-sináptico em todas as regiões do SNC.

Curiosidades

Não é aprovado para venda nos Estados Unidos ou no Canadá.

NEUROLÉPTICO ATÍPICO	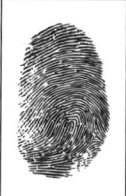	**CLOZAPINA** Leponex® - Novartis	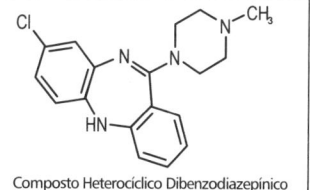

Composto Heterocíclico Dibenzodiazepínico

Apresentações

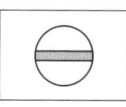 20 unid. / 25 mg 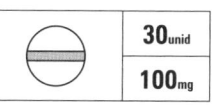 30 unid / 100 mg

Similares no Brasil

PINAZAN (Cristália)

Posologia

DOSE INICIAL: 1/2 OU 1 COMP. 25mg/DIA, ADICIONAR 25mg A CADA 2 DIAS, ATE ATINGIR A DOSE TERAPÊUTICA (200 A 500mg).
• DIVIDIR EM 2 OU 3 TOMADAS.

DMD: 900mg/dia

Início de Ação: SR

Indicações

• DISCINESIA E DISTONIA TARDIA.
• ESQUIZOFRENIA REFRATÁRIA.
• PACIENTES ESQUIZOFRÊNICOS QUE NÃO RESPONDEM AOS NEUROLÉPTICOS TRADICIONAIS.
• PACIENTES QUE NÃO TOLERAM OS EFEITOS EXTRAPIRAMIDAIS PROVOCADOS POR OUTROS NEUROLÉPTICOS EM DOSES USUAIS.
• RISCO DE SUICÍDIO EM PACIENTES ESQUIZOFRÊNICOS E TRANSTORNO ESQUIZOAFETIVO.
• Agressividade em pacientes com demência ou retardo mental.
• Controle da conduta agressiva contumaz em esquizofrênicos, pacientes TBP, TP grave ou transtorno de conduta.
• Doença de Parkinson (psicose e discinesia tardia).
• Sintomalogia psicótica induzida pela levodopa.
• Tbp refratário.
• Transtorno esquizoafetivo.
• Transtorno esquizotípico.
• Transtornos invasivos do desenvolvimento.

Contraindicações

LEUCÓCITOS INFERIORES A 3.500mm^3, DOENÇAS MIELOPROLIFERATIVAS OU AGENTES MIELOSSUPRESSORES, EPILEPSIA NÃO CONTROLADA, ÍLEO PARALÍTICO, HISTÓRIA DE AGRANULOCITOSE, COMA OU GRAVE DEPRESSÃO DO SNC, MIOCARDITE ASSOCIADA AO USO DE CLOZAPINA,

continua...▶

A B C D E F G H I J K L M N O P Q R S T U V W X Y Z

PSICOSES ALCOÓLICAS E TÓXICAS, INTOXICAÇÕES POR DROGAS, COLAPSO CIRCULATÓRIO, DOENÇAS HEPÁTICAS OU CARDÍACAS GRAVES, $\mathcal{HS}$.

Precauções

• DEVE SER REALIZADA ROTINA DE HEMOGRAMA E DE CONTROLE DE PLAQUETAS, PARA O CONTROLE DE LEUCOPENIA E DE AGRANULOCITOSE (1 a 2%) QUE EVENTUALMENTE PODEM SER FATAIS.
• O USO DE CAFEÍNA DEVE SER REDUZIDO.
• 1º controle hematológico: 4 meses - e após este prazo, fazer mensal.
• Pode induzir hiperglicemia e diabetes, além de diminuir a sensibilidade à insulina.
• Pode causar uma deficiência de selênio.
• Sinais de infecções, tais como, febre, cefaleia, fraqueza, dor de garganta e ulcerações na mucosa oral devem ser notificadas ao médico.
• Risco de hepatotoxicidade.
• Deve ser usada com cautela em pacientes com histórico de convulsões ou consumo de substâncias que diminuam o limiar convulsivo.
• Atenção para desenvolvimento de síndrome metabólica e ganho de peso, principalmente em pacientes com predisposição.
• Em casos de alteração hematológica, recomenda-se não reintroduzir a medicação nos casos em que os leucócitos atingiram valores inferiores a 2000/mm^3, e neutrófilos, valores inferiores a 1000/mm^3.
• Não prescrever clozapina no caso de agranulocitose (neutrófilos <500). Em casos de suspeita de miocardite, o medicamento deve ser imediatamente interrompido.
• Cardiotoxicidade em 1/3 de pacientes sob uso crônico da medicação.
• **CRIANÇAS:** RISCO DE NEUTROPENIA.

Efeitos Adversos

AUMENTO DE PESO, CONSTIPAÇÃO, HIPOTENSÃO, SIALORREIA, SONOLÊNCIA, TAQUICARDIA, TONTURA.
Ver capítulo de outros efeitos.

ATENÇÃO	Alimentos	Álcool	Abstinência	Veículos	Máquinas
	Ind.	(X)	Pouca	(Ø)	(Ø)
Gravidez	**Lactação**	**Crianças**	**Idosos**	**Ins.Hep.**	**Ins. Ren**
(Ø) 1º trim.	(X)	(Ø)	(Ø)	(X)	(Ø)

Superdose

Quadro Clínico: ALTERAÇÕES DOS NÍVEIS DE CONSCIÊNCIA NEUROLÓGICA, HIPOTENSÃO, DEPRESSÃO RESPIRATÓRIA, *DELIRIUM*, TAQUICARDIA, HIPERSALIVAÇÃO E CONVULSÕES.

Manejo: ESTABELECER VENTILAÇÃO E OXIGENAÇÃO DE VIA AÉREA.
MONITORAR SINAIS VITAIS E FUNÇÕES CARDÍACAS.
• USAR CARVÃO ATIVADO.
• Supervisão complementar deve ser continuada por vários dias devido ao risco de efeitos retardados.

DMI: 4g   **DL/T:** 2.500mg

Associações Interessantes

• Anticonvulsivantes.
• Lítio.
• BZDs e outros antipsicóticos.

Interações Medicamentosas

BZDs	IMAOS	ISRSs	LÍTIO
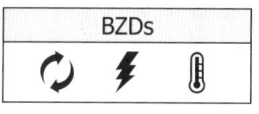	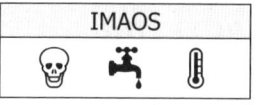	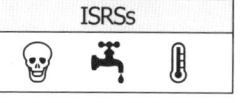	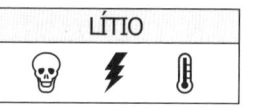

ANTIBIÓTICOS MACROLÍDEOS	ANTIRRETROVIRAIS	ANTITIREOIDIANOS
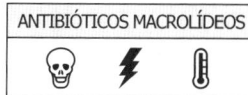	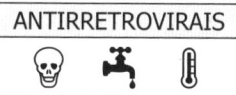	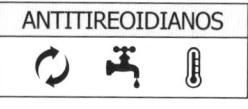

CONTRACEPTIVO ORAL	NELFINAVIR	PROPOXIFENO	VORICONAZOL
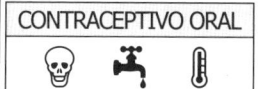	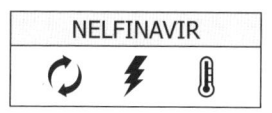	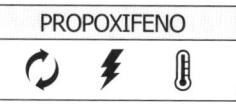	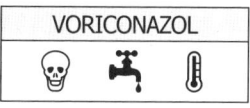

Ver capítulo de outros efeitos.

Curiosidades

• É um composto dibenzodiazepínico e foi originalmente desenvolvida em Berna, Suíça, recebendo o primeiro artigo por Goss & Langnerna revista Médica de Viena (WienMed Wochenschr), Áustria, ainda no ano de 1966.

• A clozapina encontra-se em comercialização em alguns países da Europa (Suíça, Áustria, Alemanha) há mais de três décadas como atípico. Teve uma interrupção na segunda metade da década de 70, em virtude de ocorrência de agranulocitose em alguns casos. Depois foi reabilitada pela sua eficácia na esquizofrenia refratária, além de apresentar ótima tolerabilidade extrapiramidal.

• Aprovada nos EUA em 1990 e no Brasil em 1992.

• Administração concomitante de clozapina com um antioxidante como a vitamina C pode reduzir o risco de agranulocitose.

Dados Complementares

Data de Início	Tipo de Receita	Preço	CAS	ATC	DCB-DENOMINAÇÃO COMUM BRASILEIRA – GENÉRICO
1965	C1	$	5786-21-0	N05AH02	CLOZAPINA

PK – Farmacocinética

VIA ADM	PCP	Pmáx	V.D.	LP	T ½	MET	EX
ORAL	1 a 3hs	10 dias	1,6L/g	92 a 95%	8 4 a 12hs	FÍGADO	URINA FEZES

PD – Farmacodinâmica

• Substrato do CYP 1A2.

• Inibidor do CYP 2D6.

• A clozapina tem ações em múltiplos receptores (dopaminérgicos, serotoninérgicos, adrenérgicos, colinérgicos, e histamínicos) configurando um singular e complexo perfil farmacodinâmico.

• Sua ação terapêutica possivelmente se deve a mecanismos gabaérgicos (aumento de *turn-over* de GABA no *nucleus accumbens* com inibição indireta da transmissão dopaminérgicas).

• Seu bloqueio dopaminérgico D_2 é pequeno, mas são potentes os antagonismos serotoninérgicos $5HT_{2A}$, $5HT_{2C}$, $5HT_{1C}$, $5HT_3$, $5HT_6$, e $5HT_7$. O bloqueio dopaminérgico nos subtipos D_1 e D_4 é mais intenso, especialmente em D_4 (pelo menos 3 vezes mais) do que em D_2 (15,54).

• Age como bloqueador α1-adrenérgico central, o que explica a sedação, o relaxamento muscular, taquicardia, hipotensão e pequenas alterações no eletrocardiograma.

• Mostra intensa afinidade pelos receptores muscarínicos M_4 e M_5 como antagonista ocasionando intensos efeitos anticolinérgicos, e seu papel como agonista pleno no subtipo M_4 seria responsável pela frequente constatação de sialorreia.

<table>
<tr><td>ANTIDEPRESSIVO ISRS</td><td>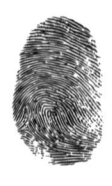</td><td>DAPOXETINA
Priligy® - Janssen Cilag</td><td>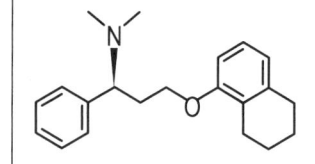</td></tr>
</table>

Apresentações

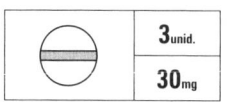 3 unid. 30mg   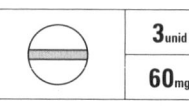 3 unid 60mg   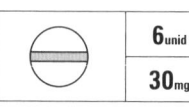 6 unid 30mg   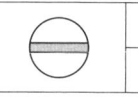 6 unid. 60mg

Posologia

DOSE INICIAL: 30mg - PODENDO SER AUMENTADA PARA 60mg - 1 A 3hs ANTES DA ATIVIDADE SEXUAL (NÃO INGERIR NOVAMENTE O FÁRMACO ANTES DE 24hs).

DMD: 60mg

Início de Ação: SR

Indicações

• TRATAMENTO DA EJACULAÇÃO PRECOCE MASCULINA.(ENTRE 18 E 64 ANOS)

Contraindicações

• *HS.*
• CARDIOPATIAS GRAVES
• COMPROMETIMENTO HEPÁTICO MODERADO A GRAVE.
• COMPROMETIMENTO RENAL GRAVE.
• USO CONCOMITANTE COM INIBIDORES POTENTES DO CITOCROMO CYP3A4.
• HISTORIA DE MANIA OU DEPRESSÃO GRAVE.

Precauções

• EXISTE A POSSIBILIDADE DE CAUSAR HIPOTENSÃO ORTOSTÁTICA E SÍNCOPE, QUE NORMALMENTE SÃO ACOMPANHADOS DE SINTOMAS PRODRÔMICOS.
• NÃO É DESTINADO A UM USO DIÁRIO CONTÍNUO. PRILIGY DEVE SER TOMADO APENAS QUANDO É EXPECTÁVEL UMA RELAÇÃO SEXUAL.
• NÃO DEVE SER TOMADO MAIS DO QUE UMA VEZ A CADA 24 HORAS.

Efeitos Adversos

CEFALEIA, DIARREIA, DOR DE CABEÇA, NÁUSEAS, SONOLÊNCIA, TONTURA, VERTIGEM.
Menos Comuns: agitação, anormalidades visuais, ansiedade, boca seca, bradicardia, congestão nasal, desmaio, disfunção erétil, diminuição da libido, dor abdominal, dor nas costas, fadiga, flatulência, hiperidrose, hipertensão, hipotensão, humor eufórico, insônia, irritabilidade, palpitações, pensamentos suicidas , pesadelos, síncope, sudorese, sonhos vívidos, taquicardia, vômitos, zumbido.

ATENÇÃO	Alimentos	Álcool	Abstinência	Veículos	Máquinas
	Ind.	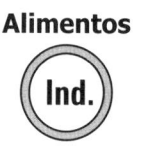	NÃO	OK	OK

continua... ▶

Gravidez	Lactação	Crianças	Idosos	Ins.Hep.	Ins. Ren
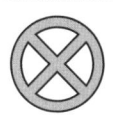	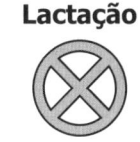	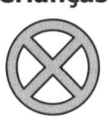	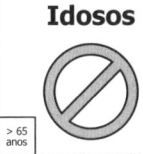 > 65 anos	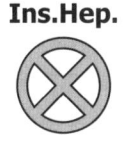	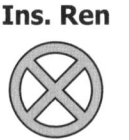

Superdose

Quadro Clínico: SONOLÊNCIA, NÁUSEAS E VÔMITOS, TAQUICARDIA, TREMOR AGITAÇÃO E TONTURAS.

Manejo: ADOTAR MEDIDAS DE SUPORTE PADRÃO

DMI: 240mg   **DL/T:** SR

Interações Medicamentosas

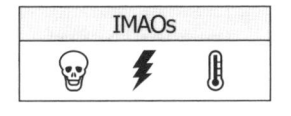

CETOCONAZOL, ITRACONAZOL, RITONAVIR, SAQUINAVIR, TELITROMICINA,, NELFINAVIR, ATAZANAVIR

Curiosidades

- A EJACULAÇÃO PRECOCE AFETA 30% DA POPULAÇÃO MASCULINA NO MUNDO.
- FOI DESENVOLVIDA INICIALMENTE COMO ANTIDEPRESSIVO NOS LABORATÓRIOS ELI LILLY.
- ATÉ O FINAL DE 2008 NENHUMA DROGA FOI APROVADA PARA O TRATAMENTO DA EP; NO ENTANTO, EM FEVEREIRO DE 2009 A DAPOXETINA RECEBEU AUTORIZAÇÃO PARA COMERCIALIZAÇÃO NA FINLÂNDIA, SUÉCIA E PORTUGAL.
- RECONHECIDO BIOQUÍMICO DAVID T. WONG FOI O CRIADOR DESTA MOLÉCULA EM 28 DE DEZEMBRO DE 2004. A JOHNSON & JOHNSON APRESENTOU A MOLÉCULA AO FDA, PARA O TRATAMENTO DA EJACULAÇÃO PRECOCE.
- AUTORIZADA NO BRASIL DESDE 01 DE JANEIRO DE 2014.

Dados Complementares

Data de Início	Tipo de Receita	Preço	CAS	ATC	DCB-DENOMINAÇÃO COMUM BRASILEIRA – GENÉRICO
2004 2014-BR	C1	$$$	119356-77-3	G04BX14	CLORIDRATO DE DAPOXETINA

PK – Farmacocinética

VIA ADM	PCP	Pmáx	V.D.	LP	T ½	MET	EX
ORAL	1h	SR	SR	SR	1,5 a 1,6hs	SR	SR

PD – Farmacodinâmica

- Potente inibidor seletivo da receptação de serotonina (ISRSs) com um IC50 de 1,12 nM, enquanto os principais metabólitos humanos, desmetildapoxetina (IC50 < 1,0 nM) e a didesmetildapoxetina (IC50 = 2,0 nM) são equivalentes ou menos potentes (dapoxetina-N-oxido (IC50 =282 nM)).

A ejaculação humana é mediada principalmente pelo sistema nervoso simpático. A via ejaculatória parte de um centro reflexo espinal, mediado pelo tronco cerebral, que é influenciado inicialmente por um conjunto de núcleos no cérebro (núcleos mediais pré-óticos e núcleos paraventriculares).

<table>
<tr><td>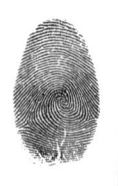</td><td>ANTIDEPRESSIVO
TRICÍCLICO
TETRACÍCLICO</td><td>DESIPRAMINA
Norpramin® - Sanofi Aventis</td><td>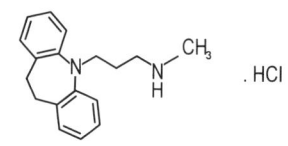
Amina secundária do grupo dos ADTs</td></tr>
</table>

SOMENTE EM FARMÁCIAS DE MANIPULAÇÃO

<table>
<tr><td>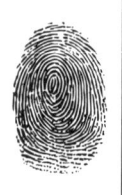</td><td>ANTIDEPRESSIVO
SELETIVO</td><td>DESVENLAFAXINA
Pristiq® - Wyeth</td><td>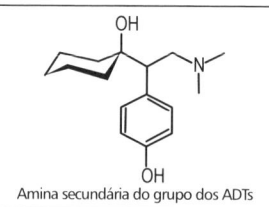
Amina secundária do grupo dos ADTs</td></tr>
</table>

Apresentações

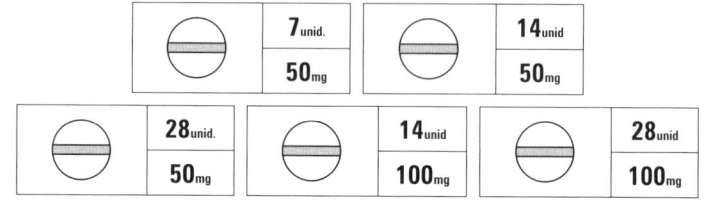

| 7 unid. | 50mg | 14 unid | 50mg |
| 28 unid. | 50mg | 14 unid | 100mg | 28 unid | 100mg |

Similares no Brasil

NÃO HÁ.

Posologia

DOSE INICIAL: 50mg UMA VEZ AO DIA.
DMD: 200mg/dia

Início de Ação: 7 DIAS

Indicações

- TRANSTORNO DEPRESSIVO MAIOR
- MENOPAUSA (sintomas vasomotores).
- sintomas ansiosos, somáticos ou dolorosos na depressão maior.

Contraindicações

- Doença cerebrovascular.
- Glaucoma agudo de ângulo fechado.
- Infarto do miocárdio.
- Uso associado com IMAOs e/ou venlafaxina.
- 𝓗𝓢.

Precauções

- AUMENTO DO COLESTEROL TOTAL E TRIGLICERÍDEOS DOSE DEPENDENTES.
- Piora da depressão.
- Surgimento de ideações suicidas.
- Hipertensão arterial.

continua...▶

- Retirada da medicação deve ser feita de forma lenta e gradual.
- Risco de desenvolver síndrome serotonérgica potencialmente fatal.
- Pacientes com pressão intraocular aumentada e glaucoma de ângulo fechado devem ser monitorados, pois há relatos de midríase.
- Cuidados com associação com medicações que afetam a coagulação.

Efeitos Adversos

ALTERAÇÕES DE PESO, AUMENTO DO COLESTEROL SÉRICO E ELEVAÇÃO DO TRIGLICÉRIDES, AUMENTO DA PRESSÃO ARTERIAL, BOCA SECA, CALAFRIOS, CEFALEIA, CONSTIPAÇÃO, FADIGA, HIPERIDROSE, INSÔNIA, NÁUSEAS, TONTURA.

Menos comuns: anorgasmia, ansiedade, artralgia, astenia, aumento de transaminases, diarreia, diminuição da libido, disfunção erétil, distúrbio do sentido gustativo, distúrbios visuais, dor abdominal, dor lombar, ejaculação tardia, erupção cutânea, fogacho, hesitação urinária, hipomania e mania, hiponatremia, ideação suicida, irritabilidade, mialgia, midríase, náusea, nervosismo, orgasmo anormal, palpitação, parestesia, proteinúria, sangramento anormal, sonhos anormais, sonolência, sudorese, taquicardia, tinido, transtornos de atenção, tremor, visão anormal, vômitos.

ATENÇÃO	Alimentos	Álcool	Abstinência	Veículos	Máquinas
	Ind.	⊘	Pouca	⊘	⊘
Gravidez	Lactação	Crianças	Idosos	Ins.Hep.	Ins. Ren
SR	⊘	SR	OK	OK	⊘

Superdose

Quadro Clínico: CEFALEIA, AGITAÇÃO, TONTURAS, NÁUSEAS, CONSTIPAÇÃO, DIARREIA, VÔMITOS, PARESTESIA, TAQUICARDIA.
Manejo: • OXIGENAÇÃO E VENTILAÇÃO DE VIA AÉREA.
- MONITORAR FUNÇÃO CARDÍACA E SINAIS VITAIS.
- FAZER LAVAGEM GÁSTRICA E/OU ADMINISTRAR CARVÃO ATIVADO.

DMI: 5.200mg   **DL/T:** SR

Associações Interessantes

- Mirtazapina.
- Bupropiona, reboxetina, maprotilina , nortriptilina (para ação noradrenérgica).
- Modafinil (na fadiga, sonolência e perda de concentração).
- NATIPs e EST/$\mathcal{HS}$ – depressões resistentes, psicóticas e bipolares.
- BZDs.
- Hipnóticos e trazodona (na insônia).
- Gabapentina, pregabalina (na ansiedade severa).
- Lítio, buspirona e T3 (como potencializadores).

Interações Medicamentosas

IMAOs, ISRSs, LÍTIO, SIBUTRAMINA.
FITOTERÁPICOS.

Curiosidades

- Em 4 de fevereiro de 2009, a desvenlafaxina foi aprovada para o tratamento da depressão no Canadá.
- O FDA aprovou a droga para uso como antidepressivo em fevereiro de 2008, para ser comercializado a partir de maio de 2008.
- Ele está sendo orientado como o primeiro não hormonal para tratamento da menopausa.

Dados Complementares

Data de Início	Tipo de Receita	Preço	CAS	ATC	DCB-DENOMINAÇÃO COMUM BRASILEIRA – GENÉRICO
2007	C1	$$$	93413-62-8	N06AX23	SUCCINATOMONOIDRATO DE DESVENLAFAXINA

PK – Farmacocinética

VIA ADM	PCP	Pmáx	V.D.	LP	T ½	MET	EX
ORAL	7,5hs	4 a 5dias	3,4 L/kg	SR	11hs	POR CONJUGAÇÃO	URINA

PD- Farmacodinâmico

- Sem inibição de CYP 450.
- É um metabólito ativo da venlafaxina e promove mais recaptação da noradrenalina do que da serotonina, porém esta ação ainda é imprevisível, dependendo de drogas indutoras ou inibidoras e dos polimorfismos genéticos do CYP 450; ainda não se estabeleceu se existe vantagens em relação à venlafaxina, mas a recaptação maior da noradrenalina melhora um pouco mais os sintomas vasomotores (da perimenopausa-calor, suores noturnos, insônia e depressão) e da fibromialgia.

ANSIOLÍTICO BENZODIAZEPÍNICO	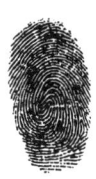	DIAZEPAM Valium® - Roche	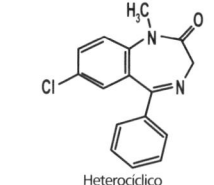 Heterocíclico

Apresentações

20 unid.	20 unid
5 mg	10 mg

30 unid.	30 unid
5 mg	10 mg

Similares no Brasil

CALMOCITENO (Medley), COMPAZ (Cristália), DIAZEFAST (Germed), DIAZEPAM NQ (Sigma Pharma), DIENPAX (Sanofi-Aventis), DIEZENPAX (Neo Química), KIATRIUM (Gross), MENOSTRESS (Activis), NOAN (Farmasa), RELAPAX (Cazi), SANTIAZEPAN (Santisa), SOMAPLUS (Cazi) UNI DIAZEPAX (União Química).

Posologia

- DOSE USUAL - ADULTOS: 5 a 10mg - 2 a 4x AO DIA.
- DOSE USUAL - CRIANÇAS: 0,01 A 0,03mg/kg/dia - 3 a 4x AO DIA.
DMD: 400mg

Início de Ação: SR

Indicações

- ANSIEDADE AGUDA SITUACIONAL.
- INSÔNIA.
- TAG.
- TRANSTORNO DE PÂNICO.
- TRATAMENTO DAS COMPLICAÇÕES DA RETIRADA DO ÁLCOOL.
- Ansiedade situacional presente por doenças físicas.
- Cardioversão.
- Coadjuvante no tratamento da discinesia tardia.
- Endoscopia
- Espasticidade decorrente de doenças neuromusculares ou de esclerose múltipla.
- Mialgias.
- Terror noturno em crianças (baixa dosagem e período breve).
- Tétano.
- Tratamento e prevenção de mal epiléptico ou de repetidas convulsões.

Contraindicações

ADIÇÃO, DROGADIÇÃO, GLAUCOMA DE ÂNGULO FECHADO, DOENÇA HEPÁTICA OU RENAL GRAVES, INSUFICIÊNCIA RESPIRATÓRIA OU DBPOC, *MIASTENIA GRAVIS*, *HS*.

Precauções

- MONITORAR O RISCO DE USO ABUSIVO DO FÁRMACO.
- Evite excesso de cafeína e suco de laranja
- Em pacientes com histórico de epilepsia, a retirada abrupta pode ocasionar convulsões.
- Pode ocorrer aumento da depressão respiratória em quadros de insuficiência respiratória.
- No uso intravenoso, administrar com cautela e evitar veias pequenas. Pacientes devem ficar em observação por 8 horas após administração parental.
- A administração intravenosa pode causar apneia em pacientes que estejam fazendo uso de analgésicos e antipsicóticos.
- Pode ocorrer sintomas de rebote horas ou dias a retirada do diazepam, assim como pode ocorrer recaída do quadro de ansiedade meses após a retirada.

Contraindicações

ABSTINÊNCIA, ATAXIA, DEFICIT DE ATENÇÃO E CONCENTRAÇÃO, FADIGA, RELAXAMENTO MUSCULAR, SEDAÇÃO, SONOLÊNCIA.
Ver capítulo de outros efeitos.

ATENÇÃO	**Alimentos**	**Álcool**	**Abstinência**	**Veículos**	**Máquinas**
	🍔	⊗	SIM	⊘	⊗

Gravidez	**Lactação**	**Crianças**	**Idosos**	**Ins.Hep.**	**Ins. Ren**
⊘	⊗	⊘	⊘	⊗	⊗

Superdose

Quadro Clínico: SONOLÊNCIA, RELAXAMENTO MUSCULAR, DIMINUIÇÃO DOS REFLEXOS, CONFUSÃO, PODENDO LEVARÃO COMA.

Manejo: MONITORAR RESPIRAÇÃO, PULSO, PRESSÃO ARTERIAL.
Medidas gerais de suporte devem ser empregadas, juntamente com fluidos intravenosos e manutenção adequada das vias aéreas.
A hipotensão pode ser combatida pelo uso de norepinefrina ou metaraminol. Flumazenil é indicado para a reversão completa ou parcial dos efeitos sedativos.

DMI: SR   **DL/T:** SR

Associações Interessantes

• Usado nas associações com ADs, EST/H e APSs

Interações Medicamentosas

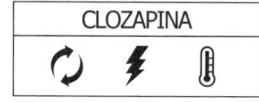
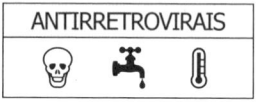

Ver capítulo de outros efeitos.

Curiosidade

• A substância foi criada em 1954 pelo Dr. Leo Sternbach nos laboratórios da Roche.
• Sua comercialização se deu em 1963, após oito anos de pesquisas, foram gastos aproximadamente 17 milhões de dólares.
• BZD "clássico", pois foi um dos primeiros a ser sintetizados em laboratório.
• O diazepam foi primeiramente preparado em 1933.
• Tornou-se espantosamente popular nos Estados Unidos, sendo o medicamento mais prescrito no período de 1969 a 1982.
• Atingiu um pico de vendas em 1978 de 2,3 bilhões de comprimidos, o que contribuiu para transformar o Laboratório La Roche em um gigante da indústria farmacêutica.
• A substância faz parte da "Relação de Medicamentos Essenciais" da OMS (Organização Mundial de Saúde).

Dados Complementares

Data de Início	Tipo de Receita	Preço	CAS	ATC	DCB-DENOMINAÇÃO COMUM BRASILEIRA – GENÉRICO
1954	B1	$	439-14-5	N05BA01 N05BA17	DIAZEPAM

PK – Farmacocinética

VIA ADM	PCP	Pmáx	V.D.	LP	T ½	MET	EX
ORAL, IM, IV, SUPOSITÓRIO	30 a 90 min.	SR	SR	90%	3hs 20 a 70hs	HEPAT	URINA

PD - Farmacodinâmica

• Substrato do CYP 2C19 e 3A4
• Deprime todos os níveis do SNC, incluindo o sistema límbico e formação reticular, potencializando a ação do GABA.

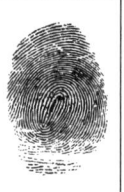

ANTIDEPENDÊNCIA QUÍMICA ÁLCOOL

DISSULFIRAM
Antietanol® - Sanofi-Aventis

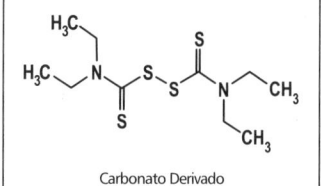

Carbonato Derivado

Apresentações

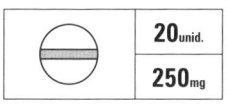

20unid.
250mg

Similares no Brasil

SARCOTON (Medley - dissulfiram+metronidazol).

Posologia

- INICIAR PRIMEIRA DOSE APOS 12Hs DA ÚLTIMA INGESTÃO DE ÁLCOOL.
- Dose recomendada: 500mg/dia por 1 ou 2 semanas.
- Dose de manutenção: 250mg/dia.

DMD: 500mg/dia

Início de Ação: 1 a 2 horas

Indicações

- ALCOOLISMO.
- Dependência de cocaína.

Contraindicações

- EPILEPSIA.
- HEPATITE AGUDA, HIPERTENSÃO PORTAL, MIOCARDIA GRAVE, CORONARIOPATIA.
- NEFRITES AGUDAS OU CRÔNICAS.
- OCLUSÃO CORONARIANA.
- REAÇÃO ALÉRGICA INTENSA.
- Diabete, hipotireoidismo, insuficiência hepática.

Precauções

- PACIENTE DEVE CONSENTIR COM O USO DO FÁRMACO E NÃO FAZER USO DE ÁLCOOL DURANTE O TRATAMENTO (EVITAR QUALQUER ALIMENTO QUE CONTENHA ÁLCOOL, VINAGRE POR EXEMPLO).
- ATÉ 14 DIAS APÓS A ÚLTIMA INGESTÃO DE DISSULFIRAM, O CONSUMO DE ÁLCOOL DEVERÁ SER EVITADO.
- EM PACIENTES COM DIABETES, O USO DEVE SER FEITO COM MODERAÇÃO, POIS O RISCO DE DOENÇAS VASCULARES PODE AUMENTAR POR ELEVAR OS NÍVEIS SÉRICOS DE COLESTEROL E CAUSAR NEUROPATIA PERIFÉRICA.
- POTENCIAL DE HEPATOXICIDADE.
- CAUTELA AO PRESCREVER DISSULFIRAM A PACIENTES COM HISTÓRICO DE DERMATITE DE CONTATO POR BORRACHA.
- O USO PROLONGADO PODE ACARRETAR HIPOTIREOIDISMO.
- EVITAR INGESTÃO DE ÁLCOOL ATÉ 14 DIAS APÓS ÚLTIMA DOSE.
- INSTRUIR O PACIENTE PARA CONSUMO INADVERTIDO DE ÁLCOOL EM ALIMENTOS (DOCES, BOMBONS, VINAGRE, MOLHOS).

Efeitos Adversos

CEFALEIA, CONFUSÃO, LETARGIA E TONTURA (PERÍODO INICIAL), NÁUSEAS, PRECORDIALGIA, RUBOR FACIAL, SUDORESE, SONOLÊNCIA, TAQUIPNEIA, VÔMITOS.
Ver capítulo de outros efeitos.

ATENÇÃO	Alimentos	Álcool	Abstinência	Veículos	Máquinas
			NÃO	OK	
Gravidez	Lactação	Crianças	Idosos	Ins.Hep.	Ins. Ren
		< 12 anos			

Superdose

Quadro Clínico: LETARGIA, PREJUÍZO DE MEMÓRIA, ALTERAÇÃO DO COMPORTAMENTO, CONFUSÃO MENTAL, NÁUSEA, VÔMITOS, PARALISIA FLÁCIDA, COMA.

Manejo: LAVAGEM GÁSTRICA.
USO DE EMÉTICOS E MEDICAMENTOS SINTOMÁTICOS.

DMI: SR

DL/T: 5g (adultos)
2g (crianças)

Interações Medicamentosas

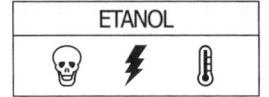
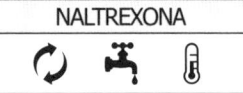
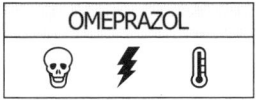

ETANOL	NALTREXONA	OMEPRAZOL

Ver capítulo de outros efeitos.

Curiosidade

• Experiências iniciadas no final de 1947 na Dinamarca (Copenhague), por Jens Hald e Erik Jacobsen, demonstraram que a ingestão de pequenas doses provoca sintomas característicos devido à inibição, pela droga, de aldeído desidrogenase, causando acúmulo de acetaldeído com a ingestão ainda que pequena de álcool, provocando sensação desagradável (reação dissulfiram/álcool).
• O dissulfiram foi a primeira intervenção farmacológica aprovada pelo FDA para o tratamento da dependência de álcool.

Dados Complementares

Data de Início	Tipo de Receita	Preço	CAS	ATC	DCB-DENOMINAÇÃO COMUM BRASILEIRA – GENÉRICO
1947	C1	$	97-77-8	P03AA04 N07BB01	DISSULFIRAM

PK – Farmacocinética

VIA ADM	PCP	Pmáx	V.D.	LP	T ½	MET	EX
ORAL	SR	SR	SR	SR	60 a 120hs	HEPÁTICO	URINA FEZES

PD – Farmacodinâmica

- Inibidor do CYP 2E1.
- É um inibidor irreversível e inespecífico de enzimas, que decompõe o álcool no estágio de acetaldeído.
- Ao inibir a enzima acetaldeído-desirogenase (ALDH) ocorre um acúmulo de acetaldeído no organismo levando à reação etanol-dissulfiram.

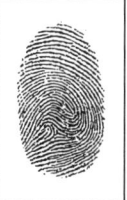 ANTIDEMENCIAL	**DONEPEZIL** Eranz® - Wyeth	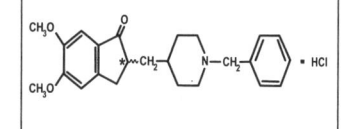

Carbonato Derivado

Apresentações

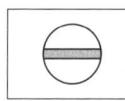 **28**unid. / **5**mg 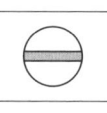 **28**unid. / **10**mg 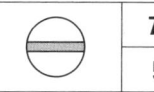 **7**unid. / **5**mg

Similares no Brasil

DANPEZIL (Ranbaxy), DONERA (Ranbaxy), DONILA (Aché), EPÉZ (Torrent), LABREA (Cristália), NEPEZIL (Aspen), ZILEDON (Sandoz).

Posologia

DOSE INICIAL: 5mg a noite por 30 dias, podendo atingir 10mg (dose única).

DMD: 10mg

Início de Ação: SR

Indicações

- ALZHEIMER (intensidade leve a moderada).
- Alzheimer (moderado a grave).
- Alzheimer associado com doença cerebral vascular.
- Com corpúsculos difusos de Lewi.
- Déficit cognitivo no Parkinson ou após lesão.
- Demência traumática cerebral.
- Esclerose múltipla.
- Síndrome de Dowm.
- Sintomas comportamentais e psicológicos de Alzheimer.
- Sintomas cognitivos da esquizofrenia
- Estudos recentes sugerem que o donepezil pode melhorar a fala em crianças com autismo.

Contraindicações

ALERGIA AOS DERIVADOS PIPERIDÍNICOS, $\mathcal{HS}$.

Precauções

EM PACIENTES COM DISTÚRBIOS SUPRAVENTRICULARES DE CONDUÇÃO. EFEITOS VAGOTÔNICOS SOBRE A FREQUÊNCIA CARDÍACA

continua...▶

- ÚLCERA PÉPTICA.
- EPILEPSIA.
- ASMA OU DPBOC.
- OBSTRUÇÃO URINÁRIA.
- OBSTRUÇÃO GASTROINTESTINAL OU RECUPERAÇÃO DE CIRURGIA DO TRATO DIGESTIVO
- PODE INTENSIFICAR OS EFEITOS DE RELAXAMENTO MUSCULAR DA SUCCINILCOLINA.
- CIRROSE HEPÁTICA ALCOÓLICA PODE CAUSAR DEPURAÇÃO DA MEDICAÇÃO.
- EVITAR ADMINISTRAR EM PACIENTES COM BAIXO PESO.

Efeitos Adversos

ANOREXIA, CÃIBRAS, CÓLICA ABDOMINAL, DIARREIA, DISPEPSIA, DOR ABDOMINAL, FADIGA, INSÔNIA, NÁUSEA, VÔMITO.
Ver capítulo de outros efeitos.

ATENÇÃO	Alimentos	Álcool	Abstinência	Veículos	Máquinas
	Ind.	⊗	NÃO	⊘	⊗
Gravidez	**Lactação**	**Crianças**	**Idosos**	**Ins.Hep.**	**Ins. Ren**
SR	⊗	SR	OK	OK	OK

Superdose

Quadro Clínico: NÁUSEAS, VÔMITOS, SALIVAÇÃO, SUDORESE, BRADICARDIA, HIPOTENSÃO, DEPRESSÃO RESPIRATÓRIA, COLAPSO, CONVULSÕES.
Aumento da fadiga muscular é uma possibilidade e pode resultar em morte se os músculos respiratórios estão envolvidos.

Manejo: INSTITUIR MEDIDAS GERAIS DE SUPORTE.
Anticolinérgicos terciários como a atropina pode ser usado como um antídoto.

DMI: SR   **DL/T:** SR

Associações Interessantes

- NATIPS, AV/ DVP , carbamazepina, oxcarbazepina (controla transtornos de comportamento)
- ADs – depressões das demências

Interações Medicamentosas

NEUROLÉPTICOS		
↻	🚰	🌡

RISPERIDONA		
↻	🚰	🌡

CARBAMAZEPINA.
ANTICOLINÉRGICOS, ATRACÚRIO, BETABLOQUEADORES, CETOCONAZOL, DEXAMETASONA, FENITOÍNA, FENOBARBITAL, FITOTERÁPICOS, PANCURÔNIO, RIFAMPICINA.

Curiosidade

- SEGUNDO UM ESTUDO PUBLICADO NA REVISTA *THE LANCET* NO INÍCIO DE 2006 O DONEPEZIL MELHORA A FUNÇÃO COGNITIVA MESMO EM PACIENTES COM SINTOMAS GRAVES DA DOENÇA DE ALZHEIMER.

continua...▶

- FOI O SEGUNDO INIBIDOR DA ACETILCOLINESTERASE A SURGIR, APROVADO PELO FDA EM 1996 E PELA ANVISA EM 2000.
- TEM COMO VANTAGEM A POSOLOGIA DE UMA TOMADA AO DIA, PORÉM COMO TEM UMA MEIA-VIDA MUITO LONGA, QUE PODE CHEGAR A ATÉ 73hs, ISSO É APONTADO COMO DESVANTAGEM, ASSIM COMO TODA DROGA DE MEIA VIDA LONGA USADA EM IDOSO.
- O SEU USO ASSOCIADO À MEMANTINA TEM RESPOSTA TERAPÊUTICA SUPERIOR AO SEU USO ISOLADO.

Dados Complementares

Data de Início	Tipo de Receita	Preço	CAS	ATC	DCB-DENOMINAÇÃO COMUM BRASILEIRA – GENÉRICO
1996	C1	$$$$	120014-06-4	N06DA0	CLORIDRATO DE DONEPEZILA

PK – Farmacocinética

VIA ADM	PCP	Pmáx	V.D.	LP	T ½	MET	EX
ORAL	3 a 4hs	SR	SR	96%	70hs	FÍGADO	URINA FEZES

PD – Farmacodinâmica

É um inibidor reversível da enzima acetilcolinesterase, responsável pelo aumento da concentração da acetilcolina através da inibição reversível da hidrólise pela acetilcolinesterase.

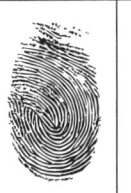

ANTIDEPRESSIVO TRICÍCLICO TETRACÍCLICO

DOXEPINA
Sinequan® - Pfizer

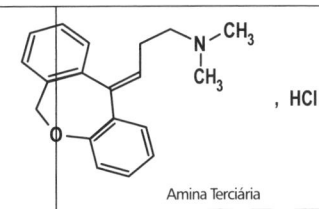

, HCl

Amina Terciária

Disponível para manipulação em apenas algumas farmácias do Brasil.

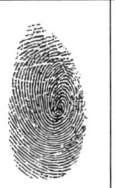

NEUROLÉPTICO TÍPICO

DROPERIDOL
Droperdal® - Cristália

Butirofenonas

Apresentações

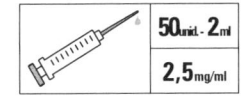

50unid. - 2ml

2,5mg/ml

Similares no Brasil

NILPERIDOL (Cristália).

Posologia

DMD: 2,5 A 10mg (IM) EM PACIENTES MUITO AGITADOS. PODE SER USADA EV

Início de Ação: 3 a 10 MINUTOS

Indicações

- ANTIEMÉTICO.
- EPISÓDIO PSICÓTICO AGUDO (com muita agressividade e agitação).
- PREVENÇÃO DE NÁUSEAS E VÔMITOS NO PÓS-OPERATÓRIO.
- SEDAÇÃO PRÉ-ANESTÉSICA.
- Intoxicação aguda por metanfetamina.
- Na administração endovenosa.
- Tratamento da enxaqueca.
- Tratamento do *delirium* (adultos e crianças).

Contraindicações

CARDIOPATAS COM OUTROS FÁRMACOS QUE AUMENTAM INTERVALO QT.

Precauções

- Não dirigir veículos ou operar máquinas perigosas, não associar uso de bebidas alcoólicas nem IMAOs.
- Cuidado ao prescrever a pacientes cardiopatas, ou aqueles que estão em tratamento com medicamentos que prolongam o intervalo QT.

Efeitos Adversos

COMA, CONFUSÃO, DESORIENTAÇÃO, DISARTRIA, HIPERTONIA, HIPOTENSÃO, SEDAÇÃO INTENSA, SIALORREIA, TONTURAS.

Menos comuns: acatisia, agitação, alteração do ECG, amenorreia, anafilaxia, anorgasmia, arritmias, boca seca, broncoespasmo, cãibras, constipação, convulsão, crises oculógiricas, déficit de atenção, diminuição da libido, discinesia tardia, distonia, ECEs, ejaculação precoce, galactorreia, ginecomastia, hipercinesia, icterícia, impotência, inquietude, parkinsonismo, *rash* cutâneo, retenção urinária, rigidez muscular, SNM, taquicardia, tremores finos, visão borrada.

Raros: Alucinações, ansiedade, exantema, hiperatividade, hipovolemia, inquietação, morte súbita.

ATENÇÃO	Alimentos	Álcool	Abstinência	Veículos	Máquinas
	Ind.	⊗	NÃO	⊗	⊗
Gravidez	Lactação	Crianças	Idosos	Ins.Hep.	Ins. Ren
⊘	⊗	⊘	⊘	⊘	⊘

Superdose

Quadro Clínico: EXACERBAÇÃO DE SUA AÇÃO FARMACOLÓGICA. PROLONGAMENTO DO INTERVALO QT, ARRITMIAS GRAVES.

Manejo: Caso ocorra hipoventilação ou apneia, deve ser administrado oxigênio e a respiração deverá ser assistida ou controlada como indicado. A permeabilidade das vias aéreas deve ser mantida, administrar anticolinérgicos se houver reações extrapiramidais graves.

DMI: SR   **DL/T:** SR

Interações Medicamentosas

LÍTIO	ZIPRASIDONA	CABERGOLINA	FLUNARIZINA
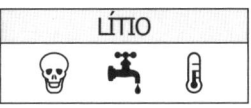	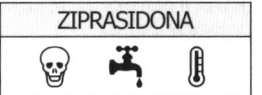	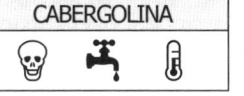	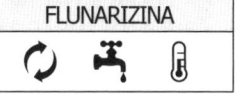

ADTs, BUPROPIONA, BZDs, ISRSs, OLANZAPINA, TIORIDAZINA, ZIPRASIDONA.
ALFUZOSINA, ANTIMALÁRICOS, BLOQUEADORES DE CANAL DE CÁLCIO, CLARITROMICINA, CIPROFLOXACINO, ANTIDEMENCIAIS, MICARDIPINA, PROPOFOL.

Curiosidade

- Este fármaco é utilizado somente em ambientes hospitalares.
- Foi sintetizado em junho de 1961 mas só introduzido em 1963.
- É uma butirofenona com ação curta (meia-vida de 1 a 2h), com efeitos sedativos maiores que o haloperidol e cuja hipersensibilidade dopaminérgica central após o uso continuado parece ter características peculiares.
- No Brasil, a Janssen-Cilag o retirou de sua linha de comercialização desde 1999, mas a substância continua disponível na linha de produtos da Cristália.

Dados Complementares

Data de Início	Tipo de Receita	Preço	CAS	ATC	DCB-DENOMINAÇÃO COMUM BRASILEIRA – GENÉRICO
1961	C1	$$$$	548-73-2	N01AX01 N05A08	DROPERIDOL

PK – Farmacocinética

VIA ADM	PCP	Pmáx	V.D.	LP	T ½	MET	EX
IM	30min	SR	SR	85 a 90%	2hs	HEPAT	RENAL

PD – Farmacodinâmica

Além de bloqueador dopaminérgico D_2 pós-sináptico seletivo, possui também ação significativa de bloqueio á-adrenérgico.

ANTIDEPRESSIVO SELETIVO 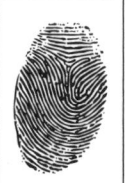 **DULOXETINA** Cymbalta® - Elli Lilly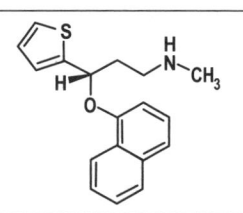

Apresentações

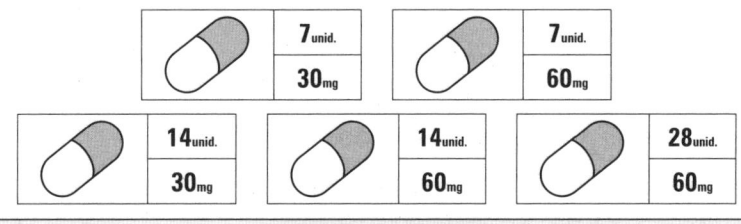

| 7 unid. 30 mg | 7 unid. 60 mg |
| 14 unid. 30 mg | 14 unid. 60 mg | 28 unid. 60 mg |

Similares no Brasil

CYMBI (Sigma Pharma), DUAL (ACHÉ), DULORGRAN (Legrand Pharma), NEULOX (Nova Química), VELIJA (Libbs).

Posologia

- AS DOSES VARIAM ENTRE 30 E 120mg/DIA EM UMA OU DUAS TOMADAS.
- AUMENTO GRADUAL DA DROGA NO PERÍODO DE 3 SEMANAS.
- EVITAR DOSES ACIMA DE 120mg QUE PODEM CAUSAR AUMENTO DA P.A.
- NA INCONTINÊNCIA URINÁRIA USAR DOSE ÚNICA 60mg/DIA.

DMD: 120mg/dia

Início de Ação: 1 SEMANA

Indicações

- DEPRESSÃO MAIOR.
- DOR ASSOCIADA A NEUROPATIA DIABÉTICA.
- FIBROMIALGIA.
- INCONTINÊNCIA URINÁRIA DE ESFORÇO.
- TAG (em adultos).
- Dor crônica (osteoartrite e dor lombar).
- Síndrome de fadiga crônica.
- Tdah em adolescentes e adultos.

Contraindicações

INSUFICIÊNCIA HEPÁTICA, RENAL E/OU CARDÍACA GRAVES, $\mathcal{HS}$, HAS (relativa), glaucoma de ângulo estreito não controlado.

Precauções

- EVITAR DOSES > 120mg/DIA PORQUE PODEM CAUSAR HIPERTENSÃO.
- DADOS MOSTRAM QUE A DULOXETINA AUMENTA O RISCO DE CONVULSÕES. CAUTELA AO PRESCREVER A MEDICAÇÃO A PACIENTES COM HISTÓRICO DE CONVULSÕES.
- RISCO DE SANGRAMENTOS.

Efeitos Adversos

ASTENIA, BOCA SECA, CEFALEIA, CONSTIPAÇÃO, EFEITOS COLATERAIS SEXUAIS, FADIGA, INSÔNIA, NÁUSEAS, SONOLÊNCIA, REDUÇÃO DO APETITE, SUDORESE, TONTURA, VÔMITO.

Menos comuns: acatisia, agitação, anorexia, aumento da pressão arterial, diarreia, *rash* cutâneo, tremor.

Ver capítulo de outros efeitos.

ATENÇÃO	**Alimentos** Ind.	**Álcool** ⊗	**Abstinência** Pouca	**Veículos** ⃠	**Máquinas** ⃠
Gravidez ⃠	**Lactação** ⃠	**Crianças** ⃠	**Idosos** ⃠	**Ins.Hep.** ⃠	**Ins. Ren** ⃠

Superdose

Quadro Clínico: SONOLÊNCIA, COMA, SÍNDROME SEROTONINÉRGICA, CONVULSÕES, SÍNCOPE, TAQUICARDIA, HIPOTENSÃO, HIPERTENSÃO, VÔMITO.

Manejo: INSTITUIR MEDIDAS GERAIS DE SUPORTE, OXIGENAÇÃO E VENTILAÇÃO DAS VIAS AÉREAS, MONITORAR SINAIS VITAIS E FUNÇÃO CARDÍACA. LAVAGEM GÁSTRICA OU USAR CARVÃO ATIVADO. NÃO INDUZIR ÊMESE.

continua...▶

Na ocorrência da síndrome serotoninérgica, pode-se usar ciproeptadina para o controle da temperatura.

DMI: 1.400mg **DL/T:** SR

Associações Interessantes

- PREGABALINA, GABAPENTINA (DOR).
- Mirtazapina (depressão).
- Bupropiona, reboxetina, maprotilina, nortriptilina (para ação noradrenérgica).
- Modafinil (na fadiga, sonolência e perda de concentração).
- NATIPs e EST/Hs – depressões resistentes, psicóticas e bipolares.
- BZDs.
- NATIPs e EST/Hs – depressões resistentes, psicóticas e bipolares.
- Hipnóticos e trazodona (na insônia).
- Lítio, buspirona e T3 (como potencializadores).

Interações Medicamentosas

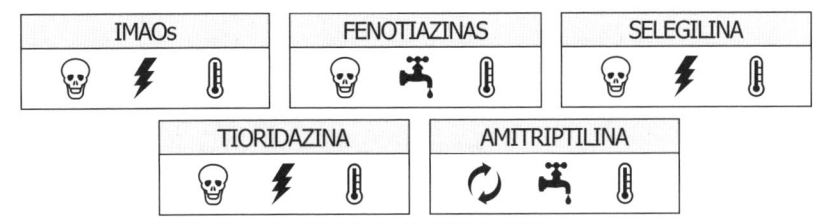

ADTs, DESIPRAMINA, FLUVOXAMINA, PAROXETINA, SIBUTRAMINA.
AAS, ANTICOAGULANTES, CODEÍNA, FITOTERÁPICOS, TAMOXIFENO, TRAMADOL, VARFARINA.

Curiosidade

- TRÊS DESCOBRIDORES: DAVID RODRIGUES, DAVID WONG, JOSEPH KRUSHINSKI.
- 1986: PEDIDO DE PATENTE.
- 1990: CONCESSÃO DA PATENTE.
- Primeira publicação sobre a descoberta: 1988.
- Foi aprovada pelo FDA para a depressão e neuropatia diabética em 2004.
- Em 2007, a Health Canadá aprova a duloxetina para o tratamento de depressão e dor neuropática periférica diabética

Dados Complementares

Data de Início	Tipo de Receita	Preço	CAS	ATC	DCB-DENOMINAÇÃO COMUM BRASILEIRA – GENÉRICO
1985	C1	$$$	116539-59-4	N06AX21	CLORIDRATO DE DULOXETINA

PK – Farmacocinética

VIA ADM	PCP	Pmáx	V.D.	LP	T ½	MET	EX
ORAL	6hs	3 dias	1.640L	90%	10 a 15hs	FÍGADO	RENAL

PD – Farmacodinâmica

- Inibidor potente e substrato do CYP 2D6.
- As ações duais de IRSN desse fármaco podem ser superiores às ações serotoninérgicas dos ISRSs no tratamento da dor neuropática do diabete e dos sintomas físicos dolorosos associados à depressão, porque potencializa as vias descendentes inibitórias da dor no sistema nervoso central.

continua...▶

• O aumento da noradrenalina no córtex pré-frontal melhora sintomas cognitivos na depressão geriátrica.
• Potencializa a ação glutamatérgica excitatória na medula, facilitando a contração do esfíncter uretral, o que a indica para a incontinência urinária de esforço.

ANTIDEPRESSIVO ISRS	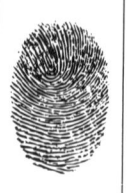	**ESCITALOPRAM** Lexapro® - Lundbeck	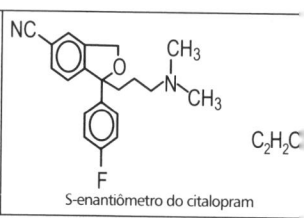

Apresentações

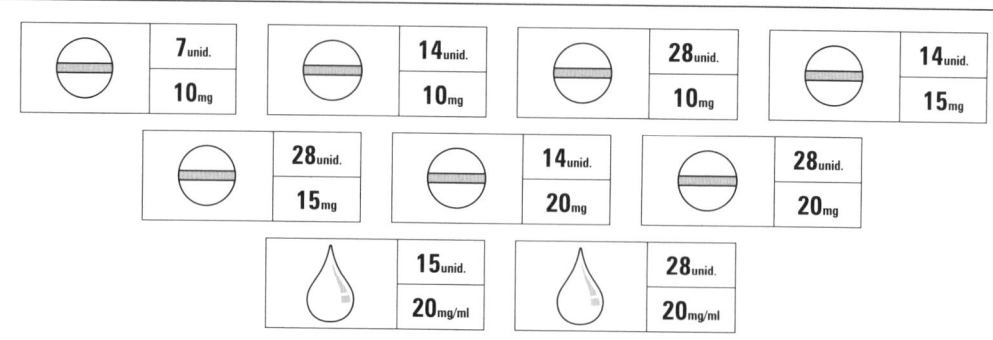

7 unid. / 10 mg	14 unid. / 10 mg	28 unid. / 10 mg	14 unid. / 15 mg
28 unid. / 15 mg	14 unid. / 20 mg	28 unid. / 20 mg	
15 unid. / 20 mg/ml	28 unid. / 20 mg/ml		

Similares no Brasil

ESC (Eurofarma), ESCILEX (Sigma Pharma), ESCIP (Geolab), ESPRAN (Torrent do Brasil), ESTALOX (Legrand), EXODUS (Aché), NEUROPRAM (Lundbeck), NEXIPRAM (EMS), RECONTER (Libbs), SCITALAX (Ranbaxy), SEDOPAN (Aspen Pharma), SEROLEX (Germed), VIDAPRAM (Astrazeneca).

Posologia

• **INICIO:** 5mg/DIA, POR CERCA DE 5 DIAS, AUMENTAR PARA 10mg/DIA.
• **IDOSOS:** DOSE SUGERIDA 5mg/DIA.

DMD: 20mg

Início de Ação: 7 a 14 DIAS

Indicações

• DEPRESSÃO MAIOR.
• FOBIA SOCIAL
• TAG.
• TOC.
• TRANSTORNO DO PÂNICO (com ou sem agorafobia).

• Depressão (na adolescência).
• Depressão bipolar.
• Depressão pós-AVC (prevenção).
• Disforia menstrual.
• Distimia.
• Dor lombar crônica.
• Ejaculação precoce.
• Enxaqueca (profilaxia).
• Jogo patológico.
• Tept.
• Transtorno de ansiedade social (na infância e adolescência).
• Transtorno dismórfico corporal
• Tricotilomania.

Contraindicações

- 𝓗𝓢.
- Pacientes com síndrome congênita do QT longo
- Uso concomitante com medicamentos que causem prolongamento do intervalo QT.

Precauções

- Este fármaco não interage com o álcool, mas o uso associado sem moderação é desaconselhado.
- Risco de sangramento.
- O uso de escitalopram está associado a prolongamento do intervalo QT (dose-dependente).
- Monitorar o risco de comportamento suicida em adolescentes e adultos, principalmente no início do tratamento.
- Orientar pacientes a procurar atendimento médico na ocorrência de alterações frequência cardíaca.
- Pacientes com risco de desenvolvimento de *torsades de pointes*, insuficiência cardíaca, infarto agudo do miocárdio recente, bradirritmia ou predisposição a hipocalemia e hipomagnesemia, prescrever com cautela.

Efeitos Adversos

ANORGASMIA (EM MULHERES), AUMENTO OU DIMINUIÇÃO DO APETITE, BOCA SECA, CORIZA, DISFUNÇÃO EJACULATÓRIA, DISFUNÇÃO ERÉTIL, INQUIETUDE, INSÔNIA, NÁUSEA, QUEDA DE CABELO, REDUÇÃO DA LIBIDO, RETARDO NA EJACULAÇÃO, SONOLÊNCIA, SUDORESE, TREMORES.

Ver capítulo de outros efeitos.

ATENÇÃO	Alimentos	Álcool	Abstinência	Veículos	Máquinas
	Ind.	⊘	Pouca	⊘	⊘
Gravidez	**Lactação**	**Crianças**	**Idosos**	**Ins.Hep.**	**Ins. Ren**
⊘	⊘	⊘	OK	OK	OK

Superdose

Quadro Clínico: CONVULSÕES, TONTURA, COMA, HIPOTENSÃO, INSÔNIA, NÁUSEAS, VÔMITOS, TAQUICARDIA SINUSAL, ALTERAÇÃO DO ECG.
Raramente insuficiência renal aguda.

Manejo: OXIGENAÇÃO E VENTILAÇÃO DAS VIAS AÉREAS, MONITORAR SINAIS VITAIS E FUNÇÃO CARDÍACA, FAZER LAVAGEM GÁSTRICA E/OU USAR CARVÃO ATIVADO.
Na gestão de superdosagem, considerar a possibilidade de envolvimento de múltiplas drogas.

DMI: 190mg   **DL/T:** 600mg

Associações Interessantes

- Bupropiona, reboxetina, maprotilina, nortriptilina (para ação noradrenérgica);
- Modafinil (na fadiga, sonolência e perda de concentração);
- NATIPs e EST/Hs – depressões resistentes, psicóticas e bipolares;
- Gabapentina, pregabalina (na ansiedade severa);
- Hipnóticos e trazodona (na insônia);
- BZDs.

Interações Medicamentosas

BUSPIRONA	IMAOs	LINEZOLIDA	TRAMADOL

Ver capítulo de outros efeitos.

Curiosidade

• É UM S-ENÂNTIOMETRO DO CITALOPRAM, É MUITO SELETIVO, AGE SOMENTE NA RECAPTAÇÃO DE SEROTONINA SEM AFETAR OUTROS RECEPTORES; ESTA CARACTERÍSTICA FOI POSSÍVEL PELA PURIFICAÇÃO DA MISTURA RACÊMICA DO CITALOPRAM QUE CONTÉM OS ISÔMEROS LER, ENQUANTO O ESCITALOPRAM POSSUI SOMENTE O ISÔMERO L.

• 2001 - PEDIDO DE PATENTE.
• 2002 - FDA - PARA DEPRESSÃO MAIOR APROVA EM AGOSTO.
• 2003 - FDA - PARA TAG APROVA EM DEZEMBRO.

Dados Complementares

Data de Início	Tipo de Receita	Preço	CAS	ATC	DCB-DENOMINAÇÃO COMUM BRASILEIRA – GENÉRICO
1997	C1	$$$	128196-01-0	N06AB10	OXALATO DE ESCITALOPRAM

PK – Farmacocinética

VIA ADM	PCP	Pmáx	V.D.	LP	T ½	MET	EX
ORAL	4hs	7 dias	12 a 26L/kg	< 80%	33hs	HEPAT	URINA

PD – Farmacodinâmica

• Substrato do CYP 2C19 e 3A4.

• É o mais seletivo dos ISRSs e o mais seguro e eficaz, mesmo em doses baixas, pela remoção do enantiômetro R o indesejado - ficando só com o enantiômetro S ativo puro, removendo as propriedades anti-histamínicas. A remoção do enantiômetro R anulou as interações medicamentosas.

HIPNÓTICOS BENZODIAZEPÍNICOS

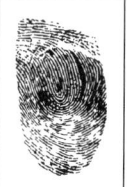

ESTAZOLAM
Noctal® - Abbott

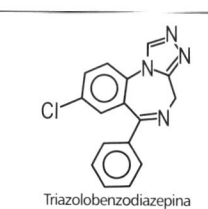

Triazolobenzodiazepina

Apresentações

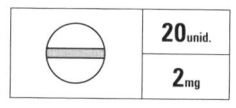

20 unid.

2 mg

Similares no Brasil

NÃO HÁ.

Posologia

IDOSOS: 0,5 A 1mg/DIA

DMD: 1 A 2mg (ANTES DE DEITAR)

Início de Ação: 15 A 30 MINUTOS

Indicações

- INSÔNIA (FDA).
- Catatonia
- Insônia em pacientes com TAG.

Contraindicações

- ASSOCIAÇÃO COM ITRACONAZOL OU CETOCONAZOL, INSUFICIÊNCIA HEPÁTICA E RENAL GRAVES, INSUFICIÊNCIA RESPIRATÓRIA (DBPOC).
- *MIASTENIA GRAVIS, HS.*

Precauções

- EVITAR PRESCREVER A ALCOOLISTAS E USUÁRIOS DE DROGAS.
- O USO DEVE SER BREVE - SUSPENDER ASSIM QUE HOUVER ALÍVIO DOS SINTOMAS.
- APÓS USO CRÔNICO SUSPENDER LENTAMENTE.
- CAUTELA COM PACIENTES COM FUNÇÃO RENAL E/OU HEPÁTICA COMPROMETIDAS.
- NA APNEIA DO SONO.
- O CLEARANCE DO ESTAZOLAM EM TABAGISTAS É ACELERADO, COMPARANDO COM NÃO TABAGISTAS. ATENÇÃO À NECESSIDADE DE AJUSTAR A DOSAGEM.
- RISCOS POR USO PROLONGADO OU EFEITOS ADVERSOS NÃO DEVEM IMPEDIR PRESCRIÇÃO DE AGENTES HIPNÓTICOS, QUANDO FOR NECESSÁRIO.

Efeitos Adversos

ABSTINÊNCIA, ATAXIA, CEFALEIA, DÉFICIT DE ATENÇÃO, FADIGA, FALTA DE COORDENAÇÃO, FRAQUEZA MUSCULAR, HIPOCINESIA, INSÔNIA DE REBOTE, SEDAÇÃO, SONOLÊNCIA, TONTURAS.

Ver capítulo de outros efeitos.

ATENÇÃO	Alimentos	Álcool	Abstinência	Veículos	Máquinas
	Ind.	⊗	SIM	⊘	⊘
Gravidez	**Lactação**	**Crianças**	**Idosos**	**Ins.Hep.**	**Ins. Ren**
⊗ 1° Tri.	⊗	⊗ <12 anos	⊘ doses <	⊘	⊘

Superdose

Quadro Clínico: SONOLÊNCIA, DEPRESSÃO RESPIRATÓRIA, CONFUSÃO, DIFICULDADE DE COORDENAÇÃO, FALA ARRASTADA, COMA.

Manejo: INDUÇÃO DE VÔMITO OU LAVAGEM GÁSTRICA, MANUTENÇÃO ADEQUADA DAS VIAS AÉREAS, MONITORAR SINAIS VITAIS E OBSERVAÇÃO ATENTA DO PACIENTE.
FLUMAZENIL PARA ANULAR EFEITOS SEDATIVOS.

DMI: SR   **DL/T:** SR

Associações Interessantes

•TRAZODONA E AGENTES COM AÇÕES ANTI-HISTAMÍNICAS PARA MELHORA DA QUALIDADE DO SONO.

Interações Medicamentosas

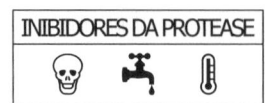

Ver capítulo de outros efeitos.

Curiosidade

ESTAZOLAM FICOU FAMOSO EM 1998 QUANDO UMA GRANDE QUANTIDADE DE UMA "MISTURA DE ERVAS PARA DORMIR" CHAMADO *SLEEPING BUDDHA* FOI RETIRADO DAS PRATELEIRAS AMERICANAS DEPOIS QUE O FDA DESCOBRIU QUE ELE CONTINHA ESTAZOLAM.

Dados Complementares

Data de Início	Tipo de Receita	Preço	CAS	ATC	DCB-DENOMINAÇÃO COMUM BRASILEIRA – GENÉRICO
1998	B1	$	29975-16-4	N05CD04	ESTAZOLAM

PK – Farmacocinética

VIA ADM	PCP	Pmáx	V.D.	LP	T ½	MET	EX
ORAL	1 a 6hs	3 dias	SR	93%	10 a 24hs	HEPAT RENAL	URINA FEZES

PD – Farmacodinâmica

Possui receptor específico no SNC, ligado ao receptor GABA A, que regula a abertura e o fechamento dos canais de íon cloreto, responsáveis pela propagação dos estímulos para os neurônios pós-sinápticos.

HIPNÓTICO	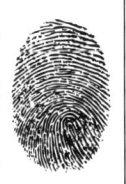	**EZOPICLONA** **Nardil®** - Parke-Davis	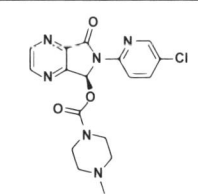

INDISPONÍVEL NO BRASIL.

ANTIDEPRESSIVO IMAO IRREVERSÍVEL	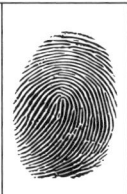	**FENELZINA** **Lunesta®** - Pharmaceuticals	NH_2 , H_2SO_4 Hidrazínico

INDISPONÍVEL NO BRASIL.

ANTIDISFUNÇÃO ERÉTIL	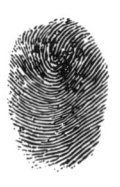	**FENTOLAMINA** Vigamed® - Cimed	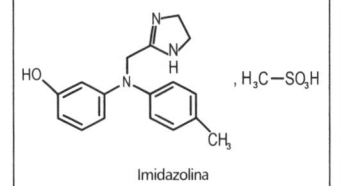 Imidazolina

Apresentações

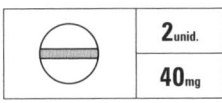 **2**unid. **40**mg

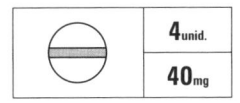 **4**unid. **40**mg

Similares no Brasil

VASOVIRIL (Pharmascience).

Posologia

DOSE INICIAL: 1 COMP. (40mg) 30 MINUTOS ANTES DA ATIVIDADE SEXUAL.

DMD: 80mg

Início de Ação: 30 a 60 MINUTOS

Indicações

DISFUNÇÃO ERÉTIL (impotência).

Contraindicações

• DOENÇA CARDIOVASCULAR, MENORES DE 18 ANOS, $\mathcal{HS}$.
• Pacientes com renite, gastrite e úlcera péptica (que façam uso de substâncias à base de nitratos).

Precauções

• PODE DIMINUIR A PRESSÃO ARTERIAL E/OU ELEVAR A FREQUÊNCIA CARDÍACA.
• NÃO UTILIZAR MAIS DE UMA VEZ AO DIA.
• COLHER HISTÓRIA E EXAME FÍSICO PARA O DIAGNÓSTICO E DETERMINAÇÃO DO TRATAMENTO ADEQUADO.

Efeitos Adversos

CONGESTÃO NASAL

Menos comuns: cefaleia, eventos isquêmicos, exacerbação de úlcera, hipotensão, náuseas, palpitação, taquicardia, tonturas.

Raros: arritmias, conjuntivite, depressão, dispneia, dor, dor abdominal, edema peniano, rinorreia.

ATENÇÃO	Alimentos	Álcool	Abstinência	Veículos	Máquinas
	⊗	⊗	NÃO	⦸	⦸
	Gravidez	**Lactação**	**Crianças**	**Idosos**	**Ins.Hep.**	**Ins. Ren**
	⊗	⊗	⊗	⦸	OK	OK

Superdose

Quadro Clínico: ARRITMIA, TAQUICARDIA, HIPOTENSÃO, CHOQUE.
Excitação, cefaleia, sudorese, contração pupilar, distúrbios visuais, náuseas, vômitos, diarreia, hipoglicemia.

Manejo: MONITORAR PRESSÃO ARTERIAL, MANTER PERNAS DO PACIENTE LEVANTADAS E ADMINISTRAR UM EXPANSOR PLASMÁTICO.
Adrenalina não deve ser utilizada, uma vez que pode causar uma redução paradoxal de pressão arterial.

DMI: SR   **DL/T:** SR

Interações Medicamentosas

BETABLOQUEADORES

ANTICONVULSIVANTES, ANTI-HIPERTENSIVOS (doxazosha, prazosha), CLORPROMAZINA, FITOTERÁPICOS, LEVAMISOL, LÍTIO, SILDENAFIL, SOMATOSTATINA TADALAFILA VARDENAFILA, VERAPAMIL

Curiosidade

- ADRIAN ZORGNIOTTI WALTON (1925-1994) É O PIONEIRO NO USO DA FENTOLAMINA INTRA CAVERNOSA E POR VIA ORAL.
- SEU USO COMO DROGA VASO ATIVA INTRA CAVERNOSA, COMBINADA COM PAPAVERINA E/OU PROSTAGLANDINA TEM SIDO ESTUDADA DESDE 1985.
- Em medicina é usada como anti-hipertensivo.
- Caiu em desuso no Brasil.

Dados Complementares

Data de Início	Tipo de Receita	Preço	CAS	ATC	DCB-DENOMINAÇÃO COMUM BRASILEIRA – GENÉRICO
Década de 80	C1	$	50-60-2	C04AB01	MESILATO DE FENTOLAMINA

PK – Farmacocinética

VIA ADM	PCP	Pmáx	V.D.	LP	T ½	MET	EX
ORAL	30 a 60min.	SR	SR	Fraca	5 a 7hs	SR	URINA FEZES

PD - Farmacodinâmica

É um inibidor competitivo dos receptores adrenérgicos á1e á2, facilitando a ocorrência da ereção por bloqueio local dos neurotransmissores adrenérgicos e noradrenérgicos.

NEUROLÉPTICO TÍPICO	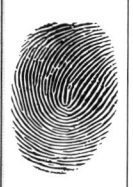	**FLUFENAZINA** **Diserim® - Apsen**	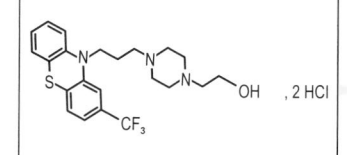

Fenotiazinas piperazina

Apresentações

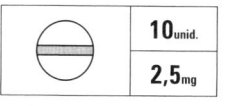 10 unid. / 2,5 mg   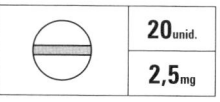 20 unid. / 2,5 mg   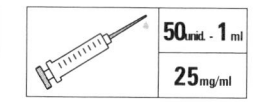 50 unid. - 1 ml / 25 mg/ml

Similares no Brasil

FLUFENAN E FLUFENAN DEPOT (Cristália).

Posologia

- **NA CRISE:** 2,5A10mg/DIA, ATÉ 20mg.
- **DOSE MANUTENÇÃO:** 5mg/DIA.
- **FORMA DEPOT:** 1 AMP. A CADA 15 DIAS.

DMD: SR

Início de Ação: 1 SEMANA

Indicações

- COADJUVANTE AO ESTABILIZADOR DE HUMOR.
- DEPRESSÃO PSICÓTICA.
- DEMÊNCIAS COM PSICOSE.
- EPISÓDIO MANÍACO AGUDO.
- EPISÓDIOS PSICÓTICOS EM GERAL.
- ESQUIZOFRENIA (crises agudas e manutenção).
- PSICOSE INDUZIDA POR DROGAS.
- QUADROS DE TIQUES.
- TRANSTORNO DELIRANTE PARANOIDE.
- TRANSTORNO ESQUIZOAFETIVO.
- TRANSTORNOS PSICÓTICOS COM POUCA ADERÊNCIA AO TRATAMENTO (forma DEPOT).
- Ansiolítico (em doses baixas).
- Controle do comportamento sexual desviante nas parafilias (forma DEPOT).
- Psicose e distúrbios da conduta na infância.
- Transtorno de personalidade (impulsividade e agitação).
- Tratamento sintomático da TPM.

Uso não psiquiátrico:
- Coreia de Huntington.
- Náuseas e vômitos.
- Soluços intratáveis.

Contraindicações

BEXIGA NEUROGÊNICA, CÂNCER DE MAMA, DBPOC GRAVE E ASMA, DISCRASIA SANGUÍNEA, DISTÚRBIOS CONVULSIVOS, LESÕES CEREBRAIS SUBCORTICAIS, SÍNDROME DE SJOGREN, PARKINSON, USO DE LENTES DE CONTATO, *HS*.

Precauções

- Evitar uso associado com IMAOs, Evitar dirigir veículos ou operar máquinas. Recomenda-se o uso noturno. Esclarecer paciente e familiares dos efeitos colaterais, associar com antiparkinsonianos quando necessário.
- Variar os locais de aplicação na forma injetável.
- Exames de função hepática e renal e hemogramas periodicamente.
- Descontinuar o uso em caso de insuficiência renal.

Efeitos Adversos

ACATISIA, DISTONIA, PARKINSONISMO, RIGIDEZ MUSCULAR, SEDAÇÃO, SÍNDROME EXTRAPIRAMIDAL, TREMORES FINOS.

Ver capítulo de outros efeitos

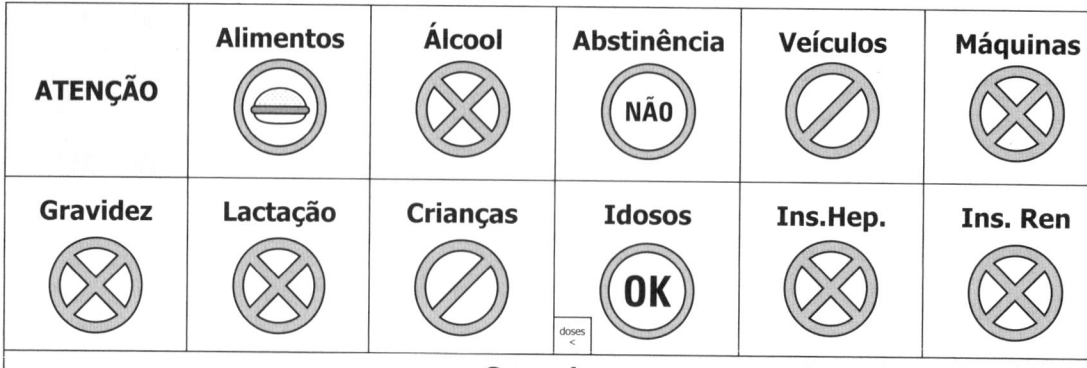

ATENÇÃO	Alimentos	Álcool	Abstinência	Veículos	Máquinas
			NÃO		
Gravidez	Lactação	Crianças	Idosos	Ins.Hep.	Ins. Ren
			OK (doses <)		

Superdose

Quadro Clínico: movimentos involuntários, hipotensão, reações autonômicas, letargia ou fenômenos clínicos relacionados com desidratação, depressão do SNC, distúrbios da consciência neurológica até coma.

Manejo: Não induzir êmese.
A lavagem gástrica com antecedência é útil.
Administrar uma suspensão aquosa de carbono ativo e um catártico salino. Manter a função respiratória e temperatura corporal.
Monitorizar a função cardiovascular. Controlar as convulsões com diazepam seguido de fenitoína.

DMI: 40mg   **DL/T:** SR

Associações Interessantes

- EST/H (AV/DVP)
- CARBAMAZEPINA (ESQUIZOFRENIA E MANIA)
- LAMOTRIGINA

Interações Medicamentosas

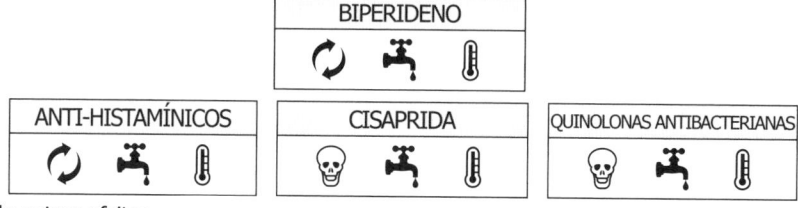

Ver capítulo de outros efeitos.

Curiosidade

Denominado comercialmente de Anatensol. Em associação à amitriptilina ou nortriptilina, foi muito ensaiada e utilizada como coadjuvante no tratamento das depressões ansiosas, inclusive no Brasil pela Bristol-Myers Squib com o nome de (MOTIVAL. - comps. nortriptilina 10mg + flufenazina 0,5mg). Também foi preconizado para a tensão pré-menstrual e quadros ansiosos do climatério feminino, neuropatia diabética e Síndrome do Cólon Irritável. Também foi considerada opção superior ao haloperidol no tratamento dos tiques na Síndrome de la Tourette e, possivelmente, alternativa para esquizofrênicos com alucinações refratárias. Celebrizou-se, porém, como primeiro neuroléptico a ser apresentado na forma do sal enantato em preparação de depósito ("depot"), com ação prolongada a ser renovada por aplicações intramusculares quinzenais, que logo foi ensaiada e comercializada no Brasil. Mais tarde seria introduzida a forma decanoato que, embora represente inequívocas vantagens em termos de duração de ação e tolerabilidade, nunca foi comercializada no Brasil e apenas ensaiada pelo pesquisador Caruso Madalena.

Dados Complementares

Data de Início	Tipo de Receita	Preço	CAS	ATC	DCB-DENOMINAÇÃO COMUM BRASILEIRA – GENÉRICO
1956	C1	$	69-23-8	N05AB02	BENDROFLUMETIAZIA + CLORIDRATO FLUFENAZINA ENANTATO DE FLUFENAZINA

PK – Farmacocinética

VIA ADM	PCP	Pmáx	V.D.	LP	T ½	MET	EX
ORAL IM	SR	5 dias	SR	90%	15 a 30hs	FÍGADO	RIM FEZES

PD – Farmacodinâmica

- Substrato do CYP2D6.
- Neuroléptico de alta potência, bloqueia os receptores pré-sinápticos dopaminérgicos (subtipos D_2 e D_1) mesolímbicos no cérebro. Também produz um bloqueio alfadrenérgico e deprime a liberação de hormônios hipotalâmicos e hipofisários.
- Entretanto, o bloqueio dos receptores dopaminérgicos aumenta a liberação de prolactina da hipófise.
- Tem fraco efeito antiemético e sedativo, e forte efeito extrapiramidal.

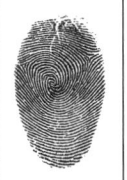

ANTAGONISTA DOS BENZODIAZEPÍNICOS

FLUMAZENIL
Lanexat® - Roche

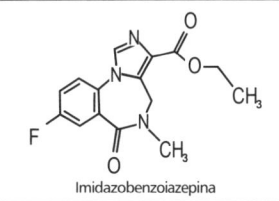

Imidazobenzoiazepina

Apresentações

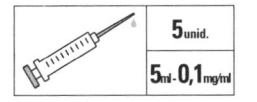

5 unid.

5ml - 0,1 mg/ml

Similares no Brasil

FLUMAZEN (União Química), FLUMAZIL (Cristália), FLUNEXIL (Biochimico).

Posologia

EM ANESTESIOLOGIA, DOSE INICIAL 0,2mg, COMO ANTAGONISTA DOS BENZODIAZEPÍNICOS A ADMINISTRAÇÃO DEVE SER LENTA E GRADUAL.

DMD: SR

Início de Ação: 1 a 2 MINUTOS

Indicações

- ENCERRAMENTO DE ANESTESIA GERAL.
- NA DETERMINAÇÃO EM CASOS DE INCONSCIÊNCIA POR CAUSA DESCONHECIDA.
- PROCEDIMENTOS DIAGNÓSTICOS OU TERAPÊUTICOS DE CURTA DURAÇÃO.
- SE O FÁRMACO ENVOLVIDO É UM BZD.
- SUPERDOSE ACIDENTAL OU PROVOCADA (tentativa de suicídio).

Contraindicações

- EM PACIENTES QUE RECEBAM BENZODIAZEPÍNICOS PARA CONTROLE DE CONDIÇÕES QUE POTENCIALMENTE REPRESENTEM RISCO DE VIDA.
- NÃO É INDICADO PARA TRATAR DE DEPENDÊNCIA DE BENZODIAZEPÍNICOS.
- ℋS.
- EM PACIENTES QUE APRESENTEM SINAIS DE OVERDOSE GRAVE DE ADTS.

Precauções

• Atenção especial nos casos de intoxicação mistas, epilepsia, precaução em pacientes com traumatismo craniano, ficar atento aos pacientes que fazem uso crônico de benzodiazepínico, crianças < 1 ano.
• Durante 24hs após a ingestão do fármaco é conveniente não dirigir veículos nem operar máquinas perigosas.
• A ingestão de alimentos durante uma infusão intravenosa da droga leva a um aumento de 50% na depuração, provavelmente devido ao aumento do fluxo sanguíneo hepático que acompanha a refeição.
• Pacientes expostos a BZDs por longos períodos (até sete dias antes), deve-se evitar injeções rápidas de Flumazenil. Ocorrência de agitação, ansiedade, confusão mental leve, distorções sensoriais e labilidade emocional.

Efeitos Adversos

AGITAÇÃO, ANSIEDADE, BRADICARDIA, CEFALEIA, CONFUSÃO, DISPNEIA, DOR NO LOCAL DA APLICAÇÃO, FADIGA, HIPERVENTILAÇÃO, LABILIDADE EMOCIONAL, NÁUSEA, SINTOMAS DE ABSTINÊNCIA AOS BZDs, TAQUICARDIA, VASODILATAÇÃO, VISÃO BORRADA, VÔMITOS.

Menos comum: ataque de pânico, convulsão.

Incomuns: agitação, cefaleia, fadiga, labilidade emocional, morte, parestesia, tontura, vasodilatação, visão anormal.

ATENÇÃO	Alimentos	Álcool	Abstinência	Veículos	Máquinas
	SR	(X)	Pouca	Ø	Ø
Gravidez	Lactação	Crianças	Idosos	Ins.Hep.	Ins. Ren
(X)	OK	Ø	OK	Ø	(X)

Superdose

Quadro Clínico: ANSIEDADE, AGITAÇÃO E AUMENTO DO TÔNUS MUSCULAR, HIPERESTESIA, CONVULSÕES.

Manejo: MEDIDAS GERAIS DE SUPORTE, MONITORIZAÇÃO DOS SINAIS VITAIS E OBSERVAÇÃO ATENTA DO PACIENTE.

DMI: 100mg   **DL/T:** SR

Associações Interessantes

•Nenhum – usado em monoterapia

Interações Medicamentosas

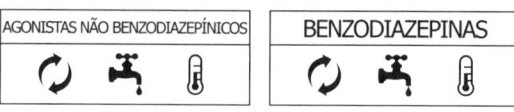

Ver capítulo de outros efeitos.

Curiosidade

INTRODUZIDO EM 1987 PELA HOFFMANN-LA ROCHE COM NOME COMERCIAL ANEXATE.

Dados Complementares

Data de Início	Tipo de Receita	Preço	CAS	ATC	DCB-DENOMINAÇÃO COMUM BRASILEIRA – GENÉRICO
1987	C1	$$$$$	78755-81-4	V03AB25	FLUMAZENIL

PK – Farmacocinética

VIA ADM	PCP	Pmáx	V.D.	LP	T ½	MET	EX
EV	SR	SR	0,95L/Kg	50%	4 a 11min.	HEPAT	RENAL

PD - Farmacodinâmica

É um derivado BZD sintético que bloqueia a ação os BZDs e mesmo dos hipnóticos não BZDs pela ação antagonista em sua interação com o receptor GABA.
No entanto, não antagoniza as ações dos barbitúricos, meprobamato e etanol.

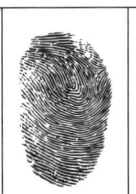

HIPNÓTICOS BENZODIAZEPÍNICOS

FLUNITRAZEPAM
Rohypnol® - Roche

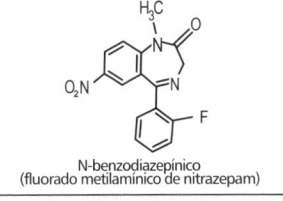

N-benzodiazepínico
(fluorado metilaminico de nitrazepam)

Apresentações

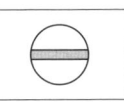

20 unid.
1 mg

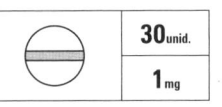

30 unid.
1 mg

Similares no Brasil

ROHYDORM 1 e 2mg (Sigma Pharma)

Posologia

- DOSE USUAL 0,5 A 1mg ANTES DE DEITAR.
- INSÔNIA GRAVE 1 A 2mg/DIA, (não exceder dose de 2mg/dia).
- Tratamento deve ser breve (de alguns dias a 2 semanas).

DMD: SR

Início de Ação: 20 a 30 MINUTOS.

Indicações

- INSÔNIA.
- SEDAÇÃO EM PRÉ-CIRURGIA.
- Controle do comportamento agressivo em psicóticos.

Contraindicações

- INSUFICIÊNCIA HEPÁTICA GRAVE.
- INSUFICIÊNCIA RESPIRATÓRIA GRAVE.
- *HS*.
- *MIASTENIA GRAVIS*.
- Insuficiência renal grave.
- Apneia respiratória do sono.

Precauções

- CUIDADO AO DIRIGIR VEÍCULOS OU OPERAR MÁQUINAS PERIGOSAS.
- EVITAR PRESCREVER A ALCOOLISTAS E USUÁRIOS DE DROGAS.
- EVITAR O USO CRÔNICO DESTE FÁRMACO.
- REDUZIR INGESTÃO DE CAFEÍNA, CHÁ E SUCO DE GRAPEFRUIT.

Efeitos Adversos

ABSTINÊNCIA, ATAXIA, CANSAÇO, CEFALEIA, CONFUSÃO MENTAL, DÉFICIT DE ATENÇÃO, DÉFICIT DE COORDENAÇÃO, DIPLOPIA, EMBOTAMENTO EMOCIONAL, FADIGA, INCOORDENAÇÃO MOTORA, SEDAÇÃO, SONOLÊNCIA.

Ver capítulo de outros efeitos.

ATENÇÃO	Alimentos	Álcool	Abstinência	Veículos	Máquinas
	Ind.	⊗	SIM	⊘	⊗
Gravidez	**Lactação**	**Crianças**	**Idosos**	**Ins.Hep.**	**Ins. Ren**
⊗ (1º Tri.)	⊗	⊘	⊘ (doses <)	⊘	⊘

Superdose

Quadro Clínico: SEDAÇÃO EXCESSIVA, DIMINUIÇÃO DO EQUILÍBRIO E DA FALA, DEPRESSÃO RESPIRATÓRIA, COMA.
MORTE (MUITO RARAMENTE).
Fármaco bastante utilizado em tentativa de suicídio.

Manejo: CONSIDERAR USO ASSOCIADO DE OUTRAS DROGAS (ÁLCOOL). INDUZIR VÔMITO, LAVAGEM GÁSTRICA (PROTEGENDO VIA AÉREA) OU ADMINISTRAR USO DE CARVÃO ATIVADO.
MONITORAÇÃO CARDIORRESPIRATÓRIA.
AVALIAR NECESSIDADE DO USO DE FLUMAZENIL.

DMI: 2mg/dia   **DL/T:** SR

Associações Interessantes

- Trazodona e agentes com ações anti-histamínicas para melhora da qualidade do sono.

Interações Medicamentosas

Ver capítulo de outros efeitos.

Curiosidade

- INDUTOR DO SONO DE FORMA RÁPIDA E INTENSA, ALÉM DE APRESENTAR EFEITO ANSIOLÍTICO, ANTICONVULSIVANTE E RELAXANTE MUSCULAR.
- CAUSA REDUÇÃO DO DESEMPENHO PSICOMOTOR, COM DIMINUIÇÃO DOS REFLEXOS E DA ATENÇÃO, E OCORRÊNCIA DE AMNÉSIA.
- NOS EUA SUA COMERCIALIZAÇÃO É PROIBIDA EM VIRTUDE DA SUA GRANDE POTENCIALIZAÇÃO COM O ÁLCOOL: POR ISSO DEVE-SE TER CUIDADO COM O PORTE DESTA SUBSTÂNCIA EM AEROPORTOS E EM OUTROS SERVIÇOS DE IMIGRAÇÃO.

continua...▶

- FOI TAMBÉM BASTANTE UTILIZADA EM GOLPES CONHECIDOS COMO *EASY DAIT* EM FESTAS PARA FAZER AS VÍTIMAS DE CRIMES FICAREM SONOLENTAS.
- FOI SINTETIZADO PELA PRIMEIRA VEZ EM 1972 PELA ROCHE E FOI USADO EM HOSPITAIS QUANDO ERA NECESSÁRIO A SEDAÇÃO PROFUNDA.
- COMERCIALIZADO NA EUROPA A PARTIR DE 1975 COMO ROHYPNOL, PRODUZIDO PELA ROCHE, E, EM 1980, COMEÇOU A SER DISPONÍVEL EM OUTROS PAÍSES.
- APARECEU PELA PRIMEIRA VEZ NOS EUA NO INÍCIO DE 1990 - ORIGINALMENTE EM DOSES DE 1 E 2mg, DEVIDO À SUA POTÊNCIA E POTENCIAL DE ABUSO, A DOSE DE 2mg LOGO FOI SUSPENSA PELO FABRICANTE, E AGORA ESTÁ DISPONÍVEL APENAS NA DOSE DE 1mg.
- NOS PAÍSES BAIXOS A APRESENTAÇÃO EM COMPRIMIDOS ESTÁ DISPONÍVEL NAS DOSES DE 1 OU 2mg, E ALTERNATIVAS GENÉRICAS PARA COMPRIMIDOS DE 2mg.

Dados Complementares

Data de Início	Tipo de Receita	Preço	CAS	ATC	DCB-DENOMINAÇÃO COMUM BRASILEIRA – GENÉRICO
1972	B1	$	1622-62-4	N05CD03	FLUNITRAZEPAM

PK – Farmacocinética

VIA ADM	PCP	Pmáx	V.D.	LP	T ½	MET	EX
ORAL, EV, IM	1 a 4hs	4 e 24hs	3,3 a 5,5L/kg	80%	18 a 26hs	HEPAT	RENAL

PD - Farmacodinâmica

- Indutor da melanogênese B16/C3.
- Indutor o CYP 3A4.
- Facilita a potencialização do efeito inibitório do GABA, ao se fixar em sítios específicos do SNC, com afinidade estritamente relacionada com a potência neurodepressora.

ANTIDEPRESSIVO ISRS	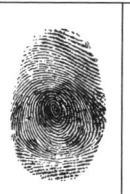	**FLUOXETINA** **Prozac® - Eli Lilly**	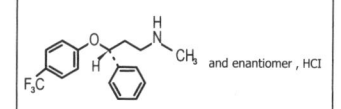 and enantiomer , HCl

Apresentações

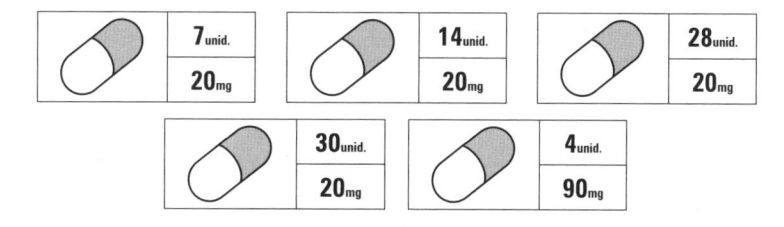

7 unid.	14 unid.	28 unid.
20 mg	20 mg	20 mg

30 unid.	4 unid.
20 mg	90 mg

Similares no Brasil

DAFORIN (Sigma Pharma), DEPOFLOX (Greenpharma), DEPRAX (Theraskin), DEPRESS (União Química), EUFOR (Farmasa), FLUOX (Theraskin), FLUOXETIN (Cristália), FLUXENE (Eurofarma), NEO FLUOXETIN (Hypm), PROZEN (Teuto), PSIQUIAL (Merck), VEROTINA (Libbs), ZYFLOXIN (Zydus).

Posologia

Preferencialmente pela manhã ou em 2 tomadas (manhã e meio-dia).

continua...▶

DMD: Entre 20 e 80mg

Início de Ação: 7 A 14 DIAS

Indicações

- BULIMIA NERVOSA.
- DEPRESSÃO MAIOR.
- DISFORIA MENSTRUAL.
- DISTIMIA.
- TBP (fase depressiva).
- TEPT.
- TOC.
- TRANSTORNO DO CORPO DISMÓRFICO.
- TRANSTORNO DO PÂNICO.

- Anorexia nervosa.
- Ansiedade generalizada.
- Comer compulsivo.
- Comportamento agressivo em pacientes *borderline*.
- Comportamentos automutilatórios.
- Depressão pós-AVC (profilaxia).
- Disforia da fase lútea tardia.
- Dor neuropática.
- Ejaculação precoce.
- Enxaqueca (profilaxia).
- Enurese noturna.
- Esquizofrenia (sintomas negativos).
- Fobia social.
- Hipocondria.
- Obesidade.
- Transtorno espectro autista (comportamentos repetitivos).
- Transtorno explosivo intermitente.
- Tricotilomania.

Contraindicações

- *HS*.
- Indisposição gastrointestinal.
- Pacientes que utilizam múltiplas drogas.

Precauções

- ADMINISTRAR JUNTO OU PRÓXIMO ÀS REFEIÇÕES,
- ACOMPANHAR INTERAÇÕES MEDICAMENTOSAS.
- MONITORAR O RISCO DO AGRAVAMENTO DA ANSIEDADE E *DELIRIUM* .
- RISCO DE SANGRAMENTOS.

Efeitos Adversos

AGITAÇÃO, ANOREXIA, ANSIEDADE, CEFALEIA, DIARREIA, DIMINUIÇÃO DO APETITE, DOR ABDOMINAL, FADIGA, INQUIETUDE, INSÔNIA, NÁUSEAS, NERVOSISMO, SEDAÇÃO, SINTOMAS EXTRAPIRAMIDAIS, SONOLÊNCIA, SUDORESE, TONTURAS.
Ver capítulo de outros efeitos.

ATENÇÃO	Alimentos	Álcool	Abstinência	Veículos	Máquinas
	⊘	⊘	NÃO	OK	⊘
Gravidez	**Lactação**	**Crianças**	**Idosos**	**Ins.Hep.**	**Ins. Ren**
⊘	⊘	OK (doses <)	OK (doses <)	⊘	⊘

Superdose

NÁUSEAS, VÔMITOS, AGITAÇÃO, INQUIETUDE, HIPOMANIA, INSÔNIA, TREMORES, CONVULSÕES.

Óbitos ocorreram pela associação da fluoxetina com outras drogas.

Manejo: MEDIDAS GERAIS DE SUPORTE. MONITORAR SINAIS VITAIS E RITMO CARDÍACO, MANTER OXIGENAÇÃO E VENTILAÇÃO DE VIA AÉREA E NÃO INDUZIR ÊMESE.

DMI: 8g   **DL/T:** 1g

Associações Interessantes

- Olanzapina – na depressão bipolar
- Bupropiona , reboxetina, maprotilina , nortriptilina (para ação noradrenérgica)
- Modafinil (na fadiga, sonolência e perda de concentração)
- NATIPs e EST/Hs – depressões resistentes, psicóticas e bipolares
- BZDs
- Hipnóticos e trazodona (na insônia)
- Lítio, buspirona e T3 (potencialização)

Interações Medicamentosas

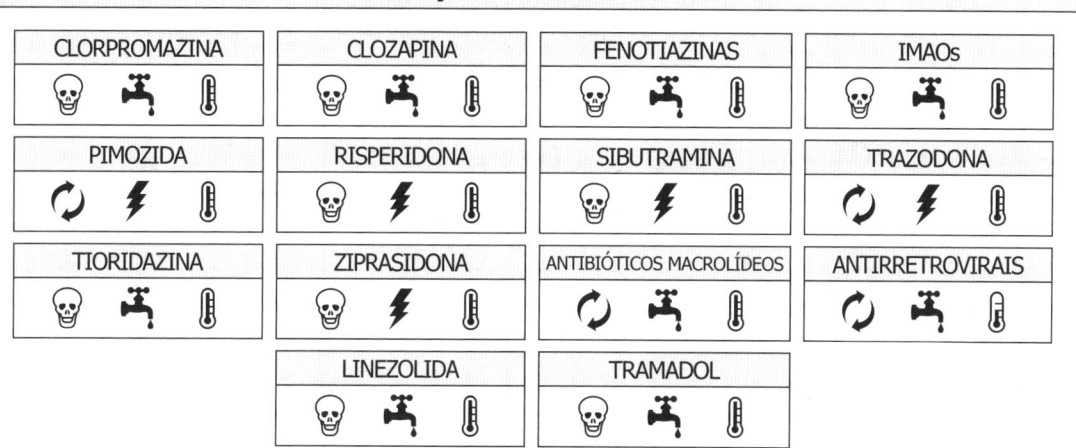

Ver capítulo de outros efeitos.

Curiosidade

- O TRABALHO QUE LEVOU A DESCOBERTA DA FLUOXETINA COMEÇOU NA ELI LILLY EM 1970 COM A COLABORAÇÃO DE BRYAN MOLLY E ROBERT RATHBURN.
- LANÇADA NO MERCADO BELGA EM 1986.
- FOI APROVADA PELO FDA NOS EUA EM DEZEMBRO DE 1987.
- É O ANTIDEPRESSIVO MAIS AMPLAMENTE PRESCRITO EM TODO O MUNDO.
- SEU NOME COMERCIAL MAIS CONHECIDO É O PROZAC®.
- FOI INTRODUZIDO NO MERCADO NORTE-AMERICANO EM JANEIRO DE 1988.
- ESTIMA-SE QUE MAIS DE 40 MILHÕES DE PESSOAS, EM MAIS DE 90 PAÍSES, FAZEM USO DESTE MEDICAMENTO.
- 2001: PATENTE QUEBRADA.
- ATRAVÉS DE VIOLENTO JOGO DE PROPAGANDA A LILLY GARANTIU A CRENÇA DA FLUOXETINA TER SIDO O PRIMEIRO ISRS, MAS A FLUVOXAMINA (JUNTO COM A ZIMELIDINA) TEVE ESSA PRIMAZIA.
- TEM METABÓLITO DE MEIA-VIDA DE 7 A15 DIAS.

Dados Complementares

Data de Início	Tipo de Receita	Preço	CAS	ATC	DCB-DENOMINAÇÃO COMUM BRASILEIRA – GENÉRICO
1970	C1	$$$	54910-89-3	N06AB03	CLORIDRATO DE FLUOXETINA

PK – Farmacocinética

VIA ADM	PCP	Pmáx	V.D.	LP	T ½	MET	EX
ORAL	4 a 8hs	SR	20 a 45L/kg	94,5%	1 a 3 dias	HEPAT	URINA FEZES

PD - Farmacodinâmica

- SUBSTRATO DO CYP2C8/9 E 2D6.
- INIBIDOR DO CYP2D6.
- Inibidor do CYP1A2, 2C19.
- Inibição 3A4 (norFX).
- Inibe recaptação neuronal da serotonina com aumento da neurotransmissão.
- No SNC possui pouca afinidade por receptores α1, α2, β-adrenérgicos, dopaminérgicos, histaminérgicos H_1 e muscarínicos.
- É um ISRS com ações ativadoras, pela diminuição do sono.
- Faz pequena inibição da recaptação de noradrenalina, relevante só em altas doses.
- Produz antagonismo de 5-HT_{2C}, com ação terapêutica na anorexia e bulimia, diminuição do apetite.
- Reforça ação terapêutica da olanzapina na depressão bipolar pela desinibição da NA e DA no córtex.
- Faz pequeno bloqueio dopaminérgico e dessensibiliza os receptores 5-HT_1 e 5-HT_2.
- No sono traz um aumento da fase-1 e da latência para o REM e diminui o tempo total do REM.

NEUROLÉPTICO TÍPICO	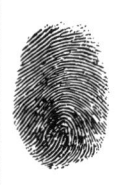	**FLUPENTIXOL** Depixol® - Lundbeck	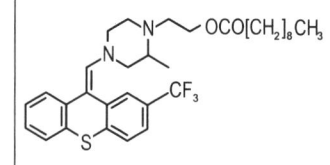 Tioxantinas

INDISPONÍVEL NO BRASIL.

HIPNÓTICOS BENZODIAZEPÍNICOS	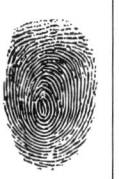	**FLURAZEPAM** Dalmadorm® - Valeant	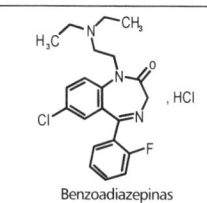 Benzoadiazepinas

Apresentações

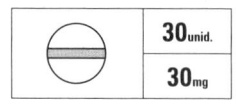

30 unid.	
30 mg	

Similares no Brasil

NÃO HÁ.

Posologia

- DOSE INICIAL 15mg/DIA, PODENDO SER AUMENTADA PARA 30mg/DIA.
- IDOSOS OU PACIENTES DEBILITADOS DMD 15mg, ANTES DE DORMIR.

DMD: 30mg/dia

Início de Ação: 15 a 45 MINUTOS

Indicações

INSÔNIA.

Contraindicações

APNEIA DO SONO, DROGADIÇÃO, GLAUCOMA, INSUFICIÊNCIA RESPIRATÓRIA OU DBPOC, *MIASTENIA GRAVIS*, PORFIRIA, *HS*.

Precauções

• NÃO PRESCREVER A USUÁRIOS DE DROGAS, DEPENDENTES QUÍMICOS, TRANSTORNO DE PERSONALIDADE.

• A RETIRADA DEVE SER LENTA E GRADUAL, O USO DEVE SER BREVE E INTERMITENTE (CAUSA DEPENDÊNCIA).

Efeitos Adversos

ATAXIA, CEFALEIA, COMPROMETIMENTO DA MEMÓRIA, DÉFICIT DE ATENÇÃO, DISARTRIA, HIPOCINE-SIA, INSÔNIA DE REBOTE, SEDAÇÃO, SONOLÊNCIA, TONTURAS.

Ver capítulo de outros efeitos.

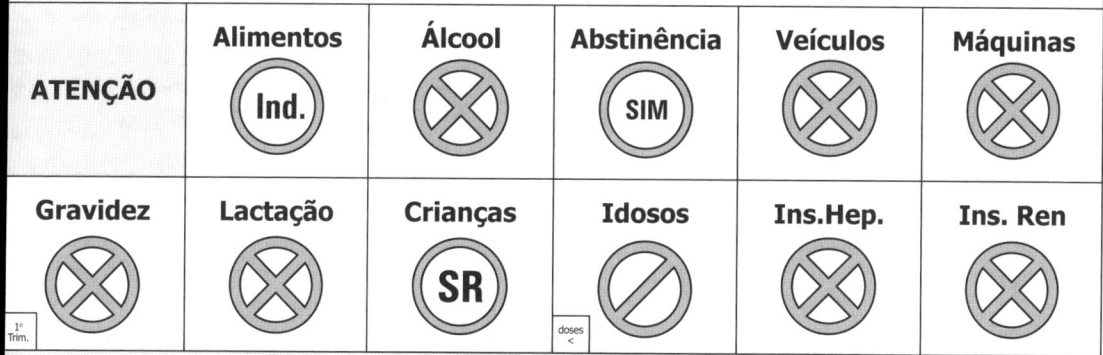

ATENÇÃO	Alimentos	Álcool	Abstinência	Veículos	Máquinas
	Ind.	⊗	SIM	⊗	⊗
Gravidez	Lactação	Crianças	Idosos	Ins.Hep.	Ins. Ren
⊗ (1º Trim.)	⊗	SR	⊘ (doses <)	⊗	⊗

Superdose

Quadro Clínico: SONOLÊNCIA, CONFUSÃO, PODENDO EVOLUIR AO COMA.

Manejo: MONITORAR RESPIRAÇÃO, PULSO E PRESSÃO SANGUÍNEA.
ADMINISTRAR FLUIDOS INTRAVENOSOS E FAZER MANUTENÇÃO ADEQUADA DAS VIAS AÉREAS.
LAVAGEM GÁSTRICA IMEDIATA. USAR FLUMAZENIL PARA REVERTER EFEITOS SEDATIVOS.

DMI: SR   **DL/T:** SR

Associações Interessantes

• Trazodona e agentes com ações anti-histamínicas para melhora da qualidade do sono.

Interações Medicamentosas

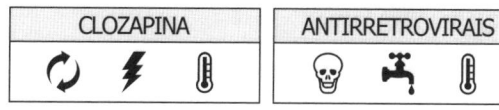

Ver capítulo de outros efeitos.

FOI O PRIMEIRO ESPECIFICAMENTE RECOMENDADO COMO HIPNÓTICO, TENDO SIDO LANÇADO NO MERCADO AMERICANO EM 1971.

Dados Complementares

Data de Início	Tipo de Receita	Preço	CAS	ATC	DCB-DENOMINAÇÃO COMUM BRASILEIRA – GENÉRICO
1971	B1	$	17617-23-1	N05CD01	FLURAZEPAM

PK – Farmacocinética

VIA ADM	PCP	Pmáx	V.D.	LP	T ½	MET	EX
ORAL	SR	2 a 3 dias	1,4L/kg	97%	50 a 80hs	HEPAT	RENAL

PD - Farmacodinâmica

- SUBSTRATO DO CYP3A4.
- Potencializa o efeito inibitório do GABA, modulando a atividade dos receptores GABA-A por meio de sua ligação com seu sítio específico, a qual altera a conformação desses receptores, aumentando a afinidade de GABA com seus próprios receptores e a frequência da abertura dos canais de cloro, provocando à hiperpolarização da célula.

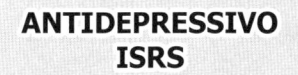

ANTIDEPRESSIVO ISRS

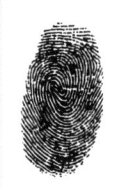

FLUVOXAMINA
Luvox® - Abbot

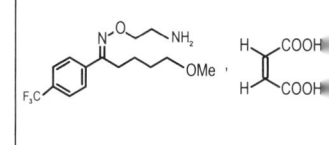

Éter arekilcetona

Apresentações

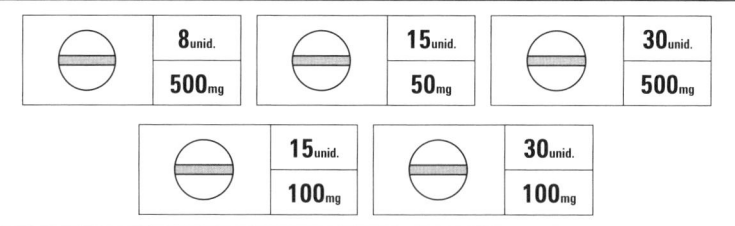

	8 unid.		15 unid.		30 unid.
	500 mg		50 mg		500 mg

	15 unid.		30 unid.
	100 mg		100 mg

Similares no Brasil

NÃO HA.

Posologia

- **DOSE INICIAL:** 50mg/ DIA, EM UMA ÚNICA TOMADA ANTES DE DORMIR, AUMENTANDO-SE GRADUALMENTE 50mg A CADA 4 OU 7 DIAS.
GRADUALMENTE 50 mg A CADA 4 OU 7 DIAS
- Doses acima de 150 mg devem ser divididas em 2 ou 3 tomadas.

DMD: 300mg

Início de Ação: 7 A 14 DIAS.

Indicações

- DEPRESSÃO MAIOR.
- FOBIA SOCIAL.

continua...▶

- TEPT.
- TOC.
- TRANSTORNO DO PÂNICO.
- Hipocondria.
- Jogo, comer e comprar compulsivo.
- Prevenção de recaídas da bulimia.
- Sintomas comportamentais no autismo.
- Transtorno dismórfico corporal.
- Tricotilomania.

Contraindicações

HS.

Precauções

- CUIDADO AO PRESCREVER A PACIENTES MANÍACOS.
- HISTÓRICO DE CONVULSÃO E EPILEPSIA.
- ALTERAÇÕES DA FUNÇÃO HEPÁTICA E RENAL.
- PRESCREVER QUANTIDADES MENORES PARA PACIENTES COM RISCO DE SUICÍDIO.
- ATENÇÃO AOS SINTOMAS DE SÍNDROME SEROTONINÉRGICA.
- Reduzir consumo de cafeína e de suco de laranja.
- RISCO DE SANGRAMENTO.
- O USO DA FLUVOXAMINA COM ALGUNS MEDICAMENTOS (ASTEMIZOL, CISAPRIDA, TERFENADINA) PODEM AUMENTAR O RISCO DO PROLONGAMENTO DO INTERVALO QT, COM RISCO DE ARRITMIAS FATAIS.

Efeitos Adversos

AGITAÇÃO, ANOREXIA, ANSIEDADE, ASTENIA, BOCA SECA, CEFALEIA, CONSTIPAÇÃO, DIARREIA, DISPEPSIA, DOR, DOR ABDOMINAL, INSÔNIA, NÁUSEAS, NERVOSISMO, PALPITAÇÃO, SONOLÊNCIA, SUDORESE, TAQUICARDIA, TONTURA, TREMORES, VERTIGENS, VÔMITOS.

Ver capítulo de outros efeitos.

ATENÇÃO	Alimentos	Álcool	Abstinência	Veículos	Máquinas
	Ind.	⊘	Pouca	⊘	⊗
Gravidez	Lactação	Crianças	Idosos	Ins.Hep.	Ins. Ren
⊗	⊗	⊘ doses <	⊘	⊘	⊘

Superdose

Quadro Clínico: NÁUSEAS, VÔMITOS, DIARREIA, HIPOTENSÃO, HIPOCALEMIA, DIFICULDADES RESPIRATÓRIAS, SONOLÊNCIA, TAQUICARDIA E COMA.
Bradicardia, alterações eletrocardiográficas (como parada cardíaca, prolongamento do intervalo QT, bloqueio atrioventricular de 1º grau, bloqueio de ramo, e ritmo funcional), convulsões, tonturas, distúrbios de função, tremores e aumento dos reflexos.

Manejo: MEDIDAS GERAIS DE SUPORTE: MANUTENÇÃO ADEQUADA DE VIA AÉREA. ADMINISTRAR CARVÃO ATIVADO, LAVAGEM GÁSTRICA IMEDIATA (PROTEGENDO AS VIAS AÉREAS).

DMI : 1.200mg **DL/T:** 1.400mg

Associações Interessantes

- Clomipramina no TOC resistente;
- Hipnóticos e trazodona (na insônia);
- NATIPs e EST/Hs – depressões resistentes, psicóticas e bipolares;
- Modafinil (na fadiga, sonolência e perda de concentração);
- NATIPs e EST/Hs – depressões resistentes, psicóticas e bipolares;
- Lítio, buspirona e T3 (potencialização);
- BZDs.

Interações Medicamentosas

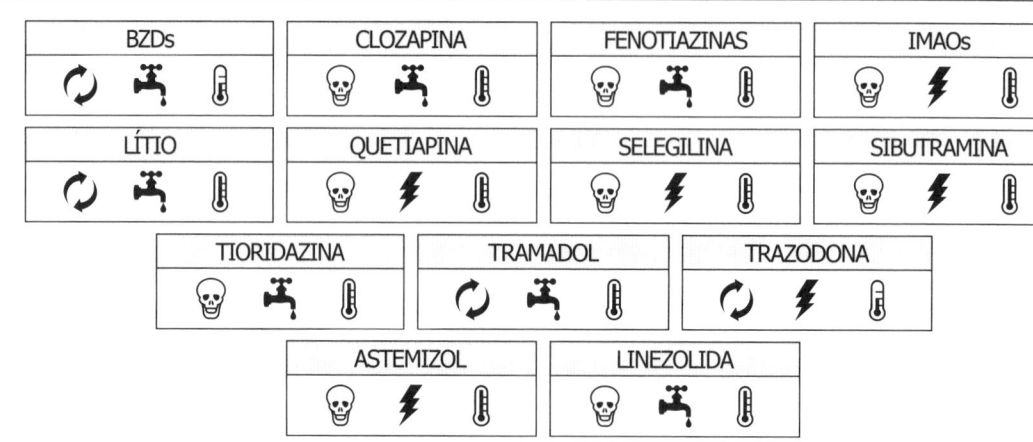

Ver capítulo de outros efeitos.

Curiosidade

- FOI O PRIMEIRO ISRS A SER UTILIZADO (1984-SUIÇA) FOI DESENVOLVIDO PELA SOLVAY PHARMATICALS.
- NOS ESTADOS UNIDOS: 1994.
- NO JAPÃO FOI O PRIMEIRO USADO EM 1999.

Dados Complementares

Data de Início	Tipo de Receita	Preço	CAS	ATC	DCB-DENOMINAÇÃO COMUM BRASILEIRA – GENÉRICO
1984	C1	$$$	54739-18-3	N06AB08	MALEATO DE FLUVOXAMINA

PK – Farmacocinética

VIA ADM	PCP	Pmáx	V.D.	LP	T ½	MET	EX
ORAL	2 a 8hs	28hs	25L/kg	77%	15hs	HEPAT	RENAL

PD - Farmacodinâmica

- SUBSTRATO DO CYP1A2 E 2D6.
- INIBIDOR DO CYP1A2,2C19 E 3A4.
- Inibição seletiva da recaptação de serotonina nos neurônios cerebrais. A interferência nos processos adrenérgicos é mínima, sendo também negligenciável sua capacidade de ligação aos receptores α e β adrenérgicos, histaminérgicos, colinérgicos muscarínicos, dopaminérgicos e serotoninérgicos.
- É um ISRS com forte ação antidepressiva.
- Apresenta potente ação no receptor sigma 1 (6-1) com respostas ansiolíticas e antipsicóticas.
- Tem poucos efeitos sobre o sistema cardiovascular (apenas sintomas de grau leve) sendo seguro em pacientes cardiopatas.

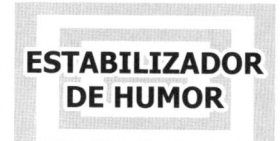
ESTABILIZADOR DE HUMOR

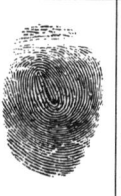

GABAPENTINA
Neurotin® - Pfizer

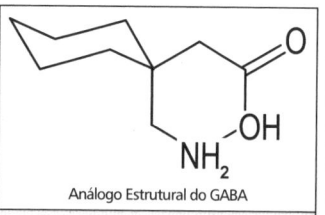

Análogo Estrutural do GABA

Apresentações

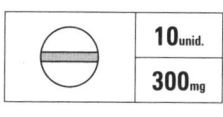
10 unid. / 300 mg

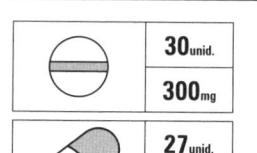
30 unid. / 300 mg

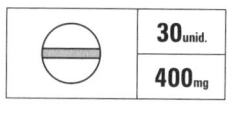
30 unid. / 400 mg

27 unid. / 600 mg

Similares no Brasil

GABANEURIN (Sigma Pharma), GABATIN (Torrent), GAMIBETAL (Arrow), PROGRESSE (Biosintética).

Posologia

DOSE INICIAL: 300 mg/DIA (à noite), DEVENDO SER ELEVADA EM 300mg A CADA 4 DIAS.

DMD: 900 A 1.800mg (EM 3 TOMADAS)

Início de Ação: SR

Indicações

PSIQUIÁTRICAS
- ALÍVIO DE SINTOMAS DE ABSTINÊNCIA DA COCAÍNA E DO ÁLCOOL;
- Adjuvante a outros estabilizadores de humor na fase maníaca o TBP.
- Adjuvante na fibromialgia.
- Fobia social.
- Pânico.
- Parkinsonismo.
- Síndrome das pernas inquietas
- Tag.
- Transtorno por uso de *Cannabis*.
- Tremor essencial.

NEUROLÓGICAS
- CONVULSÕES TÔNICO-CLÔNICAS COM GENERALIZAÇÃO SECUNDÁRIA.
- CRISES CONVULSIVAS PARCIAIS REFRATÁRIAS.
- DOR NEUROPÁTICA.
- DOR NEUROPÁTICA PÓS-HERPÉTICA.
- Esclerose lateral amiotrófica.
- Profilaxia da enxaqueca.

Contraindicações

- *HS*.

Precauções

- Efeitos como sonolência, tontura, ataxia e fadiga são geralmente de intensidade leve e resolvem-se após duas semanas de uso continuado.
- Atenção para ideação ou comportamento suicida.

continua...▶

- Sintomas de abstinência: ansiedade, dor, insônia, náusea ,sudorese.
- Os antiácidos diminuem a sua absorção.
- Pacientes que estejam fazendo uso de morfina, podem ter um aumento do nível sérico de gabapentina, acarretando sinais de depressão do SNC. Reduzir a dosagem de um dos medicamentos.

Efeitos Adversos

ATAXIA, EDEMA PERIFÉRICO, FADIGA, NÁUSEAS, SEDAÇÃO, SONOLÊNCIA,TONTURA.

Ver capítulo de outros efeitos.

ATENÇÃO	Alimentos	Álcool	Abstinência	Veículos	Máquinas
	Ind.	⊘	Pouca	⊘	⊗
Gravidez	Lactação	Crianças	Idosos	Ins.Hep.	Ins. Ren
⊗	⊗	⊘ (doses <)	⊘	⊘	⊘

Superdose

Quadro Clínico: APRESENTA BAIXA DISPOSIÇÃO PARA INTOXICAÇÃO.
VISÃO DUPLA, FALA INDISTINTA, SONOLÊNCIA, LETARGIA, DIARREIA.

Manejo: INSTITUIR MEDIDAS GERAIS DE SUPORTE.
A gabapentina pode ser removida por hemodiálise.

DMI: 49g   **DL/T:** SR

Associações Interessantes

- Outros anticonvulsivantes no tratamento da epilepsia
- NATIPs e EST/HS – nos transtornos bipolares
- Duloxetina e amitriptilina na dor neuropática, assim como outros anticonvulsivantes
- ISRS e BZDs na ansiedade

Interações Medicamentosas

ANTIEPILÉPTICOS (felbamato, fenitoína, fosfenitoína, hidantoínas), BETABLOQUEADORES, MORFINA, PROPRANOLOL.

Curiosidades

- APROVADA NOS ESTADOS UNIDOS PELO FDA EM 1994
- EM 2002: APROVADA PELO FDA PARA NEVRALGIA PÓS-HERPÉTICA.
- FOI DESENVOLVIDA PARA O TRATAMENTO DA EPILEPSIA E EVENTUALMENTE É UTILIZADA PARA O TRATAMENTO DA DOR OCASIONADA PELOS NERVOS PERIFÉRICOS.
- PODE OCASIONAR EXAMES FALSO-POSITIVOS PARA PROTEÍNAS NA URINA.

Dados Complementares

Data de Início	Tipo de Receita	Preço	CAS	ATC	DCB-DENOMINAÇÃO COMUM BRASILEIRA – GENÉRICO
1994	C1	$$	60142-96-3	N03AX12	GABAPENTINA

PK – Farmacocinética

VIA ADM	PCP	Pmáx	V.D.	LP	T ½	MET	EX
ORAL	2 a 3hs	SR	57,7L	NÃO HÁ	5 a 9hs	NÃO HÁ	RENAL

PD - Farmacodinâmica

• Está estruturalmente relacionada ao neurotransmissor GABA, mas o seu mecanismo de ação não interage com as sinapses gabaérgicas e apenas aumenta a síntese e a liberação do GABA, mas não a recaptação ou catabolismo do mesmo.
• É classificada como ligante α 2 α, assim pela ligação seletiva a este local nos canais de sódio sensíveis a voltagem; o bloqueio desses canais provoca melhora da dor, mas não a estabilidade de humor.
• Seu bloqueio glutamatérgico atua na dor, na ansiedade e previne convulsões.
• Reduzem o limiar da dor pela ação no caminho da dor, incluindo o tálamo e o córtex pré-frontal.
• Melhora o sono de ondas lentas.

ANTIDEMENCIAL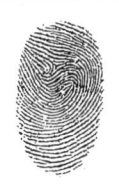

GALANTAMINA
Reminyl® - Janssen Cilag

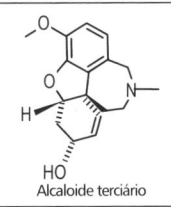
Alcaloide terciário

Apresentações

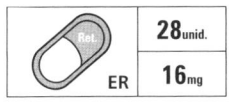 28 unid. ER 16 mg

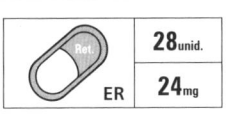 28 unid. ER 24 mg

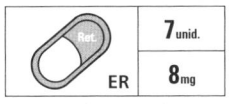 7 unid. ER 8 mg

Similares no Brasil

NÃO HÁ.

Posologia

DOSE INICIAL: 8mg/DIA DURANTE 4 SEMANAS.

DMD: 16mg PODENDO SER AUMENTADA PARA 24mg/DIA APÓS 4 SEMANAS.

Início de Ação: SR

Indicações

• ALZHEIMER (intensidade leve a moderada).
• Alzheimer (intensidade moderada a grave).
• Demência de Alzheimer associada a demência cerebrovascular.
• Demência vascular.
• Demência na doença de Parkinson.
• Sintomas comportamentais e psicológicos no transtorno cognitivo maior devido à doença de Alzheimer.
• Sintomas cognitivos na esquizofrenia.
• sintomas cognitivos em usuários de cocaína.

Contraindicações

INSUFICIÊNCIA HEPÁTICA E RENAL, *HS*.

Precauções

- Pacientes com doença do nódulo sinusal, distúrbios de condução, condições ulcerativas gastrointestinais, com histórico ou portadores de doenças respiratórias graves, obstrução urinária e predisposição a convulsões.
- Cuidado na associação com fármacos que reduzam a frequência cardíaca.
- Na interrupção do tratamento reiniciar com a menor dose diária.
- Orientar os pacientes para terem um consumo adequado de líquidos durante o tratamento.

Efeitos Adversos

ANOREXIA, CEFALEIA, DIARREIA, DISPEPSIA, DOR ABDOMINAL, FADIGA, NÁUSEA, PERDA DE PESO, REDUÇÃO DO APETITE, SONOLÊNCIA, TONTURA, TREMOR, VÔMITOS.
Menos comuns: anemia, confusão mental, ferimentos, infecção do trato urinário, insônia, pesadelos, quedas, rinite, sangramento gastrointestinal, síncope.

Incomuns: afasia, apatia, apraxia, arritmia atrial, aumento da fosfatase alcalina, aumento da libido, ataque isquêmico, ataxia, AVC, bloqueio AV, bloqueio de ramo, boca seca, cãibras nas pernas, cálculos renais, cistite, contrações involuntárias do músculo, convulsões, delírio, disfagia, diverticulite, edema, epistaxe, fibrilação atrial, gastrite, gastroenterite, hematúria, hemorragia retal, hipercinesia, hiperglicemia, hipertonia, hipocinesia, hipotensão postural, infarto do miocárdio, inversão da onda T, isquemia cardíaca, melena, micção frequente, noctúria, palpitações, parestesia, púrpura, reação paranoica, retenção urinária, salivação aumentada, soluço, taquicardia supraventricular, trombocitopenia, vertigem, zumbido.

Raros: bradicardia grave, desidratação, ideação suicida, perfuração do esôfago, suicídio.

ATENÇÃO	Alimentos	Álcool	Abstinência	Veículos	Máquinas
	⊖	⊘	NÃO	⊘	⊗
Gravidez	**Lactação**	**Crianças**	**Idosos**	**Ins.Hep.**	**Ins. Ren**
SR	⊗	⊗	OK	⊗	⊗

Superdose

Quadro Clínico: SEMELHANTE À DE OUTROS COLINOMIMÉTICOS (fraqueza muscular, náuseas, vômitos, cólicas gastrointestinais, salivação, lacrimejamento, micção, defecação, sudorese, bradicardia, hipotensão, depressão respiratória, colapso e convulsões, aumento da fadiga muscular).

Manejo: INSTITUIR MEDIDAS GERAIS DE SUPORTE.
ATROPINA PODE SER USADA COMO ANTÍDOTO (dose inicial de 0,5 a l,0mg IV com doses subsequentes baseadas na resposta clínica).

DMI: SR   **DL/T:** SR

Associações Interessantes

- NATIPs – diminui transtorno de comportamento;
- ADs – depressões apáticas;
- Memantina – Alzheimer moderado ou severo;
- AV/DVP, carbamazepina ou oxcarbazepina – distúrbios de comportamento;

Interações Medicamentosas

ADTs, NEUROLÉPTICOS, OUTROS ANTIDEMENCIAIS.
BETABLOQUEADORES, DIGOXINA, SUCCINILCOLINA.

Curiosidade

- A GALANTAMINA É UM ALCALOIDE ISOLADO DAS FOLHAS E FLORES DE *GALLANTHUS NIVALIS* (FLORES DO CÁUSACO) EM 1956, POR D. S. PASCOVE.
- EM 1965, O MAYRHOFER CONFIRMOU O VALOR DA GALANTAMINA COMO PODEROSO ANTÍDOTO DOS RELAXANTES MUSCULARES NÃO DESPOLARIZANTES.
- 10 DE NOVEMBRO DE 2000: APROVADA NO BRASIL.
- PRIMEIROS ESTUDOS FOI DO FARMACOLOGISTA SOVIÉTICO MASH KOVSKY-LUOVA EM 1951.
- 1959: PRIMEIRO PROCESSO INDUSTRIAL FOI DESENVOLVIDO NA BULGÁRIA PELO PROF. PASKOV (DESCOBERTA ETNOBOTÂNICA).
- É USADA HÁ DÉCADAS NA EUROPA ORIENTAL E NA RÚSSIA PARA TRATAMENTO DA POLIOMIELITE, MIASTENIA, MIOPATIA E DISFUNÇÃO MOTORA ASSOCIADA A DISTÚRBIOS DO SNC.
- NOS EUA É VENDIDO COMO SUPLEMENTO DIETÉTICO PARA A MEMÓRIA.
- A GALANTAMINA É A DROGA MAIS RECENTE DO SEU GRUPO, APROVADA PELO FDA E PELA ANVISA EM 2001; TEM UM EFEITO ADICIONAL, QUE É A ATIVIDADE MODULADORA ALOSTÉRICA SOBRE OS RECEPTORES NICOTÍNICOS, POSSIBILITANDO O AUMENTO DA TRANSMISSÃO COLINÉRGICA E UM POSSÍVEL EFEITO NEUROTRANSMISSOR QUESTIONÁVEL.

Dados Complementares

Data de Início	Tipo de Receita	Preço	CAS	ATC	DCB-DENOMINAÇÃO COMUM BRASILEIRA – GENÉRICO
1951	C1	$$$	357-70-0	N06DA04	HIDROBROMETO DE GALANTAMINA

PK – Farmacocinética

VIA ADM	PCP	Pmáx	V.D.	LP	T ½	MET	EX
ORAL	1,2hs	SR	175L/kg	17,7%	7hs	HEPAT	URINA FEZES

PD - Farmacodinâmica

- Inibe transitoriamente a atividade colinesterásica, determinando a acumulação de acetilcolina endógena. Assim, facilita a transmissão dos impulsos nervosos, restaurando a transmissão neuromuscular bloqueada pelos relaxantes musculares não despolarizantes e tem um efeito sinérgico com os relaxantes despolarizantes.
- Atua sobre as sinapses centrais e periféricas agindo diretamente sobre as miofibrilas.

NEUROLÉPTICO TÍPICO

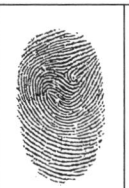

HALOPERIDOL
Haldol Decanoato®
Haldol®- Janssen Cilag

Butirofenonas

Apresentações

20 unid. / 1 mg	20 unid. / 5 mg	30 ml. / 2 mg/ml
5 unid. - 1 ml / 5 mg/ml	5 unid. - 1 ml / 50 mg/ml	

Similares no Brasil

DECAN HALOPER-DECANOATO DE HALOPERIDOL (União Química), HALO DECANOATO (Cristália), HALOPER (Teuto), HALOPSITOL (Uci-Farma), UNI HALOPER (União Química).

Posologia

- **NA ESQUIZOFRENIA:** 10 A 15mg/DIA.
- **CRIANÇAS/IDOSOS:** USAR DOSES MENORES - 0,5mg/DIA.

DMD: 5 A 100mg

Início de Ação: SR

Indicações

- AGITAÇÃO EM PACIENTES COM *DELIRIUM* .
- AGITAÇÕES EM QUADROS DEMENCIAIS.
- AGITAÇÕES EM TRANSTORNOS MENTAIS ORGÂNICOS.
- ADJUVANTE NA DEPRESSÃO DO TBP.
- ADJUVANTE DOS EST/H NA MANIA.
- EPISÓDIOS MANÍACOS AGUDOS.
- ESQUIZOFRENIA.
- QUADROS QUE CURSAM COM SINTOMAS PSICÓTICOS (na infância).
- TRANSTORNO ESQUIZOAFETIVO.
- TRANSTORNO DE GILLES DE LA TOURETTE.
- Cicladores rápidos.
- Coreias de Huntington, Sydenhan e gravídica.
- Depressão psicótica (como adjuvante).
- Gagueira
- Hemibalismo.
- Síndrome de Meige.
- Síndrome psicótica com sintomas depressivos associada a amitriptilina.
- Transtorno *borderline*.
- Transtornos de personalidade (sintomas de impulsividade e agitação)
- Toc.

Contraindicações

DBPOC, BEXIGA NEUROGÊNICA, CÂNCER DE MAMA, HIPERTROFIA DE PRÓSTATA, PARKINSON, SÍNDROME DE SJÖGREN, TRANSTORNOS CONVULSIVOS, USO DE LENTES DE CONTATO, $\mathcal{HS}$.

Precauções

- AVALIAR POSSIBILIDADE DE GRAVIDEZ ANTES DE PRESCREVER.
- NA FORMA LÍQUIDA NÃO DEVE SER INGERIDO COM CAFÉ, CHÁ, SORO FISIOLÓGICO OU CITRATO DE LÍTIO.
- NA FORMA INJETÁVEL VARIAR O LOCAL DE APLICAÇÃO E NÃO UTILIZAR MAIS DE 3ml NO MESMO LOCAL.

Efeitos Adversos

ACATISIA, BOCA SECA, DISTONIAS, HIPERTONIA, PARKINSONISMO, RIGIDEZ MUSCULAR, SÍNDROME EXTRAPIRAMIDAL, SEDAÇÃO, SONOLÊNCIA, TREMORES FINOS.

ATENÇÃO	Alimentos	Álcool	Abstinência	Veículos	Máquinas
	⊖	⊘	NÃO	⊘	⊗

Gravidez	Lactação	Crianças	Idosos	Ins.Hep.	Ins. Ren
⊗ 1° TRI.	⊗	OK doses <	OK doses <	OK	⊘

Superdose

Quadro Clínico: REAÇÕES EXTRAPIRAMIDAIS SEVERAS, HIPOTENSÃO, SEDAÇÃO.
Fraqueza ou rigidez muscular e tremor generalizadas ou localizadas, alterações eletrocardiográficas.

Manejo: INSTITUIR MEDIDAS GERAIS DE SUPORTE (permeabilidade das vias aéreas deve ser determinada através de uma via aérea orofaríngea ou tubo endotraqueal ou, em casos de coma prolongado, portraqueostomia; depressão respiratória pode ser neutralizada pela respiração artificial e respiradores mecânicos, em casos de hipotensão e colapso circulatório, administrar fluidos

DMI: SR   **DL/T:** 300 a 1.000mg

Associações Interessantes

- EST/Hs anticonvulsivantes – mania esquizofrenia
- BZDs - na agitação

Interações Medicamentosas

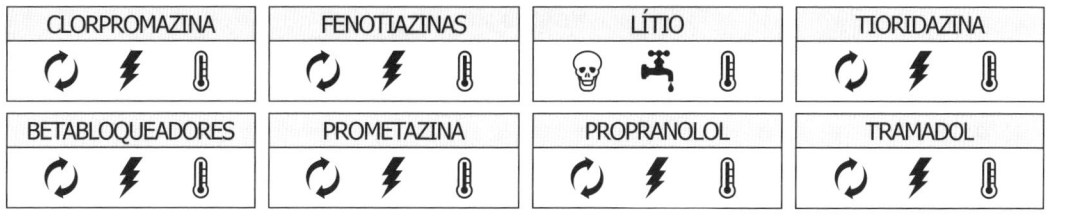

| CLORPROMAZINA | FENOTIAZINAS | LÍTIO | TIORIDAZINA |
| BETABLOQUEADORES | PROMETAZINA | PROPRANOLOL | TRAMADOL |

Ver capítulo de outros efeitos

Curiosidades

- FOI DESENVOLVIDO EM 1957 PELA COMPANHIA BELGA JANSSEN FARMACÊUTICA.
- SUBMETIDO AO PRIMEIRO TESTE CLÍNICO NO MESMO ANO.
- APROVADO PARA USO PELO FDA EM 12 DE ABRIL DE 1967.

Dados Complementares

Data de Início	Tipo de Receita	Preço	CAS	ATC	DCB-DENOMINAÇÃO COMUM BRASILEIRA – GENÉRICO
1958	C1	$	52-86-8	N05AD01	HALOPERIDOL DECANOATO DE HALIPERIDOL

PK – Farmacocinética

VIA ADM	PCP	Pmáx	V.D.	LP	T ½	MET	EX
ORAL, IM, EV	1 a 4hs (O) 30min. (IM)	3 a 5h	18L/kg	90 a 98%	24hs (O) 21hs (IM)	HEPAT	URINA (60%) FEZES (40%)

PD - Farmacodinâmica

- SUBSTRATO DO CYP2D6 E 3A4.
- Inibidor do CYP2D6e3A4.
- Antagonista de D_2 com grande afinidade por esses receptores, sendo um neuroléptico de alta potência.
- Sua atuação nos gânglios basais pode trazer intensos efeitos extrapiramidais.
- Sua ação antagonista no trato tuberoinfundibular do hipotálamo pode elevar os níveis de prolactina.

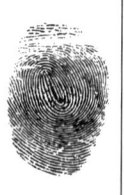

ANTIDEPRESSIVO TRICÍCLICO TETRACÍCLICO

IMIPRAMINA
Tofranil® - Novartis

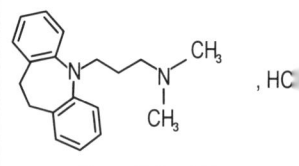, HC

Timoanaléptico tricíclico

Apresentações

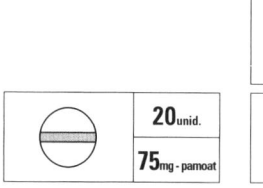 **20**unid. / **10**mg

20unid. / **25**mg

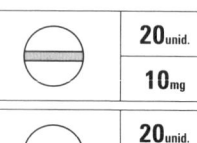 **20**unid. / **75**mg - pamoat

20unid. / **150**mg - pamoat

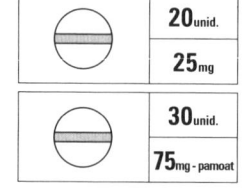 **30**unid. / **75**mg - pamoat

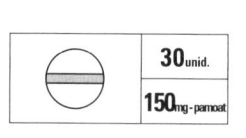 **30**unid. / **150**mg - pamoat

Similares no Brasil

DEPRAMINA (Teuto), IMIPRA (Cristália), MEPRAMIN (UCI-Farma), UNI IMIPRAMAX (União Química)

Posologia

DOSE INICIAL: 25mg/DIA, AUMENTANDO-SE 25mg A CADA 2 OU 3 DIAS.

DMD: 75 A 300mg

Início de Ação: 2 A 3 SEMANAS

Indicações

- DEPRESSÃO MAIOR.
- DISTIMIA.
- ENURESE NOTURNA.
- TAG.
- TRANSTORNO DO PÂNICO.
- Déficit de atenção com hiperatividade (em crianças).
- Dor neuropática.
- Episódios depressivos do TBP.
- Síndrome do cólon irritável.
- Transtorno de estresse pós-traumático.

Contraindicações

- BLOQUEIO DE RAMO.
- GLAUCOMA DE ÂNGULO FECHADO.
- ÍLEO PARALÍTICO.
- INFARTO AGUDO DO MIOCÁRDIO.
- *HS*.
- PROSTATISMO OU RETENÇÃO URINÁRIA.
- Outras alterações na conduta cardíaca.
- Insuficiência cardíaca congestiva.
- Convulsões.
- Hipertireoidismo.

Precauções

- EXPOSIÇÃO DEMASIADA AO SOL.
- SUSPENDER O MEDICAMENTO SE HOUVER REAÇÃO MANÍACA OU HIPOMANÍACA.
- RISCO DE AGRAVAMENTO DE SINTOMAS PSICÓTICOS EM ESQUIZOFRÊNICOS.

continua...▶

- ALERTAR O PACIENTE QUE OS EFEITOS TERAPÊUTICOS PODEM DEMORAR ATÉ 6 SEMANAS.
- RISCO DE HIPOTENSÃO AO ACORDAR.
- OS QUE APRESENTAREM DOR DE GARGANTA E FEBRE DURANTE O TRATAMENTO, DEVE SER SOLICITADO HEMOGRAMA. CASO HAJA DIMINUIÇÃO DE NEUTRÓFILOS, SUSPENDER A MEDICAÇÃO. CRIANÇAS: EVITAR ESPECIALMENTE O USO NA FORMA PAMOATO.
- Fazer ECG quando usar altas doses em idosos cardíacos ou crianças, retirada deve ser lenta e gradual.

Efeitos Adversos

BOCA SECA, CONSTIPAÇÃO, HIPOTENSÃO, TONTURAS E VISÃO BORRADA.

ATENÇÃO	Alimentos	Álcool	Abstinência	Veículos	Máquinas
	⊖	⊘	Pouca	⊘	⊘
Gravidez	Lactação	Crianças	Idosos	Ins.Hep.	Ins. Ren
⊗	OK	⊘	⊘	OK	OK

Superdose

Quadro Clínico: ARRITMIAS CARDÍACAS, HIPOTENSÃO GRAVE, CONVULSÕES, DEPRESSÃO DO SNC, PODENDO CHEGARÃO COMA E MORTE. ataxia, inquietação, agitação, reflexos hiperativos, rigidez muscular, sonolência, estupor.

Manejo: OBTER ECG E MONITORAR FUNÇÃO CARDÍACA, PROTEGER VIAS AÉREAS, ESTABELECER LINHA INTRAVENOSA E INICIAR DESCONTAMINAÇÃO GÁSTRICA, MONITORAR SINAIS VITAIS ATENTAMENTE, INTUBAÇÃO PODE SER NECESSÁRIA, CONVULSÕES DEVEM SER CONTROLADAS COM BENZODIAZEPÍNICOS.

DMI: 1,2g   **DL/T:** 2,5g

Associações Interessantes

- Lítio, buspirona e T3 (potencialização)
- Gabapentina e outros anticonvulsivantes na dor crônica

Interações Medicamentosas

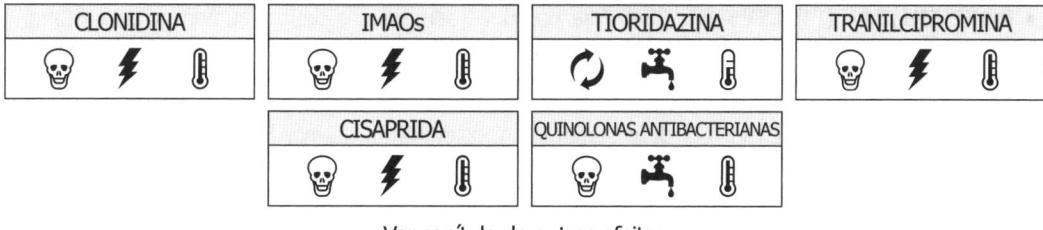

| CLONIDINA | IMAOs | TIORIDAZINA | TRANILCIPROMINA |
| CISAPRIDA | QUINOLONAS ANTIBACTERIANAS | | |

Ver capítulo de outros efeitos

Curiosidades

A IMIPRAMINA FOI, NA DÉCADA DE 1950, O PRIMEIRO ANTIDEPRESSIVO TRICÍCLICO A SER DESENVOLVIDO (CIBA-GEIGY) TESTADO INICIALMENTE PARA TRANSTORNOS PSICÓTICOS, COMO A ESQUIZOFRENIA.

Dados Complementares

Data de Início	Tipo de Receita	Preço	CAS	ATC	DCB-DENOMINAÇÃO COMUM BRASILEIRA – GENÉRICO
1956	C1	$	50-49-7	N06AA02	CLORIDRATO DE IMIPRAMINA PAMOATO DE IMIPRAMINA

PK – Farmacocinética

VIA ADM	PCP	Pmáx	V.D.	LP	T ½	MET	EX
ORAL	SR	SR	21L/kg	90%	5%	HEPAT	URINA FEZES

PD - Farmacodinâmica

- SUBSTRATO DO CYP 2C19 E 2D6.
- Inibidor do CYP2D6.
- Chamada de bloqueador "misto" da recaptação, isto é, ela inibe a recaptação da noradrenalina e da serotonina na mesma extensão.
- Age nos receptores colinérgicos, adrenérgicos e histaminérgicos, com suas consequências adversas.

ESTABILIZADOR DE HUMOR

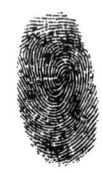

LAMOTRIGINA
Lamictal® - GlaxoSmithKline

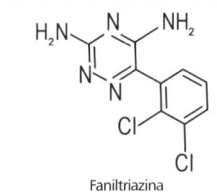

Faniltriazina

Apresentações

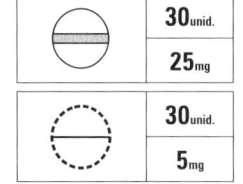

	30 unid.	30 unid.	30 unid.	25 unid.
	25 mg	50 mg	100 mg	25 mg
	5 mg	25 mg	50 mg	100 mg

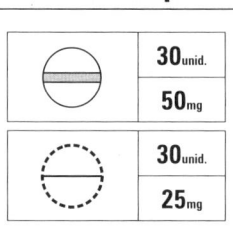
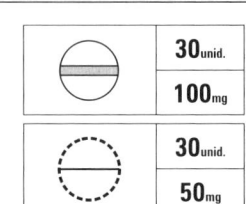
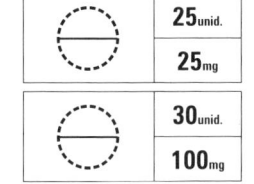

Similares no Brasil

BIPOGINE (Ranbaxy), LAMITOR (Torrent), LAMOCTRIL (Teuto), LAMOTRIX (Biolab), NEURAL (Cristália), NEURIUM (Solvay Pharma), NORTRIGIN (Meizler), LÉPTICO (Eurofarma).

Posologia

- **DOSE INICIAL (EPILEPSIA):** 25mg/dia por duas semanas, e depois aumentar para 50mg/dia por mais duas semanas. AUMENTAR PARA 100mg/DIA SOMENTE APÓS A 5a SEMANA. PODE AUMENTAR ATÉ 500mg

- **TBP:** 25mg/dia a cada 2 dias por duas semanas; após aumentar 25mg/dia a cada duas semanas. Na 5a semana dar 50mg/dia a cada 2 dias e após pode haver aumentos maiores de 50mg cada até 250mg.

- **DMD:** 500mg/dia

Início de Ação: 1 a 3hs (ORAL)

Indicações

PSIQUIATRIA:
- TRATAMENTO AGUDO E PROFILAXIA DA DEPRESSÃO BIPOLAR.

continua... ▶

- *Borderline*.
- Transtorno esquizoafetivo.
- Tratamento bipolares cicladores rápidos.
- Tept.

NEUROLOGIA:
- CRISES CONVULSIVAS PARCIAIS.
- CRISES CONVULSIVAS TÔNICO-CLÔNICAS GENERALIZADAS.
- ENXAQUECAS.
- Convulsões associadas com a síndrome de Lennox Gastaut.
- Neuralgia do trigêmeo.

Contraindicações

COMPROMETIMENTO HEPÁTICO GRAVE, *HS*.

Precauções

- A RETIRADA DEVE SER LENTA E GRADUAL.
- DE FORMA GERAL RECOMENDA-SE MONITORIZAÇÃO HEPÁTICA.
- AUMENTO DA INCIDÊNCIA DE *RASH* SE A DOSE INICIAL FOR EXCESSIVA.
- RISCO DE DESENVOLVIMENTO DE NECRÓLISE EPIDÉRMICA TÓXICA QUANDO ASSOCIADA COM O ÁCIDO VALPRÓICO.
- RELATOS DE DISCRASIA SANGUÍNEA.
- RELATOS DE MENINGITE ASSÉPTICA EM CRIANÇAS E ADULTOS.
- POSSIBILIDADE DE INTERFERÊNCIA NO METABOLISMO DO FOLATO EM TRATAMENTOS DE LONGO PRAZO.

Efeitos Adversos

ATAXIA, CEFALEIA, DIPLOPIA, DISTÚRBIO GASTROINTESTINAL, DOR NAS COSTAS, FEBRE, INSÔNIA, NÁUSEAS, *RASH* CUTÂNEO (maculopapular), SONOLÊNCIA, TONTURA, VÔMITOS.
Ver capítulo de outros efeitos.

ATENÇÃO	Alimentos	Álcool	Abstinência	Veículos	Máquinas
	Ind.	⊘	SIM	OK	⊘
Gravidez	**Lactação**	**Crianças**	**Idosos**	**Ins.Hep.**	**Ins. Ren**
⊘	⊘	⊘	⊘	⊘	OK

Superdose

Quadro Clínico: SEDAÇÃO, ATAXIA E NISTAGMO, DIMINUIÇÃO DO NÍVEL DE CONSCIÊNCIA, ATRASO DE CONDUÇÃO INTRAVENTRICULAR E COMA.

Manejo: RECOMENDA-SE INTERNAÇÃO DO PACIENTE, MONITORIZAÇÃO DOS SINAIS VITAIS, INDUZIR VÔMITO OU FAZER LAVAGEM GÁSTRICA (PROTEGENDO AS VIAS AÉREAS).

DMI: 15g

DL/T: 4g

Interações Medicamentosas

Ver capítulo de outros efeitos.

Associações Interessantes

- Lítio;
- NATIPS;
- AV/DVP – com riscos e diminuição da dose da lamotrigina;
- Bupropiona, ISRS e outros, além de tricíclicos e IMAOs.

Curiosidades

- O FDA NÃO A APROVOU PARA USO NA DEPRESSÃO BIPOLAR, MAS NA PRATICA MOSTRA-SE EFICAZ (É APROVADA APENAS PARA MANUTENÇÃO DA MANIA E DA DEPRESSÃO).
- SUA ESTRUTURA QUÍMICA NÃO ESTÁ RELACIONADA COM A DOS OUTROS ANTICONVULSIVANTES (É UMA FENILTRIAZINA) E POSSUI MENOS EFEITOS ADVERSOS.
- NÃO REQUER MONITORIZAÇÃO SANGUÍNEA QUANDO USADA EM MONOTERAPIA.

Dados Complementares

Data de Início	Tipo de Receita	Preço	CAS	ATC	DCB-DENOMINAÇÃO COMUM BRASILEIRA – GENÉRICO
SR	C1	$	84057-84-1	N03AX09	LAMOTRIGINA

PK – Farmacocinética

VIA ADM	PCP	Pmáx	V.D.	LP	T ½	MET	EX
ORAL	2,5h	SR	0,92 a 1,22l/KG	55%	24 a 35hs	HEPAT	RENAL

PD - Farmacodinâmica

- Age bloqueando a subunidade alfa dos canais de sódio sensíveis à voltagem e também tem ação em outros canais iônicos de cálcio e potássio.
- Além disso, reduz a liberação do neurotransmissor excitório glutamato através de outra ação sináptica ainda não identificada.

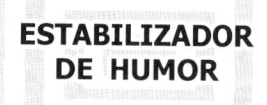

ESTABILIZADOR DE HUMOR

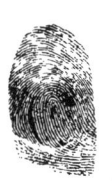

LEVETIRACETAM
Keppra®
Keppra XR® - UCB Pharma

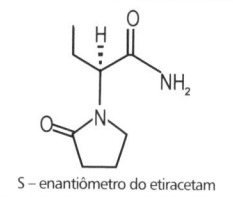

S – enantiômetro do etiracetam

INDISPONÍVEL NO BRASIL.

NEUROLÉTICO TÍPICO

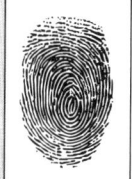

LEVOMEPROMAZINA
Neozine® - Sanofi-Aventis

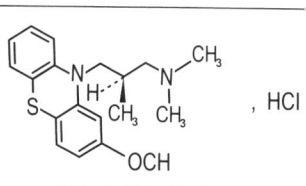

, HCl

Derivado alifático fenotiazínico

Apresentações

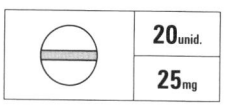

20 unid. / 25 mg

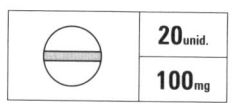

20 unid. / 100 mg

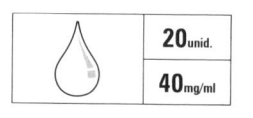

20 unid. / 40 mg/ml

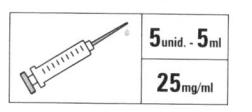

5 unid. - 5 ml / 25 mg/ml

Similares no Brasil

LEVOZINE (Cristália), MEPROZIN (UCI-Farma).

Posologia

- DOSE AJUSTADA INDIVIDUALMENTE.
- NAS CRISES: DE 400 A 600mg/dia.
- INICIAR COM 25 A 50mg/DIA (2 A 4 TOMADAS), AUMENTAR PROGRESSIVAMENTE ATÉ 150 A 250mg/DIA.

- **DMD:** 1.000mg/dia

Início de Ação: IM - meia hora

Indicações

- AGITAÇÃO EM PACIENTES COM RETARDO MENTAL.
- DEPRESSÃO PSICÓTICA.
- ESQUIZOFRENIA.
- MANIA AGUDA PSICÓTICA GRAVE.
- PSICOSES BREVES.
- TRANSTORNO DELIRANTE.
- TRANSTORNO ESQUIZOAFETIVO.
- Agitação psicomotora na esquizofrenia.

- Alívio da dor crônica (pós-infarto do miocárdio).
- Anestesia geral.
- Ansiedade.
- Grandes queimados.
- Neuralgia do trigêmeo.
- Neuralgia intercostal.
- Pacientes com câncer terminal.
- Psicose na infância ou induzida por drogas.
- Quadros graves de TOC.
- Síndrome do membro fantasma.
- Tratamento da heroína e da morfina associada à prometazina.
- Transtorno de personalidade *borderline* ou esquizotípico.
- Transtornos mentais orgânicos agudos.
- Transtornos neurocognitivos.

Contraindicações

- ANTECEDENTES DE DISCRASIAS .
- DOENÇA CARDIOVASCULAR GRAVE.
- ESTADOS COMATOSOS OU DEPRESSÃO ACENTUADA DO SNC.
- EPILEPSIA.
- ℋ𝒮.

Precauções

- REALIZAÇÃO DE HEMOGRAMA COMPLETO PARA HOMENS ACIMA DE 30 ANOS E MULHERES ACIMA DE 40 ANOS.
- RISCO AUMENTADO EM PACIENTES EPILÉPTICOS.
- RISCO DE HIPOTENSÃO POSTURAL EM IDOSOS.
- EVITAR EXPOSIÇÃO AO SOL.
- INGERIR MEDICAMENTO APÓS AS REFEIÇÕES PARA EVITAR PICOS SÉRICOS ELEVADOS (HIPOTENSÃO).
- RISCO DE AUMENTO DE PROLACTINA EM PACIENTES COM CÂNCER DE MAMA.

Efeitos Adversos

AUMENTO DO APETITE, BOCA SECA, CONSTIPAÇÃO, FOTOSSENSIBILIDADE CUTÂNEA, HIPOTENSÃO ORTOSTÁTICA, SALIVAÇÃO, SEDAÇÃO, TAQUICARDIA, TONTURAS.
Ver capítulo de outros efeitos.

ATENÇÃO	Alimentos	Álcool	Abstinência	Veículos	Máquinas
	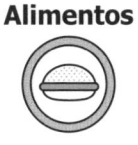	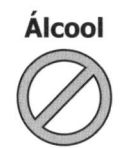	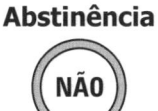 NÃO	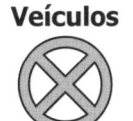	

Gravidez	Lactação	Crianças	Idosos	Ins.Hep.	Ins. Ren
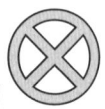 1° TRI.	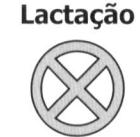	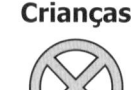	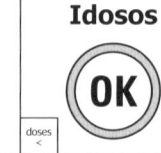 doses <	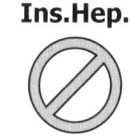	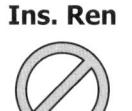

Superdose

Quadro Clínico: DEPRESSÃO DO SNC (SONOLÊNCIA E ATÉ COMA), HIPOTENSÃO, SINTOMAS EXTRAPIRAMIDAIS, AGITAÇÃO, INQUIETUDE, CONVULSÕES, FEBRE, BOCA SECA, ÍLEO PARALÍTICO E ARRITMIAS CARDÍACAS.

Manejo: LAVAGEM GÁSTRICA NO PERÍODO INICIAL, NÃO INDUZIR VÔMITO, MANTER VIAS AÉREAS PERMEÁVEIS, ADMINISTRAR ANTIPARKINSONIANOS EM CASO DE SINTOMAS EXTRAPIRAMIDAIS GRAVES.

DMI: SR   **DL/T:** SR

Interações Medicamentosas

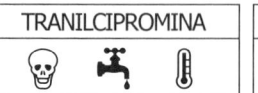

| MOCLOBEMIDA | TRANILCIPROMINA |

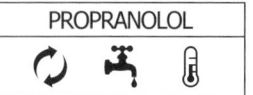

| PROPRANOLOL |

ADTs.
ANFETAMINA, ANTICONVULSIVANTES, LEVODOPA.

Curiosidades

• A levomepromazina não é comercializada nos EUA. Tem utilidade na insônia sem risco de induzir dependência.
• Antipsicótico de baixa potência, semelhante à prometazina, com intensa ação anti-histamínica, sedativa, hipotensora (particularmente acentuada por via parenteral em pacientes idosos), antiálgica e hipoterrnizante (cerca de 3 vezes mais potente que a da clorpromazina), moderada ação anticolinérgica, antiemética e fraca ação extrapiramidal.

Dados Complementares

Data de Início	Tipo de Receita	Preço	CAS	ATC	DCB-DENOMINAÇÃO COMUM BRASILEIRA – GENÉRICO
SR	C1	$	60-99-1	N05AA02	MALEATO DE LEVOMEPROMAZINA CLORIDRATO DE LEVOMEPROMAZINA

PK – Farmacocinética

VIA ADM	PCP	Pmáx	V.D.	LP	T ½	MET	EX
ORAL, IM	1a 3hs (O) 30 a 90min. (IM)	4 a 5 dias	30L/kg	90%	15 a 30hs	HEPAT	URINA FEZES

PD - Farmacodinâmica

Tem afinidade com vários receptores:
• Forte: Ach, $\alpha 1$, 5-HT_{1A}
• Moderada: H_1
• Fraca: D_2/D_3
• Desconhecida: D_4, α_2, 5-HT_{1A}

PSICOESTIMULANTE	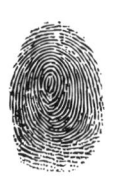	**LISDEXANFETAMINA** Venvanse® - Shire	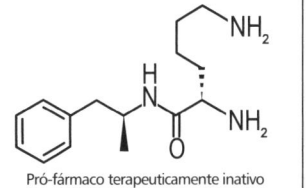 Pró-fármaco terapeuticamente inativo

Apresentações

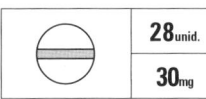 **28**unid. / **30**mg   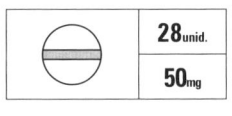 **28**unid. / **50**mg   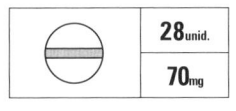 **28**unid. / **70**mg

Similares no Brasil

NÃO HÁ.

Posologia

DOSE INICIAL: RECOMENDADA 30mg/DIA PELA MANHÃ - UMA VEZ AO DIA.

DMD: 70mg

Início de Ação: 2 HORAS

Indicações

- TDAH EM CRIANÇAS (DE 6 A12 ANOS NO BRASIL), ADOLESCENTES E ADULTOS (FDA NOS EUA).
- COMPULSÃO ALIMENTAR.
- Depressão maior resistente .
- Esquizofrenia (sintomas negativos).
- Narcolepsia.

Contraindicações

- PACIENTES COM HISTÓRICO DE ABUSO DE DROGAS.
- MENOS DE 14 DIAS APÓS A ADMINISTRAÇÃO DE UM IMAO (PODEM OCORRER CRISES HIPERTENSIVAS).
- ARTERIOESCLEROSE AVANÇADA.
- DOENÇA CARDIOVASCULAR SINTOMÁTICA.
- ESTADOS DE AGITAÇÃO.
- GLAUCOMA.
- HIPERTENSÃO (MODERADA A GRAVE).
- HIPERTIREOIDISMO.
- 𝓗𝓢.

Precauções

- MONITORAR P.A. E PULSO DURANTE O TRATAMENTO.
- UTILIZAR COM CAUTELA EM PACIENTES COM HISTÓRICO DE CONVULSÕES.
- MONITORAR EXACERBAÇÃO OU OCORRÊNCIA DE TIQUES.
- MONITORAR ALTURA E PESO, DEVIDO RELATOS DE SUPRESSÃO DO CRESCIMENTO DURANTE TRATAMENTO PROLONGADO COM ANFETAMINAS.
- MONITORAR O USO EM PACIENTES COM HISTÓRIA PRÉVIA DE ABUSO DE ANFETAMINAS.

Efeitos adversos

BOCA SECA, CEFALEIA, DIMINUIÇÃO DO APETITE, INSÔNIA, IRRITABILIDADE.
Menos comuns: Agitação, agressividade, alopecia, alucinações, angioedema, ansiedade, aumento da frequência cardíaca, aumento da pressão arterial, convulsões, delírios, depressão, diminuição da libido,

continua...▶

A B C D E F G H I J K L M N O P Q R S T U V W X Y Z

diplopia, discinesia, disforia, disfunção erétil, dor abdominal, euforia, exacerbação de sintomas psicóticos, infarto do miocárdio, midríase, morte súbita, palpitação, perda de peso, reação anafilática, supressão do crescimento, tiques, tontura, tremores, urticária, visão borrada.

ATENÇÃO	Alimentos	Álcool	Abstinência	Veículos	Máquinas
	Ind.	⊘	NÃO	OK	OK
Gravidez	Lactação	Crianças	Idosos	Ins.Hep.	Ins. Ren
⊗	⊗	OK	SR	OK	OK

Superdose

Quadro Clínico: OS EFEITOS DE TOXICIDADE PODEM VARIAR DE ACORDO COM CADA INDIVÍDUO, MESMO EM DOSES BAIXAS.
INQUIETUDE, TREMORES, HIPER-REFLEXIA, TAQUIPNEIA, CONFUSÃO, ALUCINAÇÕES, ESTADO DE PÂNICO, HIPERTERMIA E RABDOMIÓLISE. TAMBÉM PODE OCORRER FADIGA E DEPRESSÃO.
EFEITOS CARDÍACOS: ARRITMIAS, HIPER OU HIPOTENSÃO ARTERIAL E COLAPSO CIRCULATÓRIO. GASTROINTESTINAIS: NÁUSEA, VÔMITO, DIARREIA E CÓLICAS ABDOMINAIS. INTOXICAÇÃO FATAL GERALMENTE É PRECEDIDA DE CONVULSÕES E COMA.

Manejo: TRATAMENTO SINTOMÁTICO, PODENDO INCLUIR LAVAGEM GÁSTRICA, ADMINISTRAÇÃO DE CARVÃO ATIVADO E DE AGENTE CATÁRTICO E SEDAÇÃO.
A CLORPROMAZINA PODE ANTAGONIZAR OS EFEITOS CENTRAIS DESTE.

DMI: SR   **DL/T:** SR

Associações Interessantes

• Modafinil
• Natips (TDB e TDA)
• ADs (depressão resistente)

Interações Medicamentosas

ADTs, IMAOs, LÍTIO.
AGENTES ACIDIFICADORES OU ALCALINIZADORES DE URINA, ANTI-HISTAMÍNICOS, ANTI-HIPERTENSIVOS, FENITOÍNA, FENOBARBITAL.

Curiosidades

• Nos EUA chama-se Vyvanse e foi introduzido em julho de 2007 para o tratamento do TDAH em crianças de 6 a 12 anos.
• Abril 2008: aprovado para o tratamento de TDAH em adultos.
• Novembro de 2010: tratamento em adolescentes de 13 a 17 anos (FDA).
• Lançada no mercado brasileiro no 2º semestre de 2011.

Dados Complementares

Data de Início	Tipo de Receita	Preço	CAS	ATC	DCB-DENOMINAÇÃO COMUM BRASILEIRA – GENÉRICO
2007	A3	$$$$	608137-33-3	N06BA12	DIMESILATO DE LISDEXANFETAMINA

PK – Farmacocinética

VIA ADM	PCP	Pmáx	V.D.	LP	T ½	MET	EX
ORAL	SR	3,5hs	SR	SR	12hs	HEPAT	URINA

PD - Farmacodinâmica

É um pró-fármaco estimulante que faz o bloqueio da recaptação de noradrenalina e dopamina no neurônio pré-sináptico e aumenta a liberação das mesmas no espaço extraneuronal.

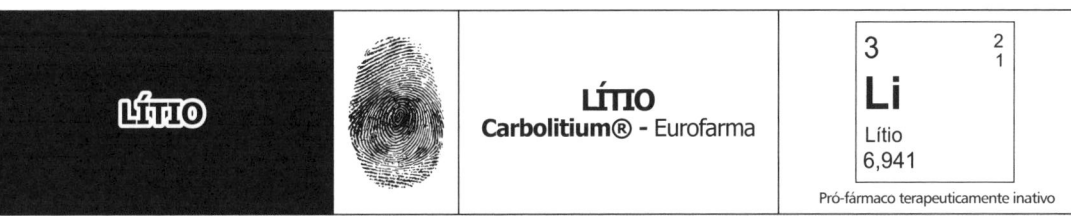

LÍTIO
Carbolitium® - Eurofarma

3   2/1

Li

Lítio
6,941

Pró-fármaco terapeuticamente inativo

Apresentações

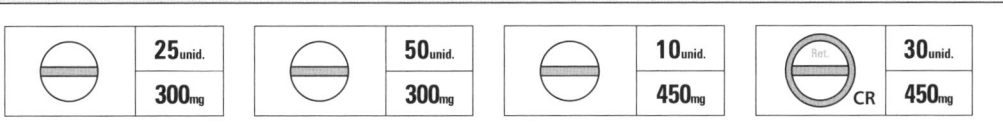

25 unid. / 300mg	50 unid. / 300mg	10 unid. / 450mg	Ret. CR 30 unid. / 450mg

Similares no Brasil

CARBOLIM (Actavis).

Posologia

• **ORAL - INÍCIO:** 300mg 2x/DIA - DIA SEGUINTE - 300mg 3x/DIA, ATÉ 900 A 2.100mg/DIA (0,9 a l,4mEq/l - litemia).

• DOSES DIÁRIAS CONFORME NÍVEL SÉRICO ALCANÇADO (APÓS 5 DIAS) E RESPOSTA TERAPÊUTICA DESEJADA.

• **PREFERENCIAL: NOITE APÓS JANTAR:** dose única na continuidade do tratamento.

Com a dose única noturna (se possível, usar liberação lenta) haverá redução da poliúria e da litemia em 20% além de melhorar a adesão.

• **LITEMIA:** na fase aguda - 0,8 a 1,2 mEq/l e na manutenção - 0,6 a 0,8 mEq/l (aguardar 5 dias entre as dosagens); nos primeiros 6 meses fazer litemias mensais e na manutenção a cada 6 meses. Na manutenção de fases depressivas a litemia deve estar entre 0,5 ou 0,7 mEq/l.

• **DESCONTINUAÇÃO:** gradualmente com retirada de 25% da dose por mês ou se a dose utilizada não for alta poderá ser suspensa de 2 a 4 semanas, para evitar chances de recaída

• Obesos exigem doses maiores de lítio.

• A formulação de liberação controlada reduz a epigastralgía e o impacto na função renal.

• **NA MANIA:** 5 DIAS (INICIAL), 21 DIAS (MÁXIMO); se a resposta for insatisfatória acrescentar outro EST/H.

DMD: 2.100mg/dia

Início de Ação: 1 a 3 SEMANAS

Indicações

• EPISÓDIO DE MANIA AGUDA DO TBP (controle e prevenção de recidiva em 80%).
• EPISÓDIO DE DEPRESSÃO NO TBP TIPO I (com resultados positivos em até 79%).
• CICLOTIMIA, PROFILAXIA DE MANIA E CICLAGEM RÁPIDA (com anticonvulsivantes).

- REDUÇÃO DO RISCO DE SUICÍDIO (alguns trabalhos mostram até 80% de resultados satisfatórios).
- COMO POTENCIALIZADOR DE ANTIDEPRESSIVOS NA DEPRESSÃO MAIOR (60% das respostas parciais).
- TERAPIA DE MANUTENÇÃO DO TBP.
- Profilaxia da depressão no TBP (do tipo II e na ciclotimia).
- No transtorno do humor unipolar.
- No transtorno esquizoafetivo e esquizofrenia.
- Comportamento episódico agressivo e automutilatórios.
- Retardo mental.
- Prisioneiros.
- APÓS TERAPIA DE ECT.
- INDICAÇÕES DUVIDOSAS E CONTROVERSAS: abuso de cocaína, alterações maníacas induzidas por drogas ou de condição médica, TOC, fobias, TEPT, DDAH, anorexia, bulimia, transtornos de personalidade, transtornos pré-menstruais e parafilias.
- FATORES PREDITORES DE BOA RESPOSTA NA PROFILAXIA COM LÍTIO: mania clássica, mania seguida de depressão ou de eutimia e história familiar.
- FATORES PREDITORES DE MÁ RESPOSTA NA PROFILAXIA COM LÍTIO: ciclagem rápida, quadros disfóricos e mistos e muitos episódios anteriores.

Contraindicações

- INFARTO AGUDO DO MIOCÁRDIO, BRADICARDIA SINUSAL, ARRITMIAS VENTRICULARES GRAVES, INSUFICIÊNCIA CARDÍACA CONGESTIVA (ICC). Hipotireoidismo (sem estar controlado), afecções cerebelares, psoríase, leucemia mieloide glomerulonefrites.

Precauções

- ANTES DE INICIAR O TRATAMENTO É NECESSÁRIO EXAME CLÍNICO E LABORATORIAL (DOSAGEM DE CREATININA, UREIA, ELETRÓLITOS (cálcio e fósforo), T4 LIVRE, TSH, HEMOGRAMA E ECG, E TESTE DE GRAVIDEZ CASO HAJA ALGUM RISCO DA PACIENTE ENGRAVIDAR) e anticorpos antitireoide.
- EM IDOSOS MONITORAR COM LITEMIA SERIADA.
- EM CRIANÇAS USAR DOSES MENORES (AINDA NÃO APROVADO PELO FDA EM MENORES DE 12 ANOS).
- NA PROFILAXIA DO TBP É INDISPENSÁVEL A CONTINUIDADE DO TRATAMENTO (PREVENÇÃO DE RECAÍDAS).
- PACIENTE DEVE INGERIR ÁGUA EM ABUNDÂNCIA (1 A 2 LITROS POR DIA), EVITANDO CAFÉ, CHÁS, ERVA-MATE E BEBIDA ALCOÓLICA.
- PACIENTES COM PROPENSÃO A ENGORDAR DEVEM FAZER UMA RESTRIÇÃO DIETÉTICA.
- PACIENTE COM DESEJO DE ENGRAVIDAR DEVE INTERROMPER O USO NO MÍNIMO 15 DIAS ANTES DA CONCEPÇÃO E RETOMAR O USO APENAS APÓS O 1º TRIMESTRE DE GRAVIDEZ.
- EM PACIENTES COM TBP GRAVE É INDICADO MANTER O USO DURANTE TODA A GESTAÇÃO.
- GRÁVIDAS DEVEM FAZER ECOGRAFIA FETAL ENTRE A 16a E A 20a SEMANA DE GESTAÇÃO (ANOMALIA DE EBSTEIN -1/1.000).
- AUMENTAR OS CUIDADOS COM A HIGIENE BUCAL DENTÁRIA: risco de cáries.
- USO CONCOMITANTE DE DIETA HIPOSSÓDICA, DIARREIA, SUDORESE EXCESSIVA, VÔMITOS, ANTI-INFLAMATÓRIOS OU DIURÉTICOS PODEM AUMENTAR OS NÍVEIS SANGUÍNEOS DE LÍTIO E RISCO DE INTOXICAÇÃO.
- INGESTÃO RIGOROSA DA DOSE PRESCRITA, SEM INTERRUPÇÃO.
- TOMAR SEMPRE NO MESMO HORÁRIO (até espaço de 1 hora) ou SALTE A ESQUECIDA.
- SUSPENDER SUBSTÂNCIAS QUE AUMENTEM A DIURESE.
- LITEMIAS PERIÓDICAS: coleta sanguínea 12 horas após a última tomada.
- EFEITOS COLATERAIS INTENSIFICADOS: podem significar intoxicação.
- EXAMES DA TIREÓIDE E DO RIM EM TRATAMENTOS PROLONGADOS.

Efeitos adversos

ACNE, AUMENTO DE APETITE, BOCA SECA, EDEMA, FEZES AMOLECIDAS, GANHO DE PESO, GOSTO METÁLICO, NÁUSEAS, POLIDIPSIA, POLIÚRIA, TREMORES FINOS.

Menos comuns: alopecia, alterações do ECG, anorexia, arritmia, ataxia, aumento da pressão intracraniana,

continua...▶

bócio, cáries dentárias, cefaleia, comprometimento cognitivo leve, convulsão, diabete insípido, diarreia, diminuição da memória, disfunção sexual, distonia, erupções acneiformes, exacerbação da psoríase, fadiga, fraqueza muscular, glomerulopatia, hepatotoxicidade, hiperbilirrubinemia, hipercalcemia, hipercalemia, hiperparatireoidismo, hipotiroidismo, inversão da onda T, leucocitose, máculo-pápulas, nefrite intersticial, poliartrite, psoríase, *rash* cutâneo, tonturas, visão borrada, vômitos.

ATENÇÃO	Alimentos	Álcool	Abstinência	Veículos	Máquinas
	⊖	Ø	NÃO	Ø	Ø
Gravidez	**Lactação**	**Crianças**	**Idosos**	**Ins.Hep.**	**Ins. Ren**
⊗ 1º TRI.	⊗	Ø < 12 anos	Ø doses <	OK	Ø

Superdose

Quadro Clínico: TOXICIDADE (até 2 mEq/l): ataxia, disartria e tremor grosseiro (manifestações precoces), boca seca, disartria, moleza, náuseas, fala arrastada, nistagmo, letargia ou agitação.
TOXICIDADE (acima de 2mEq/l): intensa sintomatologia neurológica com ataxia, fasciculação, hiper-reflexia, movimentos clônicos dos membros, estupor, convulsões, coma e complicações cardiovasculares, falência circulatória, insuficiência renal e morte.
SEQUELAS PÓS-INTOXICAÇÃO OU SILENT (*syndrome of irreversible lithium-effectuated neurotoxicity*): disfunção cerebelar, provável desmielinização causada pelo lítio.
CAUSAS DA INTOXICAÇÃO: ingestão excessiva, redução na excreção, doença renal, dieta pobre em sódio, desidratação, interação medicamentosa, doenças debilitantes e idade avançada.

Manejo: LAVAGEM GÁSTRICA, CORREÇÃO DO EQUILÍBRIO DE FLUIDOS E ELETRÓLITOS, REGULAÇÃO DA FUNÇÃO RENAL, HEMODIÁLISE NOS CASOS DE INTOXICAÇÃO GRAVE, profilaxia de infecções, radiografia de tórax e preservação adequada da respiração. MONITORAR LITEMIA, ALÉM DE Na e K.

DMI: SR   **DL/T:** SR

Associações Interessantes

- AV/DVP
- NATIPS
- LAMOTRIGINA
- ADs

Interações Medicamentosas

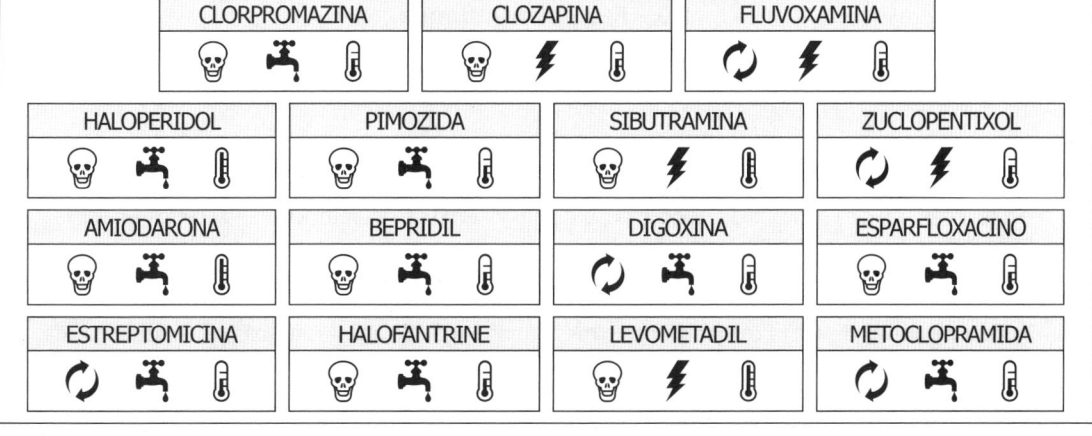

AV/DVP, BZDs, CARBAMAZEPINA, CLONIDINA, IMAO, ISRSs, MAPROTILINA, QUETIAPINA, TRICÍCLICOS, VENLAFAXINA.

ACETOMZAMIDA, AINEs, AMINOFILINA, ARIPIPRAZOL, BACLOFENO, BICARBONATO DE SÓDIO, BLOQUEADORES DO CANAL DE CÁLCIO (verapamil, diltiazem), CLORETO DE SÓDIO, CLORTALIDONA, FENILBUTAZONA, FENITOÍNA, FITOTERÁPICOS, HORMÔNIOS E SUPRESSORES TIREOIDIANOS, INIBIDORES DA ECA, IODETO DE POTÁSSIO, METILDOPA, METRONIDAZOL, NAPROXENO, PENICILINA, TENOFOVIR, TEOFILINA, TETRACICLINA, TRIPTANAS.

Curiosidades

• Em 1949, John Cade publicou os 10 primeiros casos de uso de lítio em quadros denominados, à época, excitação psicótica.

• A palavra lítio tem raiz no grego lithos, que significa pedra e na forma pura é um metal macio e encontrado na natureza, sendo muito leve e de fácil oxidação. É o terceiro elemento mais simples depois do hidrogênio e do hélio.

• É elemento de multiuso, como, por exemplo, lubrificante de altas temperaturas, agente redutor empregado na síntese de compostos orgânicos, depurador de ar nas naves espaciais e submarinos, tem aplicações nucleares e é usado na fabricação das baterias de energia que encontramos em nosso cotidiano.

• É encontrado em rochas, salinas, água salgada e água mineral.

• DESCOBERTA: 1817 numa ilha sueca e em 1923 começou a ser produzido através de eletrólise do cloreto de lítio fundido, que é o processo ainda usado.

• Em 1949, foi usado pela primeira vez por John F. J. Cade num ensaio com pacientes maníacos. Mas foi Mogens Shou o grande incentivador e pesquisador do uso de lítio nos tratamentos psiquiátricos.

• Existem evidências que o lítio está sendo pouco e mal usado nos EUA e no Brasil.

• O uso clínico do lítio já está atingindo os 50 anos; ele já foi popular como droga potencializadora dos ADS em portadores de depressão unipolar (mas que talvez hoje, com essa resposta cairiam no espectro bipolar).

• Os médicos mais jovens usam menos lítio pelo aumento de opções de tratamento do TBP, pela falta de propaganda por ser um íon de baixo custo, pelos efeitos colaterais em monoterapia.

• A escolha atual é usar doses mais limiares de lítio e principalmente o uso de associações promovendo uma maior tolerabilidade.

Dados Complementares

Data de Início	Tipo de Receita	Preço	CAS	ATC	DCB-DENOMINAÇÃO COMUM BRASILEIRA – GENÉRICO
1949	C1	$	7439-93-2	N05AN01 D11AX04	CARBONATO DE LÍTIO

PK – Farmacocinética

VIA ADM	PCP	Pmáx	V.D.	LP	T ½	MET	EX
ORAL	2 a 4hs	5 a 7 dias	24hs	NÃO HÁ	18 a 24hs eliminação	NÃO HÁ	RENAL SUOR FEZES

PD - Farmacodinâmica

• **COMO SUBSTÂNCIA NEUROPROTETORA:** existem evidências que a terapia com o lítio diminui o risco de demência.

• **EFEITOS PROVÁVEIS:** maior produção de β-amiloide e inibição da hiper fosforização da TAU, levando à formação dos emaranhados neurofibrilares, e talvez prevenindo apoptose além de estimular a neurogênese no giro dentado do hipocampo, e o antagonismo da neurotoxicidade de certos alcaloides.

• Pode reduzir o estresse oxidativo na mania.

• Evidências de aumento do volume do hipocampo, comprovando seu potencial de neuroplasticidade.

• Evidências de aumento da substância cinzenta cortical em tratamento com lítio – neuroproteção.

• Protege neurônios de morte celular quando o mesmo sofre ação de agentes tóxicos, radiação ou anóxia.

• Aumenta a capacidade de conexões neurais em várias áreas corticais cerebrais.

• MAIS DADOS PODERÃO SER REVISTOS NO CAPÍTULO DAS AÇÕES GERAIS DOS PSICOFÁRMACOS.

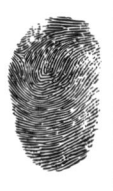

ANTIDISFUNÇÃO ERÉTIL

LODENAFILA
Helleva® - Cristália

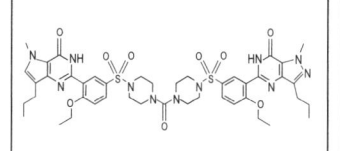

Dímero carbonato de lonedafil (inibidor PDE5)

Apresentações

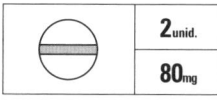 2 unid. / 80mg

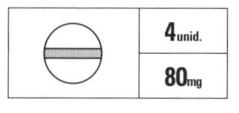 4 unid. / 80mg

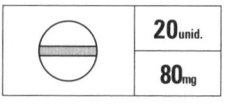 20 unid. / 80mg

Similares no Brasil

NÃO HÁ.

Posologia

- 1 COMP 1h ANTES DA RELAÇÃO SEXUAL.
- INTERVALO MÍNIMO ENTRE AS DOSES É DE 24hs.

DMD: 80mg/dia

Início de Ação: 1 HORA

Indicações

DISFUNÇÃO ERÉTIL.

Contraindicações

- PORTADORES DE RETTNITE PIGMENTOSA.
- *HS*.
- HEMODIÁLISE.

Precauções

- Pacientes aos quais a atividade sexual esteja contraindicada, pacientes cardiopatas, vasculopatas, com anemia falciforme, mieloma múltiplo ou leucemia, pacientes com predisposição ao priapismo.

Efeitos Adversos

CEFALEIA, RINITE, RUBOR, TONTURA.

Menos comuns: agitação, boca seca, câimbra, dispneia, dor articular, dor ocular, dor no peito, fadiga, gastroenterite, hiperemia conjuntival, lacrimejamento, náusea, sensação de calor, sintomas urinários.

Incomuns: dispepsias, distúrbios visuais, dor lombar.

Raros: prolongamento do intervalo QT.

ATENÇÃO	Alimentos	Álcool	Abstinência	Veículos	Máquinas
	Ind.	⊘	NÃO	OK	OK
Gravidez	Lactação	Crianças	Idosos	Ins.Hep.	Ins. Ren
SR	SR	SR	OK	OK	⊘

Superdose

Quadro Clínico: VOLUNTÁRIOS UTILIZARAM DOSES ÚNICAS DE 160mg, APRESENTARAM REAÇÕES INDESEJÁVEIS SEMELHANTES ÀS DOCUMENTADAS PARA A DOSE DE 80mg.

Manejo: MEDIDAS GERAIS DE SUPORTE DEVEM SER ADOTADAS CONFORME A NECESSIDADE.

DMI: 160mg   **DL/T:** SR

Interações Medicamentosas

INIBIDORES P-450, INIBIDORES 2C9, NITRATOS ORGÂNICOS.

Curiosidades

• O PROJETO DO COMPOSTO CARBONATO DE LODENAFILA FOI INICIADO NO ANO DE 2000 PELA DIVISÃO FARMOQUÍMICA E A ÁREA DE DESENVOLVIMENTO FARMACÊUTICO DO LABORATÓRIO CRISTÁLIA.

• FOI SUBMETIDO A ENSAIOS CLÍNICOS DE FASE III, MAS AINDA NÃO ESTÁ APROVADO PARA USO NOS ESTADOS UNIDOS PELO FDA.

• 22 DE OUTUBRO DE 2007: A ANVISA APROVOU O REGISTRO, COM CONSEQUENTE AUTORIZAÇÃO DO MINISTÉRIO DA SAÚDE PARA A COMERCIALIZAÇÃO EM TODO O TERRITÓRIO NACIONAL.

• EM JANEIRO DE 2008 PASSOU A SER COMERCIALIZADO E PODE SER ENCONTRADO EM TODAS AS FARMÁCIAS DO BRASIL.

Dados Complementares

Data de Início	Tipo de Receita	Preço	CAS	ATC	DCB-DENOMINAÇÃO COMUM BRASILEIRA – GENÉRICO
2008	LIVRE	$	608137-32-2	SR	CARBONATO DE LODENAFILA

PK – Farmacocinética

VIA ADM	PCP	Pmáx	V.D.	LP	T ½	MET	EX
ORAL	2,5 a 6hs	SR	SR	SR	2,4hs	NÃO HÁ	SR

PD - Farmacodinâmica

• INIBIDOR DO CYP 3A4 e 2C9.
• É uma droga apresentada como um dímero que é cindido no organismo e libera seu metabólito ativo, um inibidor seletivo de fosfodiesterase 5 (PDE-5), que é a principal isoforma responsável pela degradação GMPc (guanosina monofosfato cíclico). Quando o estímulo sexual promove a liberação local de óxido nítrico, a inibição da PDE-5 causada pelo carbonato de lodenafila. Aumenta os níveis de GMPc no corpo cavernoso, resultando no relaxamento da musculatura lisa, com aumento do fluxo de sangue para o pênis e facilitação da ereção.

ANSIOLÍTICO BENZODIAZEPÍNICO

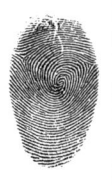

LORAZEPAM
Lorax® - Wyeth

and enantiomer

benzodiazepina

Apresentações

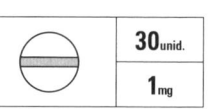 30 unid. / 1 mg 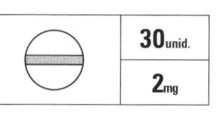 30 unid. / 2 mg

Similares no Brasil

ANSIRAX (Teuto), LORAPAN (Neo Química), LORAZEFAST (Sigma Pharma), MAX PAX (Biolab), MESMERIN (Germed).

Posologia

DOSE INICIAL 2 A 3mg/DIA, (DIVIDIDAS EM VÁRIAS TOMADAS).

DMD: 10mg/dia

Início de Ação: 15 a 30 MINUTOS

Indicações

- ANSIEDADE AGUDA.
- COADJUVANTE NO TRATAMENTO AGUDO DE EPISÓDIOS MANÍACOS.
- ESTADO DE MAL EPILÉPTICO.
- SEDAÇÃO PRÉ-ANESTÉSICA.
- TRATAMENTO AGUDO DO TAG.
- Catatonia.
- Síndrome de retirada do álcool.
- Tept.

Contraindicações

DROGADIÇÃO, GLAUCOMA DE ÂNGULO FECHADO, *HS*.
Doença de Alzheimer, esclerose múltipla, insuficiência respiratória, *miastenia gravis*.

Precauções

- ATENTAR PARA AUMENTO DO RISCO DE QUEDAS E FRATURAS EM IDOSOS.
- O USO DEVE SER BREVE E INTERMITENTE.
- APÓS USO CRÔNICO FAZER A RETIRADA DE FORMA LENTA E GRADUAL.

Efeitos Adversos

- ABSTINÊNCIA, ATAXIA, DÉFICIT DE CONCENTRAÇÃO, DESATENÇÃO, FADIGA, SEDAÇÃO, SONOLÊNCIA.
Ver capítulo de outros efeitos.

ATENÇÃO	Alimentos	Álcool	Abstinência	Veículos	Máquinas
		⊗	SIM	∅	⊗

Gravidez	Lactação	Crianças	Idosos	Ins.Hep.	Ins. Ren
∅	⊗	⊗ < 12 anos	OK doses <	∅	∅

Superdose

Quadro Clínico: DEPRESSÃO DO SNC,
(sonolência, confusão mental, reações paradoxais, disartria e letargia, ataxia, hipotonia, hipotensão, depressão cardiovascular, depressão respiratória, estado hipnótico, coma e morte).

Manejo: INSTITUIR MEDIDAS GERAIS DE SUPORTE E SINTOMÁTICAS.
(monitorar sinais vitais, não induzir vômito, lavagem gástrica imediata, administrar carvão ativado).

DMI: SR   **DL/T:** SR

Associações Interessantes

• Usado nas associações com ADs, EST/H e APSs

Interações Medicamentosas

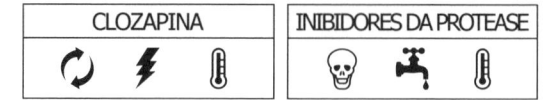

AV/DVP, ANTIPSICÓTICOS, CARBAMAZEPINA, DEPRESSORES DO SNC, TRICÍCLICOS.
ÁLCOOL, ANTIEPILÉPTICOS (etotoína, fenitoína, fosfenitoína, hidantoínas, mefenitoína), FITOTERÁPICOS, INIBIDORES DA BOMBA DE PRÓTONS, ITRNNs, LOXAPINA, MOXONIDINA, PROBENECIDA, RELAXANTES MUSCULARES (atracúrio, pancurônio, tubocurarina, vecurônio), RIFAMPICINA.

Curiosidades

• APRESENTAÇÃO INJETÁVEL NÃO DISPONÍVEL NO BRASIL
• Comercializado em 1973.
• DOS BZDs É UM DOS MENOS HEPATOTÓXICOS.

Dados Complementares

Data de Início	Tipo de Receita	Preço	CAS	ATC	DCB-DENOMINAÇÃO COMUM BRASILEIRA – GENÉRICO
1971	B1	$	846-49-1	N05BA06	LORAZEPAM

PK – Farmacocinética

VIA ADM	PCP	Pmáx	V.D.	LP	T ½	MET	EX
ORAL, IM e EV	2hs	SR	1,3L/kg	80 a 85%	8 a 16hs	HEPAT	URINA FEZES

PD - Farmacodinâmica

Interage com o complexo receptor de BZDs (GABA) e aumenta a afinidade pelo GABA, causando as ações consequentes.

ANTIDEPRESSIVO TRICÍCLICO TETRACÍCLICO

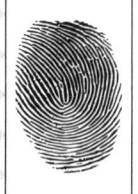

MAPROTILINA
Ludiomil® - Novartis

, HCl

Tetracíclico

Apresentações

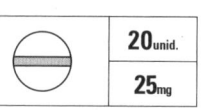 20 unid. / 25 mg   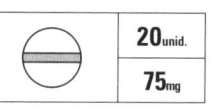 20 unid. / 75 mg

Similares no Brasil

NÃO HÁ.

Posologia

DOSE INICIAL: 25mg/DIA, 1 a 3x/DIA, AUMENTAR LENTAMENTE, OU 25 a 75mg/DIA NUMA ÚNICA TOMADA.

DMD: 225mg/dia

Início de Ação: 1 a 4 semanas

Indicações

- DEPRESSÃO MAIOR.
- DEPRESSÃO REACIONAL AGUDA.
- PROFILAXIA DE RECAÍDAS DA DEPRESSÃO UNIPOLAR.
- Abuso de cocaína.
- Dor polineuropática.
- Urticária.
- Cefaleia tensional.
- Neuralgia pós-herpética.

Contraindicações

- BLOQUEIO DE RAMO.
- GLAUCOMA DE ÂNGULO FECHADO.
- ÍLEO PARALÍTICO.
- IN FARTO AGUDO DO MIOCÁRDIO RECENTE.
- PACIENTE EPILÉPTICO OU COM HISTÓRICO DE CONVULSÃO.
- PROSTATISMO.
- *HS*.
- Alteração na condição cardíaca.
- Insuficiência cardíaca e congestiva.

Precauções

- OBSERVAR EFEITOS ANTICOLINÉRGICOS EM IDOSOS.
- FAZER ECG EM IDOSOS QUANDO USAR ALTAS DOSES.
- SUSPENDER SE HOUVER REAÇÕES MANÍACAS OU HIPOMANÍACAS.
- PODE AGRAVAR SINTOMAS PSICÓTICOS EM ESQUIZOFRÊNICOS.

Efeitos Adversos

BOCA SECA, CEFALEIA, CONSTIPAÇÃO INTESTINAL, FADIGA, HIPOTENSÃO POSTURAL, MIOCLONIA, SEDAÇÃO, SENSAÇÃO DE CABEÇA LEVE, SONOLÊNCIA, TONTURAS, TREMOR LEVE, VISÃO BORRADA. Ver capítulo de outros efeitos.

ATENÇÃO	Alimentos	Álcool	Abstinência	Veículos	Máquinas
	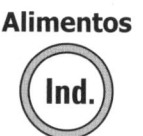 Ind.	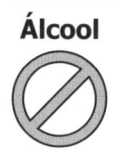	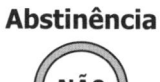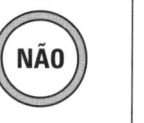 NÃO		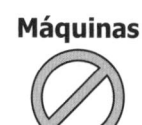

continua...▶

Gravidez	Lactação	Crianças	Idosos	Ins.Hep.	Ins. Ren
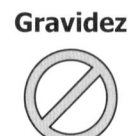	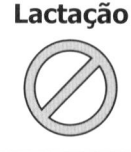	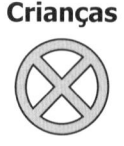	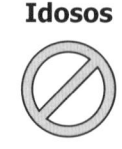	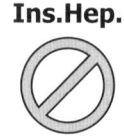	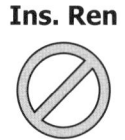

Superdose

Quadro Clínico: BREVE FASE DE EXCITAÇÃO, INQUIETUDE SEGUIDA DE SONOLÊNCIA E HIPOTENSÃO, ARRITMIAS, CONFUSÃO, TORPOR, ATAXIA, NISTAGMO, DISARTRIA, MIDRÍASE, ÍLEO PARALÍTICO.

Manejo: INTERNAÇÃO EM SERVIÇO DE EMERGÊNCIA, INTERROMPER USO DO FÁRMACO, INDUÇÃO DE VÔMITO OU LAVAGEM GÁSTRICA, REALIZAR DOSAGEM SÉRICA, MONITORAR SINAIS VITAIS.

DMI: SR   **DL/T:** 2g

Associações Interessantes

- Lítio, buspirona e T3 (potencialização).
- Gabapentina, outros anticonvulsivantes e opioides na dor crônica.

Interações Medicamentosas

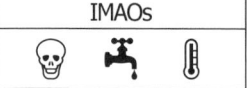 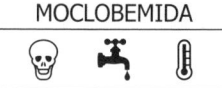 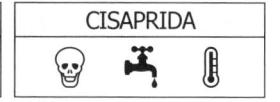

LÍTIO, NEUROLÉPTICOS, RISPERIDONA.
ÁLCOOL, ANTICOLINÉRGICOS, BETABLOQUEADORES, INIBIDORES DA CYP2D6, PROPRANOLOL.

Curiosidades

SR

Dados Complementares

Data de Início	Tipo de Receita	Preço	CAS	ATC	DCB-DENOMINAÇÃO COMUM BRASILEIRA – GENÉRICO
1970	C1	$	10262-69-8	N06AA21	MAPROTILINA

PK – Farmacocinética

VIA ADM	PCP	Pmáx	V.D.	LP	T ½	MET	EX
ORAL, IM	12hs	SR	SR	88%	27 a 58hs	HEPAT	RENAL HEPAT

PD - Farmacodinâmica

- Substrato do CYP 2D6.
- Possui efeito inibidor potente e seletivo sobre a recaptação da noradrenalina nos neurônios pré-sinápticos nas estruturas corticais do SNC, mas quase não exerce efeito inibidor na recaptação da serotonina.
- Apresenta afinidade de fraca a moderada pelos adrenorreceptores α1 centrais, acentuada atividade inibitória com os receptores H1 de histamina e um efeito anticolinérgico moderado.

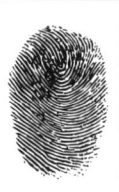 **ANTIDEMENCIAL**

MEMANTINA
Ebix® - Lundbeck

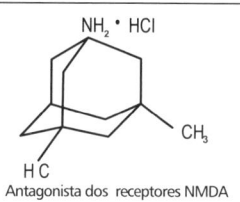
Antagonista dos receptores NMDA

Apresentações

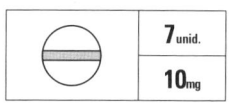 7 unid. 10mg

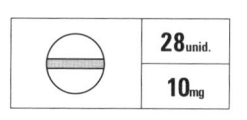 28 unid. 10mg

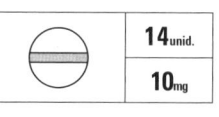 14 unid. 10mg

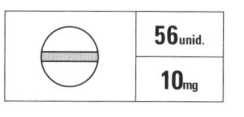 56 unid. 10mg

Similares no Brasil

ALOIS (Apsen), CLOMENAC (Arrow), HEIMER (Eurofarma), MEMONTIL (Wyeth), ZIDER (Libbs).

Posologia

1ª SEMANA 5mg, 2ª SEMANA 10mg, 3ª SEMANA 15mg.

DMD: 20mg - EM 2 TOMADAS (MANHÃ/NOITE).

Início de Ação: SR

Indicações

- DEMÊNCIA DE CORPÚSCULOS DE LEWY.
- DOENÇA DE ALZHEIMER.
- DOENÇA DE PARKINSON.
- Adjuvante no TBP.
- Adjuvante no TOC.
- Alzheimer (demência).
- Demência de Wernick-Korsakoff.
- Demência vascular (leve a moderada).
- Parkinson (sintomas motores).
- Tept.

Contraindicações

- *HS*.
- Comprometimento renal acentuado.
- Portadores de epilepsia.
- Infarto do miocárdio recente.

Precauções

- MONITORAR O pH DA URINA PARA QUE NÃO SEJA OU SE TORNE ALCALINO.
- PACIENTES COM INSUFICIÊNCIA CARDÍACA CONGESTIVA, E HIPERTENSÃO DEVEM SER MONITORADOS.

Efeitos Adversos

AGITAÇÃO, ALUCINAÇÃO, APARECIMENTO DE LESÕES, CANSAÇO, CEFALEIA, CONFUSÃO, CONSTIPAÇÃO, DESORIENTAÇÃO, DIARREIA, INCONTINÊNCIA URINÁRIA, INSÔNIA, QUEDAS, TONTURA, TOSSE.

Ver capítulo de outros efeitos.

ATENÇÃO	Alimentos	Álcool	Abstinência	Veículos	Máquinas
	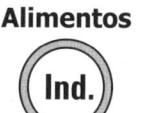 Ind.	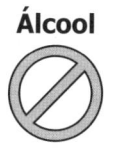	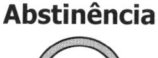 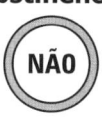 NÃO	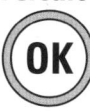 OK	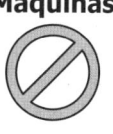

Gravidez	Lactação	Crianças	Idosos	Ins.Hep.	Ins. Ren
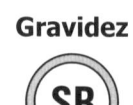 SR	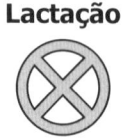	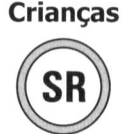 SR	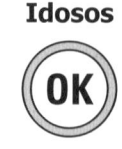 OK	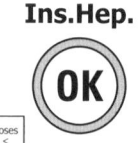 OK doses <	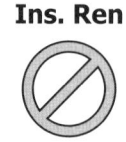

Superdose

Quadro Clínico: AGITAÇÃO, CONFUSÃO, ALTERAÇÃO ELETROCARDIOGRÁFICA, PERDA DA CONSCIÊNCIA, PSICOSE, LENTIDÃO NOS MOVIMENTOS, SONOLÊNCIA, TORPOR, MARCHA INSTÁVEL, ALUCINAÇÕES VISUAIS, VERTIGENS, VÔMITOS, FRAQUEZA.

Manejo: INSTITUIR MEDIDAS GERAIS DE SUPORTE, TRATAMENTO DEVE SER SINTOMÁTICO. Eliminação da memantina pode ser reforçada pela acidificação da urina.

DMI: 400mg   **DL/T:** 2g

Associações Interessantes

- NATIPs – controle de sintomas comportamentais
- ADS – na depressão melancólica
- Outros anti-demenciais

Interações Medicamentosas

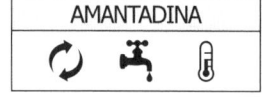 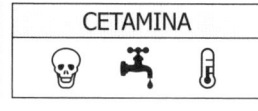 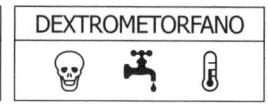

NEUROLÉPTICOS.
BARBITÚRICOS, CIMETIDINA, HIDROCLOROTIAZIDA.

Curiosidades

- FOI SINTETIZADO E PATENTEADO POR ELI LILLY AND COMPANY, EM 1968.
- EM SEGUIDA, DESENVOLVIDO PELA MERZ EM COLABORAÇÃO COM NEUROBIOLÓGICAS TECHNOLOGIES, INC.
- LICENCIADAS PELA FOREST LABORATORIES NOS EUA E LUNDBECK PARA ALGUNS MERCADOS EUROPEUS E INTERNACIONAIS.

Dados Complementares

Data de Início	Tipo de Receita	Preço	CAS	ATC	DCB-DENOMINAÇÃO COMUM BRASILEIRA – GENÉRICO
Década de 70	C1	$$$$	19982-08-2	N06DX01	MEMANTINA CLORIDRATO DE MEMANTINA

PK – Farmacocinética

VIA ADM	PCP	Pmáx	V.D.	LP	T ½	MET	EX
ORAL	3 a 8hs	11 dias	SR	45%	60 a 100hs	HEPAT	RINS bile, fezes

PD - Farmacodinâmica

Bloqueia os receptores NMDA no estado de repouso e, assim como o magnésio, é deslocado de seu sítio de ligação em condições de ativação fisiológica; em contrapartida, não se desprende do receptor na vigência de ativação patológica. Essas propriedades conferem à memantina uma ação neuroprotetora contra a ativação excitotóxica de receptores de glutamato.

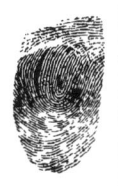

ANTIDEPENDÊNCIA QUÍMICA OPIÁCEO

METADONA
Mytedom® - Cristália

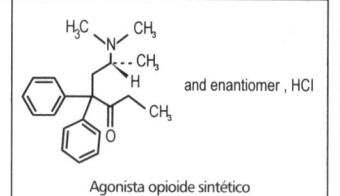

and enantiomer , HCl

Agonista opioide sintético

Apresentações

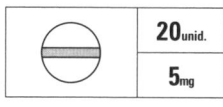 **20**unid. / **5**mg

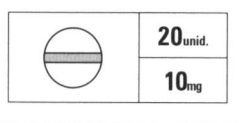 **20**unid. / **10**mg

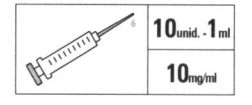 **10**unid. -**1**ml / **10**mg/ml

Similares no Brasil

NÃO HÁ.

Posologia

• **NA DESINTOXICAÇÃO:** 15 A 40mg/DIA (REDUZIR GRADUALMENTE ATÉ QUE NÃO HAJA MAIS NECESSIDADE DO PRODUTO).
• **NA DOR:** 2,5 A 10mg A CADA 3 OU 4hs.

DMD: 120mg/dia

Início de Ação: 30 a 60min.

Indicações

• DESINTOXICAÇÃO DE PACIENTES DEPENDENTES DE OPIOIDES.
• PROGRAMA DE TRATAMENTO DE DEPENDENTES DE HEROÍNA (terapia de manutenção).
• TRATAMENTO DA DOR.

Contraindicações

• *HS*.
• ÍLEO PARALÍTICO
• INSUFICIÊNCIA RESPIRATÓRIA GRAVE

Precauções

• EVITAR O USO PROLONGADO DEVIDO AO RISCO DE DEPENDÊNCIA.
• CUIDADO ESPECIAL EM PACIENTES COM LESÃO CRANIANA ASSOCIADA AO AUMENTO DA PIC.
• A RETIRADA DEVE SER LENTA E GRADUAL.
• RISCO DE DEPRESSÃO RESPIRATÓRIA.
• ORIENTAR PACIENTES A PROCURAR AJUDA MÉDICA EM CASO DE ARRITMIAS.
• RISCO DE DEPRESSÃO RESPIRATÓRIA NEONATAL.
• RECOMENDA-SE REALIZAR UM ECG ANTES DO TRATAMENTO, PODE CAUSAR ARRITMIAS (*TORSADES DE POINTES*).

Efeitos Adversos

DEPENDÊNCIA, DEPRESSÃO RESPIRATÓRIA, *DELIRIUM*, NÁUSEAS, SEDAÇÃO, SUDORESE, TONTURAS, TRANSPIRAÇÃO.

Ver capítulo de outros efeitos.

ATENÇÃO	Alimentos	Álcool	Abstinência	Veículos	Máquinas
	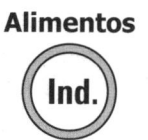 Ind.	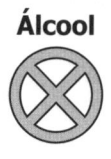	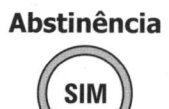 SIM		

Gravidez	Lactação	Crianças	Idosos	Ins.Hep.	Ins. Ren
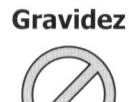	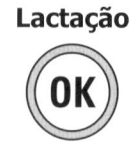OK	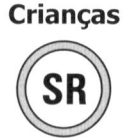SR	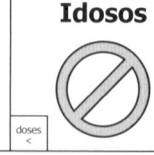 doses <	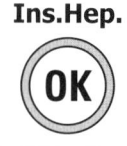OK	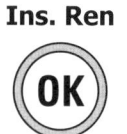OK

Superdose

Quadro Clínico: DEPRESSÃO RESPIRATÓRIA, SONOLÊNCIA, ENTORPECIMENTO, COMA, FLACIDEZ MUSCULAR, PELE FRIA E ÚMIDA.
Bradicardia, hipotensão, superdosagem grave especialmente por via intravenosa, apneia, colapso circulatório, parada cardíaca e morte podem ocorrer.

Manejo: MANTER VIA AÉREA PERMEÁVEL, VENTILAÇÃO ASSISTIDA OU CONTROLADA, MONITORIZAÇÃO PROLONGADA DEVIDO A RECORRÊNCIA DE DEPRESSÃO RESPIRATÓRIA, USO DE ANTAGONISTAS OPIOIDES APENAS EM CASOS DE SOBREDOSAGEM GRAVE.
Naloxona pode ser usada para reverter sinais de intoxicação.

DMI: SR **DL/T:** SR

Interações Medicamentosas

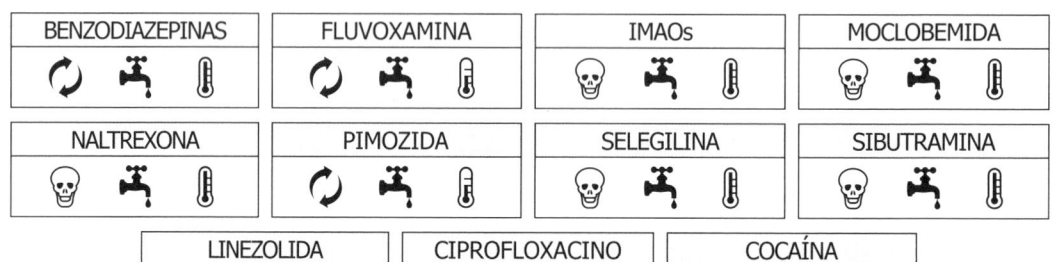

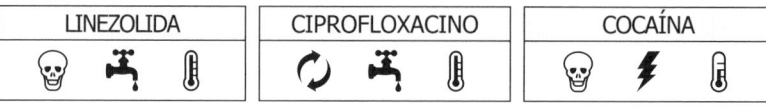

CARBAMAZEPINA, OLANZAPINA, TRICÍCLICOS.
AAS, ÁLCOOL, AMIODARONA, ANTIBIÓTICOS MACROLÍDEOS, BARBITÚRICOS, BETA-BLOQUEADORES, CIMETIDINA, CLARITROMICINA, DISOPIRAMIDA, ERITROMICINA, FENOBARBITAL, FITOTERÁPICOS, HALOFANTRINA, INIBIDORES DA PROTEASE, ITRNS, ANTAGONISTA E AGONISTA OPIOIDES, PENTAMIDINA, PROCAINAMIDA, QUINIDINA, QUINILONAS, RANOLAZINA, RIFAMPICINA.

Curiosidades

• A metadona foi desenvolvida no final dos anos 1930 na Alemanha nazi, provavelmente em antecipação à possível falta de ópio e seus derivados, tendo sido testada por médicos profissionais no exército alemão em 1939-40.

• Em 11 de setembro de 1941 Bockmühl e Ehrhart preencheram uma solicitação para uma patente para uma substância sintética que eles chamaram de Hoechst 10820 ou Polamidon (um nome que ainda se usa na Alemanha) e cuja estrutura química não tem qualquer relação com os opiáceos naturais como a morfina e codeína (Bockmühl e Ehrhart, 1949).

• A metadona é um fármaco de escolha para substituição, devido à meia-vida e às diferentes apresentações.

Dados Complementares

Data de Início	Tipo de Receita	Preço	CAS	ATC	DCB-DENOMINAÇÃO COMUM BRASILEIRA – GENÉRICO
Década de 30	A1	$	76-99-3	N02AC52	CLORIDRATO DE METADONA

PK – Farmacocinética

VIA ADM	PCP	Pmáx	V.D.	LP	T ½	MET	EX
ORAL INJETÁVEL	1 a 2hs	4 a 5hs	SR	85%	24 a 36hs	HEPAT Desmetilação	RENAL BILIAR

PD - Farmacodinâmica

- Substrato do CYP 2B, 2D6 e 3A4.
- É um agonista dos receptores i, embora também tenha efeito no receptor NMDA, agindo assim como um antagonista do glutamato.

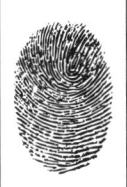

PSICOESTIMULANTE

METILFENIDATO
Concerta® - Janssen-Cilag
Ritalina® - Novartis
Ritalina Ia® - Novartis

Piperidina

Apresentações

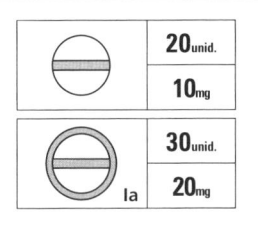

| 20unid. | 60unid. | 30unid. |
| 10mg | 10mg | Ia 10mg |

| 30unid. | 30unid. | 30unid. |
| Ia 20mg | Ia 30mg | Ia 40mg |

Similares no Brasil

NÃO HÁ.

Posologia

- CRIANÇAS: DOSE IDEAL 0,3 A 0,7mg/kg de 2 a 3x/DIA.
- ADULTOS: 30 A 40mg/DIA PODENDO CHEGAR A 60mg/DIA EM 2 ou 3 TOMADAS.
- PREFERENCIALMENTE APÓS AS REFEIÇÕES
- RITALINA LA: DOSE ÚNICA -10 a 60mg/dia
- CONCERTA: DOSE ÚNICA -18 a 54mg/dia 2hs PICO INICIAL.
- Pico inicial 1 a 2hs.
- 6 A 8hs (Pmáx. - concentração máxima).
- ADMINISTRAR ÚLTIMA DOSE ATÉ ÀS 18hs.
- OS COMPRIMIDOS DE LIBERAÇÃO ESPECIAL NÃO DEVEM SER MASTIGADOS.

DMD: 18 a 54mg

Início de Ação: 1 a 4hs -1 a 10hs - 1 a 12hs

Indicações

- TDAH (em crianças, adolescentes e adultos).
- SONOLÊNCIA EXCESSIVA DIURNA NA NARCOLEPSIA.
- Demência de Alzheimer (sintomatologia).
- Depressão em pacientes com TBP.
- Depressões em pacientes com doenças físicas.
- Depressões em idosos nos quais há contraindicações de outros ADS ou como adjuvante.
- Depressões refratárias (adjuvante).

- Fadiga relacionada com câncer, sarcoidose e Parkinson.
- Narcolepsia.
- Reabilitação cognitiva após ECT.

Contraindicações

- AGITAÇÃO.
- ANGINA PECTORIS.
- ARRITMIA CARDÍACA.
- ANSIEDADE.
- DISCINESIA
- GLAUCOMA.
- INFARTO AGUDO DO MIOCÁRDIO RECENTE.
- HIPERTENSÃO GRAVE.
- HIPERTIREOIDISMO.
- PSICOSES.
- RISCO DE ABUSO.
- SÍNDROME DE GILLES DE LA TOURETTE.
- TIQUES.
- *HS*.
- EPILEPSIA.
- FEOCROMOCITOMAS.
- MANIA.
- TENSÃO.

Precauções

- AVALIAÇÃO PRÉVIA DE CARDIOPATIAS - ECG.
- MONITORAR O CRESCIMENTO EM CRIANÇAS (PESO E ALTURA).
- VERIFICAR PERIODICAMENTE FUNÇÃO CARDÍACA E HEPÁTICA.
- ALERTAR O PACIENTE SOBRE O RISCO DE ABUSO DA DROGA.
- PODE AGRAVAR DISTÚRBIOS CARDIOVASCULARES, DISCINESIA, HIPERTENSÃO, HIPOTIREOIDISMO, TRANSTORNOS CONVULSIVOS.
- RELATOS DE MORTE SÚBITA EM PACIENTES SOB USO DE ESTIMULANTES.

Efeitos Adversos

AGITAÇÃO, ALTERAÇÕES DE P.A., ARRITMIAS, ARTRALGIA, BOCA SECA, CEFALEIA, DEPRESSÃO, DIMINUIÇÃO DE APETITE, DISCINESIA, DOR ABDOMINAL, EUFORIA, FEBRE, INSÔNIA, LABILIDADE DE HUMOR, NÁUSEA, NERVOSISMO, PERDA DE CABELO, PERDA DE PESO, PRURIDO, *RASH*, SONOLÊNCIA, TAQUICARDIA, TONTURAS, TRISTEZA, URTICÁRIA, VÔMITO.
Ver capítulo de outros efeitos.

ATENÇÃO	Alimentos	Álcool	Abstinência	Veículos	Máquinas
	⊖	⊘	Pouca	OK	⊘
Gravidez	**Lactação**	**Crianças**	**Idosos**	**Ins.Hep.**	**Ins. Ren**
⊗	⊘	⊘ < 6 anos	OK doses <	OK	OK

Superdose

Quadro Clínico: VÔMITOS, AGITAÇÃO, TREMORES, HIPERREFLEXIA, ESPASMOS MUSCULARES, CONVULSÕES, EUFORIA, ALUCINAÇÕES, DELÍRIO, SUDORESE, RUBOR, CEFALEIA, HIPERTERMIA, *TAQUICARDIA, PALPITAÇÕES, HIPERTENSÃO, MIDRÍASE, SECURA DAS MUCOSAS.*

Manejo: MEDIDAS DE SUPORTE APROPRIADAS.
(paciente deve ser protegido de autolesão, fazer lavagem gástrica, uso de carvão ativado ou de um catártico, manter circulação e troca respiratória adequadas, resfriamento externo nos casos de hipertermia.)

DMI: SR

DL/T: SR

Associações Interessantes

- Modafinil ou atomoxetina – TDAH
- NATIPs – na comorbidade com TBP
- Ads – na comorbidade com depressão

Interações Medicamentosas

ÁLCOOL	CLONIDINA	GUANETIDINA
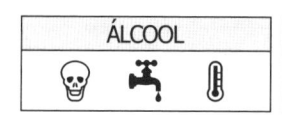	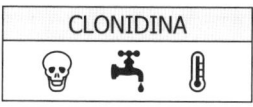	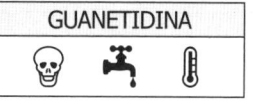

BUPROPIONA, CARBAMAZEPINA, IMAOs, IMIPRAMINA, MODAFINIL.
FENITOÍNA, FENOBARBITAL, PRIMIDONA.

Curiosidades

- 1937: Primeiro estudo clínico de tratamento de hiperatividade - Charles Bradley - anfetamina (benzedrina) a um grupo de crianças hiperativas.
- 1944: Síntese do metilfenidato.
- 1954: Produto patenteado.
- 1955: A companhia farmacêutica Ciba (precursora da Novartis) lançou o produto com o nome de Ritalina.
- 1957: PHYSICIAN´S DESK REFERENCE indica o fármaco para casos de fadiga crônica, estados de letargia e outros.
- 1960: Popularizou-se no tratamento de crianças com TDAH. O fármaco adquiriu notoriedade pelo uso entre celebridades do mundo político e da ciência, como o astronauta Buzz Aldrin, e o matemático Paul Erdös.
- 1984: lançamento da Ritalina SR (liberação lenta) sem sucesso pela ação linear durante o dia, sem pico inicial e o final bimodal necessário, encontrado na tecnologia da Ritalina LA.
- Obs.: o transtorno era conhecido antigamente como "disfunção cerebral mínima".
- TECNOLOGIA OROS DO CONCERTA: ELA PERMITE MANUSEIO DA CÁPSULA, IMPEDINDO O USO EM ATIVIDADES RECREATIVAS INDEVIDAS. A CÁPSULA TEM 3 COMPARTIMENTOS - EXPANSIVO COM ÁGUA.
- A DROGA EM SI COM MEMBRANA SEMI-IMPERMEÁVEL, E OUTRO COMPARTIMENTO COM O METILFENIDATO FINAL DE LIBERAÇÃO PELO ORIFÍCIO POR 12hs.

Dados Complementares

Data de Início	Tipo de Receita	Preço	CAS	ATC	DCB-DENOMINAÇÃO COMUM BRASILEIRA – GENÉRICO
1944	A3	$$$	113-45-1	N06BA04	CLORIDRATO DE METILFENIDATO

PK – Farmacocinética

VIA ADM	PCP	Pmáx	V.D.	LP	T ½	MET	EX
ORAL	2 a 3hs	2hs 6 a 8hs	SR	15%	2 a 3hs	HEPAT microssomial	URINA FEZES

PD - Farmacodinâmica

É um inibidor da recaptação da dopamina e da noradrenalina. Bloqueia a recaptação dessas aminas pelas terminações das células nervosas pré-ganglionares, mantendo-as na sinapse com atividade intensa. O metilfenidato possui potentes efeitos agonistas sobre os receptores alfa e beta adrenérgico e eleva o nível de alerta do sistema nervoso central. Aumenta os mecanismos excitatórios do cérebro. Isto resulta numa melhor concentração, coordenação motora e controle dos impulsos.

| **ANTIDEPRESSIVO TRICÍCLICO TETRACÍCLICO** 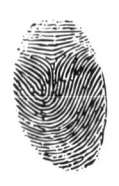 | **MIANSERINA** Tolvon® - Schering-Plough | 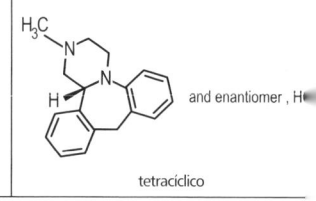 and enantiomer, H tetracíclico |

INDISPONÍVEL NO BRASIL - SUSPENSA A COMERCIALIZAÇÃO EM 2011.

| **HIPNÓTICOS BENZODIAZEPÍNICOS** 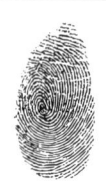 | **MIDAZOLAM** Dormonid® - Roche | 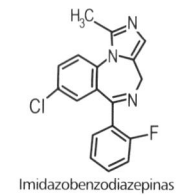 Imidazobenzodiazepinas |

Apresentações

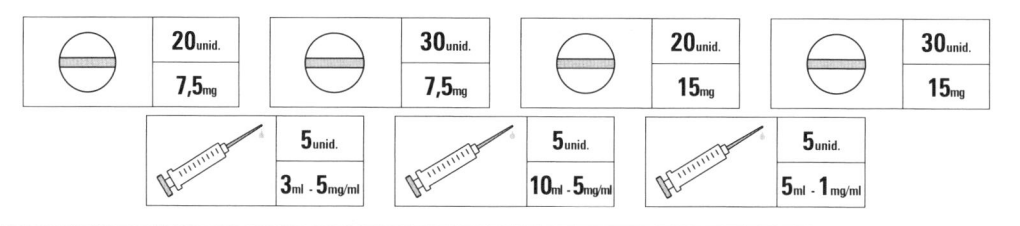

| 20 unid. | 30 unid. | 20 unid. | 30 unid. |
| 7,5 mg | 7,5 mg | 15 mg | 15 mg |

| 5 unid. | 5 unid. | 5 unid. |
| 3 ml - 5 mg/ml | 10 ml - 5 mg/ml | 5 ml - 1 mg/ml |

Similares no Brasil

DORMANT (Neo química), DORMIRE (Cristália), DORMIUM (União Química), FENELON (Hipolabor), HIPNAZOLAM (Sigma Pharma), INDUSON (Aspen Pharma), MIDADORM (Biochimico), SONOLAM (Biolab).

Posologia

INDUTOR DE SONO: 7,5 A 15mg/DIA.
TRATAMENTO DEVE SER BREVE (MÁXIMO 2 SEMANAS).
PRÉ-ANESTESIA: 1 COMP 15mg 30 a 60min. ANTES DO PROCEDIMENTO.

DMD: SR

Início de Ação: 15 a 30 MINUTOS

Indicações

- AGITAÇÃO AGUDA.
- CONTROLE DO MAL EPILÉPTICO.
- INSÔNIA.
- INDUÇÃO E MANUTENÇÃO DE ANESTESIA.
- SEDAÇÃO ANTES DE PROCEDIMENTOS CIRÚRGICOS OU DIAGNÓSTICOS.
- SEDAÇÃO PROLONGADA EM CTI.
- Sedação de pacientes com eclâmpsia em CTI.

Contraindicações

- GLAUCOMA DE ÂNGULO FECHADO.
- INSUFICIÊNCIA RESPIRATÓRIA GRAVE.
- MIASTENIA GRAVIS.
- *HS*.

Precauções

- ADMINISTRAÇÃO VIA PARENTERAL, REQUER ATENÇÃO EM PACIENTES IDOSOS E COM INSUFICIÊNCIA CIRCULATÓRIA, RESPIRATÓRIA E RENAL, O PACIENTE SÓ DEVERÁ SER LIBERADO 3hs DEPOIS DA ADMINISTRAÇÃO DA MEDICAÇÃO E ACOMPANHADO DE UM RESPONSÁVEL.
- ADMINISTRAÇÃO ENDOVENOSA DEVERÁ SER LENTA E GRADUAL.
- O USO PROLONGADO PODE CAUSAR DEPENDÊNCIA.
- PRODUZ DEPENDÊNCIA.
- NÃO ADMINISTRAR EM PACIENTES EM COMA, EM CHOQUE OU INTOXICAÇÃO ALCOÓLICA COM DEPRESSÃO DE SINAIS VITAIS.
- CUIDADO NA ADMINISTRAÇÃO INTRAVENOSA EM DOENÇAS AGUDAS NÃO COMPENSADAS E NA OCORRÊNCIA DE DESEQUILÍBRIO HIDROELETROLÍTICO.

Efeitos Adversos

ABSTINÊNCIA, AMNÉSIA ANTERÓGRADA, ATAXIA, AUMENTO DO APETITE, CEFALEIA, CONFUSÃO, DÉFICIT DE ATENÇÃO E MEMÓRIA, DISARTRIA, INSÔNIA DE REBOTE, REDUÇÃO DA ATENÇÃO, RELAXAMENTO MUSCULAR, SEDAÇÃO, SONOLÊNCIA, TONTURAS.
Ver capítulo de outros efeitos.

ATENÇÃO	Alimentos	Álcool	Abstinência	Veículos	Máquinas
	⊗	⊘	SIM	⊘	⊗

Gravidez	Lactação	Crianças	Idosos	Ins.Hep.	Ins. Ren
⊗ 1º TRI.	⊘	⊘	⊘ doses <	⊗	⊘

Superdose

Tem efeitos tranquilizantes e miorrelaxantes como também causa amnésia anterógrada e em altas doses pode causar hipnose e já foi utilizado como fármaco facilitador de assédio sexual de clientes de profissionais de áreas da saúde.
- É muito utilizado como pré-anestésico.
- Tem efeitos tranquilizantes e miorrelaxantes como também causa amnésia anterógrada e em altas
- É muito utilizado como pré-anestésico.
- SONOLÊNCIA, TONTURAS.

Quadro Clínico: SONOLÊNCIA, CONFUSÃO, COORDENAÇÃO PREJUDICADA, DIMINUIÇÃO DOS REFLEXOS, EFEITOS DELETÉRIOS DOS SINAIS VITAIS, COMA.

Manejo: MONITORAR RESPIRAÇÃO, PULSO E PRESSÃO ARTERIAL, MEDIDAS GERAIS DE SUPORTE DEVEM SER EMPREGADAS.
(manutenção de uma via aérea permeável e suporte de ventilação, incluindo a administração de oxigênio, fluidoterapia intravenosa em caso de hipotensão, descontaminação gastrintestinal com lavagem ou carvão ativado, uso de flumazenil para reverter efeitos sedativos.)

DMI: SR   **DL/T:** SR

Interações Medicamentosas

ANTIRRETROVIRAIS	CETOCONAZOL	INIBIDORES DA PROTEASE	RIFAMPICINA
☠ 🚰 🌡	☠ 🚰 🌡	☠ 🚰 🌡	☠ 🚰 🌡

Ver capítulo de outros efeitos

Curiosidades

- Foi sintetizada em 1975 por Fryere Walserna Hoffmann-La Roche, Inc. nos Estados Unidos.
- Tem efeitos tranquilizantes e miorrelaxantes como também causa amnésia anterógrada e em altas doses pode causar hipnose e já foi utilizado como fármaco facilitador de assédio sexual de clientes de profissionais de áreas da saúde.
- É muito utilizado como pré-anestésico.
- No uso injetável causa menos dor do que outros benzodiazepínicos

Dados Complementares

Data de Início	Tipo de Receita	Preço	CAS	ATC	DCB-DENOMINAÇÃO COMUM BRASILEIRA – GENÉRICO
1975	B1	$	59467-70-8	N05CD08	MIDAZOLAM MALEATO DE MIDAZOLAM

PK – Farmacocinética

VIA ADM ORAL, INJETÁVEL	PCP	Pmáx	V.D.	LP	T ½	MET	EX
	30min.	SR	0,7 a 1,2L/kg	97%	90 a 150min.	HEPAT	RENAL

PD - Farmacodinâmica

- SUBSTRATO DO CYP3A4.
- Aumenta o efeito inibitório do GABA por meio de sua ligação em sítios específicos dos BZDs.
- Tem potente ação hipnótica de curta duração, com ação ansiolítica e miorrelaxante e forte capacidade de produzir tolerância e dependência.

ANTIDEPRESSIVO SELETIVO	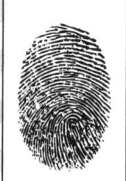 **MILNACIPRANO** Ixel® - Roche	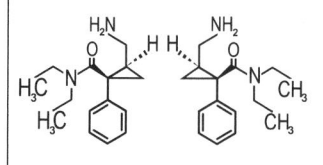 ADTs (derivado) ação dopaminérgica

INDISPONÍVEL NO BRASIL.

ANTIDEPRESSIVO SELETIVO	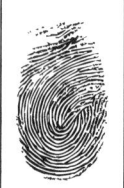 **MIRTAZAPINA** Remeron Soltab® Schering-plough	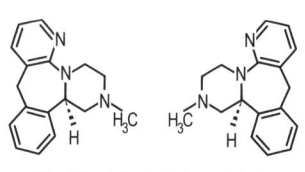 Tetracíclico derivado da dopaminérgica

Apresentações

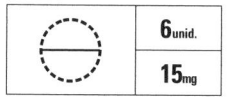 **6**unid. **15**mg   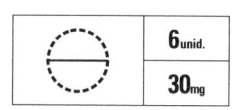 **6**unid. **30**mg

continua...▶

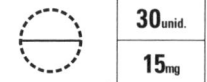 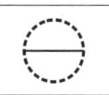 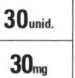 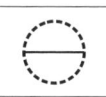

Similares no Brasil

MENELAT(Torrent), RAZAPINA (Sandoz).

Posologia

DOSE INICIAL: 15 mg/dia por alguns dias; AUMENTAR GRADUALMENTE ATE A DMD.

DMD: 30 A 45mg (EM DOSE ÚNICA-NOITE)

Início de Ação: 1 SEMANA

Indicações

- DEPRESSÃO COM SINTOMAS DE ANSIEDADE.
- DEPRESSÃO MAIOR.
- PREVENÇÃO DE RECAÍDAS E MANUTENÇÃO DE PACIENTES DEPRIMIDOS.
- Acatisia associada ao uso de antipsicóticos.
- Adjuvante de antipsicóticos em pacientes esquizofrênicos.
- Câncer: insônia e sintomas depressivos.
- Depressão pós-menopausa.
- Efeitos colaterais extrapiramidais associado ao uso de antipsicóticos.
- Distimia.
- Fibromialgia.
- Hiperêmese gravídica.
- Náuseas e anorexia em pacientes oncológicos.
- Tag.
- Tept.
- Transtorno de pânico.
- Transtorno depressivo com disfunção sexual.

Contraindicações

Diabete melito, glaucoma de ângulo fechado, hipertrofia de próstata, obesidade, pressão intraocular elevada, $\mathcal{HS}$.

Precauções

- SUSPENDER O USO FRENTE A SINAIS DE INFECÇÃO.
- CUIDADO COM PACIENTES EPILÉPTICOS, TRANSTORNOS MENTAIS ORGÂNICOS, HIPOTENSÃO, INSUFICIÊNCIA RENAL OU HEPÁTICA E LEUCEMIA.
- APRESENTAÇÕES ORODISPERSÍVEIS: PODEM CONTER ASPASTAME. ATENÇÃO A PACIENTES FENILCETONÚRICOS.

Efeitos Adversos

AUMENTO DO APETITE, BOCA SECA, GANHO DE PESO, SEDAÇÃO EXCESSIVA, SONOLÊNCIA, TONTURA.

Menos comuns: agitação, agranulocitose, alteração da função hepática, anemia aplásica, artralgias, aumento ou diminuição da libido, calafrios, cabrões, constipação, convulsões, dificuldades de acomodação visual, diminuição de apetite, diminuição de peso, disfunções ejaculatórias, dispepsia, distonia, edema, exantema, fadiga, gosto amargo, hipotensão ortostática, impotência, inquietação, incontinência urinária noturna, insônia, náuseas, palpitação, retardo ejaculatório, sudorese, taquicardia, tremores, trombocitopenia, vertigem, virada maníaca.

Ver capítulo de outros efeitos.

ATENÇÃO	Alimentos	Álcool	Abstinência	Veículos	Máquinas
	(Ind.)	⊘	(Pouca)	⊘	⊗

Gravidez	Lactação	Crianças	Idosos	Ins.Hep.	Ins. Ren
⊘	⊘	(SR)	(OK)	⊘	⊘

Superdose

Quadro Clínico: DESORIENTAÇÃO, SONOLÊNCIA, PERTURBAÇÃO DA MEMÓRIA E TAQUICARDIA.

MANEJO: GARANTIR OXIGENAÇÃO E VENTILAÇÃO DAS VIAS AÉREAS, MONITORAR RITMO CARDÍACO E SINAIS VITAIS, NÃO INDUZIR ÊMESE, DEVE-SE ADMINISTRAR CARVÃO ATIVADO E LAVAGEM GÁSTRICA SE FOR LOGO APÓS A INGESTÃO.

DMI: 450mg   **DL/T:** SR

Associações Interessantes

- ISRS, bupropiona , reboxetina, - depressões
- Venlafaxina
- Modafinil – na fadiga, sonolência e dificuldade de concentração
- Estabilizadores de humor e NATIPs – TBP e depressão psicótica
- BZDs
- Hipnóticos e trazodona na insônia

Interações Medicamentosas

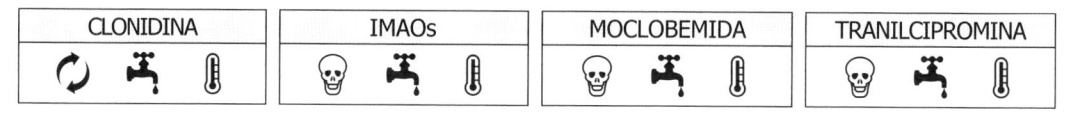

CLONIDINA	IMAOs	MOCLOBEMIDA	TRANILCIPROMINA

ADTs, ISRSs (fluoxetina, fluvoxamina, paroxetina)
ANTIEPILÉPTICOS (ETOTOÍNA, FENITOÍNA, FOSFENITOÍNA, HIDANTOÍNA), ANTIBIÓTICOS MACROLÍDEOS, CIMETIDINA, FENOBARBITAL, LEVODOPA, RIFAMPICINA.

Curiosidades

- Seu uso nos EUA começou em 1996.
- Tem uma estrutura química tetracíclica e é classificado como um antidepressivo noradrenérgico e específico serotoninérgicos (Nassa).
- É o único antidepressivo tetracíclico aprovado pela FDA para tratar a depressão.

Dados Complementares

Data de Início	Tipo de Receita	Preço	CAS	ATC	DCB-DENOMINAÇÃO COMUM BRASILEIRA – GENÉRICO
1996	C1	$$$	61337-67-5	N06AX11	MIRTAZAPINA

PK – Farmacocinética

VIA ADM	PCP	Pmáx	V.D.	LP	T ½	MET	EX
ORAL	2hs	4 a 6 dias	SR	85%	20 a 40hs	HEPAT	URINA FEZES

PD - Farmacodinâmica

• SUBSTRATO DO CYP1A2,2D6 E 3A4.
• Bloqueia os receptores α2-noradrenérgicos da membrana pré-sináptica e os receptores serotonérgicos dos tipos 2 e 3 da membrana pós-sináptica, aumentando a liberação da serotonina e noradrenalina na fenda sináptica. Além do efeito antidepressivo ele também tem resultado diminuindo a ansiedade e aumentando a sonolência pelo bloqueio dos receptores H_1.
• Também atua como potente antagonista dos receptores 5-HT_2 e dos receptores 5-HT_3, e o bloqueio desses receptores pode explicar a menor incidência de efeitos adversos, como ansiedade, insônia, náuseas e sexuais.
• Também exibe antagonismo significativo em receptores H_1, resultando em sedação.
• Tem apenas um mínimo de atividade nos receptores dopaminérgicos e muscarínicos.

ANTIDEPRESSIVO IMAO REVERSÍVEL	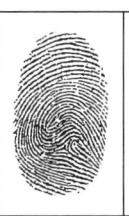	MOCLOBEMIDA Aurorix® - Roche	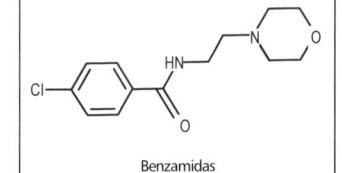 Benzamidas

Apresentações

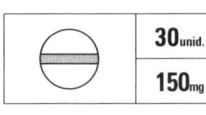 30unid. / 150mg   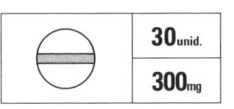 30unid. / 300mg

Similares no Brasil

NÃO HÁ.

Posologia

DOSE INICIAL: 300mg/DIA.

DMD: 450 A 600mg/dia (EM DUAS TOMADAS)

Início de Ação: SR

Indicações

• DEPRESSÃO MAIOR.
• DISTIMIA.
• EPISÓDIO DEPRESSIVO DO TBP.
• Fadiga crônica.
• Fobia social (segunda escolha).
• Hipersalivação induzida por clozapina.
• Transtorno do pânico.

Contraindicações

• ESTADOS CONFUSIONAIS AGUDOS.
• *HS*.

Precauções

EM PACIENTES DEPRESSIVOS COM AGITAÇÃO PSICOMOTORA DEVE-SE ASSOCIAR UM SEDATIVO (EX.: BENZODIAZEPÍNICO), PACIENTES HIPERTENSOS DEVEM EVITAR ALIMENTOS RICOS EM TIRAMINAS, OBSERVAR CIFRAS TENSIONAIS EM PORTADORES DE FEOCROMOCITOMA E TIREOTOXICOSE DEVIDO AO RISCO DE HIPERTENSÃO.

Efeitos Adversos

ANSIEDADE, BOCA SECA, CEFALEIA, DESCONFORTO GÁSTRICO, DISFUNÇÃO SEXUAL, HIPOTENSÃO POSTURAL, INSÔNIA, NÁUSEAS, SEDAÇÃO, SONOLÊNCIA, TONTURA, VERTIGEM.

Menos comuns: agitação, alucinações, calafrios, ciclagem rápida, confusão, constipação intestinal, crises oculogíricas, delírios, diarreia, distúrbios do sono, edema, eritema, fadiga, fraqueza, gosto amargo, palpitações, *RASH* cutâneo, rubor, sudorese, taquicardia, tremor, virada maníaca, visão borrada.

Incomuns: cansaço dos membros inferiores, cefaleia, distúrbios do sono, frio, náuseas.

Raros: estados confusionais.

ATENÇÃO	Alimentos	Álcool	Abstinência	Veículos	Máquinas
	⊗	⊘	NÃO	OK	OK

Gravidez	Lactação	Crianças	Idosos	Ins.Hep.	Ins. Ren
SR	SR	SR	OK	⊗	OK

Superdose

Quadro Clínico: AUMENTO DA AGITAÇÃO, AGRESSIVIDADE E ALTERAÇÃO DO COMPORTAMENTO.

Manejo: SUSPENDER USO DO FÁRMACO, USAR CARVÃO ATIVADO LOGO APÓS A INGESTÃO, LAVAGEM GÁSTRICA NÃO É MUITO EFETIVA.

DMI: 20g   **DL/T:** SR

Assoiações Interessantes

- Lítio.
- Estabilizadores de humor.
- NATIPs.

Interações Medicamentosas

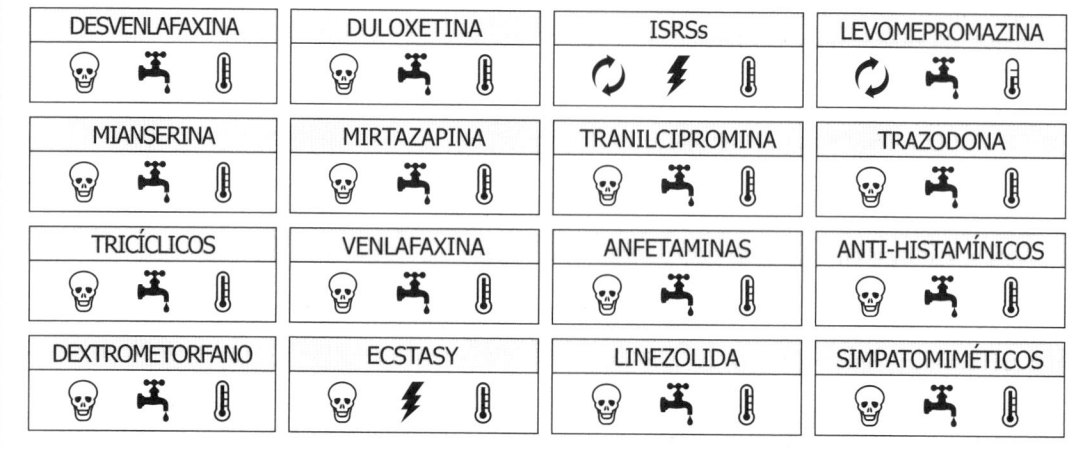

BZDs, CARBAMAZEPINA, CLOMIPRAMINA, CLOZAPINA, DIAZEPAM, METILFENIDATO, PIMOZIDA, SELEGILINA, TRIAZOLAM.
CIMETIDINA, VARFARINA.

Dados Complementares

Data de Início	Tipo de Receita	Preço	CAS	ATC	DCB-DENOMINAÇÃO COMUM BRASILEIRA – GENÉRICO
Década de 70	C1	$$	71320-77-9	N06AG02	MOCLOBEMIDA

PK – Farmacocinética

VIA ADM	PCP	Pmáx	V.D.	LP	T ½	MET	EX
ORAL	1hs	1 semana	1L/g	50%	1 a 2hs	HEPAT	URINA

PD - Farmacodinâmica

SUBSTRATO DO CYP2C19 E 2D6.

Envolve a inibição do meabolizador das monoamidas (MAOs), porém inibindo mais a MAO-A menos a MAO-B que fica livre para metabolizar a tiramina que pode ser ingerida, evitando assim as crises hipertensivas. Aumenta a concentração das três monoaminas – serotonina, noradrenalina e dopamina, com alguma vantagem no aumento da serotonina.

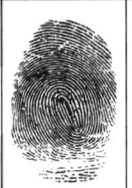

PSICOESTIMULANTE

MODAFINILA
Stavigile® - Libbs

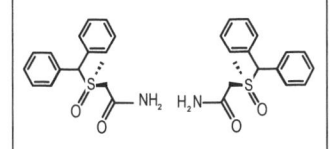

Derivado do adrafinil

Apresentações

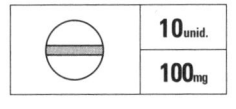 10 unid. / 100 mg

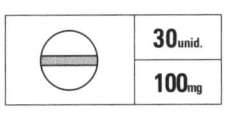 30 unid. / 100 mg

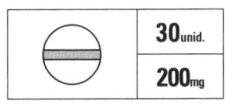 30 unid. / 200 mg

Similares no Brasil

VIGIL (Lundbeck).

Posologia

- 200 mg administrado uma vez por dia - para pacientes com SWSD.
- 200mg 1 hora antes do início do turno de trabalho.
- para narcolepsia eSAHOS, dose única pela manhã.

DMD: 400mg/dia

Início de Ação: 1 hora

Indicações

- APNEIA OBSTRUTIVA DO SONO (SONOLÊNCIA).
- NARCOLEPSIA.
- Distúrbio do sono decorrente de turno de trabalho.
- Adjuvante nos sintomas negativos da esquizofrenia.
- Adjuvante na depressão unipolar e bipolar.
- Melhora em 50% dos casos os sintomas de fadiga no quadro de fibromialgia.
- Sedação e fadiga de quadros depressivos.
- Fibromialgia.
- Distrofia miotônica.

continua...▶

- Esclerose múltipla.
- Paralisia cerebral espática.
- Doença de Parkinson.
- Tdah.

Contraindicações

- ANGINA INSTÁVEL.
- INFARTO DO MIOCÁRDIO RECENTE.
- HIPERTROFIA VENTRICULAR.
- NÃO ASSOCIAR AO USO DE CONTRACEPTIVOS ESTEROIDES.
- PROLAPSO DA VÁLVULA MITRAL
- *HS*

Precauções

- Monitorar pressão arterial.
- Risco de uso abusivo.
- Prescrever somente a pacientes que tenham feito uma avaliação completa da sonolência excessiva.
- Pode reduzir a eficácia das pílulas anticoncepcionais por até um mês após descontinuação da medicação.
- Recomenda-se cautela em pacientes com histórico de psicose.
- A retirada abrupta de 400mg ou mais pode desencadear sintomas.
- Casos raros de *rash* grave.
- Não se obtém os efeitos da modafinila fumando ou injetando o fármaco, mas pode ser moída em pó fino e inalada.

Efeitos Adversos

ANSIEDADE, CEFALEIA, DIARREIA, NÁUSEAS, PERDA DO APETITE.

Menos comuns: agitação, agranulocitose, alteração da função hepática, anemia aplástica, artralgia, aumento ou diminuição da libido, cabrões, constipação, convulsões, dificuldades de acomodação visual, disfunções ejaculatórias, diminuição de apetite, diminuição de peso, dispepsia, distonia, edema, exantema, fadiga, gosto amargo, hipotensão ortostática, impotência, incontinência urinária, inquietude, insônia, náuseas, palpitação, retardo ejaculatório, sudorese, taquicardia, tremores, trombocitopenia, vertigem, virada maníaca.

Ver capítulo de outros efeitos.

ATENÇÃO	Alimentos	Álcool	Abstinência	Veículos	Máquinas
	Ind.	⃠	Pouca	⃠	⃠
Gravidez	Lactação	Crianças	Idosos	Ins.Hep.	Ins. Ren
SR	SR	⊗ < 16 anos	⊗ > 65 anos	⊗	⊗

Superdose

Quadro Clínico: EXCITAÇÃO, AGITAÇÃO E INSÔNIA.
Ansiedade, irritabilidade, confusão, nervosismo, tremores, palpitações, distúrbios do sono, náuseas, diarreia e diminuição do tempo de protrombina.

Manejo: INSTITUIR MEDIDAS GERAIS DE SUPORTE, MONITORAÇÃO CARDÍACA, INDUZIR VÔMITO OU FAZER LAVAGEM GÁSTRICA.

DMI: 4,5mg   **DL/T:** SR

Associações Interessantes

- Adjuvante no tratamento da apneia obstrutiva
- Adjuvantes nas depressões com fadiga ou problemas de concentração

Interações Medicamentosas

BUSPIRONA, BZDs, CARBAMAZEPINA, CLOMIPRAMINA, CLOZAPINA, DIAZEPAM, METILFENIDATO, MIDAZOLAM, OXCARBAZEPINA, TRIAZOLAM.
ANABOLIZANTE, BLOQUEADORES DE CANAIS DE CÁLCIO, CETOCONAZOL, CICLOSPORINA, CLOPIDOGREL, CONTRACEPTIVOS EM GERAL, DEXAMETASONA, ESTRÓGENOS, ETINILESTRADIOL, FENITOÍNA, FENOBARBITAL, ITRACONAZOL.

Curiosidades

- A droga foi identificada pela primeira vez por pesquisadores franceses em 1990.
- Esse fármaco e seu precursor foram desenvolvidos por Lafon Laboratories.
- É uma mistura racêmica - seu enantiômetro ativo é conhecido como armodafinil.
- O produto foi repreendido pelo FDA em 2002 por propaganda enganosa e pagou multas próximas de 50 milhões de dólares em 2008.
- Nos EUA foi aprovado pelo FDA apenas para narcolepsia, apneia do sono e sonolência de trabalhos em turnos.
- Não está aprovado mas é utilizado para fadiga da esclerose múltipla.
- É amplamente utilizado OFF LABEL para suprimir a necessidade do sono, como potencializador cognitivo e na fadiga.
- Há evidências que o fármaco apresenta efeitos neuro protetores.
- Já foi utilizado e comprovado como DOPING em 2004 (ciclismo) e 2010 (basquete).

Dados Complementares

Data de Início	Tipo de Receita	Preço	CAS	ATC	DCB-DENOMINAÇÃO COMUM BRASILEIRA – GENÉRICO
1990	A	$$$	68693-11-8	N06BA07	MODAFINILA

PK – Farmacocinética

VIA ADM	PCP	Pmáx	V.D.	LP	T ½	MET	EX
ORAL	2 a 4hs	3 a 4 dias	0,9L/kg	60%	8 a 18hs	HEPAT	RENAL

PD - Farmacodinâmica

- SUBSTRATO DO CYP 3A4.
- INIBIDOR DO CYP 2C19.
- Mecanismo de ação ainda desconhecido, mas seu efeito parece estar ligado a uma potencialização da atividade adrenérgica especificamente no nível cerebral, promovendo o estado de vigília como os agentes simpatomiméticos (anfetamina e metilfenidato).
- Atuando de forma diferente com aumento da inibição noradrenérgica do *locus cerulius* sobre o núcleo gabaérgico pré-óptico ventrolateral do hipotálamo anterior.
- Com a inibição da proteína transportadora de dopamina, cresce a neurotransmissão dopaminérgica no circuito da vigília.
- Como não potencializa a neurotransmissão das catecolaminas, não causa efeitos autonômicos periféricos indesejados, agitação locomotora, ansiedade e outros.
- Em concentrações farmacologicamente significativas, a modafinila não se liga potencialmente aos receptores importantes para a regulação do sono/vigília, incluindo os da noradrenalina, serotonina, dopamina, GABA, adenosina, histamina-3, melatonina ou BZDs. A modafinila também não inibe as atividades da MAO-B ou fosfodiesterase 2-V.

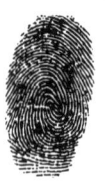

ANTIDEPENDÊNCIA QUÍMICA ÁLCOOL

NALTREXONA
Revia® - Roche

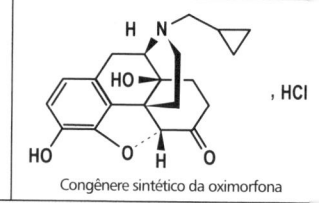

, HCl

Congênere sintético da oximorfona

Apresentações

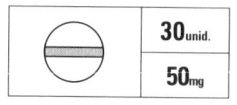

30unid.

50mg

Similares no Brasil

RELISTOR (Wyeth - brometo de metilnaltrexona), UNINALTREX (União Química).

Posologia

- ALCOOLISMO: 50 MG/DIA, POR 12 SEMANAS.
- DEPENDÊNCIA DE OPIOIDES: APÓS A DESINTOXICAÇÃO USAR 150mg AO DIA, A CADA 3 DIAS.

DMD: SR

Início de Ação: SR

Indicações

- ALCOOLISMO.
- Redução de sintomas gerais em 30% dos casos de fibromialgia.
- Terapia de manutenção de dependentes de opioides após a desintoxicação.
- Cleptomania.
- Dependência de cocaína em alcoolistas.
- Perda de peso em pacientes com sobrepeso ou obesidade (associada a bupropiona).
- Terapia de exposição no tratamento de TEPT e alcoolismo comórbido (associação).
- Transtorno do jogo.
- Tratamento do tabagismo em obesos (associada a bupropiona).
- Tratamento do tabagismo (associada a adesivos de nicotina).

Contraindicações

- HEPATITE AGUDA.
- INSUFICIÊNCIA HEPÁTICA.
- REAÇÃO ALÉRGICA.

Precauções

NO TRATAMENTO DE ALCOOLISMO MONITORAR A FUNÇÃO HEPÁTICA ANTES E DURANTE O TRATAMENTO. PODE CAUSAR FADIGA. POTENCIAL PARA CAUSAR LESÃO HEPÁTICA QUANDO USADAS DOSES EXCESSIVAS. NA DEPENDÊNCIA DE OPIOIDES, SOMENTE INICIAR APÓS DESINTOXICAÇÃO COMPLETA. PODE PRECIPITAR SÍNDROME DE ABSTINÊNCIA.

Efeitos Adversos

- **EM PACIENTES DEPENDENTES DO ÁLCOOL:** CEFALEIA, INSÔNIA, NÁUSEAS, TONTURA, VÔMITOS.
- **EM PACIENTES VICIADOS EM NARCÓTICOS:** ADINAMIA, ANSIEDADE, CALAFRIOS, CEFALEIA, CONSTIPAÇÃO, DEPRESSÃO, DIARREIA, DIFICULDADE DE DORMIR, DIMINUIÇÃO DA POTÊNCIA SEXUAL, DOR ABDOMINAL, DORES NAS JUNTAS E MÚSCULOS, EJACULAÇÃO RETARDADA,

continua...▶

ENERGIA AUMENTADA, EXANTEMA CUTÂNEO, IRRITABILIDADE, NÁUSEA, NERVOSISMO, PERDA DE APETITE, SEDE AUMENTADA, SÍNDROME DE ABSTINÊNCIA (EM DEPENDENTES ATIVOS), TONTURA, VÔMITO.

ATENÇÃO	Alimentos	Álcool	Abstinência	Veículos	Máquinas
	Ind.	⊘	NÃO	⊘	⊗
Gravidez	Lactação	Crianças	Idosos	Ins.Hep.	Ins. Ren
⊗	⊗	⊘	OK	⊗	OK

Superdose

Quadro Clínico: Em um estudo, indivíduos que receberam 800mg deste fármaco por até uma semana, não mostrou nenhuma evidência de toxicidade.

Manejo: Pacientes devem ser tratados sintomaticamente em um ambiente supervisionado.

DMI: 800mg   **DL/T:** SR

Associações Interessantes

• Acamprosato

Interações Medicamentosas

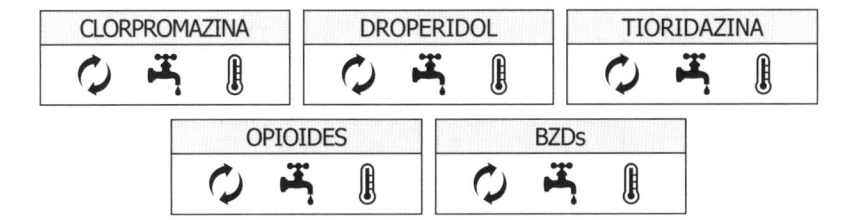

CLORPROMAZINA   DROPERIDOL   TIORIDAZINA

OPIOIDES   BZDs

Curiosidades

• Sintetizado em 1963, é um antagonista dos receptores opioides utilizado principalmente no tratamento da dependência de álcool e dependência de opiáceos.
• Em alguns países, incluindo EUA, é comercializada uma formulação de liberação prolongada com o nome de Vivitrol.
• Também nos EUA, um fármaco de nome brometo de metilnatrexona é comercializado como Relistor, para o tratamento da constipação induzida pelos opioides.

Dados Complementares

Data de Início	Tipo de Receita	Preço	CAS	ATC	DCB-DENOMINAÇÃO COMUM BRASILEIRA – GENÉRICO
1963	C1	$$$$	16590-41-3	N07BB04	CLORIDRATO DE NALTREXONA

PK – Farmacocinética

VIA ADM	PCP	Pmáx	V.D.	LP	T ½	MET	EX
ORAL	1h	SR	SR	21%	24hs	HEPAT	RENAL

A B C D E F G H I J K L M N O P Q R S T U V W X Y Z

PD - Farmacodinâmica

Bloqueia os efeitos opioides agradáveis produzidos pelo álcool, e com o uso contínuo do fármaco vai se perdendo o efeito prazeroso da bebida, além de apresentar certa sonolência.

ANTIDEPRESSIVO SELETIVO 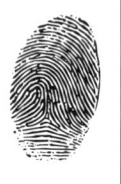	NEFAZODONA **Serzone®** - Bristol-Myers	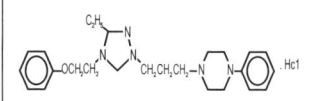 Derivado sintético do grupo das fenilpiperazinas

INDISPONÍVEL NO BRASIL.

ANTIDEPENDÊNCIA QUÍMICA TABACO 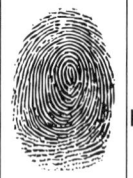	NICOTINA **Niquitin®** - Glaxo **Nicorette®** - Johnson & Johnson	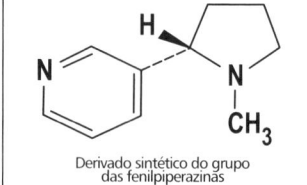 Derivado sintético do grupo das fenilpiperazinas

Apresentações

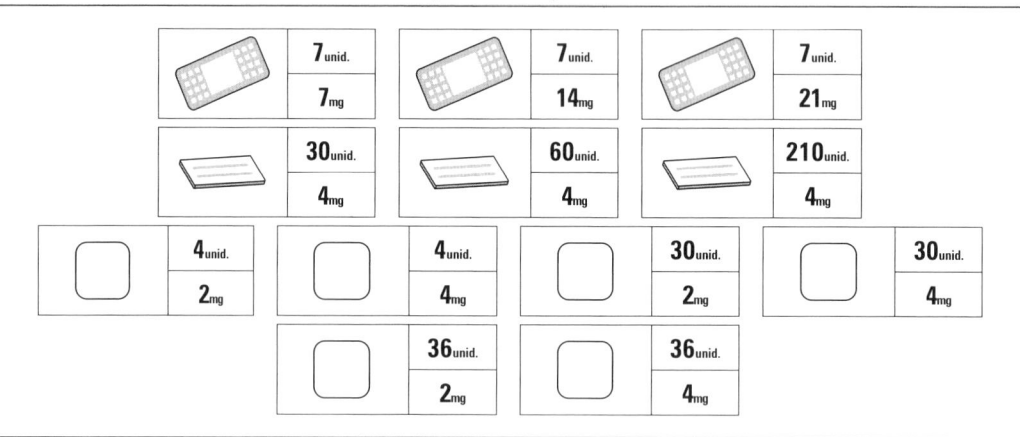

7 unid. / **7** mg	**7** unid. / **14** mg	**7** unid. / **21** mg
30 unid. / **4** mg	**60** unid. / **4** mg	**210** unid. / **4** mg
4 unid. / **2** mg	**4** unid. / **4** mg	**30** unid. / **2** mg
	36 unid. / **2** mg	**36** unid. / **4** mg

(**30** unid. / **4** mg)

Similares no Brasil

NICOTINELL (Novartis).

Posologia

- ADESIVO: 1 A CADA 24hs.
- GOMA: 8 a 12 GOMAS AO DIA.

DMD: (goma) 24 unidades/dia.

Início de Ação: SR

Indicações

TRATAMENTO DA DEPENDÊNCIA DE NICOTINA.

Contraindicações

- ACIDENTE VASCULAR CEREBRAL.
- ANGINA INSTÁVEL OU PROGRESSIVA.
- ARRITMIAS CARDÍACAS GRAVES.
- ANGINA PECTORIS.
- PÓS-INFARTO DE MIOCÁRDIO.

Precauções

USAR COM PRECAUÇÃO EM PORTADORES DE DIABETE MELITO, HIPERTIREOIDISMO E FEOCROMOCITOMA, MONITORAR SINTOMAS DE INTOXICAÇÃO EM PACIENTES QUE UTILIZAM OUTRA FORMA DE NICOTINA CONCOMITANTEMENTE.
NÃO DEVEM USAR ADESIVOS TRANSDÉRMICOS: PORTADORES DE DOENÇAS CRÔNICAS GENERALIZADAS (DERMATITE CRÔNICA, PSORÍASE, URTICÁRIA).
CAUTELA EM PACIENTES FENILCETONÚRICOS: AS PASTILHAS CONTÉM ASPARTAME.

Efeitos Adversos

ANGIOEDEMA, FIBRILAÇÃO ATRIAL REVERSÍVEL, REAÇÕES ALÉRGICAS.

• **ADESIVO:** NO LOCAL DA APLICAÇÃO PODEM OCORRER REAÇÕES CUTÂNEAS (COMO BOLHA), ERITEMA, PRURIDO, *RASH* CUTÂNEO, SENSAÇÃO DE QUEIMAÇÃO.

• **GOMA:** AFTAS, SALIVAÇÃO, CEFALEIA, DESCONFORTO GASTROINTESTINAL, IRRITAÇÃO NA GARGANTA, NÁUSEA, SOLUÇO E VÔMITO.

MENOS COMUNS: DOR NA ARTICULAÇÃO TEMPOROMANDIBULAR, DOR EPIGÁSTRICA, INSÔNIA E PARESTESIAS.

ATENÇÃO	Alimentos	Álcool	Abstinência	Veículos	Máquinas
	Ind.	⊘	SIM	OK	OK
Gravidez	Lactação	Crianças	Idosos	Ins.Hep.	Ins. Ren
⊘	⊘	⊗	OK	OK	OK

Superdose

Quadro Clínico: NÁUSEAS, SALIVAÇÃO, PALIDEZ, VÔMITO, DOR ABDOMINAL, DIARREIA, SUDORESE, CEFALEIA, TONTURA, FRAQUEZA, TREMORES E CONFUSÃO MENTAL.
Prostração, hipotensão e insuficiência respiratória podem ocorrer com grandes overdoses.

Manejo: MANUTENÇÃO ADEQUADA DAS VIAS AÉREAS.
carvão ativado através de uma sonda nasogástrica, catártico salino ou sorbitol pode ser adicionado à primeira dose de carvão ativado.
Em caso de apreensões usar diazepam, atropina para excessos de secreção brônquica, apoio vigoroso de líquidos para hipotensão ou colapso cardiovascular.

DMI: SR   **DL/T:** 40/60mg (1mg/kg)

Interações Medicamentosas

BUPROPIONA	PROPRANOLOL
↻ 🚰 🌡	↻ 🚰 🌡

BZDs,VARENICICLINA.
ADENOSINA

Curiosidades

• SEU NOME DEVE-SE AO DIPLOMATA FRANCÊS JEAN NICOT, QUE FOI DIFUSOR DO TABACO NA EUROPA.

continua...▶

- NA INDÚSTRIA É OBTIDA ATRAVÉS DA PLANTA NICOTINA TABACUM.
- NA AGRICULTURA É UTILIZADA COMO INSETICIDA RESPIRATÓRIO E NA PECUÁRIA COMO VERMÍFUGO (SOB A FORMA DE SULFATO DE NICOTINA).
- PODE AINDA SER CONVERTIDO PARA O ÁCIDO NICOTÍNICO, E, ENTÃO, SER USADO COMO SUPLEMENTO ALIMENTAR.
- FOI SINTETIZADO PELA PRIMEIRA VEZ POR A. PICKET E CREPIEUX EM 1904.
- NOS EUA, EXISTEM APRESENTAÇÕES PARA ABSORÇÃO ORAL E NASAL.

Dados Complementares

Data de Início	Tipo de Receita	Preço	CAS	ATC	DCB-DENOMINAÇÃO COMUM BRASILEIRA – GENÉRICO
1996	COMUM	$	54-11-5	NO7BA01 QP53AX13	NICOTINA

PK – Farmacocinética

VIA ADM	PCP	Pmáx	V.D.	LP	T ½	MET	EX
ORAL TÓPICA	30min. (goma) 2 a 4hs	8 a 10hs	2,5L/g	5%	1 a 2hs	HEPAT	RENAL

PD - Farmacodinâmica

- Age sobre os receptores nicotínicos da acetilcolina. As ações da nicotina se fazem fundamentalmente através do SNC autônomo, inicialmente como estímulo à neurotransmissão e, subsequentemente, como depressor.
- Faz terapia de reposição.

HIPNÓTICOS BENZODIAZEPÍNICOS	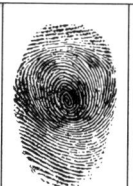	NITRAZEPAM Sonebon® - Sigma Pharma	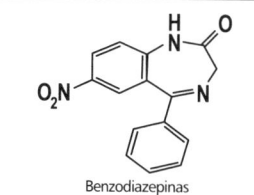 Benzodiazepinas

Apresentações

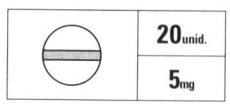

20 unid.
5 mg

Similares no Brasil

NITRAPAM (Cristália).

Posologia

- DOSE INICIAL 5mg AO DEITAR AUMENTANDO PARA 10mg EM PACIENTES AMBULATORIAIS.
- DOSE DE 20mg PARA PACIENTES INTERNADOS.

DMD: SR

Início de Ação: 15 a 30min.

Indicações

- INSÔNIA.
- SEDAÇÃO NA PRÉ-CIRURGIA.

Contraindicações

- Apneia do sono.
- Comprometimento da função hepática.
- Dificuldade de deglutição (em crianças).
- Drogadição.
- Glaucoma de ângulo fechado.
- Insuficiência respiratória ou DBPOC.
- *MIASTENIA GRAVIS*.
- *HS*.
- Pacientes com risco de broncoespasmos.

Precauções

- RECOMENDA-SE USO BREVE E INTERMITENTE.
- RETIRADA LENTA E GRADUAL.
- EVITAR CONSUMO EXCESSIVO DE CAFEÍNA.

Efeitos Adversos

ATAXIA, DÉFICIT DE ATENÇÃO, DISARTRIA, FADIGA, INSÔNIA DE REBOTE, RELAXAMENTO MUSCULAR, SEDAÇÃO, SONOLÊNCIA.

Ver capítulo de outros efeitos.

ATENÇÃO	Alimentos	Álcool	Abstinência	Veículos	Máquinas
	Ind.	⊗	SIM	⊘	⊘
Gravidez	**Lactação**	**Crianças**	**Idosos**	**Ins.Hep.**	**Ins. Ren**
⊗	⊗	⊘ (doses <)	⊘ (doses <)	⊘	⊘

Superdose

Quadro Clínico: ATAXIA, DISARTRIA, SONOLÊNCIA, CONFUSÃO, DIMINUIÇÃO DOS REFLEXOS, TONTURA, REDUÇÃO DOS BATIMENTOS CARDÍACOS, FRAQUEZA GRAVE, COMA.

Manejo: MONITORAR RESPIRAÇÃO, PULSO E PRESSÃO SANGUÍNEA, ADOTAR MEDIDAS GERAIS DE SUPORTE, ESVAZIAMENTO GÁSTRICO (P/INGESTÃO RECENTE).

Interações Medicamentosas

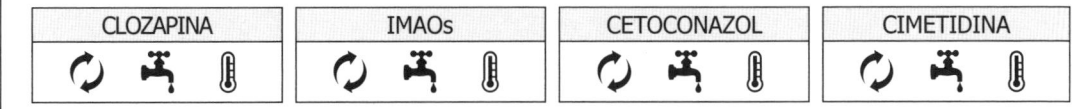

CLOZAPINA	IMAOs	CETOCONAZOL	CIMETIDINA

Curiosidades

- Lançado no mercado na década de 1960, em alguns países também é apresentado na dose de 10mg.
- Pode ser usado em epilepsia retratária de maneira aguda, em espasmos infantis, e outros tipos de convulsões de crianças.
- Como sua meia-vida é longa para um hipnótico ele induz e prolonga o sono, mas acaba apresentando prejuízos motores e cognitivos durante o dia.

continua...▶

- Há anos atrás o falecido jornalista Paulo Francis chamava de Mogadon (marca comercial desse fármaco no mercado brasileiro nessa época) um conhecido político que apresentava certa lentidão em sua fala.
- É mais eficaz que o clonazepan na síndrome de West (forma rara de epilepsia de crianças e jovens). Pelo custo baixo é muito usado como hipnótico na rede pública brasileira.

Precauções

- RECOMENDA-SE USO BREVE E INTERMITENTE.
- RETIRADA LENTA E GRADUAL.
- EVITAR CONSUMO EXCESSIVO DE CAFEÍNA.

Efeitos Adversos

ATAXIA, DÉFICIT DE ATENÇÃO, DISARTRIA, FADIGA, INSÔNIA DE REBOTE, RELAXAMENTO MUSCULAR, SEDAÇÃO, SONOLÊNCIA.

Ver capítulo de outros efeitos.

Dados Complementares

Data de Início	Tipo de Receita	Preço	CAS	ATC	DCB-DENOMINAÇÃO COMUM BRASILEIRA – GENÉRICO
Década de 1960	B1	$	146-22-5	NO5CD02	NITRAZEPAM

PK – Farmacocinética

VIA ADM	PCP	Pmáx	V.D.	LP	T ½	MET	EX
ORAL	1,4hs	4 a 7 dias	SR	88%	17 a 28hs	HEPAT	RENAL

PD - Farmacodinâmica

Intensifica ou facilita a ação neurotransmissora do GABA, mediando a inibição pré e pós-sináptica em todas as regiões do SNC, em consequência da interação com um receptor específico situado na membrana neuronal.

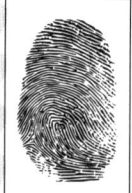

ANTIDEPRESSIVO SELETIVO

NORTRIPTILINA
Pamelor® - Novartis

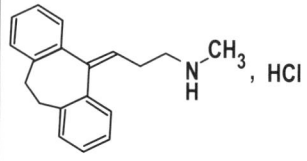

Amina secundária dos ADTs

Apresentações

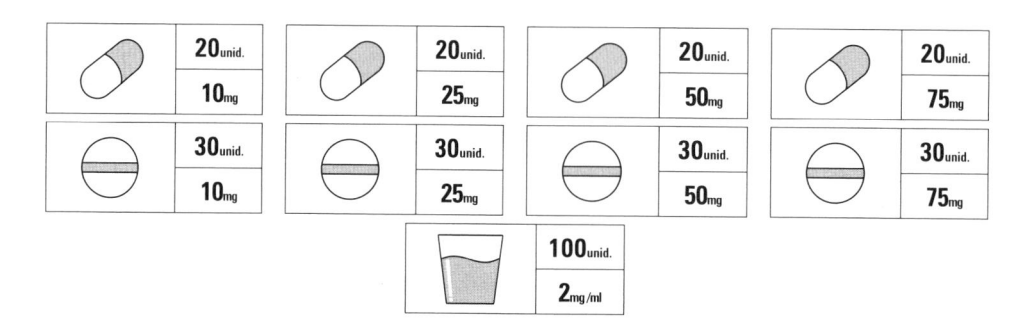

20 unid.	10 mg
20 unid.	25 mg
20 unid.	50 mg
20 unid.	75 mg
30 unid.	10 mg
30 unid.	25 mg
30 unid.	50 mg
30 unid.	75 mg
100 unid.	2 mg/ml

Precauções

- RECOMENDA-SE USO BREVE E INTERMITENTE.
- RETIRADA LENTA E GRADUAL.
- EVITAR CONSUMO EXCESSIVO DE CAFEÍNA.

Efeitos Adversos

ATAXIA, DÉFICIT DE ATENÇÃO, DISARTRIA, FADIGA, INSÔNIA DE REBOTE, RELAXAMENTO MUSCULAR, SEDAÇÃO, SONOLÊNCIA.

Ver capítulo de outros efeitos.

Similares no Brasil

NORTRIP (Teuto)

Precauções

- DOSES ENTRE 50 E 150mg, AJUSTADAS EM FUNÇÃO DO PESO, IDADE E CONDIÇÕES CLÍNICAS DO PACIENTE.
- RECOMENDA-SE DOSE ÚNICA DIÁRIA, ANTES DE DORMIR.

DMD: 150mg/dia

Início de Ação: SR

Indicações

- CESSAÇÃO DO TABAGISMO.
- DEPRESSÃO MAIOR.
- DEPRESSÃO MAIOR (em idosos).
- Depressão em pacientes com Parkinson.
- Depressão pós AVC.
- Depressão resistente.
- Dor crônica.
- Tdah (em crianças e adolescentes).
- Enurese.
- Neuralgia pós-herpética.
- Pacientes com doenças isquêmicas coronariana.
- Profilaxia de cefaleias.
- Tdah em adultos.
- Transtorno do pânico.
- Tratamento da depressão combinada com eletroconvulsoterapia.

Contraindicações

- BLOQUEIO DE RAMO.
- INFARTO AGUDO DO MIOCÁRDIO RECENTE.
- 𝓗𝓢.
- Alterações na condução cardíaca.
- Convulsões.
- Glaucoma de ângulo fechado.
- Íleo paralítico.
- Insuficiência cardíaca congestiva.
- Prostatismo.

Precauções

- Em pacientes cardíacos.
- Hipertrofia prostática.
- Glaucoma.

continua...▶

- Propensão a constipação intestinal.
- Evitar doses acima de 150mg. Pode perder efeito terapêutico.
- Exposição demasiada ao sol.
- Suspender o uso se houver reações maníacas.
- Observar agravamento de sintomas psicóticos em esquizofrênicos.
- Risco de suicídio (requer internação).
- Interromper o uso deste fármaco duas semanas antes do parto.
- Reduzir consumo de café e chás.
- Cautela em pacientes diabéticos. Pode alterar controle glicêmico.
- Realizar ECG quando houver necessidade de altas doses em idosos, pacientes com suspeita de doença cardíaca e crianças.
- De 5 a 10% dos pacientes brancos são metabolizadores lentos de nortriptilina, que resulta em níveis plasmáticos maiores que o esperado.

Efeitos Adversos

BOCA SECA, CONSTIPAÇÃO INTESTINAL, HIPOTENSÃO, SUDORESE, TONTURA (ORTOSTÁTICA), VISÃO BORRADA.

Ver capítulo de outros efeitos.

ATENÇÃO	Alimentos	Álcool	Abstinência	Veículos	Máquinas
	Ind.	⊘	SIM	OK	⊘
Gravidez	Lactação	Crianças	Idosos	Ins.Hep.	Ins. Ren
⊗	⊘	⊘	OK	⊘ doses <	⊘ doses <

Superdose

Quadro Clínico: ARRITMIAS CARDÍACAS, HIPOTENSÃO GRAVE, CHOQUE, INSUFICIÊNCIA CARDÍACA CONGESTIVA, EDEMA PULMONAR, CONVULSÕES, DEPRESSÃO DO SNC, COMA E MORTE.
Confusão, agitação, letargia, concentração perturbada, alucinações visuais transitórias, pupilas dilatadas, hiperreflexia, sonolência, rigidez muscular, vômito, hipotermia, hiperpirexia.

Manejo: REALIZAR UM ECG E INICIAR MONITORAMENTO CARDÍACO, PROTEGER VIAS AÉREAS DO PACIENTE, ESTABELECER UMA LINHA INTRAVENOSA E INICIAR DESCONTAMINAÇÃO GÁSTRICA.
NÃO INDUZIR EMESE.
MÍNIMO DE SEIS HORAS DE OBSERVAÇÃO ATENTA DO PACIENTE.

DMI: SR   **DL/T:** 2g

Associações Interessantes

- Lítio, buspirona e T3 (potencialização)
- Gabapentina, outros anticonvulsivantes e opioides na dor crônica

Interações Medicamentosas

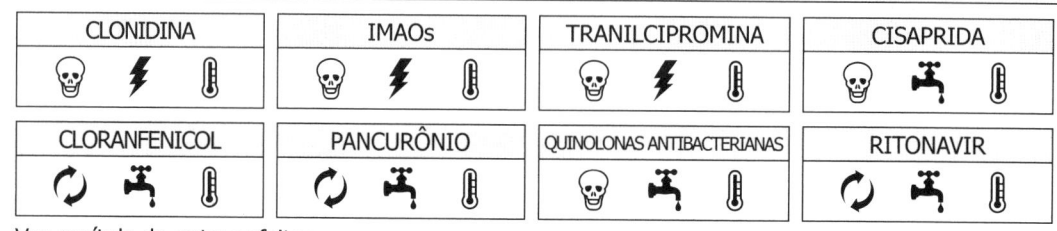

CLONIDINA	IMAOs	TRANILCIPROMINA	CISAPRIDA
☠ ⚡ 🌡	☠ ⚡ 🌡	☠ ⚡ 🌡	☠ 🚰 🌡
CLORANFENICOL	PANCURÔNIO	QUINOLONAS ANTIBACTERIANAS	RITONAVIR
↻ 🚰 🌡	↻ 🚰 🌡	☠ 🚰 🌡	↻ 🚰 🌡

Ver capítulo de outros efeitos.

Curiosidades

- DEVIDO AO MENOR EFEITO ANTICOLINÉRGICO, É O ADT DE ESCOLHA NA GESTAÇÃO.
- ADT DE PRIMEIRA ESCOLHA PARA PACIENTES IDOSOS.

Dados Complementares

Data de Início	Tipo de Receita	Preço	CAS	ATC	DCB-DENOMINAÇÃO COMUM BRASILEIRA – GENÉRICO
SR	C1	$	72-69-5	N06AA10	CLORIDRATO DE NORTRIPTILINA

PK – Farmacocinética

VIA ADM	PCP	Pmáx	V.D.	LP	T ½	MET	EX
ORAL	SR	SR	SR	ALTA	12 a 56hs	HEPAT	RENAL

PD - Farmacodinâmica

- SUBSTRATO DO CYP2D6.
- Inibe a recaptação da noradrenalina na membrana pré-sináptica.
- Seu uso prolongado traz alterações (DOWN REGULATION) em número e sensibilidade.
- Aumenta o efeito vasoconstritor da noradrenalina, mas bloqueia a resposta vasoconstritora da feniletilamina.
- Inibe menos os receptores ctl adrenérgicos, H_1 e 5-HT_2, além dos muscarínicos.
- Bloqueia os canais de sódio.

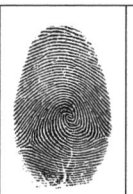

NEUROLÉPTICO ATÍPICO	OLANZAPINA **Zyprexa Zydis®** - Eli Lilly **Zyprexa®** - Eli Lilly	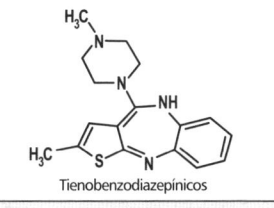 Tienobenzodiazepínicos

Apresentações

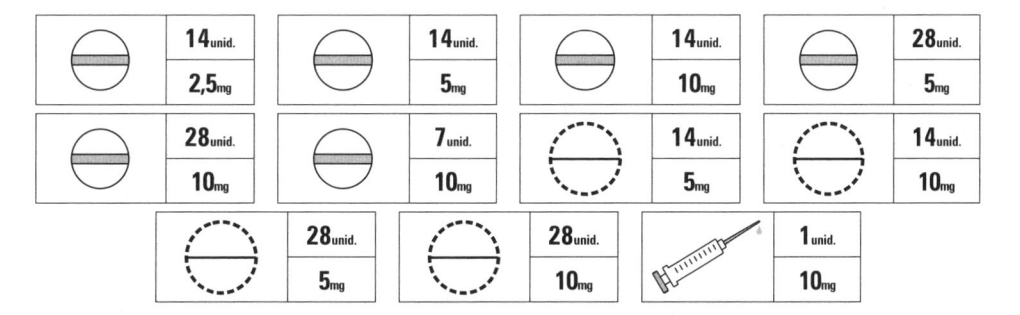

14 unid. 2,5mg	14 unid. 5mg	14 unid. 10mg	28 unid. 5mg
28 unid. 10mg	7 unid. 10mg	14 unid. 5mg	14 unid. 10mg
28 unid. 5mg	28 unid. 10mg		1 unid. 10mg

Similares no Brasil

AXONIUM (Aché), CRISAPINA (Cristália), EXPOLID (Sanofi-Aventis), KOTICO (Supera), LANZAMED (Germed Pharma), NEUPINE (Glaxo), OLAZOFREN (Legrand), OPINOX (Medley), ZAP (Eurofarma), ZOPINA (Sandoz), ZOPIX (Sigma Pharma).

Posologia

DOSE INICIAL: 5 A 10mg/DIA, EM DOSE ÚNICA.

DMD: 20mg

Início de Ação: 5 a 10 DIAS

Indicações

- AGITAÇÃO.
- AGITAÇÃO EM PACIENTES COM TBP.
- DEPRESSÃO MAIOR RESISTENTE.
- SINTOMAS PSICÓTICOS EM QUADROS DEMENCIAIS.
- TBP (fase depressiva em associação com fluoxetina).
- TBP (mista e manutenção, associada ao lítio ou valproato).
- ESQUIZOFRENIA.
- MANUTENÇÃO DO TBP (tipo I).
- TBP (fase maníaca).
- TRANSTORNO ESQUIZOAFETIVO.
- Adjuvante na depressão maior refratária.
- Agressividade na doença de Alzheimer.
- Anorexia nervosa.
- Autismo infantil.
- Cefaleia e enxaquecas crônicas.
- Coreia de Huntington.
- *DELIRIUM* (em pacientes cancerosos ou outras condições somáticas graves).
- Depressão com sintomas psicóticos.
- Discinesia ou distonia tardia.
- Dismorfofobia não delirante.
- Fase depressiva do tbp.
- Fobia social.
- Outros quadros com sintomas psicóticos na infância.
- Pânico.
- Psicose hipocondríaca monossintomática.
- Psicose induzida por CANNABIS.
- Reduz abuso paralelo de substâncias (tabaco) em esquizofrênicos.
- Síndrome de Gilles de La Tourette.
- Síndrome de Meige.
- Tept (refratário).
- Transtorno *BORDERLINE* (antissocial, narcisista e histriônica).
- Tricotilomania.

Contraindicações

GLAUCOMA DE ÂNGULO FECHADO, HIPERTROFIA PROSTÁTICA, ÍLEO PARALÍTICO, *HS*.
Doenças isquêmicas cardiovasculares e cerebrovasculares, doença hepática, obesidade, pacientes em tratamentos concomitantes com droga hepatotóxicas, quadros demenciais, diabete melito.

Precauções

- DOSAR AS TRANSAMINASES ANTES E DURANTE O TRATAMENTO.
- MONITORAR ELEVAÇÃO DO NÍVEL DE COLESTEROL E SURGIMENTO DE DIABETE.
- ATENÇÃO E PRECAUÇÕES PARA O GANHO DE PESO.
- USO CUIDADOSO EM PACIENTES DEMENCIADOS (RISCO DE AVCs) - usar doses baixas e se não houver resultados prefira a troca.

Efeitos Adversos

AUMENTO DE PESO (ESPECIALMENTE NO INÍCIO DO TRATAMENTO), AUMENTO TRANSITÓRIO ASSINTOMÁTICO DAS TRANSAMINASES, SEDAÇÃO, SONOLÊNCIA.

Ver capítulo de outros efeitos.

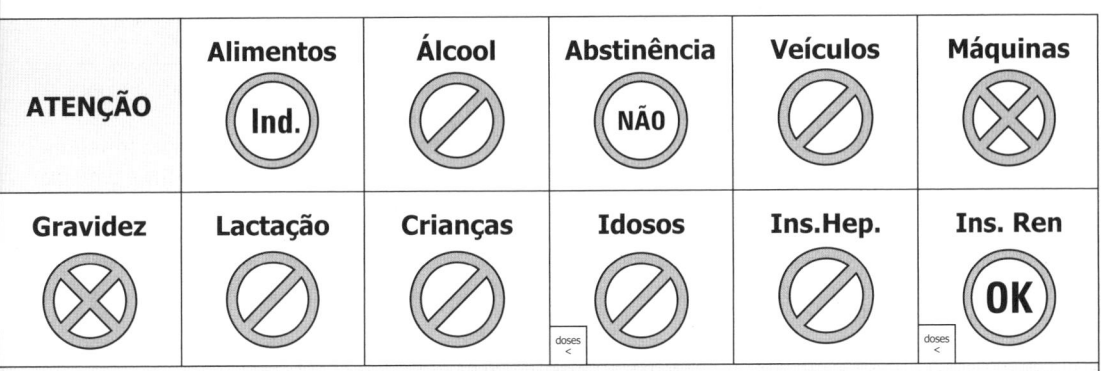

Superdose

Quadro Clínico: AGITAÇÃO, AGRESSIVIDADE, DISARTRIA, TAQUICARDIA, SINTOMAS EXTRAPIRAMIDAIS, SEDAÇÃO, COMA.

Arritmias cardíacas, delírio, síndrome neuroléptica maligna, depressão respiratória/parada respiratória, convulsões, hipertensão e hipotensão.

Manejo: CONSIDERAR A POSSIBILIDADE DE INTOXICAÇÃO POR MÚLTIPLOS FÁRMACOS, MANUTENÇÃO ADEQUADA DE VIA AÉREA, LAVAGEM GÁSTRICA PODE SER ÚTIL, FAZER MONITORIZAÇÃO ELETROCARDIOGRÁFICA CONTÍNUA.

DMI: 300mg   **DL/T:** SR

Associações Interessantes

- AV/DVP
- Outros estabilizadores de humor anticonvulsivantes
- Lítio
- BZDs
- Outros ADs

Interações Medicamentosas

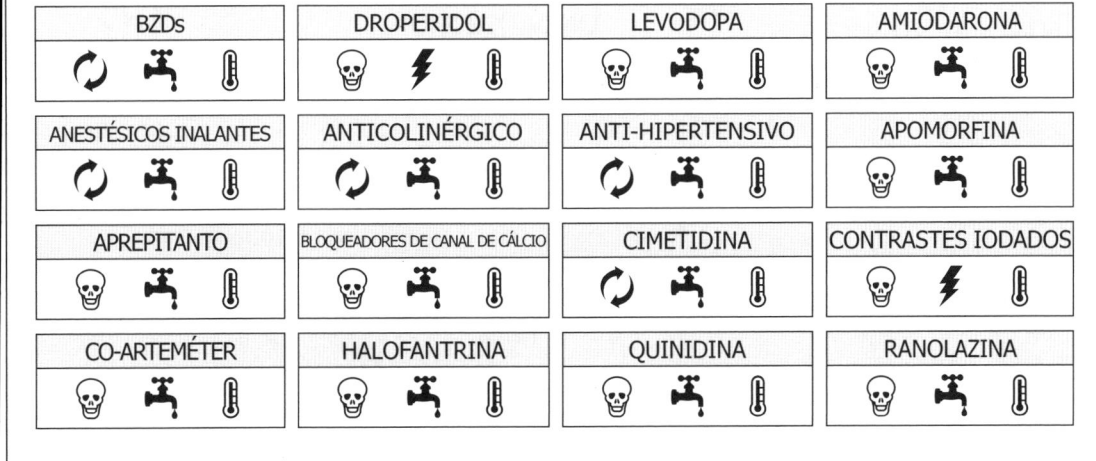

AV/DVP, ADTs, BZDs, BIPERIDENO, CARBAMAZEPINA, CLOMIPRAMINA, DESIPRAMINA, FLUVOXAMINA, HALOPERIDOL, IMIPRAMINA, LÍTIO, VENLAFAXINA.
AGONISTAS DOPAMINÉRGICOS, AINES, ANTIÁCIDOS, ANTIBIÓTICOS MACROLÍDEOS, ANTIDIABÉTICOS, ANTIFÚNGICOS AZÓIS, BETABLOQUEADORES, FENITOÍNA, FENOBARBITAL, INIBIDORES DA PROTEASE, ITRNNS, MACROLÍDEOS, METILDOPA, NORFLOXACINO, PROBENECIDA, QUINOLONAS, RIFAMPICINA, RITONAVIR

Curiosidades

- Nos EUA, está disponível o Symbyax (olanzapina + cloridrato de fluoxetina), indicado para o tratamento da depressão resistente e de episódio depressivo associado com TBPI.
- A olanzapina, como principal representante do grupo das tienobenzodiazepinas, tem importantes similaridades estruturais e farmacodinâmicas com a clozapina, mas não mostra risco equivalente de indução de agranulocitose.
- Em 1996 tornou-se disponível no mercado como antipsicótico e, em 2000, recebeu licenciamento na indicação de tratamento a curto prazo de episódios maníacos do TBP e a longo prazo da esquizofrenia, é líder em prescrição e vendas entre todos os antipsicóticos (típicos e atípicos) nos países desenvolvidos.

Dados Complementares

Data de Início	Tipo de Receita	Preço	CAS	ATC	DCB-DENOMINAÇÃO COMUM BRASILEIRA – GENÉRICO
1982	C1	$$$$	132539-06-1	N05AH06	OLANZAPINA

PK – Farmacocinética

VIA ADM	PCP	Pmáx	V.D.	LP	T ½	MET	EX
ORAL	14 a 45min (IM) 5 a 8hs (O)	7 dias	SR	93%	21 a 54hs	HEPAT	RENAL

PD - Farmacodinâmica

Exerce antagonismo pós-sináptico em quase todos os receptores centrais dopaminérgicos, serotoninérgicos, adrenérgicos, muscarínicos e histamínicos.

Portanto, bloqueia:

D1, D2, D3, D4, D5 - muito.

$5HT_{2A/2C}$, $5-HT_3$, $5-HT_6$, $5-HT_7$ - muito.

M1 a M5- muito.

H1-muito.

α1-adrenérgicos - moderado.

ANTIDEPENDÊNCIA QUÍMICA ÁLCOOL	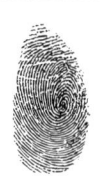	**ONDANSETRONA** **Vonau®** - Biolab Sanus **Zofran®** - GlakoSmithKline	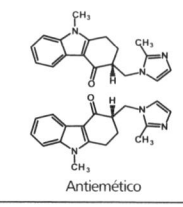 Antiemético

Apresentações

VONAU®		10 unid. / 4 mg	10 unid. / 8 mg
		1 unid. - 2 ml / 4 mg	1 unid. - 4 ml / 8 mg
ZOFRAN®		10 unid. / 4 mg	10 unid. / 8 mg
		5 unid. - 2 ml / 4 mg	5 unid. - 4 ml / 8 mg

Similares no Brasil

ANSENTRON (Biosintética), EMISTOP (Claris), MODIFICAL (Zodiac), NANTRON (Reddys), NAUSEDRON (Cristália), ONDANTRIL (Sigma Pharma), ONDANLES (Quiral), ONDRALIX (Novafarma), ONTRAX (Blausiegel), SETRONAX (Aspen Pharma).

Precauções

Alcoolismo - em estudo.

DMD: SR

Início de Ação: 30 MINUTOS

Indicações

GERAIS
- ANTIEMÉTICO NO TRATAMENTO DO CÂNCER.
- PREVENÇÃO DE NÁUSEAS E VÔMITOS NO PÓS- OPERATÓRIO.
- Tratamento da êmese associada a intoxicação por paracetamol e prostaciclina.

PSIQUIÁTRICAS
- Benefício potencial em pacientes com desordens decorrentes de ansiedade social.
- Promissor na dependência do álcool de início precoce.
- Redução da crise em pacientes com bulimia nervosa.
- Tratamento da psicose aguda induzida por levodopa.
- Hiperêmese gravídica.

Contraindicações

- *HS*.
- NÃO DEVE SER USADA PARA NÁUSEA DETERMINADA POR AGENTES CITOSTÁTICOS DE BAIXO POTENCIAL EMETOGÊNICO (BLEOMICINA, BUSSULFAM, ETOPÓSIDO, 5-FLUOROURACIL, VIMBLASTINA, VINCRISTINA).
- Uso cuidadoso em pacientes com fenilcetonúria (contém fenilamina).

Precauções

- DEVE-SE AVALIAR O RISCO/BENEFÍCIO DO USO EM PACIENTES COM DISFUNÇÃO HEPÁTICA, UMA VEZ QUE A DROGA AUMENTA AS CONCENTRAÇÕES DAS ENZIMAS HEPÁTICAS.
- OBSTRUÇÃO INTESTINAL.
- SEU USO EM PACIENTES SUBMETIDOS A CIRURGIA ABDOMINAL OU O EMPREGO CONTÍNUO EM PACIENTES COM CÂNCER PODEM MASCARAR PROGRESSIVA DISTENSÃO GÁSTRICA OU ILEAL.
- USO DE DOSAGENS MAIS ALTAS POR VIA INTRAVENOSA PODE OCASIONAR ARRITMIA GRAVE.
- PACIENTES QUE APRESENTARAM HIPERSENSIBILIDADE A OUTROS ANTAGONISTAS SELETIVOS 5-HT$_3$, APRESENTARAM HIPERSENSIBILIDADE Á ONDANSETRONA.

Efeitos Adversos

CEFALEIA, CONSTIPAÇÃO, DIARREIA, DOR ABDOMINAL, FADIGA, RUBOR, SENSAÇÃO DE CALOR, TONTURA.

Menos comuns: alterações transitórias de ECG, amaurose transitória, anafilaxia, angioedema, broncoespasmo, crises oculogíricas, ECEs, elevação das transaminases hepáticas, hipotensão, *rash* cutâneo, sintomas extrapiramidais, soluços, urticária.

ATENÇÃO	Alimentos	Álcool	Abstinência	Veículos	Máquinas
	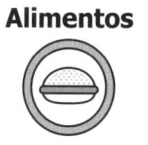	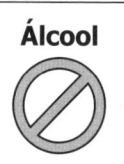	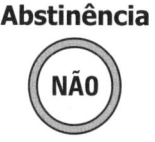 NÃO	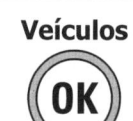 OK	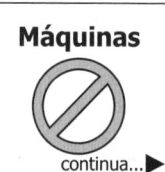

continua...▶

Gravidez	Lactação	Crianças	Idosos	Ins.Hep.	Ins. Ren
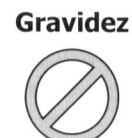	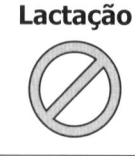	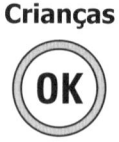 OK	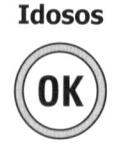 OK	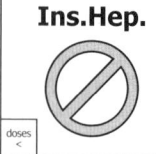 doses <	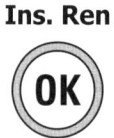 OK

Superdose

Quadro Clínico: "cegueira repentina" (amaurose) de 2 a 3 minutos de duração, constipação grave, hipotensão, episódio vasovagal com bloqueio cardíaco de 2° grau transitório.
Em todos os casos os eventos foram completamente resolvidos.

Manejo: Não há antídoto específico.
Os pacientes devem ser monitorados com suporte terapêutico apropriado

DMI: SR   **DL/T:** SR

Interações Medicamentosas

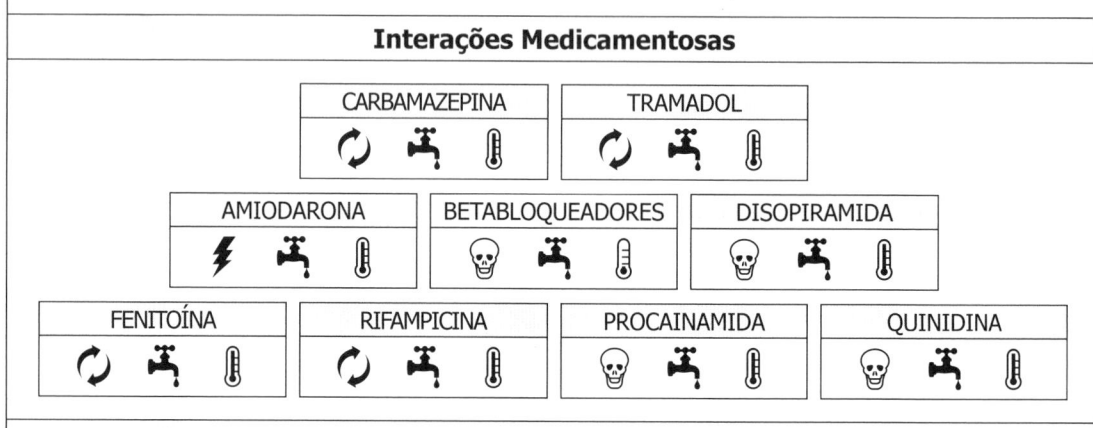

Curiosidades

• Sua utilização recai sobre os pacientes alcoólicos há pouco tempo.
• Inibe o reforço positivo, ou seja, inibe o prazer que o álcool proporciona.
• O frasco de Zofran (IM) foi desenvolvido por volta de 1984 por cientistas do laboratório Glaxo, em Londres.
• Concessão de patente EUA - 26 de novembro de 1996. Ondansetrona aprovada pela FDA como Zofran em janeiro de 1991.
• 2006: aprovação do FDA para comercialização das primeiras versões genéricas.

Dados Complementares

Data de Início	Tipo de Receita	Preço	CAS	ATC	DCB-DENOMINAÇÃO COMUM BRASILEIRA – GENÉRICO
1984	C1	$$$	99614-02-5	A04AA01	CLORIDRATO DE ONDANSETRONA

PK – Farmacocinética

VIA ADM	PCP	Pmáx	V.D.	LP	T ½	MET	EX
ORAL, EV RETAL, IM	SR	SR	SR	70 a 76%	5,7hs	HEPAT	RENAL

PD - Farmacodinâmica

SUBSTRATO DO CYP 3A4.
Antagonista competitivo altamente seletivo dos receptores $5\text{-}HT_3$, da serotonina. Usado na prevenção de náuseas e vômitos induzidos por quimioterapia, antioneoplásica e radioterapia. Após administração de

continua...▶

Curiosidades

Agentes citotóxicos ou irradiação, ocorre liberação de serotonina pelas células enterocromafins da superfície do trato gastrintestinal. Esse neurotransmissor liga-se a receptores 5-HT$_3$ localizados nas extremidades dos neurônios vagais e estimula a transmissão de sinais ao centro emético, resultando em náusea e vômito. Ondansetrona bloqueia essa transmissão ao interagir com receptores serotoninérgicos.

• A ação acontece central e perifericamente, porém os primeiros efeitos aparecem no trato gastrointestinal que contém mais de 80% da serotonina corporal. Estudos sugerem a existência de sítios de ação específicos situados nos neurônios aferentes vagais, área postrema do cérebro, zona do gatilho e núcleo do trato solitário. Não possui ação antidopaminérgica, por isso não se associa ao desenvolvimento de reações extrapiramidais. Também não influencia a transmissão de neurônios, tal como a prolactina, o que constitui vantagem no tratamento de êmese em pacientes afetados por tumores potencialmente estimuladores dessa substância, como o câncer de mama.

ANSIOLÍTICO BENZODIAZEPÍNICO	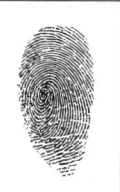	**OXAZEPAM** **Serax®** - Wyeth-Ayerst	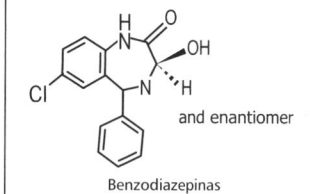 Benzodiazepinas

INDISPONÍVEL NO BRASIL.

ESTABILIZADOR DE HUMOR	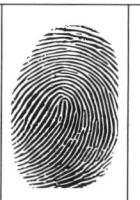	**OXCARBAZEPINA** **Trileptal®** - Novartis	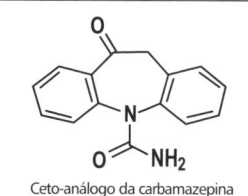 Ceto-análogo da carbamazepina

Apresentações

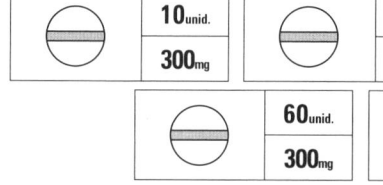 10 unid. / 300 mg	10 unid. / 600 mg	20 unid. / 300 mg	20 unid. / 600 mg
60 unid. / 300 mg	60 unid. / 600 mg	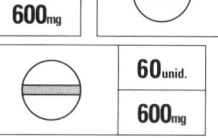 100 unid. / 60 mg/ml	

Similares no Brasil

ALZEPINOL (Medley), OLEPTAL (Torrent do Brasil), OXCARB (União Química), ZYOXIPINA (Zydus).

Posologia

• DOSE INICIAL 300mg/DIA, AUMENTANDO GRADATIVAMENTE.
• CRIANÇAS: DOSES 10 A 30mg/kg/DIA.
• "Pular" a dose esquecida (semelhante ao procedimento com o lítio).
• A solução líquida é sujeita a prazo de vencimento curto depois de abertos.

DMD: DE 900 A 2.100mg (2 a 3 TOMADAS)

Início de Ação: SR

Indicações

• CRISES DE EPILEPSIA (parciais com ou sem generalização), SEJA EM MONOTERAPIA OU COMO DROGA ADJUVANTE.
• MANIA AGUDA.
• NEVRALGIA DO TRIGÊMEO.

continua...▶

- Adjuvante para o tratamento de sintomas residuais no TBP.
- Agressividade no transtorno agressivo intermitente.
- Dependência do álcool associado ao acamprosato.
- Dor na neuropatia diabética.
- Nevralgia do glossofaríngeo.
- Síndrome das pernas inquietas.
- Tbp (episódio agudo, misto e manutenção).
- Tbp (refratário).
- Tbp associado a outros estabilizadores de humor.
- Transtorno esquizoafetivo.
- Tricotilomania.

Contraindicações

- BLOQUEIO ATRIOVENTRICULAR.
- *HS*.
- Doses menores em pacientes com função renal diminuída.

Precauções

- REALIZAR A DOSAGEM DOS NÍVEIS SÉRICOS DE SÓDIO ANTES DE INICIAR O TRATAMENTO REPETINDO O EXAME APÓS AS PRIMEIRAS SEMANAS DE USO.
- CONTAGEM DE PLAQUETAS E HEMOGRAMA.
- ATENTAR PARA SINAIS DE DEPRESSÃO MEDULAR (febre, dor de garganta e infecções).
- DEVIDO A LIBERAÇÃO DE ADH, PODE HAVER QUEDA DOS NÍVEIS SÉRICOS DE SÓDIO.
- AJUSTE DA DOSAGEM EM PACIENTES COM DISFUNÇÃO HEPÁTICA LEVE A MODERADA E CARDIOPATAS.
- MULHERES EM IDADE FÉRTIL: PRESCRIÇÃO DE ANTICONCEPCIONAIS ORAIS COM MAIOR CONCENTRAÇÃO DE ESTROGÊNIOS OU MÉTODOS DE BARREIRA.
- A MEDICAÇÃO É SENSÍVEL A MUDANÇAS DE TEMPERATURA. FRASCOS DE SUSPENSÃO ORAL ABERTOS, DESCARTAR APÓS SETE SEMANAS.

Efeitos Adversos

CANSAÇO, CEFALEIA, DIPLOPIA, FADIGA, HIPONATREMIA, NÁUSEAS, *RASH* CUTÂNEO, SEDAÇÃO, SONOLÊNCIA, TONTURA, VERTIGEM, VÔMITOS.

Menos comuns: acne, alopecia, alterações de função hepática, alterações de paladar, alterações visuais, amnésia, angioedema, apatia, artralgia, ataxia, atonia, constipação, convulsões (piora), déficits cognitivos, diarreia, diminuição do apetite, diminuição da libido, dispepsia, distúrbios visuais, dor abdominal, dor de ouvido, edema, enantema, eosinofilia, eritema multiforme, exantema, febre, fraqueza muscular, ganho de peso, insônia, hepatotoxicidade, hipotensão, hipotireoidismo, irritabilidade, lentificação psicomotora, linfadenopatia, lúpus, neutropenia, nistagmo, pancitopenia, parestesias, prurido, púrpura, rinite, síndrome de Stevens-Johnson, tosse, tremor, trombocitopenia, urticária, xerostomia.

Ver capítulo de outros efeitos.

ATENÇÃO	Alimentos	Álcool	Abstinência	Veículos	Máquinas
	Ind.	⊘	Pouca	⊘	⊗
Gravidez	Lactação	Crianças	Idosos	Ins.Hep.	Ins. Ren
⊗ 1º TRI	⊗	⊘ doses <	OK doses <	OK	⊘ doses <

Superdose

Quadro Clínico: DEPRESSÃO RESPIRATÓRIA, DISTÚRBIOS NEUROMUSCULARES, TAQUICARDIA, HIPOTENSÃO, HIPERTENSÃO, DIMINUIÇÃO DA CONSCIÊNCIA, CONVULSÕES, TONTURA, MIDRÍASE, NISTAGMO, NÁUSEAS, VÔMITO, COMA, ANÚRIA OU OLIGÚRIA, RETENÇÃO URINÁRIA.
NÃO HÁ REGISTROS DE MORTES.

Manejo: TRATAMENTO DEVE SER SINTOMÁTICO E DE SUPORTE.

DMI: 30g   **DL/T:** SR

Associações Interessantes

• Outros estabilizadores (TBP)
• Outros neurolétipcos – na esquizofrenia

Interações Medicamentosas

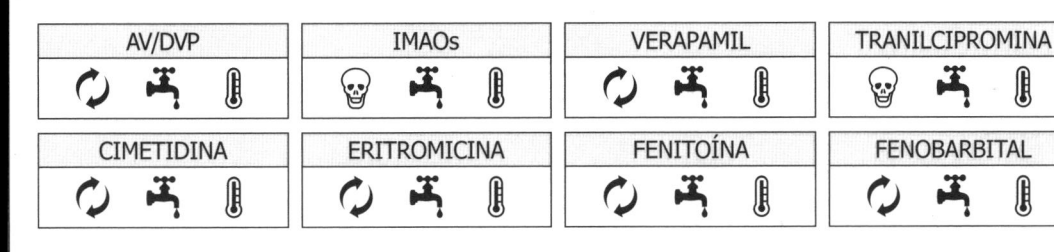

| AV/DVP | IMAOs | VERAPAMIL | TRANILCIPROMINA |
| CIMETIDINA | ERITROMICINA | FENITOÍNA | FENOBARBITAL |

ISRS, LAMOTRIGINA TOPIRAMATO.
CICLOSPORINA, CONTRACEPTIVO ORAL, FELODIPINO.

Curiosidades

NO BRASIL JÁ E POSSÍVEL REALIZAR A DOSAGEM SÉRICA DE OXCARBAZEPINA.

Dados Complementares

Data de Início	Tipo de Receita	Preço	CAS	ATC	DCB-DENOMINAÇÃO COMUM BRASILEIRA – GENÉRICO
1980	C1	$	28721-07-5	N03AF02	OXCARBAZEPINA

PK – Farmacocinética

VIA ADM	PCP	Pmáx	V.D.	LP	T ½	MET	EX
ORAL	4hs	SR	SR	40%	1 a 5hs	HEPAT	RENAL URINA

PD – Farmacodinâmica

• INDUTOR DO CYP3A4.
• É primariamente manifestada através do metabólito MHD (mono-hidroxiderivado) que recentemente recebeu o nome de licarbazepina e sua forma ativa chamada Eslicarbazepina (está sendo pesquisada).
• Acredita-se que o mecanismo de ação da oxcarbazepina e MHD seja baseado principalmente nos bloqueios de canais de sódio voltagem-dependentes com inibição da descarga neuronal repetitiva e diminuição da propagação de impulsos sinápticos.
• Adicionalmente, o aumento da condutância de potássio e modulação dos canais de sódio voltagem-dependentes ativados também pode contribuir para o efeito anticonvulsivante da droga.

NEUROLÉPTICO ATÍPICO

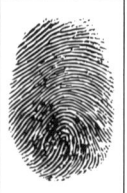

PALIPERIDONA
Invega Sustenna®
Janssen Cilag
Invega® - Janssen Cilag

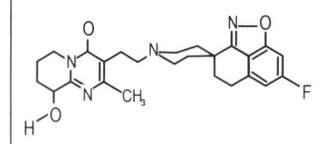

(9-Hidroxi-risperidona) benzisoxaloles

Apresentações

28unid. **3**mg	**28**unid. **600**mg	**28**unid. **9**mg	**28**unid. **12**mg
7unid. **3**mg	**7**unid. **6**mg	**7**unid. **9**mg	**7**unid. **12**mg
1unid./**0,5**ml **100**mg	**1**unid./**0,75**ml **100**mg	**1**unid./**1,5**ml **100**mg	**1**unid./**1**ml **100**mg

Similares no Brasil

NÃO HÁ.

Posologia

DOSE USUAL: 6mg/DIA, PELA MANHÃ (ORAL).
INJETÁVEL: USO MENSAL (liberação prolongada).

DMD: 12mg/dia

Início de Ação: SR

Indicações

- TRATAMENTO AGUDO E DE MANUTENÇÃO DA ESQUIZOFRENIA.
- MONOTERAPIA NO TRANSTORNO ESQUIZOAFETIVO.
- ADJUVANTE AOS ESTABILIZADORES DE HUMOR OU ANTIDEPRESSIVOS NO TRATAMENTO DO TRANSTORNO ESQUIZOAFETIVO AGUDO.
- TBP (episódios maníacos).
- Autismo (irritabilidade).
- *Borderline.*
- Síndrome de Asperger.
- Transtorno de sintomas somáticos.
- Toc refratário.
- Tbp (manutenção).

Contraindicações

- HIPERSENSIBILIDADE A RISPERIDONA.
- 𝓗𝓢.

Precauções

- ELEVAÇÃO DO RISCO DE MORTE EM IDOSOS COM DEMÊNCIA ASSOCIADA A PSICOSE.
- Evitar associar com drogas que possam elevar o intervalo QT, elevação do risco de desenvolvimento de discinesia tardia no uso prolongado, evitar dirigir veículos ou operar máquinas perigosas.
- Pode causar SNM.
- Risco de hipotensão ortostática.

continua...▶

- Não deve ser administrado a pacientes com estreitamento gastrointestinal ou dificuldade de deglutir comprimido.
- Alterações metabólicas são comuns.
- Pode ocorrer agranulocitose, leucopenia e neutropenia, embora seja incomum.

Efeitos Adversos

ACATISIA, ANSIEDADE, ATAXIA, AUMENTO DE PESO, BOCA SECA, CEFALEIA, CONSTIPAÇÃO, DISPEPSIA, ECEs, HIPERPROLACTINEMIA, HIPERSALIVAÇÃO, INQUIETUDE E DIFICULDADE PARA PERMANECER SENTADO, NASOFARINGITE, NÁUSEAS, OBSTIPAÇÃO, SINTOMAS EXTRAPIRAMIDAIS, SEDAÇÃO, SONOLÊNCIA, TAQUICARDIA, TONTURA, VERTIGEM.

Menos comuns: agranulocitose, amenorreia, arritmia sinusal, aumento de apetite, aumento dos níveis séricos de prolactina, catatonia, convulsão do tipo grande mal, crises oculogíricas, discinesia tardia, disfagia por distonia, disfunção erétil, ECG anormal, edema, encefalopatia, galactorreia, ginecomastia, hipotensão, isquemia vascular, leucopenia, linfopenia, menstruação irregular, neutropenia, palpitações, pesadelos, priapismo, reação anafilática, rigidez muscular, síncope, síndrome Tourette-like, reação anafilática, sintomas maníacos, sintomas obsessivos, vertigem postural.

Incomuns: bradicardia, corrimento mamário, dor abdominal, dor mamária, ingurgitamento mamário, irregularidades menstruais, letargia, língua inchada, visão turva.

ATENÇÃO	Alimentos	Álcool	Abstinência	Veículos	Máquinas
	Ind.	⊘	NÃO	⊘	⊘
Gravidez	Lactação	Crianças	Idosos	Ins.Hep.	Ins. Ren
SR	⊗	SR	⊘	⊘ GRAVE	⊘

Superdose

Quadro Clínico: SINTOMAS EXTRAPIRAMIDAIS, INSTABILIDADE DE MARCHA.
Sedação, taquicardia, hipertensão, prolongamento QT

Manejo: MEDIDAS GERAIS DE SUPORTE, MONITORIZAÇÃO E SUPERVISÃO MEDICA ESTRITA ATE A RECUPERAÇÃO DO PACIENTE. (Atenção especial para função respiratória e cardíaca).

DMI: SR   **DL/T:** SR

Associações Interessantes

- AV/DVP, carbamazepina, oxcarbazepina e lamotrigina.
- Lítio.
- BZDs.

Interações Medicamentosas

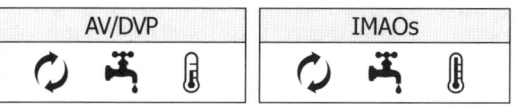

AV/DVP	IMAOs

BUSPIRONA
FÁRMACOS QUE PROLONGAM O QT, LEVODOPA

Curiosidades

- A paliperidona é um metabólito ativo da risperidona. Sua fórmula de liberação prolongada usa uma tecnologia de liberação osmótica oral controlada (OROS), garantindo a presença da medicação durante as 24 horas do dia.
- Aprovada pelo FDA em 2006 para tratamento da esquizofrenia.
- Em 31 de julho de 2009 - aprovação da sua formulação injetável - de liberação prolongada (SUSTENNA®) - mensal.

Dados Complementares

Data de Início	Tipo de Receita	Preço	CAS	ATC	DCB-DENOMINAÇÃO COMUM BRASILEIRA – GENÉRICO
2006	C1	$$$$	144598-75-4	N05AX13	PALIPORIDONA PALMITATO DE PALIPERIDONA

PK – Farmacocinética

VIA ADM	PCP	Pmáx	V.D.	LP	T ½	MET	EX
ORAL, IM	24hs	4 a 5 dias	478L	74%	23hs	HEPAT	URINA

PD – Farmacodinâmica

- SUBSTRATO DO CYP 2D6 E 3A4.
- A paliperidona é um antagonista dos receptores D_2, 5-HT_{2A}, H_1, α_1 e α_2. A dose padrão de 6mg de paliperidona ocupa 64% dos receptores D2 em aproximadamente 24 horas. Devido ao seu bloqueio

ANTIDEPRESSIVO ISRS	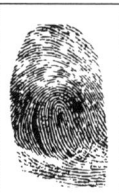	**PAROXETINA** **Paxil CR®** - GlaxoSmithKline **Aropax®** - GlaxoSmithKline	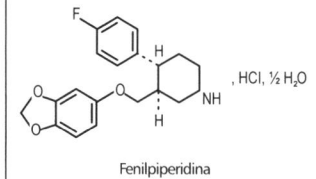 , HCl, ½ H₂O Fenilpiperidina

Apresentações

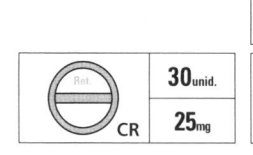

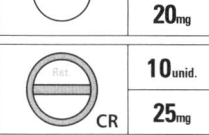

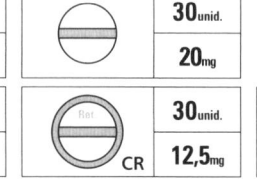

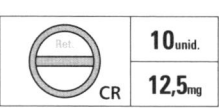

| | 20 unid. / 20 mg | | 30 unid. / 20 mg |
| CR 30 unid. / 25 mg | CR 10 unid. / 25 mg | CR 30 unid. / 12,5 mg | CR 10 unid. / 12,5 mg |

Similares no Brasil

AROTIN (Sandoz), BENEPAX (Apsen), CEBRILIN (Libbs), DEPAXAN (Biosintética), DEPLIN (Germed), MORATUS (Medley), PAROX (Teuto), PAROXILIV (Legrand), PAXTRAT (União Química), PONDERA (Eurofarma), PONDIX (Sigma Pharma), PRAXETINA (Wieth), ROXETIN (Cristália), SERTERO (Arrow), ZYPAROX (Zydus).

Posologia

- **DOSE INICIAL:** 10mg/DIA PARA TESTAR A TOLERÂNCIA NÃO HAVENDO REAÇÕES ADVERSAS PASSAR PARA 20mg/DIA POR 3 A 4 SEMANAS, DEPOIS AUMENTAR A DOSE PARA 30 A 40mg/DIA.

DMD: 60mg/dia

Início de Ação: 7 a 14 DIAS

Indicações

- DEPRESSÃO MAIOR.
- DISTIMIA.
- FOBIA SOCIAL.
- TRANSTORNO DO PÂNICO.
- TAG.
- TOC.
- TEPT.
- TPM (disforia).

- Depressão bipolar.
- Ejaculação precoce.
- Fibromialgia.
- Jogo patológico.
- Menopausa (sintomas vasomotores).
- Problemas de sono em pacientes com câncer.
- Tricotilomania.

Contraindicações

- *HS*.

Precauções

- MONITORAR PACIENTES COM DIABETE, INSUFICIÊNCIA HEPÁTICA OU RENAL, SE OCORRER CONVULSÕES SUSPENDER O FÁRMACO.
- PACIENTES DEVEM SER MONITORADOS QUANTO À PIORA DO QUADRO.
- CAUTELA EM PACIENTES COM HISTÓRICO DE MANIA.
- PAROXETINA PODE CAUSAR MIDRÍASE.
- RISCO DE SANGRAMENTO.

Efeitos Adversos

ANORGASMIA, ASTENIA, BOCA SECA, CEFALEIA, CONSTIPAÇÃO, DIARREIA, DIMINUIÇÃO DO APETITE, DIMINUIÇÃO DO DESEJO SEXUAL, DISFUNÇÃO SEXUAL, EJACULAÇÃO RETARDADA, FADIGA, FRAQUEZA, INSÔNIA, NÁUSEAS, SONOLÊNCIA, SUDORESE, TONTURAS, TREMORES, VERTIGEM, VÔMITOS.

Ver capítulo de outros efeitos.

ATENÇÃO	Alimentos	Álcool	Abstinência	Veículos	Máquinas
	Ind.	⊘	SIM	OK	⊘
Gravidez	Lactação	Crianças	Idosos	Ins.Hep.	Ins. Ren
⊗	⊘	⊘	OK (Doses <)	⊘	⊘

Superdose

Quadro Clínico: NÁUSEAS, VÔMITO, TREMORES, TAQUICARDIA, CONFUSÃO, COMA, SONOLÊNCIA, TONTURAS.

Midríase, convulsões, arritmia ventricular, hipertensão arterial, bradicardia, distonia, rabdomiólise, sintomas de disfunção hepática, reações agressivas, síncope, hipotensão, letargia, síndrome da serotonina, reações maníacas, mioclonia, insuficiência renal aguda e retenção urinária.

Manejo: OXIGENAÇÃO E VENTILAÇÃO DAS VIAS AÉREAS, MONITORAR SINAIS VITAIS E RITMO CARDÍACO, NÃO INDUZIR ÊMESE, LAVAGEM, GÁSTRICA E CARVÃO ATIVADO.

Considerar a possibilidade de envolvimento de múltiplas drogas em superdosagens.

DMI: 2g   **DL/T:** SR

Associações Interessantes

- Lítio, buspirona e T3 (potencialização)
- Trazodona (insônia)
- Bupropiona, mirtazapina, e reboxetina - depressões

Interações Medicamentosas

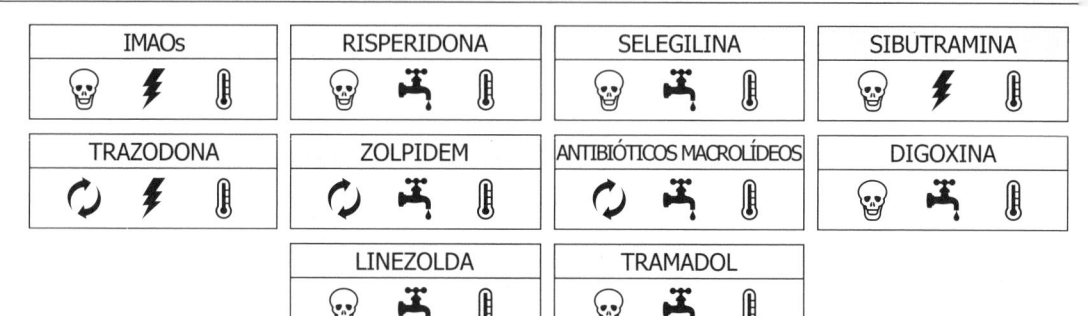

IMAOs	RISPERIDONA	SELEGILINA	SIBUTRAMINA
TRAZODONA	ZOLPIDEM	ANTIBIÓTICOS MACROLÍDEOS	DIGOXINA
	LINEZOLDA	TRAMADOL	

Ver capítulo de outros efeitos

Curiosidades

- FOI LANÇADA NOS ESTADOS UNIDOS EM 1993.
- O MARKETING DA DROGA COMEÇOU EM 1992 PELA EMPRESA FARMACÊUTICA SMITHKLINE BEECHAM AGORA GLAXOSMITKLINE.

Dados Complementares

Data de Início	Tipo de Receita	Preço	CAS	ATC	DCB-DENOMINAÇÃO COMUM BRASILEIRA – GENÉRICO
1993	C1	$$$	61869-08-7	N06AB05	CLORIDRATO DE PAROXETINA

PK – Farmacocinética

VIA ADM	PCP	Pmáx	V.D.	LP	T ½	MET	EX
ORAL	3 a 8hs	5 a 14 dias	15L/kg	95%	21hs	HEPAT	RIM FEZES

PD – Farmacodinâmica

- INIBIDOR POTENTE E SUBSTRATO DE CYP450 2D6 - PODE HAVER DECLÍNIO DOS NÍVEIS PLASMÁTICOS TRAZENDO ABSTINÊNCIA.
- INIBIDOR MODERADO DE 2B6.
- Fraco inibidor de 1A2, 2C9, 2C19, 3A4.
a - INIBIÇÃO DA RECAPTAÇÃO DA SEROTONINA (IRS - AÇÃO ANTIDEPRESSIVA).
b - INIBIÇÃO DA RECAPTAÇÃO DA NORADRENALINA (IRN - AÇÕES ANTIDEPRESSIVAS ADICIONAIS).
c - AÇÃO NO RECEPTOR MUSCARÍNICO (M1 - LEVES AÇÕES ANTICOLINÉRGICAS).
d - INIBIÇÃO DA ENZIMA ÓXIDO NÍTRICO SINTETASE (NOS - DISFUNÇÃO SEXUAL, PRINCIPALMENTE EM HOMENS).

NEUROLÉPTICO TÍPICO

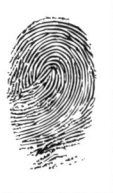

PENFLURIDOL
Semap® - Janssen Cilag

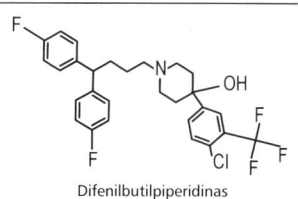

Difenilbutilpiperidinas

INDISPONÍVEL NO BRASIL.

NEUROLÉPTICO TÍPICO

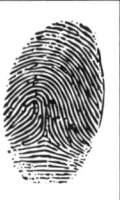

PERICIAZINA
Neuleptil® - Safoni Aventis

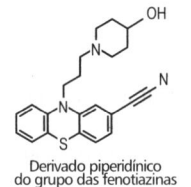

Derivado piperidínico
do grupo das fenotiazinas

Apresentações

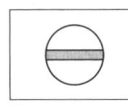
20 unid. / 10 mg

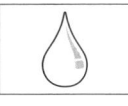
20 ml / 4% / 1 gota / 1 mg

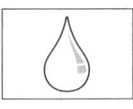
20 ml / 1% / 1 gota / 0,25 mg

Similares no Brasil

NÃO HÁ.

Posologia

- DOSE MÉDIA 15 A 30mg/DIA EM 2 TOMADAS (DOSE MAIOR ADMINISTRADA A NOITE).
- AS GOTAS PODEM SER DILUÍDAS EM LÍQUIDOS.
- SINTOMAS PSICÓTICOS GRAVES: DOSES ACIMA DE 75mg.

DMD: 12mg/dia

Início de Ação: SR

Indicações

- ANSIEDADE GRAVE OU AGITAÇÃO PSICOMOTORA.
- ESQUIZOFRENIA.
- TRANSTORNOS MENTAIS ORGÂNICOS AGUDOS.
- TRANSTORNO DE PERSONALIDADE COM IMPULSIVIDADE E AGRESSIVIDADE.
- Transtorno esquizoafetivo.
- Quadros demenciais com agitação.
- Transtorno delirante.
- Toc (associado a clomipramina).
- Transtornos de tiques.

Contraindicações

- ANTECEDENTES DE DISCRASIAS SANGUÍNEAS.
- ESTADOS COMATOSOS.
- REBAIXAMENTO DO SNC.
- CONVULSÃO SEM CONTROLE DE CRISES.
- DOENÇA CARDIOVASCULAR GRAVE.
- CÂNCER DE MAMA (POSSIBILIDADE DE SER PROLACTINO-DEPENDENTES).
- *HS*.

Precauções

- REALIZAR EXAMES DA CRASE SANGUÍNEA.
- MONITORAR RISCO DE HIPOTENSÃO POSTURAL EM IDOSOS.
- REALIZAR ECG QUANDO USAR DOSES ELEVADAS.
- EVITAR EXPOSIÇÃO AO SOL.
- MONITORAR PACIENTES QUE ESTIVEREM RECEBENDO DROGAS QUE CAUSAM LEUCOPENIA.
- PODE OCORRER AGRAVAMENTO DAS CONVULSÕES.
- AUMENTA O RISCO DE AGRANULOCITOSE E LEUCOPENIA.

Efeitos Adversos

AUMENTO DO APETITE, BOCA SECA, CONSTIPAÇÃO, HIPOTENSÃO POSTURAL, SEDAÇÃO, TAQUICARDIA, TONTURAS, TREMORES FINOS.

Ver capítulo de outros efeitos.

ATENÇÃO	Alimentos	Álcool	Abstinência	Veículos	Máquinas
			NÃO		
Gravidez	**Lactação**	**Crianças**	**Idosos**	**Ins.Hep.**	**Ins. Ren**
1º TRI			doses <	SR	SR

Superdose

Quadro Clínico: DEPRESSÃO DO SNC: SONOLÊNCIA, HIPOTENSÃO, PERDA DO EQUILÍBRIO POSTURAL, SINTOMAS EXTRAPIRAMIDAIS.
íleo paralítico, hipotensão, confusão, desorientação, convulsões, febre e coma.

Manejo: TRATAMENTO SINTOMÁTICO E DE SUPORTE, VIGILÂNCIA RESPIRATÓRIA E CARDÍACA CONTÍNUA.

DMI: SR   **DL/T:** SR

Interações Medicamentosas

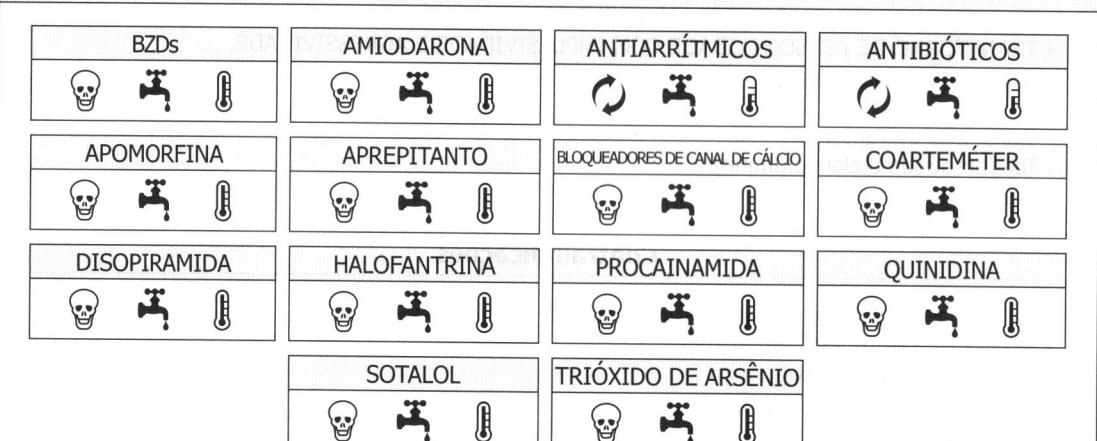

AV/DVP.
AGONISTAS DOPAMINÉRGICOS, AINEs, ÁLCOOL, ANFETAMINAS, ANTIÁCIDOS, ANTIBIÓTICOS MACROLÍDEOS, ANTICONVULSIVANTES, ANTIDIABÉTICOS, ANTIFÚNGICOS AZÓIS, FENITOÍNA, ITRNNs, LEVODOPA, METILDOPA, OPIOIDES, PENTAMIDA, QUININA, QUINOLONAS, RIFAMPICINA, TIZANIDINA.

Curiosidades

• É um derivado fenotiazínico do grupo piperidínico, sendo um neuroléptico de média potência com padrão de efeitos adversos semelhante a toridazina (sedação, hipotensão e anticolinérgicos).
• Já foi muito usada em associação com a domipramina para tratamento do TOC.
• Em sua história consagrou-se pelo uso que era feito em distúrbios de impulsos e comportamento em crianças.

Dados Complementares

Data de Início	Tipo de Receita	Preço	CAS	ATC	DCB-DENOMINAÇÃO COMUM BRASILEIRA – GENÉRICO
1960	C1	$	2622-26-6	N05AC01	PERICIAZINA

PK – Farmacocinética

VIA ADM	PCP	Pmáx	V.D.	LP	T ½	MET	EX
ORAL	1 a 4hs	SR	BAIXO	SR	SR	SR	SR

PD – Farmacodinâmica

- Bloqueio dopaminérgico em D2 e também antagonista dos receptores alfa-adrenérgicos, colinérgicos, histaminérgicos e serotoninérgicos, é um neuroléptico que possui duas propriedades antidopaminérgicas responsáveis pelo efeito antipsicótico pesquisado na terapêutica e pelos efeitos secundários (síndrome extrapiramidal, discinesias, hiperprolactinemia).
- Sua atividade de bloqueio dopaminérgico é de importância mediana, a atividade antipsicótica é moderada e os efeitos extrapiramidais também. A molécula possui uniformemente duas propriedades anti-histamínicas (apresenta uma sedação considerável na clínica): adrenolítica e anticolinérgica.

NEUROLÉPTICO TÍPICO

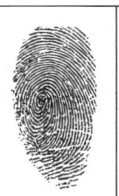

PIMOZIDA
Orap® - Janssen Cilag

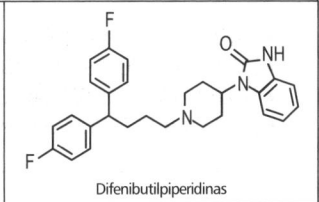

Difenibutilpiperidinas

Apresentações

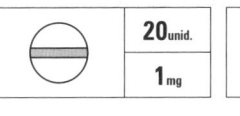 | 20 unid. | 1 mg

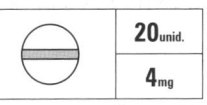 | 20 unid. | 4 mg

Similares no Brasil

NÃO HÁ.

Posologia

ADULTOS - DOSES VARIAM DE 2 A 10mg/DIA E DEVEM SER AJUSTADAS INDIVIDUALMENTE.

DMD: CRIANÇA: 0,3mg/kg
ADULTO: 10 a 40mg/dia (surto agudo) - 4mg/dia (manutenção).

Início de Ação: SR

Indicações

- ESQUIZOFRENIA (MANUTENÇÃO E PACIENTES COM SINTOMAS NEGATIVOS).
- SÍNDROME DE GILLES DE LA TOURETTE.
- TIQUES.
- TRANSTORNOS DELIRANTES.
- TRANSTORNOS MENTAIS ORGÂNICOS.
- Autismo infantil.
- Coreia de Huntington.

continua...▶

- Delírios de parasitose.
- Dismorfofobia.
- Síndrome de Capgras.
- Síndromes dolorosas.
- Transtorno factício.
- Transtornos não psicóticos de ansiedade.
- Tricotilomania (em baixas doses) associadas a ISRS.

Contraindicações

- SÍNDROME CONGÊNITA DO INTERVALO QT LONGO.
- DEPRESSÃO DO SNC E ESTADOS COMATOSOS.
- HIPOCALEMIA E HIPOMAGNESEMIA.
- USO SIMULTÂNEO DE SUBSTÂNCIAS INIBIDORAS DO CYO3A4 E CYP2D6.
- DOENÇA DE PARKINSON.
- INSUFICIÊNCIA CARDÍACA OU TAQUICARDIA PREEXISTENTES.
- ARRITMIAS CARDÍACAS.
- *HS*.

Precauções

- NÃO USAR EM MULHERES COM POSSIBILIDADE DE ENGRAVIDAR.
- EVITAR O USO ASSOCIADO COM OUTROS FÁRMACOS QUE AUMENTAM O INTERVALO QT.
- FAZER MONITORIZAÇÃO CARDÍACA PARA DOSES ACIMA DE 12mg/DIA.
- REALIZAR ECG PRÉVIO EM PACIENTES COM CARDIOPATIA.

Efeitos Adversos

PARKINSONISMO, SÍNDROME EXTRAPIRAMIDAL, RIGIDEZ MUSCULAR, TREMORES FINOS.

Ver capítulo de outros efeitos.

ATENÇÃO	Alimentos	Álcool	Abstinência	Veículos	Máquinas
	Ind.	⊗	SIM	⊘	⊗
Gravidez	Lactação	Crianças	Idosos	Ins.Hep.	Ins. Ren
⊗ 1º TRI	⊗	⊘ doses <	⊘	⊗	OK

Superdose

Quadro Clínico: ANORMALIDADES ELETROCARDIOGRÁFICAS, REAÇÕES EXTRAPIRAMIDAIS SEVERAS, HIPOTENSÃO, ESTADO COMATOSO COM DEPRESSÃO RESPIRATÓRIA.

Manejo: LAVAGEM GÁSTRICA, ESTABELECIMENTO DE VIA AÉREA PERMEÁVEL, MONITORIZAÇÃO ELETROCARDIOGRÁFICA, LÍQUIDOS VIA EV PARA HIPOTENSÃO E/OU COLAPSO CIRCULATÓRIO, NÃO USAR EPINEFRINA.

DMI: SR   **DL/T:** SR

Interações Medicamentosas

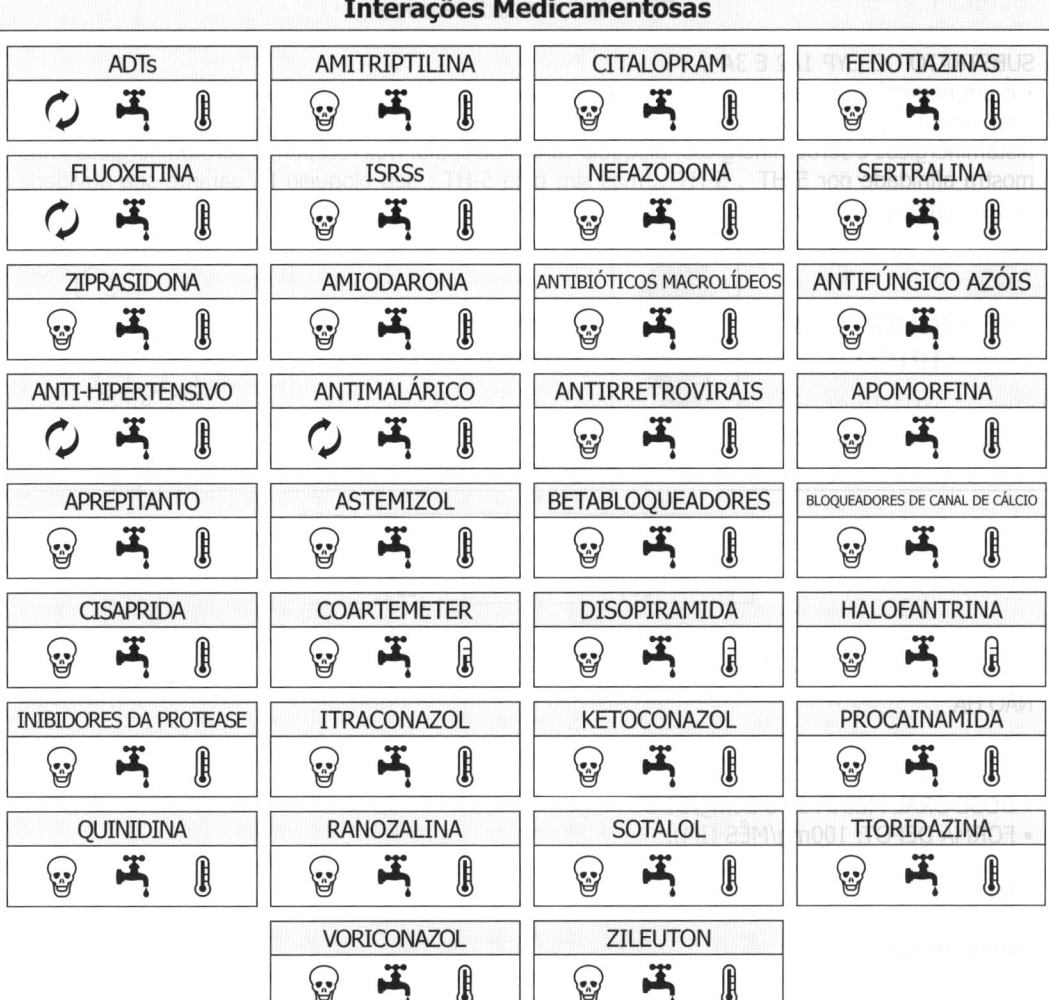

ADTs	AMITRIPTILINA	CITALOPRAM	FENOTIAZINAS
FLUOXETINA	ISRSs	NEFAZODONA	SERTRALINA
ZIPRASIDONA	AMIODARONA	ANTIBIÓTICOS MACROLÍDEOS	ANTIFÚNGICO AZÓIS
ANTI-HIPERTENSIVO	ANTIMALÁRICO	ANTIRRETROVIRAIS	APOMORFINA
APREPITANTO	ASTEMIZOL	BETABLOQUEADORES	BLOQUEADORES DE CANAL DE CÁLCIO
CISAPRIDA	COARTEMETER	DISOPIRAMIDA	HALOFANTRINA
INIBIDORES DA PROTEASE	ITRACONAZOL	KETOCONAZOL	PROCAINAMIDA
QUINIDINA	RANOZALINA	SOTALOL	TIORIDAZINA
	VORICONAZOL	ZILEUTON	

BZDs, LÍTIO.
AGONISTAS DOPAMINÉRGICOS, AINEs, ANTIÁCIDOS, ANTIBIÓTICOS MACROLÍDEOS, ANTIDIABÉTICOS, BARBITÚRICOS, FENITOÍNA, ITRNNs, LEVODOPA, METILDOPA, OPIOIDES, PENTAMIDINA, QUININA, QUINOLONAS, RIFAMPICINA, SUCRALFATO, TERFENADINA.

Curiosidades

• Considerado o neuroléptico prototípico do grupo, introduzido ainda durante a década de 1960. Não obstante sua divulgação comercial no Brasil ter sido dada capaz de atuar nos sintomas negativos, é um neuroléptico de alta potência.

• Apresentado pela Jansen no fim da década de 1960, foi muito estudado e pesquisado no Brasil.

Dados Complementares

Data de Início	Tipo de Receita	Preço	CAS	ATC	DCB-DENOMINAÇÃO COMUM BRASILEIRA – GENÉRICO
1963	C1	$	2062-78-4	N05AG02	PIMOZIDA

PK – Farmacocinética

VIA ADM	PCP	Pmáx	V.D.	LP	T ½	MET	EX
ORAL	6 a 8hs	SR	GRANDE	99%	55hs	HEPAT 1ª PASS	RENAL

A B C D E F G H I J K L M N O P Q R S T U V W X Y Z

PD – Farmacodinâmica

SUBSTRATO DO CYP 1A2 E 3A4.

• É um neuroléptico de alta potência, antagonista dopaminérgico D_2 (ação em sintomas positivos) com pouca ação em D1 e virtualmente sem ação em receptores adrenérgicos muscarínicos, histaminérgicos e serotoninérgicos. Bloqueia canais de sódio. Nos receptores serotoninérgicos, não mostra afinidade por $5-HT_{1c}$, $5-HT_{1A}$, mas sim pelo $5-HT_7$; seu bloqueio D_2 garante sua atividade nos sintomas positivos.

NEUROLÉPTICO TÍPICO	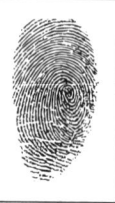	**PIPOTIAZINA** **Piportil®** - Safoni Aventis	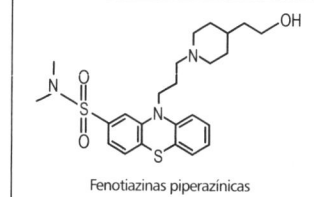 Fenotiazinas piperazínicas

Apresentações

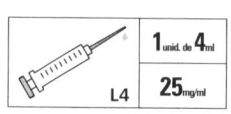 L4 — 1 unid. de 4ml / 25mg/ml

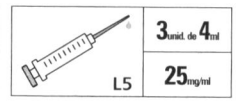 L5 — 3 unid. de 4ml / 25mg/ml

Similares no Brasil

NÃO HÁ.

Posologia

• DOSE ORAL MÉDIA 10 a 20mg/DIA.
• FORMA DEPOT: 100mg/MÊS (IM).

DMD: SR

Início de Ação: SR

Indicações

• *DELIRIUM.*
• DEPRESSÃO PSICÓTICA.
• EPISÓDIOS PSICÓTICOS EM GERAL.
• ESQUIZOFRENIA (crises agudas e manutenção).
• MANIA AGUDA PSICÓTICA.
• PSICOSE INDUZIDA POR DROGAS.
• PSICÓTICOS COM POUCA ADESÃO AO TRATAMENTO.
• TRANSTORNO ESQUIZOAFETIVO E DELIRANTE PARANOIDE.
• Agitação ou quadros psicóticos em síndromes demenciais.
• Coreia de Huntington.
• Transtorno delirante paranoide.
• Transtorno de personalidade (agressividade, agitação e impulsividade).
• Transtorno de tiques.

Contraindicações

DBPOC, síndrome de Sjögren, epilepsias, câncer de mama, bexiga neurogênica, hipertrofia de próstata, uso de lentes de contato, doença de Parkinson, *HS*, associação com levodopa, antecedentes de agranulocitose, glaucoma de ângulo fechado, antecedentes de porfiria.

Precauções

• AUMENTA O INTERVALO QT, DEPRIME O ST.
• REALIZAR EXAMES DA CRASE SANGUÍNEA.

continua...▶

- MONITORAR RISCO DE HIPOTENSÃO POSTURAL.
- HÁ RISCO DE AGRANULOCITOSE E LEUCOPENIA.
- PACIENTES COM CÂNCER PROLACTINO-DEPENDENTES.
- REALIZAR ECG NO USO DE DOSES ELEVADAS.
- EVITAR EXPOSIÇÃO DEMASIADA AO SOL.
- PODE CAUSAR SÍNDROME NEUROLÉPTICA MALIGNA.

Efeitos Adversos

AUMENTO DO APETITE, BOCA SECA, CONSTIPAÇÃO, HIPOTENSÃO POSTURAL, SEDAÇÃO, SÍNDROME EXTRAPIRAMIDAL, TAQUICARDIA, TONTURAS.

Menos comuns: abstinência, acatisia, agitação, agranulocitose, alteração da condução cardíaca, alteração no ECG, alteração da função hepática, amenorreia, alteração da motilidade esofágica, amenorreia, anemia aplásica, anemia hemolítica, anorgasmia, ataxia, convulsão, coriza, crises oculogíricas, *delirium*, depressão, dermatite esfoliativa, descoloração da pele, depósitos granulares na córnea, desregulação da temperatura, diminuição da libido, discinesia tardia, distonia, ejaculação retardada, eosinofilia, excitação, febre, fotossensibilidade cutânea, galactorreia, ganho de peso, ginecomastia, glaucoma (precipitação), hiperglicemia, hiporreflexia, icterícia, íleo paralítico, impotência, inquietude, insônia, insuficiência cardíaca, leucocitose, leucopenia, parkinsonismo, petéquias, priapismo, *rash* cutâneo, redução do limiar convulsivo, retinopatia pigmentar ⤢, rigidez muscular, salivação muscular, SNM, torcicolo, tremores finos, trombocitopenia, urticária, visão borrada.

ATENÇÃO	**Alimentos**	**Álcool**	**Abstinência** NÃO	**Veículos**	**Máquinas**
Gravidez 1º TRI	**Lactação**	**Crianças**	**Idosos** OK doses <	**Ins.Hep.**	**Ins. Ren**

Superdose

Quadro Clínico: AGITAÇÃO, *DELIRIUM* E SINTOMAS EXTRAPIRAMIDAIS GRAVES. Hipotensão, letargia e sedação.

Manejo: TRATAMENTO BASICAMENTE DE SUPORTE E SINTOMÁTICO.

DMI: SR   **DL/T:** SR

Associações Interessantes

- Com anticonvulsivantes (esquizofrenia e TBP)
- BZDs - agitação

Interações Medicamentosas

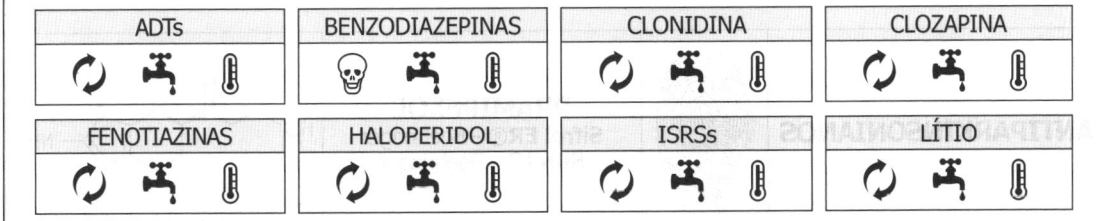

ADTs	BENZODIAZEPINAS	CLONIDINA	CLOZAPINA
FENOTIAZINAS	HALOPERIDOL	ISRSs	LÍTIO

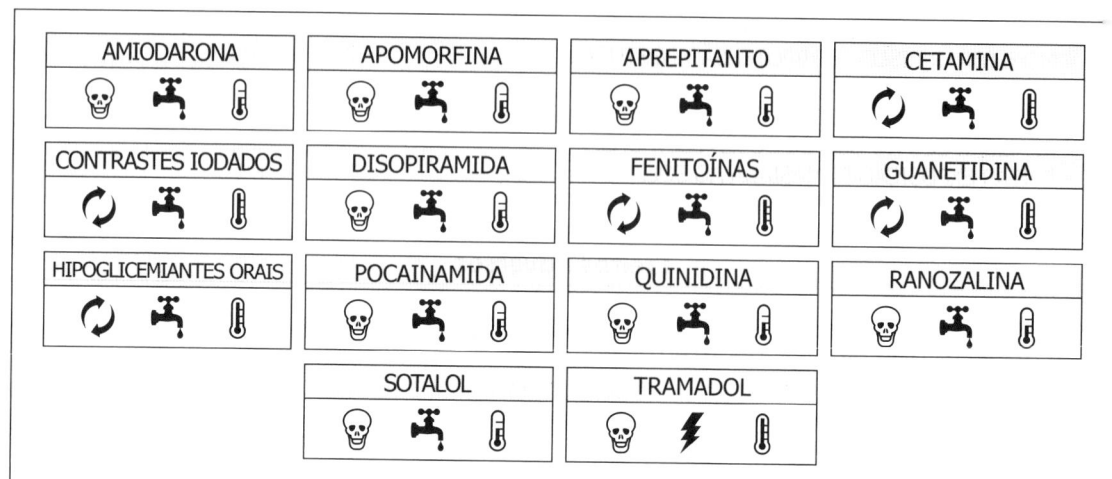

AMIODARONA	APOMORFINA	APREPITANTO	CETAMINA
CONTRASTES IODADOS	DISOPIRAMIDA	FENITOÍNAS	GUANETIDINA
HIPOGLICEMIANTES ORAIS	POCAINAMIDA	QUINIDINA	RANOZALINA
	SOTALOL	TRAMADOL	

LÍTIO.

AGONISTAS DOPAMINÉRGICOS, AINEs, ANFETAMINAS, ANTIÁCIDOS, ANTIDIABÉTICOS, ANTIBIÓTICOS MACROLÍDEOS, BARBITÚRICOS, FENITOÍNA, ITRRNs, LEVODOPA, METILDOPA, METOCLOPRAMIDA, OPIOIDES, PENTAMIDINA, QUININA, QUINOLONAS, RIFAMPICINA, SUCRALFATO.

Curiosidades

• Este fármaco apresentou resultados clínicos de melhora de humor e os autores da escola francesa colocaram-no entre os neurolépticos "desinibidores". Seus primeiros ensaios clínicos no exterior se deram na década de 1970 como sua forma palmitato em pacientes hospitalizados e agudos; os resultados mostraram eficácia ao longo de alguns meses e também boa tolerabilidade. Mas sua ação clínica na forma depot não teve bom rendimento com demora para atuar nos sintomas.
• No Brasil foi ensaiado na década de 1980 por Bechelli e colaboradores.
• Foi a única opção de forma *depot*, no Brasil, para uso mensal antes do decanoato de haloperidol e depois do decanoato de zuclopentixol.

Dados Complementares

Data de Início	Tipo de Receita	Preço	CAS	ATC	DCB-DENOMINAÇÃO COMUM BRASILEIRA – GENÉRICO
1970	C1	$$	39860-99-6	N05AC04	PIPOTIAZINA

PK – Farmacocinética

VIA ADM	PCP	Pmáx	V.D.	LP	T ½	MET	EX
ORAL, IM	1 a 2hs	24 a 36hs	SR	90%	11,2hs eliminação	HEPAT	RENAL

PD – Farmacodinâmica

ATUA BLOQUEANDO OS RECEPTORES PÓS-SINÁPTICOS DOPAMINÉRGICOS MESOLÍMBICOS NO CÉREBRO.

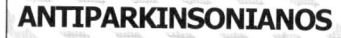 **ANTIPARKINSONIANOS**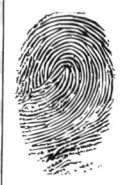

PRAMIPEXOL
Sifrol ER® - Boehringer
Sifrol® - Boehringer

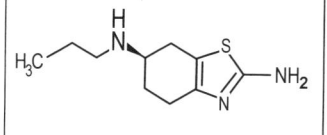

Amino benzotiazol (derivado)

Apresentações

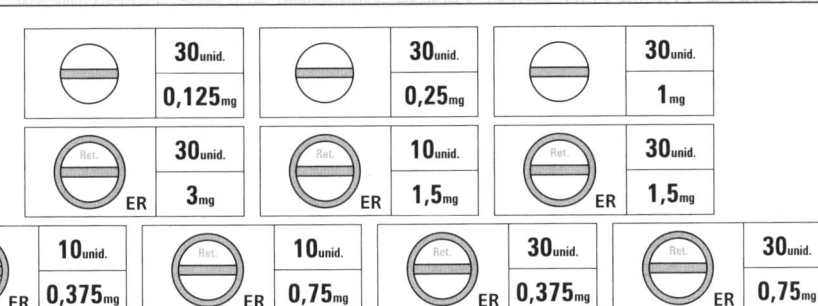

Similares no Brasil

NÃO HÁ.

Posologia

LIVIPARK(Sandoz), PRAMIPEXOL (Arrow), PRAMIPEZAN (Arrow), STABIL (Aché).
Posologia

• PARKINSON: DOSE INICIAL 0,375mg/DIA DIVIDIDAS EM 3 TOMADAS COM AUMENTO GRADUAL DE 0,75mg A CADA SEMANA.
• PERNAS INQUIETAS: 0,125 mg ao deitar com aumentos semanais.

DMD: SR

Início de Ação: SR

Indicações

• TRATAMENTO DOS SINAIS E SINTOMAS DA DOENÇA DE PARKINSON IDIOPÁTICA (COMO MONOTERAPIA OU ASSOCIADO À LEVODOPA).
• TRATAMENTO SINTOMÁTICO DA SÍNDROME DE PERNAS INQUIETAS.
• Depressão unipolar.
• Depressão bipolar.
• Fibromialgia.
• Zumbido associado a presbiacusia.

Contraindicações

• *HS*.

Precauções

USAR DOSES MENORES EM PACIENTES COM DISFUNÇÃO RENAL.
ALERTAR SOBRE RISCO DE OCORRER ALUCINAÇÕES.
MONITORAR PRESSÃO SANGUÍNEA DE PACIENTES COM DOENÇA CARDIOVASCULAR.
IDENTIFICADA ASSOCIAÇÃO ENTRE O USO DE PRAMIPEXOL E DESENVOLVIMENTO DE INSUFICIÊNCIA CARDÍACA.
PACIENTES COM PARKINSON TRATADOS COM PRAMIPEXOL DEVEM SER MONITORADOS QUANTO A OCORRÊNCIA DE SINAIS DE JOGO PATOLÓGICO, LIBIDO AUMENTADA E HIPERSEXUALIDADE.
Advertir sobre risco de manifestação súbita de sonolência durante o dia, monitorar a ocorrência de melanoma.
Há risco de sintomas de síndrome neuroléptica maligna.

Efeitos Adversos

ALTERAÇÕES DA LIBIDO, ALUCINAÇÕES, AMNÉSIA, AUMENTO DA INGESTÃO DE AUMENTOS, COMPULSÃO POR COMPRAS, CONSTIPAÇÃO, CONFUSÃO, DELÍRIO, DISCINESIA, DISTÚRBIOS VISUAIS,

DOR DE CABEÇA, EDEMA PERIFÉRICO, FADIGA, HIPERSEXUALIDADE, HIPERCINESIA, HIPOTENSÃO, INSÔNIA, INQUIETAÇÃO, JOGO PATOLÓGICO, NÁUSEAS, PARANOIA, PRURIDO, *RASH*, VÔMITOS.

Ver capítulo de outros efeitos.

ATENÇÃO	Alimentos	Álcool	Abstinência	Veículos	Máquinas
	⊗	⊘	Pouca	⊘	⊗
Gravidez	**Lactação**	**Crianças**	**Idosos**	**Ins.Hep.**	**Ins. Ren**
⊗	⊗	⊗	OK	OK	⊘ doses <

Superdose

Quadro Clínico: NÃO HÁ EXPERIÊNCIA CLÍNICA DE CASOS DE SUPERDOSAGEM.
Prováveis efeitos adversos dopaminérgicos (náuseas, vômitos, hipercinesia, alucinações, agitação, hipotensão).

Manejo: NÃO HÁ ANTÍDOTO PARA SUPERDOSAGEM DE UM AGONISTA DA DOPAMINA.
O TRATAMENTO DEVE INSTITUIR MEDIDAS GERAIS DE SUPORTE (LAVAGEM GÁSTRICA, REPOSIÇÃO INTRAVENOSA, MONITORIZAÇÃO ELETROCARDIOGRÁFICA).

DMI: SR   **DL/T:** SR

Interações Medicamentosas

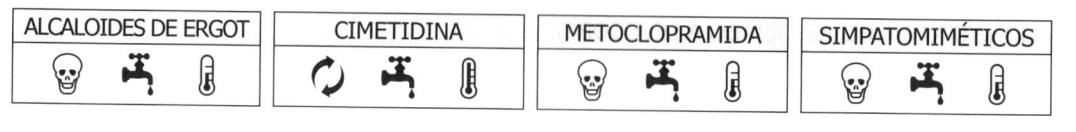

ALCALOIDES DE ERGOT	CIMETIDINA	METOCLOPRAMIDA	SIMPATOMIMÉTICOS

ANTIPSICÓTICOS, ISRSs.
AMANTADINA, ANTAGONISTAS DE RECEPTOR H2, ANTIBIÓTICOS MACROLÍDEOS, DOMPERIDONA, QUINOLONAS, TRH.

Curiosidades

DATA DA PRIMEIRA AUTORIZAÇÃO: 14 DE OUTUBRO DE 1997.
DATA DA ÚLTIMA RENOVAÇÃO DA AUTORIZAÇÃO: 14 DE OUTUBRO DE 2007.

Dados Complementares

Data de Início	Tipo de Receita	Preço	CAS	ATC	DCB-DENOMINAÇÃO COMUM BRASILEIRA – GENÉRICO
1997	C1	$$$	104632-26-0	N04BC05	DICLORIDRATO DE PRAMIPEXOL

PK – Farmacocinética

VIA ADM	PCP	Pmáx	V.D.	LP	T ½	MET	EX
ORAL	1 a 3hs	SR	400L/kg	20%	11 a 14hs	POUCO METAB	RENAL

PD – Farmacodinâmica

- É um agonista da dopamina que se liga intensamente com receptores D2 e D3.
- Bloqueio dopaminérgico da via nigroestrial, causando sintomas extrapiramidais.
- Pode ocorrer aumento da prolactina e efeitos anticolinérgicos.

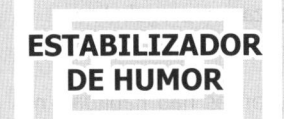

ESTABILIZADOR DE HUMOR

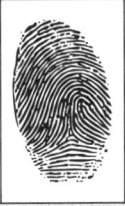

PREGABALINA
Lyrica® - Pfizer

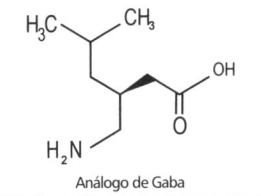

Análogo de Gaba

Apresentações

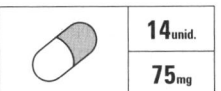 14 unid. 75mg

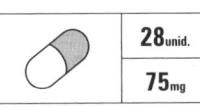 28 unid. 75mg

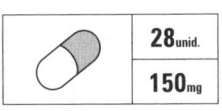 28 unid. 150mg

Similares no Brasil

DORENE (Aché), PREBICTAL (Zodiac).

Posologia

- **DOSE INICIAL:** 75mg/DIA - 2 VEZES AO DIA (depois de 3 a 7 dias passar para 150mg/dia).
- Deve-se "pular" a dose esquecida (semelhante ao lítio).

DMD: 300 a 600mg (EM DUAS A TRÊS TOMADAS).

Início de Ação: SR

Indicações

- DOR NEUROPÁTICA EM ADULTOS (DIABÉTICA E HERPÉTICA).
- DOR NEUROPÁTICA CENTRAL.
- DOR PÓS TRAUMA RAQUIMEDULAR.
- FIBROMIALGIA.
- TAG EM ADULTOS (EUROPA).
- Adjuvante em crises epilépticas parciais, com ou sem generalização secundária em pacientes acima de 12 anos.
- Adjuvante no tratamento da comorbidade depressão-ansiedade.
- Adjuvante no transtorno por uso/abstinência de BZDs.
- Ansiedade na esclerose múltipla.
- Dores crônicas em geral.
- Fobia social.
- Neuropatias crônicas (lesões de plexo, neoplasia, radiculopatias).
- Nevralgia do trigêmeo.
- Prurido.
- Síndrome das pernas inquietas.
- Tag em adultos (EUA).
- Tag refratário.
- Toc (adjuvante).
- Transtorno por uso de álcool (adjuvante, sobretudo comorbidades ansiosas).

Contraindicações

- *HS*.
- Intolerância a galactose hereditária.
- Deficiência de lactase de Lapp.
- Má absorção de glicose-galactose.

continua...▶

- Insuficiência cardíaca congestiva grave.
- Antecedentes ou aparecimento de angioedemas.

Precauções

- Caso ocorra sintomas de angioedema, suspender imediatamente a medicação.
- Efeito depressor no SNC de substâncias pode se sobrepor às ações da pregabalina.
- Pacientes com nefropatias e em hemodiálise, necessário o ajuste da dosagem da medicação.
- Alguns relatos de insuficiência cardíaca congestiva em pacientes que utilizavam pregabalina.
- Diabéticos: caso ocorra ganho de peso, necessário ajustes na dosagem.
- Atentar para possibilidade de alguma dependência física.
- Monitorar início ou piora de sintomas depressivos e/ou suicidas e mudanças não habituais no comportamento.
- Foram relatados casos de visão borrada e outras alterações na acuidade visual.

Efeitos Adversos

AMNÉSIA, ATAXIA, AUMENTO DE APETITE E DE PESO, BOCA SECA, CONFUSÃO, CONSTIPAÇÃO, COORDENAÇÃO ANORMAL, DIFICULDADE DE MEMÓRIA, DIPLOPIA, DISARTRIA, DISFUNÇÃO ERÉTIL, DISTENSÃO ABDOMINAL, DISTÚRBIOS DE ATENÇÃO, DESORIENTAÇÃO, EUFORIA, EDEMA, EDEMA PERIFÉRICO, FADIGA, FLATULÊNCIA, GANHO DE PESO, INSÔNIA, IRRITABILIDADE, LETARGIA, MARCHA ANORMAL, PARESTESIA, PERDA DE LIBIDO, SEDAÇÃO, SENSAÇÃO DE EMBRIAGUEZ, SONOLÊNCIA, SUDORESE EM MÃOS E PÉS, TONTURA, TRANSTORNO DE EQUILÍBRIO, VERTIGEM, VISÃO BORRADA, VISÃO TURVA, VÔMITOS, XEROSTOMIA.

Ver capítulo de outros efeitos.

ATENÇÃO	Alimentos	Álcool	Abstinência	Veículos	Máquinas
	⊗	⊘	SIM	⊘	⊗
Gravidez	Lactação	Crianças	Idosos	Ins.Hep.	Ins. Ren
⊘	⊗	⊗ (< 12 anos)	⊘	OK	⊗

Superdose

Quadro Clínico: DISTÚRBIOS AFETIVOS, SONOLÊNCIA, ESTADO DE CONFUSÃO, DEPRESSÃO, AGITAÇÃO, INQUIETAÇÃO.

Manejo: TRATAMENTO INCLUI MEDIDAS GERAIS DE SUPORTE, HEMODIÁLISE PODE SER NECESSÁRIA NA DEPURAÇÃO DA PREGABALINA (ESPECIALMENTE PARA PACIENTES COM INSUFICIÊNCIA RENAL).

DMI: 15g   **DL/T:** SR

Associações Interessantes

- ADs - depressões
- Anticonvulsivantes (epilepsia)
- Opiáceos – nevralgia pós - herpética
- ISRS, outros ADs e BZDs - na ansiedade

Interações Medicamentosas

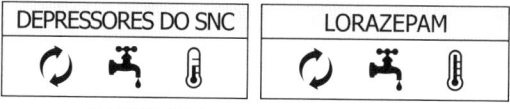

DEPRESSORES DO SNC	LORAZEPAM
↻ 🚰 🌡	↻ 🚰 🌡

OXICODONA, TIAZOLIDINEDIONA.

Curiosidades

- Foi desenvolvida por RICHARD BRUCE SILVERMAN DA NORTHWESTERN UNIVERSITY.
- Foi aprovado na União Europeia em 2004.
- Em 2007 Lyrica® foi aprovado pelo FDA para fibromialgia.
- Tem pequeno efeito adverso euforizante que pode facilitá-lo ao abuso.
- Sua ação ansiolítica é de mecanismo diferente dos outros tranquilizantes.

Dados Complementares

Data de Início	Tipo de Receita	Preço	CAS	ATC	DCB-DENOMINAÇÃO COMUM BRASILEIRA – GENÉRICO
1999	C1	$$	148553-50-8	N03AX16	PREGABALINA

PK – Farmacocinética

VIA ADM	PCP	Pmáx	V.D.	LP	T ½	MET	EX
ORAL	1h	24 a 48hs	0,5L/kg	NÃO HÁ	6hs	DESPREZÍVEL	RENAL

PD – Farmacodinâmica

- Agonista gabaérgico semelhante à gabapentina.
- Melhora o sono de ondas lentas.
- É classificada como ligante á2á.

NEUROLÉPTICO TÍPICO	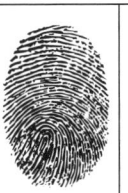	PROMETAZINA Fenergan® - Safoni Aventis	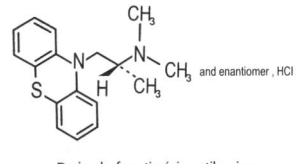

Derivado fenotiazínico etilamino

Apresentações

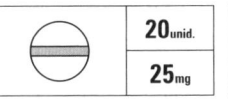 20 unid. / 25 mg

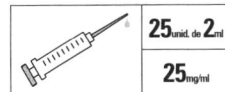 25 unid. de 2 ml / 25 mg/ml

Similares no Brasil

PAMERGAN (Cristália), PROFERGAN (Teuto), PROMECLOR (Ems), PROMETAZOL (Sanval).

Posologia

- **DOSES USUAIS:** DE 25 a 100mg (3 OU 4 TOMADAS).
- **CRIANÇAS:** 0,5 A 1mg/kg.

DMD: SR

Início de Ação: 20 MINUTOS (IM)

Indicações

- ALERGIAS.
- INSÔNIA.
- NÁUSEAS E VÔMITOS.
- POTENCIALIZAÇÃO DOS EFEITOS SEDATIVOS DOS NEUROLÉPTICOS EM SITUAÇÕES DE AGITAÇÃO PSICOMOTORA.

continua...▶

- Tratamento dos efeitos extrapiramidais dos neurolépticos.
- Hiperêmese gravídica.
- Adjuvante na sedação pré-operatória em crianças.
- Adjuvante no tratamento de enxaquecas.

Contraindicações

- *HS.*
- DISCRASIAS SANGUÍNEAS.
- ANTECEDENTES DE AGRANULOCITOSE.
- Asma.
- Glaucoma de ângulo fechado.
- Hipertrofia prostática.
- Obstrução piloduodenal.
- Úlcera péptica estenosante.
- Uso cauteloso em cardiopatas (taquicardia e hipotensão).

Precauções

- A prometazina parece interferir em testes de gravidez e de glicemia.
- Evitar exposição ao sol ou luz artificial. Efeitos fotossensibilizantes.
- Cautela em pacientes com constipação crônica, devido ao íleo paralítico.
- Cautela em pacientes com apneia noturna.
- Administração intravenosa deve ser realizada com extrema cautela, para evitar extravasamento ou injeção intra-arterial inadvertida, que pode levar a necrose e gangrena periférica.

Efeitos Adversos

BOCA SECA, DOR EPIGÁSTRICA, RETENÇÃO URINÁRIA, SONOLÊNCIA, TONTURAS, VISÃO BORRADA. Ver capítulo de outros efeitos.

ATENÇÃO	Alimentos	Álcool	Abstinência	Veículos	Máquinas
	⊖	⊘	NÃO	⊘	⊗
Gravidez	**Lactação**	**Crianças**	**Idosos**	**Ins.Hep.**	**Ins. Ren**
⊗	⊗	⊘	⊘	OK	OK

Superdose

Quadro Clínico: DEPRESSÃO DO SNC E SISTEMA CARDIOVASCULAR, HIPOTENSÃO, DEPRESSÃO RESPIRATÓRIA, INCONSCIÊNCIA E MORTE SÚBITA.
Midríase, hiper-reflexia, hipertonia, ataxia, atetose e reflexo extensor plantar.
Pode ocorrer convulsão.

Manejo: O TRATAMENTO BASICAMENTE DE SUPORTE E SINTOMÁTICO.
FAZER LAVAGEM GÁSTRICA.
Caso ocorra convulsões, usar diazepam, observação estrita das funções respiratórias e cardíacas.

DMI: SR   **DL/T:** SR

Interações Medicamentosas

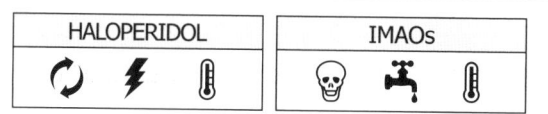

ÁCIDO LINOLEICO	CISAPRIDA	QUINOLONAS ANTIBACTERIANAS

Ver capítulo de outros efeitos.

Curiosidades

- Descoberto antes de 1940.
- Disponível comercialmente desde 1946, foi o derivado fenotiazínico a partir do qual os cientistas franceses chegaram casualmente aos primeiros antipsicológicos sintéticos como a clorpromazina, embora ele não tenha ação antipsicótica, do mesmo modo.
- Empregada como antiemético na *hiperemesis gravidarum* e no pós-operatório, além da prevenção das náuseas ocasionadas por movimento (navios, aviões e até aeronaves espaciais), e como medicação antipruriginosa e sedativa (pré-anestésico e hipnótico).
- Seu efeito anticolinérgico central consagrou-a como droga mais usada no tratamento das manifestações extrapiramidais distônicas agudas, superando o biperideno, na maioria dos hospitais psiquiátricos brasileiros.
- É utilizada em crianças como medicamento estimulador do apetite e como hipnótico, mas estudos mostram que é prescrição com risco de apneia.

Dados Complementares

Data de Início	Tipo de Receita	Preço	CAS	ATC	DCB-DENOMINAÇÃO COMUM BRASILEIRA – GENÉRICO
1940	C1	$	60-87-7	D04AA10	CLORIDRATO DE PROMETAZINA

PK – Farmacocinética

VIA ADM	PCP	Pmáx	V.D.	LP	T ½	MET	EX
ORAL, IM	1,5 a 3h	4 a 6hs	15L/kg	93%	10 a 15hs	HEPAT	URINA

PD – Farmacodinâmica

- SUBSTRATO DO CYP 2B6 E 2D6.
- Possui ação anti-histamínica (H_1), adrenolítica e anticolinérgica.

NEUROLÉPTICO ATÍPICO 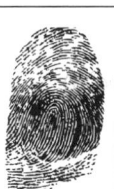	QUETIAPINA Seroquel® - Astrazeneca	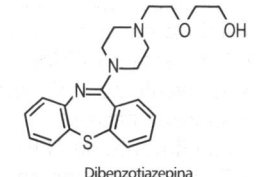 Dibenzotiazepina

Apresentações

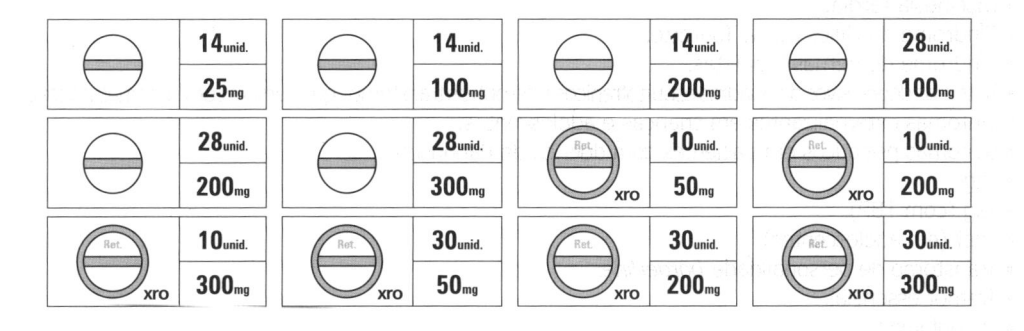

14 unid. / 25 mg	14 unid. / 100 mg	14 unid. / 200 mg	28 unid. / 100 mg
28 unid. / 200 mg	28 unid. / 300 mg	10 unid. / 50 mg xro	10 unid. / 200 mg xro
10 unid. / 300 mg xro	30 unid. / 50 mg xro	30 unid. / 200 mg xro	30 unid. / 300 mg xro

Similares no Brasil

DUOQUEL (Wyeth), KITAPEN (Actavis), NEOTIAPIM (Sandoz/Novartis), NEUROQUEL (Ems), QUEOPINE (Glaxo-Smithkline), QUEROK (Legrand), QUEROPAX (Sigma Pharma), QUET XR (Eurofarma), QUETIBUX (Geolab), QUETIEL (Germed), QUETIPIN (Cristália), QUETROS (Ache).

Posologia

SEROQUEL
- ESQUIZOFRENIA: 1º DIA 50mg - 2º DIA 100mg - 3º DIA 200mg - 4º DIA 400mg - 5º DIA 400mg - 6º DIA 600mg (DIVIDIR EM 2 DOSES DIÁRIAS).
- TBP - MANIA: 1º DIA 100mg – 2º DIA 200mg – 3º DIA 300mg – 4º DIA 400mg – 5º DIA 600mg (DIVIDIR EM DUAS DOSES DIÁRIAS).
- TBP MANUTENÇÃO: 400 a 800mg (DIVIDIDO EM 2 DOSES DIÁRIAS).
- DEPRESSÃO BIPOLAR: 1º DIA 50mg – 2º DIA 100mg – 3º DIA 200mg – 4º DIA 300mg (1x/DIA).
- TBP MANIA (10 a 17 ANOS): 1º DIA 50mg – 2º DIA - 100mg – 3º DIA 200mg – 4º DIA 300mg - 5º DIA 400mg (DIVIDIR EM 2 OU 3 DOSES DIÁRIAS).
- ESQUIZOFRENIA (13 A 17 ANOS): 1º DIA 50mg – 2º DIA 100mg – 3º DIA 200mg – 4º DIA 400mg - 5º DIA 400mg (DIVIDIR EM 2 OU 3 TOMADAS).

SEROQUEL XRO
- ESQUIZOFRENIA: 1º DIA300mg – 2º DIA 600mg (1x/DIA).
- TBP MANIA: 1º DIA 300mg – 2º DIA 600mg (1x/DIA).
- DEPRESSÃO BIPOLAR: 1º DIA 50mg – 2º DIA 100mg – 3º DIA 200mg – 4º DIA 300mg (1x/DIA).
- COMO ADJUVANTE: PODE SER USADO EM DOSES MAIS BAIXAS.

DMD: 750mg

Início de Ação: 4 a 10 DIAS

Indicações

- DEPRESSÃO TBP em adultos.
- ESQUIZOFRENIA (aguda e crônica).
- ESQUIZOFRENIA (13 a 17 anos).
- MANIA AGUDA (>10 anos, em associação com lítio ou AVP).
- MANIA (10 a 17 anos).
- MANUTENÇÃO DO TBP em adultos, associada ao lítio ou AVP.
- TBP MISTO.
- Abuso de substâncias.
- Adjuvante em fibromialgia.
- Adjuvante no TDAH (com transtorno desafiador de oposição).
- Adjuvante no TOC refratário.
- Anorexia nervosa.
- Coadjuvante no TEPT.
- Coreia de Huntington.
- *Delirium*.
- Depressão maior (adjuvante e monoterapia).
- Discinesia tardia.
- Síndrome de Gilles de La Tourette.
- Síndrome de pernas inquietas.
- Sintomas depressivos de quadros esquizofrênicos e de outros transtornos que cursam com sintomas psicóticos.
- Sintomas externalizantes em crianças e adolescentes.
- Sintomas psicóticos em pacientes com doença de Parkinson.
- Tag.
- Tag (com TBP).
- Tept (em adolescentes).
- Transtorno de personalidade *borderline*.
- Tremor essencial.
- Tricotilomania.

Contraindicações

- *HS*.
- Cuidado com pacientes diabéticos, cardíacos, com sinais de infecção.

Precauções

- RECOMENDA-SE O AJUSTE DAS DOSES EM CASO DE ADMINISTRAÇÃO CONCOMITANTE COM: FENITOÍNA, CARBAMAZEPINA, BARBITÚRICOS E RIFAMPICINA.
- PODE GERAR LEVE AUMENTO NOS NÍVEIS DE LÍTIO.
- PODE INDUZIR CATARATA (FAZER EXAME OFTALMOLÓGICO A CADA 6 MESES).
- MONITORAR NÍVEIS DE GLICEMIA, TRIGLICERÍDEOS E COLESTEROL.

Efeitos Adversos

AUMENTO DE PESO, BOCA SECA, CONSTIPAÇÃO, ELEVAÇÃO DO COLESTEROL SÉRICO, ELEVAÇÃO DOS NÍVEIS DE TRIGLICERÍDEOS SÉRICO, HIPOTENSÃO, SONOLÊNCIA, TONTURA.

Ver capítulo de outros efeitos.

ATENÇÃO	Alimentos	Álcool	Abstinência	Veículos	Máquinas
	Ind.	⊘	NÃO	⊘	⊗
Gravidez	Lactação	Crianças	Idosos	Ins.Hep.	Ins. Ren
SR	SR	OK (> 10 anos)	⊘ (doses <)	OK	OK

Superdose

Quadro Clínico: SONOLÊNCIA, SEDAÇÃO, TAQUICARDIA E HIPOTENSÃO, PROLONGAMENTO DE QT

Manejo: ESTABELECER E ASSEGURAR VIA AÉREA.
Lavagem gástrica (após intubação, se o paciente estiver inconsciente).
Administração de carvão ativado juntamente com um laxante deve ser considerada.
Monitorização eletrocardiográfica contínua.
Hipotensão e colapso circulatório devem ser tratados com medidas adequadas, como fluidos intravenosos

DMI: 30g   **DL/T:** SR

Associações Interessantes

- AV/DVP e outros anticonvulsivantes.
- Lítio.
- BZDs.

Interações Medicamentosas

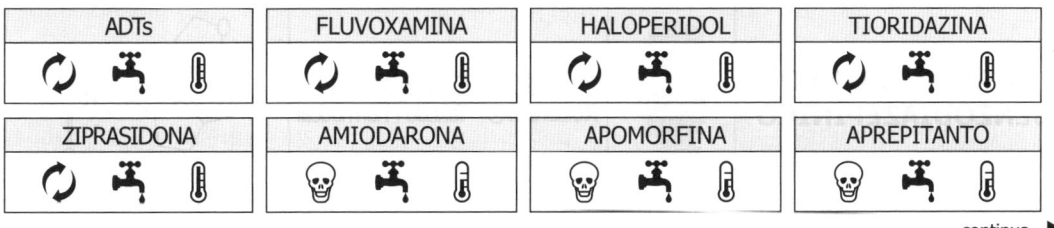

ADTs	FLUVOXAMINA	HALOPERIDOL	TIORIDAZINA
ZIPRASIDONA	AMIODARONA	APOMORFINA	APREPITANTO

continua...▶

BLOQUEADORES DE CANAL DE CÁLCIO	DISOPIRAMIDA	HALOFANTRINA	LEVODOPA
☠ 🚰 🌡	☠ 🚰 🌡	☠ 🚰 🌡	☠ 🚰 🌡

PROCAINAMIDA	QUINIDINA	SOTALOL
↻ 🚰 🌡	☠ 🚰 🌡	☠ 🚰 🌡

AV/DVP, ADTs, BZDs, CARBAMAZEPINA, LÍTIO, TIORIDAZINA, VENLAFAXINA.
AGONISTAS DOPAMINÉRGICOS, AINEs, ANTIÁCIDOS, ANTIBIÓTICOS MACROLÍDEOS, ANTIDIABÉTICOS, ANTIEPILÉPTICOS (fenitoína, hidantoínas), ANTIFÚNGICOS (cetoconazol, itraconazol, voriconazol), ANTIFÚNGICO AZÓIS, FENITOÍNA, FLUCONAZOL, INIBIDORES DA PROTEASE, ITRNNs, METILDOPA, OPIOIDES, PENTAMIDINA, QUININA, QUINOLONAS, RIFAMPICINA, SUCRALFATO.

Curiosidades

• A quetiapina é um medicamento apresentado apenas para uso oral, na forma de sal do ácido humático (fumarato).

• A síntese da quetiapina foi originalmente obtida nos laboratórios da ICI Pharmaceuticals no início da década de 1990, com o preparado farmacêutico sendo desenvolvido pela Astra-Zeneca.

• Até o licenciamento da ziprasidona em julho de 2000, era último atípico licenciado nos Estados Unidos pela FDA.

• Atualmente seu licenciamento já alcança mais de 70 países ao redor do mundo e vem ganhando rápida aceitação pelo excelente perfil de tolerabilidade extrapiramidal e neuroendócrino e boa tolerabilidade metabólica e ponderal.

Dados Complementares

Data de Início	Tipo de Receita	Preço	CAS	ATC	DCB-DENOMINAÇÃO COMUM BRASILEIRA – GENÉRICO
1990	C1	$$$$	111974-69-7	N05AH04	FUMARATO DE QUETIAPINA HEMIFUMARATO DE QUETIAPINA

PK – Farmacocinética

VIA ADM	PCP	Pmáx	V.D.	LP	T ½	MET	EX RENAL e FECAL URINA
ORAL	1,5 a 2hs	SR	SR	83%	6hs	HEPAT	

PD – Farmacodinâmica

• SUBSTRATO DO CYP 3A4.

• Assim como os atípicos, tem estrutura química e propriedades farmacológicas pouco usuais entre neurolépticos, das quais se destacam forte afinidade pelos receptores serotoninérgicos subtipo $5HT_2$ e moderada pelos dopaminérgicos D_2, com fraca afinidade por $5HT_{1A}$ e por D_1. Mostra ação como a clozapina, em múltiplos receptores: serotoninérgicos subtipo $5HT_6$, histaminérgicos H_1, H_2, α_1 e α_2 adrenérgicos, além de receptores sigma, e quase nada com receptores colinérgicos muscarínicos, benzodiazepínicios e D_4.

HIPNÓTICO NÃO BENZODIAZEPÍNICO	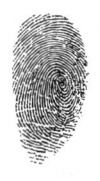	RAMELTEON **Rozerem®** - Takeda Pharmatical	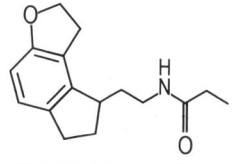 Nova classe de agente do sono

INDISPONÍVEL NO BRASIL.

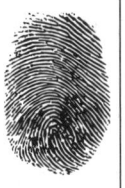

ANTIDEPRESSIVO SELETIVO

REBOXETINA
Prolift® - Pfizer

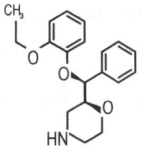

Derivado da viloxazina

Apresentações

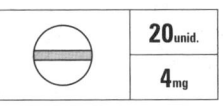

20unid.

4mg

Similares no Brasil

NÃO HÁ.

Posologia

INICIAR COM DOSES MENORES E AUMENTAR GRADUALMENTE.

DMD: 4 a 12mg (A MAIS USUAL DE 8/10mg/DIA).

Início de Ação: 14 DIAS

Indicações

- DEPRESSÃO MAIOR.
- PREVENÇÃO DE RECAÍDAS E RECORRÊNCIAS DA DEPRESSÃO A LONGO PRAZO.
- TRANSTORNO DO PÂNICO.
- TDAH (crianças e adolescentes).
- TEPT (relacionado acidente automobilístico).
- Abstinência de anfetaminas.
- Bulimia nervosa.
- Compulsão alimentar em obesos.
- Dependência de cocaína.
- Depressão em pacientes com Parkinson.
- Depressão pós AVC.
- Depressões refratárias (associada aos ISRSs).
- Ganho de peso em tratamento com a olanzapina na esquizofrenia.
- Narcolepsia e catalepsia.

Contraindicações

- *HS*.
- Monitorar pacientes com histórico de convulsões, glaucoma e retenção urinária.
- Hipertireoidismo.
- Patologias cardíacas e circulatórias.

Precauções

- MONITORAR INSUFICIÊNCIA RENAL E HEPÁTICA GRAVES.
- EM DOSES ACIMA DO RECOMENDADO OBSERVOU-SE HIPOTENSÃO ORTOSTÁTICA COM FREQUÊNCIA.

Efeitos Adversos

BOCA SECA,CEFALEIA, CONSTIPAÇÃO, HIPOTENSÃO, INSÔNIA, SUDORESE, TREMOR,VISÃO TURVA.

Menos comuns: agitação, convulsão, dor abdominal, dor testicular, diarreia, disfunção erétil, extrassístoles, extremidades frias, fadiga, hesitação urinária, hipertensão arterial, hiponatremia, impotência, inquietude,

continua...▶

irritabilidade, náuseas, parestesias, pensamentos suicidas, retenção urinária, sedação, sonolência, taquicardia, vertigem.

Incomuns: Alterações consistentes no traçado de ECG, distúrbios da condução (idosos), distúrbios do ritmo cardíaco (idosos).

ATENÇÃO	Alimentos	Álcool	Abstinência	Veículos	Máquinas
	Ind.	⊘	NÃO	OK	OK
Gravidez	Lactação	Crianças	Idosos	Ins.Hep.	Ins. Ren
⊘	⊗	⊗	OK	⊘ doses <	⊘ doses <

Superdose

Quadro Clínico: : Hipotensão ortostática, ansiedade e hipertensão.

Manejo: Monitorização da função cardíaca e dos sinais vitais.

DMI: 52mg   **DL/T:** SR

Associações Interessantes

- Lítio, buspirona e T3 (potencialização).
- ADs – depressões.
- Modafinil – fadiga, sonolência e falta de concentração.
- Hipnóticos e trazodona - insônia.

Interações Medicamentosas

ADTs, BZDs, FLUVOXAMINA, IMAOs, NEUROLÉPTICOS.
DIURÉTICOS, LIDOCAÍNA, PROPRANOLOL.

Curiosidades

O medicamento é licenciado em mais de 50 países, inclusive no Brasil. Porém, nos Estados Unidos não recebeu aprovação pelo FDA em 2007.

Dados Complementares

Data de Início	Tipo de Receita	Preço	CAS	ATC	DCB-DENOMINAÇÃO COMUM BRASILEIRA – GENÉRICO
SR	C1	$$$	98769-81-4	N06AX16	REBOXETINA

PK – Farmacocinética

VIA ADM	PCP	Pmáx	V.D.	LP	T ½	MET	EX
ORAL	2hs	5 dias	SR	97%	13 horas	HEPAT	RENAL

PD – Farmacodinâmica

- SUBSTRATO DO CYP 3A4.
- É um inibidor seletivo da recaptação de noradrenalina, de forma similar à desmetilimipramina.
- Não afeta a recaptação de dopamina e serotonina.
- Tem baixa afinidade para receptores adrenérgicos, colinérgicos, histaminérgicos, serotoninérgicos e dopaminérgicos.

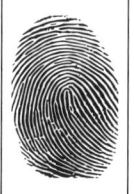

NEUROLÉPTICO ATÍPICO

RISPERIDONA
Risperdal® - Janssen-Cilag
Risperdal Consta®
Janssen-Cilag

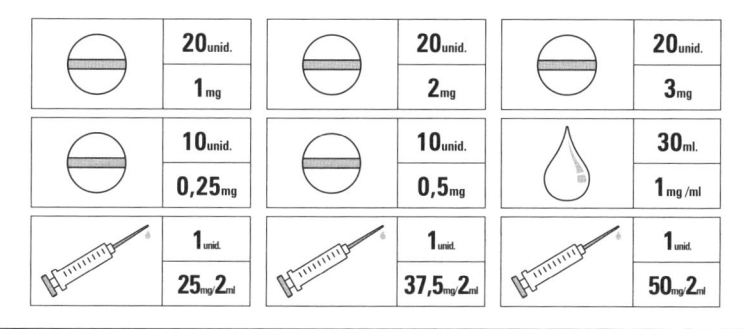

Derivado dos benzisoxazoles

Apresentações

20 unid. / 1 mg	20 unid. / 2 mg	20 unid. / 3 mg	
10 unid. / 0,25 mg	10 unid. / 0,5 mg	30 ml / 1 mg/ml	
1 unid. / 25 mg/2 ml	1 unid. / 37,5 mg/2 ml	1 unid. / 50 mg/2 ml	

Similares no Brasil

ESQUIDON (Merck), RESPIDON (Torrent), RIPEVIL (Glaxo), RISLEPTIC (Arrow), RISPALUM (Sandoz), RISPERAC (Accord), RISPERIDON (Cristália), RISS (Eurofarma), VIVERDAL (União Química), ZARGUS (Biosintética).

Posologia

- INICIAR COM 1mg 2x/DIA (1º DIA), AUMENTAR 1mg NO 2º E 3º DIA.
- Risperdal Consta: administrado injetado IM a cada 15 dias. Dose inicial 25mg. Dose máxima 50mg a cada 2 semanas.

DMD: 6 a 8mg/dia

Início de Ação: 5 dias e pode ser acompanhado de quadro de agitação e excitação

Indicações

- DEMÊNCIAS (nos sintomas psicóticos, agitação ou agressividade).
- DEPRESSÃO (com sintomas psicóticos, autismo, irritabilidade).
- ESQUIZOFRENIA.
- IRRITABILIDADE E SINTOMAS COMPORTAMENTAIS NO TRANSTORNO ESPECTRO AUTISTA.
- MANIA AGUDA (monoterapia ou adjuvante dos estabilizadores de humor).
- TBP.
- TRANSTORNO ESQUIZOAFETIVO.
- Agressividade e comportamento autodestrutivo no transtorno de conduta na infância.
- Associada à clozapina nos casos refratários a esta última isoladamente.
- Coadjuvante na mania e hipomania.
- Coreia de Huntington.

continua...▶

- Delírio erotomaníaco.
- *Delirium.*
- Depressão com sintomas psicóticos uni ou bipolar.
- Desregulação grave do humor em crianças e adolescentes.
- Gagueira.
- Mania na infância.
- Personalidade esquizotípica.
- Psicose hipocondríaca monossintomática.
- Quadros depressivos refratários psicóticos.
- Retardo mental (auto e heteroagressividade).
- Síndrome de Gilles de La Tourette.
- Tiques.
- Toc refratário (adjuvante).
- Transtorno da personalidade esquizotípica.

Contraindicações

- INSUFICIÊNCIA RENAL OU HEPÁTICA GRAVES
- ℋ𝒮 (testar sensibilidade por via oral)

Precauções

- NÃO EXPOR O MEDICAMENTO INJETÁVEL À LUZ, CALOR E UMIDADE (REFRIGERAÇÃO ENTRE 2 e 8°C).
- CAUTELA EM PACIENTES COM RISCO DE ASPIRAÇÃO.
- MONITORAR RISCO DE HIPOTENSÃO POSTURAL.
- MONITORAMENTO MAIS INTENSO EM DIABÉTICOS OU PACIENTES COM GANHO DE PESO ACIMA DE 5%.
- SUSPENDER EM CASO DE DISCINESIA TARDIA OU SÍNDROME NEUROLÉPTICA.
- NAS PRIMEIRAS SEMANAS DE USO O PACIENTE PODERÁ FICAR AGITADO COM QUADRO SEMELHANTE A UM QUADRO EPISÓDICO MANÍACO.
- AUMENTA RISCO DE INFARTO EM PACIENTES COM FIBRILAÇÃO ATRIAL.
- CAUTELA EM PACIENTES COM RISCO DE CONVULSÕES.
- RISPERIDONA ESTÁ ASSOCIADA AO DESENVOLVIMENTO DE HIPERGLICEMIA, CETOACIDOSE, COMA HIPEROSMOLAR E MORTE.
- A RISPERIDONA DEVE SER EVITADA EM PACIENTES COM SINTOMAS PSICÓTICOS RELACIONADOS A TRANSTORNOS NEUROCOGNITIVOS. RISCO DE MORTE E EVENTOS CARDIOVASCULARES.
- PODE CAUSAR EFEITOS EXTRAPIRAMIDAIS.

Efeitos Adversos

ACATISIA, AGITAÇÃO, ANSIEDADE, AUMENTO DO APETITE E DO PESO, CEFALEIA, DISFUNÇÕES SEXUAIS, HIPOTENSÃO POSTURAL, INQUIETUDE, INSÔNIA, PARKINSONISMO, SEDAÇÃO, SONOLÊNCIA, TAQUICARDIA, TREMORES.

Ver capítulo de outros efeitos.

ATENÇÃO	Alimentos	Álcool	Abstinência	Veículos	Máquinas
	Ind.	⊗	Pouca	⊘	⊗
Gravidez	Lactação	Crianças	Idosos	Ins.Hep.	Ins. Ren
⊗	⊗	OK	OK	⊘ doses <	⊘ doses <

Superdose

Quadro Clínico: SONOLÊNCIA, SEDAÇÃO, TAQUICARDIA E SINTOMAS EXTRAPIRAMIDAIS, ARRITMIAS E HIPOPOTASSEMIA.

Manejo: ESTABELECER E ASSEGURAR VIA AÉREA, LAVAGEM GÁSTRICA.
Considerar administração de carvão ativado ou laxantes, monitorização eletrocardiográfica contínua, não induzir êmese, em casos de sintomas extrapiramidais graves - administrar anticolinérgicos.

DMI: 360mg   **DL/T:** SR

Associações Interessantes

- AV/DVP e outros anticonvulsivantes.
- Lítio.
- BZDs.

Interações Medicamentosas

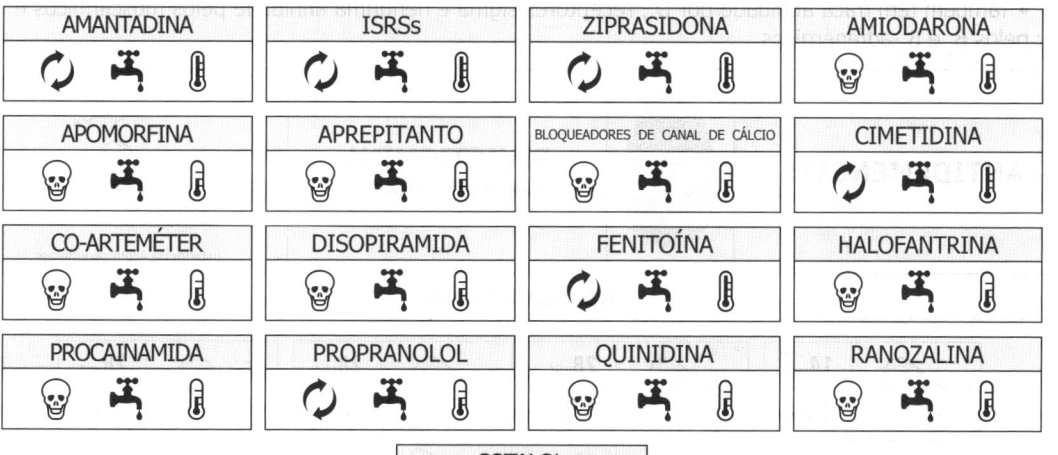

AMANTADINA	ISRSs	ZIPRASIDONA	AMIODARONA
APOMORFINA	APREPITANTO	BLOQUEADORES DE CANAL DE CÁLCIO	CIMETIDINA
CO-ARTEMÉTER	DISOPIRAMIDA	FENITOÍNA	HALOFANTRINA
PROCAINAMIDA	PROPRANOLOL	QUINIDINA	RANOZALINA

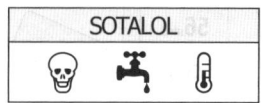

SOTALOL

Ver capítulo de outros efeitos.

Curiosidades

- Foi o segundo neuroléptico atípico a ser introduzido no mercado dos EUA para prescrição na esquizofrenia, após a clozapina.

- Sintetizada na Janssen Research Foundation, em Beerse, na Bélgica no final dos anos 1980 por Paul Janssen e colaboradores em seu trabalho de síntese como extensão do trabalho de síntese dos neurolépticos butirofenônicos que se iniciou com o haloperidol em 1958.

- Foi o primeiro antagonista misto dopamino/serotoninérgicos balanceado, quase tão intenso em seu bloqueio *D2* quanto o haloperidol, embora com menor indução de catalepsia, antecipando boa eficácia antipsicótica com efeitos extrapiramidais mais brandos.

- Em 1993, em exposição feita durante o IX Congresso Mundial de Psiquiatria, realizado no Rio de Janeiro, o próprio John Kane, incentivador da dozapina na indicação para o tratamento da esquizofrenia refratária, encarregar-se-ia de apresentar o novo atípico aos psiquiatras brasileiros.

- Também foi licenciado em sua forma Depot: RISPERDAL CONSTA®.

- Agora para apresentação injetável há duas opções para aplicação - no deltoide agulha 1" - no glúteo agulha.

Dados Complementares

Data de Início	Tipo de Receita	Preço	CAS	ATC	DCB-DENOMINAÇÃO COMUM BRASILEIRA – GENÉRICO
1992	C1	$$	106266-06-2	N05AX08	RISPERIDONA

PK – Farmacocinética

VIA ADM	PCP	Pmáx	V.D.	LP	T ½	MET	EX
ORAL	1 a 2hs	SR	1 a 2L/kg	90%	3 horas	HEPAT	URINA FEZES

PD – Farmacodinâmica

- SUBSTRATO DO CYP 2D6.
- Apresenta forte afinidade pelos receptores $5\text{-}HT_2$ e por D_2, α_1-adrenérgicos.
- Mostra menor afinidade por $\acute{a}_2$ e H_1 e baixa a moderada afinidade pelos receptores serotoninérgicos $5\text{-}HT_{1C}$, $5\text{-}HT_{1D}$ e $5\text{-}HT_{1A}$.
- Também tem fraca afinidade por D_1, receptores sigma e nenhuma afinidade pelos muscarínicos e pelos β_1 e β_2-adrenérgicos.

ANTIDEMENCIAL 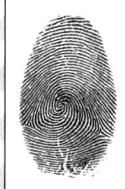 **RIVASTIGMINA**
Exelon® - Novartis

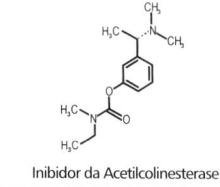

Inibidor da Acetilcolinesterase

Apresentações

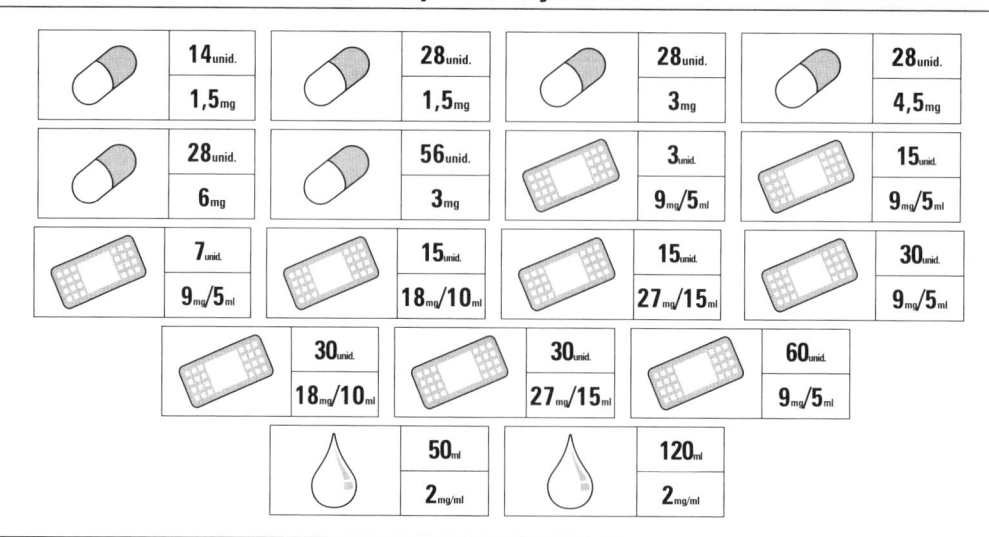

14 unid. — 1,5mg	28 unid. — 1,5mg	28 unid. — 3mg	28 unid. — 4,5mg
28 unid. — 6mg	56 unid. — 3mg	3 unid. — 9mg/5ml	15 unid. — 9mg/5ml
7 unid. — 9mg/5ml	15 unid. — 18mg/10ml	15 unid. — 27mg/15ml	30 unid. — 9mg/5ml
30 unid. — 18mg/10ml	30 unid. — 27mg/15ml	60 unid. — 9mg/5ml	
50 ml — 2mg/ml	120 ml — 2mg/ml		

Similares no Brasil

ASTIG (Nova Química), TIGMA (Germed), VASTIGMA (Nova Química), VIVENCIA (Aché).

Posologia

- DOSE INICIAL: l,5mg 2x/DIA (MANHÃ E NOITE).
- APÓS DUAS SEMANAS PODE SER AUMENTADA PARA 3mg 2x/DIA.
- DOSE DE MANUTENÇÃO ENTRE 1,5 e 6mg (2x/DIA).
- ADESIVO: 1 vez ao dia nas costas, com rodízio do local.
- AUMENTO DA DOSE DO ADESIVO: EM 4 SEMANAS.

DMD: 12mg

Início de Ação: 2 a 4 SEMANAS.

Indicações

- DEMÊNCIA DE ALZHEIMER (intensidade leve a moderadamente grave).
- DEMÊNCIA COM CORPÚSCULOS DE LEWY.
- Alzheimer (intensidade moderada a grave)
- Demência da doença de Parkinson.
- Demência vascular e de Alzheimer associado com doença cerebrovascular.
- Sintomas comportamentais e psicológicos na doença de Alzheimer e na demência com corpúsculos difusos de Lewy.
- Sintomas cognitivos na esquizofrenia.
- Traumatismo craniano (comprometimento cognitivo).

Contraindicações

- ALERGIA A OUTROS DERIVADOS CARBAMATOS.
- INSUFICIÊNCIA HEPÁTICA GRAVE.
- HOMENS COM PROSTATISMO.
- *HS*.

Precauções

PACIENTES COM ÚLCERA PÉPTICA E RISCO DE CONVULSÕES QUE UTILIZAM RELAXANTES MUSCULARES, USO CONCOMITANTE DE OUTROS FÁRMACOS DE AÇÃO COLINÉRGICA E/OU QUE POSSAM CAUSAR RETENÇÃO URINÁRIA, MONITORAR ALTERAÇÕES DA CONDUÇÃO CARDÍACA.

Efeitos Adversos

AGITAÇÃO, ASTENIA, CEFALEIA, CONFUSÃO, DIARREIA, DISPEPSIA, DORES ABDOMINAIS, ERITEMA (ADESIVO), INDISPOSIÇÃO, FADIGA, NÁUSEAS, PERDA DE APETITE, PERDA DE PESO, PRURIDO (ADESIVO), SÍNCOPE, SONOLÊNCIA, SUDORESE, TONTURA, TREMOR, VÔMITOS, (✍).

Ver capítulo de outros efeitos.

ATENÇÃO	Alimentos	Álcool	Abstinência	Veículos	Máquinas
	⊗	⊘	NÃO	⊘	⊗

Gravidez	Lactação	Crianças	Idosos	Ins.Hep.	Ins. Ren
SR	SR	⊗	OK	OK	OK
				grave ⊗	

Superdose

Quadro Clínico: FRAQUEZA MUSCULAR, NÁUSEA GRAVE, BRADICARDIA, CÓLICAS GASTROINTESTINAIS, SALIVAÇÃO, INCONTINÊNCIA URINÁRIA E FECAL, SUDORESE, HIPOTENSÃO, COLAPSO E CONVULSÕES.

Manejo: INSTITUIR MEDIDAS GERAIS DE SUPORTE.
Em intoxicação acompanhada de náuseas e vômitos graves administrar antieméticos.

continua...▶

DMI: 46mg	**DL/T:** SR

Associações Interessantes

- NAPTs – distúrbios comportamentais.
- AV/DVP, carbamazepina e oxcarbazepina (distúrbios comportamentais).
- ADs - depressão.
- Memantina – Alzheimer.

Interações Medicamentosas

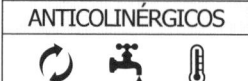 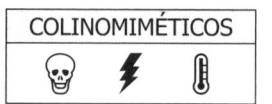

Sem outros efeitos

Curiosidades

- É A TERCEIRA DROGA DOS INIBIDORES DA ACETILCOLINESTERASE A SER DESCOBERTA, TORNOU-SE DISPONÍVEL NA EUROPA EM 1997, E EM 1998 FOI LIBERADA PELA ANVISA, SENDO LIBERADA PELO FDA APENAS EM 2000.

- TEM UMA VANTAGEM ADICIONAL QUE É A INIBIÇÃO TAMBÉM DA BUTIRILCOLINESTERASE (BuChE); ACREDITA-SE QUE À MEDIDA QUE A DOENÇA DE ALZHEIMER EVOLUI MAIOR É A PARTICIPAÇÃO DA BuChE NA DEGRADAÇÃO ENZIMÁTICA DA ACETILCOLINA NA FENDA SINÁPTICA.

- ACREDITA-SE TAMBÉM QUE A INIBIÇÃO DA BuChE POSSA SIGNIFICAR UMA DIMINUIÇÃO DA TOXICIDADE DA PROTEÍNA AMILÓIDE NAS PLACAS SENIS.

Dados Complementares

Data de Início	Tipo de Receita	Preço	CAS	ATC	DCB-DENOMINAÇÃO COMUM BRASILEIRA – GENÉRICO
1997	C1	$$$	123441-03-2	N06DA03	RIVASTGMINA HIDROGENOTARTARATO DE RIVASTGMINA

PK – Farmacocinética

VIA ADM	PCP	Pmáx	V.D.	LP	T ½	MET	EX
ORAL TÓPICO	1h	SR	1,8 a 2,7L/kg	40%	1 hora	ENZIMAS	RENAL

PD – Farmacodinâmica

É um fármaco anticolinérgico, inibidor da acetilcolinesterase, aumenta os níveis do neurotransmissor acetilcolina em diversas regiões cerebrais.

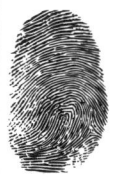

ANTIDEMENCIAL

SELEGILINA
Jumexil® - Chiesi

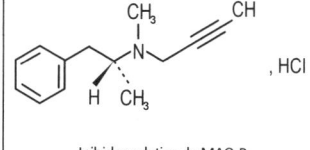

, HCl

Inibidor seletivo da MAO-B

Apresentações

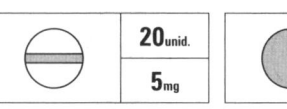

20unid.
5mg

30unid.
10mg

Similares no Brasil

DEPRILAN (Biosintética), ELEPRIL (Farmasa), NIAR (Abbott), PARKEXIN (Teuto Brasileiro).

Posologia

- **DOSE ÚNICA:** 10mg/DIA PELA MANHÃ (OU EM 2 TOMADAS).
- Até 20mg faz bloqueio seletivo de MAO-B.
- Em doses maiores inibe também MAO-A (podendo induzir crises hipertensivas).

DMD: SR

Início de Ação: SR

Indicações

- DOENÇA DE PARKINSON (gravidade leve a moderada).
- Alzheimer (leve a moderado).
- Cessação do tabagismo.
- TDAH (em geral).
- Esquizofrenia (adjuvante dos neurolépticos).
- Potencialização de antipsicóticos nos sintomas negativos da esquizofrenia.
- Transtorno depressivo maior (apresentação transdérmica não disponível no Brasil).

Contraindicações

- COREIA DE HUNTINGTON.
- DEMÊNCIA GRAVE.
- DISCINESIA TARDIA.
- FEOCROMOCITOMAS.
- PACIENTES COM MOVIMENTOS VOLUNTÁRIOS ANORMAIS (fase ON da doença de Parkinson).
- PSICOSE GRAVE.
- TREMOR ESSENCIAL.
- ÚLCERA PÉPTICA ATIVA.

Precauções

- DAR PREFERÊNCIA AO USO DE BUPROPIONA NO TRATAMENTO DE ESTADOS DEPRESSIVOS.
- Aconselha-se a efetuar controle periódico da função hepática.

Efeitos Adversos

- BOCA SECA, DOR ABDOMINAL, FRAQUEZA, HIPOTENSÃO ORTOSTÁTICA, INSÔNIA, NÁUSEAS, REAÇÕES CUTÂNEAS (apresentação transdérmica).

Ver capítulo de outros efeitos.

ATENÇÃO	Alimentos	Álcool	Abstinência	Veículos	Máquinas
	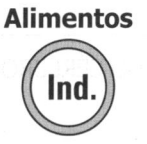 Ind.	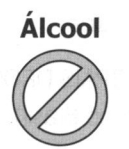	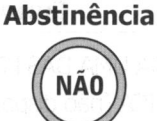 NÃO	 OK	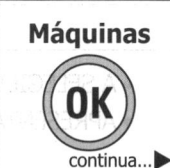 OK

continua...▶

Gravidez	Lactação	Crianças	Idosos	Ins.Hep.	Ins. Ren
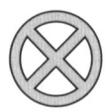	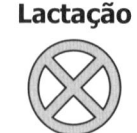	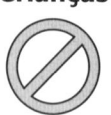			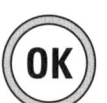

Superdose

Quadro Clínico: SONOLÊNCIA, TONTURA, DESMAIO, IRRITABILIDADE, HIPERATIVIDADE, AGITAÇÃO, CEFALEIA SEVERA, ALUCINAÇÕES, TRISMO, EPISTÓTONO.
Convulsões e coma; pulso rápido e irregular, hipotensão e colapso vascular, dor precordial, depressão e insuficiência respiratória, hiperpirexia, diaforese e frio, pele pegajosa.

Manejo: TRATAMENTO SINTOMÁTICO E DE SUPORTE.
(Indução do vômito ou lavagem gástrica com a instilação de dejetos de carvão vegetal, convulsões devem ser tratadas com diazepam via IV, hipotensão e colapso vascular deve ser tratados com fluidos intravenosos).

DMI: SR   **DL/T:** SR

Associações Interessantes

- Levodopa – (Parkinson).
- Lítio.
- Est/h.
- NATPs.

Interações Medicamentosas

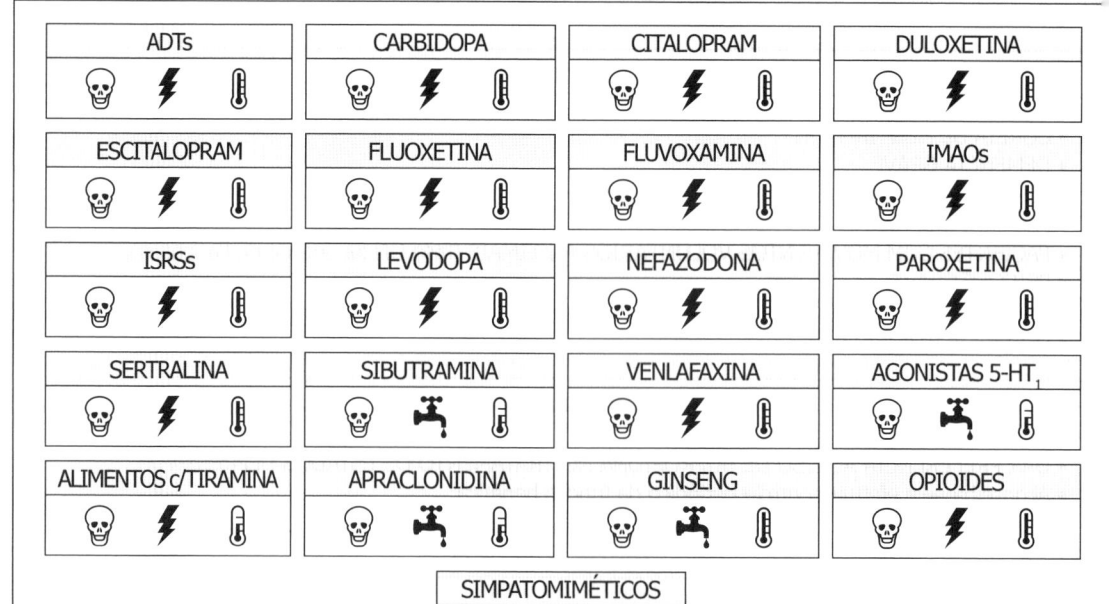

CONTRACEPTIVO ORAL.

Curiosidades

- A SELEGILINA É CONSIDERADA UMA DAS PRINCIPAIS DROGAS DO CÉREBRO DESDE 1990.
- APRESENTAÇÃO TRANSDÉRMICA (não disponível no Brasil).

continua...▶

- A seleginina foi descoberta na Hungria em 1960 por Joseph Knoll da Universidade Semmelweis em Budapeste.
- Knoll foi um amigo próximo de Meszaros, o diretor de pesquisa do Chinoin (Companhia Farmacêutica Húngara), mais tarde da Sanofi.
- Através do contato com Excery – químico no campo das fenetilaminas – selecionou-se a molécula E-250 (deprenyl).
- A primeira publicação sobre o deprenyl (em húngaro) surgiu em 1964, seguida de uma publicação em inglês em 1965.
- Para o desenvolvimento farmacêutico, Knoll escolheu o (-) – enantiômero de deprenyl, o que causou menos hipertolerabilidade do que o contrario (+) – enantiômero.
- Este (-) – enantiômero (I-deprenyl, R-deprenyl) mais tarde veio a ser chamado de selegilina.
- Em 1971, Knoll mostrou que a selegilina inibe seletivamente a (MAO-B).
- Em 1975, o grupo Birkmayer, em Viena, publicou o primeiro artigo sobre o efeito de selegilina na doença de Parkinson.
- Acontece que antes, em 1967, um psiquiatra húngaro Erwin Varga observou que o deprenyl racêmico dado em grandes doses tem ação antidepressiva. Este estudo ficou esquecido até a década de 2000, quando Sommerset Pharmaceuticals desenvolveram adesivos "patches" selegilina para a depressão.
- Usada em medicina veterinária para tratar os sintomas da doença de Cushing e disfunção cognitiva.

Dados Complementares

Data de Início	Tipo de Receita	Preço	CAS	ATC	DCB-DENOMINAÇÃO COMUM BRASILEIRA – GENÉRICO
1960	C1	$	14611-51-9	N04BD01	CLORIDRATO DE SELEGILINA

PK – Farmacocinética

VIA ADM	PCP	Pmáx	V.D.	LP	T ½	MET	EX
ORAL	0,5 a 2hs	SR	SR	99%	40hs	HEPAT	URINA

PD – Farmacodinâmica

SUBSTRATO DO XYP 2B6 e 2C8/9.

Acredita-se que age inibindo de forma irreversível a enzima MAO-B acarretando a degradação da dopamina no cérebro. Pode aumentar a transmissão dopaminérgica através de outros mecanismos como o de impedir a recaptura da dopamina ao nível da sinapse em doses maiores, a MAO-A pode também ser inibida.

ANTIDEPRESSIVO ISRS	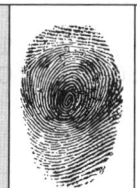	SERTRALINA Zoloft® - Pfizer	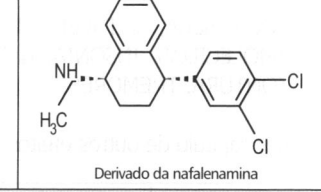 Derivado da nafalenamina

Apresentações

10 unid. / 50 mg	20 unid. / 50 mg	28 unid. / 50 mg	10 unid. / 100 mg

Similares no Brasil

ASSERT (Eurofarma), CEFELIC (Arrow), DIELOFT (Medley), SERED (Dr. Reddy's), SERENATA (Torrent), SEROLIFT (Merck), SERONIP (Ucifarma), SERTRALIN (Neo-Química), SERTRALIN (Zydus Nikkho), TOLREST (Biosintética), ZOLTRALINA (Sigma Pharma), ZYSERTIN (Zydus).

Posologia

- **DOSE INICIAL:** 25 A 50mg/DIA EM DOSE ÚNICA (manhã ou noite).
- DOSE MÉDIA USUAL DE 50 A 100mg/DIA.

DMD: 200mg

Início de Ação: 7 a 14 DIAS

Indicações

- DEPRESSÃO MAIOR.
- DISTIMIA.
- EPISÓDIO DEPRESSIVO DE TBP.
- FOBIA SOCIAL
- TAG.
- TEPT.
- TOC.
- TPM (disforia).
- TRANSTORNO DE PÂNICO.
- Cardiopatas pós-infarto.
- Comer compulsivo.
- Dependência de álcool (associada a naltrexona).
- Depressão maior em pacientes com Alzheimer.
- Ejaculação precoce.
- Sintomas do climatério.
- Transtornos por uso de cocaína.

Contraindicações

- *HS*.

Precauções

- USAR COM CAUTELA OU NÃO USAR EM PACIENTES COM DOENÇA RENAL OU HEPÁTICA.
- PACIENTES EM DIÁLISE PODEM APRESENTAR TOXICIDADE COM DOSAGENS BAIXAS.
- ATENTAR PARA REDUÇÃO DO LIMIAR CONVULSIVO, SOBRETUDO EM DOSES ALTAS.
- CAUTELA NO USO COM MEDICAÇÕES QUE AFETAM FUNÇÃO PLAQUETÁRIA.
- ATENTAR PARA POSSIBILIDADES DE DISTÚRBIOS HEMORRÁGICOS.

Efeitos Adversos

BOCA SECA, CEFALEIA, DIARREIA, DISFUNÇÃO SEXUAL, DOR EPIGÁSTRICA, FADIGA, FEZES AMOLECIDAS, INSÔNIA, NÁUSEA, RETARDO EJACULATÓRIO, SEDAÇÃO, SONOLÊNCIA, SUDORESE, TONTURA, TREMORES.

Ver capítulo de outros efeitos.

ATENÇÃO	Alimentos	Álcool	Abstinência	Veículos	Máquinas
	⊘	⊘	Pouca	OK	OK
Gravidez	Lactação	Crianças	Idosos	Ins.Hep.	Ins. Ren
⊘	⊘	OK	OK	⊘	⊘

Superdose

Quadro Clínico: SONOLÊNCIA, VÔMITOS, TAQUICARDIA, NÁUSEAS, TONTURA, TREMORES, AGITAÇÃO.
bradicardia, bloqueio de ramo, coma, convulsões, delírios, alucinações, hipertensão, hipotensão, reação maníaca, pancreatite, prolongamento do intervalo QT, síndrome da serotonina, estupor e síncope.

Manejo: OXIGENAÇÃO E VENTILAÇÃO DAS VIAS AÉREAS, MONITORAR SINAIS VITAIS E RITMO CARDÍACO, NÃO INDUZIR ÊMESE, LAVAGEM GÁSTRICA E USO DE CARVÃO ATIVADO PODEM SER NECESSÁRIOS

DMI: 13,5g   **DL/T:** SR

Associações Interessantes

- Trazodona e hipnóticos (insônia) .
- Bupropiona (depressão).
- Mirtazapina, reboxetina (depressão).
- Modafinil (fadiga, sonolência e perda de concentração).
- EST/Hs E NATIPs (TBP, depressão resistentes e psicóticas).
- BZDs.
- Lítio, buspirona e T3 (potencialização).

Interações Medicamentosas

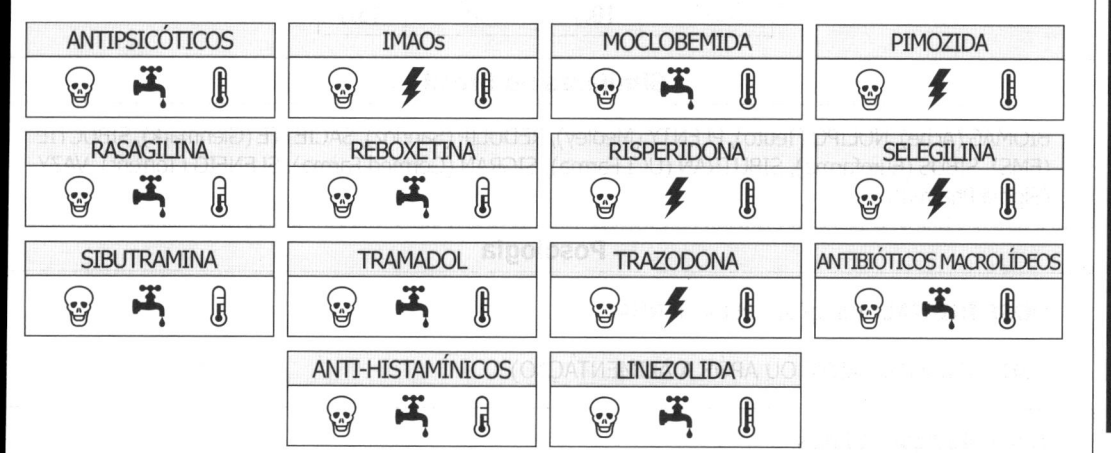

ANTIPSICÓTICOS · IMAOs · MOCLOBEMIDA · PIMOZIDA
RASAGILINA · REBOXETINA · RISPERIDONA · SELEGILINA
SIBUTRAMINA · TRAMADOL · TRAZODONA · ANTIBIÓTICOS MACROLÍDEOS
ANTI-HISTAMÍNICOS · LINEZOLIDA

TIORIDAZINA
Ver capítulo de outros efeitos.

Curiosidades

- A segurança e eficácia do uso pediátrico de Zoloft foram estabelecidas somente para o tratamento do TOC.
- Obteve a aprovação para comercialização pelo FDA em 1991.

Dados Complementares

Data de Início	Tipo de Receita	Preço	CAS	ATC	DCB-DENOMINAÇÃO COMUM BRASILEIRA – GENÉRICO
1991	C1	$$	79617-96-2	N06AB06	CLORIDRATO DE SERTRALINA

PK – Farmacocinética

VIA ADM	PCP	Pmáx	V.D.	LP	T ½	MET	EX
ORAL	6 a 8hs	7 dias	20L/kg	98%	24 a 26hs	FÍGADO 1ª pass	URINA FEZES

PD – Farmacodinâmica

- SUBSTRATO DO CYP 2C19 E 2D6
- inibidor do CYP 2B6, 2C19, 2D6 E 3A4.

A - INIBIÇÃO DA RECAPTAÇÃO DA SEROTONINA (IRS - AÇÃO ANTIDEPRESSIVA)

B - INIBIÇÃO DA RECAPTAÇÃO DA DOPAMINA (IRD - MELHORA ENERGIA, CONCENTRAÇÃO E MOTIVAÇÃO).

C - AGE NO RECEPTOR SIGMA 1 - AÇÕES ANSIOLÍTICAS E DEPRESSÕES PSICÓTICAS.

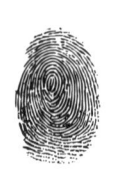

ANTIDEPRESSIVO SELETIVO

SIBUTRAMINA
Reductil® - Abott

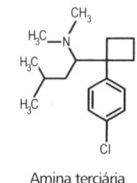

Amina terciária

Apresentações

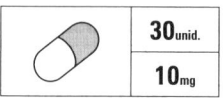 30 unid. / 10 mg

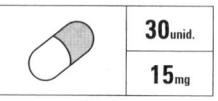 30 unid. / 15 mg

Similares no Brasil

BIOMAG (Ache), NOLIPO (Teuto), PLENTY (Medley), REDULIP (Sandoz), SACIETTE (Glenmark), SIBUCTIL (EMS), SIBUS (Eurofarma), SIBUTRAN (UCI Farma), SIGRAN (Germed Farma), SLENFIG (Torrent), VAZY (Sigma Pharma).

Posologia

DOSE INICIAL: 10mg/DIA PELA MANHA.

DMD: 15mg (DURANTE OU APÓS A ALIMENTAÇÃO)

Início de Ação: 15 dias.

Indicações

- TRATAMENTO DA OBESIDADE E DA COMPULSÃO AUMENTAR.
- Controle da glicemia em pacientes com diabete tipo II.
- Ganho de peso induzido por antipsicóticos na esquizofrenia.
- Manutenção de peso após perda de peso em pacientes obesos e com hiperlipidemia.

Contraindicações

- HISTÓRICO DE ANOREXIA OU BULIMIA NERVOSA.
- HISTÓRICO DE DOENÇA ARTERIAL CORONARIANA, ICC, TAQUICARDIA, DOENÇA ARTERIAL OBSTRUTIVA PERIFÉRICA, DOENÇA CEREBROVASCULAR, ARRITMIA.
- HIPERTENSÃO NÃO CONTROLADA.
- USO DE OUTROS MEDICAMENTOS PARA REDUÇÃO DE PESO.
- *HS*.
- IMC <30/m2.
- Histórico de diabetes melito tipo II com outro fator de risco.

Precauções

RISCO DE HIPERTENSÃO PULMONAR, MONITORAR FUNÇÃO HEPÁTICA, RISCO DE HIPERTENSÃO, CONVULSÕES E MIDRÍASE, MULHERES COM POTENCIAL DE ENGRAVIDAR DEVEM EMPREGAR MEDIDA DE CONTRACEPÇÃO DURANTE O TRATAMENTO, NÃO HÁ NECESSIDADE DE RETIRADA GRADUAL.

Efeitos Adversos

ALTERAÇÃO DO PALADAR, ANOREXIA, ANSIEDADE, BOCA SECA, CEFALEIA, CONSTIPAÇÃO, INSÔNIA, NÁUSEAS, PALPITAÇÕES, PIORA DA HEMORROIDA, SUDORESE, TAQUICARDIA, TONTURA.

Ver capítulo de outros efeitos.

ATENÇÃO	Alimentos	Álcool	Abstinência	Veículos	Máquinas
	⊖	⊗	NÃO	OK	OK
Gravidez	Lactação	Crianças	Idosos	Ins.Hep.	Ins. Ren
⊗	⊗	⊗ (< 16 anos)	⊘	⊗	⊘

Superdose

Quadro Clínico: Taquicardia, hipertensão, dores de cabeça e tonturas.

Manejo: VIA AÉREA DEVE SER ESTABELECIDA, MONITORAR SINAIS VITAIS E CARDÍACOS, INSTITUIR MEDIDAS GERAIS DE SUPORTE.

DMI: SR   **DL/T:** SR

Interações Medicamentosas

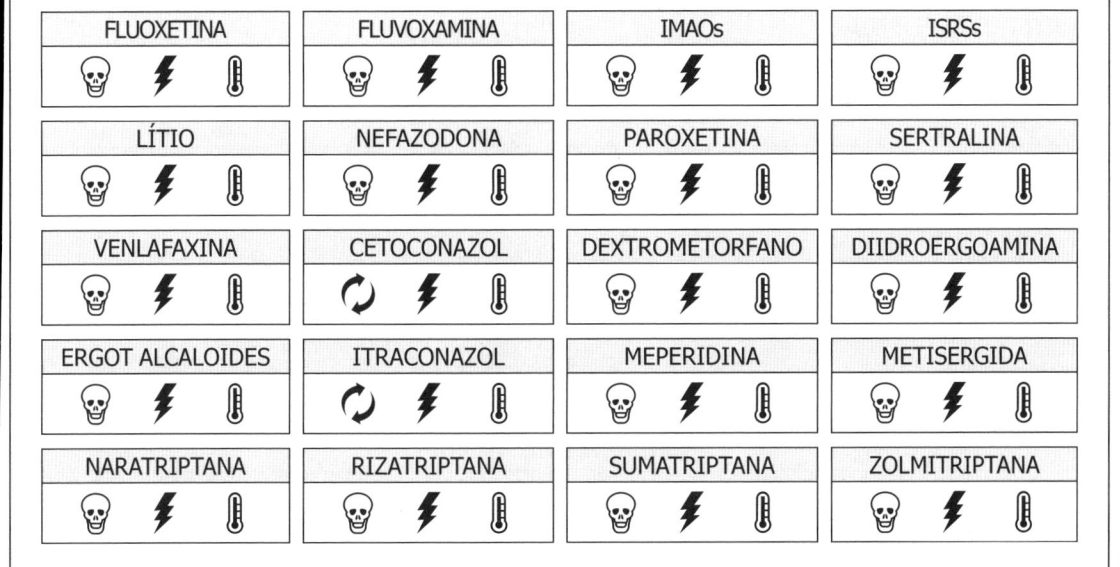

FLUOXETINA	FLUVOXAMINA	IMAOs	ISRSs
LÍTIO	NEFAZODONA	PAROXETINA	SERTRALINA
VENLAFAXINA	CETOCONAZOL	DEXTROMETORFANO	DIIDROERGOAMINA
ERGOT ALCALOIDES	ITRACONAZOL	MEPERIDINA	METISERGIDA
NARATRIPTANA	RIZATRIPTANA	SUMATRIPTANA	ZOLMITRIPTANA

SUMATRIPTANO, VERAPAMIL

Curiosidades

- Desenvolvido como AD. no final de 1980.
- Ensaios comprovaram redução de apetite.
- Então, sob o nome de Meridia® foi comercializado nos EUA e Alemanha.
- Em 1999 passou a chamar-se Reductil®.
- Suspensa em 2010 pela Agência Europeia de Medicina, devido ao alto risco de acidentes cardiovasculares.
- No Brasil restringiu-se a venda, através de receituário "B2" e notificações da Anvisa, ocorridos em 2009, sobre aumento de pressão arterial e arritmias cardíacas, além de diabete melito tipo II + sobrepeso/ obesidade, e outros fatores de risco cardiovasculares.
- Em outubro de 2011 a Anvisa publicou no Diário Oficial novas regras para o emagrecedor.

Dados Complementares

Data de Início	Tipo de Receita	Preço	CAS	ATC	DCB-DENOMINAÇÃO COMUM BRASILEIRA – GENÉRICO
1980	B2	$	106650-56-0	A08	SIBUTRAMINA CLORIDRATO DE SIBUTRAMINA

PK – Farmacocinética

VIA ADM	PCP	Pmáx	V.D.	LP	T ½	MET	EX
ORAL	3hs	4 dias	SR	97%	70 min.	HEPAT	URINA FEZES

PD – Farmacodinâmica

- SUBSTRATO DO CYP 3A4.
- Age por meio de seus metabólitos ativos M1 e M2 bloqueando de maneira efetiva a recaptação da serotonina (5-HT), noradrenalina edopamina.
- A droga e seus metabólitos ligam-se fracamente aos receptores de serotonina (5-HT$_1$, 5-HT$_{1A}$, 5-HT$_{1B}$, 5-HT$_{2A}$ e 5-HT$_{2C}$), dopamina (D$_1$ e D$_2$), noradrenalina (β, β1, β3, α1 e α2).
- Benzodiazepina e glutamao (NMDA). Não possui qualquer atividade anticolinérgica ou anti-histaminérgica e não estimula a liberação de serotonina, noradrenalina ou dopamina.

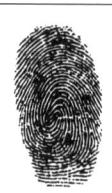

ANTIDISFUNÇÃO ERÉTIL

SILDENAFILA
Viagra® - Pfizer

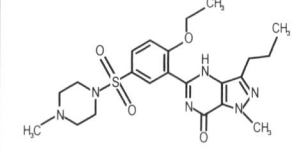

Inibidor da fosfodiesterase-5

Apresentações

4 unid.	25 mg

4 unid.	50 mg

4 unid.	100 mg

1 unid.	50 mg

2 unid.	50 mg

5 unid.	50 mg

Similares no Brasil

AH-ZUL (Legrand), DEJAVU (Eurofarma), ESCITAN (Medley), HAVANTE (Sanofi-Aventis), REVATIO (Pfizer), SOLLEVARE (EMS), SUVVIA (Sigma Pharma), TANTRIX (Wyeth), VASIFIL (Gemed Pharma), VIASIL (Teuto), VIDENFIL (Sandoz), VIRINEO (Hypm).

Posologia

- **DOSE RECOMENDADA:** 50mg, 1 HORA ANTES DA RELAÇÃO SEXUAL.
- **DOSE MÍNIMA:** 25mg.

DMD: 100mg

Início de Ação: 30 minutos.

Indicações

- DISFUNÇÃO ERÉTIL
- DISFUNÇÃO ERÉTIL (em homens com insuficiência cardíaca congestiva classes II e III).
- DISFUNÇÃO ERÉTIL INDUZIDA POR ANTIDEPRESSIVOS.
- DISFUNÇÃO ERÉTIL EM HOMENS HIPERTENSOS SOB USO DE ANTI HIPERTENSIVOS.
- DISFUNÇÃO ERÉTIL EM HOMENS COM DIABETES MELITO.
- Disfunção erétil em homens com esquizofrenia em tratamento com risperidona (e outros neurolépticos) ou induzida por ADs serotoninérgicos.
- Disfunção erétil em homens sob tratamento de antipsicóticos.
- Disfunção erétil em homens com esclerose múltipla.
- Disfunção erétil em homens com Parkinson.
- Disfunção erétil em homens durante tratamento de hemodiálise.
- Disfunção sexual em mulheres, induzida por antidepressivos.
- Hiperplasia prostática (sintomas do trato urinário inferior).
- Hipertensão arterial pulmonar.

Contraindicações

- PACIENTES COM OUTRO TIPO DE TRATAMENTO PARA DISFUNÇÃO ERÉTIL.
- PACIENTES COM PROBLEMAS PULMONARES OU QUE USAM MARCAPASSO.

Precauções

- REALIZAR ANAMNESE.
- EXAME FÍSICO CUIDADOSO ANTES DE INICIAR O TRATAMENTO.
- AVALIAR E CONSIDERAR O PERFIL CARDIOVASCULAR DO PACIENTE.
- USAR COM CAUTELA EM PACIENTES COM: DEFORMIDADE ANATÔMICA PENIANA, PREDISPOSIÇÃO AO PRIAPISMO, DISTÚRBIOS DA CRASE SANGUÍNEA OU ÚLCERA PÉPTICA ATIVA, DOENÇA CARDÍACA INSTÁVEL, AVC, HAS, HIPOTENSÃO E ANGINA.
- PODE OCORRER COMPLICAÇÕES FATAIS EM PACIENTES COM PROBLEMAS PULMONARES E QUE USAM MARCA-PASSO.

Efeitos Adversos

ALTERAÇÕES VISUAIS (LEVES E TRANSITÓRIAS), CEFALEIA, CONGESTÃO NASAL, DISPEPSIA, RUBOR FACIAL.

Ver capítulo de outros efeitos.

ATENÇÃO	Alimentos	Álcool	Abstinência	Veículos	Máquinas
	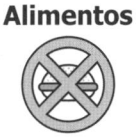	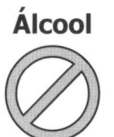	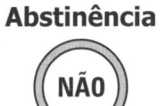		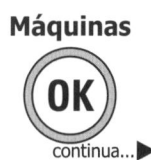

continua...▶

Gravidez	Lactação	Crianças	Idosos	Ins.Hep.	Ins. Ren
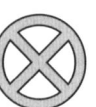	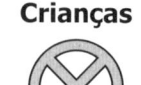	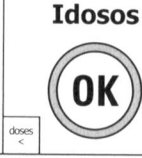	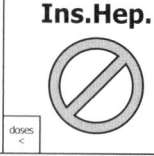	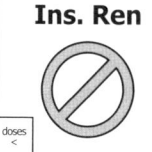	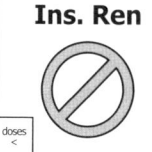

Superdose

Quadro Clínico: EXACERBAÇÃO DAS REAÇÕES ADVERSAS COMUNS AO FÁRMACO.

Manejo: MEDIDAS DE SUPORTE ADEQUADAS ÀS NECESSIDADES..

DMI: 800mg   **DL/T:** SR

Interações Medicamentosas

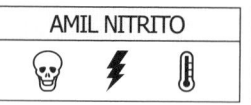 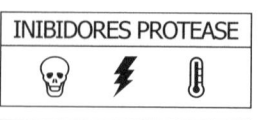 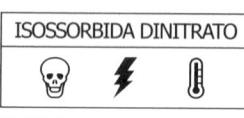 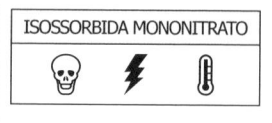

Ver capítulo de outros efeitos.

Curiosidades

- Não deve ser administrada com alimentos ricos em lipídios, pois reduz a taxa de absorção.
- Foi sintetizada de acordo com pesquisas para uso em hipertensão e angina, quando perceberam que a droga tinha um pequeno efeito sobre a angina, mas induziu fortes ereções penianas, sendo assim a droga foi patenteada em 1996 e aprovada para o uso da disfunção erétil pelo FDA em 27 de março de 1998, sendo comercializada apenas um ano depois.
- Entre 1999 e 2001 as vendas anuais excederam 1 bilhão de dólares.
- Prevenção do murchamente das plantas - uma solução de pequena concentração de sildenafil na água prolonga significativamente o tempo que as flores levam para murchar.
- O viagra foi o primeiro bloqueador da PDE-5 a ser pesquisado em testes clínicos e receber a aprovação do FDA.
- A patente expirou no Brasil em 20 de junho de 2010.
- Nos Estados Unidos expirou em março de 2012.

Dados Complementares

Data de Início	Tipo de Receita	Preço	CAS	ATC	DCB-DENOMINAÇÃO COMUM BRASILEIRA – GENÉRICO
1988	COMUM	$$	139775-83-2	G04BE03	CITRATO DE SILDENAFILA

PK – Farmacocinética

VIA ADM	PCP	Pmáx	V.D.	LP	T ½	MET	EX
ORAL	60 min.	SR	105L	96%	4hs	HEPAT	URINA FEZES

PD – Farmacodinâmica

- SUBSTRATO DO CYP 3A4.
- Potente inibidor seletivo da PDE5, que é responsável pela degradação do GMPc no corpo cavernoso do pênis. A estrutura molecular é semelhante a do GMPc e atua como agente competitivo de ligação da PDE5 no corpo cavernoso, aumentando a disponibilidade do GMPc, causando a vasodilatação.

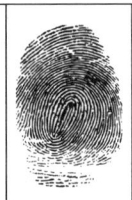

NEUROLÉPTICO ATÍPICO

SULPIRIDA
Equilid® - Sanofi Aventis

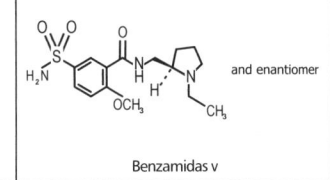

and enantiomer

Benzamidas v

Apresentações

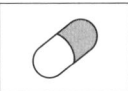

20unid.
50mg

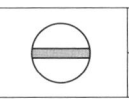

20unid.
200mg

Similares no Brasil

BROMOPIRIN (Sigma Pharma - bromazepam+sulpirida), DOGMATIL (Sanofi Aventis), SULPAN (Sanofi Aventis - bromazepan+sulpirida).

Posologia

- SINTOMAS PSICÓTICOS: 400 a 1,800mg/DIA DUAS VEZES AO DIA.
- COMO ANTIDEPRESSIVO EM DOSES ATÉ 150mg/dia.

DMD: SR

Início de Ação: 5 dias a 6 semanas

Indicações

- ESQUIZOFRENIA.
- ESQUIZOFRENIA REFRATÁRIA À CLOZAPINA (coadjuvante).
- MANIA COM PSICOSE.
- SÍNDROME DO CÓLON IRRITÁVEL.
- Amamentação (induzir e manter produção de leite).
- Antiemético.
- Coreia de Huntington.
- Depressão (adjuvante).
- Depressão bipolar, associada ao lítio.
- Depressões com retardo psicomotor.
- Enxaqueca.
- Esquizofrenia retrataria associada à olanzapina.
- Estados de agitação (em idosos deficientes mentais).
- Fobia escolar infantil.
- Hemibalismo.
- Mania grave: sintomas psicóticos associado aos estabilizadores de humor.
- Síndrome de Gilles de La Tourette.
- Síndromes vertiginosas.
- Transtornos de sintomas somáticos e transtornos relacionados.

Contraindicações

- FEOCROMOCITONA.

continua...▶

- Pacientes muito agitados.
- Hipertensos graves.
- Pacientes com miastenia gravis.

Precauções

EVITAR O USO NA MENOPAUSA, PACIENTES COM EPILEPSIA, DOENÇA DE PARKINSON, DISFUNÇÃO HIPOFISÁRIA E COM NEOPLASIAS MAMÁRIAS PROLACTINOS-DEPENDENTES.
- PODE CAUSAR SÍNDROME NEUROLÉPTICA MALIGNA.
USO DE ANTIPSICÓTICOS EM IDOSOS COM DEMÊNCIA AUMENTA O RISCO DE MORTE.

Efeitos Adversos

BOCA SECA, CONSTIPAÇÃO, GALACTORREIA (↙), HIPERPROLACTINEMIA, SEDAÇÃO (↙).

Menos comuns: abstinência, acatisia, agitação, alteração ECG, alteração da função hepática, amenorreia, amnésia, anorexia, ansiedade, ataxia, aumento de apetite, cáries, congestão nasal, convulsão, crises oculogíricas, déficit cognitivo, *delirium*, dependência, depressão da medula óssea, discinesia tardia, distonia tardia, ECEs, ejaculação retardada, excitação, fadiga, galactorreia, ganho de peso, glaucoma (precipitação), hiperglicemia, hipertensão arterial, hiporreflexia, hipotensão postural, icterícia, impotência, inquietude, leucocitose, leucopenia, pseudoparkisonismo, *rash* cutâneo, redução do limiar convulsivo, relaxamento muscular, retenção urinária, rigidez muscular, salivação, sedação, SNM, sonolência, taquicardia, tonturas, torcicolo, tremores finos, urticária, vertigens, visão turva, xeroftalmia.

ATENÇÃO	Alimentos	Álcool	Abstinência	Veículos	Máquinas
	⊗	⊗	NÃO	⊘	⊗
Gravidez	Lactação	Crianças	Idosos	Ins.Hep.	Ins. Ren
⊗ (1 TRI)	⊗	OK	OK (doses <)	OK	⊘

Superdose

Quadro Clínico: EXCITAÇÃO DO SNC COM AGITAÇÃO, *DELIRIUM* E SINTOMAS EXTRAPIRAMIDAIS GRAVES, ARRITMIAS CARDÍACAS E BLOQUEIO AV.

Manejo: MONITORIZAÇÃO APROPRIADA, DIURESE OSMÓTICA ALCALINA, E USO DE ANTIPARKINSONIANOS

DMI: 16g   **DL/T:** SR

Associações Interessantes

- Com anticonvulsivantes (esquizofrenia e TBP)
- Lítio (mania)
- BZDs (na agitação)

Interações Medicamentosas

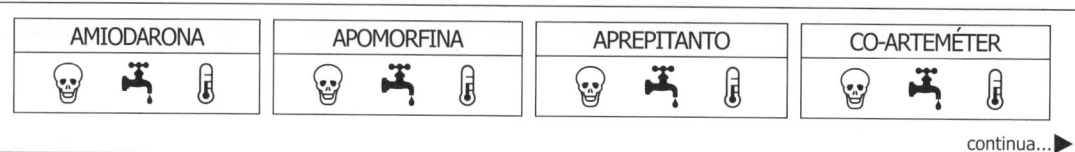

AMIODARONA	APOMORFINA	APREPITANTO	CO-ARTEMÉTER

continua...▶

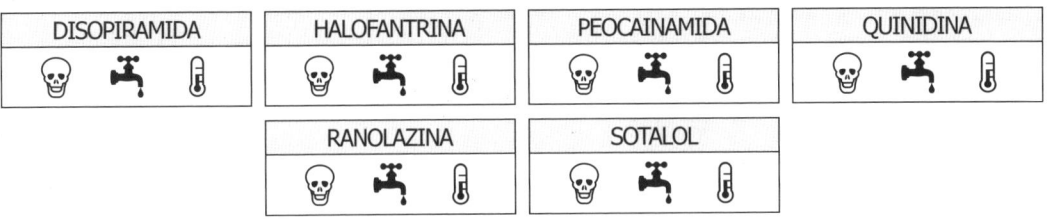

| DISOPIRAMIDA | HALOFANTRINA | PEOCAINAMIDA | QUINIDINA |
| RANOLAZINA | SOTALOL | | |

BZDs, LÍTIO.
AGONISTAS DOPAMINÉRGICOS, AINEs, ANTIÁCIDOS, ANTIBIÓTICOS MACROLÍDEOS, ANTIDIABÉTICOS, ITRNNs, LEVODOPA, OPIOIDES, PENTAMIDINA, QUININA, QUINOLONAS, RIFAMPICINA, SUCRALFATO.

Curiosidades

- É um neuroléptico de baixa potência e uma benzamida de primeira geração.
- Foi incluída, ao lado da tioridazina e da clozapina, entre os primeiros atípicos por ter ação clínico-terapêutica sem determinar catalepsia ou antagonizar as estereotipias induzidas pela anfetamina, apomorfina e nomifensina nos animais de experimentação (estimulação dopaminérgica estriatal) como invariavelmente se constata com os neurolépticos típicos.

Dados Complementares

Data de Início	Tipo de Receita	Preço	CAS	ATC	DCB-DENOMINAÇÃO COMUM BRASILEIRA – GENÉRICO
1968	C1	$	15676-16-1	N05AL01	SULPIRIDA BROMAZEPAM + SULPIRIDA

PK – Farmacocinética

VIA ADM	PCP	Pmáx	V.D.	LP	T ½	MET	EX
ORAL	3 a 6hs	SR	0,94L/kg	40%	7hs eliminação	POUCO METAB.	URINA RENAL

PD – Farmacodinâmica

- Antagonista dopaminérgico D_2, empregado como antipsicótico, antidepressivo de segunda geração e como medicação gastrintestinal (procinética e antiúlcera). Tem ação antipsicótica menos potente e menos efeitos extrapiramidais que haloperidol e clorpromazina.

- Nas doses plenas, atua como bloqueador dos receptores dopaminérgicos D_2, D_3 e D_4; mas, em doses mais baixas (50-100mg), teria ação agonista dopaminérgica (bloqueio pré-sináptico com aumento do *turnover* dopaminérgico) com efeitos antidepressivos.

- Teria também alguma ação nos sintomas negativos, quando em doses menores. Parece ter um perfil misto de agonismo/antagonismo D_2 seletivo em sistema mesolímbico e tem baixa afinidade por receptores alfadrenérgicos e muscarínicos, não causando assim, sedação, hipotensão ou efeitos anticolinérgicos.

- Também não possui afinidade pelos receptores serotoninérgicos centrais.

- Aumenta significativamente e de modo duradouro as taxas de prolactina como fazem os neurolépticos típicos e alguns atípicos como a clozapina e a quetiapina.

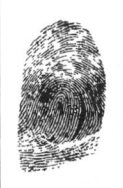

ANTIDEMENCIAL

TACRINA
Tacrinal® - Biosintética

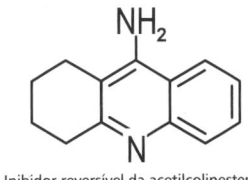

Inibidor reversível da acetilcolinesterase

INDISPONÍVEL NO BRASIL.

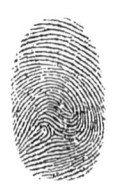 ANTIDISFUNÇÃO ERÉTIL		**TADALAFIL** Cialis® - Eli Lilly	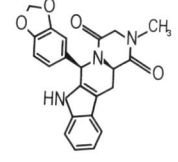 Inibidor PDE-5

Apresentações

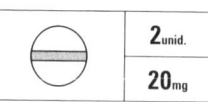 **2** unid. **20** mg — **4** unid. **20** mg — 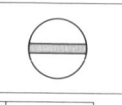 **8** unid. **20** mg — **12** unid. **20** mg

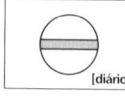 **28** unid. [diário] **5** mg

Similares no Brasil

ADCIRCA® (Eli Lilly), CIALIS DIARIO® (Eli Lilly), ZYAD® (Aché).

Posologia

- 20mg, 1x/DIA
- NÃO ADMINISTRAR MAIS DE UMA VEZ AO DIA.
- 40mg/DIA - HAP

DMD: 40mg

Início de Ação: 30 minutos

Indicações

- DISFUNÇÃO ERÉTIL EM HOMENS COM DIABETE MELITO.
- Ejaculação precoce.
- Hiperplasia prostática (sintomas do trato urinário inferior).
- Hipertensão arterial pulmonar.

Contraindicações

- DOENÇA CARDIOVASCULAR SUBJACENTE GRAVE (ANGINA INSTÁVEL OU INSUFICIÊNCIA CARDÍACA GRAVE).
- MENORES DE 18 ANOS E MULHERES.
- PACIENTES COM OUTRO TIPO DE TRATAMENTO PARA DISFUNÇÃO ERÉTIL.
- *HS*.

Precauções

- REALIZAR ANAMNESE E EXAME FÍSICO PARA DETERMINAR POSSÍVEIS CAUSAS DA DISFUNÇÃO ERÉTIL, CONSIDERAR O PERFIL CARDIOVASCULAR DO PACIENTE, OBSERVAR PACIENTES COM INSUFICIÊNCIA HEPÁTICA E RENAL, USAR COM CAUTELA EM PACIENTES COM DEFORMIDADE ANATÔMICA PENIANA.
- USO DA TADALAFILA ASSOCIADO A α-BLOQUEADORES, ANTI-HIPERTENSIVOS E ÁLCOOL PODE AUMENTAR RISCO DE HIPOTENSÃO.

Efeitos Adversos

CEFALEIA, DISPEPSIA, MIALGIA, RUBOR FACIAL.

Menos comuns: congestão nasal, coriorretinopatia serosa central, dor lombar, náuseas, tontura, vômitos.

continua...▶

Incomuns: acidente vascular cerebral, alterações na visão de cores, angina, artralgia, astenia, aumento da ereção, boca seca, conjuntivite, diminuição ou perda súbita da audição, disfagia, dispneia, dor, dor abdominal superior, dor de garganta, dor ocular, dor no peito, edema facial, epistaxe, ereção peniana espontânea, esofagite, exames de função hepática anormal, fadiga, faringite, fezes moles, gastrite, GGTP aumentado, hiperemia, hipotensão arterial, hipotensão postural, infarto do miocárdio, insônia, lacrimejamento, morte súbita cardíaca, palpitações, paretesias, prurido, síncope, sonolência, sudorese, taquicardia, vertigens, visão borrada, zumbido.

ATENÇÃO	Alimentos	Álcool	Abstinência	Veículos	Máquinas
	Ind.	OK	NÃO	OK	OK

Gravidez	Lactação	Crianças	Idosos	Ins.Hep.	Ins. Ren
SR	SR	SR	OK	OK	⊘

Superdose

Quadro Clínico: SINAIS DE SUPERDOSAGEM SÃO SEMELHANTES AOS OBSERVADOS EM DOSES MENORES.

Manejo: INSTITUIR MEDIDAS GERAIS DE SUPORTE CONFORME A NECESSIDADE.

DMI: 500mg   **DL/T:** SR

Interações Medicamentosas

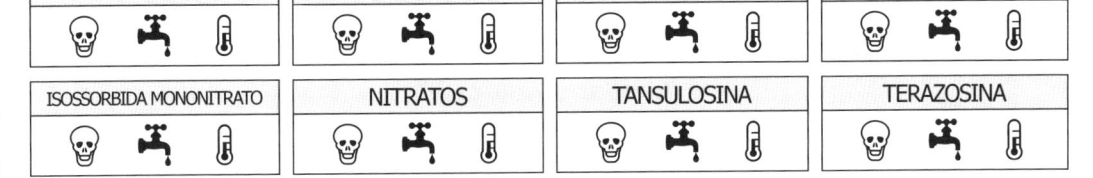

AMIL NITRITO	BLOQUEADORES α-ADRENÉRGICOS	DOXAZOSINA	ISOSSORBIDA DINITRATO

ISOSSORBIDA MONONITRATO	NITRATOS	TANSULOSINA	TERAZOSINA

ISRSs (fluoxetina, fluvoxamina).
ANTIÁCIDOS, ANTIFÚNGICOS (cetoconazol, itraconazol), ANTIFÚNGICO AZÓIS, BOSENTANA.

Curiosidades

- Em 21 de novembro de 2003 o FDA aprovou a venda nos EUA.
- Em maio de 2009 aprovado nos EUA para o tratamento da hipertensão arterial, está atualmente sob revisão reguladora em outras regiões para essa condição.
- No final de novembro de 2008 a Eli Lilly vendeu os direitos exclusivos nos EUA à *United Therapeutics* por 150 milhões de dólares.
- A tadalafila está sendo estudada como um possível tratamento para a hipertensão arterial pulmonar, graças ao seu efeito sobre o GMPc.
- Espera-se que a tadalafila possibilite a abertura dos vasos sanguíneos pulmonares, reduzindo a pressão e a resistência nas artérias pulmonares, e diminuindo a carga de trabalho do ventrículo direito do coração.

Dados Complementares

Data de Início	Tipo de Receita	Preço	CAS	ATC	DCB-DENOMINAÇÃO COMUM BRASILEIRA – GENÉRICO
2001	COMUM	$$	171596-29-5	G04BE08	TADALAFILA

PK – Farmacocinética

VIA ADM	PCP	Pmáx	V.D.	LP	T ½	MET	EX
ORAL	30 a 60min.	5 dias	63L	94%	17,5hs	HEPAT	URINA FEZES

PD – Farmacodinâmica

O processo da liberação de óxido nítrico (NO) no corpo cavernoso do pênis. O óxido nítrico liga-se a receptores da enzima guanilatociclase, provocando um aumento nos níveis de GMPc, que promove o relaxamento da parede muscular dos vasos sanguíneos do pênis e o aumento do fluxo.

ESTABILIZADOR DE HUMOR	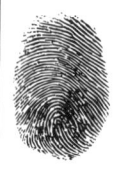	**TIAGABINA** **Gabitril®** - Cephalon, Inc.	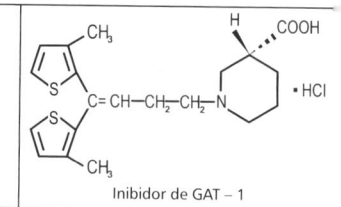 Inibidor de GAT – 1

INDISPONÍVEL NO BRASIL.

ANTIDEPRESSIVO TRICÍCLICO TETRACÍCLICO	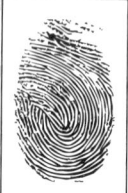	**TIANEPTINA** **Stablon®** - Servier	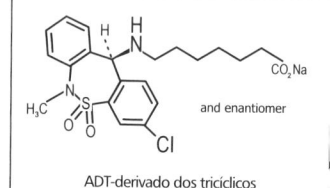 ADT-derivado dos tricíclicos

Apresentações

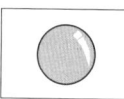

30unid.	60unid.
12,5mg	12,5mg

Similares no Brasil

NÃO HÁ.

Posologia

- DOSE RECOMENDADA 12,5mg/3x/DIA.
- DOSE MÉDIA 25 a 50mg/DIA ANTES DAS REFEIÇÕES.

DMD: SR

Início de Ação: 2 SEMANAS

Indicações

- DEPRESSÃO MAIOR.
- DEPRESSÃO MAIOR (no idoso).
- DEPRESSÃO EM PACIENTES COM DEPENDÊNCIA DE ÁLCOOL EM ABSTINÊNCIA.
- DISTIMIA.
- TDAH.
- Depressão maior (com disfunção erétil).
- Depressão maior (na doença de Parkinson).
- Síndrome do cólon irritável.
- Tept.
- Irritabilidade em crianças com transtorno espectro autista.

Contraindicações

• CRIANÇAS MENORES DE 15 ANOS.

Precauções

• A RETIRADA DEVE SER LENTA E GRADUAL.
• SUSPENDER O USO DE 24 a 48hs ANTES DE UMA ANESTESIA GERAL.

Efeitos Adversos

ANOREXIA, ANSIEDADE, ASTENIA, BOCA SECA, CEFALEIA, CONSTIPAÇÃO, DIFICULDADE DE CONCENTRAÇÃO, DOR ABDOMINAL, HIPOTENSÃO POSTURAL, INSÔNIA, NÁUSEAS, PERDA DE APETITE, PERDA DE MEMÓRIA, PESADELOS, SONOLÊNCIA, TONTURAS, VERTIGENS.

Menos comuns: abstinência, agitação, alergia, alteração do paladar, calorões, dor epigástrica, dor lombar, dor precordial, extrassístoles, flatulência, ganho de peso, insuficiência hepática, irritabilidade, mialgia, palpitações, prurido, taquicardia, tremores, visão borrada, vômitos.

Raros: bolo na garganta, desconforto respiratório, gastralgias, lipotimia, lombalgia, ondas de calor.

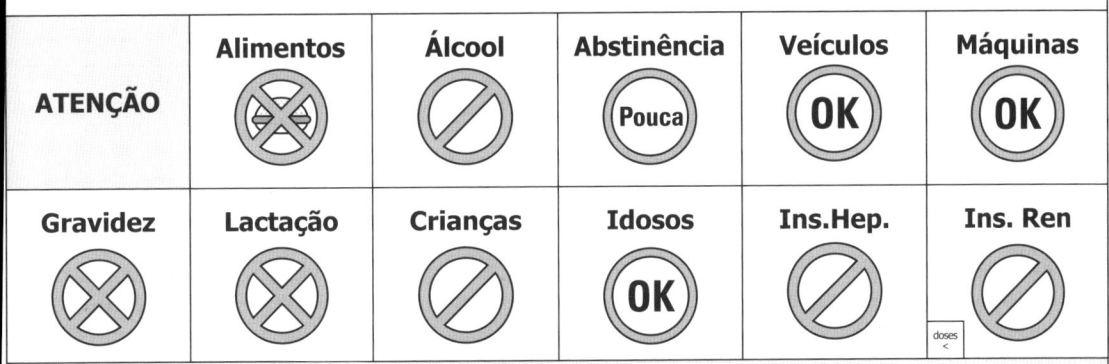

ATENÇÃO	Alimentos	Álcool	Abstinência	Veículos	Máquinas
	⊗	⊘	Pouca	OK	OK
Gravidez	Lactação	Crianças	Idosos	Ins.Hep.	Ins. Ren
⊗	⊗	⊘	OK	⊘	⊘ doses <

Superdose

Quadro Clínico: NÃO HÁ RELATOS DE ÓBITO PELO USO DA TIANEPTINA.

Manejo: INTERROMPER O USO DO FÁRMACO, FAZER LAVAGEM GÁSTRICA E MONITORAR A DOSAGEM NO SANGUE, BEM COMO OS SINAIS VITAIS.

DMI: 60 comp.   **DL/T:** SR

Associações Interessantes

• Associações pouco estudadas

Interações Medicamentosas

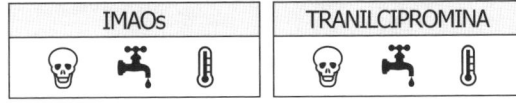

IMAOs	TRANILCIPROMINA
☠ 🚰 🌡	☠ 🚰 🌡

ADTs
AAS, ÁLCOOL, ANESTÉSICOS.

Curiosidades

• A tianeptina exerce efeitos opostos ao estresse nos neurônios, aumentando fatores neuroprotetores que previnem recaídas depressivas e deterioração neural.
• Afeta a neuroplasticidade do hipocampo e aumento no comprimento dendrítico.

continua...▶

- Aumenta os níveis de BDNF na amígdala.
- Atenua a liberação de glutamato induzida pelo estresse na amígdala.
- Tem propriedades anticonvulsivantes através de receptores adenosinérgicos.
- Tem efeitos analgésicos.
- Os fatores citados sugerem uma ação positiva da tianeptina na cognição (idosos) e em pacientes com depressão bipolar.

Dados Complementares

Data de Início	Tipo de Receita	Preço	CAS	ATC	DCB-DENOMINAÇÃO COMUM BRASILEIRA – GENÉRICO
SR	C1	$$	66981-73-5	N06AX14	TIANEPTINA

PK – Farmacocinética

VIA ADM	PCP	Pmáx	V.D.	LP	T ½	MET	EX
ORAL	1h	SR	SR	95%	2 a 5hs	HEPAT	RENAL

PD – Farmacodinâmica

- SUBSTRATO DO CYP 2A3.
- Sua ação é essencialmente serotoninérgica, causando um aumento da velocidade de recaptação da serotonina pelos neurônios do córtex, do hipocampo e do sistema límbico.
- Sua longa cadeia de 7 átomos de carbono, ligada ao ciclo mediano distingue-a dos outros ADTs.
- Não tem efeito sobre o sono e a vigília, nem interação cardiovascular e não causa dependência.
- Não atua sobre o sistema colinérgico.

FLÁVIO KAPCZINSKI, MÁRCIA KAUER, SANTANNA - tianeptina como tratamento adjuntivo na depressão bipolar: um ensaio clínico randomizado controlado por placebo - Universidade Federal do Rio Grande do Sul, Porto Alegre, 2008.

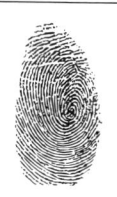

NEUROLÉPTICO TÍPICO

TIORIDAZINA
Melleril® - Valeant

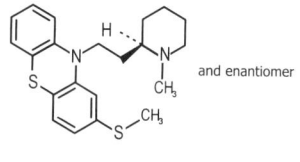

and enantiomer

Fenotiazinas piperidínicas

Apresentações

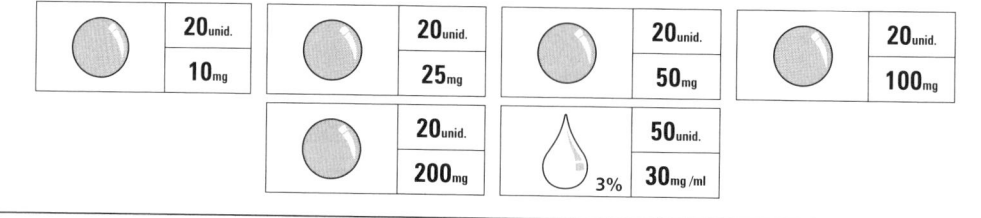

20 unid.	10 mg
20 unid.	25 mg
20 unid.	50 mg
20 unid.	100 mg
20 unid.	200 mg
50 unid. 3%	30 mg/ml

Similares no Brasil

UNITIDAZIN (União Química).

Posologia

- NO EPISÓDIO AGUDO: 300 A600mg PODENDO CHEGAR A 1.200mg.
- USO CRÔNICO: EM MÉDIA 800mg (3 OU 4 TOMADAS).
- CRIANÇAS: 1 a 4mg/kg/DIA.

DMD: 1.200mg

Início de Ação: SR

Indicações

- AGITAÇÃO (em pacientes com retardo mental e/ou quadros demenciais).
- DEPRESSÃO PSICÓTICA, associado aos ADs.
- ESQUIZOFRENIA (episódio agudo e manutenção).
- MANIA AGUDA PSICÓTICA GRAVE (associados aos estabilizadores de humor).
- PSICOSES BREVES.
- TRANSTORNO CEREBRAL ORGÂNICO AGUDO.
- TRANSTORNO ESQUIZOAFETIVO e/ou DELIRANTE.
- Dependência de opiáceos.
- Inquietude e heteroagressividade de crianças com DDAH.
- Psicose induzida por drogas.
- Psicoses na infância.
- Transtorno *borderline*.
- Transtorno de personalidade grave (impulsividade e agitação).
- Transtornos neurocognitivos maiores com agitação.

Contraindicações

- ANTECEDENTES DE DISCRASIAS SANGUÍNEAS.
- EPILEPSIA E DOENÇA CARDIOVASCULAR GRAVE.
- ESTADOS COMATOSOS OU DEPRESSÃO ACENTUADA DO SNC.
- *HS*.
- SÍNDROME DO QT LONGO.
- pacientes com CA de mama (prolactino-dependentes).

Precauções

- REALIZAR HEMOGRAMA COMPLETO, PROVAS DE FUNÇÃO HEPÁTICA E ECG EM HOMENS ACIMA DE 30 E EM MULHERES ACIMA DE 40 ANOS, MONITORAR ALTERAÇÃO NA CRASE SANGUÍNEA, MONITORAR ALTERAÇÕES HEMATOLÓGICAS (atenção para febre e dor de garganta).
- REALIZAR PROVAS DE POTÁSSIO SÉRICO.
- EVITAR EXPOSIÇÃO PROLONGADA AO SOL, MONITORAR O RISCO DE AGRAVAMENTO DE CRISES CONVULSIVAS.
- EVITAR O USO DE SUBSTÂNCIAS QUE POSSAM CAUSAR ALTERAÇÕES NA CONDUÇÃO CARDÍACA.
- RETIRAR A MEDICAÇÃO ANTES DA REALIZAÇÃO DE ECT.
- USO DE ANTIPSICÓTICOS AUMENTA O RISCO DE MORTE EM IDOSOS.
- PODE CAUSAR SÍNDROME NEUROLÉPTICA MALIGNA.
- RISCO DE RETINOPATIA PIGMENTAR SOB USO CRÔNICO.
- FORMA LÍQUIDA: INGESTÃO COM SUCOS ÁCIDOS. É INCOMPATÍVEL COM ÁGUA, LEITE E CAFÉ, CHÁ E SUCOS NÃO ÁCIDOS.

Efeitos Adversos

ALTERAÇÃO DO ECG, AUMENTO DO APETITE, BOCA SECA, CONGESTÃO NASAL, CONSTIPAÇÃO, DISARTRIA, DISTÚRBIOS DE ACOMODAÇÃO, GALACTORREIA, HIPOTENSÃO POSTURAL E ORTOSTÁTICA, RETENÇÃO URINÁRIA, RIGIDEZ MUSCULAR, SEDAÇÃO, SONOLÊNCIA, TAQUICARDIA, TONTURAS, TREMORES FINOS.
Ver capítulo de outros efeitos.

ATENÇÃO	Alimentos	Álcool	Abstinência	Veículos	Máquinas
	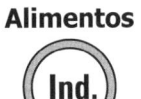 Ind.	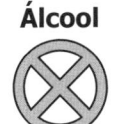	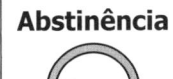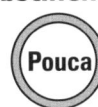 Pouca		

continua...▶

Gravidez	Lactação	Crianças	Idosos	Ins.Hep.	Ins. Ren
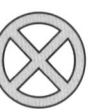	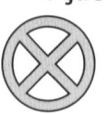	< 6 meses	doses <	doses <	doses <

Superdose

Quadro Clínico: DEPRESSÃO DO SNC (SONOLÊNCIA/COMA).
hipotensão, sintomas extrapiramidais, agitação, inquietude, convulsões, febre, boca seca, é importante diferenciá-lo de síndrome neuroléptica maligna.

Manejo: LAVAGEM GÁSTRICA NO PERÍODO INICIAL, NÃO PROVOCAR VÔMITOS, MANTER VIAS AÉREAS PERMEÁVEIS, USAR ANTIPARKINSONIANOS NO CASO DE SINTOMAS EXTRAPIRAMIDAIS GRAVES.

DMI: SR   **DL/T:** SR

Associações Interessantes

• NATIPs (com cuidado com fármacos que aumentam o intervalo QT).
• ADs (no auxílio da sedação e ansiedade).

Interações Medicamentosas

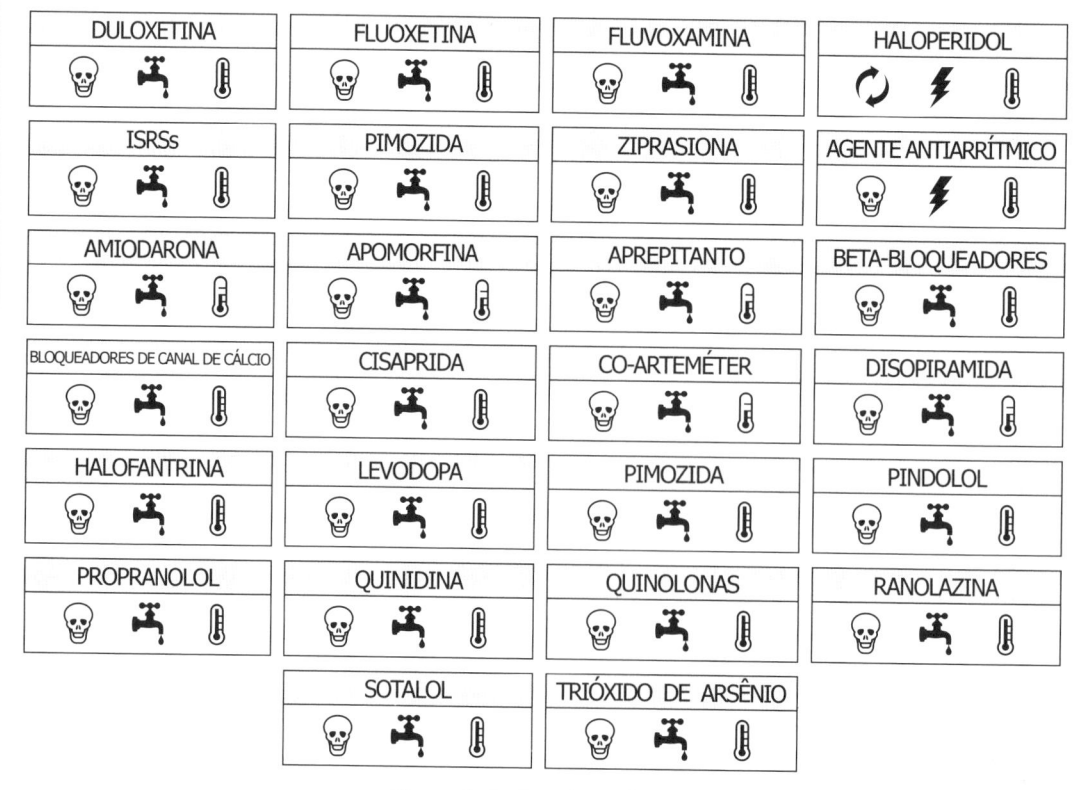

Ver capítulo de outros efeitos.

Curiosidades

• Introduzida no início da década de 60, logo teve grande sucesso na Europa nos anos 70.
• Antes da difusão dos atípicos de segunda geração, gozava de ampla prescrição no Canadá e nos Estados Unidos onde se manteve como o 3º neuroléptico mais prescrito de 1976 a 1985, somente superado pela clorpromazina e pelo haloperidol.

continua...▶

- Embora aprovado e com ampla aceitação nos Estados Unidos desde o ano de 1959, em julho de 2000, o FDA impôs a Novartis, a inclusão no rótulo, de uma advertência aos médicos de que o produto só deveria ser usado em caso de refratariedade ou efeitos adversos intoleráveis aos neurolépticos de primeira linha, por comprovada ação dose-dependente sobre a repolarização ventricular (alargamento do intervalo QTC), com risco de indução de arritmias ventriculares graves, condição frequentemente fatal.
- É o neuroléptico convencional que mais determina ganho de peso, só sendo superado neste efeito pelos antipsicóticos atípicos clozapina e olanzapina.

Dados Complementares

Data de Início	Tipo de Receita	Preço	CAS	ATC	DCB-DENOMINAÇÃO COMUM BRASILEIRA – GENÉRICO
1959	C1	$	50-52-2	N05AC02	CLORIDRATO DE TIORIDAZINA

PK – Farmacocinética

VIA ADM	PCP	Pmáx	V.D.	LP	T ½	MET	EX
ORAL	2hs	SR	10L/kg	95%	7 a 9hs	HEPAT	RENAL FEZES

PD – Farmacodinâmica

- SUBSTRATO DO CYP 2D6.
- Inibidor do CYP 2D6.
- Antipsicótico de baixa potência como a clorpromazina, com fracas ações extrapiramidais e antieméticas e acentuada ação anticolinérgica.
- Além do potente bloqueio muscarínico, a mais forte afinidade muscarínica geral, dentre os neurolépticos de bloqueio dopaminérgico D_1 e D_2, e do acentuado bloqueio α1-adrenérgico e H_1-histaminérgico, com virtual ausência de bloqueio H_2.
- É potente bloqueador serotoninérgicos 5-HT_{2A}, do mesmo modo aliás, que diversos atípicos, aumentando o "*turn-over*"de histamina no cérebro.

NEUROLÉPTICO TÍPICO	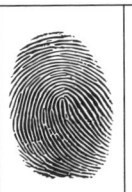	TIOTIXENO **Navane® - Pfizer.**	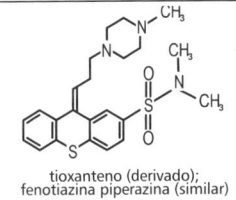 tioxanteno (derivado); fenotiazina piperazina (similar)

INDISPONÍVEL NO BRASIL.

ESTABILIZADOR DE HUMOR	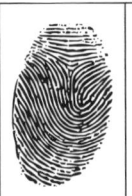	TOPIRAMATO **Topamax® - Janssen Cilag**	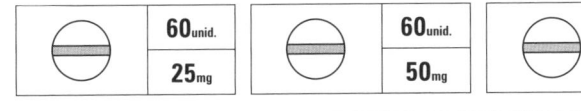 Monossacarídeo derivado da D-frutose, substituído com sulfamato.

Apresentações

	60 unid. / 25 mg		60 unid. / 50 mg		60 unid. / 100 mg

Similares no Brasil

AMATO (Eurofarma), ARASID (Accord), ÉGIDE (Libbs), SIGMAX (Sigma Pharma), TEMAX (Teuto), TOPAMAX SPRINKLE (Janssen Cilag), TOPIT (Medley), TOPTIL (Sandoz), VIDMAX (Aché).

Posologia

- INICIAR COM 25mg, 2x AO DIA E IR AUMENTANDO 50mg A CADA 3 OU 7 DIAS.
- DOSE MÉDIA 200 A 600mg/DIA.

DMD: 1.600mg

Início de Ação: SR

Indicações

- ADJUVANTE AOS ESTABILIZADORES DE HUMOR PARA REDUÇÃO DE GANHO DE PESO.
- BULIMIA NERVOSA.
- COMPULSÃO ALIMENTAR.
- ENXAQUECA CRÔNICA.
- EPILEPSIA (parcial e refratária), COM CRISES TÔNICO-CLÔNICAS E SÍNDROME DE LENNOX-GASTAUT.
- OBESIDADE.
- Agitação irritabilidade em pacientes com depressão maior.
- Doença de Alzheimer (sintomas comportamentais).
- Dor neuropática.
- Fibromialgia.
- Monoterapia ou adjuvante no TEPT.
- Perda de peso em pacientes com diabetes melito tipo II.
- Síndromes dolorosas.
- Tabagismo.
- Tbp (alcoolismo).
- Toc refratário (adjuvante).
- Transtorno do controle de impulsos.
- Transtorno de personalidade *borderline*.
- Transtorno de Gilles de La Tourette.
- Transtorno por uso de álcool em pacientes bipolares.
- Transtorno por uso de cocaína.
- Transtornos do controle de impulsos.
- Tremor essencial.

Contraindicações

- *HS*.
- Idosos com redução da função renal.

Precauções

- DEPOIS DE UMA SESSÃO DE HEMODIÁLISE HÁ REDUÇÃO DOS NÍVEIS PLASMÁTICOS DO FÁRMACO.
- EM PACIENTES QUE REALIZAM HEMODIÁLISE, É NECESSÁRIO UMA DOSE DIÁRIA ADICIONAL.
- CAUTELA E ADMINISTRAÇÃO LENTA E GRADUAL EM PACIENTES COM DOENÇAS HEPÁTICAS.
- AUMENTO DO RISCO PARA FORMAÇÃO DE CÁLCULOS RENAIS
- ATENTAR PARA ALTERAÇÕES OCULARES.
- DESCRITO HIPERTERMIA E OLIGOIDROSE.
- PODE ENFRAQUECER O EFEITO DE ANTICONCEPCIONAIS DE ESTROGÊNIO

Efeitos Adversos

ANOREXIA, ATAXIA, CEFALEIA, DIARREIA, DISPEPSIA, FADIGA, INSÔNIA, LENTIFICAÇÃO DO PENSAMENTO, PREJUÍZO DA CONCENTRAÇÃO E DA MEMÓRIA, NÁUSEAS, PARESTESIAS, SONOLÊNCIA, TONTURAS, TREMOR.

Ver capítulo de outros efeitos.

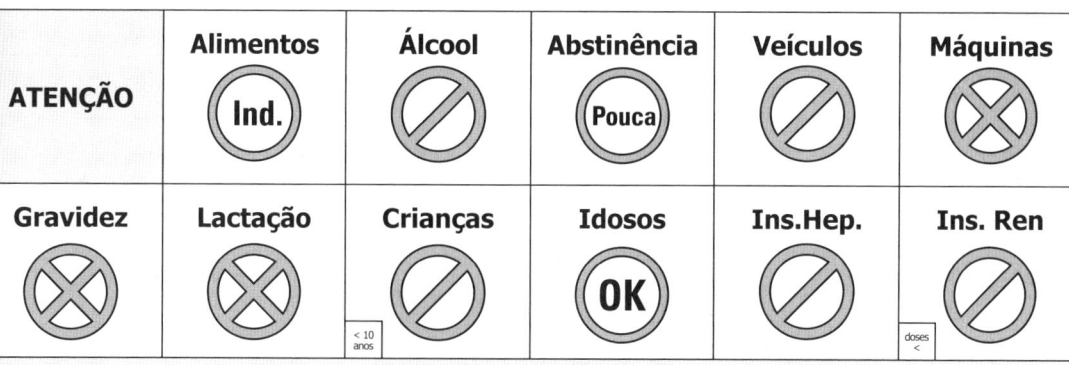

ATENÇÃO	Alimentos	Álcool	Abstinência	Veículos	Máquinas
	Ind.	⊘	Pouca	⊘	⊗
Gravidez	Lactação	Crianças	Idosos	Ins.Hep.	Ins. Ren
⊗	⊗	⊘ < 10 anos	OK	⊘	⊘ doses <

Superdose

Quadro Clínico: Convulsões, sonolência, distúrbios da fala, visão turva, diplopia, torpor, execução prejudicada, letargia, coordenação anormal, hipotensão, dor abdominal, agitação, tonturas e depressão.

Manejo: HEMODIÁLISE, HIDRATAÇÃO, RISCO DE ACIDOSE METABÓLICA.

DMI: 110g   **DL/T:** SR

Associações Interessantes

• Outros anticonvulsivantes, lítio e neurolépticos no TBP.

Interações Medicamentosas

AV/DVP, CARBAMAZEPINA, LÍTIO.
CLOROTIANISENO, CUMARÍNICOS, DIGOXINA, DIURÉTICOS, ESTRADIOL, ESTROGÊNIOS, ESTROGÊNIOS CONJUGADOS, ESTROGÊNIOS ESTERIFICADOS, ESTRONA, ESTROPIPATO, ETINILESTRADIOL, ETOTOÍNA, FENITOÍNA, FOSFENITOÍNA, HIDANTOÍNAS, VITAMINA C.

Curiosidades

• Descoberto em 1979 por Bruce E. Maryanoff e Joseph F. Gardocki por laboratórios da Johnson & Johnson.
• Desde a expiração da patente (em fevereiro de 2009) passou ser utilizado e testado para diversos tipos de transtornos psiquiátricos e neurológicos.
• Foi originalmente descoberto, patenteado e registrado para epilepsia; pesquisas posteriores revelaram que esta droga possui a capacidade de diminuir a frequência das crises de enxaqueca.
• Segundo estudo amplamente divulgado pelo fabricante conseguiu reduzir uma frequência média anual de 5,4 para 3,3 crises enxaquecas por mês, na dose de 100mg/dia.
• Estudo publicado em Archives of Internai Medicine, não apenas descobriu que o fármaco reduziu o consumo de álcool entre adultos etilistas crônicos, mas também mostrou que pela primeira vez tem efeito benéfico sobre as consequências físicas e psicossociais do etilismo.

Dados Complementares

Data de Início	Tipo de Receita	Preço	CAS	ATC	DCB-DENOMINAÇÃO COMUM BRASILEIRA – GENÉRICO
1979	C1	$$	97240-79-4	N03AX11	TOPIRAMATO

PK – Farmacocinética

VIA ADM	PCP	Pmáx	V.D.	LP	T ½	MET	EX
ORAL	2 a 3hs	4 a 8 dias	0,8 a 0,55L/kg	13 a 17%	19 a 23hs	HEPAT	RENAL URINA

PD – Farmacodinâmica

- Não está totalmente esclarecido, mas observa-se uma atuação sobre o GABA elevando sua atividade e bloqueando a ação do glutamato.
- Não se conhece o local de ligação exato do topiramato e atua no GABA e no glutamato, porém de maneira diferente dos outros anticonvulsivantes.

ANTIDEPRESSIVO IMAO IRREVERSÍVEL

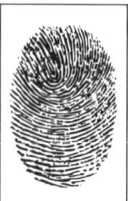

TRANILCIPROMINA
Parnate® - Glaxo Smithkline

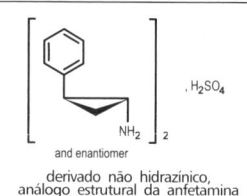

$, H_2SO_4$

and enantiomer

derivado não hidrazínico, análogo estrutural da anfetamina

Apresentações

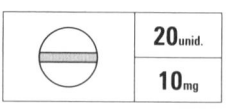

20 unid.

10 mg

Similares no Brasil

NÃO HÁ.

Posologia

- DOSE INICIAL 20mg DIÁRIOS POR 3 DIAS, AUMENTAR PARA 30mg/DIA POR UMA SEMANA.
- DOSE RECOMENDADA 50 A 60mg/DIA (PELA MANHÃ E APÓS O ALMOÇO).

DMD: SR

Início de Ação: SR

Indicações

- DEPRESSÃO MAIOR.
- DEPRESSÃO MAIOR REFRATÁRIA.
- DEPRESSÃO MAIOR COM CARACTERÍSTICAS ATÍPICAS.
- DISTIMIA.
- FOBIA SOCIAL.
- TEPT.
- TRANSTORNO DO PÂNICO.
- Bulimia nervosa.
- Narcolepsia.
- Tdah.
- Toc.

Contraindicações

- CARDIOPATIA (HAS OU RISCO DE AVC).
- DOENÇA CARDIOVASCULAR OU CEREBROVASCULAR.
- FEOCROMOOTOMA.
- TIREOTOXICOSE.
- ABUSO DE SUBSTÂNCIAS.
- Monitorar o aumento de catecolaminas na circulação.

Precauções

- ATUALMENTE, NÃO HÁ INDICAÇÃO DE AUTOADMINISTRAÇÃO DE ANTI-HIPERTENSIVOS, POIS A DIMINUIÇÃO ABRUPTA DA PRESSÃO PODE SER MAIS PREJUDICIAL DO QUE O AUMENTO. NIFEDIPINA SUBLINGUAL É CONSIDERADA CONTRAINDICADA POIS TEM EFEITO IMPREVISÍVEL.

continua...▶

- O PACIENTE DEVE PORTAR UM CARTÃO DE IDENTIFICAÇÃO COMO SENDO UM USUÁRIO DE IMAO.
- ORIENTAR O PACIENTE SOBRE ALIMENTOS E DROGAS CUJO CONSUMO DEVEM SER EVITADOS OU PROIBIDOS: alimentos que contenham tiramina - queijo (principalmente do tipo forte e coalhada), vinho chianti ou xerez, arenque defumado, caviar, fígado, figos enlatados, passas (uvas secas), bananas ou abacates, chocolate, molho de soja, feijão de soja, extratos de levedo, carnes preparadas com substâncias amaciadoras (tipo tender).
- IMAOs IRREVERSÍVEIS ASSOCIADOS A IRSs E SIMPATOMIMÉTICOS PODEM LEVAR A SÍNDROME SEROTONÉRGICA.
- ORIENTAR O PACIENTE A TER UM APARELHO PARA MONITORAR A PRESSÃO ARTERIAL.
- PACIENTES QUE SOFREM DE CEFALEIA SÚBITA, SOBRETUDO NA REGIÃO OCCIPTAL, APÓS INGERIR ALGUM ALIMENTO OU UTILIZADO ALGUM FÁRMACO CONTRAINDICADO, ORIENTAR O PACIENTE A PROCURAR SERVIÇO MÉDICO DE EMERGÊNCIA.
- PODE PRECIPITAR EPISÓDIOS DE HIPOGLICEMIA EM DIABÉTICOS TRATADOS COM INSULINA OU HIPOGLICEMIANTES.
- DOSES MAIORES QUE 30/MG dia ESTÃO LIGADAS A HIPOTENSÃO ORTOSTÁTICA.

Efeitos Adversos

ABSTINÊNCIA, AGITAÇÃO, ANORGASMIA, AUMENTO DO APETITE, BRADICARDIA, CÓLICA ABDOMINAL, DIMINUIÇÃO DA LIBIDO, DISFUNÇÃO SEXUAL, FADIGA, FRAQUEZA, GANHO DE PESO, HIPOTENSÃO POSTURAL, INSÔNIA E OU SONOLÊNCIA DIURNA, MIOCLONIA, SEDAÇÃO, SÍNDROME DA FADIGA AO ENTARDECER, TONTURAS, VERTIGENS.

Menos comuns: agranulocitose, boca seca, câimbras, cefaleia, ciclagem rápida, constipação, convulsão, crises hipertensivas, déficit de atenção diarreia, edema, ejaculação retardada, hiporreflexia, impotência sexual, inquietude, mialgia, neuropatia periférica, parestesias, precipitação do glaucoma, *rash*, retenção urinária, síncope, sonhos bizarros, sono agitado, sudorese, taquicardia, tremores, urticária, virada maníaca, visão turva.

Incomuns: anemia, anorexia significativa, aumento da ansiedade, calafrios, dor abdominal, dor de cabeça, dormência, espasmo muscular, leucopenia, palpitações, sintomas maníacos, trombocitopenia, zumbido.

Raros: alopecia, erupções cutâneas, hepatite, SIADH.

ATENÇÃO	Alimentos (restrição)	Álcool	Abstinência Pouca	Veículos OK	Máquinas
Gravidez	Lactação	Crianças	Idosos doses <	Ins.Hep.	Ins. Ren

Superdose

Quadro Clínico: INSÔNIA, AGITAÇÃO, ANSIEDADE, progredindo em casos severos para confusão mental, incoerência, hipotensão, tonturas, fraqueza e sonolência. HIPERREFLEXIA, CONVULSÕES E ATAXIA.

Manejo: INSTITUIR MEDIDAS GERAIS DE SUPORTE, OBSERVAÇÃO ESTRITA DOS SINAIS VITAIS. Resfriamento externo caso ocorra hipertermia; observar risco de crise hipertensiva.

DMI: 650mg   **DL/T:** 160 a 650mg

Associações Interessantes

- Lítio
- Anticonvulsivantes e NATPIs

Interações Medicamentosas

ALIMENTOS CONTENDO AMINA	ANFETAMINA	ANOREXIANTES	BENZFETAMINA
CARBIDOPA	DEXMETILFENEDRINA	DEXTROMETORFANO	DOPAMINA
ECSTASY	FENILEFRINA	FENDIMETRAZINA	FENILEFRINA
FENTERMINA	FITOTERÁPICOS	LEVODOPA	LINEZOLIDA
MEFENTERMINA	MEPERIDINA	METANFETAMINA	METARAMINOL
MUCATO DE ISOMEPTENO	PRIMIDONA	PSEUDOEFEDRINA	RIZATRIPTANA
RECEPTORES 5-HT$_1$	SIMPATOMIMÉTICOS	ZOLMITRIPTANA	ADTs
AMITRIPTILINA	AMOXAPINA	ATOMOXETINA	BUPROPIONA
BUSPIRONA	CARBAMAZEPINA	CITALOPRAM	CLOMIPRAMINA
DESIPRAMINA	DOXEPINA	DULOXETINA	FLUOXETINA
FLUVOXAMINA	IMIPRAMINA	ISRSs	MAPROTILINA
METILFENIDATO	MIANSERINA	MIRTAZAPINA	NEFAZODONA
NORTRIPTILINA	OPIOIDES	PAROXETINA	PROTRIPTILINA

continua...▶

RASAGILINA	REBOXETINA	RESERPINA	SERTRALINA

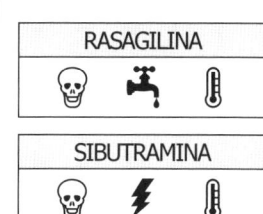 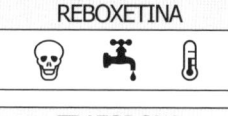 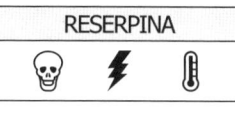 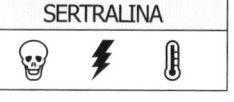

SIBUTRAMINA	TRAZODONA	TRIMIPRAMINA	VENLAFAXINA

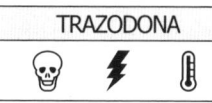 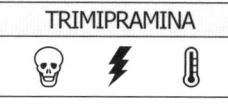 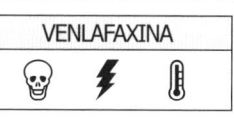

DISSULFIRAM

ANTIDIABÉTICOS, BARBITÚRICOS, CAFEÍNA, FITOTERÁPICOS, HIPOGLICEMIANTES (acetoexamida, clorpropamida, glipizida, gliburirida, insulina, tolazamida, tolbutamida), GUANETIDINA.

Curiosidades

• Foi desenvolvida no final da década de 50, primeiramente como estimulante e descongestionante nasal que acabou mostrando-se um bom antidepressivo que foi utilizado comumente até 1962, quando foi relacionado o seu uso com a morte por crise hipertensiva de um paciente que havia ingerido queijo stilton.
• Na Itália e na Bélgica, preparações contendo este medicamento foram retiradas do mercado.

Dados Complementares

Data de Início	Tipo de Receita	Preço	CAS	ATC	DCB-DENOMINAÇÃO COMUM BRASILEIRA – GENÉRICO
SR	C1	$	155-09-9	N06AF04	TRANILCIPROMINA

PK – Farmacocinética

VIA ADM	PCP	Pmáx	V.D.	LP	T ½	MET	EX
ORAL	2hs	SR	SR	SR	1 a 3hs	HEPAT	FEZES URINA

PD – Farmacodinâmica

• Inibe de maneira irreversível a MAO-A (que cataboliza a serotonina e a noradrenalina) e a MAO-B (que degrada a dopamina), trazendo um aumento das monoaminas sinápticas, incrementa disponibilidade de ambos nos neurônios pós-sinápticos.
• É agonista aos efeitos da serotonina, não inibe irreversivelmente a MAO.
• Interfere no sono suprimindo a fase REM, com diminuição do período de sono.
• Restrições dietéticas de alimentos com tiramina (crises hipertensivas).

ANTIDEPRESSIVO TRICÍCLICO TETRACÍCLICO	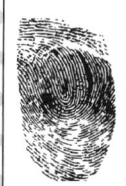	**TRAZODONA** Donaren® - Apsen	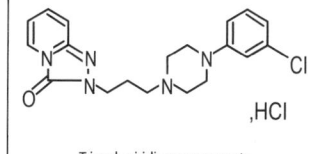

Triazolopiridina e uma parte de fenil piperazinilalquil

Apresentações

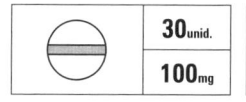
30unid.
100mg

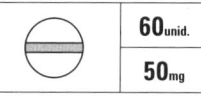
60unid.
50mg

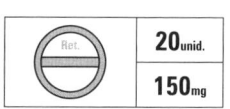
20unid.
150mg

Similares no Brasil

NÃO HÁ.

Posologia

INICIAR COM 50mg/DIA, AUMENTANDO 50mg DIA A CADA 3 OU 5 DIAS.
DOSE MÉDIA 300 A 400mg/DIA (APÓS O JANTAR OU ANTES DE DORMIR).

DMD: 600mg

Início de Ação: SR

Indicações

- DEPRESSÃO MAIOR.
- Acatisia causada por antipsicóticos.
- Agitação em pacientes com demência.
- Bulimia nervosa.
- Disfunção erétil.
- Esquizofrenia (sintomas negativos).
- Fibromialgia.
- Insônia decorrente do uso de ISRSs.
- Insônia.
- Hipnótico e ansiolítico, alternativa aos BZDs.
- Pesadelos e insônia em pacientes com TEPT.
- Tag.
- Transtorno de pânico com agorafobia.

Contraindicações

- ARRITMIAS GRAVES.
- INFARTO DO MIOCÁRDIO RECENTE (MENOS DE 6 MESES).
- *HS*.
- USO CONCOMITANTE DE IMAOs NÃO SELETIVOS.

Precauções

- EM DOSES ALTAS USAR COM CUIDADO NAS ASSOCIAÇÕES COM OUTROS ADs.
- ORIENTAR O PACIENTE A INGERIR TRAZODONA DURANTE OU LOGO APÓS AS REFEIÇÕES.
- PODE CAUSAR PROLONGAMENTO DO INTERVALO QT.
- AUMENTO DO RISCO DE SÍNDROME SEROTONÉRGICA QUANDO ASSOCIADA A ISRSs E FÁRMACOS DE EFEITO SEROTONÉRGICO.
- EM CASO DE PRIAPISMO SUSPENDER O USO DESTE FÁRMACO.
- USAR COM CUIDADO EM PACIENTES EPILÉPTICOS, MONITORAR O RISCO DE VIRADA MANÍACA.
- INTERROMPER O USO DO FÁRMACO ANTES DO USO DE ECT.

Efeitos Adversos

BOCA SECA, CEFALEIA, CORIZA, EJACULAÇÃO RETARDADA, FADIGA, GANHO DE PESO, GOSTO DESAGRADÁVEL, HIPOTENSÃO POSTURAL, IRRITAÇÃO GÁSTRICA, NÁUSEAS, SEDAÇÃO, SONOLÊNCIA, TAQUICARDIA, TONTURAS, VERTIGEM, VÔMITOS.

Ver capítulo de outros efeitos.

ATENÇÃO	Alimentos	Álcool	Abstinência	Veículos	Máquinas
	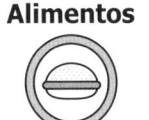	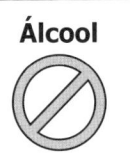	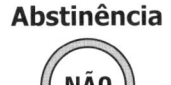	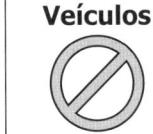	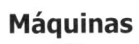

continua...▶

Gravidez	Lactação	Crianças	Idosos	Ins.Hep.	Ins. Ren
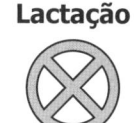		doses <		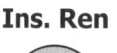	

Superdose

Quadro Clínico: IPRIAPISMO, PARADA RESPIRATÓRIA, CONVULSÕES, ALTERAÇÕES ELETROCARDIOGRÁFICAS, PODE LEVAR AO ÓBITO SE ASSOCIADO A OUTRAS DROGAS.

Manejo: TRATAMENTO SINTOMÁTICO E DE SUPORTE CASO OCORRA HIPOTENSÃO OU SEDAÇÃO EXCESSIVA, REALIZAR LAVAGEM GÁSTRICA E DIURESE FORÇADA.

DMI: SR   **DL/T:** SR

Associações Interessantes

• Hipnóticos (insônia severa).
• ADs (aumento de ação depressiva).

Interações Medicamentosas

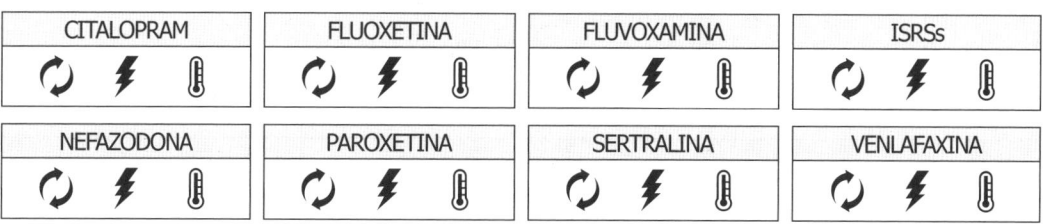

Ver capítulo de outros efeitos.

Curiosidades

• O cloridrato de trazodona foi inicilamente sintetizado por Palazzo e Silvestrini no laboratório químico da empresa Francesco Angelini.
• É o primeiro derivado da triazolopiridina utilizado clinicamente.
• Foi sintetizada na Itália em 1966, e ficou disponível nos Estados Unidos apenas no início de 1980 (Escobar et al., 1980).
• Considerado um dos primeiros antidepressivos de segunda geração.
• Surgiu a partir da hipótese de que a depressão seria causada por um desequilíbrio no mecanismo cerebral responsável pela integração emocional de experiências desagradáveis (Brogden et al., 1981; Golden et al., 2004).
• Os resultados obtidos em termos de eficácia antidepressiva e efeito ansiolítico lhe garantiram estar entre os antidepressivos mais prescritos; tão logo foi aprovada pelo FDA norte-americana, apresentou-se como uma alternativa para uso, em vez do ADTs.
• A eficácia terapêutica da trazodona para depressão mostra-se em muitos estudos comparável à de outros antidepressivos (Brodgen et al., 1981; Freemantie et al., 2000; Kasper et al., 2005; Weisler et al., 1994).
• Na Noruega, não conseguiu registro por suspeita de carcinogenicidade em um estudo de dois anos.

Dados Complementares

Data de Início	Tipo de Receita	Preço	CAS	ATC	DCB-DENOMINAÇÃO COMUM BRASILEIRA – GENÉRICO
SR	C1	$	19794-93-5	N06AX05	CLORIDRATO DE TRAZODONA

PK – Farmacocinética

VIA ADM	PCP	Pmáx	V.D.	LP	T ½	MET	EX
ORAL	1 a 2hs	SR	SR	85 a 95%	5 a 9hs	HEPAT	FEZES URINA

PD – Farmacodinâmica

- Bloqueio potente dos receptores 2A e bloqueio de dose dependente de 2C e do transportador de serotonina.
- Bloqueia receptores $\beta 1$ adrenérgico.
- Antagonismo dos receptores H_1 melhorando o sono.
- Dessensibilização e diminuição do número de receptores α adrenérgico.
- Seu metabólito ativo mCPP apresenta algum grau de atividade serotoninérgica pós-sináptica.

HIPNÓTICOS BENZODIAZEPÍNICOS	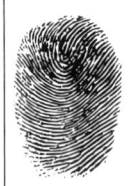	TRIAZOLAM Halcion® - Pfizer	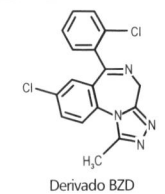 Derivado BZD

Apresentações

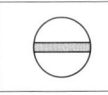 **20**unid. **0,125**mg

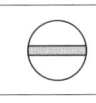 **20**unid. **0,25**mg

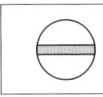 **10**unid. **0,25**mg

Similares no Brasil

NÃO HÁ.

Posologia

- DOSES USUAIS VARIAM DE 0,125 A 0,25mg (ANTES DE DORMIR).
- NÃO EXCEDER A DOSE DE 0,5mg/DIA.
- TRATAMENTO DEVE SER BREVE.

DMD: SR

Início de Ação: 15 MINUTOS

Indicações

- INSÔNIA.
- PRÉ-ANESTESIA.

Contraindicações

- INSUFICIÊNCIA RENAL, RESPIRATÓRIA E HEPÁTICA GRAVES.
- *MIASTENIA GRAVIS.*
- *HS.*

Precauções

- EVITAR O USO PARA PACIENTES COM HISTÓRIA DE DEPENDÊNCIA DE DROGAS.
- DOENÇA DE ALZHEIMER, ESCLEROSE MÚLTIPLA OU OUTRA DOENÇA CEREBRAL.
- PACIENTES QUE JÁ APRESENTARAM REAÇÕES PARADOXAIS DEVEM SUAR TRIAZOLAM COM CAUTELA E EM DOSES MENORES.
- EVITAR O USO CONJUNTO COM CETOCONAZOL, ITRACONAZOL, NEFAZODONA E SUCO DE POMELO.

continua...▶

- TRIAZOLAM PODE CAUSAR "AMNÉSIA DO VIAJANTE".
- A RETIRADA DEVE SER LENTA E GRADUAL.
- O USO DO FÁRMACO DEVE SER DE CURTA DURAÇÃO (PARA EVITAR ABUSO OU DEPENDÊNCIA).

Efeitos Adversos

ABSTINÊNCIA, ATAXIA, DÉFICIT DE ATENÇÃO, DISFORIA, FADIGA, NÁUSEA, NERVOSISMO, PERDAS DE MEMÓRIA (EXPLÍCITA), SEDAÇÃO, SONOLÊNCIA.

Menos comuns: acatisia, agitação, agressividade, agranulocitose, alteração da função hepática, alterações menstruais, alterações da temperatura corporal, alucinações, anemia, angioedema, anorgasmia, ansiedade, arritmias, aumento de apetite, aumento das ereções noturnas, aumento de libido, batimento cardíaco irregular, boca seca, bloqueio da ovulação, bradicardia sinusal, calafrios, cabrões, cefaleia, ciclagem rápida, cólica abdominal, comportamento bizarro, confusão, constipação, contrações musculares, contraturas musculares, convulsões, coriza, déficit cognitivo, *delirium*, dependência, desinibição, despersonalização, desrealização, diarreia, dificuldades de fala, diminuição do apetite, diminuição da libido, diminuição do limiar convulsivo, diminuição dos reflexos, diplopia, disartria, distonia, dor nas articulações, dor no peito, dores musculares, edema, ejaculação retardada, entorpecimento, erupções cutâneas, exacerbação da psoríase, excitação anormal, flatulência, fluxo alterado de urina, fotossensibilidade, fraqueza, ganho de peso, gosto desagradável, hematúria, hepatotoxicidade, hiperacusia, hipersalivação, hipersensibilidade a estímulos, hipomania, hipotensão, hipotensão postural, hipotonia, icterícia impotência, incontinência urinária, inquietude, insônia, insônia de rebote, irritabilidade, leucocitopenia, orgasmo anormal, perda de apetite, pesadelos, prurido, reação alérgica, relaxamento muscular, retenção urinária, sudorese, taquicardia, tonturas, vasculite alérgica, vertigens, virada maníaca, visão turva, vômitos.

ATENÇÃO	Alimentos	Álcool	Abstinência	Veículos	Máquinas
	Ind.	⊗	SIM	⊘	⊗
Gravidez	Lactação	Crianças	Idosos	Ins.Hep.	Ins. Ren
⊗ (1º TRI)	⊗	⊗	⊘	⊗ (doses <)	⊗

Superdose

Quadro Clínico: SONOLÊNCIA, CONFUSÃO, DIFICULDADE DE COORDENAÇÃO, HIPORREFLEXIA, FALA ARRASTADA, COMA. Depressão respiratória e apneia.

Manejo: MONITORAR RESPIRAÇÃO, PULSO E PRESSÃO ARTERIAL, LAVAGEM GÁSTRICA IMEDIATA, USAR FLUMAZENIL PARA A REVERSÃO DOS EFEITOS SEDATIVOS.

DMI: SR   **DL/T:** SR

Associações Interessantes

- Trazodona (insônia severa).
- Fármacos com ação anti-histamínica (insônia).

Interações Medicamentosas

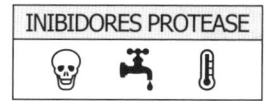
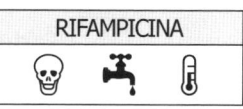

Ver capítulo de outros efeitos

Curiosidades

- A empresa farmacêutica Upjohn recebeu aprovação do FDA para o triazolam em 1982.
- O triazolam foi retirado do mercado em vários países devido a preocupações com efeitos colaterais graves (principalmente psicológico) associados com droga.
- Seu uso em doses baixas tem sido considerado aceitável pelo FDA nos Estados Unidos e vários outros países.
- No Canadá os fabricantes de triazolam lançaram apresentação em "blister".

Dados Complementares

Data de Início	Tipo de Receita	Preço	CAS	ATC	DCB-DENOMINAÇÃO COMUM BRASILEIRA – GENÉRICO
1982	B1	$$	28911-01-5	N05CD05	TRIAZOLAM

PK – Farmacocinética

VIA ADM	PCP	Pmáx	V.D.	LP	T ½	MET	EX
ORAL	2hs	SR	SR	89%	2 a 3hs	HEPAT	URINA

PD – Farmacodinâmica

Potencializa o efeito inibitório do GABA, modulando a atividade dos receptores GABA-A, por meio da sua ligação com seu sítio específico (receptores BZDs).

ANTIPARKINSONIANOS	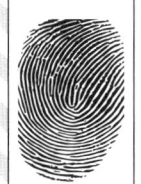	**TRIEXIFENIDIL** **Artane®** - Apsen	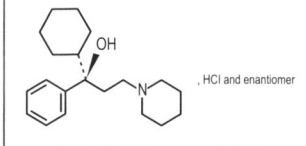 , HCl and enantiomer Amina terciária com propriedades semelhantes à atropina

Apresentações

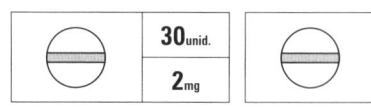

	30 unid.
	2 mg

	30 unid.
	5 mg

Similares no Brasil

NÃO HÁ.

Posologia

- INICIAR COM DOSES BAIXAS E AUMENTAR GRADUALMENTE.
- DOSES USUAIS VARIAM DE 5 A 15mg/DIA, (EM 3 a 4 TOMADAS).
- EVITAR O USO PROLONGADO (MÁXIMO 3 MESES).

DMD: SR

Início de Ação: 1 HORA

Indicações

- PARKINSONISMO (induzido por neurolépticos).
- REAÇÕES DISTÔNICAS AGUDAS

continua...▶

- Acatisia provocada por neurolépticos.
- Acatisia provocada por antipsicóticos.
- Distonia em crianças com paralisia cerebral.
- Distonia aguda potencialmente fatal em crianças com síndrome de Rett.
- Sialorreia induzida por clozapina.

Contraindicações

- ARRITMIAS CARDÍACAS.
- DISCINESIA TARDIA.
- HISTÓRIA DE OBSTRUÇÃO INTESTINAL.
- *MIASTENIA GRAVIS.*
- PREDISPOSIÇÃO À GLAUCOMA DE ÂNGULO FECHADO.
- PRÓSTATA AUMENTADA.
- RETENÇÃO URINÁRIA.

Precauções

- EVITAR USO DE ANTIDIARREICOS ATÉ 2 HORAS ANTES DA TOMADA DO FÁRMACO.
- RISCOS DE ABUSO – efeito euforizante.
- ORIENTAR O PACIENTE A USAR BALAS E CHICLETES PARA ESTIMULAR A SALIVAÇÃO, ALÉM DE PREVENIR CÁRIES, EVITAR A OCORRÊNCIA DE CANDIDÍASE ORAL E DOENÇAS PERIODONTAIS.
- NÃO USAR DE FORMA PREVENTIVA PARA OS EFEITOS PARKINSONIANOS DECORRENTES DE ANTIPSICÓTICOS, A RETIRADA DEVE SER SEMPRE LENTA E GRADUAL.
- POSSIBILIDADE DE SÍNDROME NEUROLÉPTICA MALIGNA EM INTERRUPÇÕES ABRUPTAS.
- Verificação periódica da pressão intraocular em idosos, recomendar o uso de balas e chicletes dietéticos (estimular salivação), devido ao risco de intoxicação atropínica, procurar utilizar antipsicóticos sem adicionar anticolinérgicos, monitorar risco de abuso (pois causa euforia e alucinação, se ingerido em altas doses).

Efeitos Adversos

AUMENTO DA SENSIBILIDADE À LUZ, BOCA SECA, CONSTIPAÇÃO, CONFUSÃO MENTAL, DIFICULDADES URINÁRIAS EM IDOSOS, DIMINUIÇÃO DA SUDORESE, NÁUSEA, SONOLÊNCIA, VISÃO BORRADA.

Menos comuns: abstinência, agressividade, alergia, alteração da função hepática, alterações de paladar, amnésia anterógrada, anorgasmia, ansiedade de rebote, ataxia, aumento de cáries e outras doenças bucais, bradicardia, cãibras, cansaço, cólica abdominal, comprometimento da memória, congestão nasal, convulsões, déficit de atenção, déficit cognitivo, déficit de memória, dependência, depressão, dermatite, desinibição, despersonalização, diarreia, diminuição de apetite, diplopia, disartria, disestesia, disforia, distonia, distúrbios visuais, dor, dor epigásrica, dor nas articulações, estados confusionais, euforia, excitação, fadiga, falsa sensação de bem estar, ganho de peso, gosto metálico, hiperacusia, hipotensão ortostática, hipotonia, icterícia, impotência, inquietude, insônia, insônia de rebote, irritabilidade, nervosismo, parestesias, perda de apetite, perda de memória, pesadelos, prurido, reações alérgicas, relaxamento muscular, retenção urinária, sedação, sudorese, tonturas, vertigens, vômitos, zumbido.

ATENÇÃO	Alimentos	Álcool	Abstinência	Veículos	Máquinas
	⊖	⊗	SIM	⊘	⊗
Gravidez	**Lactação**	**Crianças**	**Idosos**	**Ins.Hep.**	**Ins. Ren**
⊗ (1º TRI)	⊗	⊗	⊗	⊘	⊘

Superdose

Quadro Clínico: PUPILAS DILATADAS, PELE QUENTE E SECA, RUBOR FÁCIL, DIMINUIÇÃO DAS SECREÇÕES DA BOCA, FARINGE, NARIZ E BRÔNQUIOS.
hálito nauseabundo, temperatura elevada, taquicardia, arritmias cardíacas, diminuição dos sons intestinais, retenção urinária, delírio, desorientação, ansiedade, alucinação, ilusões, confusão, incoerência, perda de memória, paranoia, convulsões.

Manejo: INSTITUIR MEDIDAS GERAIS DE SUPORTE (ou outros métodos para limitar a absorção). Uma pequena dose de diazepam ou um barbitúrico de curta ação pode ser administrado caso ocorra excitação do SNC.

DMI: 300mg   **DL/T:** SR

Associações Interessantes

• Neurolépticos que causem efeitos extrapiramidais

Interações Medicamentosas

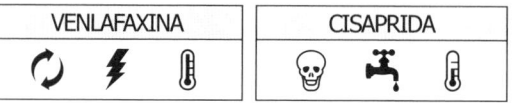

BZDs, DONEPEZILA, GALANTAMINA, NEUROLÉPTICOS, RIVASTIGMINA, TACRINA.
ANTICOLINESTERÁSICOS, LEVODOPA.

Curiosidades

O CLORIDRATO DE TRIEXIFENIDIL, QUANDO ADMINISTRADO POR VIA ORAL, É RAPIDAMENTE ABSORVIDO DE FORMA QUE NÃO EXISTEM MUITOS DADOS FARMACOCINÉTICOS RELATADOS.

Dados Complementares

Data de Início	Tipo de Receita	Preço	CAS	ATC	DCB-DENOMINAÇÃO COMUM BRASILEIRA – GENÉRICO
SR	B1	$	144-11-6	N04AA01	TRIEXIFENILIDA

PK – Farmacocinética

VIA ADM	PCP	Pmáx	V.D.	LP	T ½	MET	EX
ORAL	1,3hs	SR	SR	SR	6 a 12hs	SR	RENAL

PD – Farmacodinâmica

É uma amina terciária com propriedades semelhantes à atropina, age inibindo diretamente o sistema nervoso parassimpático e apresenta um efeito relaxante na musculatura lisa exercido diretamente sobre o próprio tecido muscular e indiretamente através de um efeito inibidor sobre o sistema nervoso parassimpático.

NEUROLÉPTICO TÍPICO

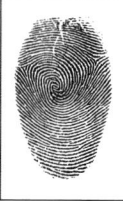

TRIFLUOPERAZINA
Stelazine®
Glaxo Smithkline

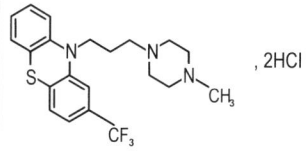

Fenotiazinas piperazinicas

Apresentações

	20 unid.		20 unid.
	2 mg		5 mg

Similares no Brasil

NÃO HÁ.

Posologia

- DOSE INICIAL 2 a 6mg/DIA
- DOSES USUAIS: 5 a 20mg/DIA.
- Aumento das doses deve ser gradual.
- CRIANÇAS (6 a 12 ANOS): DOSE MÁXIMA 15mg/DIA.

DMD: 40mg (TOMAR SEMPRE LOGO APÓS AS REFEIÇÕES).

Início de Ação: SR

Indicações

- AGITAÇÃO EM PACIENTES COM RETARDO MENTAL.
- *DELIRIUM.*
- EPISÓDIOS PSICÓTICOS EM GERAL.
- ESQUIZOFRENIA (episódio agudo e manutenção).
- PSICOSES BREVES.
- TRANSTORNO DE PERSONALIDADE *BORDERLINE*.
- TRANSTORNO ESQUIZOAFETIVO.
- TRANSTORNO DELIRANTE COM SINTOMAS PSICÓTICOS (adjuvante).
- TRANSTORNOS DE HUMOR
- Comportamento impulsivo.
- Personalidade *borderline* (impulsividade e agitação).
- Psicose induzida por drogas.
- Psicose na infância.
- Quadros demenciais com agitação.
- Tratamento de curto prazo do TAG.
- Utilidade sintomatológica na coreia de Huntington e na Síndrome de Gilles de La Tourette.

Contraindicações

- *HS*.
- Bexiga neurogênica.
- Câncer de mama.
- DBPOC (grave).
- Discrasias sanguíneas.
- Doença de Parkinson.
- Epilepsia.
- Quadros de depressão do SNC.
- Síndrome de Sjögren.
- Uso de lentes de contato.

Precauções

- PODE AUMENTAR O INTERVALO QT E DEPRIMIR O SEGMENTO ST NO ELETROCARDIOGRAMA.
- REALIZAR EXAMES DA CRASE SANGUÍNEA.
- MONITORAR PACIENTES EPILÉPTICOS.
- PRINCIPALMENTE IDOSOS, RISCO DE HIPOTENSÃO POSTURAL.

continua...▶

- INGERIR A MEDICAÇÃO LOGO APÓS AS REFEIÇÕES, PARA EVITAR PICOS SÉRICOS.
- NÃO ASSOCIAR AO ÁLCOOL E OUTROS DEPRESSORES DO SNC.
- EVITAR EXPOSIÇÃO AO SOL, MONITORAR RISCO DE HIPOTENSÃO POSTURAL EM IDOSOS.
- NO USO DE DOSES ELEVADAS REALIZAR ECG PARA ACOMPANHAMENTO.

Efeitos Adversos

AUMENTO DO APETITE, BOCA SECA, CONSTIPAÇÃO, DISARTRIA, HIPOTENSÃO POSTURAL, SALIVAÇÃO, SEDAÇÃO, TAQUICARDIA E TONTURAS.

Ver capítulo de outros efeitos.

ATENÇÃO	Alimentos	Álcool	Abstinência	Veículos	Máquinas
	⊖	⊗	NÃO	⊗	⊗
Gravidez	**Lactação**	**Crianças**	**Idosos**	**Ins.Hep.**	**Ins. Ren**
⊗	⊗	⊘ (doses <)	⊘ (doses <)	⊘	⊘

Superdose

Quadro Clínico: SINTOMAS DE DEPRESSÃO DO SNC (PERDA DE EQUILÍBRIO, SINTOMAS EXTRAPIRAMIDAIS, SONOLÊNCIA).
DISARTRIA, HIPOTENSÃO, ÍLEO PARALÍTICO.
COM DESORIENTAÇÃO, CONVULSÕES, FEBRE E COMA.

Manejo: TRATAMENTO SINTOMÁTICO E DE SUPORTE.
Lavagem gástrica, manter via aérea permeável, não induzir êmese, tratar sintomas extrapiramidais com antiparkinsonianos.

DMI: SR   **DL/T:** SR

Associações Interessantes

- Outros anticonvulsivantes, lítio no TBP
- BZDs – agitação

Interações Medicamentosas

NEUROLÉPTICOS	AMIODARONA	APOMORFINA	APREPITANTO
☠ 🚰 🌡	☠ 🚰 🌡	☠ 🚰 🌡	☠ 🚰 🌡
BLOQUEADORES DE CANAL DE CÁLCIO	CO-ARTEMÉTER	DISOPIRAMIDA	HALOFANTRINA
☠ 🚰 🌡	☠ 🚰 🌡	☠ 🚰 🌡	☠ 🚰 🌡
PROCAINAMIDA	QUINIDINA	RANOZALINA	SOTALOL
☠ 🚰 🌡	☠ 🚰 🌡	☠ 🚰 🌡	☠ 🚰 🌡

TRIÓXIDO DE ARSÊNIO
☠ 🚰 🌡

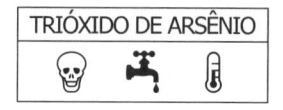

continua...▶

AV/DVP, BZDs, CARBAMAZEPINA, LÍTIO, VENLAFAXINA.
AGONISTAS DOPAMINÉRGICOS, AINEs, ANTIÁCIDOS, ANTIBIÓTICOS, ANTIDIABÉTICOS, ANTIFÚNGICO AZÓIS, FENITOÍNA, FENOBARBITAL, INIBIDORES DA PROTEASE, ITRNNs, MACROLÍDEOS, METILDOPA, PENTAMIDINA, OPIOIDES, QUININA, QUINOLONAS, RIFAMPICINA.

Curiosidades

• Um estudo de 2006 sugeriu que a trifluoperazina, neuroléptico de alta potência, pode ser capaz de reverter a dependência aos opioides.
• Na Itália, a primeira combinação ainda está disponível vendido sob a marca Parmodalin (10mg tranilcipromina e 1mg de trifluoperazina); em outros países ainda é usada nessa formulação.

Dados Complementares

Data de Início	Tipo de Receita	Preço	CAS	ATC	DCB-DENOMINAÇÃO COMUM BRASILEIRA – GENÉRICO
DÉCADA DE 60	C1	$	117-89-5	N05AB06	TRIFLUOPERAZINA

PK – Farmacocinética

VIA ADM	PCP	Pmáx	V.D.	LP	T ½	MET	EX
ORAL	SR	SR	SR	90%	10 a 20hs	HEPAT	RENAL BILIAR

PD – Farmacodinâmica

• Como antipsicótico: atua bloqueando os receptores pós-sinápticos dopaminérgicos mesolímbicos no cérebro.
• As fenotiazinas também produzem um bloqueio α-adrenérgico e deprimem a liberação de hormônios hipotalâmicose hipofisários.
• O bloqueio dos receptores dopaminérgicos aumenta a liberação de prolactina na hipófise.
• Como antiemético: inibe a zona disparadora quimiorreceptora medular.
• Acredita-se que sua ação ansiolítica seja produzida por redução indireta dos estímulos sobre o sistema reticular talo encefálico.

NEUROLÉPTICO TÍPICO	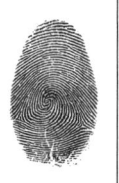	**TRIFLUPERIDOL** **Triperidol®** Johnson & Johnson	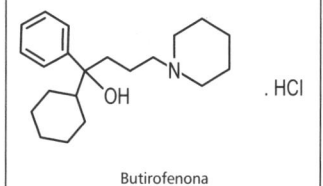 Butirofenona

INDISPONÍVEL NO BRASIL.

ANTIDISFUNÇÃO ERÉTIL	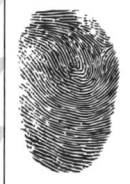	**VARDENAFIL** **Levitra®** - Bayer	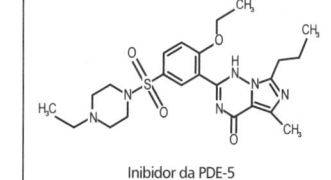 Inibidor da PDE-5

Apresentações

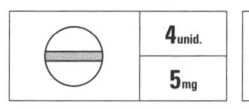 4 unid. / 5 mg   4 unid. / 10 mg   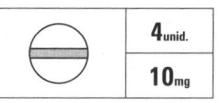 4 unid. / 20 mg   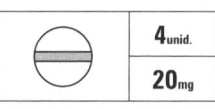 1 unid. / 10 mg

continua...▶

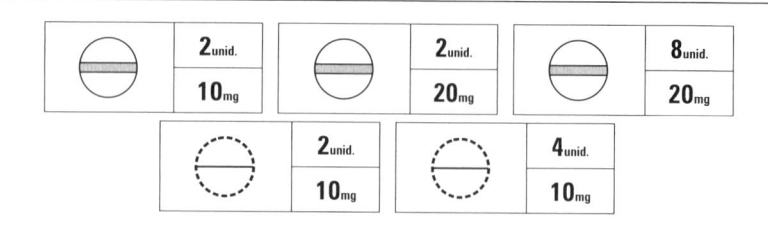

Similares no Brasil

VIVANZA (Medley).

Posologia

DOSE RECOMENDADA 10mg/DIA (25 a 60 MINUTOS ANTES DA ATIVIDADE SEXUAL)

DMD: SR

Início de Ação: 10 a 15 MINUTOS

Indicações

- DISFUNÇÃO ERÉTIL.
- Disfunção erétil com diabete melito.
- Disfunção erétil na hipertensão arterial (com manutenção de hipertensivos).
- Disfunção erétil em homens submetidos a prostatatectomia radical.
- Disfunção erétil em homens associada ao fenômeno de Raynaud.
- Disfunção erétil em homens com hipertensão arterial sistêmica sob uso de anti-hipertensivos.
- Disfunção erétil em homens com depressão leve sem tratamento antidepressivo.
- Ejaculação precoce.
- Sintomas do trato urinário inferior devido a hiperplasia prostática.
- Hipertensão arterial pulmonar.

Contraindicações

- DOENÇA CARDIOVASCULAR SUBJACENTE GRAVE.
- PACIENTES COM OUTRO TIPO DE TRATAMENTO PARA DISFUNÇÃO ERÉTIL.
- PACIENTES COM INSUFICIÊNCIA HEPÁTICA GRAVE + DOENÇA RENAL EM ESTÁGIO TERMINAL.
- HIPOTENSÃO ARTERIAL.
- HISTÓRIA RECENTE DE AVC OU INFARTO DO MIOCÁRDIO.
- ANGINA INSTÁVEL.
- DOENÇAS DEGENERATIVAS DA RETINA.
- PACIENTES PARA OS QUAIS ATIVIDADE SEXUAL ESTÁ CONTRAINDICADA.
- Uso concomitante com inibidores potentes da isoenzima hepática CYP3A4, uso concomitante com α-bloqueadores.
- 𝓗𝓢.

Precauções

- REALIZAR ANAMNESE E EXAMES FÍSICOS PARA DETECTAR POSSÍVEIS CAUSAS DA DISFUNÇÃO ANTES DO INÍCIO DO TRATAMENTO.
- UTILIZAR COM CAUTELA EM PACIENTES COM DEFORMIDADE ANATÔMICA PENIANA, ANGULAÇÃO EXCESSIVA, FIBROSE CAVERNOSA OU QUE APRESENTEM PREDISPOSIÇÃO AO PRIAPISMO.
- SEMPRE CONSIDERAR O PERFIL CARDIOVASCULAR DO PACIENTE ANTES DA PRESCRIÇÃO.
- PRESCREVER A PACIENTES COM DISTÚRBIOS DE CRASE SANGUÍNEA APÓS CUIDADOSA AVALIAÇÃO.
- EVITAR A COMBINAÇÃO COM SUCO DE POMELO.

Efeitos Adversos

CEFALEIA, CONGESTÃO NASAL OU CORIZA, DISPEPSIA, DOR LOMBAR, EDEMA DAS MUCOSAS, ERITEMA, NÁUSEA, MIALGIA, ONDAS DE CALOR, REDUÇÕES LEVES E TRANSITÓRIAS DA PA, RINITE, RINORREIA, RUBOR, SINUSITE, SINTOMAS GRIPAIS, VERTIGEM.

ATENÇÃO	Alimentos	Álcool	Abstinência	Veículos	Máquinas
	⊗	⊘	NÃO	OK	OK
Gravidez	Lactação	Crianças	Idosos	Ins.Hep.	Ins. Ren
SR	SR	SR	⊗ doses <	⊗ < 75 anos	⊗

Superdose

Quadro Clínico: LOMBALGIA, MIALGIA, VISÃO ANORMAL.

Manejo: TRATAMENTO SINTOMÁTICO E DE SUPORTE

DMI: 120g   **DL/T:** SR

Interações Medicamentosas

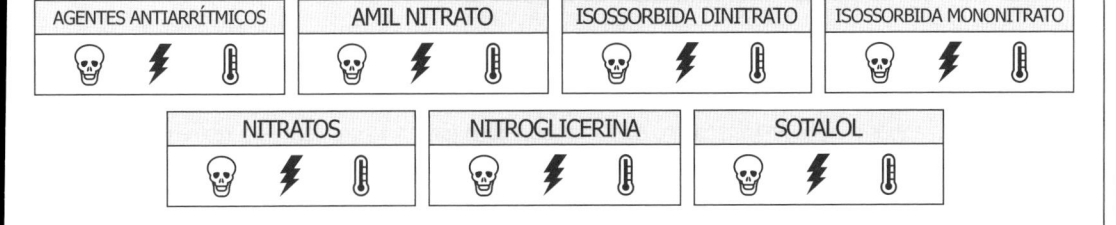

AGENTES ANTIARRÍTMICOS	AMIL NITRATO	ISOSSORBIDA DINITRATO	ISOSSORBIDA MONONITRATO

NITRATOS	NITROGLICERINA	SOTALOL

Curiosidades

Em 18 de outubro de 2007, o FDA anunciou que um alerta sobre possível surdez (perda súbita de audição) seria acrescentado à bula de vardenafil e outros inibidores da PDE-5.

Dados Complementares

Data de Início	Tipo de Receita	Preço	CAS	ATC	DCB-DENOMINAÇÃO COMUM BRASILEIRA – GENÉRICO
SR	C1	$$	224785-90-4	G04BE09	CLORIDRATO DE VARDENAFIL

PK – Farmacocinética

VIA ADM	PCP	Pmáx	V.D.	LP	T ½	MET	EX
ORAL	25 a 60min.	15min.	208	95%	4 a 5hs	HEPAT	FEZES URINA

PD – Farmacodinâmica

Bloqueia a enzima PDE-5 aumentando o fluxo sanguíneo do pênis.

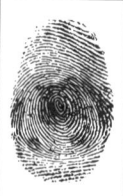

ANTIDEPENDÊNCIA QUÍMICA TABACO

VARENICLINA
Champix® - Pfizer

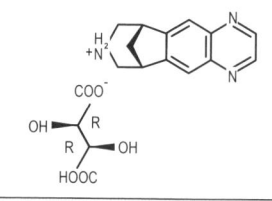

Apresentações

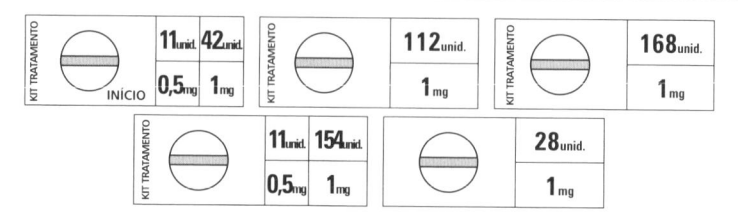

Similares no Brasil

NÃO HÁ.

Posologia

- DO 1º AO 3º DIA: 0,5mg/DIA
- DO 4º AO 7º DIA:0,5mg A CADA 12 HORAS
- DO 8º DIA EM DIANTE: 1mg A CADA 12 HORAS DURANTE 12 SEMANAS.

DMD: SR

Início de Ação: Iniciar uma semana antes da meta de cessação do tabaco.

Indicações

- DEPENDÊNCIA DE NICOTINA.
- Associada a antipsicóticos no tratamento de déficit cognitivo em pacientes com esquizofrenia.
- Interrupção do tabagismo em pacientes com esquizofrenia ou transtorno esquizoafetivo.
- Tratamento de dependência do álcool.
- Tratamento de dependência da cocaína.

Contraindicações

- *HS.*
- Administração cuidadosa em pacientes com esquizofrenia, TBP e transtorno depressivo maior.

Precauções

- Há relatos de graves sintomas neuropsiquiátricos em pacientes tratados com este fármaco, incluindo mudanças de humor (depressão e mania), psicose, alucinações, paranoia, delírios, ideação homicida, hostilidade, agitação, ansiedade e pânico, bem como ideação suicida, tentativa de suicídio e suicídio (estes sintomas podem ser agravados em decorrência da abstinência de nicotina).
- Relatos de reações graves, como angioedema, reações cutâneas e síndrome de Stevens-Johnson.

Efeitos Adversos

ARTRALGIA, AUMENTO DO APETITE E DE PESO, BOCA SECA, CÃIBRAS, CEFALEIA, CONSTIPAÇÃO, DESCONFORTO ESTOMACAL, DIARREIA, DISGEUSIA, DISPEPSIA, DISTENSÃO E/OU DOR ABDOMINAL, DISTÚRBIOS MENSTRUAIS, DORES MUSCULARES, EDEMA, EPISTAXE, FADIGA, FLATULÊNCIA, HIPERIDROSE, INSÔNIA, MIALGIA, NÁUSEAS, POLIÚRIA, RUBOR, SONOLÊNCIA, SONHOS ANORMAIS, TONTURA, TESTE DE FUNÇÃO HEPÁTICA ANORMAL, VÔMITOS.

Ver capítulo de outros efeitos.

ATENÇÃO	Alimentos	Álcool	Abstinência	Veículos	Máquinas
			NÃO	SR	SR
Gravidez	Lactação	Crianças	Idosos	Ins.Hep.	Ins. Ren
			OK	OK	

Superdose

Quadro Clínico: Nos estudos clínicos realizados antes da comercialização de Champix não foram relatados casos de superdosagem.

DMI: 120g   **DL/T:** SR

Interações Medicamentosas

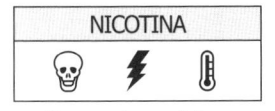

NICOTINA

Sem outros efeitos

Curiosidades

- Esta substância foi a primeira com indicação específica para a cessação do tabagismo.
- A PFIZER desenvolveu um programa conjunto (sugestões de atividades, e-mails e mensagens, dicas ou contato telefônico direto).
- Foram elaborados adesivos encorajadores.

Dados Complementares

Data de Início	Tipo de Receita	Preço	CAS	ATC	DCB-DENOMINAÇÃO COMUM BRASILEIRA – GENÉRICO
2006	COMUM	$$$	249296-44-4	N07BA03	TARTARATO DE VARENICILINA

PK – Farmacocinética

VIA ADM	PCP	Pmáx	V.D.	LP	T ½	MET	EX
ORAL	3 a 4hs	4 dias	415L (%CV=50)	20%	24hs	MÍNIMO	URINA

PD – Farmacodinâmica

- Produz efeitos semelhantes à nicotina sobre os receptores colinérgicos nicotínicos.
- Agonista parcial dos receptores nACh (subtipo alfa4 beta2) evitando a estimulação do sistema dopaminérgico mesolímbico.

ANTIDEPRESSIVO SELETIVO

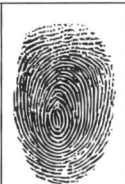

VENLAFAXINA
Efexor XR® - Wyeth

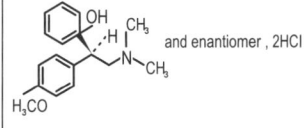

and enantiomer , 2HCl

Cloridrato de cicloexanol (derivado bicíclico da feniletilamina)

Apresentações

	7 unid.		14 unid.		30 unid.
XR	37,5mg	XR	37,5mg	XR	37,5mg
XR	75mg	XR	75mg	XR	75mg
XR	150mg	XR	150mg	XR	150mg

Similares no Brasil

ALENTHUS, ALENTHUS XR (Medley), NOVIDAT (Diffucap Chemobras), VENFORIN (Sigma Pharma), VENLAXIN (Eurofarma), VENLIFT OD (Torrent).

Posologia

DOSE INICIAL: 75mg EM 2 OU 3 TOMADAS, AUMENTAR A DOSE APOS 04 DIAS.

DMD: 375mg (EM 3 TOMADAS)

Início de Ação: 7 DIAS

Indicações

- DEPRESSÃO MAIOR.
- FOBIA SOCIAL.
- TAG.
- TRANSTORNO DO PÂNICO.
- Cabrões em mulheres com câncer de mama.
- Depressão (tipo II).
- Distimia.
- Dor aguda ou crônica pós-mastectomia.
- Dor torácica funcional.
- Tdah (em adultos).
- Episódio depressivo do TBP.
- Fibromialgia.
- Profilaxia da enxaqueca.
- Síndrome da fadiga crônica.
- Tept.
- Toc.
- Tpm (disforia).
- Tricotilomania.

Contraindicações

- *HS*.
- Usar com cautela em pacientes com hipertensão arterial.

Precauções

- FAZER A MONITORAÇÃO DE PA DOS USUÁRIOS DESTE FÁRMACO.
- PACIENTES COM HISTÓRICO DE CRISES CONVULSIVAS E DEVE SER DESCONTINUADO NA OCORRÊNCIA DAS CRISES.
- REDUZIR A DOSE CASO HAJA AUMENTO DA PA.
- A INTERRUPÇÃO DO TRATAMENTO DEVE SER LENTA E GRADUAL.

Efeitos Adversos

ALTERAÇÕES SEXUAIS, ANOREXIA, ASTENIA, BOCA SECA, DISFUNÇÃO SEXUAL, INSÔNIA, NÁUSEA, SONOLÊNCIA, SUDORESE, TREMOR.

Ver capítulo de outros efeitos.

ATENÇÃO	Alimentos	Álcool	Abstinência	Veículos	Máquinas
	⊘	⊘	Pouca	OK	⊘
Gravidez	**Lactação**	**Crianças**	**Idosos**	**Ins.Hep.**	**Ins. Ren**
⊘	⊘	⊘	OK (doses <)	⊘	⊘ (doses <)

Superdose

Quadro Clínico: ALTERAÇÕES DE ECG (prologamento de QT e QRS), HIPERTENSÃO (mesmos com doses pequenas), BLOQUEIO DE RAMO, ALTERAÇÕES DO RITMO CARDÍACO ATÉ COMA.

Manejo: OXIGENAÇÃO E VENTILAÇÃO DE VIA AÉREA, MONITORAR SINAIS VITAIS E RITMO CARDÍACO. Lavagem gástrica e carvão ativado, não induzir êmese, considerar a possibilidade de uso de múltiplas drogas.

DMI: 6,75g   **DL/T:** 900mg

Associações Interessantes

- Mirtazapina
- Bupropiona, reboxetina, nortriptilina (depressão)
- Maprotilina (potencializar efeitos noradrenérgicos)
- Mofafinil (fadiga, sonolência e perda de concentração)
- BZDs
- Gabapentina (ansiedade severa)
- Hipnóticos e trazodona (insônia)
- Lítio, buspirona e T3 (potencialização)

Interações Medicamentosas

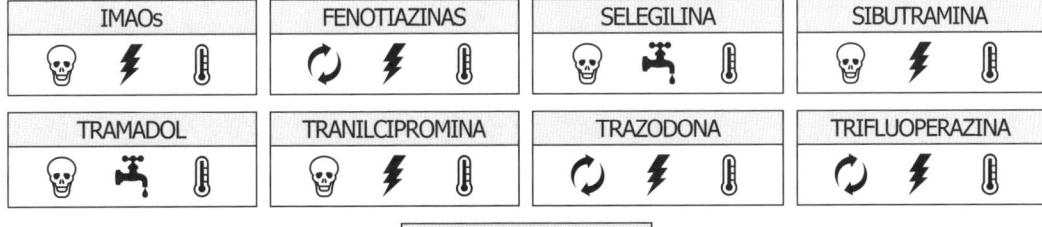

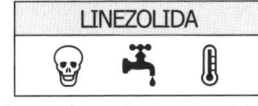

Ver capítulo de outros efeitos.

Curiosidades

- Não tem relação química com outros ADs.

continua...▶

• EM 2007 JÁ ERA O SEXTO ANTIDEPRESSIVO MAIS PRESCRITO NOS EUA (quase 20 milhões de prescrições).

Dados Complementares

Data de Início	Tipo de Receita	Preço	CAS	ATC	DCB-DENOMINAÇÃO COMUM BRASILEIRA – GENÉRICO
1993	C1	$$	93413-69-5	N06AX16	CLORIDRATO DE VENLAFAXINA

PK – Farmacocinética

VIA ADM	PCP	Pmáx	V.D.	LP	T ½	MET	EX
ORAL	2hs	3 dias	SR	35%	5hs	HEPAT 1ª passag.	URINA

PD – Farmacodinâmica

• Inibidor da recaptação de serotonina e noradrenalina (IRS+IRN), e com este mecanismo de "ação dual" também estimula a dopamina no córtex pré-frontal (mas não em outras áreas de projeção dopaminérgica).
• As ações serotoninérgicas são notadas já em doses baixas, e as noradrenérgicas em doses mais altas.
• O espectro de ação da recaptação noradrenérgica nos afetos negativos é notável, e assim sendo o maior número de sintomas da depressão é aliviado por essa atuação, bem maior do que a recaptação serotoninérgica.
• Mesmo acontecendo a melhora do afeto negativo pode ocorrer, como nos ISRSs, uma persistência para a redução dos afetos positivos (recuperação "apática") exigindo-se uma dose maior ou troca de fármaco.
• As ações nos receptores noradrenérgicos (α1, α2 e/ou β1 adrenérgicos) em várias áreas do cérebro e do corpo trazem um aumento de efeitos adversos (náuseas, tremor, agitação, aumento da P.A., taquicardia, redução indireta do tônus colinérgico) como boca seca, constipação e retenção urinária, que se acentuam com o tempo.
• Não apresenta inibição do CYP 450.

ANTIDEPENDÊNCIA QUÍMICA OPIÁCEO 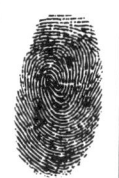	**VERAPAMIL** Dilacoron® - Abott	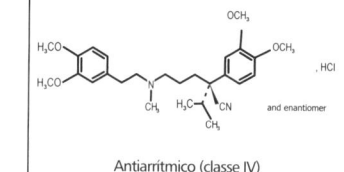 Antiarrítmico (classe IV)

Apresentações

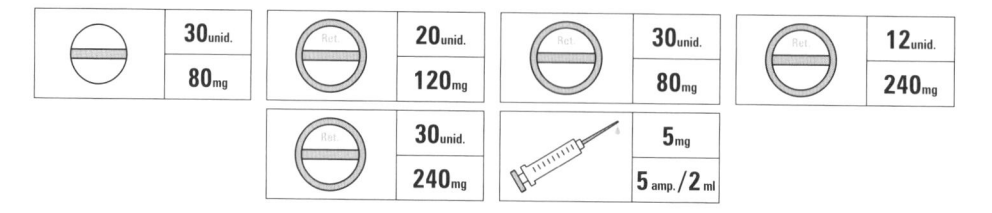

30 unid.	80 mg
20 unid.	120 mg
30 unid.	80 mg
12 unid.	240 mg
30 unid.	240 mg
5 mg	5 amp./2 ml

Similares no Brasil

CORONARIL (Sigma Pharma), NEO VERPAMIL (Neo Química), VASOTON (Ariston), VERAMIL (Ducto).

Posologia

• MANIA: DOSES MÉDIAS VARIAM DE 160 A 480mg/DIA EM 3 TOMADAS
• RECOMENDA-SE INICIAR COM 40mg 3x/DIA.
• INJETÁVEL: INICIAR COM 5mg VIA IV LENTA (2 MIN).

DMD: SR

Início de Ação: 1 a 2 HORAS.

Indicações

- PROBLEMAS CARDÍACOS.
- Coadjuvante no tratamento de dependentes químicos.
- Tratamento da mania aguda.

Contraindicações

- BLOQUEIO ATRIOVENTRICULAR DE 2º e 3º GRAUS.
- BRADICARDIA ACENTUADA.
- CHOQUE CARDIOGÊNICO.
- FIBRILAÇÃO ATRIAL ASSOCIADA A FEIXE ANÔMALO.
- HIPOTENSÃO GRAVE.
- INSUFICIÊNCIA CARDÍACA CONGESTIVA.
- INSUFICIÊNCIA VENTRICULAR ESQUERDA
- SÍNDROME DO NÓDULO SINUSAL.
- *HS*.

Precauções

- DOSES MENORES EM DOENÇAS NEUROMUSCULARES.
- EVITAR BEBER CAFÉ E CHÁ EM EXCESSO DE CAFEÍNA, BEM COMO SUCO DE *GRAPEFRUIT*.

Efeitos Adversos

BRADICARDIA, CONSTIPAÇÃO, DISPEPSIA, EDEMA PERIFÉRICO, HIPERPLASIA GENGIVAL, HIPOTENSÃO POSTURAL.

Menos comuns: alopecia, bloqueio AV, boca seca, cefaleia, *delirium*, diarreia, fadiga, galactorreia, hiperprolactinemia, insuficiência cardíaca, mialgia, náuseas, parestesias, tonturas, visão borrada.

Ver capítulo de outros efeitos.

ATENÇÃO	Alimentos	Álcool	Abstinência	Veículos	Máquinas
			Pouca		

Gravidez	Lactação	Crianças	Idosos	Ins.Hep.	Ins. Ren
			SR	doses <	doses <

Superdose

Quadro Clínico: HIPOTENSÃO, ASSISTOLIA, BLOQUEIO AV, BRADICARDIA E TONTURA PODENDO EVOLUIR PARA UMA PARADA CARDÍACA.

Manejo: TRATAMENTO ESSENCIALMENTE DE SUPORTE.
Estimulação adrenérgica ou administração parenteral de cálcio através dos canais lentos e têm sido utilizados de forma eficaz em superdosagens deste fármaco.

DMI: SR   **DL/T:** SR

Interações Medicamentosas

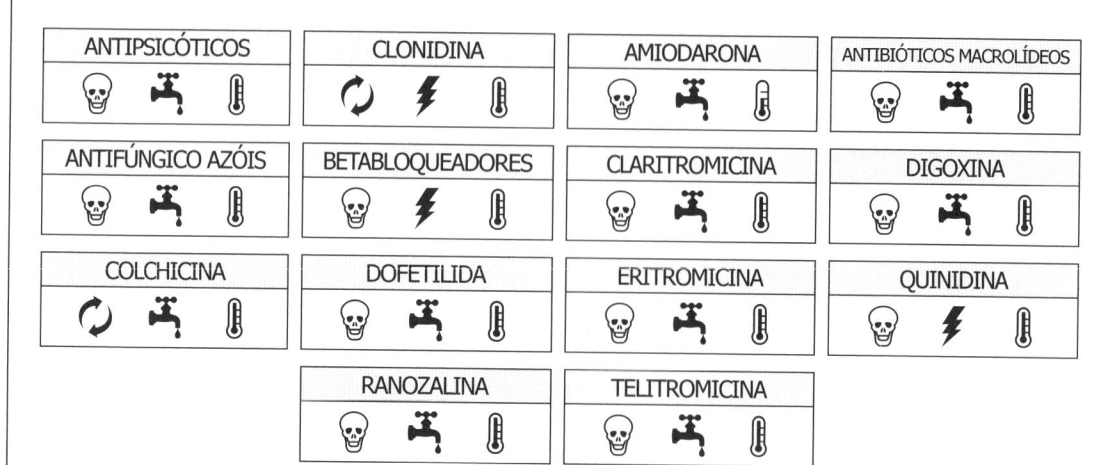

ANTIPSICÓTICOS	CLONIDINA	AMIODARONA	ANTIBIÓTICOS MACROLÍDEOS
ANTIFÚNGICO AZÓIS	BETABLOQUEADORES	CLARITROMICINA	DIGOXINA
COLCHICINA	DOFETILIDA	ERITROMICINA	QUINIDINA
	RANOZALINA	TELITROMICINA	

Ver capítulo de outros efeitos.

Curiosidades

- É mais eficaz do que a digoxina no controle da frequência ventricular.
- Foi aprovado pelo FDA nos Estados Unidos em 1981, e alguns anos depois introduzido na maioria dos países ocidentais.
- A adição de óxido de magnésio no tratamento com verapamil potencializa o efeito antimaníaco.
- Usado para controlar a mania em pacientes grávidas especialmente no 1º trimestre, por não ser significativamente teratogênico.
- Este medicamento tem sido usado para tratar enxaquecas, mas também pode apresentar dor de cabeça como efeito adverso.

Dados Complementares

Data de Início	Tipo de Receita	Preço	CAS	ATC	DCB-DENOMINAÇÃO COMUM BRASILEIRA – GENÉRICO
1981	C1	$	52-53-9	C08DA01	CLORIDRATO DE VERAPAMIL

PK – Farmacocinética

VIA ADM	PCP	Pmáx	V.D.	LP	T ½	MET	EX
ORAL, IV	SR	SR	3 a 5L/kg^{-1}	90%	2 a 8hs	HEPAT 1ª passag.	RENAL

PD – Farmacodinâmica

Bloqueia o fluxo de cálcio para dentro da célula do músculo do coração e das artérias (bloqueador do canal lento ou antagonista de íons de cálcio).

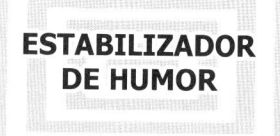

ESTABILIZADOR DE HUMOR

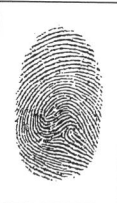

VIGABATRINA
Sabril® - Sanofi-Aventis

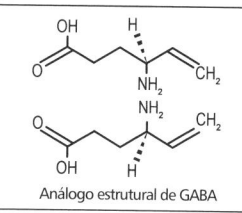

Análogo estrutural de GABA

344

Apresentações

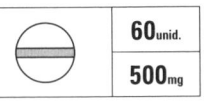

60unid.	
500mg	

Similares no Brasil

NÃO HÁ.

Posologia

- UMA OU DUAS DOSES DIÁRIAS, ANTES OU APÓS AS REFEIÇÕES.
- DOSE INICIAL 2g/DIA.
- A DOSE PODE SER AUMENTADA OU DIMINUÍDA POR 0,5 OU 1g CONFORME TOLERÂNCIA.
- Dependência de cocaína: 1 a 3g por dia em 2 tomadas, com aumento e retirada graduais.

DMD: SR

Início de Ação: SR

Indicações

- ADJUVANTE NO TRATAMENTO DA EPILEPSIA PARCIAL COMPLEXA REFRATÁRIA.
- CONTROLE DE ESPASMOS INFANTIS (SÍNDROME DE WEST).
- MONOTERAPIA NO TRATAMENTO DE CONVULSÕES PARCIAIS E CONVULSÕES TONICOCLÔNICAS GENERALIZADAS SECUNDÁRIAS.
- MONOTERAPIA OU TRATAMENTO COADJUVANTE DE EPILEPSIAS NÃO CONTROLADAS SATISFATORIAMENTE POR OUTROS ANTIEPILÉPTICOS.
- Dependência de cocaína.

Contraindicações

- *HS*.

Precauções

- A SUSPENSÃO BRUSCA DO FÁRMACO PODE PROVOCAR O APARECIMENTO DE CONVULSÕES.
- AO SUSPENDER O TRATAMENTO RECOMENDA-SE FAZÊ-LO DE MANEIRA GRADUAL EM 2 A 4 SEMANAS.
- CAUTELA EM PACIENTES COM ANTECEDENTES DE PSICOSE OU PROBLEMAS DE COMPORTAMENTO.
- NÃO UTILIZAR EM ASSOCIAÇÃO COM SUBSTÂNCIAS RETINOTÓXICAS.
- OS OFTALMOLOGISTAS E NEUROLOGISTAS PRECISAM ESTAR CIENTES DA POTENCIAL TOXICIDADE RETINIANA DA VIGABATRINA.
- TRANSTORNOS DO MOVIMENTO FORAM RELATADOS EM PACIENTES INFANTIS COM ESPASMO.
- AGITAÇÃO, DEPRESSÃO E IDEIAS SUICIDAS PERSECUTÓRIAS FORAM RELATADAS.

Efeitos Adversos

ALTERAÇÕES NO CAMPO VISUAL, ARTRALGIA, DIFICULDADES DE CONCENTRAÇÃO, DIPLOPIA, DISTÚRBIOS VISUAIS, FADIGA, SONOLÊNCIA, TONTURAS, TREMOR, VISÃO BORRADA.

Menos comuns: agitação, anemia, atrofia óptica, aumento de peso, constipação, depressão, diarreia, diminuição da memória, ideação suicida, irritabilidade, náusea, neuropatia periférica, nistagmo, urticária.

ATENÇÃO	Alimentos	Álcool	Abstinência	Veículos	Máquinas
	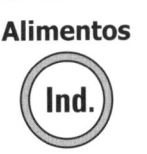 Ind.	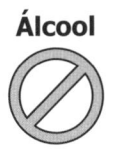	NÃO	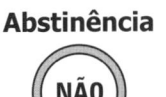	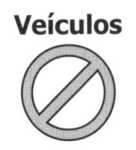

continua...▶

Gravidez	Lactação	Crianças	Idosos	Ins.Hep.	Ins. Ren
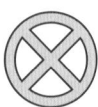		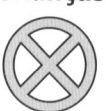			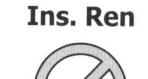

Superdose

Quadro Clínico: NÃO HÁ RELATOS DE MORTE.
TONTURA, VÁRIOS GRAUS DE DIMINUIÇÃO DA CONSCIÊNCIA NEUROLÓGICA ATÉ O COMA.

Manejo: MEDIDAS DE SUPORTE DEVEM SER ADOTADAS

DMI: SR
DL/T: SR

Interações Medicamentosas

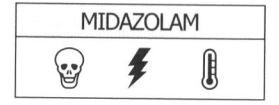

MIDAZOLAM

Curiosidades

Em 1994, Feucht e Brantner-Inthaler informou que a vigabatrina reduziu apreensões de 50 a 100% em 85% da crianças com síndrome de Lennox-Gastaut com maus resultados com valproato.

Dados Complementares

Data de Início	Tipo de Receita	Preço	CAS	ATC	DCB-DENOMINAÇÃO COMUM BRASILEIRA – GENÉRICO
SR	C1	$$$	60643-86-9	N03AG04	VIGABATRINA

PK – Farmacocinética

VIA ADM	PCP	Pmáx	V.D.	LP	T ½	MET	EX
ORAL	SR	SR	1,1L/kg	0%	5 a 8hs Ad 12 a 13hs Id	ABSORÇÃO ORAL	RENAL

PD – Farmacodinâmica

- Inibidor Seletivo Irreversível do Gaba transaminase, aumentando os níveis cerebrais de GABA.
- Provável bloqueio de liberação de dopamina pela cocaína no *nucleus accumbens*.

ANTIDEPRESSIVO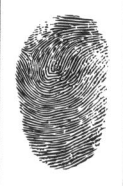

VORTIOXETINA
Brintellix®
Takeda & Lundbeck

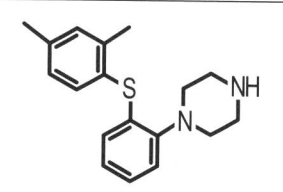

Apresentações

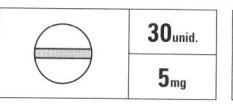	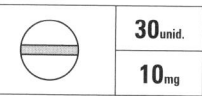	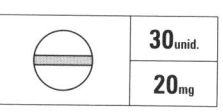
30unid. 5mg	30unid. 10mg	30unid. 20mg

Similares no Brasil

NÃO HÁ.

Indicações

- EPISÓDIO DEPRESSIVO MAIOR.
- TAG
- Sintomatologia cognitiva associada com depressão
- Depressão geriátrica

Contraindicações

- *HS*.

Precauções

- Ter cuidado na associação com aspirina, varfarina, AINEs e substâncias que possam alterar a coagulação.

Efeitos Adversos

BOCA SECA, CEFALEIA, NÁUSEAS, TONTURA.

Menos comuns: angioedema, diarreia, flatulência, hipomania, hiponatremia, mania, prurido, sangramentos anormais, SIADH, síndrome serotonérgica, sonhos bizarros, tontura, xerostomia.

ATENÇÃO	Alimentos	Álcool	Abstinência	Veículos	Máquinas
	Ind.	⊘	NÃO	⊘	⊘
Gravidez	**Lactação**	**Crianças**	**Idosos**	**Ins.Hep.**	**Ins. Ren**
SR	SR	SR	OK	⊘	OK

Superdose

- Não houve relato de casos fatais.
- SINTOMAS : náusea, vômito, diarreia, desconforto abdominal, prurido, sonolência e rubor.

Associações Interessantes

- Trazodona e hipnóticos (insônia).
- Bupropiona, reboxetina, (depressão).
- Mofafinil (fadiga, sonolência e perda de concentração).
- NATIPs e EST/Hs – depressões resistentes, psicóticas e bipolares.
- BZDs.
- Lítio, buspirona e T3 (potencialização).

Interações Medicamentosas

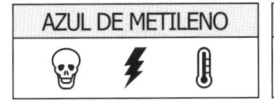

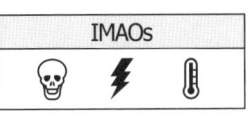

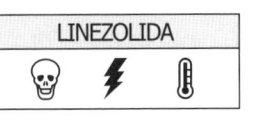

Dados Complementares

Data de Início	Tipo de Receita	Preço	CAS	ATC	DCB-DENOMINAÇÃO COMUM BRASILEIRA – GENÉRICO
2013	C1	$$$	508233-74-7	N06AX26	VORTIOXETINA

PK – Farmacocinética

VIA ADM	PCP	Pmáx	V.D.	LP	T ½	MET	EX
ORAL, IV	7h	11h	75%	98%	66h	HEPAT	URINA FEZES

PD – Farmacodinâmica

- Inibidor da trecaptação da serotonina e da noradrenalina, agonista de $5HT_{1A}$ e $5HT_{1B}$.
- Antagonista $5HT_{1B}$, $5HT_{3A}$ e $5H_{T7}$.

HIPNÓTICO NÃO BENZODIAZEPÍNICO	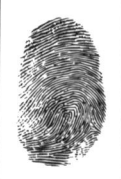	ZALEPLOM **Sonata®** - Wyeth	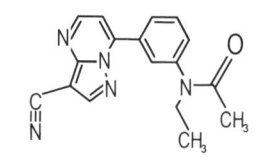 Composto pirazolopirimidínico

INDISPONÍVEL NO BRASIL.

NEUROLÉPTICO ATÍPICO	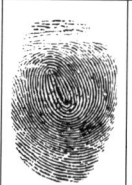	ZIPRASIDONA **Geodon®** - Pfizer	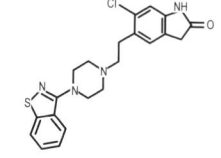 Piperazina benzisotiazólica

Apresentações

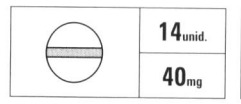 14 unid. / 40 mg
14 unid. / 80 mg
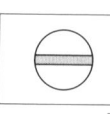 30 unid. / 40 mg
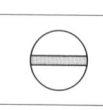 30 unid. / 80 mg
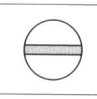

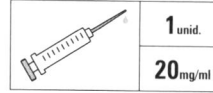 1 unid. / 20 mg/ml

Similares no Brasil

NÃO HÁ.

Posologia

- DOSE INICIAL 40mg 2x/DIA
- DOSE MÉDIA 80mg/DIA.
- A DOSE DIÁRIA DEVE SER DIVIDIDA EM DUAS TOMADAS (OBRIGATORIAMENTE NAS REFEIÇÕES).

DMD: 160mg (VO) - 40mg/dia (INJ)

Início de Ação: 2 a 3 dias (VO) -15 a 30min. (INJ)

Indicações

- ADJUVANTE AO AVP OU LÍTIO NA MANUTENÇÃO DO TRANSTORNO BIPOLAR.
- AGITAÇÃO.
- AGITAÇÃO EM PACIENTES PSICÓTICOS.
- ESQUIZOFRENIA (episódio agudo e manutenção).
- MANIA
- TRANSTORNO BIPOLAR MISTO.
- TBP MISTO
- TRANSTORNO ESQUIZOAFETIVO.
- Esquizofrenia retrataria.
- Esquizofrenia (sintomas negativos).
- Outros transtornos com sintomas psicóticos.
- Retardo mental ou autismo (com alterações comportamentais).
- Substituição de neuroléptico que causou aumento de peso ou diabete melito.
- Síndrome de Gilles de La Tourrete.
- Transtorno bipolar na infância e adolescência.

Contraindicações

- PROLONGAMENTO DO INTERVALO QT.
- PACIENTES COM INFARTO AGUDO DO MIOCÁRDIO
- INSUFICIÊNCIA CARDÍACA DESCOMPENSADA E ARRITMIAS CARDÍACAS QUE NECESSITEM DE TRATAMENTO COM FÁRMACOS ANTIARRÍTMICOS CLASSES I E III.
- *HS*.

Precauções

- DOENÇAS E ALTERAÇÕES CARDÍACAS.
- REALIZAR ECG.
- DOSES MUITO BAIXAS DE ZIPRASIDONA PODEM SER MAIS PROPENSAS A DESENCADEAR DISFORIA OU ATIVAÇÃO MANÍACA/HIPOMANÍACA EM PACIENTES BIPOLARES.
- MONITORAR ELETRÓLITOS (particularmente K e MG)
- NÃO ESQUECER DE RECOMENDAR A ADMINISTRAÇÃO COM COMIDA.
- EVITAR EXPOSIÇÃO AO CALOR EXTREMO, EXERCÍCIO EXTENUANTE OU DESIDRATAÇÃO.

Efeitos Adversos

CEFALEIA, CONSTIPAÇÃO, DISPEPSIA, NÁUSEA, SONOLÊNCIA, TONTURA.
Ver capítulo de outros efeitos.

ATENÇÃO	Alimentos	Álcool	Abstinência	Veículos	Máquinas
	⊝	⊘	NÃO	⊘	⊗
Gravidez	Lactação	Crianças	Idosos	Ins.Hep.	Ins. Ren
⊗	⊗	⊗	OK	⊘ (doses <)	OK

Superdose

Quadro Clínico: SINTOMAS EXTRAPIRAMIDAIS, SONOLÊNCIA, TREMORES, ANSIEDADE, ALTERAÇÕES CARDÍACAS IMPORTANTES, ALÉM DE SEDAÇÃO COM EVENTUAL ÓBITO QUANDO ACOMPANHADA DE OUTRAS SUBSTÂNCIAS DE RISCO.

continua...▶

Manejo: ESTABELECER E MANTER VIA AÉREA, MONITORIZAÇÃO CARDÍACA.

lavagem gástrica (após intubação, se o paciente está inconsciente) e administração de carvão ativado juntamente com um laxante deve ser considerada, fluidos intravenosos devem ser administrados em caso de hipotensão e colapso circulatório.

HEMODIÁLISE: não recomendada.

DMI: 3240mg   **DL/T:** SR

Associações Interessantes

- AV/DVP e outros anticonvulsivantes
- Lítio
- BZDs

Interações Medicamentosas

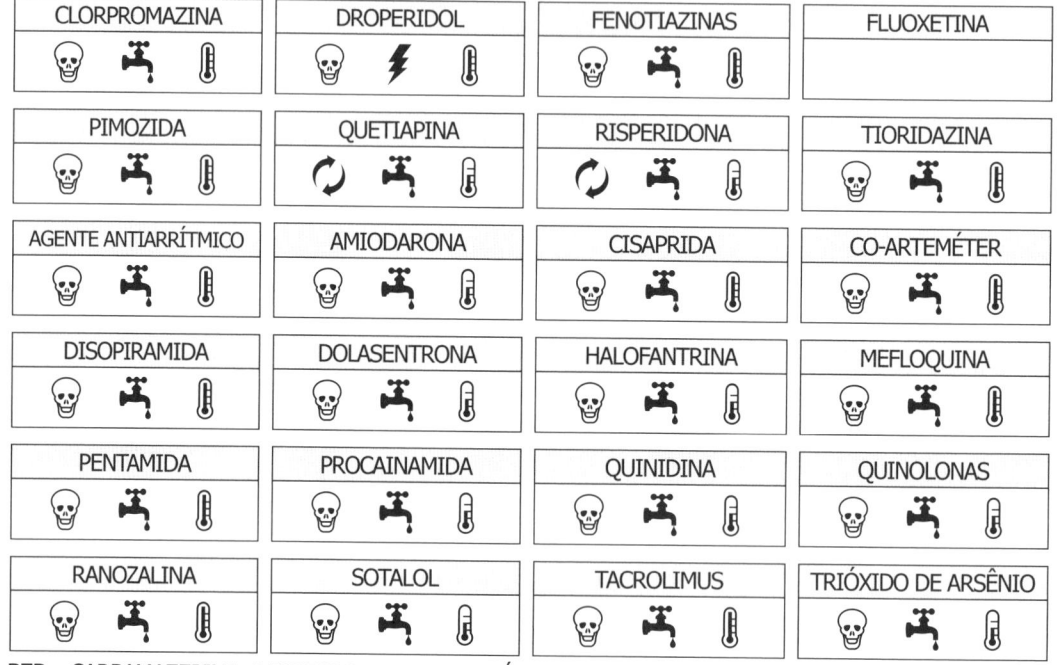

CLORPROMAZINA	DROPERIDOL	FENOTIAZINAS	FLUOXETINA
PIMOZIDA	QUETIAPINA	RISPERIDONA	TIORIDAZINA
AGENTE ANTIARRÍTMICO	AMIODARONA	CISAPRIDA	CO-ARTEMÉTER
DISOPIRAMIDA	DOLASENTRONA	HALOFANTRINA	MEFLOQUINA
PENTAMIDA	PROCAINAMIDA	QUINIDINA	QUINOLONAS
RANOZALINA	SOTALOL	TACROLIMUS	TRIÓXIDO DE ARSÊNIO

BZDs, CARBAMAZEPINA, DEPRESSORES DO SNC, LÍTIO.

AGONISTAS DOPAMINÉRGICOS, AINEs, ANTIÁCIDOS, ANTIBIÓTICOS MACROLÍDEOS, ANTIDIABÉTICOS, FENOBARBITAL, ITRNNs, OPIOIDES, METILDOPA, PENTAMIDINA, QUININA, RIFAMPICINA.

Curiosidades

- A ziprasidona já está sendo estudada em crianças, através de solução oral, porém em nosso meio não há essa forma de apresentação.
- Foi introduzida na primeira metade da década de 90 pela Pfizer, que a descobriu e desenvolveu.
- Foi o quinto neuroléptico atípico a receber a aprovação do FDA (fevereiro/2001).
- Ao contrário dos neurolépticos anteriores a ziprasidona não está associada ao ganho de peso.

Dados Complementares

Data de Início	Tipo de Receita	Preço	CAS	ATC	DCB-DENOMINAÇÃO COMUM BRASILEIRA – GENÉRICO
2000	C1	$$$$	146939-27-7	N05AE04	CLORIDRATO DE ZIPRSIDONA CLORIDRATO DE ZIPRSIDONA MONOIDRATADO

PK – Farmacocinética

VIA ADM	PCP	Pmáx	V.D.	LP	T ½	MET	EX
ORAL	6 a 8hs	3 dias	1,5L/kg	99%	6 a 7hs	FÍGADO 1ª passag	URINA FEZES

PD – Farmacodinâmica

Tem potente afinidade por receptores dopaminérgicos centrais do tipo D2 e ainda maior pelos serotoninérgicos $5\text{-}HT_{2A}$, $5\text{-}HT_{1A}$, $5\text{-}HT_{1D}$, $5\text{-}HT_{2C}$, $5\text{-}HT_6$, $5\text{-}HT_7$, $5\text{-}HT_{10}$ e moderada ação de bloqueio da recaptação de noradrenalina e serotonina.

HIPNÓTICO NÃO BENZODIAZEPÍNICO

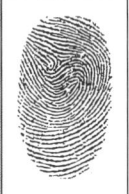

ZOLPIDEM
Stilnox® - Sanofi Aventis
Stilnox CR® - Sanofi Aventis

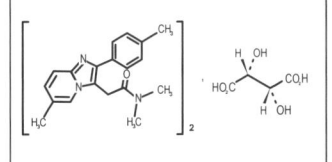

Imidazopiridina

Apresentações

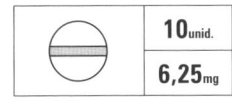

	10 unid.
	6,25 mg

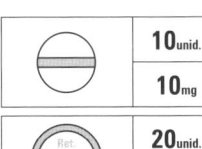

	10 unid.
	10 mg

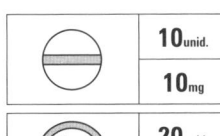

	10 unid.
	10 mg

	20 unid.
	12,5 mg

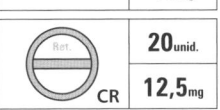

CR	20 unid.
	6,5 mg

CR	20 unid.
	12,5 mg

Similares no Brasil

INSONOX (Teuto), LIORAM (Mantecorp), NOCTIDEN (Biolab Sanus), PATZ SL 5 (Sigmapharma), STILRAM (LEGRAND), ZOLPIREST (Wyesth), ZYUNOX (Zydus).

Posologia

- DOSE INICIAL 5mg.
- DOSE USUAL 10mg (AO DEITAR).
- O TRATAMENTO DEVE SER BREVE (MÁXIMO 4 SEMANAS).

DMD: SR

Início de Ação: 15 a 30min.

Indicações

- PRÉ-ANESTESIA.
- TRATAMENTO DA INSÔNIA.

Contraindicações

- DEPRESSÃO OU IDEAÇÃO SUICIDA GRAVES.
- INSUFICIÊNCIA RESPIRATÓRIA GRAVE.
- *MIASTENIA GRAVIS.*

Precauções

- O USO PROLONGADO PODE CAUSAR DEPENDÊNCIA.
- RELATOS RAROS DE COMPORTAMENTOS E ATIVIDADES ATÍPICOS DURANTE O SONO.
- POSSIBILIDADE DE AMNÉSIA ANTERÓGRADA.
- NÃO ASSOCIAR AO USO DE BEBIDAS ALCOÓLICAS E BZDs.

Efeitos Adversos

AMNÉSIA ANTERÓGRADA, ARTRALGIA, ASTENIA, ATAXIA, CEFALEIA, DIARREIA, DIMINUIÇÃO DOS REFLEXOS E DA PERFORMANCE PSICOMOTORA, DIPLOPIA, DISGEUSIA, DISPEPSIA, DOR DE CABEÇA, EUFORIA, FADIGA, HIPOTENSÃO, INFECÇÃO DO TRATO URINÁRIO E DAS VIAS RESPIRATÓRIAS, INSÔNIA, MIALGIA, NÁUSEA, SOLUÇO, SONOLÊNCIA, SONOLÊNCIA DIURNA, TOSSE, TONTURAS.

Ver capítulo de outros efeitos.

ATENÇÃO	Alimentos	Álcool	Abstinência	Veículos	Máquinas
	⊗	⊗	NÃO	⊘	⊗
Gravidez	Lactação	Crianças	Idosos	Ins.Hep.	Ins. Ren
⊗	⊗	⊗ (< 15 ANOS)	OK (doses <)	⊘ (doses <)	⊘ (doses <)

Superdose

Quadro Clínico: COMPROMETIMENTO DA CONSCIÊNCIA (DESDE SONOLÊNCIA LEVE ATÉ O COMA), DOENÇAS CARDIOVASCULARES E COMPROMETIMENTO RESPIRATÓRIO.

Manejo: TRATAMENTO SINTOMÁTICO E DE SUPORTE.
Lavagem gástrica imediata e fluidos intravenosos, quando necessário, e carvão ativado.
Administrar flumazenil para reduzir efeitos sedativos (com precaução, pois pode provocar convulsões).
Monitorar hipotensão e depressão do SNC.

DMI: 1.400mg   **DL/T:** SR

Associações Interessantes

- Trazodona (insônia)
- Anti-histamínicos

Interações Medicamentosas

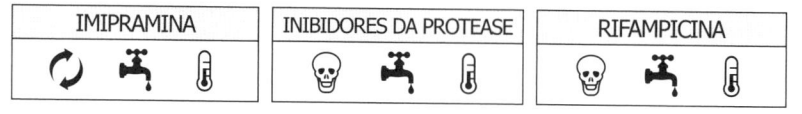

ADTs, BZDs, FLUMAZENIL, ISRSs, MIRTAZAPINA, MODAFINILA, NEUROLÉPTICOS, VENLAFAXINA.
ÁLCOOL, ANTIBIÓTICOS MACROLÍDEOS, ANTI-HISTAMÍNICOS, APREPITANTO, ANTIFÚNGICO AZÓIS, BLOQUEADORES DE CANAL DE CÁLCIO, FELBAMATO, FENITOÍNA, INIBIDORES DA BOMBA DE PRÓTON.

Curiosidades

- Foi lançado na França em 1988 e nos EUA em 1993.
- Em 2008, na Holanda foi o hipnótico mais prescrito (para dormir), com um total de 582.660 receitas aviadas.

continua...▶

- Em 23 de abril de 2007 o FDA dos EUA, aprovou 13 versões genéricas de tartarato de zolpidem.
- Em 2011 foi aprovado pela FDA a marca Intermezzo, que consiste numa dose baixa para quem acorda no meio da noite e não consegue voltar a dormir.

Dados Complementares

Data de Início	Tipo de Receita	Preço	CAS	ATC	DCB-DENOMINAÇÃO COMUM BRASILEIRA – GENÉRICO
1988	C1 e B1	$$	82626-48-0	N05CF02	HEMITARTARATO DE ZOLDIPEM TARTRATO DE ZOLDIPEM

PK – Farmacocinética

VIA ADM	PCP	Pmáx	V.D.	LP	T ½	MET	EX
ORAL	0,5a 2,6hs	SR	0,54 a 0,002L/kg	92%	1,5 a 3,2hs	OXIDAÇÃO GRUPO METIL	URINA FEZES

PD – Farmacodinâmica

- Substrato do CYP 3A4.
- Sua ação está relacionada com uma atividade agonista específica, sobre um receptor central GABA-OMEGA (também chamado BZ1 e BZ2) que modula a abertura do canal de cloreto. Contudo, é um agonista preferencial da subclasse de receptores Omega-1 (Bz1). Estudos referentes a ação sobre o sono noturno mostraram que o fármaco prolonga o estágio II do sono, bem como os estágios de sono profundo (III e IV).

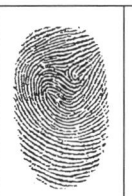

HIPNÓTICO NÃO BENZODIAZEPÍNICO

ZOPICLONA
Imovane® - Sanofi Aventis

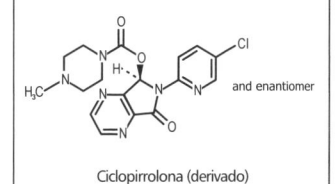

Ciclopirrolona (derivado)

Apresentações

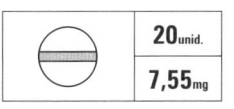

20unid.

7,55mg

Similares no Brasil

NÃO HÁ.

Posologia

- INICIAR COM DOSES DE 3,75mg (À NOITE).
- TRATAMENTO DEVE SER BREVE (MÁXIMO 4 SEMANAS).

DMD: 7,5mg

Início de Ação: 15 a 30min.

Indicações

- INSÔNIA.
- Insônia no pré-operatório.

Contraindicações

- Adição.
- Apneia do sono.
- Crianças com menos de 15 anos.
- Depressão e/ou ideação suicida graves.
- Drogadição.
- Glaucoma.
- Insuficiência hepática severa.
- Insuficiência respiratória ou DBPOC.
- *Miastenia gravis.*
- *HS.*

Precauções

- NÃO PRESCREVER PARA PACIENTES DEPENDENTES QUÍMICOS OU COM GRAVES TRANSTORNOS DE PERSONALIDADE.
- PODE AGRAVAR QUADROS DE INSUFICIÊNCIA RESPIRATÓRIA.
- O USO DEVE SER BREVE E INTERMITENTE.

Efeitos Adversos

BOCA SECA, CEFALEIA, DIFICULDADE PARA ACORDAR PELA MANHÃ, GOSTO AMARGO, SEDAÇÃO.

Menos comuns: amnésia anterógrada, anafilaxia, coma, dor epigástrica, insônia de rebote, náuseas, sonambulismo, tonturas.

Raros: agressividade, alucinações, angioedema, comportamento inapropriado associado com amnésia, confusão, irritabilidade, pesadelos, reações anafiláticas, reações psiquiátricas e paradoxais.

ATENÇÃO	**Alimentos**	**Álcool**	**Abstinência**	**Veículos**	**Máquinas**
	Ind.	⊗	SIM	⊘	⊗
Gravidez	**Lactação**	**Crianças**	**Idosos**	**Ins.Hep.**	**Ins. Ren**
⊗	⊗	⊗ < 15 ANOS	**OK** doses <	⊘ doses <	⊘ doses <

Superdose

Quadro Clínico: ATAXIA, ARREFLEXIA, CONFUSÃO, COMA.
(INVESTIGAR PRESENÇA DE OUTRAS SUBSTÂNCIAS).

Manejo: MONITORAR RESPIRAÇÃO, PULSO E PRESSÃO SANGUÍNEA.
HIDRATAÇÃO PARENTERAL E PERMEABILIDADE DAS VIAS AÉREAS, ESVAZIAMENTO GÁSTRICO SE A INGESTÃO FOR RECENTE. O FLUMAZENIL PODE SER UM ANTÍDOTO ÚTIL.

DMI: SR   **DL/T:** SR

Interações Medicamentosas

INIBIDORES DA PROTEASE	RIFAMPICINA
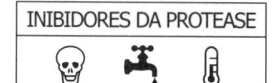	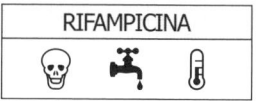

continua...▶

ISRSs, MIRTAZAPINA, MODAFINILA, NEUROLÉPTICOS, TRICÍCLICOS.
ÁLCOOL, ANTIBIÓTICOS MACROLÍDEOS, ANTIFÚNGICO AZÓIS, ANTI-HISTAMÍNICOS, APREPITANTO, BLOQUEADORES DE CANAL DE CÁLCIO, CAFEÍNA, FELBAMATO, FENITOÍNA, INIBIDORES DA BOMBA DE PRÓTON.

Curiosidades

• Desenvolvida e lançada em 1986 pela Rhône-Poulenc AS, agora parte da Sanofi Aventis (principal produtor mundial da droga).
• Nos Estados Unidos, a zopiclona não está disponível comercialmente, embora o seu estereoisômero ativo, o eszopiclone, seja vendido sob o nome Lunesta.
• Na Noruega, não obteve registro, por existirem estudos em animais que demonstraram desordens na tireoide e neoplasmas.
• Na Islândia, também não obteve registro, devido aos achados positivos de carcinogenicidade em animais e efeitos adversos em humanos.

Dados Complementares

Data de Início	Tipo de Receita	Preço	CAS	ATC	DCB-DENOMINAÇÃO COMUM BRASILEIRA – GENÉRICO
1986	B1	$$	43200-80-2	N05CF01	ZOPICLONA

PK – Farmacocinética

VIA ADM	PCP	Pmáx	V.D.	LP	T ½	MET	EX
ORAL	1,5 a 2h	SR	91,8 a 104,5L/kg	45%	5 a 6hs	HEPAT	URINA FEZES

PD – Farmacodinâmica

• Substrato do CYP 2C8/9.
• Ação agonista específica nos receptores centrais pertencentes ao complexo macromolecular do GABA-A, modulando a abertura dos canais de cloreto.
• Na insônia, a zopiclona diminui o estágio I e aumenta o estágio II, enquanto mantém ou prolonga os estágios de sono profundo (III aIV), e o sono pradoxal.

NEUROLÉPTICO ATÍPICO	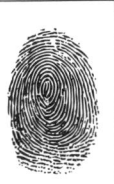	ZOTEPINA Zoieptil® Rottendorf Pharma	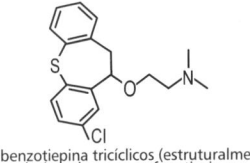 Dibenzotiepina tricíclicos (estruturalmente relacionados com as fenotiazinas e clozapina)

INDISPONÍVEL NO BRASIL.

NEUROLÉPTICO TÍPICO	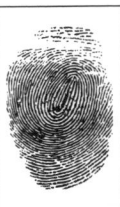	ZUCLOPENTIXOL Clopixol® - Lundbeck	Tioxanteno derivado

Apresentações

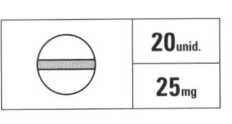 20 unid. / 10 mg

20 unid. / 25 mg

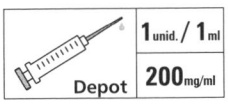 1 unid. / 1 ml / Depot 200 mg/ml

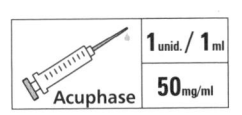 1 unid. / 1 ml / Acuphase 50 mg/ml

Similares no Brasil

NÃO HÁ.

Posologia

- **DOSE INICIAL:** 10 a 20mg/DIA
- AUMENTA-SE 10 a 20mg A CADA 2 OU 3 DIAS.
- DEPOT: 200 a 400mg (1 a 2ml) A CADA 2 OU 4 SEMANAS.

DMD: ATÉ 75mg, ANTES DE DORMIR

Início de Ação: Sedação injetável - 1 a 8hs.

Indicações

- ESQUIZOFRENIA.
- IDOSOS (agressividade).
- PSICOSES AGUDAS.
- PSICOSES BREVES.
- RETARDO MENTAL (agressividade e transtorno de comportamento).
- Retardo mental (dificuldades de aprendizagem em crianças e adolescentes).

Contraindicações

QUADROS DE INTOXICAÇÃO AGUDA POR ÁLCOOL, BARBITÚRICOS OU OPIÁCEOS, INSUFICIÊNCIA HEPÁTICA GRAVE, DISCRASIAS SANGUÍNEAS E FEOCROMOCITOMA, HIPERSENSIBILIDADE AOS TIOXANTENOS.
ESTADOS COMATOSOS.

Precauções

- SUSPENDER O USO NO CASO DE HIPERTERMIAS OU SUSPEITA DE SÍNDROME NEUROLÉPTICA.
- EVITAR O USO EM PACIENTES COM GLAUCOMA DE ÂNGULO ESTREITO.
- EVITAR O USO EM PACIENTES QUE FAZEM USO CONCOMITANTE DE SUBSTÂNCIAS QUE PROLONGAM O INTERVALO QT.
- MONITORAR O USO EM PACIENTES EPILÉPTICOS.
- FAZER AJUSTE TERAPÊUTICO DA DOSE EM PACIENTES DIABÉTICOS (modifica resposta à insulina).
- FORMAS DE ACETATO E DECANOATO PODEM SER ADMINISTRADAS CONJUNTAMENTE, INCLUSIVE NA MESMA SERINGA, SE O VEÍCULO DE AMBAS FOR OLEOSO; OS VOLUMES QUE EXCEDEREM 4ml, DEVEM SER DISTRIBUÍDOS ENTRE DOIS LOCAIS DE INJEÇÃO.
- PODE CAUSAR AUMENTO DE ENZIMAS HEPÁTICAS.

Efeitos Adversos

ASTENIA, BOCA SECA, DEPRESSÃO, DIMINUIÇÃO DA CONCENTRAÇÃO, ECEs, FRAQUEZA, INSÔNIA, PARKINSONISMO, SEDAÇÃO, SONOLÊNCIA, TONTURA, XEROSTOMIA.

Menos comuns: agitação, alteração de peso e de enzimas hepáticas, alucinações, amenorreia, amnésia, anorexia, ansiedade, apatia, astenia, aumento ou diminuição do peso, cefaleia, confusão mental, constipação, convulsões, crises oculogíricas, depressão, dificuldade de marcha, diminuição da concentração, discinesia tardia, disfunções sexuais, distonias, dor, galactorreia, ganho de peso, ginecomastia, hiperprolactinemia, hipotensão ortostática, mal estar, náuseas, palpitações, pigmentação lenticular, priapismo, prurido, reações cutâneas e de fotossensibilidade, seborreia, sialorreia, SNM, sonhos anormais, sudorese, taquicardia, visão turva, vômitos.

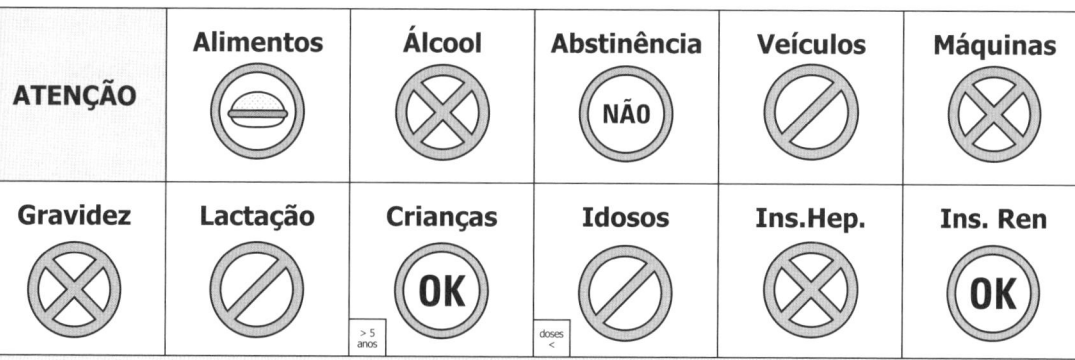

ATENÇÃO	Alimentos	Álcool	Abstinência	Veículos	Máquinas
			NÃO		
Gravidez	Lactação	Crianças	Idosos	Ins.Hep.	Ins. Ren
		OK (> 5 anos)	(doses <)		OK

Associações Interessantes

- Com anticonvulsivantes (esquizofrenia e TBP).
- Lítio – mania TBP.
- BZDs – agitação.

Interações Medicamentosas

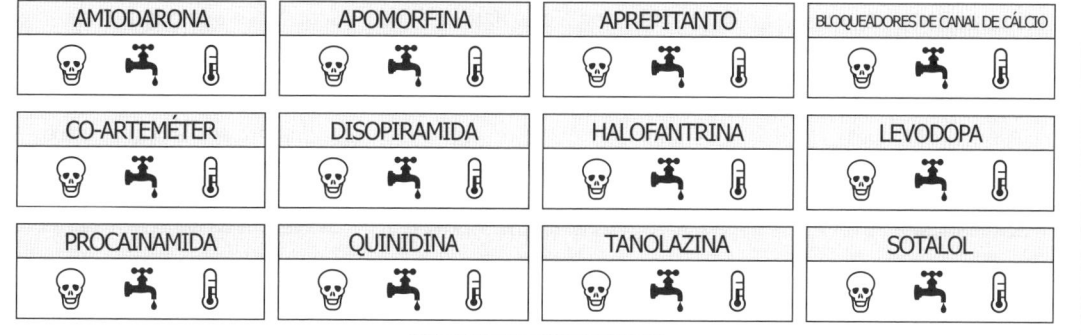

AMIODARONA	APOMORFINA	APREPITANTO	BLOQUEADORES DE CANAL DE CÁLCIO
CO-ARTEMÉTER	DISOPIRAMIDA	HALOFANTRINA	LEVODOPA
PROCAINAMIDA	QUINIDINA	TANOLAZINA	SOTALOL

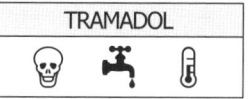

TRAMADOL

AV/DVP, BZDs, CARBAMAZEPINA, LÍTIO, VENLAFAXINA.
AGONISTAS DOPAMINÉRGICOS, AINEs, ANTIÁCIDOS, ANTIBIÓTICOS MACROLÍDEOS, ANTIDIABÉTICO, ANTIFÚNGICO AZÓIS, ITRNNs, METILDOPA, PENTAMIDINA, QUININA, QUINOLONAS, RIFAMPICINA.

Superdose

Quadro Clínico: INTENSA SEDAÇÃO, SÍNDROME PARKINSONIANA GRAVE, CONVULSÕES, DIMINUIÇÃO DA PA, CHOQUE, HIPO/HIPERTERMIA, COMA.

Manejo: TRATAMENTO ESSENCIALMENTE SINTOMÁTICO E DE SUPORTE (lavagem e carvão ativado).
Em caso de convulsões, usar diazepam.
Para a hipotensão recomenda-se a adrenalina.
Não é recomendada a diurese ou a diálise.
Para os efeitos extrapiramidais está indicado o biperideno.

DMI: SR   **DL/T:** SR

Curiosidades

- Foi introduzida pela Lundbeck em 1962.
- Efeito antiemético observado em animais que também podem ocorrer no homem - zuclopentixol pode mascarar sinais de toxicidade devido à superdosagem de outras drogas, ou poderão mascarar sintomas de doenças como tumores cerebrais ou obstrução intestinal.
- Pelas suas ações é considerado "parcialmente atípico".

continua...▶

- É um tioxanteno "parente" do Navane, que foi retirado do Brasil.
- Foi desenvolvido em pesquisas sistemáticas, junto com outros tioxantenos, por Povl Viggo, na Dinamarca, buscando melhor tolerabilidade que as fenotiazinas.

Dados Complementares

Data de Início	Tipo de Receita	Preço	CAS	ATC	DCB-DENOMINAÇÃO COMUM BRASILEIRA – GENÉRICO
1962	C1	$	53772-83-1	N05AF0R	ACETATO DE ZUCLOPENTIXOL DECANOATO DE ZUCLOPENTIXOL DICLORIDRATO DE ZUCLOPENTIXOL

PK – Farmacocinética

VIA ADM	PCP	Pmáx	V.D.	LP	T ½	MET	EX
ORAL, IM	ORAL:4h DEPOT: 1 semana	DEPOT: 10 a 12 semanas	SR	98 a 99%	20hs 19dias (DEPOT)	HEPAT	FEZES

PD – Farmacodinâmica

- Substrato do CYP2D6.
- É um derivado tioxanteno com pronunciado efeito antipsicótico e específico efeito depressor.
- Está relacionado ao bloqueio dos receptores de dopamina (DI e D2), o que parece desencadear uma série de reações, já que os outros sistemas neurotransmissores também são influenciados (alfa-I-adrenérgico e 5-HT$_2$).
- Pequeno bloqueio H1 e menor afinidade pelos receptores alfa-2-adrenérgicos e muscarínicos colinérgicos.

Preencha em caso de novo medicamento

Apresentações

Similares no Brasil

Posologia

DMD:

Início de Ação: 15 a 30min.

Indicações

Contraindicações

Precauções

Efeitos Adversos

ATENÇÃO	Alimentos	Álcool	Abstinência	Veículos	Máquinas
Gravidez	Lactação	Crianças	Idosos	Ins.Hep.	Ins. Ren

Superdose

Quadro Clínico:

Manejo:

DMI: DL/T:

Interações Medicamentosas

Curiosidades

Dados Complementares

Data de Início	Tipo de Receita	Preço	CAS	ATC	DCB-DENOMINAÇÃO COMUM BRASILEIRA – GENÉRICO

PK – Farmacocinética

VIA ADM	PCP	Pmáx	V.D.	LP	T ½	MET	EX

PD – Farmacodinâmica

Preencha em caso de novo medicamento

Apresentações

Similares no Brasil

Posologia

DMD:

Início de Ação: 15 a 30min.

Indicações

Contraindicações

Precauções

Efeitos Adversos

ATENÇÃO	Alimentos	Álcool	Abstinência	Veículos	Máquinas
Gravidez	Lactação	Crianças	Idosos	Ins.Hep.	Ins. Ren

Superdose

Quadro Clínico:

Manejo:

DMI: DL/T:

Interações Medicamentosas

Curiosidades

Dados Complementares

Data de Início	Tipo de Receita	Preço	CAS	ATC	DCB-DENOMINAÇÃO COMUM BRASILEIRA – GENÉRICO

PK – Farmacocinética

VIA ADM	PCP	Pmáx	V.D.	LP	T ½	MET	EX

PD – Farmacodinâmica

Preencha em caso de novo medicamento

Apresentações

Similares no Brasil

Posologia

DMD:

Início de Ação: 15 a 30min.

Indicações

Contraindicações

Precauções

Efeitos Adversos

ATENÇÃO	Alimentos	Álcool	Abstinência	Veículos	Máquinas
Gravidez	Lactação	Crianças	Idosos	Ins.Hep.	Ins. Ren

Superdose

Quadro Clínico:

Manejo:

DMI: DL/T:

Interações Medicamentosas

Curiosidades

Dados Complementares

Data de Início	Tipo de Receita	Preço	CAS	ATC	DCB-DENOMINAÇÃO COMUM BRASILEIRA – GENÉRICO

PK – Farmacocinética

VIA ADM	PCP	Pmáx	V.D.	LP	T ½	MET	EX

PD – Farmacodinâmica

Preencha em caso de novo medicamento

Apresentações

Similares no Brasil

Posologia

DMD:

Início de Ação: 15 a 30min.

Indicações

Contraindicações

Precauções

Efeitos Adversos

ATENÇÃO	Alimentos	Álcool	Abstinência	Veículos	Máquinas
Gravidez	Lactação	Crianças	Idosos	Ins.Hep.	Ins. Ren

Superdose

Quadro Clínico:

Manejo:

DMI: DL/T:

Interações Medicamentosas

Curiosidades

Dados Complementares					
Data de Início	Tipo de Receita	Preço	CAS	ATC	DCB-DENOMINAÇÃO COMUM BRASILEIRA – GENÉRICO

PK – Farmacocinética							
VIA ADM	PCP	Pmáx	V.D.	LP	T ½	MET	EX

PD – Farmacodinâmica

Capítulo IV

Outros Efeitos
(Adversos e Interações)

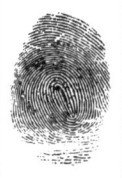

ESTABILIZADOR DE HUMOR

ÁCIDO VALPROICO
Depakene® - Abbot

DIVALPROATO DE SÓDIO
Depakote® - Abbot

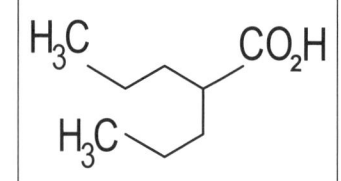

Outros Efeitos

MENOS COMUNS: agranulocitose, alopecia, alterações auditivas e surdez, alterações na fala, alterações de outras provas de função hepática, alterações de personalidade, alucinações, ambliopia, amnésia, andar anormal, anemia, anemia aplásica, anorexia com perda de peso, ansiedade, artralgia, artrose, astenia, ataxia, atrofia cerebral reversível, aumento do apetite com o ganho de peso, aumentos de bilirrubina sérica, aumento da frequência urinária, aumento das mamas, aumento da tosse, boca seca, bradicardia, bronquite, cãibras, calafrios, cefaleia, cistite, cólica, confusão, conjuntivite, constipação, contrações musculares, depressão, depressão da medula óssea, deterioração do comportamento, deturpação do paladar, diplopia, disartria, discinesia tardia, dismenorreia, dispepsia, dispneia, dor óssea, dor e rigidez no pescoço, dor gástrica, dor lombar, dor nos olhos, dor de ouvido, dor torácica, edema de extremidades, edema de face e periférico, elevações de HDL, enurese, eosinofilia, eritema multiforme ou maculopapular, eructação, erupção cutânea, epistaxe, escotomas, estomatite, faringite, febre, flatulência, fotossensibilidade, furunculose, galactorreia, gastroenterite, glossite, hematêmese, hemorragia, hemorragia vaginal, hiperamonemia, hiperatividade, hiperestesia, hiperreflexia, hipertensão, hipertonia postural, hipocinesia, hipofibrinogenemia, hiponatremia, hostilidade, incontinência fecal, incontinência urinária, incoordenação motora, infecção do trato urinário, infecções, inflamação, inibição da coagulação, labilidade emocional, linfocitose relativa, macrocitose, mal estar, menstruações irregulares, metrorragia, mialgia, *miastenia*, necrose epidérmica tóxica, nervosismo, nistagmo, olhos ressecados, otite média, palpitações, pancitopenia, pancreatite hemorrágica, pele seca, pensamentos e sonhos anormais, petéquias, pneumonia, porfiria aguda intermitente, prurido generalizado, *rash* cutâneo, reação catatônica, rinite, seborreia, secreção de HAD alterada, síndrome de Stevens-Johnson, síndrome do ovário policístico, sintomas de gripe, taquicardia, tontura, vaginite, vasculite cutânea, vasodilatação, vertigem, visão anormal, zumbidos.

INCOMUNS: abscesso periodontal, agitação, agressividade, amenorreia.

RAROS: aumento das glândulas paratireoides, coma, diminuição das concentrações de carnitina, encefalopatia, hiperglicinemia, pancreatite aguda, síndrome de Fanconi, síndrome similar a lúpus, testes de função tireoideanas anormais, transpiração excessiva, trombocitopenia.

ADTs, ARIPIPRAZOL, BUPROPIONA, BZDs, CARBAMAZEPINA, CLOMIPRAMINA, CLORPROMAZINA, CLOZAPINA, FLUOXETINA, FLUVOXAMINA, LÍTIO, OLANZAPINA, RISPEPIDONA, TOPIRAMATO, TRANILCIPROMINA.
AAS, ANTIBIÓTICOS (ertapenem, eritromicina imipenem-cilastatina, meropenem), ANTIEPILÉPTICOS (felbamato, fenitoína, fenobarbitúrico, hidantoínas, mefenitoína, primidona), ANTIRRETROVIRAIS (aciclovir, zidovudina), CARVÃO, CARNITINA, CARVÃO ATIVADO, CIMETIDINA, CISPLATINA, COLESTIRAMINA, CONTRACEPTIVO ORAL, PROPRANOLOL, SALICILATOS EM GERAL, TIOPENTAL, VARFARINA.

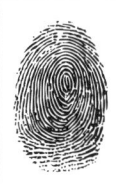

ANTIDEPRESSIVO SELETIVO

AGOMELATINA
Valdoxan® - Servier

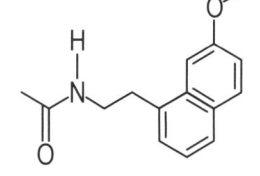

Outros Efeitos

VER CAPÍTULO IDENTIDADES

<table>
<tr><td>ANSIOLÍTICO BENZODIAZEPÍNICO</td><td>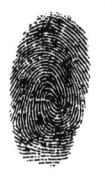</td><td>ALPRAZOLAM
Frontal® - Pfizer</td><td>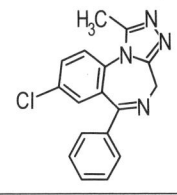</td></tr>
</table>

Outros Efeitos

MENOS COMUNS: agitação, agressividade, alteração ou ganho de peso, alteração da função hepática, amnésia anterógrada, anorgasmia, ansiedade de rebote, aumento de transaminases, bloqueio da ovulação, boca seca, bradicardia, cefaleia, cólica abdominal, comprometimento/déficit de memória, constipação, crises convulsivas, déficit ou distúrbio cognitivo, dependência, depressão, desinibição, despersonalização, desrealização, dificuldade de concentração, diminuição de apetite, diminuição de libido, diplopia, disartria, distonia, dor nas articulações, gosto metálico, hipersensibilidade a estímulos, hiperacusia, hipotonia, ideação paranoide (em idosos), ictericia, impotência, inquietude, insônia de rebote, irritabilidade, letargia, náuseas, parestesias, pesadelos, prurido, relaxamento muscular, retenção urinária, sudorese, tontura, vertigem, visão borrada, vômitos.

INCOMUNS: acatisia, alergia, alterações do paladar, amnésia, anorexia, anormalidades do sonho, ansiedade, aumento do apetite, bilirrubina aumentada, cãibras, confusão, congestão nasal, contratura muscular, dermatite, diarreia, dificuldades de micção, disfunção sexual, distúrbios menstruais, distúrbios do tônus muscular, distúrbios vasomotores, dor torácica, edema, exantema, fala pastosa, falta de coordenação, fraqueza, fraqueza musculoesquelética, hiperventilação, humor alterado, incontinência urinária, infecção das vias aéreas superiores, insônia, irregularidades menstruais, loquacidade, manifestações autonômicas, medo, movimento involuntário anormal, nervosismo, obstipação, palpitações, perda de peso, rigidez, rigidez muscular, salivação aumentada, sensação de calor, síncope, sintomas gastrointestinais, taquicardia, tremor, vômitos, zumbido.

RAROS: alucinações, aumento da pressão ocular, comportamento agressivo ou hostil, estimulação, raiva.

AV/DVP CARBAMAZEPINA, DISSULFIRAM, HALOPERIDOL, OXCARBAZEPINA, SERTRALINA. *ANTIBACTERICIDA (rifabutina, rifampin, rifapentina), ANTIBIÓTICOS MACROLÍDEOS, ANTICONVULSIVANTES (etotoína, fenitoína, fosfenitoína, hidantoínas, mefenitoína), ANTIFÚNGICO AZÓIS (cetoconazol, itraconazol, voriconazol), APREPITANTO, ATORVASTATINA, CIMETIDINA, CONTRACEPTIVOS ORAIS, DIGOXINA, EFAVIRENZ, ETANOL, FITOTERÁPICOS, INIBIDOR DA HMG-CoA REDUTASE, RELAXANTE MUSCULAR (atracúrio, pancurônio), TEOFILINA.*

<table>
<tr><td>ANTIPARKINSONIANOS</td><td>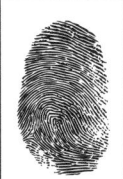</td><td>AMANTADINA
Mantidan® - Eurofarma</td><td>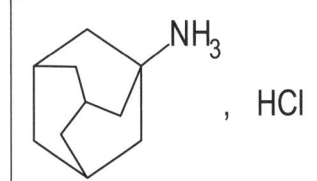</td></tr>
</table>

Outros Efeitos

INCOMUNS: alucinação, boca seca, confusão, descompensação cardíaca, desmaios, dificuldade para urinar, inchaço nas mãos e pés, visão turva, vômitos.

RAROS: alterações mentais, alterações na visão, apreensões, calafrios, coordenação difícil, depressão mental grave, dor de garganta, erupção cutânea, fala arrastada, falta de ar, febre, inchaço nos olhos, pensamentos ou tentativa de suicídio, perda de memória. BIPERIDENO, TIORIDAZINA, TRIEXIFENIDIL *ANTICOLINÉRGICOS (atropina, beladona, benztropina, clidínio, diciclomina, escopolaminaglicopirrolato, hiosciamina, clorotiazida, prociclidina, propantelina, tridiexetil),*

continua...▶

DIURÉTICOS E ANTI-HIPERTENSIVOS (bendroflumetiazida, clorotiazida, clortalidona, hidroclorotiazida, indapamida, metolazona, politiazida, tiazida, triamterene), LEVODOPA, ORFENADRINA, OXIBUTININA, QUINETAZONA, TRIMETROPIM.

NEUROLÉPTICO TÍPICO	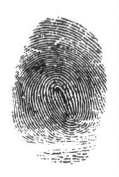	**AMISSULPRIDA** Socian® - Sanofi-Aventis	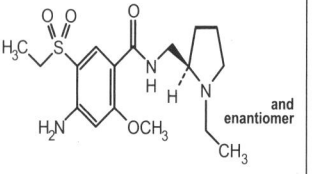

Outros Efeitos

VER CAPÍTULO IDENTIDADES

ANTIDEPRESSIVO TRICÍCLICO TETRACÍCLICO	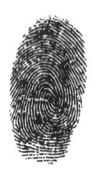	**AMITRIPTILINA** Tryptanol® - Merck-Sharp	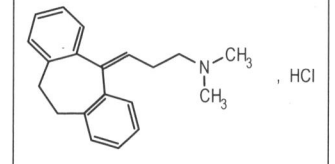

Outros Efeitos

MENOS COMUM: acatisia, agranulocitose, alopecia, alteração do paladar, alucinações, amenorreia, aumento do apetite, calorões, cefaleia, ciclagem rápida, confusão, convulsão, coriza, déficit de atenção, déficit cognitivo, déficit de memória, delírio, dermatite esfoliativa, desrealização, desregulação da temperatura, diarreia, diminuição da libido, distonia, ECEs, edema, eosinofilia, episódio dissociativo, eritema multiforme, estomatite, fissura por doce, fotossensibilidade cutânea, galactorreia, glaucoma (precipitação), ginecomastia, hipercinesia, hiperglicemia, hipertrofia prostática benigna, hipoglicemia, icterícia, íleo paralítico, impotência, leucocitose, leucopenia, náuseas, parestesias, pesadelos, prurido, queda de cabelo, *rash* cutâneo, redução do limiar convulsivo, retenção urinária, síndrome noradrenérgica precoce, sonambulismo, sonhos bizarros, sudorese, taquicardia, tiques, tremores finos, urticária, vertigens, virada maníaca, vômitos, xeroftalmia.

INCOMUNS: alteração nos padrões do EEG, anorexia, ansiedade, arritmias, ataxia, aumento ou diminuição da glicemia, aumento da libido, aumento das mamas, aumento ou perda de peso, aumento da perspiração, aumento da pressão intraocular, bloqueio cardíaco, coma, depressão da medula óssea, desconforto epigástrico, desorientação, dilatação do trato urinário, disartria, distúrbios da acomodação, distúrbio de concentração, distúrbios do sonho e sono (redução), edema de face e língua, efeitos anticolinérgicos, estados confusionais, excitação, formigamento, fotossensibilização, fraqueza, frequência urinária, função hepática alterada, hiperpirexia, hipertensão, icto cerebral, língua negra, mal-estar, midríase moderada, movimentos e discinesia tardia, mudanças na condução atrioventricular, mudanças não específicas do EEG, neuropatia periférica, palpitação, púrpura, síncope, síndrome de secreção do hormônio antidiurético inadequada, sintomas extrapiramidais incluindo movimentos involuntários anormais, sonolência, tinido, torpor, trombocitopenia, tumefação da parótida, tumefação testicular.

RAROS: hepatite, hipomania.

AV/DVP, BUPROPIONA, BUSPIRONA, CARBAMAZEPINA, CITALOPRAM, CLONIDINA, DISSULFIRAM, ESCITALOPRAM, FLUOXETINA, FLUVOXAMINA, LÍTIO, PAROXETINA, SIBUTRAMINA, VENLAFAXINA *ANTAGONISTAS H2, ANTIBACTERICIDA (furazolidona, rifabutina, rifampin), ANTICOAGULANTES, ANTICOLINÉRGICOS, ANTIFÚNGICOS (cetoconazol, terbinafina), ANTIFÚNGICOS AZÓIS, ANTI-HIPERTENSIVOS (guanetidina, guanfacina, norepinefrina), ANTIPARKINSONIANOS (carbidopa, levodopa), CIMETIDINA, DEPRESSORES DO SNC, DICUMAROL, FITOTERÁPICO, FLUCONAZOL, PROPAFENONA, SIMPATOMIMÉTICOS (dobutamina, dopamina, efedrina, fenilefrina, mefentermina, metaraminol, metoxamina).*

NEUROLÉPTICO ATÍPICO	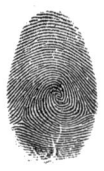	**ARIPIPRAZOL** Abilify® - Bristol-Meyers Squibb	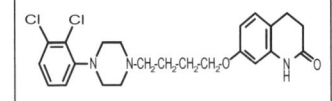

Outros Efeitos

MENOS COMUNS: alopecia, alteração/anormalidades da marcha, anemia, anorexia, aumento do apetite, aumento e/ou prolongamento do intervalo QT, aumento da creatina fosfoquinase, aumento da fosfatase alcalina, bradicardia, confusão, conjuntivite, convulsões, crises oculogíricas, discinesia tardia, dismenorreia, dispneia, dor de ouvido, dor no peito, ECEs, edema periférico, fadiga, febre, fotossensibilidade, hiperreflexia, hipertensão, hipotensão, hipotonia, hostilidade, ideação e/ou pensamento suicida, incontinência urinária, nervosismo, pele seca, perda de peso, pneumonia, prejuízo da memória, prurido, *rash* cutâneo, reação maníaca, retardo do pensamento, rigidez cervical, rinite, sialorreia, sintomas obsessivos-compulsivos, sudorese, tosse, tremor, visão borrada.

INCOMUNS: abscesso periodontal, abdômem inchado, acidente cerebrovascular, acinesia, acne, albuminúria, alteração do paladar, alterações da frequência urinária, alucinação, alucinação visual, amenorreia, amnésia, anemia por deficiência de ferro, anemia hipocrômica, anemia macrocítica, angina *pectoris*, apatia, artralgia, artrite, artrose, asma, astenia, ataque do pânico, ataxia, aumento da libido, aumento dos reflexo, aumento da salivação, aumento da ureia sérica, bilirrubinemia, blefarite, bloqueio AV, bradicinesia, bursite, calafrio, cálculo renal, cárie, catarata, cianose, cistite, colecistite, colelitíase, colite, contração curta e súbita, dano acidental, delírio, descoloração da pele, desidratação, despersonalização, diabetes melito, diminuição da consciência, diminuição da libido, disartria, discinesia, disfagia, distonia, disúria, dor de garganta, dor na mama, dor no maxilar, dor nos olhos, dor óssea, dor pélvica, dor no pescoço, eczema, edema, edema de face, edema de língua, ejaculação anormal, enxaqueca, eosinofilia, epistaxe, eructação, erupção vesicobolhosa, espasmo, estomatite, estupor, extrassístoles, falência cardíaca, falência renal, faringite, fibrilação atrial, flatulência, flebite, fraqueza muscular, gastrite, gastroenterite, gengivite, ginecomastia, hematúria, hemorragia, hemorragia gastrointestinal, hemorragia ocular, hemorragia retal, hemorragia vaginal, hemorroida, hiperatividade, hipercalemia, hipercolesterolemia, hiperestesia, hiperglicemia, hiperlipidemia, hipercinesia, hipersonia, hiperuricemia, hipocalemia, hipocinesia, hipoglicemia, hiponatremia, hipotiroidismo, impactação das fezes, impotência, incontinência fecal, infarto do miocárdio, isquemia cerebral, isquemia do miocárdio, labilidade afetiva, laringite, leucocitose, leucopenia (incluindo neutropenia), leucorreia, linfadenopatia, mal-estar, mania, *miastenia*, mioclonia, miopatia, moniíase oral, moniíase vaginal, neuropatia, obesidade, olho seco, otite média, palidez, palpitação, parada cardíaca, parada cardiorrespiratória, parestesia, pensamento vagaroso, perda da memória, pernas inquietas, pneumonia aspirativa, psoríase, queimação urinária, reação esquizofrênica, reação maníaco-depressiva, reação paranoide, refluxo gastroesofágico, retenção urinária, rigidez (incluindo abdômem, costas, extremidades, cabeça, maxilar e língua), rigidez em roda denteada, seborreia, sede, sensação de cabeça leve, síndrome extrapiramidal, sintomas de gripe, sinusite, soluço, sonhos anormais, suicídio, surdez, tensão no peito, tinitus, tremor das extremidades, trombose venosa profunda, úlcera na boca, úlcera na pele, urgência urinária, vasodilatação, vertigem.

RAROS: ambliopia, anorgasmia, apneia, artrite reumatoide, aumento de ALT, aumento de AST, aumento da desidrogenase lática, aumento de gama GT, aumento do septo, aumento de TGO e TGP, bócio, bloqueio de ramo, cabeça pesada, cardiomegalia, cervicite, cheilitis, crise oculógira, dermatite esfoliativa, desrealização, diminuição dos reflexos, diplopia, edema pulmonar, embolismo pulmonar, embotamento afetivo, erupção maculopapular, esofagite, euforia, falência cardiopulmonar, falência respiratória, *flutter* atrial, fotofobia, glicosúria, glossite, gota, hematêmese, hemoptise, hemorragia gengival, hemorragia intracranial, hemorragia uterina, hepatite, hepatomegalia, hipertireoidismo, hipotonia, hipóxia, incoordenação, insolação, lactação feminina, melena, menorragia, moniíase, noctúria, obstrução intestinal, otite externa, pancreatite, pensamento obsessivo, petéquias, piscar frequente, poliúria, priapismo, ptose, rabdomiólise, reação hipoglicêmica, reação vasovagal,

continua...▶

ressecamento das vias aéreas nasais, síncope, síndrome buco-glossal, síndrome de Mendelson, tendinite, tenossinovite, tensão na garganta, tensão lombar, transtornos da regulação da temperatura, trombocitemia, trombocitopenia, tromboflebite, úlcera duodenal, úlcera péptica, urolitíase, urticária.

VER CAPÍTULO IDENTIDADES

NEUROLÉPTICO ATÍPICO	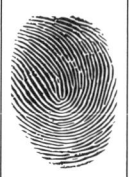	**ASENAPINA** **Saphris®** - Schering-Plough	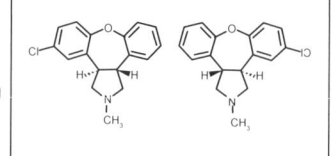

Outros Efeitos

VER CAPÍTULO IDENTIDADES

ANTIDISFUNÇÃO ERÉTIL	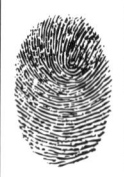	**AVANAFILA** **Stendra®** - Vivus	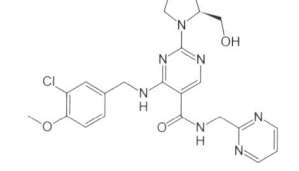

Outros Efeitos

VER CAPÍTULO IDENTIDADES

ANTIPARKINSONIANOS	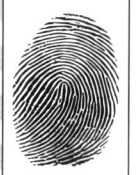	**BIPERIDENO** **Akineton®** - Abbott	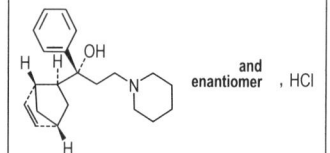

Outros Efeitos

VER CAPÍTULO IDENTIDADES

ANSIOLÍTICO BENZODIAZEPÍNICO	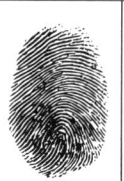	**BROMAZEPAM** **Lexotan®** - Roche	

Outros Efeitos

INCOMUNS: agitação, agressividade, alteração da função hepática, amnésia anterógrada, anorgasmia, anovulação, ansiedade de rebote, boca seca, bradicardia, cólica abdominal, constipação, convulsões, déficit cognitivo, déficit de memória, dependência, depressão, desinibição, despersonalização, desrealização, diminuição do apetite, diminuição da libido, diplopia, disartria, disforia, distonia, dor na articulação, ganho de peso, gosto metálico, hiperacusia, hipersensibilidade a estímulos, hipotonia, icterícia, impotência, inquietude, insônia de rebote, irritabilidade, náuseas, parestesias, perda de apetite, pesadelos, prurido, relaxamento muscular, retenção urinária, sudorese, tonturas, vertigens, visão borrada, vômitos.

RAROS: relaxamento muscular.

VER CAPÍTULO IDENTIDADES

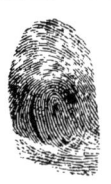

ANTIPARKINSONIANOS

BROMOCRIPTINA
Parlodel® - Novartis

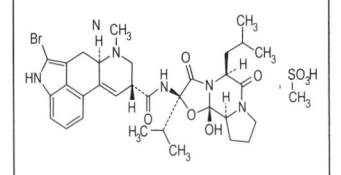

Outros Efeitos

MENOS COMUNS: anorexia, ansiedade, blefaroespasmo, boca seca, congestão nasal, constipação intestinal, convulsão, depressão, disfagia, dor de cabeça, dor epigástrica, edema dos pés e tornozelos, eritromelalgia, exacerbação, fibrose das válvulas cardíacas, frequência urinária, hemorragia gastrointestinal, incontinência urinária, letargia, manchas de pele, nervosismo, parestesia, pesadelos, psicose, *rash* cutâneo, retenção urinária, sonolência diurna incontrolável, síncope, síndrome de Raynaud.

RAROS: alucinações visuais, arritmias, ataque vasovagal, cãibras, cansaço, derrame pleural, desmaios, diminuição do sono, falta de ar, fibrose pulmonar, fibrose retroperitoneal, formigamento das orelhas, insônia, lentidão, palidez facial, paranoia, perda de cabelos, pericardite constritiva, potenciação do álcool, psicose delirante, redução da tolerância ao frio, sensação de cabeça pesada, SNM, taquicardia ventricular, vertigens.

ADTs, APOMORFINA, BUPROPIONA, CARBAMAZEPINA, FENOTIAZINAS (clorpromazina, flufenazina, prometazina), FLUOXETINA, ISRSs, NEUROLÉPTICOS, RISPERIDONA, TIORIDAZINA.
ANTIBIÓTICOS MACROLÍDEOS, ANTICONCEPTIVOS ORAIS, ANTIFÚNGICOS, ANTI-HIPERTENSIVOS, ERGOTAMINA, ETANOL, FENOTIAZINAS (metotrimeprazina, perfenazina, proclorperazina, promazina, tietilperazina, triflupromazina), LEVODOPA, METILDOPA, METOCLOPRAMIDA, QUINIDINA, SIMPATOMIMÉTICOS.

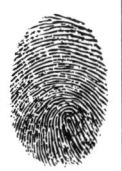

ANTIDEPRESSIVO SELETIVO

BUPROPIONA
Wellbutrin® - Glaxosmithkline

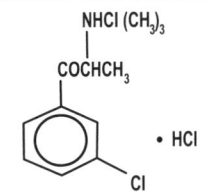

Outros Efeitos

INCOMUNS: bruxismo, danos no fígado, despersonalização, disartria, disforia, distúrbios alucinatórios visuais, dor nos dentes, dor inespecífica, edema oral, ereção dolorosa, ejaculação retardada, frigidez, ginecomastia, icterícia, inchaço testicular, infecção do trato urinário e respiratório, instabilidade de humor, irritação da gengiva, irritação vaginal, midríase, paranoia, pele seca, perda de memória, psicose, transtorno do pensamento formal, vertigem.

RAROS: acne, afasia, alterações na cor do cabelo, anemia, anormalidades no ECG, ciática, cistite, colite, comprometimento da atenção, diplopia, dispareunia, dispneia, distúrbio ovariano, disúria, dor torácica, ejaculação dolorosa, enurese, exame neurológico anormal, falta de ar, flebite, glicosúria, glossite, hirsutismo, ideação suicida, incontinência urinária, infarto do miocárdio, infecção pélvica, linfadenopatia, menopausa, odor corporal, palidez, pancitopenia, perfuração intestinal, rubor, sangramento gastrointestinal, úlcera estomacal.

ADTs (amitriptilina, clomipramina, desipramina, doxepina, imipramina, nortriptilina), AV/DVP, BZDs, *CARBAMAZEPINA, CITALOPRAM, CLONIDINA, CLOZAPINA, ZOLPIDEM.*
ANTI-HISTAMÍNICOS, BETABLOQUEADORES, FITOTERÁPICOS, FURAZOLIDONA, GUANFACINA, QUINIDINA, TICLOPIDINA.

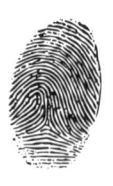

ANSIOLÍTICOS AZAPIRONAS

BUSPIRONA
Buspar® - B-Ms

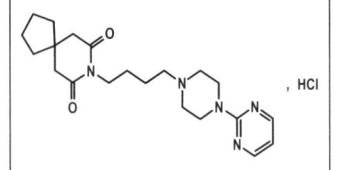

Outros Efeitos

MENOS COMUNS: acatisia, agranulocitose, alergias, amenorreia, anemia, anorexia, anorgasmia, boca seca, cãibra, congestão nasal, constipação intestinal, contraturas musculares, depressão, desconforto gástrico, diarreia, dificuldade para urinar, diminuição ou aumento da libido, disfagia, disforia, distonia, dor de garganta, dor nos seios, edema, ejaculação retardada, falta de ar, flatulência, galactorreia, ganho de peso, ginecomastia, hepatotoxicidade, hiperventilação, impotência, inquietude, linfocitopenia, movimentos involuntários, palpitações, pesadelos, precipitação de glaucoma, prurido, *rash* cutâneo, rigidez muscular, sedação, taquicardia, tremores, virada maníaca, vômitos, zumbido.

RAROS: alucinações, angioedema, ataxia, convulsões, despersonalização, dificuldade transitória com recordações, diminuição da concentração, equimose, inquietação, labilidade emocional, Parkinsonismo, perda da visão periférica, psicose, reações alérgicas, reações distônicas, retenção urinária, rigidez em roda denteada, síncope, síndrome das pernas inquietas, síndrome da serotonina, SEPs, visão estreita, urticária.

CITALOPRAM, ESCITALOPRAM, FLUOXETINA, FLUVOXAMINA, ISRSs, LÍTIO, PAROXETINA, PALIPERIDONA, SERTRALINA, TRAZODONA, VENLAFAXINA, VERAPAMIL.
ANTIBIÓTICOS MACROLÍDEOS, ANTIBACTERICIDA (rifabutina, rifampin, rífapentina), *ANTIFÚNGICOS AZÓIS (cetoconazol, itraconazol), ANTIMICÓTICO (fluconazol, miconazol), ANTIRRETROVIRAL (amprenavir, atazanavir, fosamprenavir, indinavir, lopinavir, ritonavir, nelfinavir, saquinavir, tipranavir), CIMETIDINA, DILTIAZEM, FITOTERÁPICOS, PARGYLINE, SUCO DE TORANJA.*

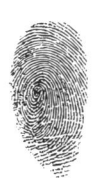

ESTABILIZADOR DE HUMOR

CARBAMAZEPINA
Tegretol® - Novartis

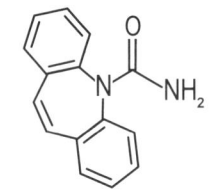

Outros Efeitos

INCOMUNS: constipação, dermatite esfoliativa, diarreia, eritroderma, movimentos involuntários anormais, nistagmo, transaminases elevadas.

RARO: agitação, alucinações (visuais ou auditivas), artralgia, aumento de peso, cefaleia, coceira, comportamento agressivo, confusão, deficiência de ácido fólico, depressão, discinesia orofacial, distúrbios de acomodação visual, distúrbios de condução cardíaca, distúrbios coreoatetóticos, distúrbios da fala, distúrbios gastrointestinais, distúrbios de hipersensibilidade retardada em múltiplos órgãos com febre, distúrbios oculomotores, distúrbios semelhantes a linfoma, dor abdominal, edema, eosinofilia, erupções de pele, fadiga, fosfatase alcalina elevada, fraqueza muscular, gama-GT elevada, hepatite colestática e parenquimatosa, hepatoesplenomagalia, hipertensão, hiponatremia, icterícia, inquietação, leucocitose, leucopenia, linfadenopatia, neurite periférica, parestesia, perda de apetite, reações alérgicas na pele, redução de osmolaridade do plasma, retenção de líquido, secura da boca, síndrome semelhante ao lúpus eritematoso, sintomas paréticos, teste de função hepática anormal, trombocitopenia, urticária, vasculite.

MUITO RARO: acne, agranulocitose, agravamento de doença coronariana, alterações de pigmentação

continua... ▶

da pele, anemia aplástica, anemia megaloblástica, angioedema, aplasia de eritrócito pura, arritmias, aumento de prolactina, azotemia elevada, bloqueio AV com síncope, bradicardia, cãibra, colapso, conjuntivite, disfunção renal, distúrbios auditivos, distúrbio/impotência sexual, distúrbios do metabolismo ósseo, distúrbio do paladar, dor muscular, elevados níveis de colesterol e triglicérides, eosinofilia periférica, eritema multiforme e nodoso, estomatite, fotossensibilidade, frequência urinária alterada, glossite, hepatite granulomatosa, hipersensibilidade pulmonar, hirsutismo, insuficiência cardíaca congestiva, insuficiência renal, meningite asséptica com mioclonia, necrólise epidérmica tóxica, nefrite intersticial, opacificação do cristalino, osteomalacia, pancreatite, perda de cabelo, porfiria aguda intermitente, possibilidade de anemia hemolítica, púrpura, reação anafilática, retenção urinária, síndrome de Stevens-Johnson, sudorese, tromboembolismo, tromboflebite.

AV/DVP, ADTs (amitriptilina, desipramina, doxepina, imipramina, nortriptilina), ARIPIPRAZOL, BZDs (alprazolam, midazolam), BROMOCRIPTINA, BUPROPIONA, CITALOPRAM, CLOZAPINA, FLUOXETINA, FLUVOXAMINA, HALOPERIDOL, LAMOTRIGINA, LEVOMEPROMAZINA, LÍTIO, METILFENIDATO, OLANZAPINA, QUETIAPINA, RISPERIDONA, SERTRALINA, SILDENAFIL, TOPIRAMATO, TRAZODONA, VENLAFAXINA, VERAPAMIL, ZIPRASIDONA, ZOLPIDEM, ZOPICLONA. *ACETOMINOFENO, ANTICOAGULANTES, ANTIEPILÉPTICOS (etotoína, felbamato, fenitoína, fosfenitoína, hidantoínas, levetiracetam, mefenitoína, primidona), ANTIFÚNGICOS AZÓIS (cetoconazol, itraconazol), BRONCODILATADOR (aminofilina, oxtrifilina), CARVÃO, CARVÃO ATIVADO, CIMETIDINA, CICLOSPORINA, DANAZOL, DILTIAZEM, ESTATINAS (atracúrio, cisatracúrio, doxacúrio, mivacúrio, pancurônio, rocurônio, vecurônio), FITOTERÁPICOS, QUININA, RELAXANTES MUSCULARES NÃO DESPOLARIZANTES, RIFAMPICINA, SINVASTATINA, SUCO DE TORANJA, TACRINA, TEOFILINA, TIAGABINA, TICLOPIDINA, TRAMADOL, VACINA DA GRIPE, VARFARINA, VIMBLASTINA, VINCA ALCALOIDE.*

ANTIDEPRESSIVO ISRS	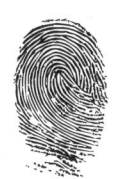	**CITALOPRAM** **Cipramil®** - Takeda & Lundbeck	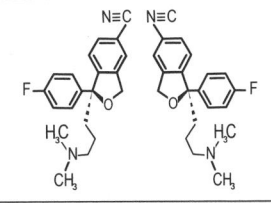

Outros Efeitos

INCOMUNS: acidente vascular cerebral, acne, afrontamentos, alopecia, alucinações, anemia, angina *pectoris*, artrite, ataxia, aumento das enzimas hepáticas, aumento da fosfatase alcalina, aumento da libido, aumento do peito, bradicardia, bronquite, cãibras, calafrios, conjuntivite, contrações musculares involuntárias, delírios, dependência, depressão psicótica, descoloração de pele, desordem extrapiramidal, despersonalização, disfagia, dispneia, distonia, disúria, dor mamária, dor ocular, dor óssea, eczema, edema, epistaxe, eructação, esofagite, estomatite, euforia, extrassístoles, fraqueza muscular, frequência da micção, galactorreia, gastrite, gastroenterite, gengivite, hemorragia vaginal, hemorroidas, hipercinesia, hiperestesia, hipertensão, hipertonia, hipocinesia, incontinência urinária, infarto do miocárdio, insuficiência cardíaca, intolerância ao álcool, isquemia, labilidade emocional, leucocitose, leucopenia, linfadenopatia, marcha anormal, neuralgia, olhos secos, paroníria, pele seca, pneumonia, psicose, psoríase, púrpura, reação agressiva, reação de fotossensibilidade, reação de pânico, reação paranoica, retenção urinária, rubor, síncope, sintomas semelhantes ao da gripe, tolerância à glicose, urticária, vertigem, zumbidos.

RAROS: anemia hipocrômica, asma, ataque isquêmico transitório, aumento de catarro, bilirrubinemia, bócio, bloqueio de ramo, broncoespasmo, bursite, cálculo renal, celulite, ceratite, colecistite, colelitíase, colite, coordenação anormal, desidratação, desordem de coagulação, diminuição da sudorese, diplopia, diverticulite, dor renal, edema facial, embolia pulmonar, febre dos fenos, fibrilação atrial, flebite, fotofobia, ginecomastia, glossite, granulocitopenia, hematúria, hemorragia retal, hepatite, hipertricose, hipocalemia, hipoglicemia, hipotireoidismo, icterícia, lacrimejamento anormal, laringite, linfocitose, linfopenia, melanose, midríase, obesidade, oligúria, osteoporose, parada cardíaca, perda do paladar, pielonefrites, pneumonia, prurido anal, ptose, reação catatônica,

continua...▶

refluxo gastroesofágico, sangramento gengival, soluços, úlcera duodenal, úlcera gástrica.
ADTs, BUPROPIONA, BUSPIRONA, CARBAMAZEPINA, ESCITALOPRAM, LEVOMEPROMAZINA
ANALGÉSICOS OPIOIDES (meperidina, oxicodona), ANTIBACTERICIDA (rifabutina, rífampin, rifamicina), ANTICOAGULANTES (dalteparina, heparina, tinzaparina, varfarina), ANTI-HIPERTENSIVO (carvedilol, metoprolol, propranolol), ANTI-INFLAMATÓRIOS (ácido mefenâmico, diclofenaco, etodolaco, fenoprofeno, flurbiprofeno, ibuprofeno, indometacina, ketoprofeno, meclofenamato, nabumetona, naproxeno, oxaprozina, piroxicam, sulindaco, tolmetina), ANTIULCEROSOS (cimetidina, omeprazol), BETABLOQUEADORES, CARVÃO ATIVADO, CIPROEPTADINA, DIETILPROPIONA, ESTIMULANTES DO SNC (anfetamina, dextroanfetamina, benzfetamina, dextroanfetamina, mefentamina), FENDIMETRAZINA, FITOTERÁPICOS, INIBIDORES DA BOMBA DE PRÓTONS, NSAIDs, RECEPTORES AGONISTAS SELETIVOS 5-HT1, SIMPATOMIMÉTICOS, TRATAMENTO DA ENXAQUECA (almotriptana, eletriptana, frovatriptana, naratriptana, rizatriptana, sumatriptana, zolmitriptana), VARFARINA.

ANSIOLÍTICO BENZODIAZEPÍNICO	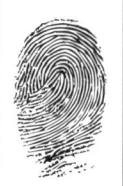	**CLOBAZAM** **Frisium®** - Safoni Aventis	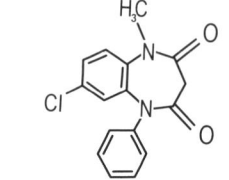

Outros Efeitos

VER CAPÍTULO IDENTIDADES

ANTIDEPRESSIVO TICÍCLICO TETRACÍCLICO	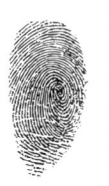	**CLOMIPRAMINA** **Anafranil®** - Novartis	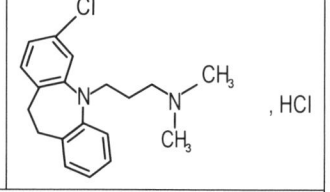

Outros Efeitos

MENOS COMUNS: acatisia, agranulocitose, alopecia, alteração do paladar, amenorreia, anemia, bocejos, calafrios, calorões, cefaleia, ciclagem rápida, confusão, convulsão, coriza, déficit de atenção, déficit de memória, *delirium*, dermatite, desrealização, desregulação da temperatura, diarreia, diminuição da libido, distonia, dor nos testículos, edema, ejaculação dolorosa, eosinofilia, eritema multiforme, febre, fotossensibilidade cutânea, fraqueza, galactorreia, ginecomastia, glaucoma, hipercinesia, hiperglicemia, hipoglicemia, icterícia, impotência, inquietude, insônia, leucocitose, leucopenia, náuseas, obstrução nasal, pesadelos, prostatismo, prurido, *rash* cutâneo, redução do limiar convulsivo, retenção urinária, síndrome noradrenérgica, sonambulismo, sonhos bizarros, sudorese, taquicardia, tiques, tremores finos, vertigens, virada maníaca, vômitos, xeroftalmia.

INCOMUNS: alojamento anormal, alucinações, alucinações hipnagógicas, apatia, artrose, ataxia, aumento da expectoração, aumento da salivação, aumento da suscetibilidade a infecção, bradicardia, bronquite, bruxismo, cãibras nas pernas, cálculo renal, cárie, celulite, cisto, cisto de ovário, colite, coma, confusões, coordenação anormal, delírio, descoloração, desidratação, diabetes melito, diplopia, discinesia, disforia, distúrbios da próstata, distúrbios da uretra, dor nos olhos, dor de ouvido, dor no períneo, dor renal, duodenite, ECG anormal, eczema, edema geral, encefalopatia, endometriose, epididimite, eritema genital, erupção cutânea, esclerite, estimulação, euforia, exantema maculopapular, extrassístoles, fotofobia, função hepática anormal, gastrite, gengivite, glossite, gota, hematúria, hemorragia retal, hemorragia uterina, hemorragia vaginal, hemorroidas, hepatite, hiperacusia, hipercinesia, hipercolesterolemia, hiperglicemia, hiperuricemia, hiperventilação, hipocalemia, hipocinesia, hipotireoidismo, hostilidade, ideação suicida, ilusão, incontinência urinária, linfadenopatia, mal-estar, marcha anormal, neuralgia, nictúria, oligúria, palidez, parada cardíaca, parosmia, perturbações extrapiramidais, poliúria, pneumonia, prurido, psicose, psoríase pustulosa, reação de fotossensibilidade, reação maníaca, refluxo gastroesofágico,

continua...▶

sangue nas fezes, sensação de corpo estranho, síndrome intestino irritável, surdez, tentativa de suicídio, úlcera gástrica, úlcera péptica.

RARO: afasia, alargamento das glândulas salivares, albuminúria, aneurisma, anorgasmia, apraxia, blefarite, bloqueio cardíaco, bloqueio de ramo, bócio, catalepsia, cegueira noturna, ceratite, cianose, cisto renal, cloasma, controle do impulso nervoso, coreoatetose generalizada, crise oculogírica, cromatopsia, defeito do campo visual, depressão da medula, descoloração das fezes, desordem do labirinto, desordem da retina, desordem vulvar, dilatação gástrica, displasia cervical, distonia, edema dependente, edema de faringe, edema oral, ejaculação precoce, equimose, enterite crônica, espasmo, estrabismo, estupor, exoftalmia, exostose, fibroadenose mamária, flutter atrial, foliculite, ginecomastia, glaucoma, glicosúria, hemiparesia, hemoptose, hemorragia cerebral, hemorragia conjuntival, hiperestesia, hiperplasia endometrial, hiperreflexia, hipertireoidismo, hipertricose, hipertrofia da pele, hipoventilação, ilusão, indecisão, infarto do miocárdio, ingurgitamento mamário, insufiência cardíaca, intolerância à gordura, isquemia, isquemia periférica, laringismo, lúpus eritematoso, miopatia, miosite, mutismo, neuropatia, nistagmo, obstrução gengival, paralisia do íleo, paralisia do nervo oculomotor, pielonefrite, poliarterite nodosa, prurido, queilite, reação esquizofrênica, reação leucemoide, sangramento gengival, seborreia, síndrome anticolinérgica, síndrome colinérgica, soluço, suicídio, taquicardia ventricular, tromboflebite, vasoespasmo, ulceração.

VER CAPÍTULO IDENTIDADES

ANSIOLÍTICO BENZODIAZEPÍNICO 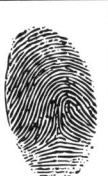	**CLONAZEPAM** Rivotril® - Roche	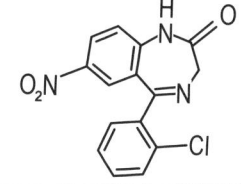

Outros Efeitos

MENOS COMUNS: abstinência, agitação, agressividade, alopecia, alteração da função hepática, amnésia anterógrada, anorgasmia, boca seca, bloqueio da ovulação, bradicardia, cólica abdominal, constipação, convulsões, déficit cognitivo, déficit de memória, dependência, depressão, depressão respiratória, desinibição, despersonalização, desrealização, diarreia, diminuição do apetite, diminuição da libido, diplopia, disartria, disforia, distonia, dor nas articulações, explosões de raiva, falta de coordenação motora, ganho de peso, gosto metálico, hiperacusia, hipersensibilidade a estímulos, hipotonia, icterícia, impotência, incontinência urinária, inquietude, insônia de rebote, irritabilidade, náuseas, parestesias, perda de apetite, pesadelos, prurido, relaxamento muscular, retenção urinária, salivação excessiva, sudorese, taquicardia, vertigens, visão borrada, vômitos. INCOMUNS: anorexia, ardência nos olhos, dispneia, dor nas costas, hiperidrose, palpitações, perda de equilíbrio, tremor.

RAROS: alucinações, nistagmo horizontal, reações extrapiramidais.

AV/DVP, CLOMIPRAMINA
AMIODARONA, AMOBARBITAL, ANTIBACTERICIDAS (rifabutina, rifampin, rifamicina, rifapentina). ANTIEPILÉPTICO (etotoína, fenitoína, hidantoínas, primidona), ANTIFÚNGICO AZÓIS (cetoconazol, fluconazol, taconazol, voriconazol), APREPITANTO, ATAZANAVIR, ATORVASTATINA, BARBITURATOS (amobarbital, aprobarbital butabarbital mefobarbital pentobarbital, secobarbital), DIGOXINA, ETANOL, FITOTERÁPICOS, INIBIDORES DA HMG-CoA REDUTASE, RELAXANTES MUSCULARES (atracúrio, pancurônio, tubocurarina, vecurônio), RELAXANTES MUSCULARES NÃO DESPOLARIZANTES.

ANTIDEPENDÊNCIA QUÍMICA OPIÁCEO	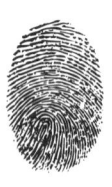	**CLONIDINA** **Atensina®** - Boehringer	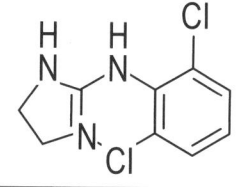

Outros Efeitos

VER CAPÍTULO IDENTIDADES

ANSIOLÍTICO BENZODIAZEPÍNICO	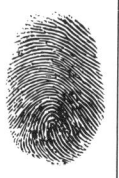	**CLORDIAZEPÓXIDO** **Psicosedin®** - Roche	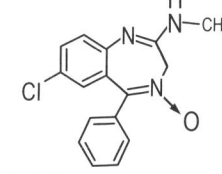

Outros Efeitos

VER CAPÍTULO IDENTIDADES

AV/DVP

ANTIBACTERICIDA (rifabutina, rifampin, rifamicina, rifapentina), ANTIEPILÉPTICO (etotoína, fenitoína, fosfenitoína, hidantoínas, mefenitoína), ANTIFÚNGICOS AZÓIS (fluconazol, itraconazol, voríconazol), APREPITANTO, ATORVASTATINA, DIGOXINA, ETANOL, FITOTERÁPICOS, FLUCONAZOL, INIBIDORES DA HMG-CoA REDUTASE, PROBENECIDA, RELAXANTE MUSCULAR (pancurônio, tubocurarina, vecurônio), RELAXANTES MUSCULARES NÃO DESPOLARIZANTES.

NEUROLÉPTICO TÍPICO	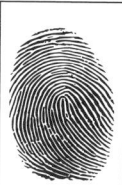	**CLORPROMAZINA** **Amplictil®** - Sanofi-Aventis	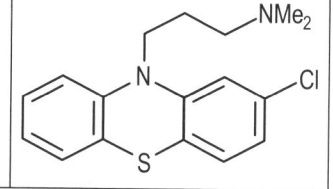

Outros Efeitos

MENOS COMUNS: abstinência, acatisia, agitação, agranulocitose, alteração na condução cardíaca, alteração no EEG, alteração na função hepática, anemia aplásica, anemia hemolítica, anorexia anorgasmia, ataxia, aumento transitório de enzimas hepáticas, catarata estelar, colite nercotizante, convulsão, coriza, crises oculogíricas, *delirium*, depósitos granulares na córnea, depósitos granulares na conjuntiva, depressão, dermatite esfoliativa, descoloração da pele, desregulação da temperatura, diminuição da libido, discinesia tardia, ejaculação retardada, eosinofilia, excitação, febre, fotossensibilidade cutânea, ginecomastia, glaucoma, hiperglicemia, hiperprolactinemia, hiporreflexia, icterícia, íleo paralítico, impotência, inquietude, insônia, insuficiência cardíaca, leucocitose, leucopenia, parkinsonismo, pesadelos, petéquias, priapismo, *rash* cutâneo, redução do limiar convulsivo, retinopatia pigmentar, rigidez muscular, salivação, síndrome neuroléptica maligna, sonhos bizarros, sono agitado, torcicolo, tremores finos, trombocitopenia, urticária, visão borrada.

RAROS: anormalidades do líquido cefalorraquidiano, asma, cólon atônico, congestão nasal, discinesias precoces, distúrbios ejaculatórios, edema angioneurótico, edema cerebral, edema de laringe, efeitos atropínicos, falso-positivo de gravidez, frigidez, galactorreia, glicosúria, hipoglicemia, íleo adinâmico, ingurgitamento mamário, midríase, miose, náuseas, obstipação, pigmentação de pele e ocular, prisão de ventre, prolongamento do intervalo QT, reações alérgicas, reações anafiláticas.

AV/DVP, ADTs, BIPERIDENO, BROMOCRIPTINA, CARBAMAZEPINA, CLONAZEPAM, CLONIDINA, CLOZAPINA, FLURAZEPAM, IMIPRAMINA, LORAZEPAM, NALTREXONA, PAROXETINA, RISPERIDONA,

continua...▶

TRAZODONA, TRIEXIFENIDIL, ZIPRASIDONA, ZOLPIDEM.
ANFETAMINAS (benzfetamina, dextroanfetamina, fendimetrazina, fentermina, metanfetamina), ANOREXIANTES, ANTICOLINÉRGICOS (atropina, beladona, clidínio, diciclomina, escopolamina, prociclidina, propantelina), ANTIEPILÉPTICO (fenitoína, hidantoínas), ANTI-HIPERTENSIVOS (benazepril, captopril, enalapril, fosinopril, guanetidina, lisinopril, quinapril, ramipril), ANTIPARKINSONIANO (carbidopa, levodopa), CAFEÍNA, CIMETIDINA, CONTRACEPTIVO ORAL, DIAZÓXIDO, ETANOL, FITOTERÁPICOS, FUMO, INIBIDORES DA ECA, MAZINDOL, MEPENZOLATO, MEPERIDINA, METRIZAMIDA, ORFENADRINA, OXIBUTINA, TAMOXIFENO, TRAMADOL, TUBERCULOSTÁTICOS.

ANSIOLÍTICO BENZODIAZEPÍNICO	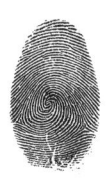	**CLOXAZOLAM** Olcadil® - Novartis	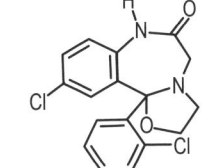

Outros Efeitos

VER CAPÍTULO IDENTIDADES

NEUROLÉPTICO ATÍPICO	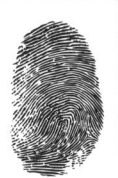	**CLOZAPINA** Leponex® - Novartis	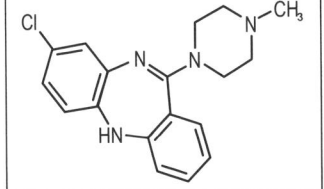

Outros Efeitos

MENOS COMUNS: acatisia, acinesia, agitação, agranulocitose, alteração de EEG, alteração da função ejaculatória, anemia, angina, anorexia, arritmia, ataxia, aumento da parótida, bradicardia, colapso circulatório grave, colestase, confusão, crises convulsivas, *delirium*, depressão, depressão respiratória, diarreia, discinesia tardia, disfagia, dispneia, dor abdominal, elevação das enzimas hepáticas, eosinofilia, febre, fraqueza, hepatotoxicidade, hipercolesterolemia, hiperglicemia, hipertensão, hipertrigliceridemia, hipocinesia, hiponatremia, hipotensão, impotência, íleo paralítico, incontinência e retenção urinárias, inquietação, letargia, leucocitose, leucopenia, miocardite, mioclonia, nefrite intersticial, pancreatite, parkinsonismo, pesadelos, polidpsia, polisserosites, rabdomiólise, *rash* cutâneo, rigidez, síncope, sintomas obsessivos-compulsivos, sintomas extrapiramidais, SNM, taquicardia, tremor, trombocitopenia, visão borrada, xerostomia.

RAROS: arrepios, aumento do apetite, bronquite, calafrios com febre, calores, cianose, contração ventricular prematura, coriza, dermatite, desconforto e coceira vaginal, desordem das pálpebras, distensão abdominal, distúrbios do sono, dor no peito, dores articulares, dormência, eczema, edema, equimose, eritema, eructação, espasmo, espirros, fezes anormais, flebite, garganta seca, gosto amargo, hematêmese, hemorragia nasal, hiperventilação, hipotermia, infecção, laringite, mal-estar, midríase, nistagmo, olhos vermelhos, palidez, palpitações, petéquias, pneumonia, prurido, respiração ofegante, sangramento retal, tosse, tromboflebite, úlcera gástrica, urticária.

AV/DVP, ADTs, CARBAMAZEPINA, CLORPROMAZINA, HALOPERIDOL, LAMOTRIGINA, MODAFINILA, RISPERIDONA, TIORIDAZINA, TRIEXIFENIDIL, VENLAFAXINA.
ANTIBACTERICIDA (rifabutina, rifampin, rifamicina), ANTIBIÓTICOS (ciprofloxacino, norfloxacino, sulfonamida), ANTIFÚNGICOS, ANTIEPILÉPTICO (etotoína, fenitoína, fosfenitoína, hidantoínas, mefenitoína), CAFEÍNA, CIMETIDINA, LISINOPRIL, NICOTINAMIDA, OMEPRAZOL, QUINOLONAS, SULPIRIDA, TIONAMIDA, TRAMADOL, VARFARINA.

ANTIDEPRESSIVO ISRS	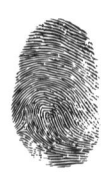	**DAPOXETINA** **Priligy®** - Janssen Cilag	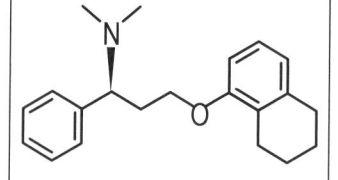

Outros Efeitos

VER CAPÍTULO IDENTIDADES

ANTIDEPRESSIVO TRICÍCLICO TETRACÍCLICO	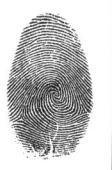	**DESIPRAMINA** **Norpramin®** - Sanofi Aventis	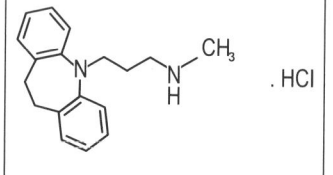

Outros Efeitos

MENOS COMUNS: acatisia, agitação, ansiedade, alteração na condução cardíaca, alteração no EEG, anorgasmia, ataxia, aumento do apetite, ciclagem rápida, convulsão, delírios paranoides, *delirium*, diminuição da libido, disartria, ECEs, ejaculação retardada, fadiga, fraqueza, ganho de peso, hepatite (por hipersensibilidade), icterícia, inquietude, insônia, irritabilidade, leucopenia, mioclono, náuseas, parestesias, pesadelos, prurido, *rash* cutâneo, retenção urinária, sono agitado, sudorese, taquicardia, tonturas, tremores finos, virada maníaca.

INCOMUNS: acidente vascular cerebral, alopecia, alteração da função hepática, anorexia, arritmia, aumento das enzimas pancreáticas, aumento da libido, aumento da pressão intraocular, bloqueio cardíaco, boca seca, cefaleia, cólicas abdominais, constipação, depressão da medula óssea, desorientação, diarreia, dilatação do trato urinário, distúrbios da acomodação, dor epigástrica, dormência, edema, ejaculação dolorosa, elevação da fosfatase alcalina, erupção cutânea, estados com alucinações, estomatite, exacerbação da psicose, extrassístoles ventriculares, febre, fibrilação ventricular, formigamento, fotossensibilidade, frequência urinária, galactorreia, ginecomastia, gosto peculiar, hipertensão, hipertermia medicamentosa, hipomania, hipotensão, íleo paralítico, impotência, inchaço dos testículos, incoordenação, infarto do miocárdio, insônia, língua negra, midríase, morte súbita, neuropatia periférica, nictúria, noctúria, palpitação, perda de peso, petéquias, propensão à queda, rubor, sensibilidade cruzada com outros tricíclicos, SIADH, sintomas extrapiramidais, sonolência, taquicardia ventricular, testes de função elevados do fígado, tumefação da parótida, urticária, visão turva, vômitos, zumbido.

RAROS: adenite sublingual associada.

AV/DVP, BUPROPIONA, CARBAMAZEPINA, DISSULFIRAM, FLUOXETINA, LÍTIO, PAROXETINA, SERTRALINA, VENLAFAXINA.
ANTAGONISTAS DA HISTAMINA H2, ANTIBACTERICIDAS (furazolidona, rifabutina, rifampin, rifamicina), DICUMAROL, ANTIPARKINSONIANOS (carbidopa, levodopa), ANTIARRÍTMICOS (propafenona, quinidina), CIMETIDINA, FITOTERÁPICOS, IBUPROFENO, NSAIDS, SIMPATOMIMÉTICOS (dobutamina, dopamina, efedrina, epinefrina, fenilefrina, mefentermina, metoxamina, norepinefrina), TERBINAFINA.

ANTIDEPRESSIVO SELETIVO	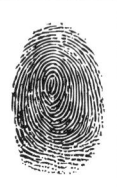	**DESVENLAFAXINA** **Pristiq®** - Wyeth	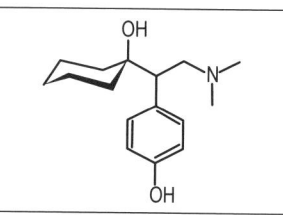

Outros Efeitos

INCOMUNS: anorgasmia, ansiedade, artralgia, astenia, despersonalização, diminuição do apetite, diminuição de peso, distúrbios visuais, dor abdominal, dor lombar, elevação da PA, epistaxe, erupção cutânea, hipersensibilidade, hipotensão ortostática, mialgia, possível aumento sérico de transaminases, prolactina sanguínea aumentada, proteinúria, prova de função hepática anormal, síncope, síndrome de abstinência do medicamento, triglicerídeos sanguíneos aumentados.

RAROS: aumento de peso, aumentos na pressão arterial, convulsão, distúrbios extrapiramidais, hiponatremia, hipotensão, rigidez, síndrome da serotonina potencialmente fatal, transtorno extrapiramidal.

VER CAPÍTULO IDENTIDADES

ANSIOLÍTICO BENZODIAZEPÍNICO	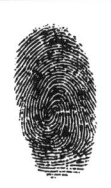	**DIAZEPAM** Valium® - Roche	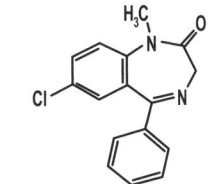

Outros Efeitos

MENOS COMUNS: agitação (mais provável em crianças e idosos), agressividade (mais provável em crianças e idosos), alteração da função hepática, amnésia anterógrada, anorgasmia, ansiedade de rebote, apneia, boca seca, bloqueio da ovulação, bradicardia, cefaleia, cólica abdominal, confusão mental, constipação, convulsão, déficit cognitivo, déficit de memória, dependência, depressão, desinibição, despersonalização, desrealização, diminuição do apetite, diminuição da libido, diminuição da velocidade dos reflexos, diplopia, disartria, disforia, distonia, dor nas articulações, flebite, ganho de peso, gosto metálico, hiperacusia, hipersensibilidade a estímulos, hipotonia, icterícia, impotência, inquietude, insônia de rebote, irritabilidade, náuseas, parestesias, perda de apetite, pesadelos, prurido, *rash* cutâneo, retenção urinária, sudorese, tonturas, tremores, trombose venosa, vertigens, visão borrada, vômitos.

RAROS: alterações de libido, alterações de saliva, alterações vasculares (administração intravenosa), alucinações (mais provável em crianças e idosos), cansaço, comportamento inadequado (mais provável em crianças e idosos), depressão circulatória, diminuição do estado de alerta, distúrbio de acomodação visual, dores locais, edema (administração intravenosa), eritema na região da aplicação (administração intramuscular), elevação da fosfatase alcalina e transaminases, fala enrolada, hipersalivação, hipersensibilidade dolorosa (administração intramuscular), hipotensão, ilusão (mais provável em crianças e idosos), incontinência urinária, irritação local (administração intravenosa), parada cardíaca, pesadelos, psicoses, raiva, reações psiquiátricas e paradoxais, variações nos batimentos do pulso.

AV/DVP
ANTIBACTERICIDAS (rifabutina, rifampin, rifamicina, rifapentina), ANTIBIÓTICOS MACROLÍDEOS, ANTIEPILÉPTICO (etotoína, fenitoína, fosfenitoína, hidantoínas, mefenitoína), ANTIFÚNGICOS AZÓIS, (cetoconazol, itraconazol, voriconazol), APREPITANTO, ATORVASTATINA, BUPRENORFINA, CARVÃO ATIVADO, DIGOXINA, ETANOL, FITOTERÁPICOS, INIBIDORES HMG-CoA REDUTASE, INIBIDORES DA P-450 3A, OPIOIDES ANALGÉSICOS, (buprenorfina, metadona), PROBENECIDA, RELAXANTES MUSCULARES (atracúrio, pancurônio, tubocurarina, vecurônio).

ANTIDEPENDÊNCIA QUÍMICA ÁLCOOL	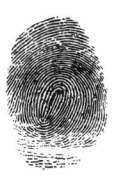	**DISSULFIRAM** Antietanol® - Sanofi-Aventis	

Outros Efeitos

MENOS COMUNS: alteração dos testes de função hepática, cansaço, convulsões, diminuição da libido, gosto metálico, hepatite, hipotireoidismo (a longo prazo), impotência, polineurite (a longo prazo), *rash* cutâneo, taquipneia, tremor, vertigem, visão borrada.

RAROS: alterações neuropsiquiátricas, artrites, aumento da colesterolemia, depressões, dermatite alérgica, disfunção cerebelar, erupções em forma de acne, erupções da pele, fadiga, irritação, manias, mialgia, neurite óptica (após administração), perda de memória, poliartrite nodosa, psicoses, reações psicóticas, síndromes extrapiramidais, sonolência passageira, trombocitopenia.

ADTs (amitriptilina, desipramina, imipramina, nortriptilina), BZDs, IMAOs, METILFENIDATO, TRANILCIPROMINA.
ADTs (amoxapina, trimipramina, protriptilina), ANTIASMÁTICOS (aminofilina, oxtrifilina, teofilina), ANTIEPILÉPTICO (etotoína, fenitoína, hidantoínas, mefenitoína), ANTIRRETROVIRAIS, CAFEÍNA, CICLOSPORINA, CISPLATINA, CLORZOXAZONA, COCAÍNA, FENELZINA, ISONIAZIDA, MACONHA, METRONIDAZOL, OMEPRAZOL, VARFARINA.

| ANTIDEMENCIAL | 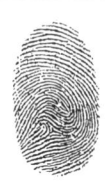 | **DONEPEZIL** Eranz® - Wyeth | |

Outros Efeitos

MENOS COMUNS: artrite, cefaleia, depressão, dor muscular, equimose, micção frequente, perda de peso, síncope, sonhos bizarros, sonolência, tontura.

INCOMUNS: abscesso, abscesso periodontal, acidente vascular cerebral, agitação, alopecia, alucinações, anemia, *angina pectoris*, apneia do sono, arterite, ataque isquêmico transitório, aumento do apetite, aumento da creatinina quinase, aumento da lactato desidrogenase, aumento de peso, aumento da sede, aumento de transaminases, blefarite, bloqueio AV, boca seca, bócio, bradicardia, calafrio, celulite, cistite, colapso pulmonar, colecistite, colelitíase, cólon irritável, confusão, congestão pulmonar, convulsões, coriza, dermatite, dermatite fúngica, descoloração da pele, diabetes melito, dificuldade de movimento, disartria, disforia, disúria, diverticulite, doença vascular periférica, dor muscular, dor nos olhos, dor no peito, edema facial, edema da língua, edema periorbital, entorpecimento localizado, enurese, eosinofilia, epistaxe, eritema, eritrocitopenia, eructação, espasmo muscular, estrias de pele, falta de atenção, faringite, faringite com fasciculação muscular, febre, fibroadenose mamária, flatulência, fraqueza muscular, frio generalizado, frio localizado, gastrite, gastroenterite, gengivite, glaucoma, gota, hematúria, hemorragia da conjuntiva, hemorragia intracraniana, hemorragia da retina, hemorroida, hérnia de hiato, herpes zóster, hiperglicemia, hiperqueratose, hipertensão, hipertonia, hipertrofia da próstata, hiperventilação, hipoacusia, hipocalemia, hipocinesia, hipotensão postural, hipóxia, hirsutismo hostilidade, icterícia, íleo, incapacidade de esvaziar a bexiga, infarto do miocárdio, insuficiência cardíaca congestiva, insuficiência renal, labilidade emocional, mamas fibrocísticas, marcha anormal, mastite, melancolia, melena, metrorragia, neuralgia, neurodermatite, nistagmo, olhos secos, otite externa, otite média, paladar ruim, pancreatite, paranoia, perda de libido, pielonefrite, piúria, pleurite, pneumonia, polidipsia, *rash*, retraimento emocional, ronco, salivação, sensação de peso na cabeça, sibilo, suores noturnos, taquicardia supraventricular, tinido, trombocitemia, trombocitopenia, trombose de veia profunda, úlcera duodenal, úlcera gástrica, úlcera de pele, urgência miccional, vaginite, visão com manchas, zumbido.

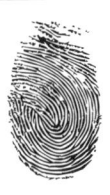

ANTIDEPRESSIVO TRICÍCLICO TETRACÍCLICO

DOXEPINA
Sinequan® - Pfizer

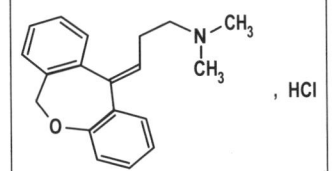

, HCl

Outros Efeitos

MENOS COMUNS: acatisia, agitação, agranulocitose, alopecia, alteração do paladar, amenorreia, calorões, cefaleia, ciclagem rápida, confusão, convulsão, coriza, déficit de atenção, déficit cognitivo, déficit de memória, *delirium*, dermatite esfoliativa, desrealização, desregulação da temperatura, diarreia, diminuição do apetite, distonia, ECEs, edema, eosinofilia, eritema multiforme, fadiga, fissura por doces, fotossensibilidade, galactorreia, ginecomastia, glaucoma (precipitação), hepatite, hipercinesia, hiperglicemia, hipoglicemia, icterícia, impotência, leucocitose, leucopenia, náuseas, pesadelos, prostatismo, prurido, *rash* cutâneo, redução do limiar convulsivo, retenção urinária, síndrome noradrenérgica, sonhos bizarros, sonambulismo, sudorese, taquicardia, tiques, tremores finos, vertigem, virada maníaca, vômitos, xeroftalmia.

RAROS: anemia hipoplásica, arritmias, ataxia, aumento da ansiedade, bloqueio AV, bradicardia, colapso postural, depressão da medula óssea, desenvolvimento mamário, discinesia tardia, dormência, desorientação, erupção cutânea, hepatite, íleo, indução de esquizofrenia, indução de hipomania, insônia, lesão hepática tipo colestática, leucocitopenia, polineuropatia, sintomas extrapiramidais, taquicardia sinusal, trombocitopenia, zumbido.

AV/DVP, BUPROPIONA, BUSPIRONA, CARBAMAZEPINA, CITALOPRAM, DISSULFIRAM, ESCITALOPRAM, FENOTIAZINAS, FLUOXETINA, ISRSs, LÍTIO, SERTRALINA, SIBUTRAMINA, VENLAFAXINA.
ANTAGONISTAS DA HISTAMINA H2, ANTIBACTERICIDA (furazolidona, rifabutina, rifampin, rifamicina), ANTI-HIPOGUCEMIANTES (clorpropamida, sulfunilureias, tolazamida), ANTIPARKINSONIANOS (carbidopa, levodopa), CIMETIDINA, COLESTIRAMINA, DICUMAROL, FITOTERÁPICOS, GUANETIDINA, PROPAFENONA, SIMPATOMIMÉTICOS (dobutamina, dopamina, efedrina, epinefrina, fenilefrina, mefentermina, metaraminol, metoxamina, norepinefrina), TRAMADOL.

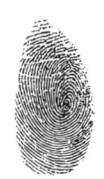

NEUROLÉPTICO TÍPICO

DROPERIDOL
Droperdal® - Cristália

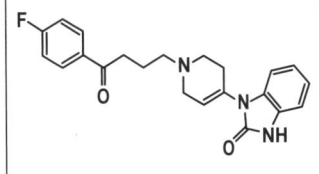

Outros Efeitos

VER CAPÍTULO IDENTIDADES

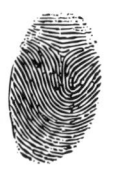

ANTIDEPRESSIVO SELETIVO

DULOXETINA
Cymbalta® - Elli Lilly

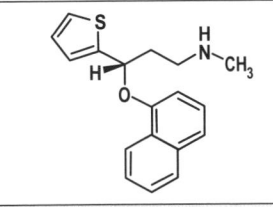

Outros Efeitos

INCOMUNS: alterações de humor, apatia, aperto na garganta, aumento da tendência de contusão, bruxismo, colesterol aumentado, contração muscular, dermatite de contato, desidratação, desorientação, diplopia, discinesia, distúrbios visuais, disúria, dor nos ouvidos, eritema, eructação,

continua...▶

estado confusional, estomatite, extremidades frias, gastrite, gastroenterite, halitose, hiperlipidemia, hipotensão ortostática, hipotireoidismo, infarto do miocárdio, irritabilidade, laringite, má qualidade do sono, mal-estar, mioclono, noctúria, odor anormal na urina, perturbação da atenção, poliúria, reação de fotossensibilidade, rigidez muscular, rubor, sensação anormal, sensação de calor e/ou frio, sintomas e disfunção sexual após a menopausa, suor frio, suores noturnos, taquicardia, tentativa de suicídio, urgência miccional, zumbido.

RAROS: aumento de bilirrubina, aumento das enzimas hepáticas, disartria, dislipidemia, distúrbio da marcha, edema angioneurótico, equimose, erupção cutânea, glaucoma, hepatite, hiponatremia, hipotensão ortostática, icterícia, melena, reação anafilática, síndrome de Stevens-Johnson, suicídio, úlcera gástrica, urticária.

VER CAPÍTULO IDENTIDADES

ANTIDEPRESSIVO ISRS	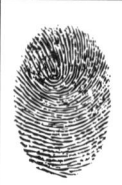	ESCITALOPRAM Lexapro® - Lundbeck	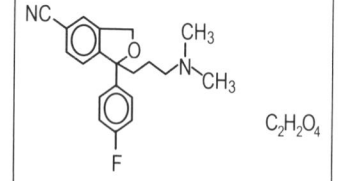

Outros Efeitos

MENOS COMUNS: agitação, alopecia, alterações no paladar, ansiedade, bruxismo, diarreia, distúrbios visuais, edema, epistaxe, hemorragia gastrointestinal, irritação, midríase, parestesias, perda ou ganho de peso, taquicardia, tonturas, urticária.

RAROS: alterações no sono, angioedema, anorexia, artralgia, ataques de pânico, boca seca, bocejos, cansaço, confusão mental, congestão nasal, constipação intestinal, convulsões, coriza, despersonalização, diminuição do apetite, disfunção erétil, disfunção sexual, fadiga, febre, galactorreia, hiponatremia, hipotensão postural, impotência, inapetência, insônia inicial, mania, mialgia, nervosismo, prurido, *rash* cutâneo, reações anafiláticas, secreção inadequada de ADH, síndrome serotonérgica, sinusite, sudorese aumentada, testes anormais de função hepática, visão anormal, vômitos.

CARBAMAZEPINA, HALOPERIDOL, NORTRIPTILINA, RISPERIDONA
AAS, ANTICOAGULANTES (dalteparina, enoxaparina, heparina, tinzaparina, varfarina), ANTI-HIPERTENSIVO (carvedilol, metoprolol), ANTI-INFLAMATÓRIOS (ácido mefenâmico, diclofenaco, etodolaco, ibuprofeno, indometacina, ketoprofeno, ketorolaco, meclofenamato, meloxicam, nabumetona, naproxeno, oxaprozina, piroxicam, sulindaco, tolmetina), ANTIULCEROSOS (cimetidina, omeprazol), BETABLOQUEADORES, CIPROEPTADINA, CLONIDINA, FITOTERÁPICOS, INIBIDORES DA BOMBA DE PRÓTONS, NSAIDS, PROPRANOLOL, VARFARINA.

HIPNÓTICOS BENZODIAZEPÍNICOS	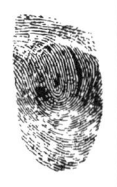	ESTAZOLAM Noctal® - Abbott	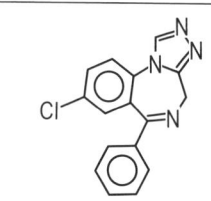

Outros Efeitos

MENOS COMUNS: agitação, agressividade, alteração da função hepática, amnésia anterógrada, anorgasmia, ansiedade, ansiedade de rebote, boca seca, bradicardia, cólica abdominal, constipação, convulsões, déficit cognitivo, déficit de memória, dependência, depressão, desinibição, despersonalização, desrealização, diminuição do apetite, diminuição da libido, diplopia, disartria, disforia, distonia, dor nas articulações, ganho de peso, gosto metálico, hipersensibilidade a estímulos, hiperacusia, hipotonia, icterícia, impotência, inquietude, náuseas, parestesias, perda do

continua...▶

apetite, pesadelos, prurido, relaxamento muscular, retenção urinária, sudorese, vertigens, visão borrada, vômitos.

INCOMUNS: amnésia, apatia emocional, artrite, asma, aumento do apetite, calafrios, contração muscular, corrimento vaginal, desordem do sono, dispneia, dor na extremidade superior, dor nos olhos, dor de ouvido, erupção cutânea, espasmo muscular, euforia, febre, flatulência, fotofobia, gastrite, hesitação urinária, inchaço nos olhos, irritação nos olhos, labilidade, mialgia, micção frequente, palpitação, reação alérgica, rinite, rubor, sede, sinusite, torpor, tosse, urgência urinária, urticária, visão anormal, zumbido.

RAROS: acne, alucinações, arritmias, artralgia, aumento da TGO, diminuição da audição, diminuição dos reflexos, dor no peito, edema, epistaxe, escotomas, hematúria, hiperventilação, inchaço linfático, incontinência urinária, laringite, leucopenia, neurite, nictúria, nistagmo, oligúria, pele seca, perda de peso, púrpura, síncope, tremor.

ANTIBACTERIDA (rifabutina, rifampin, rifamicina, rifapentina), ANTIEPILÉPTICO (etotoína, fenitoína, fosfenitoína, hidantoínas), ANTIFÚNGICOS AZÓIS, (cetoconazol, fluconazol, itraconazol, voriconazol), APREPITANTO, ATORVASTATINA, DIGOXINA, ETANOL, FITOTERÁPICOS, FLUCONAZOL, INIBIDORES DA HISTAMINA H2, PROBENECIDA.

ANTIDISFUNÇÃO ERÉTIL	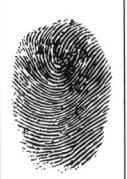	**FENTOLANINA** **Vigamed® - Cimed**	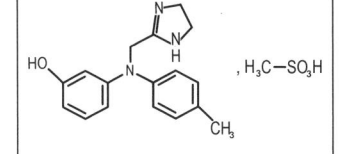

Outros Efeitos

VER CAPÍTULO IDENTIDADES

NEUROLÉPTICO TÍPICO	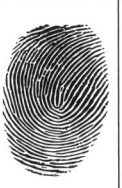	**FLUFENAZINA** **Diserim® - Apsen**	

Outros Efeitos

MENOS COMUNS: agitação, alopecia, alteração do EEG, alteração da função hepática, amenorreia, anorgasmia, ansiedade, boca seca, cãibras, cefaleia, constipação, convulsão, crises oculogíricas, déficit de atenção, depressão, desregulação da temperatura, diarreia, diminuição da libido, discinesia tardia, ejaculação retardada, fotossensibilidade cutânea, galactorreia, ginecomastia, hipercinesia, hiperglicemia, hipertensão, hipoglicemia, hiponatremia, hipotensão postural, icterícia, impotência, leucocitose, leucopenia, náuseas, *rash* cutâneo, redução do limiar convulsivo, retenção urinária, retinopatia pigmentar, SIADH, SNM, sudorese, taquicardia, tonturas, torcicolo, visão borrada, vômitos.

RAROS: agranulocitose, asma, aumento da libido em mulheres, congestão nasal, dermatite esfoliativa, eczema, edema angioneurótico, edema cerebral, edema periférico, elevação de CPK, eosinofilia, eritema, flutuação na pressão arterial, glaucoma, hiperreflexia, íleo paralítico, impactação fecal, indução de estado catatônico, infecção respiratória superior, inquietação, insuficiência renal aguda, irregularidades menstruais, irritação da boca, irritação da garganta, irritação da gengiva, lactação anormal, laringite, lesão hepática colestática, lesões intramiocárdicas, letargia, lúpus eritematoso sistêmico, mudanças de peso, opacidade da córnea, opistótono, pancitopenia, paralisia da bexiga, perda de apetite, pneumonia, poliúria, prurido, púrpura trombocitopênica ou

continua...▶

não trombocitopênica, reações anafiláticas, reativação ou agravamento dos processos psicóticos, resultados falsos sobre gravidez, salivação, seborreia, síndrome neuroléptica maligna, sintomas extrapiramidais, sonhos bizarros, sonolência, sudorese, urticária, visão borrada.

ADTs, BROMOCRIPTINA, CLONIDINA, CLOZAPINA, FLUOXETINA, HALOPERIDOL, LÍTIO, RISPERIDONA, TRAZODONA, TRIEXIFENIDIL.
ANFETAMINAS (benzfetamina, dextroanfetamina, fendimetrazina, fentermina, metanfetamina), ANOREXIANTES (dietilpropiona, mazindol), ANTIÁCIDOS, ANTICOLINÉRGICOS (atropina, belladona, benztropina, clidínio, diciclomina, escopolamina, hiosciamina, prociclidina, propantelina), ANTIEPILÉPTICOS (benazepril, enalapril, fosinopril, guanetidina, lisinopril, quinapril, ramipril), ANTIPARKINSONIANOS (carbidopa, levodopa), ETANOL, MEPENZOLATO, METANFETAMINA, METRIZAMIDA, NICOTINA, ORFENADRINA, OXIBUTINA.

ANSIOLÍTICOS ANTAGONISTA DOS BENZODIAZEPÍNICOS	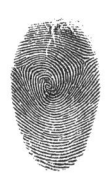	**FLUMAZENIL** Lanexat® - Roche 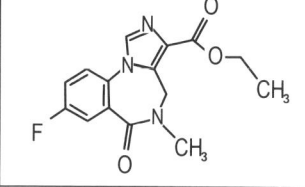

Outros Efeitos

VER CAPÍTULO IDENTIDADES

HIPNÓTICOS BENZODIAZEPÍNICOS	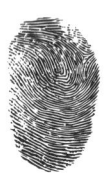	**FLUNITRAZEPAM** Rohypnol® - Roche 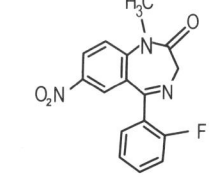

Outros Efeitos

MENOS COMUNS: agitação, agressividade, alteração da função hepática, amnésia anterógrada, ansiedade de rebote, boca seca, bradicardia, cólica abdominal, constipação, déficit cognitivo, déficit de memória, dependência, depressão, desinibição, diminuição da libido, disforia, gosto metálico, hiperacusia, hipersensibilidade a estímulos, hipotensão, hipotonia, icterícia, impotência, inquietude, insônia de rebote, irritabilidade, náuseas, pesadelos, prurido, relaxamento muscular, rubor, tonturas, vertigens, vômitos.

INCOMUNS: não consta.

RARO: alucinações, comportamento inadequado, colapso agudo (um caso), furor, psicose, transtornos do comportamento.

AV/DVP
ANALGÉSICOS NARCÓTICOS, ANTIBACTERICIDAS (rifabutina, rifampin, rifamicina, rifapentina), ANTIEPILÉPTICOS (etotoína, fenitoína, fosfenitoína, hidantoínas, mefenitoína), ANTIFÚNGICOS AZÓIS, (itraconazol, fluconazol, voriconazol), APREPITANTO, ATORVASTATINA, DEPRESSORES DO SNC, DIGOXINA, ETANOL, INIBIDORES DA HMG-COA REDUTASE, PROBENECIDA, RELAXANTES MUSCULARES (atracúrio, pancurônio, tubocurarina, vecurônio), RELAXANTES MUSCULARES NÃO DESPOLARIZANTES.

ANTIDEPRESSIVO ISRS	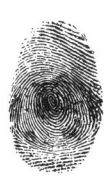	**FLUOXETINA** Prozac®Eli Lilly

MENOS COMUNS: acatisia, alergia, alopecia, alteração da função hepática, alteração do paladar, anorgasmia, apatia, aumento do apetite, boca seca, bocejos, bradicardia, calafrios, calorões, convulsão, diminuição da libido, dismenorreia, distonia, distúrbios da coagulação, dor nas costas, dor epigástrica, dor muscular, ejaculação retardada, fotossensibilidade, fraqueza, gagueira, ganho de peso, hipoglicemia, hiponatremia, ideação suicida, impotência, irritabilidade, labilidade emocional, midríase, mioclono, palpitações, parkinsonismo, pele seca, perda de peso, pesadelos, queda de cabelos, SIADH, síndrome serotonérgica, taquicardia, tremores finos, urticária, vasculites, virada maníaca, vômitos.

INCOMUNS: arritmia, ataxia, aumento da libido, disfagia, equimose, euforia, gastrite, gastroenterite, hipertonia, melena, reação paranoica, síndrome bucoglossal, tentativa de suicídio, úlcera no estômago.

RAROS: delírios, diarreia com sangue, erupção cutânea purpúrica, hematêmese, hemorragia gastrointestinal, hemorragia, hepatite, petéquias, púrpura, reação de fotossensibilidade, síndrome abdominal aguda, úlcera do estômago, úlcera duodenal, úlcera do esôfago, úlcera péptica.

AV/DVP, ADTs (amitriptilina, clomipramina, desipramina, doxepina, imipramina, notriptilina), ARIPIPRAZOL, BROMOCRIPTINA, BUSPIRONA, CARBAMAZEPINA, HALOPERIDOL, LEVOMEPROMAZINA, LÍTIO, MIRTAZAPINA, NEUROLÉPTICOS, SERTRALINA, SILDENAFILA, TADALAFIL, VARDENAFIL, VERAPAMIL.
ALFUZOSINA, ANALGÉSICOS OPIOIDES (dextrometorfano, meperideno, oxicodona),ANFETAMINAS (benzfetamina, dextroanfetamina, fendimetrazina, metanfetamina),ANTICOAGULANTES (dalteparina, enoxaparina, heparina, tinzaparina, varfarina), ANTIEPILÉPTICOS (etotoína, fenitoína, fosfenitoína, mefenitoína), ANTI-HIPERTENSIVOS (carvedilol, metoprolol, nifedipino, propranolol), ANTI-INFLAMATÓRIO (diclofenaco,etodolaco, fenoprofeno, ibuprofeno, indometacina, ketoprofeno, meclofenamato, meloxicam, nabumetona, naproxeno, oxaprozina, piroxicam, sulindaco, tolmetina), ATOMOXETINA, BARBITÚRICOS, BETABLOQUEADORES, CARVÃO ATIVADO, CIMETIDINA, CIPROEPTADINA, CODEÍNA, DIETILPROPIONA, DIGOXINA, FITOTERÁPICOS, INIBIDOR DE FOSFODIESTERASE 5, INSULINA, NEUROLÉPTICOS, NSAIDS, PROPAFENONA, RECEPTORES AGONISTAS SELETIVOS 5-HT1, RITONAVIR, SIMPATOMIMÉTICOS, TRATAMENTO DE ENXAQUECA (almotriptana, eletriptana, frovatriptana, naratriptana, rizatriptana, sumatriptana, zolmitriptana).

HIPNÓTICOS BENZODIAZEPÍNICOS	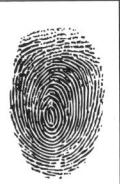	**FLURAZEPAM** **Dalmadorm®** - Valeant	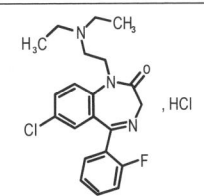

Outros Efeitos

MENOS COMUNS: agitação, agressividade, alterações cutâneas, alteração da função hepática, amnésia anterógrada, cólica abdominal, confusão mental, constipação, dependência, diminuição da libido, diplopia, impotência, inquietude, irritabilidade, náuseas, prurido, relaxamento muscular, tonturas, vertigens, visão borrada, vômitos.

INCOMUNS: azia, diarreia, dor gastrointestinal, dores nas articulações, dores no corpo, fraqueza, mal-estar, queixas geriturinárias.

RAROS: anorexia, ardência nos olhos, aumento de bilirrubina, aumento de fosfatase alcalina, boca seca, depressão, dificuldade de foco, dificuldade respiratória, erupção na pele, estimulação, euforia, excitação, fala arrastada, gosto amargo, granulocitopenia, hiperatividade, hipotensão, leucopenia, reações paradoxais, rubor, salivação excessiva, sudorese, TGO elevada, TGP elevada, visão embaçada.

continua...▶

AV/DVP, CLORPROMAZINA
ANALGÉSICOS NARCÓTICOS, ANTIBACTERICIDAS (rifabutina, rifampin, rifamicina, rifapentina), ANTIEPILÉPTICOS (etotoína, fenitoína, fosfenitoína, mefenitoína), ANTIFÚNGICO AZÓIS (cetoconazol, fluconazol, itraconazol, voriconazol), APREPITANTO, ATORVASTATINA, DEPRESSORES DO SNC, DIGOXINA, FITOTERÁPICOS, INIBIDORES DA HMG-COA REDUTASE, PROBENECIDA, RELAXANTES MUSCULARES (atracúrio, pancurônio, tubocurarina, vecurônio), RELAXANTES MUSCULARES NÃO DESPOLARIZANTES.

| ANTIDEPRESSIVO ISRS | 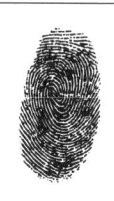 | FLUVOXAMINA
Luvox® - Abbott | 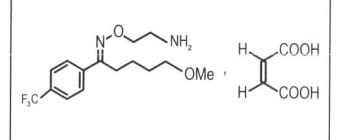 |

Outros Efeitos

MENOS COMUNS: anorgasmia, artralgia, confusão mental, convulsões, disfagia, dispneia, ejaculação retardada, galactorreia, hepatotoxicidade, hipotensão, impotência, *rash* cutâneo, retenção urinária, virada maníaca, visão borrada.

INCOMUNS: acatisia, anemia, convulsões, discinesia, distonia, epistaxe, equimose, euforia, fotossensibilidade, hematúria, hemorragia gastrointestinal, hemorragia vaginal, melena, menorragia, síndrome extrapiramidal, sonhos anormais, tentativa de suicídio, urticária.

AV/DVP, ADTs (amitriptilina, clomipramina, imipramina), BUPROPIONA, BUSPIRONA, CARBAMAZEPINA, DULOXETINA, HALOPERIDOL, MIRTAZAPINA, OLANZAPINA, RISPERIDONA, SERTRALINA, SILDENAFILA, TADALAFILA, VARDENAFIL.
ANALGÉSICOS OPIOIDES (meperideno, oxicodona), ANESTÉSICO LOCAL (lidocaína, ropivacaína), ANFETAMINA (dextroanfetamina, benzfetamina, fendimetrazina, fentermina, metanfetamina), ANTIASMÁTICO (aminofilina, oxtrifilina, teofilina), ANTICOAGULANTES (acenocumarol, enoxaparina, heparina, varfarina), ANTIEPILÉPTICOS (etotoína, fenitoína, fosfenitoína, hidantoínas), ANTI-HIPERTENSIVOS (metoprolol, propranolol) ANTI-INFLAMATÓRIOS (ácido mefenâmico, diclofenaco, fenoprofeno, flurbiprofeno, ibuprofeno, indometacina, ketoprofeno, ketorolaco, meclofenamato, meloxicam, nabumetona, naproxeno, oxaprozina, piroxicam, sulindaco, tolmetina), ANTIULCEROSOS (esomeprazol, lansoprazol, omeprazol, pantoprazol, rabeprazol), BETABLOQUEADORES, CAFEÍNA, DIETILPROPIONA, FITOTERÁPICOS, HIPOGLICEMIANTES (glimeprida, sulfuniluréias, tolbutamida), INIBIDOR DA FOSFODIETERASE 5, INIBIDORES DA BOMBA DE PRÓTONS, NSAIDS, QUINIDINA, RECEPTORES AGONISTAS SELETIVOS 5-HT1, SIMPATOMIMÉTICOS, TABACO, TACRINA, TRATAMENTO DE ENXAQUECA (almotriptana, eletriptana, frovatriptana, naratriptana, rizatriptana, sumatriptana, zolmitriptana), TIZANIDINA, TRIMIPRAMINA, L-TRIPTOFANO.

| ESTABILIZADOR DE HUMOR | 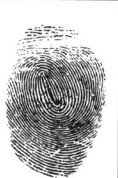 | GABAPENTINA
Neurontin® - Pfizer | 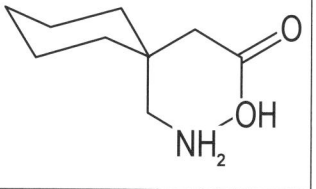 |

Outros Efeitos

MENOS COMUNS: acne, alopecia, alteração da função hepática, alteração da glicemia, alucinações, ambliopia, angina, angioedema, artralgia, cefaleia, confusão, constipação, coreoatetose, diplopia, dispepsia, distonia, dor abdominal, eritema multiforme, esquecimento, faringite, febre, flatulência, gengivite, hematúria, hipertensão, hipotensão, icterícia, inapetência, incontinência urinária, insônia, leucopenia, mialgia, nistagmo, palpitações, pancreatite, parestesia, púrpura, *rash* cutâneo, síndrome de Stevens-Jonhson, tosse, tremor, trombocitopenia, urticária, vertigem, vômito, xerostomia.

continua...▶

INCOMUNS: afasia, agitação, alergia, alucinações, anemia, apatia, artrite, aumento de salivação, despersonalização, diminuição ou perda da libido, disestesia, disfunção cerebelar, distonia, doença vascular periférica, edema articular, edema generalizado, enxaqueca, estomatite, estupor, euforia, fezes com sangue, frio, gastroenterite, glossite, hematoma subdural, hemiplegia, hemorragia gengival, hemorragia intracraniana, hemorroidas, hepatomegalia, hipoestesia, hipotensão, hipotonia, incontinência fecal, linfadenopatia, palpitação, paralisia facial, paranoia, parestesia, perda de peso, psicose, rigidez muscular, sensação dopada, sinal de Babinski positivo, síncope, sonhos anormais, sopro, taquicardia, tendinite, teste de Romberg positivo, trombocitopenia, tumores do SNC.

RAROS: alterações na acomodação visual, alterações degenerativas nos olhos, anúria, aparência cushingoide, apraxia, aumento da concentração de leucócitos, aumento da libido, AVC, bloqueio pulmonar, bócio, bolhas na boca, bradicardia, broncoespasmo, bursite, cansaço, cegueira, cheiro estranho, colite, contração do pericárdio, contratura, coriorretinite, degeneração da retina, derrame pericárdico, descamação, descoloração dos dentes, desordem da personalidade, discinesia orofacial, disfagia, disfunção lacrimal, disfunção da tuba auditiva, distúrbios da córnea, distúrbios da motricidade fina, dor no peito, dor nos rins, dor testicular, dor vaginal, edema pulmonar, efeito de ressaca, embolia, encefalopatia, epidídimo, eructação, esofagite, espasmo esofágico, estrabismo, extrassístoles ventriculares, fibrilação atrial, glândula salivar aumentada, glaucoma, glicosúria, hematêmese, hemorragia labial, hemorragia retal, hérnia hiatal, herpes zóster, hipercolesterolemia, hiperestesia, hiperlipidemia, hipertireoidismo, hiperventilação, histeria, hipocinesia, hipoestrogenismo, hipotireoidismo, hipoventilação, inchaço local, infarto do miocárdio, insuficiência cardíaca, insuficiência ovariana, insuficiência renal aguda, intolerância ao álcool, irite, labirintite, laringite, leucorreia, linfocitose, linfoma não Hodgkin, maceração, mania, melanose, meningismo, mioclonia local, miose, mucosite, necrose de pele, nefrose, neurose, nictúria, nódulos na pele, nódulos subcutâneos, obstrução nasal, olhos lacrimejantes, otite externa, osteocondrite, osteoporose, pancreatite, pápulas na pele, paralisia, pedra renal, perfuração do tímpano, pericardite, perleche, piúria, pneumonia aspirativa, problema ocular, proctite, prurido genital, prurido ocular, psoríase, retinopatia, roncos, seborreia, sensação estranha, sensibilidade ao ruído, síndrome do intestino irritável, tempo de sangramento aumentado, testículos inchados, tromboembolismo pulmonar, tromboflebite pulmonar, úlcera péptica.

VER CAPÍTULO IDENTIDADES.

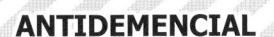 ANTIDEMENCIAL	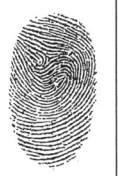	**GALANTAMINA** Reminyl® - Janssen Cilag	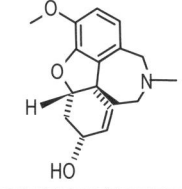

Outros Efeitos

VER CAPÍTULO IDENTIDADES

NEUROLÉPTICO TÍPICO	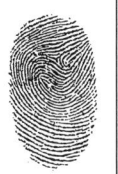	**HALOPERIDOL** Haldol® - Janssen Cilag	

Outros Efeitos

MENOS COMUNS: agitação, alterações no EEG, amenorreia, anorgasmia, cefaleia, constipação, convulsão, crises oculogíricas, déficit de atenção, depressão, diminuição da libido, discinesia tardia, ejaculação retardada, fotossensibilidade cutânea, galactorreia, ginecomastia, hepatotoxicidade, hipercinesia, hipertensão, hipoglicemia, hiponatremia, hipotensão postural, icterícia, impotência,

continua...▶

inquietação, insônia, leucopenia, náuseas, priapismo, *rash* cutâneo, retenção urinária, retinopatia, SIADH, SNM, taquicardia, tonturas, torcicolo, vômitos.

INCOMUNS: alterações no peso, alucinações, anafilaxia, anorexia, ansiedade, aumento da libido, confusão, crises tipo grande mal, diaforese, diminuição leve e transitória do número de leucócitos, disfunção erétil, distonia aguda, dispepsia, edema periférico, euforia, exacerbação de sintomas psicóticos, hiperprolactinemia com galactorreia, hiperglicemia, hipersalivação, hipersudorese, ingurgitamento mamário, irregularidades menstruais, laringoespasmo, mastalgia, pirose, reações acneiformes, reações de hipersensibilidade, respiração mais profunda, rigidez, sintomas extrapiramidais, trombocitopenia, visão turva, vertigem.

RAROS: agranulocitose, anomalias da função hepática, arritmias ventriculares, desregulação da temperatura corpórea, perda de cabelo, prolongamento do intervalo QT, trombocitopenia.

ADTs, BIPERIDENO, CARBAMAZEPINA, CLONIDINA, CLOZAPINA, ESCITALOPRAM, FLUFENAZINA, FLUOXETINA, FLUVOXAMINA, OLANZAPINA, RISPERIDONA, ZIPRASIDONA, TRIEXIFENIDIL. *ANFETAMINAS, ANTIBACTERICIDAS (rifabutina, rifampin, rifamicina), ANTICOLINÉRGICOS (atropina, beladona, benztropina, diciclomina, escopolamina, glicopirrolato, hiosciamina, metescopolamina, prociclidina, propantelina), ANTIEPILÉPTICOS (etotoína, fenitoína, hidantoínas, mefenitoína), ANTIFÚNGICOS AZÓIS, (cetoconazol, fluconazol, itraconazol), BARBITURATOS (amobarbital, butabarbiltal, butalbital, fenobarbital, mefobarbital, secobarbital), COCAÍNA, FUMO, GUANETIDINA, INDOMETACINA, MEPENZOLATO, QUINIDINA, TAMOXIFENO.*

ANTIDEPRESSIVO TRICÍCLICO TETRACÍCLICO	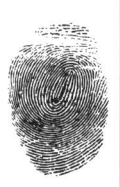	**IMIPRAMINA** **Tofranil®** - Novartis	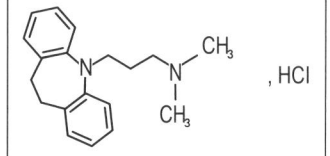 , HCl

Outros Efeitos

MENOS COMUNS: acatisia, agitação, agranulocitose, alopecia, alucinações, alteração do paladar, amenorreia, arritmias, aumento do paladar, calorões, cefaleia, ciclagem rápida, confusão, convulsão, coriza, déficit de atenção, déficit cognitivo, déficit de memória, *delirium*, dermatite esfoliativa, desrealização, desregulação da temperatura, diarreia, diminuição da libido, distonia, dor testicular, edema, eosinofilia, epigastralgia, eritema multiforme, estomatite, fadiga, fissura por doces, fotossensibilidade cutânea, galactorreia, ginecomastia, glaucoma (precipitação), hipercinesia, hiperglicemia, hipertensão, hipoglicemia, icterícia, impotência, leucocitose, leucopenia, náuseas, pesadelos, pigmentação da pele, prostatismo, prurido, queda de cabelo, *rash* cutâneo, retenção urinária, síndrome noradrenérgica precoce, sonambulismo, sonhos bizarros, sudorese, taquicardia, tiques, tremores finos, vertigens, virada (hipo) maníaca, vômitos, xeroftalmia.

INCOMUNS: alterações da acomodação visual, ansiedade, anorexia, desorientação, diarreia, distúrbios da condução, distúrbios da libido e da potência, distúrbios da micção, distúrbios do sono, dor abdominal, elevação dos níveis das transaminases, ganho de peso, hipotensão postural, insônia, lesões na língua, mania, nervosidade, ondas de calor, oscilação de depressão, palpitações, parestesia, reações alérgicas na pele, sensação de inquietação, sonolência, taquicardia sinusal.

RAROS: agressividade, alterações no ECG, alveolite alérgica com ou sem eosinofilia, ataxia, ativação

continua...▶

de sintomas psicóticos, íleo paralítico, midríase, mioclonia, perda de peso, petéquias, púrpura, reações anafiláticas, reações vasoespáticas periféricas, sintomas extrapiramidais, SNM, trombocitopenia. AV/DVP, ADTs, BUPROPIONA, CARBAMAZEPINA, DISSULFIRAM, FLUOXETINA, FLUVOXAMINA, ISRSs, LÍTIO, NEUROLÉPTICOS, PAROXETINA, SERTRALINA, VENLAFAXINA, VERAPAMIL. *ANTAGONISTAS DA HISTAMINA H2, ANTIARRÍTMICO (quinidina, propafenona), ANTIBACTERICIDA (furazolidona, rifabutina, rifampin, rifamicina), DICUMAROL, ANTICOLINÉRGICOS, ANTIEPILÉPTICOS (fenitoína, hidantoínas), ANTIFÚNGICOS AZÓIS, (cetoconazol, terbinafina), ANTI-HIPERTENSIVO (guanetidlna, guanfacina, labetalol), ANTIPARKINSONIANOS (carbidopa, levodopa), BETABLOQUEADORES, COLESTIRAMINA, CIMETIDINA, DILTIAZEM, DOBUTAMINA, FITOTERÁPICOS, SIMPATOMIMÉTICOS (efedrina, epinefrina, fenilefrina, mefentermina, metaraminol, metoxamina, norepinefrina).*

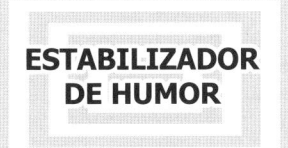 **ESTABILIZADOR DE HUMOR**

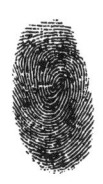

LAMOTRIGINA
Lamictal® - Glaxosmithkline

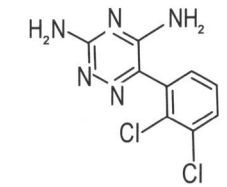

Outros Efeitos

MENOS COMUNS: angioedema, cansaço, depressão, falta de firmeza nos movimentos, irritabilidade, risco de suicídio, síndrome de Stevens-Johnson.

INCOMUNS: acatisia, acne, afasia, afrontamento, alopecia, alteração do paladar, alucinações anormalidades da conjuntiva, apatia, artrite, aspartato transaminase aumentado, ataques de pânico, aumento do apetite, aumento da salivação, bocejo, cãibras nas pernas, calafrios, depressão do SNC, descoloração da pele, despersonalização, diminuição da libido, diminuição da memória, disartria, discinesia, distúrbios do movimento, distúrbios do sono, dor de ouvido, ejaculação anormal, equimose, eructação, erupção cutânea maculopapular, estupor, euforia, *flushing*, fotofobia, gastrite, gengivite, hematúria, hipercinesia, hipertensão, hipertonia, hipotensão postural, hirsutismo, hostilidade, ideação suicida, impotência, incontinência urinária, leucopenia, mal-estar, metrorragia, *miastenia*, mioclonia, olhos secos, palpitações, poliúria, psicose, reação alérgica, reação paranoide, síncope, taquicardia, teste de função hepática anormal, transtorno de personalidade, ulceração da boca, urticária, vasodilatação.

RAROS: abscesso da mama, anemia ferropriva, anemia macrocítica, angioedema, anorgasmia, atrofia muscular, aumento de creatina, aumento de fosfatase alcalina, bócio, bursite, cistite, colite hemorrágica, contratura tendínea, convulsões do grande mal, coreoatetose, defeito do campo visual, delírio, dermatite esfoliativa, dermatite fúngica, desmaios, diminuição do fibrinogênio, disforia, distonia, disúria, dor nos rins, edema de língua, epididimite, eritema multiforme, erupção cutânea vesicobulhosa, erupção pustular, espasmo muscular, estomatite, estrabismo, exantema petequial, hemorragia gastrointestinal, hemorragia gengival, hepatite, herpes zóster, hiperalgesia, hiperestesia, hiperplasia gengival, hiperventilação, hipocinesia, hipotireoidismo, hipotonia, intolerância ao álcool, insuficiência renal aguda, lacrimejamento, lactação feminina, leucodema, linfocitose, melena, neoplasia da mama, neurose, neurite periférica, nevralgia, noctúria, paralisia, parosmia, perda do paladar, perturbações, petéquias, ptose, reação maníaco-depressiva, síndrome extrapiramidal, soluço, surdez, trombocitopenia, úlcera de estômago, urgência miccional, uveíte.
AV/DVP, CARBAMAZEPINA, CLONAZEPAM, CLOZAPINA, OXCARBAMAZEPINA, RISPERIDONA. *ACETOMINOFENO, ANTIBACTERICIDAS (rifabutina, rifampin, rifamicina, rifapentina), CONTRACEPTIVO ORAL, ETOSSUXIMIDA, FENITOÍNA, FENOBARBITAL, MEFLOQUINA, NORETINDRONA, PRIMIDONA, PROGESTINAS, RITONAVIR, SUCCINIMIDA.*

NEUROLÉPTICO TÍPICO	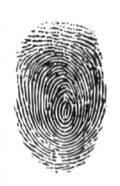	**LEVOMEPROMAZINA** **Neozine®** - Sanofi-Aventis	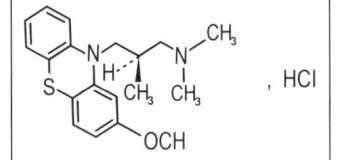 , HCl

Outros Efeitos

MENOS COMUNS: abstinência, acatisia, agitação, agranulocitose, alteração na função cardíaca, alteração no EEG, alteração da função hepática, amenorreia, anemia aplásica, anemia hemolítica, anorexia, anorgasmia, ataxia, convulsão, coriza, crises oculogíricas, *delirium*, depósitos granulares na córnea, depressão, dermatite, descoloração da pele, desregulação da temperatura, diminuição da libido, discinesia tardia, distonia, ECEs, ejaculação retardada, eosinofilia, excitação, febre, galactorreia, ganho de peso, ginecomastia, glaucoma (precipitação), icterícia, íleo paralítico, impotência, inquietude, insônia, insuficiência cardíaca, leucocitose, leucopenia, parkinsonismo, pesadelos, petéquias, priapismo, *rash* cutâneo, redução do limiar convulsivo, retinopatia pigmentar, rigidez muscular, SNM, sonhos bizarros, sono agitado, torcicolo, tremores finos, trombocitopenia, urticária, visão borrada.

INCOMUNS: alteração de tolerância à glicose, discinesias precoces, efeitos anticolinérgicos, frigidez, galactorreia, hiperglicemia, hiperprolactinemia, indiferença, irregularidades no controle térmico, perda de peso, reações ansiosas, síndrome extrapiramidal, variação do estado de humor. RAROS: depósitos acastanhados no segmento anterior do olho, positivação dos anticorpos antinucleares sem lúpus eritematoso clínico, possibilidade de icterícia colestática, redução do tônus ocular.

VER CAPÍTULO IDENTIDADES

PSICOESTIMULANTE	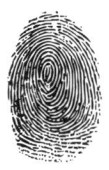	**LISDEXANFETAMINA** **Venvanse®** - Shire	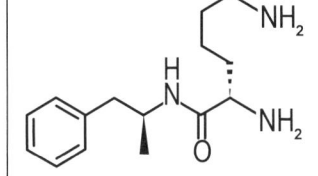

Outros Efeitos

VER CAPÍTULO IDENTIDADES

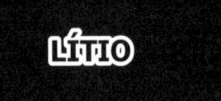	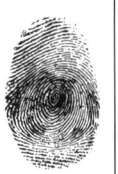	**LÍTIO** **Carbolitium®** - Eurofarma	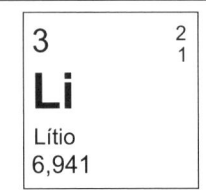

Outros Efeitos

VER CAPÍTULO IDENTIDADES

ANTIDISFUNÇÃO ERÉTIL	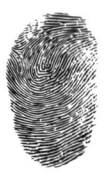	**LODENAFILA** **Helleva®** - Cristália	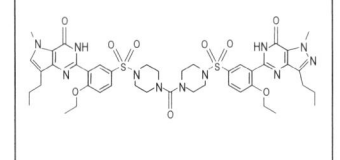

Outros Efeitos

VER CAPÍTULO IDENTIDADES

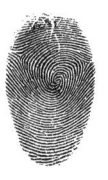

ANSIOLÍTICO BENZODIAZEPÍNICO

LORAZEPAM
Lorax® - Wyeth

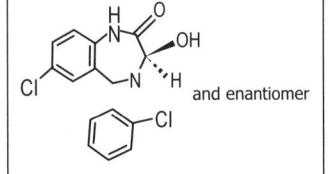

and enantiomer

Outros Efeitos

MENOS COMUNS: agitação, agressividade, alteração da função hepática, amnésia anterógrada, anorgasmia, ansiedade de rebote, bloqueio da ovulação, boca seca, bradicardia, cólica abdominal, constipação, convulsão, déficit cognitivo, déficit de memória, dependência, depressão, desinibição, despersonalização, desrealização, diminuição do apetite, diminuição da libido, diplopia, disartria, disforia, distonia, dor nas articulações, flebite, ganho de peso, gosto metálico, hiperacusia, hipersensibilidade a estímulos, hipotonia, icterícia, impotência, inquietude, insônia de rebote, irritabilidade, náuseas, parestesias, sudorese, tonturas, trombose venosa, vertigens, visão borrada, vômitos.

INCOMUNS: agranulocitose, agravamento de doença pulmonar obstrutiva crônica, apneia, astenia, cefaleia, coma, crises convulsivas, depressão respiratória, desmascaramento da depressão, desorientação, deterioração da memória, diminuição do orgasmo, euforia, fala arrastada, hiponatremia, hipotermia, ideação suicida, manifestações autonômicas, pancitopenia, perturbações visuais, piora da apneia do sono, reações anafiláticas, reações de hipersensibilidade, SIADH, sintomas dermatológicos, sintomas extrapiramidais, sintomas gastrointestinais, tentativa de suicídio, tremor, trombocitopenia.

VER CAPÍTULO IDENTIDADES

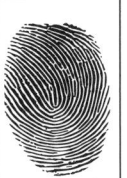

ANTIDEPRESSIVO TRICÍCLICO TETRACÍCLICO

MAPROTILINA
Ludiomil® - Novartis

, HCl

Outros Efeitos

MENOS COMUNS: acatisia, agitação, alteração na condução cardíaca, alteração no EEG, alucinações, anorgasmia, ansiedade, ataxia, aumento do apetite, ciclagem rápida, convulsão, delírios paranoides, *delirium*, desorientação, diminuição da libido, disartria, disfagia, ECEs, ejaculação retardada, fotossensibilidade, fraqueza, ganho de peso, icterícia, inquietude, insônia, irritabilidade, leucopenia, náuseas, parestesias, pesadelos, prurido, *rash* cutâneo, retenção urinária, síncope, sono agitado, sudorese, taquicardia, virada maníaca, vômitos.

INCOMUNS: agravamento da depressão, alteração da memória, concentração prejudicada, distúrbios abdominais, distúrbios da acomodação visual, distúrbios da libido e da potência, distúrbios da micção, febre, hipomania, mania, nervosismo, ondas de calor, palpitações, perturbações do sono, reações alérgicas na pele, sedação diurna, taquicardia sinusal.

RAROS: agranulocitose, alopecia, alveolite com ou sem eosinofilia, arritmias, ativação de sintomas psicóticos, aumento do volume das mamas, broncoespasmo, cáries, confusão, congestão nasal, despersonalização, diarreia, dislalia, distúrbios de acomodação, distúrbios do paladar, edema, elevação das enzimas hepáticas, elevação da pressão arterial, eosinofilia, eritema multiforme, estomatite, falta de coordenação, galactorreia, hepatite com ou sem icterícia, perda de pelos,

continua...▶

púrpura, síndrome da secreção inapropriada, trombocitopenia, vasculite cutânea, zumbidos.

VER CAPÍTULO IDENTIDADES

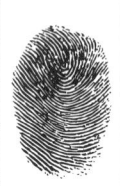

ANTIDEMENCIAL

MEMANTINA
Ebix® - Lundbeck

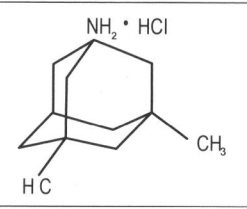

Outros Efeitos

INCOMUNS: afasia, alopecia, amnésia, angina *pectoris*, apatia, apneia, asma, aumento do apetite, aumento da libido, blefarite, bradicardia, celulite, choro anormal, coordenação anormal, contração muscular involuntária, convulsões, degeneração mácula lútea, delírio, dermatite, descolamento de retina, desidratação, desordem extrapiramidal, despersonalização, diabetes melito agravada, diminuição da acuidade visual, diminuição da audição, diplopia, distúrbio do sono, diverticulite, dor nos olhos, eczema, edema pulmonar, embolia pulmonar, erupções cutâneas eritematosas, estupor, fibrilação atrial, gastroenterite, glaucoma, hematúria, hemoptise, hemorragia cerebral, hemorragia conjuntival, hemorragia gastrointestinal, hemorragia da retina, hipertonia, hipocinesia, hipoestesia, hiponatremia, hipotensão postural, hipotermia, infarto do miocárdio, labilidade emocional, lacrimejamento anormal, leucopenia, melena, miopia, nervosismo, neuralgia, neuropatia, neurose, opacidade córnea, parada cardíaca, parestesia, paroníria, pensamento anormal, prurido, psicose, ptose, reação alérgica, reação paranoide, retenção urinária, tentativa de suicídio, transtorno de personalidade, tremores, ulceração de esôfago, ulceração de pele, urticária, visão borrada, xeroftalmia, zumbido.

VER CAPÍTULO IDENTIDADES

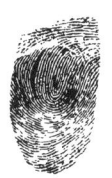

ANTIDEPENDÊNCIA QUÍMICA OPIÁCEO

METADONA
Mytedom® - Cristália

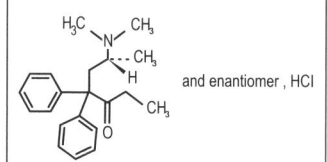

Outros Efeitos

MENOS COMUNS: agitação, anorexia, boca seca, bradicardia, cefaleia, constipação, desmaio, desorientação, disforia, distúrbios visuais, edema, euforia, fraqueza, impotência, insônia, palpitação, prurido, redução da libido, retenção urinária, rubor facial, trombocitopenia, urticária.

INCOMUNS: amenorreia, anomalias no ECG, arritmias, astenia, cardiomiopatia, dor abdominal, dor de cabeça, edema pulmonar, efeito antidiurético, erupções cutâneas, espasmos das vias biliares, extrassístoles, flebite, fibrilação ventricular, glossite, hipocalemia, hipomagnesemia, hipotensão, insuficiência cardíaca, inversão da onda T, perturbações visuais, prisão de ventre, prolongamento do intervalo QT, taquicardia.

RAROS: urticária hemorrágica.

VER CAPÍTULO IDENTIDADES

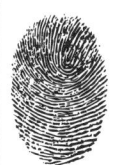

PSICOESTIMULANTE

METILFENIDATO
Concerta® - Janssen-Cilag
Ritalina® - Novartis

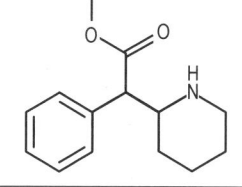

Outros Efeitos

MENOS COMUNS: abstinência, alopecia, alucinações, anemia, angina, anorexia, ansiedade, aumento das transaminases, bruxismo, cãibras, comportamento obsessivo-compulsivo, constipação, convulsões, coreoatetose, *delirium*, dependência, dermatite esfoliativa, diarreia, diminuição da libido, disfunção erétil, dismenorreia, dispepsia, dispneia, distúrbio de acomodação visual, dor torácica, eritema multiforme, estado confusional, fadiga, faringite, fenômeno de Raynaud, hiperatividade, hiperidrose, hipertensão arterial, hipertermia, hipervigilância, inquietude, irritabilidade, letargia, leucopenia, palpitações, parestesias, pesadelos, psicose, retardo do crescimento, rinite, tiques, tremores, trombocitopenia, vasculite nercotizante, visão borrada, xeroftaltalmia.

INCOMUNS: arterite cerebral, dor de cabeça, oclusão cerebral, pulso aumentado ou diminuído, reações de hipersensibilidade.

RAROS: dificuldades de acomodação visual, leve retardamento do crescimento (uso prolongado em crianças), psicose tóxica, redução moderada do ganho de peso, visão embaçada.

MUITO RARO: arterite, coma hepático, exacerbação de tiques preexistentes, função hepática anormal, hiperatividade, humor depressivo transitório, movimentos coreoatetoides, púrpura trombocitopênica, síndrome de Tourette, SNM.

VER CAPÍTULO IDENTIDADES

ANTIDEPRESSIVO TRICÍCLICO TETRACÍCLICO 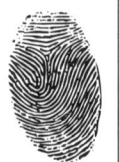	**MIANSERINA** **Tolvon®** - Shering-Plough	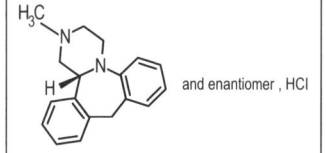 and enantiomer , HCl

Outros Efeitos

VER CAPÍTULO IDENTIDADES

HIPNÓTICOS BENZODIAZEPÍNICOS 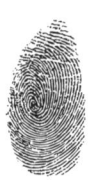	**MIDAZOLAM** **Dormonid®** - Roche	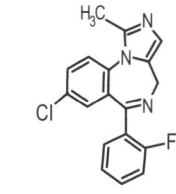

Outros Efeitos

MENOS COMUNS: dependência, depressão e parada respiratória (uso IV), inquietação, irritabilidade, sonambulismo.

INCOMUNS: alterações de humor, apneia, aumento da frequência cardíaca, desinibição, diminuição da pressão arterial sistólica e diastólica, diplopia, disforia, engasgos, estrabismo, estridor, excitação, hipercarbia, náuseas, perda de equilíbrio, salivação, soluços, vertigem, visão turva, vômito.

RAROS: acessos de raiva, alucinações, comportamento inadequado, pesadelos, psicose.

AV/DVP, CARBAMAZEPINA, VERAPAMIL.
ANTIBACTERICIDA (rifabutina, rifamicina, rifampin, rifabutina), ANTIBIÓTICOS MACROLÍDEOS, ANTIEPILÉPTICOS (etotoína, fenitoína, fosfenitoína, hidantoínas, mefenitoína), ANTIFÚNGICOS AZÓIS, (cetoconazol, flucomazol, itraconazol, voriconazol), APREPITANTO, ATORVASTATINA, DELAVIRDINA, DIGOXINA, DILTIAZEM, EQUINÁCEA, EFAVIRENZ, ETANOL, FITOTERÁPICOS, INIBIDORES DA HMG-CoA REDUTASE, INIBIDORES NNRT, PROBENECIDA, PROPOFOL.

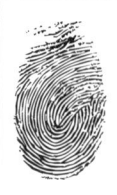

ANTIDEPRESSIVO SELETIVO

MIRTAZAPINA
Remeron Soltab®
Schering-plough

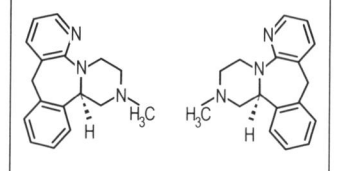

Outros Efeitos

INCOMUNS: abdômen aumentado, acne, alopecia, amenorreia, alterações da acomodação visual, alucinações, angina *pectoris*, artrite, asma, ataxia, bradicardia, bronquite, cálculos renais, cefaleia, ceratoconjuntivite, cistite, colecistite, colite, conjuntivite, coordenação anormal, delírio, dermatite, desidratação, disartria, discinesia, disúria, dor ocular, dor de ouvido, dor no peito, edema de face, epistaxe, eructação, estomatite, euforia, extrassístoles ventriculares, febre, glaucoma, glossite, hematúria, hemorragia gengival, herpes simples, hostilidade, infarto do miocárdio, labilidade emocional, leucorreia, neurose, pele seca, perda de peso, pneumonia, reação de fotossensibilidade, reação paranoica, reações maníacas, reflexos aumentados, retenção urinária, rigidez na nuca, síndrome extrapiramidal, surdez, tenossinovite, teste de função hepática anormal, úlcera, vaginite, vômito.

RAROS: acatisia, afasia, anemia, arritmia atrial, artrose, asfixia, aumento da fosfatase ácida, aumento das glândulas salivares, aumento mamário, aumento da salivação, blefarite, bursite, cardiomegalia, cicatrização anormal, cirrose hepática, convulsão de grande mal, demência, descoloração da língua, diabetes melito, diplopia, dor no peito subesternal, dor óssea, edema de língua, ejaculação anormal, embolia pulmonar, estomatite aftosa, estomatite ulcerativa, estupor, flebite, fratura patológica, fratura por osteoporose, gastrite, gastroenterite, herpes zóster, hipertrofia da pele, hiponatremia, hipotireoidismo, hipotonia, ingurgitamento mamário, isquemia cerebral, laringite, leucopenia, linfocitose, mioclono, miosite, moniliase oral, nistagmo, obstrução intestinal, otite média, pancitopenia, pancreatite, paralisia, parosmia, perda de paladar, petéquias, pneumotórax, poliúria, ruptura de tendão, seborreia, SGOT aumentado, SGPT aumentado, síndrome psicótica, síndrome serotonérgica, soluços, surdez transitória parcial, trombocitopenia, úlcera cutânea, uretrite, urgência urinária, urticária.

VER CAPÍTULO IDENTIDADES

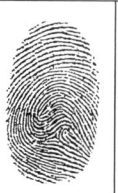

ANTIDEPRESSIVO IMAO REVERSÍVEL

MOCLOBEMIDA
Aurorix® - Roche

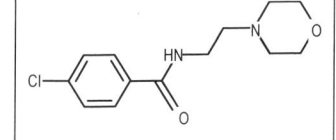

Outros Efeitos

VER CAPÍTULO IDENTIDADES

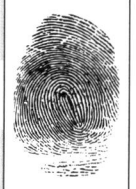

PSICOESTIMULANTE

MODAFINILA
Stavigile® - Libbs

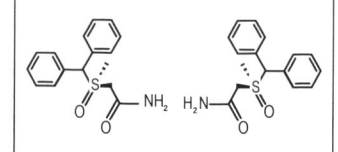

Outros Efeitos

INCOMUNS: ambliopia, anorexia, ansiedade, asma, boca seca, calafrio, confusão, depressão, discinesia, dor de cabeça, dor ocular, dor no peito, eosinofilia, epistaxe, faringite, flatulência,

continua...▶

função anormal do fígado, hematúria, herpes simples, hiperquinesia, hipertensão, hipertonia, labilidade emocional, nervosismo, parestesia, perversão do paladar, piúria, rinite, síndrome gripal, sonolência, tontura, transtorno de pulmão, ulceração de boca, urina anormal, vasodilatação.

RAROS: NÃO CONSTA.

VER CAPÍTULO IDENTIDADES

ANTIDEPENDÊNCIA QUÍMICA ÁLCOOL	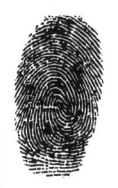	**NALTREXONA** Révia® - Cristália	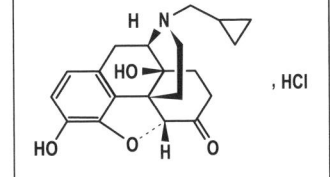

Outros Efeitos

MENOS COMUNS: anorexia, artralgia, fadiga, ideação suicida, insuficiência hepática, perda de cabelo, perda de peso, trombocitopenia.

INCOMUNS: cãibras, dor de cabeça, erupções de pele.

RAROS: acne, alopecia, alterações não específicas no ECG, alucinações, aumento do apetite, aumento da frequência urinária, aumento ou diminuição do interesse sexual, aumento da pressão arterial, boca seca, bocejos, cansaço, confusão, congestão nasal, coriza, desorientação, depressão paranoica, desconforto durante a micção, dor de garganta, dor inguinal, dor nos joelhos, dor nos ouvidos, dor nas pernas, edema, espirros, excesso de gases, excesso de muco ou catarro, fadiga, falta de ar, febre, feridas, flebite, frio, ganho de peso, hemorroidas, inchaço, inchaço das glândulas, inquietação, ondas de calor, ouvidos entupidos, palpitações, pele oleosa, pé de atleta, pesadelos, pruridos, queimação, respiração pesada, rouquidão, sangramento nasal, sensibilidade à luz, sinusite, sonolência, taquicardia, tosse, tremores, úlcera, visão borrada, zumbido.

VER CAPÍTULO IDENTIDADES

ANTIDEPENDÊNCIA QUÍMICA TABACO	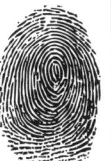	**NICOTINA** Niquitin® - Glaxo Nicorette® - Johnson & Johnson	

Outros Efeitos

VER CAPÍTULO IDENTIDADES

HIPNÓITICOS BENZODIAZEPÍNICOS	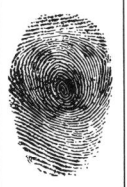	**NITRAZEPAM** Sonebon® - Sigma Pharma	

Outros Efeitos

MENOS COMUNS: agitação, alteração da função hepática, alteração da libido, amnésia anterógrada, ansiedade de rebote, boca seca, bradicardia, cólica abdominal, constipação, déficit de memória, dependência, desinibição, diminuição do apetite, diplopia, disforia, distonia, dor nas

continua...▶

articulações, erupção cutânea, hipotonia, impotência, inquietude, náuseas, parestesias, pesadelos, prurido, retenção urinária, sudorese, tonturas, vertigens, visão borrada, vômitos.

INCOMUNS: alterações do comportamento, apreensão, azia, *delirium tremens*, depressão, desmaios, desorientação, diarreia, dispneia, dor de cabeça, dor de estômago, efeitos sedativos, emoções adormecidas, exames de função hepáticas anormais, fraqueza, Hangover, hipotensão, nervosismo, palpitações, reações cutâneas, sedação grave, sinais e sintomas de abstinência, visão turva.

RAROS: granulocitopenia, leucopenia, reações paradoxais.

VER CAPÍTULO IDENTIDADES

ANTIDEPRESSIVO SELETIVO 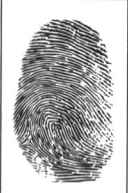	**NORTRIPTILINA** Pamelor® - Novartis	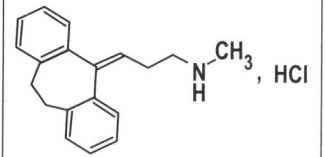

Outros Efeitos

MENOS COMUNS: acatisia, agitação, agranulocitose, alopecia, alteração do paladar, alucinações, amenorreia, anorexia, ansiedade, arritmias, ataxia, aumento do apetite, aumento das transaminases, calorões, cefaleia, ciclagem rápida, cólicas abdominais, confusão, convulsão, coriza, déficit cognitivo e de atenção, déficit de memória, *delirium*, dermatite esfoliativa, desorientação, desrealização, desregulação da temperatura, diaforese, diarreia, diminuição da libido, disfunção sexual, distonia, ECEs, edema, eosinofilia, epigastralgia, eritema multiforme, fadiga, fissura por doces, fotossensibilidade cutânea, fraqueza, galactorreia, ginecomastia, glaucoma (precipitação), hipercinesia, hiperglicemia, hipertensão, hipoglicemia, icterícia, íleo paralítico, impotência, inquietude, insônia, leucocitose, leucopenia, midríase, náuseas, neuropatia periférica, palpitações, perda de peso, pesadelos, petéquias, poliúria, prostatismo, prurido, psicose, púrpura, *rash* cutâneo, redução do limiar convulsivo, retenção urinária, SIADH, síndrome serotonérgica precoce, sintomas de retirada, sonambulismo, sonhos bizarros, taquicardia, tiques, trombocitopenia, urticária, vertigens, virada maníaca, vômitos, xeroftalmia, zumbidos.

INCOMUNS: alteração no ECG, alteração da função hepática, atraso na micção, aumento da libido, AVC, bloqueio cardíaco, delírios, depressão da medula óssea, dilatação do trato urinário, distúrbios da acomodação, dormência, elevação de açúcar no sangue, estado confusional, estomatite, exacerbação da psicose, formigamento, frequência urinária, ganho de peso, hipomania, inchaço da parótida, inchaço testicular, incoordenação, infarto do miocárdio, língua negra, noctúria, pânico, parestesia das extremidades, rubor, secreção, sensibilidade cruzada com outros tricíclicos, sonolência, suor, tremores, visão turva.

RAROS: adenite sublingual associada.

AV/DVP, ADTs, BUPROPIONA, CARBAMAZEPINA, DISSULFIRAM, ESCITALOPRAM, LÍTIO, PAROXETINA, SERTRALINA, VENLAFAXINA.
ANTAGONISTAS DA HISTAMINA H2, ANTIBACTERICIDA (furazolidona, rifabutina, rifampin, rifamicina), ANTIPARKINSONIANOS (carbidopa, levodopa), CIMETIDINA, DICUMAROL, DILTIAZEM, FENITOÍNA, FITOTERÁPICOS, FLUCONAZOL, HIPOGLICEMIANTES (clorpropamida, tolazamida), PROPAFENONA, SIMPATOMIMÉTICOS (dobutamina, dopamina, efedrina, epinefrina, fenilefrina, mefentermina, metaraminol, metoxamina, norepinefrina).

NEUROLÉPTICO ATÍPICO	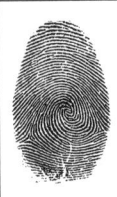	**OLANZAPINA** **Zyprexa Zydis®** - Eli Lilly **Zyprexa®** - Eli Lilly	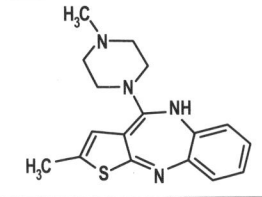

Outros Efeitos

MENOS COMUNS: acatisia, arritmias cardíacas, discinesias tardias, discrasias sanguíneas, disfunção sexual, dislipidemia, dismotilidade esofágica, efeitos anticolinérgicos, eventos cerebrovasculares, hiperglicemia, hiperprolactinemia, hipotensão ortostática, hipotensão postural, indução ou exacerbação de sintomas obsessivos-compulsivos na esquizofrenia, indução de síndrome maníaca, SNM, tontura, tremores.

INCOMUNS: alopecia, amenorreia, anormalidade de acomodação, aumento de fosfatase alcalina, AVC, bilirrubinemia, calafrios, diminuição da libido, diminuição da menstruação, disartria, dor no peito, edema facial, edema de língua, epistaxe, estupor, frequência urinária, hiponatremia, impotência, leucopenia, menorragia, metrorragia, náuseas, olhos secos, poliúria, reação de fotossensibilidade, retenção urinária, tentativa de suicídio, trombocitopenia, urgência urinária, vasodilatação, vômitos.

RAROS: coma, depósito de gordura no fígado, edema pulmonar, efeito de ressaca, febre, midríase, morte súbita, obstrução intestinal, osteoporose.

VER CAPÍTULO IDENTIDADES

ANTIDEPENDÊNCIA QUÍMICA ÁLCOOL	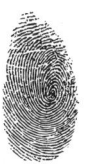	**ONDANSETRONA** **Vonau®** - Biolab Sanus **Zofran®** - GlakoSmithKline	

Outros Efeitos

VER CAPÍTULO IDENTIDADES

ESTABILIZADOR DE HUMOR	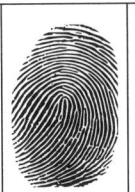	**OXCARBAZEPINA** **Trileptal®** - Novartis	

Outros Efeitos

INCOMUNS: agressividade, cansaço, diminuição da libido, distúrbio da memória, distúrbios gastrointestinais, distúrbios do sono, hiponatremia, irregularidades menstruais, osmolaridade plasmática, redução na contagem de eritrócitos, tremores.

RAROS: ansiedade, depressão, enzimas hepáticas elevadas, intoxicação hídrica acompanhada de letargia, labilidade emocional, perda de peso, reações alérgicas, zumbido.

VER CAPÍTULO IDENTIDADES

NEUROLÉPTICO ATÍPICO	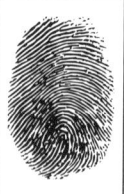	**PALIPERIDONA** **Invega Sustenna®** Janssen Cilag **Invega®** - Janssen Cilag	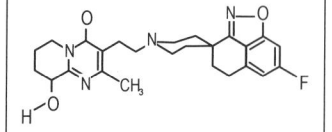

Outros Efeitos

VER CAPÍTULO IDENTIDADES

ANTIDEPRESSIVO ISRS	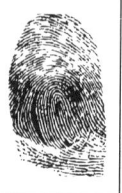	**PAROXETINA** **Aropax®** - GlaxoSmithKline	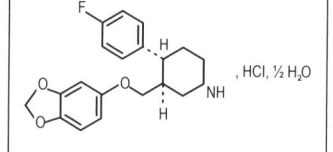

Outros Efeitos

MENOS COMUNS: abstinência, acatisia, agitação, angioedema, aumento do apetite, dispepsia, distonia, dor abdominal, dor torácica, febre, flatulência, ganho de peso, glaucoma de ângulo fechado, hiponatremia, hipotensão postural, mialgia, mioclono, palpitação, parestesias, parkinsonismo, *rash* cutâneo, virada maníaca, visão borrada.

INCOMUNS: abuso de álcool, acne, agressividade, alopecia, alucinações, amenorreia, anemia, anormalidades de acomodação, asma, ataxia, aumento da libido, aumento da salivação, bradicardia, bronquite, bruxismo, calafrios, cistite, conjuntivite, dermatite de contato, discinesia, disfagia, dispneia, distonia, disúria, dor de garganta, dor ocular, dor no seio, eczema, edema de face, edema periférico, enxaqueca, equimose, eructação, estomatite ulcerativa, euforia, falta de emoção, fotossensibilidade, gastrite, gastroenterite, gengivite, glossite, hematoma, hematúria, hemorragia retal, herpes simples, hipertonia, hiperventilação, hipocinesia, hipoestesia, incontinência urinária, incoordenação motora, leucopenia, linfadenopatia, mal-estar, menorragia, midríase, neurose, noctúria, paralisia, pele seca, pensamento anormal, perda de peso, pneumonia, poliúria, púrpura, reação alérgica, reação paranoica, retenção urinária, sede, síncope, TGO elevada, TGP elevada, urgência urinária, urticária, vaginite.

RAROS: aborto, acidente vascular cerebral, acinesia, afasia, alargamento das glândulas salivares, alteração da marcha, alteração da voz, ambliopia, anemia ferropriva, anemia hipocrômica, anemia macrocítica, angina *pectoris*, angioedema, anisocoria, arritmia nodal, atrofia da mama, aumento da desidrogenase lática, aumento da fosfatase alcalina, aumento mamário, aumento dos reflexos, basofilia, blefarite, bloqueio cardíaco, bloqueio de ramo, bócio, bulimia, bursite, cálculo renal, cardioespasmo, cárie, catarata, cegueira noturna, celulite, cetose, convulsão, convulsão do grande mal, coreoatetose, débito cardíaco baixo, defeito no campo visual, delírio, depressão psicótica, descoloração da língua, descoloração da pele, desidratação, diabetes melito, diarreia sanguinolenta, diminuição dos reflexos, diminuição da sudorese, diplopia, disartria, displasia mamária, doença endometrial, dor de cabeça, dor pélvica, dor renal, duodenite, edema pulmonar, edema de córnea, embolia pulmonar, enterite, eosinofilia, epididimite, eritema multiforme, eritema nodoso, erupção cutânea maculopapular, esofagite, espasmo generalizado, espasmo uterino, estomatite, estomatite aftosa, estridor, estupor, exoftalmia, expectoração aumentada, extrassístoles supraventriculares, fasciculações, fibrilação atrial, fibrose pulmonar, flebite, fotofobia, glaucoma, gota, hemácias anormais, hemoptise, hemorragia bucal, hemorragia ocular, hemorragia vaginal, herpes zóster, hiperacusia, hiperagelsia, hipercalemia, hipercolesterolemia, hiperfosfatemia, hiperglicemia, hipertireoidismo, hipertrofia da pele, hipocalemia, hipoglicemia, hiponatremia, hipotireoidismo, hirsutismo, histeria, impactação fecal, incontinência urinária, infarto, insuficiência cardíaca congestiva, isquemia cerebral, isquemia miocárdica, lactação feminina, leucocitose, leucorreia, linfedema, linfocitose, mastite, meningite, metrorragia, mielite, miosite, monolíase, monolíase vaginal, nefrite, neuralgia, neuropatia, nistagmo, oligúria, osteoporose, otite externa, palidez,

continua...▶

parestesia *circum*, parosmia, perda do paladar, psicose, ptose, reação antissocial, reação depressiva, rigidez no pescoço, salpingite, seborreia, sepse, síndrome adrenérgica, síndrome de abstinência, síndrome extrapiramidal, soluços, surdez, tempo de sangramento aumentado, tenossinovite, tetania, tireoidite, torcicolo, trismo, trombocitemia, trombocitopenia, tromboflebite, trombose, úlcera, úlcera de estômago, úlcera de pele, úlcera péptica, ureia aumentada, uretrite, urólito, varizes.

AMITRIPTILINA, ARIPIPRAZOL, CLORPROMAZINA, CLOZAPINA, DESIPRAMINA, FENOTIAZINAS, GALANTAMINA, IMIPRAMINA, NORTRIPTILINA, PIMOZIDA, PROMETAZINA, RISPERIDONA, SIBUTRAMINA, TIANEPTINA, TIORIDAZINA, TRIFLUOPERAZINA, VENLAFAXINA.

ANALGÉSICOS NARCÓTICOS (meperideno, oxicodona), ANFETAMINAS (anfetamina-dextroanfetamina, benzfetamina, fendimetrazina, fentermina, metanfetamina), ANTICOAGULANTES (dalteparina, enoxaparina, tinzaparina, varfarina), ANTI-HIPERTENSIVOS (carvedilol, metoprolol, propranolol), ANTI-INFLAMATÓRIOS (ácido mefenâmico, diclofenaco, ketorolaco, meclofenamato, meloxicam, nabumetona, oxaprozina, piroxicam, sulindaco), BETA BLOQUEADORES, CICLOSPORINA, CIMETIDINA, CIPROEPTADINA, FENITOÍNA, FENOTIAZINAS (metotrimeprazina, perfenazina, proclorperazina, tietilperazina), FITOTERÁPICOS, NSAIDS, OPIOIDES, PEREXILINA, PROPAFENONA, RECEPTORES AGONISTAS SELETIVOS 5-HT1, SIMPATOMIMÉTICOS, TAMOXIFENO, TERBINAFINA, TIAZÍNICOS, TRATAMENTO DE ENXAQUECA (almotriptana, eletriptana, naratriptana, rizatriptana, sumatriptana).

NEUROLÉPTICO TÍPICO 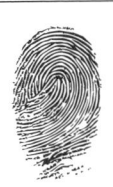	PENFLURIDOL **Semap®** - Janssen Cilag	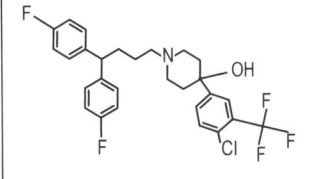

Outros Efeitos

MENOS COMUNS: agitação, alopecia, alteração do ECG, alteração da função hepática, amenorreia, anorexia, ataxia, cáries dentárias, congestão nasal, convulsão, crises oculogíricas, distonia, déficit cognitivo, *delirium*, depressão, depressão da medula óssea, diarreia, diminuição da libido, discinesia tardia, ejaculação retardada, excitação, fotossensibilidade cutânea, galactorreia, glaucoma (precipitação), hiperglicemia, hiporreflexia, hipotensão postural, icterícia, íleo paralítico, impotência, inquietude, leucocitose, leucopenia, *rash* cutâneo, redução do limiar convulsivo, retenção urinária, síndrome disfórica, SNM, sonhos bizarros, sono agitado, taquicardia, tonturas, tremores finos, urticária, vertigens, visão borrada, xeroftalmia.

INCOMUNS: amenorreia, ausência de expressão facial, bradicinesia, dificuldade para caminhar, distonia aguda, micrografia, rigidez de pescoço.

RAROS: alteração na função hepática, distúrbios visuais, hipotensão, náuseas, sintomas gastrointestinais, taquicardia benigna, vômito.

SEM OUTRAS IM

NEUROLÉPTICO TÍPICO 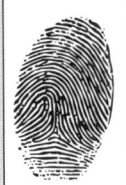	PERICIAZINA **Neuleptil®** - Safoni Aventis	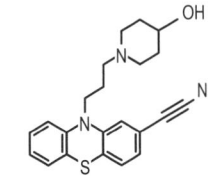

Outros Efeitos

MENOS COMUNS: abstinência, acatisia, agitação, agranulocitose, alteração da condução cardíaca, alteração no EEG, alteração da função hepática, amenorreia, anemia aplásica, anemia hemolítica, anorgasmia, ataxia, convulsão, coriza, crises oculogíricas, *delirium*, depósitos granulares na córnea,

continua...▶

depressão, dermatite esfoliativa, descoloração da pele, desregulação da temperatura, diminuição da libido, discinesia tardia, distonia, ECEs, ejaculação retardada, eosinofilia, excitação, febre, fotossensibilidade cutânea, galactorreia, ganho de peso, ginecomastia, glaucoma (precipitação), hiperglicemia, hiperprolactinemia, hiporreflexia, icterícia, íleo paralítico, impotência, inquietude, insônia, insuficiência cardíaca, leucocitose, leucopenia, parkinsonismo, pesadelos, petéquias, priapismo, *rash* cutâneo, redução do limiar convulsivo, rigidez muscular, salivação, sono agitado, torcicolo, trombocitopenia, urticária, visão borrada.

INCOMUNS: anorexia, astenia, catarata, desconforto gastrointestinal, desmaios, dor torácica, edema periorbital, frequência urinária, hipertensão, hipotensão arterial, irritação de pele, náuseas, noctúria, palpitações, perda de peso, sudorese, tremores.

RAROS: agranulocitose excepcional, fotossensibilização, reações cutâneas alérgicas, risco de prolongamento do intervalo QT.

VER CAPÍTULO IDENTIDADES

NEUROLÉPTICO TÍPICO	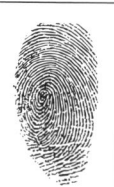	**PIMOZIDA** **Orap®** - Janssen Cilag	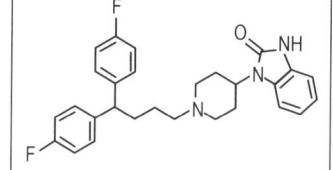

Outros Efeitos

MENOS COMUNS: acatisia, agitação, alteração na condução cardíaca, alteração no EEG, alteração da função hepática, amenorreia, anorgasmia, arritmias, aumento do apetite, boca seca, bradicardia, cáries, constipação, convulsão, crises oculogíricas, discinesia tardia, distonia, ejaculação retardada, febre, fraqueza, galactorreia, ginecomastia, hipercinesia, hiporreflexia, hipotensão postural, icterícia, impotência, inquietude, irregularidades menstruais, náuseas, *rash* cutâneo, sedação, SNM, sudorese, tonturas, torcicolo, visão borrada, vômitos.

INCOMUNS: açúcar na urina, anormalidades da acomodação, anormalidades na postura involuntária, anormalidades no trato cardíaco, atraso do período menstrual, aumento do açúcar sanguíneo em pacientes diabéticos, aumento das mamas, coceira na pele, depressão, dificuldade para iniciar ou manter o sono, diminuição da temperatura corpórea, disfunção erétil, distúrbios severos no ritmo cardíaco, dor de cabeça, exaustão, fala arrastada, lentidão, micção excessiva durante à noite, micções frequentes, movimentos involuntários dos músculos, nervosismo, pele oleosa, perda do apetite sexual, produção excessiva de saliva, rigidez, saída de secreção pelos mamilos, SEP com febre alta, solavanco nos movimentos dos membros, sonolência, urticária, vertigem.

RAROS: não consta

VER CAPÍTULO IDENTIDADES

PSICOESTIMULANTE	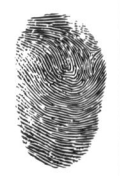	**PINDOLOL** **Visken®** - Novartis	(estrutura química) and enantiomer

Outros Efeitos

MENOS COMUNS: alucinações, depressão, perturbação do sono, reações cutâneas, tremor.

continua...▶

INCOMUNS: agranulocitose, alopecia, ansiedade, ardência nos olhos, bloqueio cardíaco, bradicardia, catatonia, claudicação, depressão mental reversível, desconforto ocular, diarreia, dificuldade respiratória, diminuição do desempenho em testes neurológicos, distúrbios visuais, doença de Peyronie, dor de garganta, erupção eritematosa, febre associada à dor, frio extremo, ganho de peso, hiperidrose, hipotensão, impotência, intensificação do bloqueio AV, laringoespasmo, letargia, polaciúria, púrpura, sibilância, síncope, síndrome caracterizada por desorientação de tempo e espaço, taquicardia, trombocitopenia, trombose, vômitos.

ANTIARRÍTMICOS (disopiramida, flecainida), ANTIASMÁTICO (aminofilina, difilina, oxtrifilina, teofilina), ANTI-HIPERTENSIVOS (nifedipino, prazosina), ANTI-INFLAMATÓRIOS (ibuprofeno, indometacina, naproxeno, piroxicam), ASPIRINA, CIMETIDINA, DILTIAZEM, EPINEFRINA, FENFORMINA, GLUCAGON, LIDOCAÍNA, NSAIDS, RELAXANTES MUSCULARES (atracúrio, pancurônio, tubocurarina), RELAXANTES MUSCULARES NÃO DESPOLARIZANTES, SALICILATOS E DERIVADOS, SULFINPIRAZONA, TIOSALICILATO DE SÓDIO, TRATAMENTO DE ENXAQUECA (diidroergotamina, ergotamina e derivados, metisergida).

NEUROLÉPTICO TÍPICO	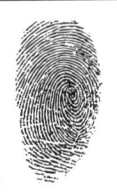	**PIPOTIAZINA** **Piportil®** - Sanofi-Aventis	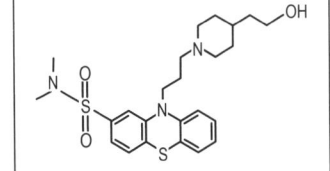

Outros Efeitos

VER CAPÍTULO IDENTIDADES

ANTIPARKINSONIANOS	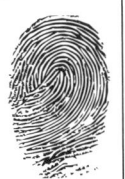	**PRAMIPEXOL** **Sifrol®** - Boehringer **Sifrol ER®** - Boehringer	

Outros Efeitos

MENOS COMUNS: aumento do apetite, cansaço, cefaleia, comportamento compulsivo, sonhos bizarros, vertigens, visão borrada.

INCOMUNS: abdômen aumentado, agitação, amnésia (em uso concomitante com levodopa), angina do peito, anormalidades dos sonhos, arritmia, arritmia atrial, astenia, aumento de frequência urinária, boca seca, câncer de próstata, catarata, convulsões, distonia, distúrbio ocular, doença nas articulações, doença prostática, doença vascular periférica, ejaculação anormal, embolia pulmonar, estimulação do sistema nervoso central, febre, fibrilação atrial, glaucoma, hematúria, infarto do miocárdio, insuficiência cardíaca, marcha alterada, *miastenia*, morte, pneumonia, psicose, sede, síndrome extrapiramidal, sonolência, tentativa de suicídio, tontura.

RAROS: não consta.

SEM OUTRAS IM

ESTABILIZADOR DE HUMOR	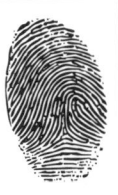	**PREGABALINA** **Lyrica®** - Pfizer	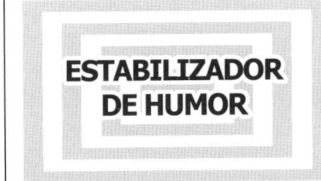

Outros Efeitos

MENOS COMUNS: alteração da acuidade visual, alteração da função hepática, alucinações, amenorreia, angioedema, ansiedade, astenia, asterixe, artralgia, ataque de pânico, bloqueio AV de 1° grau, bradicardia, cefaleia, ceratite, diarreia, diminuição da libido, dispneia, dispepsia, disúria, dor abdominal, dor ocular, equimose, febre, hipersensibilidade, hipertensão, hipotensão, ICC, inquietação, lesões acidentais, leucopenia, mialgia, mioclono, náusea, nistagmo, polaciúria, prolongamento do intervalo PR no ECG, prurido, *rash* cutâneo, retenção urinária, sinusite, sonhos bizarros, taquicardia, tremor, trombocitopenia.

INCOMUNS: ageusia, agitação, anorexia, anorgasmia, apatia, aperto no peito, astenia, astenopia, aumento do lacrimejamento, aumento da libido, calafrio, congestão nasal, contração muscular, crise de pânico, deficiência no campo visual, depressão, dificuldade de encontrar palavras, diminuição da contagem de plaquetas, discinesia, disfunção sexual, distúrbios cognitivos, distúrbios da fala, dor, dor de cabeça, dor lombar, dor nos membros, dor ocular, edema generalizado, edema pulmonar, erupções cutâneas papulares, espasmo muscular, estupor, frio nas extremidades, hiperacusia, hiperatividade psicomotora, hiperestesia, hipersecreção salivar, hipoestesia, hipoestesia oral, hiporreflexia, humor deprimido, inchaço articular, inchaço da face, inchaço ocular, incontinência urinária, insuficiência cardíaca congestiva, mialgia, mudanças de humor, nasofaringite, olhos secos, ondas de calor, quedas, redução da acuidade visual, refluxo gastroesofágico, retardo na ejaculação, retenção urinária, rigidez muscular, rubores, secura nasal, sede, sensação de queimação, síncope, sudorese, tosse, tremor de intenção, vertigem postural.

RAROS: aperto na garganta, arritmia sinusal, ascite, bradicardia sinusal, brilho visual, coriza, desinibição, diminuição de leucócitos, diminuição de peso, diminuição do potássio sanguíneo, disfagia, disgrafia, dismenorreia, dor cervical, dor mamária, elevação da creatinina sanguínea, elevação da glicose sanguínea, epistaxe, espasmo cervical, estrabismo, fotopsia, hipocinesia, hipoglicemia, humor elevado, insuficiência renal, irritação ocular, midríase, neutropenia, oligúria, osciclopsia, pancreatite, parosmia, percepção visual de profundidade alterada, perda de consciência, perda de visão periférica, pirexia, rabdomiólise, rinite, secreção de mama, suor frio, taquicardia sinusal, urticária.

SEM OUTRAS IM

NEUROLÉPTICO TÍPICO	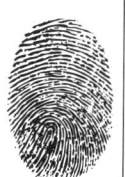 **PROMETAZINA** **Fenergan®** - Safoni Aventis	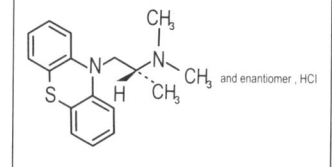

Outros Efeitos

MENOS COMUNS: alteração na contagem de leucócitos e hemácias, aumento do apetite, constipação, *delirium*, diarreia, eczema, excitação, fadiga, ganho de peso, hipotensão postural, manchas avermelhadas no corpo, náuseas, taquicardia, tremores, urticária, vômitos.

INCOMUNS: agranulocitose, apneia, asma, aumento ou diminuição da pressão arterial, bradicardia, congestão nasal, dermatite, edema angioneurótico, fotossensibilidade, icterícia, leucopenia, púrpura, sensação de desmaio, trombocitopenia trombótica.

ADTs, BROMOCRIPTINA, CLOMIPRAMINA, CLONIDINA, ISRS LÍTIO, PAROXETINA, TRAZODONA, TRIEXIFENIDIL.
ANFETAMINAS, ANTICOLINÉRGICOS (atropina, belladona, benztropina, clidínio, diciclomina, escopolamina, hiosciamina, oxibutina, prociclidina, propantelina), ANTI-HIPERTENSIVOS (benazepril, captopril, enalapril, fosinopril, lisinopril, quinapril, ramipril), MAGNÉSIO, MIDODRINA, ANTIPARKINSONIANOS (carbidopa, levodopa), BARBITÚRICOS, ETANOL, INIBIDORES DA ECA, METRIZAMIDA, ORFENADRINA.

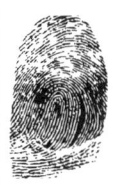	**QUETIAPINA** **Seroquel®** - Astrazeneca **Seroquel XRO®** - Astrazeneca	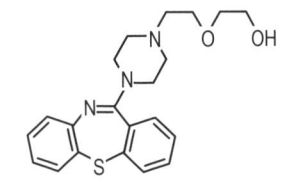

| **NEUROLÉPTICO ATÍPICO** | | |

Outros Efeitos

MENOS COMUNS: alteração de enzimas hepáticas, aumento do apetite, astenia, confusão mental, convulsão, disartria, disfagia, dispepsia, distonia aguda, ECEs, edema periférico, elevação da glicemia, elevação da prolactina, eosinofilia, galactorreia, hipotensão ortostática, irritabilidade, leucopenia, neutropenia, pesadelos, priapismo, rigidez muscular, rinite, síncope, síndrome das pernas inquietas, SNM, taquicardia sinusal reversível, visão borrada.

INCOMUNS: acne, alteração do paladar, anemia, anemia hipocrômica, anomalia da onda T, artralgia, artrite, aumento da gama glutamil transpeptidase, aumento da salivação, blefarite, bloqueio de ramo, bradicardia, câimbras nas pernas, cianose, conjuntivite, contração muscular, dermatite de contato, diabetes melito, dor nos olhos, dor nos ossos, eczema, edema de língua, enxaqueca, equimose, estomatite, flatulência, fratura patológica, gastrite, gastroenterite, gengivite, hemorragia retal, hemorroidas, hipotireoidismo, incontinência fecal, inversão da onda T, isquemia cerebral, linfadenopatia, *miastenia*, olhos secos, prolongamento do intervalo QT, prurido maculopapular, pulso irregular, sangramento na boca, seborreia, tromboflebite aguda, úlcera cutânea, úlcera gastroesofágica, vasodilatação, visão anormal, zumbido.

RAROS: achatamento da onda T, afasia, alteração de ST, angina *pectoris*, anormalidades de acomodação, aumento da duração de QSR, aumento do abdômen, bloqueio AV de 1° grau, coreoatetose, *delirium*, dermatite esfoliativa, descoloração de pele, diminuição de libido, edema de mão, euforia, fibrilação atrial, gagueira, ginecomastia, glaucoma, glicosúria, glossite, gota, hematêmese, hematoma subdural, hemólise, hipertireoidismo, hiperventilação, hipopotassemia, insuficiência cardíaca congestiva, insuficiência renal aguda, intoxicação por água, labilidade emocional, melena, neuralgia, noctúria, obstrução intestinal, pancreatite, poliúria, psoríase, síndrome bucoglossal, soluço, ST elevado, surdez, trombocitopenia.

VER CAPÍTULO IDENTIDADES

ANTIDEPRESSIVO SELETIVO	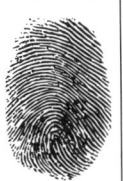	**REBOXETINA** **Prolift®** - Pfizer	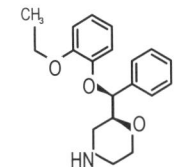

Outros Efeitos

VER CAPÍTULO IDENTIDADES

NEUROLÉPTICO ATÍPICO	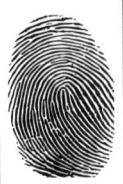	**RISPERIDONA** **Risperdal®** - Janssen-Cilag **Risperdal Consta®** Janssen-Cilag	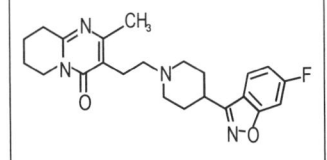

Outros Efeitos

MENOS COMUNS: alterações na conduta cardíaca, alterações visuais, amenorreia, anorexia,

continua...▶

anorgasmia, bradicinesia, congestão nasal, constipação, convulsões, crises oculogíricas, déficit de atenção, *delirium*, depressão, diminuição da libido, disartria, discinesia tardia, distonia, dor epigástrica, fadiga, galactorreia, hepatotoxicidade, hipercinesia, hiperprolactinemia, hipertonia, hipocinesia, hipoglicemia, hiporreflexia, impotência, incontinência urinária, indução ou exacerbação dos sintomas obsessivos-compulsivos na esquizofrenia, náuseas, palpitações, parestesias, *rash* cutâneo, reação alérgica, rigidez muscular, salivação, SIADH, sintomas de abstinência, SNM, tonturas, vertigem, xerostomia.

INCOMUNS: afeto embotado, alterações da ejaculação, alterações na marcha, alterações menstruais, amigdalite, apatia, aspiração por pneumonia, ataque isquêmico transitório, aumento da alanina aminotransferase, aumento da contagem de hemoglobina, aumento da temperatura corporal, aumento das transaminases, AVC, bloqueio atrioventricular de 1º grau, bloqueio do ramo direito, bloqueio do ramo esquerdo, bradicardia sinusal, broncopneumonia, bronquite, celulite, cistite, coma diabético, confusão, congestão do trato respiratório, congestão pulmonar, conjuntivite, corrimento vaginal, depressão do nível de consciência, descamação das pálpebras, descoloração da pele, desconforto no peito, desordem de pele, diminuição de hemoglobina, diminuição da temperatura corporal, disfagia, disfonia, disfunção erétil, distúrbio do equilíbrio, distúrbio da fala, distúrbio do movimento, distúrbio do sono, disúria, dor de garganta, dor torácica musculoesquelética, edema depressível, edema facial, edema generalizado, edema nasal, edema palpebral, edema periférico, ejaculação retrógrada, enurese, eritema, eritema generalizado, erupção maculopapular, erupção papular, estertores, exantema eritematoso, extremidades frias, faringite, fecaloma, fotofobia, fraqueza muscular, ginecomastia, glaucoma, glicose sanguínea aumentada, granulocitopenia, gripe, hematrócito diminuído, hiperemia ocular, hipersensibilidade à droga, hipersonia, hiperventilação, hipoestesia, inchaço dos lábios, inchaço dos olhos, incontinência fecal, inchaço das articulações, inchaço dos lábios, inchaço dos olhos, incontinência fecal, infecção ocular, infecção dos olhos, infecção do trato respiratório, infecção viral, isquemia cerebral, lacrimejo, lentidão, lesão cutânea, mal-estar, menstruação irregular, mialgia, olhos secos, onicomicose, otite média, otite média crônica, perda de consciência, perturbação respiratória, perturbações da atenção, pneumonia, poliúria, pressão arterial diminuída, prolactina sérica aumentada, queilite, rabdomiólise, redução da acuidade visual, rubor, secreção ocular, sede, taquicardia sinusal, tosse, zumbido.

RAROS: não consta.

AV/DVP, BZDs, BROMOCRIPTINA, CARBAMAZEPINA, CLOMIPRAMINA, CLOZAPINA, ESCITALOPRAM, FENOTIAZINAS LAMOTRIGINA, MAPROTILINA, PAROXETINA, TIORIDAZINA, TRIEXIFENIDIL, VERAPAMIL.
ÁLCOOL, ANTIFÚNGICOS AZÓIS (cetoconazol, fluconazol itraconazol), ANTIRRETROVIRAIS (amprenavir, atazanavir, indinavir, lopinavir, nelfinavir, ritonavir, saquinavir), INIBIDORES DA PROTEASE, LEVODOPA.

ANTIDEMENCIAL	**RIVASTIGMINA** Exelon® - Novartis	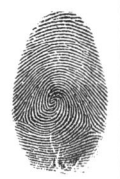

Outros Efeitos

MENOS COMUNS: angina *pectoris*, convulsões, depressão, erupções cutâneas, exacerbação de tremores, insônia, síncope, úlcera gástrica e intestinal.

INCOMUNS: afasia, albuminúria, alopecia, alterações nos testes de função hepática, amnésia, anemia hipocrômica, apatia, apraxia, aumento da libido, blefarite, bloqueio AV, bloqueio de ramo, cálculo renal, caquexia, celulite, cistite, colite, *delirium*, demência, dermatite de contato, despersonalização, diabetes melito, diminuição da libido, diplopia, disfagia, disfonia, disúria, dor nas mamas, dor ocular, edema, edema facial, edema periorbital, enxaqueca, esofagite, estomatite ulcerativa, extrassístoles, fraqueza muscular, gastrite, gastroenterite, gengivite, glaucoma,

continua...▶

glossite, gota, hematêmese, hematoma, hemorragia retal, hérnia, herpes simples, hipercinesia, hipercolesterolemia, hiperglicemia, hiperlipidemia, hiperreflexia, hipertonia, hipocinesia, hipoestesia, hipoglicemia, hiponatremia, hipotermia, ideação suicida, impotência, incapacidade de concentração, instabilidade emocional, insuficiência renal aguda, melena, neuralgia, neuropatia periférica, neurose, nistagmo, noctúria, obstrução intestinal, oligúria, otite média, pancreatite, parada cardíaca, paresia, perda do paladar, poliúria, psicose, púrpura, refluxo gastroesofágico, retenção urinária, sede, sensação de halitose, síndrome do nódulo sinusal, sonhos anormais, taquicardia, taquicardia supraventricular, tenesmo, tentativa de suicídio, transtorno de personalidade, trombocitopenia, úlcera duodenal, úlcera gástrica, ulceração da pele, urgência urinária, urticária, vaginite atrófica.

VER CAPÍTULO IDENTIDADES

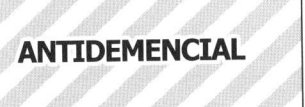

ANTIDEMENCIAL

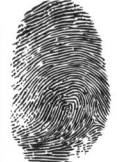

SELEGILINA
Jumexil® - Chiesi

Outros Efeitos

MENOS COMUNS: em monoterapia: arritmias, cefaleia, crise hipertensiva (doses >20mg/dia), cólica, confusão mental, discinesia, dor precordial, edema de membros inferiores, perda de peso, queda de cabelo, sonhos vívidos, tontura. **No uso associado a levodopa:** agitação, alucinações, alterações motoras (em pacientes com doença de Parkinson grave), anorexia, astenia, cefaleia, confusão mental, dispepsia, hipotensão ortostática grave, síndrome serotonérgica (quando associada a ISRSs), vertigens.

INCOMUNS: acinesia, afasia, agitação, albuminúria, alteração do paladar, alteração da voz, ambliopia, anemia, artralgia, artrite, artrose, asma, aumento da gama glutamil transpeptidase, aumento da salivação, aumento do antígeno prostático específico, aumento de SPGT, avitaminose, bloqueio AV de 1º grau, bradicardia sinusal, bronquite, bursite, cãibras, cálculo renal, carcinoma da mama, carcinoma da pele, carcinoma da próstata, carcinoma de pulmão, cardiomegalia, cardiomiopatia, catarata, cegueira, celulite, cianose, cistite, cisto, colecistite, colelitíase, colite, conjuntivite, demência, dermatite de contato, dermatite fúngica, derrame pleural, descolamento da retina, descoloração da pele, desidratação, diabetes melito, diminuição dos reflexos, diplopia, distonia, distúrbio ocular, distúrbio ovariano, distúrbios de personalidade, dor de garganta, dor no flanco, dores ósseas, eczema, edema, edema facial, edema de língua, edema pulmonar, encefalopatia, enxaqueca, eosinofilia, epididimite, epistaxe, esofagite, febre, fibrilação atrial, flutter atrial, frequência urinária, gastrite, gastroenterite, gengivite, glaucoma, gota, hematoma subdural, hemorragia ocular, hepatite, hérnia, herpes simples, herpes zóster, hipercalemia, hipercinesia, hiperfosfatemia, hiperglicemia, hiperlipidemia, hipertonia, hipertrofia da pele, hipocinesia, hipoglicemia, hiponatremia, hipoproteinemia, hipotensão arterial, hipotonia, incontinência urinária, incoordenação motora, infarto do miocárdio, infecção fúngica, infecção superposta, infecção viral, insuficiência cardíaca congestiva, isquemia cerebral, isquemia miocárdica, labilidade emocional, leucemia mieloide, leucocitose crônica, linfoma, marcha anormal, melanoma, mioclono, neoplasia, neoplasia benigna de pele, neoplasia do SNC, nervosismo, neuralgia, neurite periférica, neuropatia, obstrução intestinal, oclusão da artéria da retina, olhos secos, otite externa, palidez, parada cardíaca, parestesia, pele seca, pensamento anormal, perda do paladar, perturbações do sono, plaquetas anormais, pneumonia, pneumotórax, prurido, psicose, reação alérgica, reação paranoica, ruptura de tendão, seborreia, síncope, soluços, sudorese, surdez, taquicardia supra ventricular, tenossinovite, testes de função hepática anormal, úlcera esofágica, úlcera péptica, úlceras na pele, urgência urinária, vasodilatação, velocidade de sedimentação aumentada, visão anormal, zumbido.

VER CAPÍTULO IDENTIDADES

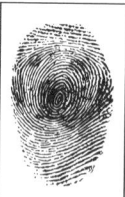

ANTIDEPRESSIVO ISRS

SERTRALINA
Zoloft® - Pfizer

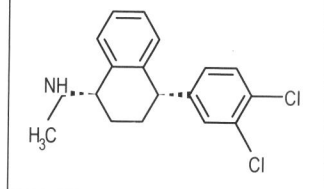

Outros Efeitos

MENOS COMUNS: acatisia, agitação, alopecia, alteração da função hepática, anorgasmia, ansiedade, astenia, aumento do apetite, calorões, ciclagem rápida, cólicas abdominais, constipação, diminuição do apetite, diminuição da libido, dispepsia, distonia, flatulência, hiponatremia, indução de gagueira, parestesias, perda de cabelo, perda de peso, prurido, *rash* cutâneo, retenção urinária, SIADH, vertigem, virada maníaca, visão turva, vômitos.

INCOMUNS: acne, acomodação anormal, alucinação, amenorreia, amnésia, andar anormal, apatia, ataxia, aumento da salivação, broncoespasmo, bruxismo, cãibras nas pernas, cárie dentária agravada, confusão, conjuntivite, coordenação anormal, delírios, depressão, depressão agravada, disfagia, dismenorreia, dispneia, distúrbio menstrual, dor ocular, dor de ouvido, enxaqueca, epistaxe, eructação, esofagite, espasmos, euforia, exantema maculopapular, gastroenterite, hemorragia vaginal, hipercinesia, hiperestesia, hipocinesia, infecção do trato respiratório superior, labilidade emocional, leucorreia, midríase, nistagmo, paroníria, pele fria e pegajosa, pele seca, reação agressiva, reação de fotossensibilidade, reação paranoica, rubor, sangramento intermenstrual, sede, sinusite, sonhos anormais, tosse, urticária.

RAROS: alergia, alterações do campo visual, anemia, apneia, aumento da libido, aumento mamário, balanopostite, bradipneia, bronquite, cistite, colite, coma, coreoatetose, dermatite bolhosa, dermatite de contato, descoloração da pele, diplopia, discinesia, disfonia, distúrbio labiríntico, diverticulite, doença cerebrovascular, dor no peito subesternal, dor renal, dor torácica precordial, eczema, edema de face, edema de língua, erupção, erupção cutânea pustular, escotomas, estomatite, estomatite aftosa, estomatite ulcerativa, estrangúria, estridor, exantema folicular, exoftalmia, fotofobia, função hepática anormal, gastrite, ginecomastia, glaucoma, glossite, hematúria, hemoptise, hemorragia da câmara anterior do olho, hemorragia retal, hiperacusia, hiperplasia gengival, hipertensão arterial agravada, hipertricose, hiperventilação, hipoglicemia, hiporreflexia, hipotonia, hipoventilação, ideação suicida, ilusão, incontinência fecal, infarto do miocárdio, lacrimejamento anormal, laringismo, laringite, mastite aguda feminina, melena, menorragia, oligúria, palidez, pielonefrite, priapismo, proctite, ptose, reações alérgicas, síndrome de abstinência, soluço, sonambulismo, tenesmo, úlcera péptica hemorrágica, ulceração de língua, vaginite atrófica, vasodilatação, xeroftalmia.

ADTs (amitriptilina, clomipramina, desipramina, doxepina, imipramina, nortriptilina), CARBAMAZEPINA, ZOLPIDEM.
ANALGÉSICOS OPIOIDES (meperideno, oxicodona), ANTIBACTERICIDAS (rifabutina, rifamicina, rifampin, rifapentina), ANTICOAGULANTES (dalteparina, enoxaparina, heparina, tinzaparina, varfarina), ANTIEPILÉPTICOS (etotoína, fenitoína, fosfenitoína, hidantoína, mefenitoina), ANTI-HIPERTENSIVOS (carvelol, metoprolol, propranolol), ANTI-INFLAMATÓRIOS (ácido mefenâmico, diclofenaco, etodolaco, fenoprofeno, flurbiprofeno, ibuprofeno, ketorolaco, ketoprofeno, meclofenamato, meloxicam, nabumetona, naproxeno, oxaprozina, piroxicam, sulindaco, tolmetina), BETABLOQUEADORES, CIMETIDINA, CONTRACEPTIVO ORAL, CICLOSPORINA, CIPROEPTADINA, INIBIDORES DA BOMBA DE PROTONS, NEFAZODONA, OMEPRAZOL, PROPAFENONA, RECEPTORES AGONISTAS SELETIVOS 5-HT1, TRATAMETO DE ENXAQUECA (almotriptana, eletriptana, frovatriptana, naratriptana, rizatriptana, sumatriptana, zolmitriptana), L-TRIPTOFANO.

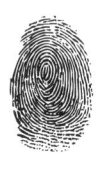

ANTIDEPRESSIVO SELETIVO

SIBUTRAMINA
Reductil® - Abott

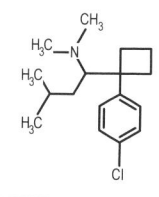

Outros Efeitos

MENOS COMUNS: alteração reversível dos testes de função hepática, aumento do apetite, aumento da PA, convulsões, dismenorreia, equimoses, flatulência, otites e sinusites, parestesias, prurido, reação alérgica, urticária, vasodilatação, vertigem, vômitos.

INCOMUNS: alopecia, alterações de humor, amnésia, anemia, angina *pectoris*, aperto no peito, artrose, ataque isquêmico transitório, aumento da frequência urinária, aumento da libido, aumento da pressão intraocular, aumento da salivação, AVC, bocejo, bócio, bursite, cefaleia vascular, choque anafilático, colecistite, colelitíase, confusão, congestão nasal, contração muscular, depressão agravada, dermatite, dificuldade de micção, diminuição da libido, distúrbio da fala, distúrbios respiratórios, dor do membro, dor nos olhos, edema facial, edema de língua, ejaculação anormal, epistaxe, eructação, extrassístoles ventriculares, fibrilação atrial, fibrilação ventricular, fotossensibilidade, hematúria, hemorragia gastrointestinal, hiperglicemia, hipertireoidismo, impotência, incapacidade de coordenação, infarto do miocárdio, insuficiência cardíaca congestiva, leucopenia, linfadenopatia, marcha anormal, morte súbita, obstrução intestinal, olho seco, otite externa, otite média, parada cardíaca, perda de memória a curto prazo, pesadelos, petéquias, pressão no peito, raiva, reação anafilactoide, retenção urinária, síncope, síndrome de Tourette, sonhos anormais, taquicardia supraventricular, taquicardia ventricular, tremor, trombocitopenia, úlcera duodenal, úlcera gástrica, ulceração na boca, visão anormal, visão embaçada, zumbido.

VER CAPÍTULO IDENTIDADES

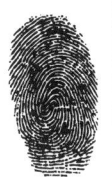 **ANTIDISFUNÇÃO ERÉTIL**	**SILDENAFILA** **Viagra®** - Pfizer	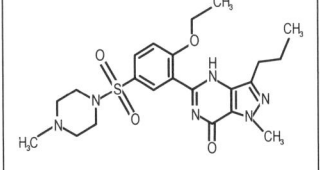

Outros Efeitos

MENOS COMUNS: diarreia, fotossensibilidade, infecções do trato urinário, náuseas, priapismo, *rash* cutâneo, tontura, vômitos, visão turva.

INCOMUNS: anemia, angina *pectoris*, anorgasmia, ansiedade, apreensão, apreensão de reincidência, artrite, artrose, asma, astenia, ataxia, aumento da mama, aumento da pressão intra-ocular, aumento da tosse, bloqueio AV, boca seca, bronquite, calafrios, cardiomiopatia, catarata, choque, cistite, colite, conjuntivite, depressão, dermatite de contato, dermatite esfoliativa, descolamento de vítreo, diminuição de reflexos, diminuição ou perda súbita da audição, diplopia, disfagia, dispneia, doença vascular da retina, dor, dor abdominal, dor no peito, dor nos olhos, dor de ouvido, edema, edema de face, edema genital, edema perimacular, edema periférico, ejaculação anormal, eletrocardiograma anormal, esofagite, estomatite, expectoração aumentada, faringite, frequência urinária, gastrite, gastroenterite, gengivite, glossite, gota, hematúria, hemorragia ocular, hemorragia retal, hemorragia da retina, herpes simples, hiperglicemia, hipernatremia, hipertonia, hiperuricemia, hipotensão postural, incontinência urinária, insônia, insuficiência cardíaca, isquemia do miocárdio, laringite, lesões acidentais, leucopenia, mialgia, *miastenia*, midríase, neuralgia, neuropatia, noctúria, olhos secos, palpitação, parada cardíaca, perda temporária de visão, queda acidental, queimação ocular, reação de fotossensibilidade, reação hipoglicêmica, ruptura de tendão, sede, síncope, sinovite, sinusite, sonhos anormais, sonolência, taquicardia, tenossinovite, tremor, trombose cerebral, úlceras de pele, vermelhidão ocular, zumbido.

FLUOXETINA, FLUVOXAMINA
ANALGÉSICOS NARCÓTICOS (codeína, diidrocodeína, hidrocodona, hidromorfona, levorfanol, morfina, oxicodona), ANTIFÚNGICO AZÓIS, BOSENTANA, ESTATINAS (atorvastatina, lovastatina, sinvastatina), INIBIDORES DA HMG-CoA REDUTASE, INIBIDORES DE RECAPTAÇÃO DE SEROTONINA, NEFAZODONA, TACROLIMUS.

NEUROLÉPTICO ATÍPICO	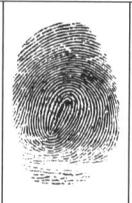	**SULPIRIDA** Equilid® - Sanofi Aventis	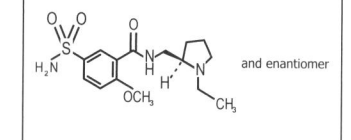

Outros Efeitos

VER CAPÍTULO IDENTIDADES

ANTIDISFUNÇÃO ERÉTIL	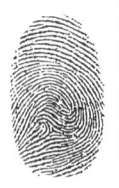	**TADALAFIL** Cialis® - Eli Lilly	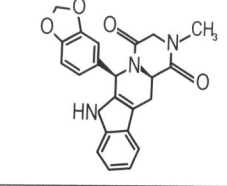

Outros Efeitos

VER CAPÍTULO IDENTIDADES

ANTIDEPRESSIVO TRICÍCLICO TETRACÍCLICO	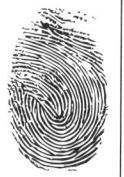	**TIANEPTINA** Stablon® - Servier	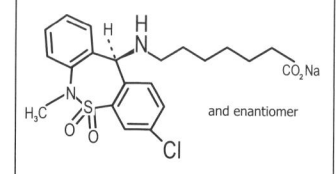

Outros Efeitos

VER CAPÍTULO IDENTIDADES
SEM OUTRAS IM

NEUROLÉPTICO TÍPICO	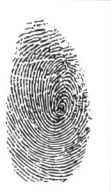	**TIORIDAZINA** Melleril® - Valeant	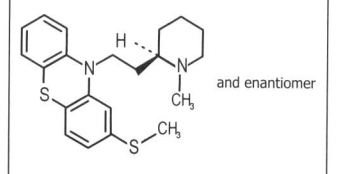

Outros Efeitos

MENOS COMUNS: acatisia, agitação, agranulocitose, alteração na condução cardíaca, alteração na função hepática, arritmias, ataxia, déficit cognitivo, *delirium*, dermatite esfoliativa, diminuição da libido, discinesia tardia, distonia, ECEs, ejaculação retardada, fotossensibilidade cutânea, ganho de peso, glaucoma, hiperglicemia, hiperpigmentação cutânea, hiporreflexia, icterícia, íleo paralítico, impotência, incontinência urinária, inquietude, leucocitose, leucopenia, náuseas, parkinsonismo, priapismo, *rash* cutâneo, redução do limiar convulsivo, retinopatia pigmentar, salivação, SNM, urticária, vertigens, visão borrada.

INCOMUNS: alteração de peso, alucinação, amenorreia, anormalidade das enzimas hepáticas, confusão, diarreia, distúrbios de ereção, dor de cabeça, inibição da ejaculação, irregularidades menstruais, irritabilidade, perda de apetite, vômitos.

RAROS: convulsões, depressão respiratória, erupções alérgicas, erupções cutâneas, hepatite, hipercinesia, hipertermia, inchaço da parótida, palidez, sintomas extrapiramidais, tremor, trombocitopenia.

continua... ▶

MUITO RARO: anemia, depressão, edema periférico, insônia, morte súbita, pesadelo, reações psicóticas.

AMANTADINA, BIPERIDENO, BROMOCRIPTINA, CLOZAPINA, LÍTIO, PAROXETINA, RISPERIDONA, TRAZODONA, TRIEXIFENIDIL.
ÁLCOOL, ANFETAMINA (benzfetamina, metanfetamina), ANOREXIANTES, ANTICOLINÉRGICOS (atropina, beladona, benztropina, prociclidina, propantelina), ANTICONVULSIVANTES (fenitoína, fenobarbital), ANTI-HIPERTENSIVOS (benazepril, quinapril, ramipril), MAZINDOL, MEPENZOZOLATO, METRIZAMIDA, ORFENADRINA, OXIBUTINA, ZALEPLOM.

ESTABILIZADOR DE HUMOR	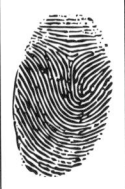	**TOPIRAMATO** **Topamax®** - Janssen Cilag	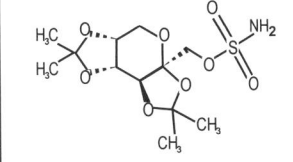

Outros Efeitos

MENOS COMUNS: acidose metabólica hiperclorêmica, agitação, depressão, dispraxias, glaucoma de ângulo fechado, mialgia, miopia adquirida, paladar alterado, retardo psicomotor.

INCOMUNS: abdômen dilatado, acomodação anormal, albuminúria, angina *pectoris*, apraxia, artrose, bloqueio AV, defeito do campo visual, delírio, desidratação, diabetes melito, discinesia, disfonia, distonia, dor, edema renal, EEG anormal, embolia pulmonar, encefalopatia, eosinofilia, escotoma, estomatite, estrabismo, euforia, flebite, fosfatase alcalina aumentada, fotofobia, gastrite, granulocitopenia, hemorroidas, hiperestesia, hiperglicemia, hiperlipemia, hipocalcemia, hipoglicemia, hipotensão, hipotensão postural, linfadenopatia, linfocitopenia, neuropatia, oligúria, paranoia, parosmia, perda de paladar, poliúria, ptose, reação paranoide, retenção urinária, rubor, sangramento gengival, SGOT aumentado, SGPT aumentado, trombose venosa profunda, vasodilatação, xeroftalmia.

RAROS: aumento da libido, cloasma, creatinina aumentada, depressão da medula óssea, edema de língua, fosfatemia, hipercloremia, hipernatremia, hiponatremia, intolerância ao álcool, irite, lesão do neurônio motor superior, linfocitose, midríase, pancitopenia, paralisia da língua, policitemia, reação maníaca, síndrome cerebelar, vasoespasmo.

VER CAPÍTULO IDENTIDADES

ANTIDEPRESSIVO IMAO IRREVERSÍVEL	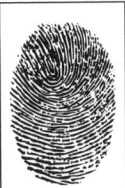	**TRANILCIPROMINA** **Parnate®** - Glaxo Smithkline	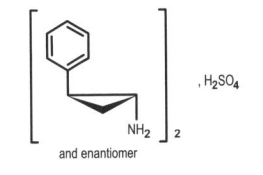

Outros Efeitos

VER CAPÍTULO IDENTIDADES

ANTIDEPRESSIVO TRICÍCLICO TETRACÍCLICO	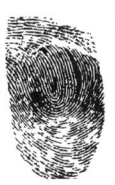	**TRAZODONA** **Donaren®** - Apsen	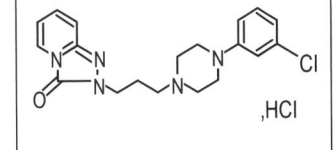

Outros Efeitos

MENOS COMUNS: abstinência, acatisia, agranulocitose, alteração da temperatura corporal, anemia, ansiedade, anorgasmia, arritmias, aumento das ereções penianas noturnas, aumento de apetite, aumento da libido, bradicardia sinusal, calafrios, cabrões, ciclagem rápida, confusão, constipação, contraturas musculares, convulsões, déficit cognitivo e de atenção, *delirium*, diarreia, diminuição da libido, diminuição do limiar convulsivo, diminuição dos reflexos, dores musculares, edema, ejaculação retrógrada, erupções cutâneas, entorpecimento, exacerbação de psoríase, excitação anormal, flatulência, fotosenssibilidade, fraqueza, hematúria, hepatotoxicidade, impotência, incontinência urinária, leucocitopenia, orgasmo espontâneo, priapismo, vasculite alérgica, virada maníaca, visão turva.

INCOMUNS: batimento cardíaco irregular, excitação anormal, hipotensão.

RAROS: alteração da menstruação, contrações musculares, dificuldade de fala, dor no peito, fluxo alterado de urina, hipersalivação, hipomania, reação alérgica.

ADTs, BZDs, BUPROPIONA, CARBAMAZEPINA, FENOTIAZINAS (clorpromazina, flufenazina, tioridazina, trifluoperazina).
ANESTÉSICOS, ANTICOAGULANTES, ANTIEPILÉPTICOS (fenitoína, hidantoínas), ANTI-HIPERTENSIVOS (guanetidina, propanolol), ANTIRRETRO-VIRAIS (amprenavir, atazanavir, fosamprenavir, indinavir, lopinavir, nelfinavir, ritonavir, saquinavir), FENOTIAZINAS (proclorperazina, promazina, prometazina, tietilperazina), FITOTERÁPICOS, INIBIDORES DA PROTEASE, VARFARINA.

HIPNÓTICOS BENZODIAZEPÍNICOS	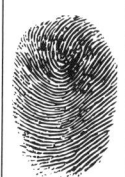	**TRIAZOLAM** **Halcion® -** Pfizer	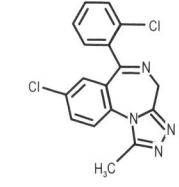

Outros Efeitos

INCOMUNS: cãibras, cansaço, comprometimento da memória, distúrbios visuais, dor, euforia, estados confusionais.

RAROS: alergia, alterações do paladar, congestão, dermatite, disestesia, morte por insuficiência hepática, zumbido.

AV/DVP, MODAFINIL, VERAPAMIL
ANTIBACTERICIDAS (rifabutina, rifampin, rifamicina, rifapentina), ANTIBIÓTICOS MACROLÍDEOS, ANTIEPILÉPTICOS (etotoína, fenitoína, fosfenitoína, hidantoínas, mefenitoína), ANTIFÚNGICOS AZÓIS, (cetoconazol, fluconazol, itraconazol, voriconazol), ANTIRRETROVIRAIS (delavirdina, efavirenz), APREPITANTO, ATORVASTATINA, DELAVIRDINA, DEPRESSORES DO SNC, DIGOXINA, DILTIAZEM, ETANOL, FITOTERÁPICOS, INIBIDORES DA CYP3A, INIBIDORES DA HMG CoA REDUTASE, PROBENECIDA, RELAXANTES MUSCULARES (atracúrio, pancurônio, tubocurarina), RELAXANTES MUSCULARES NÃO DESPOLARIZANTES.

ANTIPARKINSONIANOS	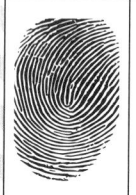	**TRIEXIFENIDIL** **Artane® -** Apsen	, HCl and enantiomer

Outros Efeitos

INCOMUNS: agitação, aumento da pressão intraocular, bradicardia sinusal, ciclopegia, dilatação da pupila, disfunções cognitivas, dor de cabeça, exacerbação do parkinsonismo com a retirada abrupta do tratamento, fraqueza, glaucoma de ângulo fechado, hesitação urinária, imparidade de memória, movimentos coreiformes, pele seca, taquicardia.

RAROS: alucinações, dilatação do cólon, erupções cutâneas, íleo paralítico, manifestações psiquiátricas, parotidite supurativa secundária, secura excessiva da boca.

VER CAPÍTULO IDENTIDADES

NEUROLÉPTICO TÍPICO	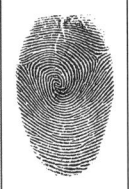	**TRIFLUOPERAZINA** **Stelazine®** - Glaxo Smithkline

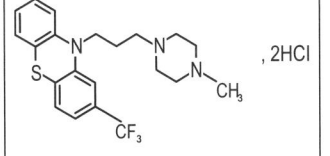

Outros Efeitos

MENOS COMUNS: acatisia, agitação motora, agranulocitose, amenorreia, anorexia, ataxia, convulsões do tipo grande mal, discinesia tardia, distonia, distúrbios da condução cardíaca, fadiga, fraqueza muscular, glaucoma, ganho de peso, ginecomastia, hipotensão severa (em pacientes propensos), icterícia, íleo paralítico, insônia, parkinsonismo, perda da libido, prurido, reações cutâneas, reações neuromusculares, retinopatias, síndrome neuroléptica maligna, sintomas extrapiramidais, sonolência, tremores finos, visão turva.

BIPERIDENO, BROMOCRIPTINA, PAROXETINA, TRIEXIFENIDIL.
ANFETAMINAS (benzfetamina, dextroanfetamina, fendimetrazina, fentermina, metanfetamina), ANOREXIANTES (dietilpropiona, mazindol), ANTICOLINÉRGICOS (atropina, beladona, benztropina, clidínio, diciclomina, escopolamina, hiosciamina, propantelina), ANTICONVULSIVANTES, ANTIEPILÉPTICOS (fenitoína, hidantoínas), ANTI-HIPERTENSIVO (benazepril, captopril, enalapril, fosinopril, guanetidina, lisinopril, propranolol), ANTIPARKINSONIANOS (carbidopa, levodopa), ETANOL, MEPENZOLATO, METRIZAMIDA, ORFENADRINA, OXIBUTINA.

ANTIDISFUNÇÃO ERÉTIL	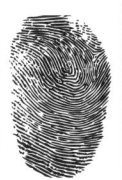	**VARDENAFIL** **Levitra®** - Bayer

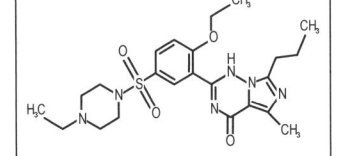

Outros Efeitos

MENOS COMUNS: cromatopsia, disfunção erétil, dores oculares, edema palpebral, hiperemia conjuntival, hipertensão, hipertonia, hipotensão, mialgia, reação de fotossensibilidade, síncope.

INCOMUNS: alterações visuais, aumento da creatina fosfoquinase sanguínea, aumento de lacrimejamento, dispneia, dores nas costas, edema facial, epistaxe, GTP aumentada, hipotensão ortostática, sonolência, testes de função hepática anormais.

RAROS: angina do peito, ansiedade, aumento da pressão intraocular, convulsão, distúrbios visuais com perda de visão temporária ou permanente, edema de laringe, ereção aumentada, hipersensibilidade, isquemia de miocárdio, neuropatia óptica isquêmica anterior não arterítica, priapismo, rigidez muscular, síncope.

continua...▶

BZDs, FLUOXETINA, FLUVOXAMINA, ISRSs.
ANTIFÚNGICOS AZÓIS (cetoconazol, itraconazol), ANTI-HIPERTENSIVO (doxazosina, prazosina, terazosina), ANTIRRETROVIRAIS (indinavir, ritonavir), BLOQUEADORES ALFA-ADRENÉRGICOS, BOSENTANA, ERITROMICINA, NEFAZODONA, TAMSULOSINA, TRATAMENTO DA HIPERPLASIA DA PRÓSTATA (alfuzosina, tamsulosina).

ANIDEPENDÊNCIA QUÍMICA TABACO	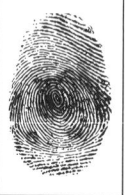	**VARENICLINA** Champix® - Pfizer	

Outros Efeitos

MENOS COMUNS: agitação, agressividade, anemia, ansiedade, alteração de função hepática, alteração do sensório, depressão, gengivite, hipertensão, risco de suicídio.

INCOMUNS: acne, alteração de comportamento, alterações de humor, alterações sensoriais, amnésia, análise de urina anormais, angina *pectoris*, anomalia uretral, arritmia, artrite, asma, astenia, aumento de enzima muscular, bradicardia, calafrios, conjuntivite, desconforto no peito, desorientação, diabetes melito, diminuição da libido, disfagia, disfunção erétil, disfunções da glândula tireoide, dispneia, dissociação, distúrbio da bexiga de bílis, distúrbios do sono, distúrbios visuais, doença do refluxo gastroesofágico, dor ocular, eczema, eletrocardiograma anormal, enterocolite, enxaqueca, eritema, eructação, erupção cutânea, esofagite, extrassístoles ventriculares, fadiga, gastrite, hemorragia gastrointestinal, hiperatividade psicomotora, hiperlipidemia, hipocalemia, ideias suicidas, infarto do miocárdio, irritação ocular, letargia, linfadenopatia, nefrolitíase, noctúria, olho seco, osteoporose, palpitações, parosmia, pele seca, pensamento anormal, pesadelos, pirexia, psoríase, síncope, síndrome das pernas inquietas, suicídio, taquicardia, tremor, trombose, ulceração da boca, vertigens, visão turva, zumbido.

RAROS: acidente vascular cerebral, anorexia, ataque isquêmico transitório, aumento de batimentos cardíacos, bradifrenia, catarata subcapsular, cegueira noturna, cegueira transitória, convulsões, defeito do campo visual, desordem vascular ocular, disartria, disfunção sexual, doença arterial coronariana, doença de Menière, embolia pulmonar, esclerose múltipla, esplenomegalia, euforia, fibrilação atrial, fotofobia, habilidades psicomotoras deficientes, hipoglicemia, imparidade mental, insuficiência renal, leucocitose, manchas flutuantes vítreas, miosite, nistagmo, obstrução intestinal, pancreatite aguda, paralisia facial, perturbações do equilíbrio, pleurisia, prurido, reações de fotossensibilidade, retenção urinária aguda, rinorreia, síndrome coronariana aguda, surdez, trombocitopenia.

SEM OUTRAS IM

ANTIDEPRESSIVO SELETIVO	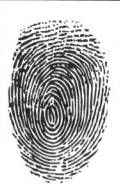	**VENLAFAXINA** Efexor XR® - Wyeth	

Outros Efeitos

MENOS COMUNS: alteração no ECG, arritmias, ciclagem rápida, diminuição da libido, dor epigástrica, dor mamária com ingurgitamento, hiponatremia, hipotensão, *rash* cutâneo, SIADH, virada maníaca, visão borrada.

INCOMUNS: acatisia, albuminúria, alteração da voz, alterações do campo visual, alucinações,

continua...▶

amenorreia, anemia, angina *pectoris*, apatia, artrite, artrose, asma, ataxia, aumento da aspartato aminotransferase-AST, aumento da fosfatase alcalina, aumento da libido, bruxismo, cãibras nas pernas, catarata, cervicalgia, cistite, colite, congestão no peito, conjuntivite, convulsões, desidratação, disfagia, distensão abdominal, distúrbio vascular periférico, distúrbios dentários, distúrbios da fala, distúrbios retais, disúria, dor na bexiga, dor mamária, dor ocular, dor óssea, dor pélvica, edema de face, edema generalizado, edema de língua, edema periférico, epistaxe, esofagite, esporões ósseos, estimulação SNC, estomatite, euforia, extrassístoles, febre, gastrite, gengivite, glossite, hematúria, hemorragia retal, hemorragia vaginal, hemorroida, hiperacusia, hipercinesia, hipercolesterolemia, hiperestesia, hiperlipidemia, hiperventilação, hipocalemia, hipotonia, hostilidade, incontinência urinária, incoordenação, infecção, labilidade emocional, laringismo, laringite, lesão da córnea, lesões intencionais, leucocitose, leucopenia, leucorreia, linfadenopatia, mal-estar, melena, menorragia, *miastenia*, mioclonia, monilíase, monilíase oral, neurose, noctúria, otite média, parestesia, parosmia, perda do paladar, piúria, pneumonia, poliúria, psicose, reação de fotossensibilidade, reação maníaca, rigidez de nuca, sede, síncope, síndrome de abstinência, síndrome gripal, tenossinovite, tentativa de suicídio, testes de laboratório anormais, tiques, trombocitemia, trombocitopenia, tromboflebite, úlcera gástrica, ulcerações orais.

RAROS: aborto, abscessos periodontais, abuso de álcool, acidente vascular cerebral, acinesia, acromatopsia, afasia, alteração das fezes, alteração nos testes de função hepática, andar bêbado, anemia hipocrômica, aneurisma da aorta, anúria, apendicite aguda, apneia do sono, arterite, artrite reumatoide, atelectasia, atrofia da pele, aumento da alanina aminotransferase, aumento da atividade pituitária, aumento da creatinina, aumento mamário, aumento do nitrogênio ureico plasmático, aumento dos reflexos, aumento da salivação, ausência de efeito da droga, bacteremia, balanite, basofilia, bilirrubinemia, blefarite, bloqueio atrioventricular de primeiro grau, bloqueio de ramo, bócio, bradicardia sinusal, bradicinesia, cálculo renal, carcinoma, celulite, ceratite, cervicite, cianose, cisto ovariano, colecistite, colelitíase, contraturas tendinosas, corrimento mamário, cristalúria, delírios, demência, depressão psicótica, depressão do segmento ST, dermatite esfoliativa, dermatite liquenoide, descoloração capilar, descoloração da língua, descoloração de pele, diabetes melito, dificuldade de controle dos impulsos, diminuição do reflexo pupilar, diminuição dos reflexos, diplopia, displasia mamária, distonia, distúrbios articulares, distúrbios gastrointestinais, doença arterial coronariana, dor nos rins, edema conjuntival, edema de laringe, embolia pulmonar, endometriose, eosinofilia, ereção prolongada, eritema nodoso, erupção pustular, erupção vesicobulhosa, esclerite, espasmo uterino, estomatite ulcerativa, estrias na pele, exantema petequial, exoftalmia, fascite plantar, flebite, fratura patológica, função renal anormal, furunculose, gastroenterite, ginecomastia, glaucoma, glicosúria, glóbulos brancos anormais, halitose, hematêmese, hemoptise, hemorragia gengival, hemorragia gastrointestinal, hemorragia miocárdica, hemorragia subconjuntival, hemorragia uterina, hepatite, hipercalemia, hipercloridria, hiperfosfatemia, hipertireoidismo, hiperuricemia, hipocinesia, hipomenorreia, hipotireoidismo, hipoventilação, hipóxia, hirsutismo, icterícia, ideação suicida, ileíte, infarto, ingurgitamento mamário, insuficiência cardíaca congestiva, intolerância ao álcool, isquemia cerebral, labirintite, lactação feminina, lesão hepática, leucoderma, linfocitose, litíase urinária, mastite, menopausa, mieloma múltiplo, miopatia, miose, neoplasma, neurite, nistagmo, nódulos na tireóide, obstrução intestinal, odor corporal, oligúria, orquite, osteoesclerose, osteoporose, otite externa, palidez, papiledema, parada mucocutânea, paralisia, paralisia facial, parotidite, perda de consciência, pielonefrite, plaquetas anormais, pleurisia, proctite, púrpura, queilite, reação de exacerbação, reação paranoica, reações alérgicas, ruptura de tendão, salpingite, seborreia, secura vaginal, sensação anormal, síndrome bucoglossal, síndrome extrapiramidal, síndrome de Guillain-Barré, tireoidite, torcicolo, uveíte, varizes.

ADTs (amitriptilina, clomipramina, desipramina, imipramina, nortriptilina), CARBAMAZEPINA, CLOZAPINA, DOXEPINA, FLUOXETINA, FLUVOXAMINA, ZOLPIDEM.
ADTs (amoxapina, protriptilina, trimipramina), ANTIFÚNGICOS AZÓIS (cetoconazol, fluconazol, itraconazol, voriconazol), CIMETIDINA, CIPROEPTADINA, DIETILPROPIONA, METANFETAMINA, NEFAZODONA, PROPAFENONA, RECEPTORES AGONISTAS SELETIVOS 5-HT1, SIMPATOMIMÉTICOS (anfetamina-dextroanfetamina, benzfetamina, fendimetrazina, fentermina metanfetamina), TRATAMENTO DE ENXAQUECA (almotriptana, eletriptana, frovatriptana, naratriptana, rizatriptana, sumatriptana, zolmitriptana).

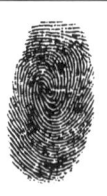 **ANTIDEPENDÊNCIA QUÍMICA OPIÁCEO**	**VERAPAMIL** Dilacoron® - Abbott	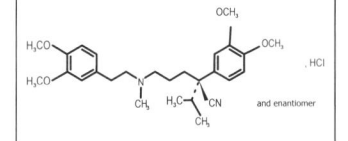

Outros Efeitos

INCOMUNS: acidente vascular cerebral, angina *pectoris*, artralgia, aumento das enzimas hepáticas, cãibras musculares, claudicação, confusão, desconforto gastrointestinal, diarreia, dispneia, dissociação atrioventricular, distúrbio do equilíbrio, dor no peito, ECG anormal, equimose, eritema multiforme, erupção cutânea, exantema, hiperplasia gengival, hipertensão, infarto do miocárdio, insônia, máculas, palpitações, púrpura, queda de cabelo, síncope, síndrome de Stevens-Johnson, sintomas extrapiramidais, sintomas psicóticos, sonolência, sudorese, tremores, urticaria, visão turva, zumbido.

RAROS: Não consta

ADTs (IMIPRAMINA), BZDs, buspirona, carbamazepina, midazolam, lítio, risperidona, ISRS (fluoxetina), triazolam.
ACETATO DE CÁLCIO, ALMOTRIPTANA (TRATAMENTO ENXAQUECA), ANTIASMÁTICOS (aminofilina, oxtrifilina, teofilina), ANTIEPILÉPTICOS (etotoína, fenitoína, fosfenitoína, hidantoínas, mefenitoína, primidona), BARBITÚRICOS (amobarbital, aprobarbital, butabarbital, butalbital, fenobarbital, mefobarbital, pentobarbital, secobarbital), CÁLCIO (acetato de cálcio, carbonato de cálcio, citrato de cálcio, cloreto de cálcio, glubionato de cálcio, gluceptato de cálcio, gluconato de cálcio), CARVÃO ATIVADO, CICLOSPORINA, DIURÉTICOS, ESTATINAS (atorvastatina, cerivastatina, lovastatina, sinvastatina), ETANOL, ETOMIDATO, FITOTERÁPICOS, INIBIDORES HMG-COA REDUTASE, RECEPTORES AGONISTAS SELETIVOS 5-HT1, RELAXANTES MUSCULARES (atracúrio, doxacúrio, mivacúrio, pancurônio, pipecurônio, tubocurarina, vecurônio), RELAXANTES MUSCULARES NÃO DESPOLARIZANTES, RIFAMPIN, SUCO DE TORANJA, SULFUNILURÉIAS, VITAMINAS D (calcifediol, colecalciferol, diidrotaquisterol, ergocalciferol).

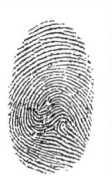 **ESTABILIZADOR DE HUMOR**	**VIGABATRINA** Sabril® - Sanofi-Aventis	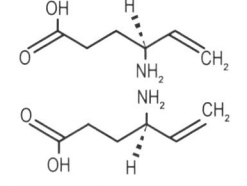

Outros Efeitos

VER CAPÍTULO IDENTIDADES

ANTIDEPRESSIVO	**VORTIOXETINA** Brintellix® Takeda & Lundbeck	

Outros Efeitos

VER CAPÍTULO IDENTIDADES

NEUROLÉPTICO ATÍPICO	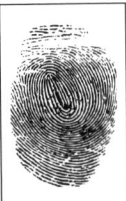	**ZIPRAZIDONA** **Geodon®** - Pfizer	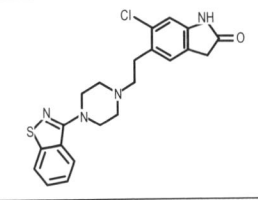

Outros Efeitos

MENOS COMUNS: acatisia, arritmia, aumento da prolactina (símbolo-dose dependente), coriza, convulsões, crises oculogíricas, diarreia, discinesia tardia, disfagia, distonia, enurese, excitação hipomaníaca, fadiga, hipertensão, hipotensão postural, insônia, priapismo, prolongamento do intervalo QT, *rash* cutâneo, SNM, xerostomia.

INCOMUNS: albuminúria, alopecia, amenorreia, anemia, angina *pectoris*, anorgasmia, aumento da creatina fosfoquinase, aumento da desidrogenase láctica, aumento da fosfatase alcalina, aumento das transaminases, blefarite, bradicardia, catarata, conjuntivite, dermatite de contato, dermatite esfoliativa, desidratação, disfagia, disfunção sexual masculina, eczema, edema da língua, edema periférico, ejaculação anormal, eosinofilia, epistaxe, equimose, fibrilação atrial, fotofobia, glicosúria, hematúria, hemorragia retal, hipercolesterolemia, hipocalemia, impotência, lactação feminina, leucocitose, leucopenia, linfadenopatia, menorragia, metrorragia, olhos secos, paralisia, pneumonia, poliúria, prurido vesico-bolhosa, *rash* maculopapular, retenção urinária, sede, tenossinovite, urticária, zumbido.

RAROS: acidente vascular cerebral, alcalose respiratória, anemia hipocrômica, basofilia, bloqueio AV de 1° grau, bloqueio de ramo, cardiomegalia, ceratite, ceratoconjuntivite, cetose, creatinina aumentada, defeito do campo visual, depósito de gordura no fígado, diminuição de tolerância à glicose, disfunção sexual feminina, elevação da gama glutamil transpeptidase, elevação da ureia, embolia pulmonar, flebite, ginecomastia, gota, hematêmese, hemoptise, hemorragia ocular, hemorragia uterina, hemorragia vaginal, hepatite, hepatomegalia, hipercalemia, hipercloremia, hiperlipemia, hipertireoidismo, hipocalcemia, hipocloremia, hipomagnesemia, hiponatremia, hipoproteinemia, hipotireoidismo, icterícia, icterícia colestática, impactação fecal, infarto cerebral, laringismo, leucoplasia de boca, linfedema, linfocitose, melena, miocardite, miopatia, monocitose, nictúria, oligúria, policitemia, reação hipoglicêmica, sangramento gengival, tireoidite, trombocitopenia, trombocitose, tromboflebite, tromboflebite profunda.

VER CAPÍTULO IDENTIDADES

HIPNÓTICO NÃO BENZODIAZEPÍNICO	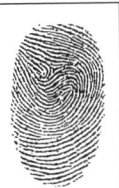	**ZOLPIDEM** **Stilnox®** - Sanofi Aventis	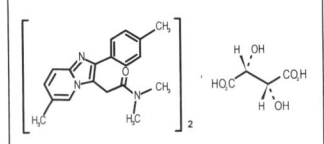

Outros Efeitos

MENOS COMUNS: abstinência, agitação noturna, alucinações hipnagógicas, confusão, déficit de atenção, déficit de memória, dor abdominal, excitação, pesadelos, prurido, *rash* cutâneo, sonambulismo, vertigens, vômitos.

INCOMUNS: agitação, alteração da função hepática, alteração do paladar, alucinações, anorexia, ansiedade, aumento da sudorese, bronquite, cãibras nas pernas, cistite, constipação, desordem menstrual, dificuldade de concentração, diminuição da cognição, disartria, dispneia, distúrbio da fala, dor ocular, edema, enxaqueca, esclerite, fadiga, febre, flatulência, gastroenterite, hiperglicemia, hipertensão arterial, hipoestesia, hipotensão postural, ilusão, incontinência urinária, infecção, irritação ocular, labilidade emocional, mal-estar, nervosismo, parestesia, rinite, sede, SGPT aumentado, síncope, taquicardia, torpor, transtorno cerebrovascular, trauma, tremor, vaginite, visão anormal, zumbido.

continua...▶

RAROS: abscesso, acne, acomodação anormal, afrontamentos, alergia agravada, anemia, anemia macrocítica, angina *pectoris*, apatia, arritmia, artrite, artrose, ataques de pânico, aumento do apetite, aumento da ESR, aumento da fosfatase alcalina, aumento da salivação, aumento de TGO, aumento da tolerância, aumento da ureia, bilirrubinemia, bocejos, broncoespasmos, calafrios, cárie dentária, choque anafilático, conjuntivite, delírio, demência, dermatite, desordem de personalidade, despersonalização, diminuição da libido, diminuição de peso, disfagia, disúria, dor, dor ciática, dor mamária, dor renal, edema da face, edema periorbital, edema pulmonar, embolia pulmonar, enterite, eructação, erupção bolhosa, espasmo esofagiano, epistaxe, extrassístoles, fibroadenose da mama, flebite, fotopsia, fraqueza muscular, furunculose, gastrite, glaucoma, gota, hemorragia retal, hemorroida, herpes simples, herpes zóster, hipercolesterolemia, hiper-hemoglobinemia, hiperlipidemia, hipertensão agravada, hipocinesia, hipotensão, hipotonia, hipóxia, histeria, impotência, infarto do miocárdio, insuficiência circulatória, insuficiência renal aguda, lacrimejamento anormal, laringite, leucopenia, linfadenopatia, marcha anormal, micção frequente, neoplasia da mama, neuralgia, neurite, neuropatia, neurose, nictúria, obstrução intestinal, otite externa, otite média, paralisia, parosmia, pensamento anormal, pernas inquietas, pielonefrite, pneumonia, poliúria, púrpura, queda, reação agressiva, reação de fotossensibilidade, reação maníaca, reações alérgicas, retenção urinária, rubor, saliva alterada, sensação de embriaguez, sensação estranha, sonambulismo, taquicardia ventricular, tendinite, tenesmo, tentativa de suicídio, tetania, trombose, úlcera de córnea, urticária, varizes.

VER CAPÍTULO IDENTIDADES

HIPNÓTICO NÃO BENZODIAZEPÍNICO	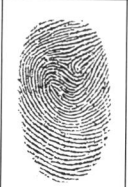	**ZOPICLONA** **Imovane®** - Sanofi-Aventis	

Outros Efeitos

VER CAPÍTULO IDENTIDADES

NEUROLÉPTICO TÍPICO	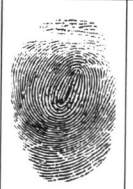	**ZUCLOPENTIXOL** **Clopixol®** - Lundbeck	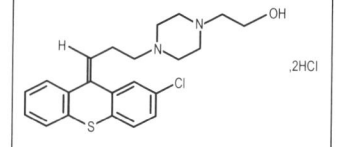

Outros Efeitos

VER CAPÍTULO IDENTIDADES
SEM OUTRAS IM

Capítulo V

Fármacos Adjuvantes

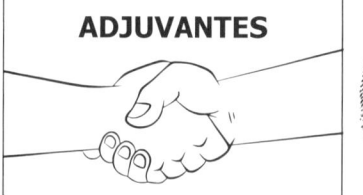 **ADJUVANTES**

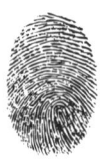

ALOPURINOL
Zyloric® - GlaxoSmithKline

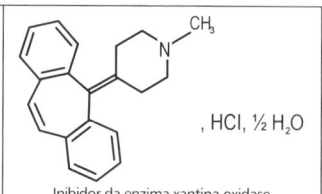

, HCI, ½ H$_2$O

Inibidor da enzima xantina oxidase

Apresentações

	30 unid.			30 unid.
	100 mg			300 mg

Similares no Brasil

LABOPURINOL (Evolabis), LOPURAX (Sanval)

Posologia

• **ADULTOS:** DOSE INICIAL 100mg/DIA, SÓ DEVENDO SER AUMENTADA SE A RESPOSTA REFERENTE À REDUÇÃO DE URATO FOR INSATISFATÓRIA.
• **CRIANÇAS:** 10mg A 20mg/KG DE PESO CORPORAL/DIA, PODENDO ATINGIR A DOSE MÁXIMA DE 400mg/DIA.
• **NA ESQUIZOFRENIA E NO TBP:** 300 A 600mg/DIA.

DMD: 1.000mg/DIA

Início de Ação: SR

Indicações

• ADULTO ANTI-HIPERURICÊMICO: (TRATAMENTO DE ÁCIDO ÚRICO E CÁLCULOS RENAIS).
• CRIANÇAS < 15 ANOS: USO RARO - SOMENTE EM CASOS MALIGNOS (ESPECIALMENTE LEUCEMIA), E EM CERTAS DISFUNÇÕES ENZIMÁTICAS COMO A SÍNDROME DE LESCH-NYHAN.
• Psiquiátricas: adjuvante na mania refratária, na esquizofrenia e na agressividade nas demências.
• Hipoxia neonatal.

Contraindicações

HS.

Precauções

• A INGESTÃO DE LÍQUIDOS DEVE SER SUFICIENTE PARA MANTER O VOLUME URINÁRIO ACIMA DE 2L, E A ALCALINIDADE SUAVE DA URINA É RECOMENDADA.
• INGERIR APÓS AS REFEIÇÕES OU COM LEITE PARA PREVENIR DESCONFORTO GÁSTRICO.
• EVITAR O CONSUMO DE ALTAS DOSES DE VITAMINA C.
• EVITAR ALIMENTOS COM ALTO TEOR DE PURINAS (SARDINHAS, ANCHOVAS).
• SUSPENDER NA VIGÊNCIA DE REAÇÕES CUTÂNEAS.

Efeitos Adversos

CEFALEIA, DIARREIA, DOR ABDOMINAL, GASTRITE, SONOLÊNCIA, VERTIGEM;
eritema, erupções cutâneas (maculopapular), urticarias ou purpuras - 3% dos pacientes.
Raras: artralgias, catarata, elevação das transaminases, hepatomegalia e outras alterações hepáticas, leucocitose, leucopenia, mialgias, neurite periférica.

ATENÇÃO

	Alimentos	Álcool	Abstinência	Veículos	Máquinas
ATENÇÃO	⊖	⊗	NÃO	⊘	⊘
Gravidez	**Lactação**	**Crianças**	**Idosos**	**Ins.Hep.**	**Ins. Ren**
⊗	⊗	⊘	OK	⊘	⊘

Superdose

Quadro Clínico: SR

Manejo: SR

DMI: 49g   **DL/T:** SR

Interações Medicamentosas

- ANTICOAGULANTES: AUMENTA A MEIA-VIDA DOS MESMOS.
- DIURÉTICOS: RISCO DE TOXICIDADE.
- AMPICILINA E AMOXICILINA: AUMENTA FREQUÊNCIA DE ERUPÇÕES CUTÂNEAS.
- Inibidores da ECA: aumenta o risco de reações de *HS* e neutropenia.

Curiosidades

O ALOPURINOL FOI INTRODUZIDO INICIALMENTE POR COLEMAN PARA O TRATAMENTO DE EPILEPSIA EM PACIENTES QUE ALÉM DA EPILEPSIA APRESENTAVAM HIPERURICEMIA.

Dados Complementares

Data de Início	Tipo de Receita	Preço	CAS	ATC	DCB-DENOMINAÇÃO COMUM BRASILEIRA – GENÉRICO
1964	C1	$	315-30-0	M04AA01	ALOPURINOL

PK – Farmacocinética

VIA ADM	PCP	Pmáx	V.D.	LP	T ½	MET	EX
ORAL	1h	SR	SR	BAIXA	2hs	HEPAT	FEZES URINA

PD - Farmacodinâmica

- Inibidor seletivo das etapas terminais da biossíntese de ácido úrico.
- O sistema purinérgico é importante neuromodulador e neuroprotetor do SNC.
- O efetor deste sistema é a adenosina que tem papel inibitório nos sistemas dopaminérgico, serotoninérgico e glutamatérgico.

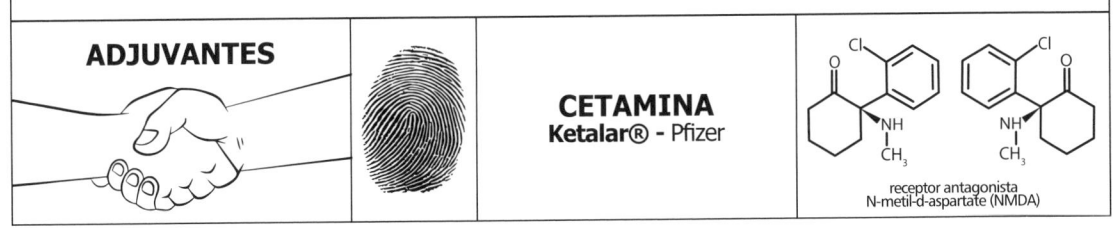

ADJUVANTES

CETAMINA
Ketalar® - Pfizer

receptor antagonista
N-metil-d-aspartate (NMDA)

Apresentações

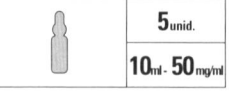

| 5 unid. |
| 10 ml - 50 mg/ml |

As apresentações oral intranasal não estão disponíveis no Brasil

Similares no Brasil

Não há.

Posologia

Aplicação EV em infusão aguda diária em 40 minutos de 0,5 mg/kg por 2 dias, que causa dissociação (ação no sistema límbico e projeção tálamo-cortical), semelhante à catalepsia

DMD: a recomendada pelo peso.

Início de Ação: 10 a 20 minutos até 90 minutos

Indicações

- INDUÇÃO ANESTÉSICA E ANESTESIA DE MANUTENÇÃO.
- DOR NEUROPÁTICA
- Depressão resistente (experimental)
- Risco de suicídio.
- Tept.

Contraindicações

- ANEURISMA CEREBRAL DE AORTA EM ADULTOS, TORÁCICO E ABDOMINAL.
- DOENÇA ISQUÊMICA CORONARIANA GRAVE.
- *HS*.
- SITUAÇÕES EM QUE ELEVAÇÕES SIGNIFICATIVAS DA PRESSÃO ARTERIAL CAUSEM DANO GRAVE.
- Hipertensão intracraniana.

Precauções

- Podem ocorrer reações de emergência pós-anestésica, sendo mais comum em pacientes com menos de quinze anos e maiores de sessenta e cinco anos.
- Pré-tratamento com BZDs pode prevenir psicoses emergentes.

Efeitos Adversos

AGITAÇÃO, ALUCINAÇÃO, AUMENTO DO DÉBITO CARDÍACO, AUMENTO DE PRESSÃO INTRACRANIANA, CONFUSÃO, *DELIRIUM*, DESORIENTAÇÃO DESPERSONALIZAÇÃO, ESTADOS ONÍRICOS, HIPERTENSÃO, ILUSÕES, MOVIMENTOS TÔNICO-CLÔNICOS, PSICOSES EMERGENTES, SONHOS VÍVIDOS TAQUICARDIA.

Menos comuns: anafilaxia, apneia com altas doses, arritmia cardíaca, aumento de pressão intraocular, aumento da taxa metabólica, bradicardia, depressão do reflexo de tosse, depressão respiratória, diplopia, dor no local da injeção, fasciculações, hipersalivação, hipertonia, hipotensão, infusões rápidas, laringospasmo, nistagmo.

ATENÇÃO	Alimentos	Álcool	Abstinência	Veículos	Máquinas
	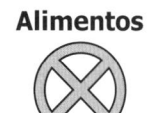	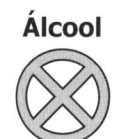	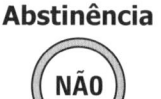		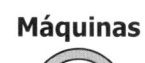

continua...▶

Gravidez	Lactação	Crianças	Idosos	Ins.Hep.	Ins. Ren
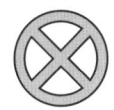	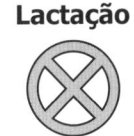	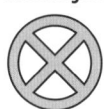	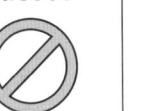		

Superdose

Síncope e arritmias cardíacas; hipertensão/hipotensão, reação anafilática, depressão SNC, psicoses laringoespasmo, alucinações, estupor

DMI: SR   **DL/T:** SR

Associações Interessantes

• Opioides (na dor crônica)

Curiosidades

Sintetizada pela primeira vez em 1962 por Calvin Stevens nos laboratórios da Parke Davis por ocasião de pesquisas para substituição dos anestésicos de PCP.

Em 1965, a cetamina foi descoberta como um útil anestésico e foi pela primeira vez utilizada "recreacionalmente" por Edward Domino que cunhou a expressão "anestésico dissociativo".

A cetamina foi usada para fins de anestesia porque ela suprime a respiração bem menos que a maioria dos anestésicos disponíveis, mas, nos anos 70, os pacientes começaram a reportar visões involuntárias enquanto sob seus efeitos.

Em 1978, John Lilly publicou seu livro "The Scientist" e a popularidade da cetamina cresceu como "droga recreativa" Em 1999, a cetamina foi descrita pela mídia como uma "droga de estupro".

Dados Complementares

Data de Início	Tipo de Receita	Preço	CAS	ATC	DCB-DENOMINAÇÃO COMUM BRASILEIRA – GENÉRICO
1962	A3	$$$$	6740-88-1	N01AX03	CETAMINA

PK – Farmacocinética

VIA ADM	PCP	Pmáx	V.D.	LP	T ½	MET	EX
INJE. EV	10 a 15 min.	60 min.	93%	SR	3 horas	HEPAT	RENAL

PD - Farmacodinâmica

• Metabolizado por CYP450 2B6, 2C9 e 3A4
• Sua ação é antagonista não competitivo do receptor NMDA, e com conduz à libertação de glutamato e a consequente estimulação de outros receptores de glutamato.

ADJUVANTES		
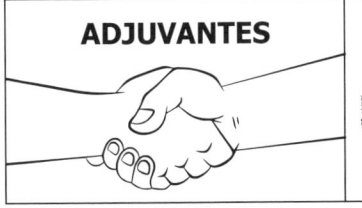	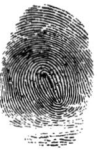 **CIPROEPTADINA** Cobavital® - Solvay Farma	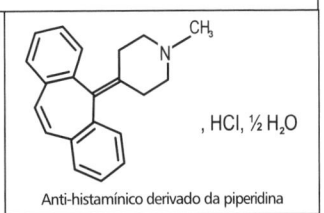 , HCl, ½ H_2O Anti-histamínico derivado da piperidina

Apresentações

| 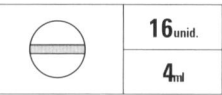 | 16 unid. |
| | 4 ml |

| 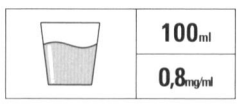 | 100 ml |
| | 0,8 mg/ml |

Similares no Brasil

APETIVAN (associação com vitaminas), COBACTIN (Zambon), COBAVIT (Cifarma).

Posologia

• Como anti-histamínico: 4mg, 3x ao dia.
• Nos efeitos colaterais de antidepressivos: 4 a 16mg 2h antes da relação sexual.

DMD: SR

Início de Ação: 1 HORA (se mantém por 4 a 6h)

Indicações

• ALERGIAS DE PELE ACOMPANHADAS DE PRURIDO.
• URTICÁRIA DO FRIO.
• Efeitos sexuais adversos de antidepressivos tricíclicos e inibidores da recaptação de serotonina, como anorgasmia e ejaculação retardada.
• Parkinsonismo.
• Distonia.
• Acatisia (induzida por neurolépticos).
• Síndrome serotoninérgica.
• Anorexia na ausência de bulimia.
• Cefaleias vasculares.
• Enxaquecas (eficácia não comprovada).
• Espasticidade decorrente de lesões medulares.

Contraindicações

Asma, glaucoma de ângulo fechado, hipertrofia prostática.

Precauções

Ver abaixo.

Efeitos Adversos

BOCA SECA, DOR EPIGÁSTRICA, SEDAÇÃO, TONTURAS.
alteração da coordenação motora, aumento do tempo de resposta dos reflexos, confusão, constipação, convulsões, excitação, ganho de peso, hipotensão postural, retenção urinária, sonolência, taquicardia, visão borrada.

ATENÇÃO	Alimentos	Álcool	Abstinência	Veículos	Máquinas
	⊗	⊘	SR	⊘	⊘
Gravidez	Lactação	Crianças	Idosos	Ins.Hep.	Ins. Ren
⊗	⊗	⊘	⊘	OK	OK

Superdose

Quadro Clínico: VARIAM DE DEPRESSÃO DO SNC PARA A ESTIMULAÇÃO, BOCA SECA, PUPILAS FIXAS E DILATADAS, RUBOR, SINTOMAS GASTROINTESTINAIS.

Manejo: FAZER LAVAGEM GÁSTRICA CASO A INDUÇÃO DE VÔMITO NÃO SEJA POSSÍVEL, TOMAR PRECAUÇÕES CONTRA A ASPIRAÇÃO. Vasopressores podem ser usados para tratar a hipotensão, e leite de magnésia devido a sua ação rápida de diluição do conteúdo intestinal.

DMI: SR   **DL/T:** SR

Interações Medicamentosas

• **FLUOXETINA:** INIBE O EFEITO ANTIDEPRESSIVO DA FLUOXETINA, ASSIM COMO SEU EFEITO TERAPÊUTICO PARA A BULIMIA.
• **TRICÍCLICOS:** OCORRE A POTENCIALIZAÇÃO DO EFEITO SEDATIVO.
• **IMAOs:** PODE PROLONGAR E INTENSIFICAR OS EFEITOS ANTIMUSCARÍNICOS E DEPRESSORES DO SNC DOS ANTI-HISTAMÍNICOS.

Curiosidades

• A CIPROEPTADINA PARECE INTERFERIR EM TESTES DE GRAVIDEZ E NA GLICEMIA.
• PODE INTERFERIR NO HORMÔNIO DO CRESCIMENTO, PODENDO, MUITAS VEZES, CAUSAR AUMENTO DO CRESCIMENTO EM CRIANÇAS.

Dados Complementares

Data de Início	Tipo de Receita	Preço	CAS	ATC	DCB-DENOMINAÇÃO COMUM BRASILEIRA – GENÉRICO
SR	C1	$	129-03-3	R06AX02	CLORIDRATO DE CIPROEPTADINA +COBAMAMIDA

PK – Farmacocinética

VIA ADM	PCP	Pmáx	V.D.	LP	T ½	MET	EX
ORAL	1h.	SR	SR	96 a 99%	1 a 4hs	HEPAT RENAL	FECAL RENAL

PD - Farmacodinâmica

• Anti-histamínico para tratamento da alergia, compete com a histamina pelos receptores H1 presentes nas células de efeito. Assim, evita, mas não reverte, as respostas obtidas exclusivamente pela histamina.
• As ações antimuscarínicas produzem um efeito secante sobre a mucosa nasal. Ao competir com a serotonina pelos receptores, bloqueia a respostas da musculatura lisa vascular, intestinal e de outros músculos lisos. É possível que estimule o apetite ao alterar a atividade serotoninérgica no centro do apetite hipotalâmico.
• Parece interferir no hormônio de crescimento proporcionando desenvolvimento estatural das crianças.

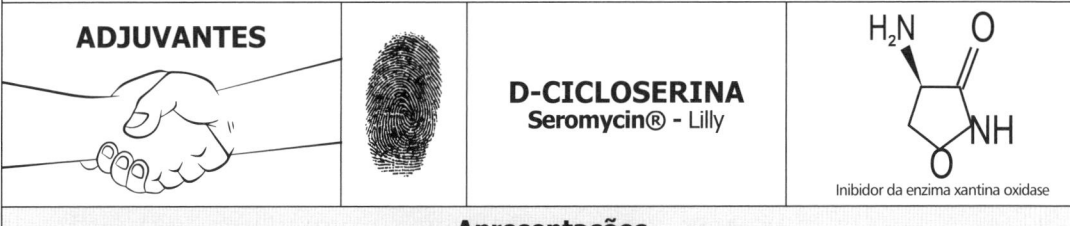

ADJUVANTES

D-CICLOSERINA
Seromycin® - Lilly

Inibidor da enzima xantina oxidase

Apresentações

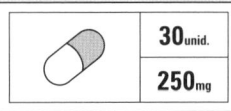

30 unid.

250 mg

Similares no Brasil

INDISPONÍVEL NO BRASIL.

Posologia

DE 50 A 500MG - ANTES DAS SESSÕES DE TCC.

DMD: 500mg

Início de Ação: SR

Indicações

- TRATAMENTO DA TUBERCULOSE NOS EUA.
- ADJUVANTE NA TCC DA FOBIA ESPECÍFICA, FOBIA SOCIAL, PÂNICO E TOC.
- Depressão maior.
- Doença de Alzheimer.
- Esquizofrenia.
- Tept.
- Transtorno do espectro autista.
- Transtorno relacionado ao uso de substâncias.
- Vários estudos apontam para sua eficácia na doença de Alzheimer, em certas formas de autismo, pacientes esquizofrênicos (não medicados) e pânico.

Contraindicações

𝓗𝓢, EPILEPSIA, INSUFICIÊNCIA RENAL GRAVE.
Depressão e outras doenças psiquiátricas.

Precauções

OS PACIENTES DEVEM SER MONITORADOS POR MEIO DE HEMOGRAMA, TESTES DE FUNÇÃO RENAL E FUNÇÃO HEPÁTICA E NÍVEIS SÉRICOS.

Efeitos Adversos

CEFALEIA, IRRITABILIDADE, SONOLÊNCIA E TREMOR.
confusão, convulsões, disartria, espasmos musculares, sintomas psiquiátricos.

ATENÇÃO	Alimentos	Álcool	Abstinência	Veículos	Máquinas
	Ind.	⊗	SR	OK	OK
Gravidez	Lactação	Crianças	Idosos	Ins.Hep.	Ins. Ren
OK	⊗	OK	⊘	OK	⊗

Superdose

Quadro Clínico: A TOXICIDADE É DIRETAMENTE RELACIONADA COM NÍVEIS SÉRICOS EXCESSIVOS.

Manejo: SUPORTE DE SINAIS VITAIS, USO DE CARVÃO ATIVADO OU HEMODIÁLISE EM SITUAÇÕES DE GRAVIDADE.

DMI: SR   **DL/T:** 30μg/ml

Interações Medicamentosas

SR

Curiosidades

- ESTIMULA O APRENDIZADO NA TCC.
- Usada na Austrália por mais de 50 anos.
- Estudos preliminares em pequenos animais apontam este fármaco no tratamento anti-craving.

Dados Complementares

Data de Início	Tipo de Receita	Preço	CAS	ATC	DCB-DENOMINAÇÃO COMUM BRASILEIRA – GENÉRICO
SR	C1	SR	68-41-7	J04AB01	D-CICLOSERINA

PK – Farmacocinética

VIA ADM	PCP	Pmáx	V.D.	LP	T ½	MET	EX
ORAL	4 a 8hs	SR	SR	SR	SR	HEPAT	FEZES URINA

PD - Farmacodinâmica

- AGONISTA PARCIAL DO SÍTIO DA GLICINA MODULA INDIRETAMENTE A ATIVIDADE GLUTAMATÉRGICA (AUMENTANDO OU DIMINUINDO), PROCESSO FACILITADOR DA EXTINÇÃO DAS FOBIAS.

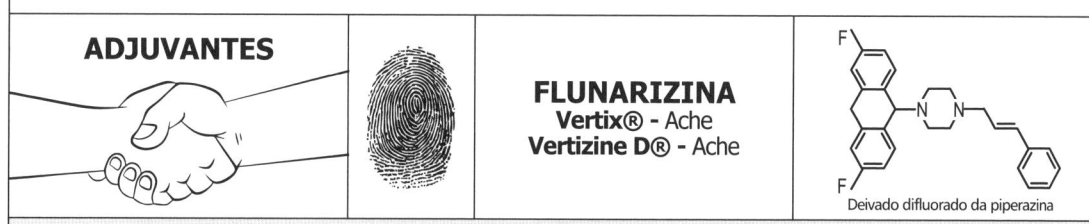

ADJUVANTES

FLUNARIZINA
Vertix® - Ache
Vertizine D® - Ache

Deivado difluorado da piperazina

Apresentações

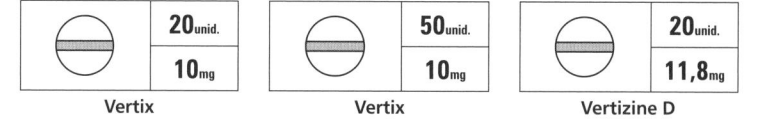

Vertix	Vertix	Vertizine D
20 unid. / 10 mg	50 unid. / 10 mg	20 unid. / 11,8 mg

Similares no Brasil

FLUNARIN (Ache), FLUVERT (Medley), FLUZIX (Cazi), SIBELIUM (Janssen-Cilag), VERTIGIUM (Neoquímica), VERTIZAN (Vitapan).

Posologia

- **DOSE INICIAL:** 10mg EM DOSE ÚNICA AO DEITAR-SE (PODENDO SER AUMENTADA DE ACORDO COM A SEVERIDADE DA DOENÇA), 10mg MANHÃ E NOITE.
- **DOSE DE MANUTENÇÃO:** 1 COMPRIMIDO AO DIA.

DMD: SR

Início de Ação: SR

Indicações

- ATAXIA CEREBELAR.
- CEFALEIA EM SALVAS
- HEMIPLEGIA ALTERNANTE DA INFÂNCIA.
- PROFILAXIA DA MIG.
- PROFILAXIA E TRATAMENTO DE DISTÚRBIOS CIRCULATÓRIOS CEREBRAIS. PROFILAXIA DA ENXAQUECA. TRATAMENTO DE SINTOMAS COMO: ALTERAÇÕES DE MEMÓRIA, CONFUSÃO MENTAL DISTÚRBIOS DO SONO, DIFICULDADE DE CONCENTRAÇÃO. ATEROSCLEROSE CEREBRAL, SEQUELAS FUNCIONAIS PÓS-TRAUMAS CRANIOENCEFÁLICAS.
- PROFILAXIA E TRATAMENTO DE DISTÚRBIOS CIRCULATÓRIOS EM NÍVEL PERIFÉRICO: CLAUDICAÇÃO INTERMITENTE, DEFICIÊNCIA CIRCULATÓRIA DE EXTREMIDADES, DOENÇA DE RAYNAUD, TROMBOANGEÍTE OBLITERANTE, ANGIOPATIA DIABÉTICA.
- DISTÚRBIOS DO EQUILÍBRIO, TAIS COMO VERTIGENS, TONTURAS, SÍNDROME DE MÉNIÈRE, LABIRINTOPATIAS.
- TRATAMENTO DE TRANSTORNOS PSIQUIÁTRICOS (GRAVES): ESQUIZOFRENIA, TRANSTORNO ESQUIZOAFETIVO, TBP.
- Déficits neurocognitivos relacionados a distúrbios cerebrovasculares.
- Epilepsia.
- Esquizofrenia.

Contraindicações

- *HS* OU QUALQUER OUTRO COMPONENTE DA FÓRMULA (cinarizina).
- FASE AGUDA DE ACIDENTE VASCULAR.
- PACIENTES PORTADORES DE CARDIOPATIAS DESCOMPENSADAS.
- DOENÇAS INFECCIOSAS GRAVES.
- DEPRESSÕES SEVERAS.
- DOENÇA DE PARKINSON.
- HISTÓRICO DE REAÇÕES EXTRAPIRAMIDAIS.

Precauções

- ANTECEDENTES DE DEPRESSÃO MAIOR.
- PACIENTES IDOSOS SÃO MAIS PREDISPOSTOS A DESENVOLVER SÍNDROME PARKINSONIANA COM O USO PROLONGADO DO MEDICAMENTO.
- ESTE MEDICAMENTO CONTÉM O CORANTE AMARELO DE TARTRAZINA, QUE PODE CAUSAR REAÇÕES DE NATUREZA ALÉRGICA (ASMA BRÔNQUICA, ESPECIALMENTE EM PESSOAS ALÉRGICAS AO ÁCIDO ACETILSALICÍLICO).
- Pode aumentar o nível de Prolactina.

Efeitos Adversos

ANSIEDADE, CANSAÇO, CEFALEIA, DOR MUSCULAR, GANHO DE PESO, SONOLÊNCIA.
boca seca, depressão, distúrbios gastrointestinais, distúrbios visuais, erupção na pele, escoamento de leite pelas mamas, fadiga, insônia, náuseas, parkinsonismo, porfiria, tromboflebite.

ATENÇÃO	Alimentos	Álcool	Abstinência	Veículos	Máquinas
	SR	⊗	SR	⊘	⊘
Gravidez	**Lactação**	**Crianças**	**Idosos**	**Ins.Hep.**	**Ins. Ren**
⊘	⊗	OK	⊘	⊗	OK

Superdose

Quadro Clínico: SEDAÇÃO, AGITAÇÃO, TAQUICARDIA.

Manejo: O PACIENTE DEVE SER HOSPITALIZADO E MONITORADO, COM SUPORTE BÁSICO DE MANUTENÇÃO. TRATAMENTO CLÍNICO SINTOMÁTICO E DE SUPORTE. INDUÇÃO DO VÔMITO NÃO É RECOMENDADA.
ATÉ 1 HORA APÓS A INGESTÃO DE GRANDE QUANTIDADE DE COMPRIMIDOS, A LAVAGEM GÁSTRICA PODE SER CONSIDERADA.

DMI: SR   **DL/T:** SR

Interações Medicamentosas

• **BETABLOQUEADORES:** PODE CAUSAR HIPOTENSÃO, BRADICARDIA, E PIORAR A PERFORMANCE CARDÍACA.
• **CARBAMAZEPINA:** A FLUNARIZINA AUMENTA A CONCENTRAÇÃO SÉRICA E FACILITA A INTOXICA-ÇÃO PELA CARBAMAZEPINA.

Curiosidades

• ESTE FÁRMACO NÃO É COMERCIALIZADO NOS EUA.
• FOI DESCOBERTO PELA JANSSEN PHARMACEUTICA.

Dados Complementares

Data de Início	Tipo de Receita	Preço	CAS	ATC	DCB-DENOMINAÇÃO COMUM BRASILEIRA – GENÉRICO
1967	C1	$	5268-60-7	N07CA03	DICLORIDRATO DE FLUNARIZINA MESILATO DE DIIDROERGOCRISTINA+ DICLORIDRATO DE FLUNARIZINA

PK – Farmacocinética

VIA ADM	PCP	Pmáx	V.D.	LP	T ½	MET	EX
ORAL	2 a 4hs	5 SEMANAS	PEQUENA	90%	3 SEMANAS	HEPAT	BILIAR

PD - Farmacodinâmica

• Antagonista seletivo dos canais de cálcio, como também bloqueia receptores D2.
• Sua ação sobre a adenosina (neuromodulador) traz um efeito protetor nas neuropatias.

ADJUVANTES

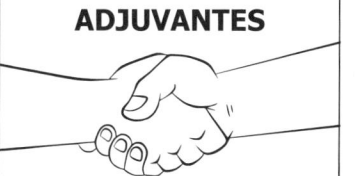 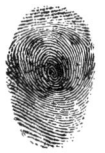

HIDROXIZINA
Prurizin® - Pierre Fabre
Hixizine® - Theraskin

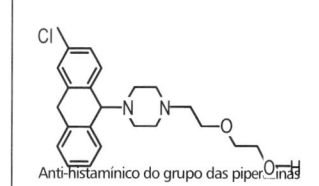

Anti-histamínico do grupo das piperazinas

Apresentações

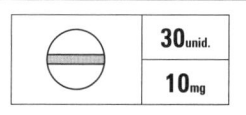 30 unid. / 10 mg

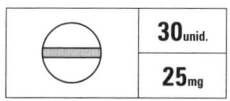 30 unid. / 25 mg

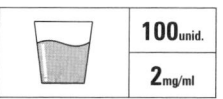 100 unid. / 2 mg/ml

Similares no Brasil

DROTIZIN (Geolab), HIDROALERG (Sigma Pharma), HIDROXIZINE (TKS), HIXILERG (EMS), PRURIGRAN (Legrand), MARAX (Pfizer) - associação com teofilina + sulfato de efedrina.

Posologia

TRATAMENTO SINTOMÁTICO DA ANSIEDADE: DE 50 A 300mg/DIA - (DIVIDIDA EM 3 TOMADAS).

DMD: 300mg/DIA

Início de Ação: 15 a 30min.

Indicações

• ALÍVIO DO PRURIDO CAUSADO POR CONDIÇÕES ALÉRGICAS DA PELE (URTICÁRIA, DERMATITE ATÓPICA E DE CONTATO) E DO PRURIDO DECORRENTE DE OUTRAS DOENÇAS SISTÊMICAS.
• TAG.
• Antiemético.
• Bruxismo em crianças.
• Como sedativo, previamente à realização de procedimentos cirúrgicos ou odontológicos em crianças.
• Insônia.

Contraindicações

• *HS* OU A QUALQUER OUTRO COMPONENTE DA FÓRMULA.
• GLAUCOMA DE ÂNGULO FECHADO.
• RETENÇÃO URINÁRIA (EFEITOS ANTICOLINÉRGICOS).
• DBPOC.

Precauções

Ver abaixo.

Efeitos Adversos

BOCA SECA, CEFALEIA, EXCITAÇÃO, SEDAÇÃO, OBSTIPAÇÃO, SONOLÊNCIA, TONTURA.
agitação, alucinações, confusão, convulsões, discinesia, hipertermia, insônia, náuseas, distúrbios oculares, prurido, *rash* cutâneo, retenção urinária, taquicardia, tremores, vertigens e vômitos.

ATENÇÃO	Alimentos	Álcool	Abstinência	Veículos	Máquinas
	Ind.	(X)	NÃO	(Ø)	(Ø)
Gravidez	Lactação	Crianças	Idosos	Ins.Hep.	Ins. Ren
(X)	(X)	OK	(Ø) doses <	(X)	(X)

Superdose

Quadro Clínico: SONOLÊNCIA MUITO ACENTUADA, PODENDO CHEGAR A DIMINUIÇÃO DA CONSCIÊNCIA NEUROLÓGICA, COM RISCO DE COMA.

Manejo: TRATAMENTO SINTOMÁTICO E DE SUPORTE, COM LAVAGEM GÁSTRICA.

DMI: SR   **DL/T:** SR

Associações Interessantes

•ISRS e ADs – ansiedade.

Interações Medicamentosas

- DEPRESSORES DO SNC: POTENCIALIZA OS EFEITOS DA HIDROXIZINA.
- APOMORFINA: DIMINUI O EFEITO EMÉTICO DA MESMA.
- IMAOs: EVITAR ASSOCIAR.
- NEUROLÉPTICOS FENOTIAZÍNICOS: RISCO DE ARRITMIA.

Curiosidades

- USADO NO TRATAMENTO DO DERMOGRAFISMO.
- Apresentação IM não é comercializada no Brasil.
- Foi sintetizado pela primeira vez pela União Chimique Belge em 1956 e foi comercializado pela Pfizer nos EUA no mesmo ano.

Dados Complementares

Data de Início	Tipo de Receita	Preço	CAS	ATC	DCB-DENOMINAÇÃO COMUM BRASILEIRA – GENÉRICO
1950	C1	$	68-88-2	N05BB01	CLORIDRATO DE HIDROXIZINA

PK – Farmacocinética

VIA ADM	PCP	Pmáx	V.D.	LP	T ½	MET	EX
ORAL, IM	2hs	SR	ALTA	93%	6 a 8hs	HEPAT	URINA FEZES

PD - Farmacodinâmica

ANTI-HISTAMÍNICO POTENTE DE LONGA DURAÇÃO E ALTA AFINIDADE PARA OS RECEPTORES H1 DA HISTAMINA.

ADJUVANTES		
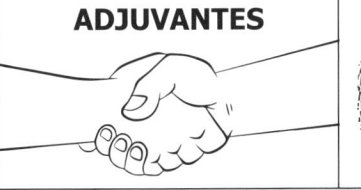	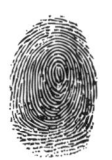 **L-TRI-IODOTIRONINA (T-3)** Cynomel® - Enyla	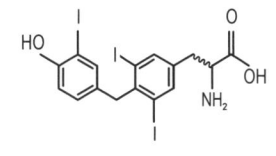 Hormônio Sintetisado

Apresentações

INDISPONÍVEL NO BRASIL.

Posologia

- PSIQUIATRIA: 1ª SEMANA - 25µG/DIA
- NÃO HAVENDO SINTOMAS DE TOXICIDADE PODE AUMENTAR ATÉ 50µG/DIA, EM DUAS TOMADAS DIÁRIAS.
- PODE NÃO HAVER RESULTADOS EM VIRTUDE DE SER UMA DROGA CONTROVERSA EM RELAÇÃO À POTENCIALIZAÇÃO DOS ANTIDEPRESSIVOS, ASSIM COMO O T4.

DMD: 100µg

Início de Ação: SR

Indicações

- NA PSIQUIATRIA: ADJUVANTE NO TRATAMENTO DE PACIENTES QUE NÃO RESPONDEM AOS ANTIDEPRESSIVOS.

continua...▶

- HIPOTIREOIDISMO CAUSADO POR LÍTIO.
- EFICÁCIA MELHOR COM ADTs DO QUE COM ISRSs.
- Redução do tempo para início de ação de um antidepressivo.
- Tratamento da depressão bipolar refratária.

Contraindicações

- A RELAÇÃO RISCO BENEFÍCIO DEVERÁ SER AVALIADA NA PRESENÇA DE: INSUFICIÊNCIA ADRENAL, DOENÇA CARDIOVASCULAR, DIABETE MELITO, ANTECEDENTES DE HIPERTIREOIDISMO, ESTADOS DE MÁ ABSORÇÃO (DOENÇA CELÍACA), INSUFICIÊNCIA HIPOFISÁRIA, TIROTOXICOSE.
- DOENÇA DE ADDISON.

Precauções

- CASOS DE ANGINA PECTORIS E ENFERMIDADE ARTERIAL CORONÁRIA.
- EXERCÍCIOS VIOLENTOS E O ESGOTAMENTO PODEM PRECIPITAR A ANGINA.
- EVITAR USO PROLONGADO EM MULHERES DEVIDO À DESMINERALIZAÇÃO ÓSSEA.
- A INTERRUPÇÃO DEVE SER LENTA E GRADUAL (POR UM PERÍODO DE 2 A 3 SEMANAS) PARA QUE LENTAMENTE POSSA SE RESTABELECER A PRODUÇÃO NATURAL DESTE HORMÔNIO.

Efeitos Adversos

- ANSIEDADE, CEFALEIA, DIARREIA, INSÔNIA, PERDA DE PESO, SUDORESE, TAQUICARDIA, TREMORES.
- Complicações cardíacas, reações alérgicas.

ATENÇÃO	Alimentos	Álcool	Abstinência	Veículos	Máquinas
	⊗	⊘	SIM	OK	OK
Gravidez	Lactação	Crianças	Idosos	Ins.Hep.	Ins. Ren
OK (HIPOT.)	OK (HIPOT.)	OK (HIPOT.)	⊘	OK	⊗

Superdose

Quadro Clínico: SINAIS E SINTOMAS DE HIPERTIREOIDISMO (NERVOSISMO, ARRITMIAS CARDÍACAS, ANGINA PECTORIS, IRREGULARIDADES MENSTRUAIS). Insuficiência cardíaca e óbito.

Manejo: MEDIDAS DE APOIO E SUPORTE.

DMI: SR   **DL/T:** 75µ

Associações Interessantes

- ADs – potencialização.

Interações Medicamentosas

- SIMPATOMIMÉTICOS: NÃO COADMINISTRAR (RISCO DE PROBLEMAS CARDÍACOS).
- ANTICOAGULANTES ORAIS: A ASSOCIAÇÃO É ARRISCADA

Curiosidades

- A absorção é aumentada se o medicamento for administrado em jejum.
- Após a interrupção do tratamento crônico a ação terapêutica continua por 72 horas.

Dados Complementares

Data de Início	Tipo de Receita	Preço	CAS	ATC	DCB-DENOMINAÇÃO COMUM BRASILEIRA – GENÉRICO		
SR	C1	$	6893-02-3	SR	T3		

PK – Farmacocinética

VIA ADM	PCP	Pmáx	V.D.	LP	T ½	MET	EX
ORAL	SR	SR	85%	99%	12hs	SR	SR

PD - Farmacodinâmica

SUA ASSOCIAÇÃO AOS ADTs AUMENTA A LIBERAÇÃO DE SEROTONINA NAS ESTRUTURAS CEREBRAIS, ALÉM DA HIPÓTESE DE QUE O PRÓPRIO T3 FUNCIONE COMO NEUROTRANSMISSOR.

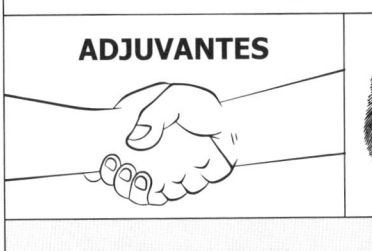

ADJUVANTES

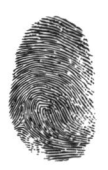

N-ACETILCISTEÍNA

Fluimucil® - Zambon

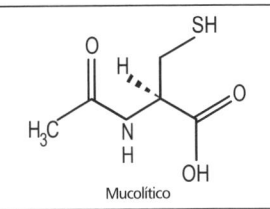

Mucolítico

Apresentações

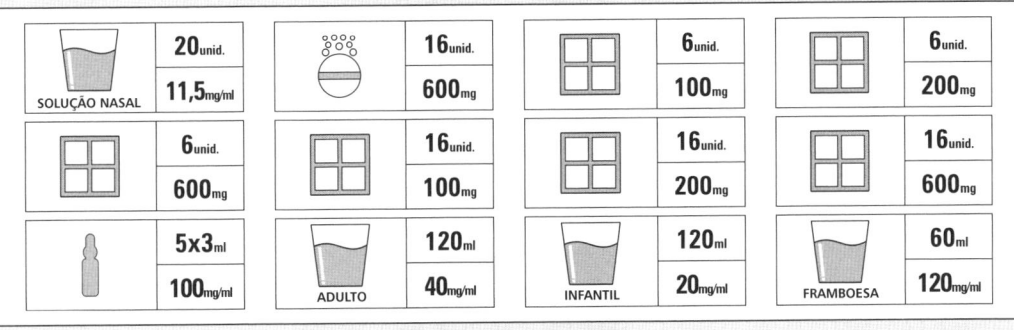

SOLUÇÃO NASAL — 20 unid.	11,5 mg/ml
16 unid.	600 mg
6 unid.	100 mg
6 unid.	200 mg
6 unid.	600 mg
16 unid.	100 mg
16 unid.	200 mg
16 unid.	600 mg
5x3 ml	100 mg/ml
ADULTO — 120 ml	40 mg/ml
INFANTIL — 120 ml	20 mg/ml
FRAMBOESA — 60 ml	120 mg/ml

Similares no Brasil

AIRES (Eurofarma), BROMUC (Ariston), CETILPLEX (Neoquímica), CISTEIL (Geolab), FLUCISTEIN (União Química), FLUICIS (Glenmark), FLUITEINA (EMS), MUCOCETIL (UCI-Farma), NAC (Sigma Pharma) RINOFLUIMUCIL (Zambon) - associação com sulfato de tuaminoeptano (solução nasal).

Posologia

- AÇÃO MUCOLÍTICA: DOSE GERALMENTE ADMINISTRADA DE 400 A 1.200mg/DIA.
- pacientes psiquiátricos dose geralmente utilizada 2g/dia - divididas em duas tomadas.

DMD: SR

Início de Ação: SR

Indicações

- ADJUVANTE NO TRATAMENTO DE QUADROS PULMONARES COM AUMENTO DE SECREÇÃO COMO AGENTE MUCOLÍTICO.
- INTOXICAÇÃO POR PARACETAMOL (ANTÍDOTO).

continua...▶

- Psiquiatria: adjuvante em sintomas depressivos de pacientes com TBP e esquizofrenia, redução de sintomas no tratamento de transtornos do controle de impulsos: tricotilomania, onicofagia, jogo patológico e compulsão de compras.
- Toc.
- Transtorno espectro autista.
- Transtorno por uso de substâncias.

Contraindicações

- *HS* OU QUALQUER OUTRO COMPONENTE DA FÓRMULA.
- PACIENTES COM ÚLCERA GASTRODUODENAL.

Precauções

- EVITAR O USO DE FORMULAÇÃO EFERVESCENTE EM PACIENTES COM FENILCETONÚRIA.
- AS FORMULAÇÕES GRANULADAS CONTÊM AÇÚCAR.
- RESTRIÇÕES NA ASMA BRÔNQUICA.

Efeitos Adversos

- DIARREIA, IRRITAÇÃO GASTRINTESTINAL, NÁUSEAS, VÔMITOS.
- Broncoespasmo e urticária.

ATENÇÃO	Alimentos Ind.	Álcool	Abstinência NÃO	Veículos	Máquinas
Gravidez	Lactação	Crianças OK	Idosos (doses <)	Ins.Hep. OK	Ins. Ren OK

Superdose

Quadro Clínico: EM ALTAS DOSES OS EFEITOS ADVERSOS SE AGRAVAM.

Manejo: EM CASO DE MOBILIZAÇÃO INTENSA DE MUCO E DIFICULDADE DE EXPECTORAÇÃO, RECORRERÁ DRENAGEM POSTURAL E/OU BRONCOASPIRAÇÃO.

DMI: SR   **DL/T:** SR

Curiosidades

- AUMENTA O GLUTATION INTRACELULAR E PODE PROTEGER HIV POSITIVOS E ASSINTOMÁTICOS.
- TEM SE MOSTRADO UMA SUBSTÂNCIA NEUROPROTETORA CONTRA A DEGENERAÇÃO INDUZIDA PELA DOPAMINA (MUNOZ ET. AL. 2004).
- ESTÁ SENDO ESTUDADO COM BONS RESULTADOS PARA A DEPENDÊNCIA DE COCAÍNA.
- APRESENTOU ATIVIDADE NEUROPROTETORA EM DOENÇAS NEURODEGENERATIVAS.

Dados Complementares

Data de Início	Tipo de Receita	Preço	CAS	ATC	DCB-DENOMINAÇÃO COMUM BRASILEIRA – GENÉRICO
SR	C1	$	616-91-1	R05CB01	ACETILCISTEÍNA

PK – Farmacocinética							
VIA ADM ORAL INALAÇÃO ENDOVE.	**PCP** 2 a 3hs	**Pmáx** SR	**V.D.** SR	**LP** 50%	**T ½** 5 a 6hs AD 11hs RN	**MET** HEPAT.	**EX** RENAL

PD - Farmacodinâmica

REDUZ O ESTRESSE OXIDATIVO, AUMENTANDO OS NÍVEIS DE GLUTATION POR MEIO DA MAIOR DISPONIBILIDADE DE CISTEÍNA EXTRACELULAR QUE SERIA TROCADA PELO GLUTAMATO INTRACELULAR NO *NÚCLEUS ACUMBENS*.

ADJUVANTES 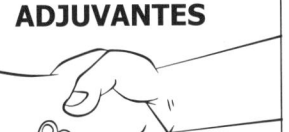	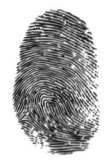	**ÔMEGA-3** **Vários**	Grupo de ácidos graxos ?-3 poli-insaturados dos quais fazem parte: o ácido alfalinoleico, o ácido docosaexa-henoico e ácido eicosapentaenoico

Apresentações

VÁRIAS

Similares no Brasil

VÁRIAS

Posologia

- Ainda inconclusiva para o uso profilático e terapêutico.
- Algumas pesquisas sugerem efeito positivo entre 1 e 2g (prevenção) e 1 e 6g (depressão).

DMD: SR

Início de Ação: SR

Indicações

- PSIQUIATRIA: adjuvante em Alzheimer (estágios iniciais), esquizofrenia, tdah, depressões.
- Transtorno de personalidade *borderline*.
- Transtornos de ansiedade.
- CLÍNICA MÉDICA: dislipidemia, artrite reumatoide, psoríase.

Contraindicações

Aquelas relacionadas ao aparecimento de efeitos adversos.

Precauções

- História de alergia a peixes e/ou frutos do mar.
- Solicitação de exames periódicos de colesterol (frações e totais) e triglicerídeos.
- O excesso de ômega 3 retarda a coagulação sanguínea.

Efeitos Adversos

- AUMENTO DO TEMPO DE SANGRAMENTO, DISTÚRBIOS GÁSTRICOS E INTESTINAIS, GOSTO DE PEIXE.
- Alterações de enzimas hepáticas, aumento de colesterol, edema e sintomas gripais.

ATENÇÃO	Alimentos	Álcool	Abstinência	Veículos	Máquinas
	⊘	⊘	NÃO	⊘	⊘
	Gravidez	Lactação	Crianças	Idosos	Ins.Hep.	Ins. Ren
	⊘	⊘	OK	OK	OK	OK

Superdose

Quadro Clínico:

Manejo: No caso de ingestão: o paciente deve ser tratado sintomaticamente com medidas de suporte gerais necessárias

DMI: SR   **DL/T:** SR

Interações Medicamentosas

• OS ÁCIDOS GRAXOS SÃO MELHOR ABSORVIDOS APÓS A REFEIÇÃO, QUANDO ESTÃO DISPONÍVEIS MAIORES TEORES DOS ÁCIDOS BILIARES QUE PROMOVEM SUA ABSORÇÃO.
• ANTIPSICÓTICOS E ANTIDEPRESSIVOS (COMO A SERTRALINA), ESTUDOS REVELAM QUE A ASSOCIAÇÃO AUMENTA A EFICIÊNCIA DO TRATAMENTO.

Curiosidades

• UM DOS PRIMEIROS AUTORES A CORRELACIONAR O METABOLISMO DO ÁCIDO ARAQUIDÔNICO E O ÔMEGA 3 COM DEPRESSÃO FOI ADAMS PB, 1996.

• CIENTISTAS OBSERVARAM UMA INCIDÊNCIA CURIOSAMENTE BAIXA DE DOENÇAS CARDIOVASCULARES ENTRE OS ESQUIMÓS DA GROENLÂNDIA, APESAR DE SUA ALIMENTAÇÃO CONTER ALTO TEOR DE GORDURA. O MOTIVO É SUA ALIMENTAÇÃO, QUE CONSISTE EM PEIXES RICOS EM ÁCIDOS GRAXOS ÔMEGA-3. ESTE É O PONTO DE PARTIDA PARA MAIORES ESTUDOS SOBRE A IMPORTÂNCIA DO ÔMEGA-3 PARA A SAÚDE HUMANA.

• ESTUDOS CONTROLADOS, ÁCIDOS GRAXOS ÔMEGA-3 MOSTRARAM-SE EFICAZES COMO AGENTES ADJUNTOS NO TRATAMENTO DA DEPRESSÃO E DO TBP. O ÁCIDO ETIL-EICOSAPENTANOICO (E-EPA), UM ÁCIDO ÔMEGA-3, FOI RECENTEMENTE TESTADO EM UM ECP EM 30 PACIENTES LIMÍTROFES DO SEXO FEMININO. APÓS OITO SEMANAS DE TRATAMENTO, AS PACIENTES MELHORARAM EM SINTOMAS RELACIONADOS COM A AGRESSIVIDADE E COM A DEPRESSÃO.

• FONTES NATURAIS DE ÁCIDOS GRAXOS - NOZES, CASTANHAS, PEIXES (ESPECIALMENTE DE ÁGUAS FRIAS), RÚCULA E ÓLEOS VEGETAIS (AZEITE, CANOLA, SOJA E MILHO).

• ÔMEGA-3 REGENERA O TECIDO CEREBRAL E MINIMIZA A MORTE DE NEURÔNIOS (PESQUISA FEITA POR CIENTISTAS DA DISCIPLINA DE NEUROLOGIA EXPERIMENTAL DA UNIVERSIDADE FEDERAL DE SÃO PAULO (UNIFESP), A PESQUISA APONTA PARA A POSSIBILIDADE DE, NO FUTURO, SE CRIAR DROGAS QUE POSSIBILITEM A REGENERAÇÃO CEREBRAL DE PESSOAS COM EPILEPSIA E ALGUNS TIPOS DE DEMÊNCIAS.

Dados Complementares

Data de Início	Tipo de Receita	Preço	CAS	ATC	DCB-DENOMINAÇÃO COMUM BRASILEIRA – GENÉRICO
1930	COMUM	$	SR	SR	NOMES DOS ÁCIDOS GRAXOS

PK – Farmacocinética							
VIA ADM	**PCP**	**Pmáx**	**V.D.**	**LP**	**T ½**	**MET**	**EX**
ORAL	SR	SR	SR	SR	SR	SR	SR

PD - Farmacodinâmica

• Fixam-se na membrana dos neurônios das substâncias cinzenta, diminuindo a fração de colesterol total ajudando na manutenção das sinapses.
• Possui ainda importante papel em alergias nos processos inflamatórios, pois são necessários para a formação das protaglandinas inflamatórias, tromboxanos e leucotrienos.

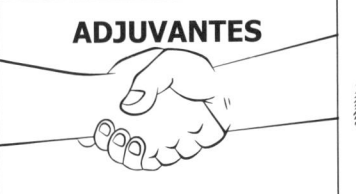 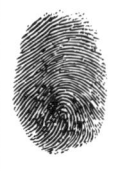

PINDOLOL

Visken® - Novartis

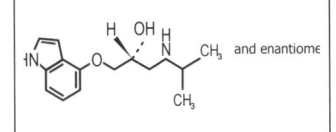

β-Bloqueador

Apresentações

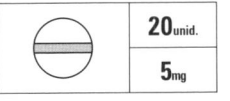 **20**unid. **5**mg

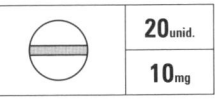 **20**unid. **10**mg

Similares no Brasil

VISKALDIX (Novartis: pindolol + clopamina)

Posologia

DOSE RECOMENDADA: 2,5mg (3x AO DIA).

DMD: SR

Início de Ação: SR

Indicações

• TRANSTORNO DE DÉFICIT DE ATENÇÃO E HIPERATIVIDADE.
• Aceleração e potencialização dos efeitos da ECT.
• Potencialização dos efeitos dos antidepressivos.
• Potencialização dos efeitos da eletroconvulsoterapia.
• Potencialização de antidepressivo na fobia social.
• Potencialização do ISRS em pacientes com TOC refratário.
• Potencialização da paroxetina em pacientes com EP.
• Potencialização da amitriptilina na dor hemifacial de origem tensional.
• Comportamentos impulsivos e agressivos em pacientes esquizofrênicos ou com problemas cerebrais.
• EM CARDIOLOGIA É USADO NO TRATAMENTO DE HIPERTENSÃO ARTERIAL.

Contraindicações

ASMA BRÔNQUICA, BLOQUEIO ATRIOVENTRICULAR DO SEGUNDO OU TERCEIRO GRAUS, BRADICARDIA ACENTUADA, COR PULMONALE, INSUFICIÊNCIA CARDÍACA REFRATÁRIA A DIGITÁLICOS.

Precauções

- PACIENTES COM INSUFICIÊNCIA CARDÍACAS DEVEM SER DEVIDAMENTE DIGITALIZADOS ANTES DE INICIAR O TRATAMENTO, MONITORAR FUNÇÃO CARDIOVASCULAR DURANTE ANESTESIA GERAL EM PACIENTES TRATADOS COM β-BLOQUEADORES, MONITORAR PACIENTES QUE RECEBAM TRATAMENTO ANTIDIABÉTICO, MONITORAR DESENVOLVIMENTO DE HIPOMANIA.
- Retirada do fármaco deve ser lenta e gradual.

Efeitos Adversos

CÃIBRAS MUSCULARES, CEFALEIA, DISTÚRBIO DO SONO, FADIGA, HIPOTENSÃO, NÁUSEAS, TONTURA, alucinações, depressão, distúrbio do sono, reações cutâneas e tremor.

ATENÇÃO	Alimentos	Álcool	Abstinência (Pouca)	Veículos	Máquinas
	Gravidez	Lactação	Crianças	Idosos (doses <)	Ins.Hep.	Ins. Ren

Superdose

Quadro Clínico: HÁ POUCOS DADOS SOBRE SINTOMAS DE SUPERDOSAGEM.

Manejo: TRATAMENTO DE SUPORTE: CASO OCORRA BRADICARDIA EXCESSIVA ADMINISTRAR ATROPINA, para a hipotensão usar vasodepressores, administrar diuréticos em caso de insuficiência cardíaca.

DMI: SR   **DL/T:** SR

Dados Complementares

Data de Início	Tipo de Receita	Preço	CAS	ATC	DCB-DENOMINAÇÃO COMUM BRASILEIRA – GENÉRICO
SR	C1	$	13523-86-9	C07AA03 C07AA14	PINDOLOL

PK – Farmacocinética

VIA ADM	PCP	Pmáx	V.D.	LP	T ½	MET	EX
ORAL	1h	SR	2-3L/Kg	40%	3 a 4hs	HEPAT.	RENAL

PD - Farmacodinâmica

- É UM POTENTE ANTAGONISTA DE RECEPTORES β-BLOQUEADORES, PARTICULARMENTE OS RECEPTORES β1 E β2, POR MAIS DE 24hs APÓS SUA ADMINISTRAÇÃO.
- APRESENTA ESTABILIDADE DE MEMBRANA DESPREZÍVEL.

ADJUVANTES

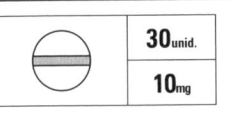

PROPRANOLOL

Propranolol Ayerst®
Sigma Pharma

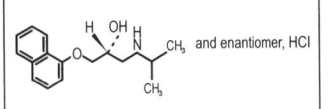

β-Bloqueador não seletivo

Apresentações

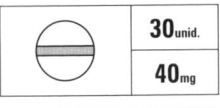

30unid.	**10**mg

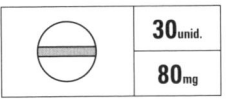

30unid.	**40**mg

30unid.	**80**mg

Similares no Brasil

AMPRAX (Vitapan), ANTITENSIN (Teuto), CARDABLOC (Hexal), CARDIX (Multilab), HIPERNOLOL (Neoquímica), INDERAL (Astrazeneca), PHARNOLOL (Pharlab), POLOL (Geolab), PRADINILOL (Ducto), PRANOLAL (Cazi), PRESSOFLUX (Medquímica), PRONOL (Herold's), PROPACOR (Bunker), PROPALOL (Globo), PROPANOLON (Brasterápica), PROPANOX (Royton), PROPARIL (Biofarma), PROPAMED (Cimed), PORPANOLOM (Osorio), SANPRONOL (Sanval), UNI PROPRALOL (União), REBATEN (Sigma Pharma), TENADREN (Sigma Pharma - cloridrato de propanolol+hidroclorotiazida).

Posologia

- INICIAR COM DOSES PEQUENAS (10 a 20mg/dia, 2x/dia).
- FOBIA SOCIAL: 10 a 40mg, 30min antes da situação fóbica.
- em TREMOR gerado pelo LÍTIO: de 20 a 160mg/dia em 3 tomadas.
- Agressividade em pacientes com síndrome cerebral orgânica: 40 a 520mg/DIA em 2 a 4 tomadas.

DMD: SR

Início de Ação: 1 A 2hs (ORAL) E 2 A 10min. (EV)

Indicações

- AGITAÇÃO E/OU AGRESSIVIDADE PÓS-TRAUMATISMO CRANIOENEFÁLICO.
- SINTOMAS AUTONÔMICOS EM SITUAÇÕES DE ANSIEDADE.
- ESTRESSE E EXPOSIÇÃO SOCIAL.
- Acatisia induzida por medicamentos como lítio, ISRSs e neurolépticos - propranolol
- Tremor induzido por drogas
- Sintomas autonômicos em síndromes de abstinência de álcool e drogas.
- Prevenção de TEPT.
- Controle de agressividade em pacientes hospitalizados.
- Uso não psiquiátrico: anti-hipertensivo, antiarrítmico e profilaxia da enxaqueca.

Contraindicações

ASMA BRÔNQUICA OU BRONCOESPASMO, DBPOC, BRADICARDIA SINUSAL, INSUFICIÊNCIA CARDÍACA, CHOQUE CARDIOGÊNICO, DIABETE MELITO INSULINO-DEPENDENTE, SÍNDROME DE RAYNAUD, BLOQUEIO ATRIOVENTRICULAR A PARTIR DO SEGUNDO GRAU.

Precauções

- SUSPENDER O USO CASO ESTEJA INDUZINDO DEPRESSÃO
- A RETIRADA DEVE SER LENTA E GRADUAL PARA QUE NÃO OCORRA REBOTE DOS SINTOMAS.
- Pode alterar testes de função da tireoide (T3 e T4).

Efeitos Adversos

ALTERAÇÃO DO ECG, BRADICARDIA, BRONCOESPASMO, DEPRESSÃO, FADIGA, FRAQUEZA, HIPOTENSÃO, SONOLÊNCIA.

ATENÇÃO	Alimentos	Álcool	Abstinência	Veículos	Máquinas
	⊖	⊘	Pouca	SR	SR
Gravidez	Lactação	Crianças	Idosos	Ins.Hep.	Ins. Ren
⊗	⊘	⊘	⊗	OK	OK

Superdose

Quadro Clínico: HIPOTENSÃO, BRADICARDIA, BRONCOESPASMO, INSUFICIÊNCIA CARDÍACA, NÁUSEAS, VÔMITOS, DEPRESSÃO, FADIGA, CÓLICAS ABDOMINAIS, DESORIENTAÇÃO, ALUCINAÇÕES.

Manejo: TRATAMENTO DE SUPORTE.
Se a ingestão for recente, esvaziar conteúdo gástrico tomando cuidado para prevenir a aspiração pulmonar. Tratar hipotensão e bradicardia com glucagon.

DMI: SR   **DL/T:** SR

Associações Interessantes

• Anticonvulsivantes, ADs – cefaleia.
• Primidona – tremor.
• Com AV/DVP e/ou Neurolépticos - na agressividade.

Curiosidades

• Propranolol é uma das substâncias proibidas nos Jogos Olímpicos, provavelmente por sua utilização no controle do medo no palco e temores.
• Foi tomado por Kim Jong Su, um atirador norte-coreano que ganhou duas medalhas nos Jogos Olímpicos de 2008. Ele foi o primeiro atirador olímpico a ser desclassificado por uso de drogas.

Dados Complementares

Data de Início	Tipo de Receita	Preço	CAS	ATC	DCB-DENOMINAÇÃO COMUM BRASILEIRA – GENÉRICO
SR	C1	$	525-66-6	C07AA05	CLORIDRATO DE PROPRANOLOL

PK – Farmacocinética

VIA ADM	PCP	Pmáx	V.D.	LP	T ½	MET	EX
ORAL	60 a 90min.	SR	SR	93%	3 a 6hs	HEPAT.	HEPÁTICA

PD - Farmacodinâmica

• ESTE FÁRMACO COMPETE DE FORMA ESPECÍFICA, COM AGENTES ESTIMULADORES DE RECEPTORES β-ADRENÉRGICOS, PELOS RECEPTORES DISPONÍVEIS.

• QUANDO O ACESSO AOS SÍTIOS RECEPTORES β-ADRENÉRGICOS É BLOQUEADO PELA AÇÃO DESTE MEDICAMENTO, AS RESPOSTAS CRONOTRÓPICAS, INOTRÓPICAS E VASODILATADORAS DO ESTÍMULO β-ADRENÉRGICO SÃO PROPORCIONALMENTE DIMINUÍDAS.

| ADJUVANTES 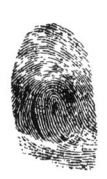 | RILUZOL
Rilutek® - Sanofi-Aventis | 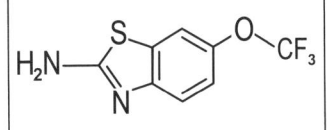
2-Amino-6-Trifluorometoxibenzotiazol |

Apresentações

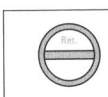 56 unid.
50 mg

Similares no Brasil

NÃO HÁ.

Posologia

- 50mg A CADA 12hs (INGERIR PELO MENOS 1h ANTES OU 2hs APÓS A REFEIÇÃO).
- Deve ser tomado de forma regular e na mesma hora do dia.

DMD: SR

Início de Ação: SR

Indicações

- TRATAMENTO DE PACIENTES PORTADORES DE ESCLEROSE LATERAL AMIOTRÓFICA (ELA).
- AUMENTA O PERÍODO DE SOBREVIDA E/OU TEMPO ATÉ A TRAQUEOSTOMIA.
- PSIQUIATRIA: adjuvante em pacientes com TOC grave, depressão bipolar, transtorno de impulsos.
- Adjuvante no tratamento do TEA.
- Adjuvante no tratamento da esquizofrenia.
- Adjuvante no tratamento de lesões traumáticas de medula espinal.
- Tratamento do TAG.

Contraindicações

- *HS* OU QUALQUER OUTRO COMPONENTE DA FÓRMULA.
- PACIENTES COM VALORES INICIAIS DE TRANSAMINASES MAIORES DO QUE TRÊS VEZES O LIMITE SUPERIOR DA NORMALIDADE.

Precauções

DEVIDO AO RISCO DE HEPATITE, AS TRANSAMINASES SÉRICAS, INCLUINDO TGP, DEVEM SER MONITORIZADAS ANTES E DURANTE O TRATAMENTO.

Efeitos Adversos

- ALTERAÇÃO NA SENSIBILIDADE PERIORAL, BATIMENTO RÁPIDO DO CORAÇÃO, DOR ABDOMINAL, DIMINUIÇÃO DA FUNÇÃO PULMONAR, DOR DE CABEÇA, DORES NO CORPO, FRAQUEZA, NÁUSEAS, TONTURA, SONOLÊNCIA, VÔMITO.
- Agitação, alopecia, anorexia, artralgia, cefaleia, convulsão, depressão, dermatite esfoliativa, diarreia, eczema, edema, estomatite, hipertensão, hipotensão postural, insônia, neutropenia, prurido, rinite, tosse, tremor.

| **ATENÇÃO** | **Alimentos**
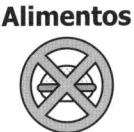 | **Álcool**
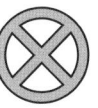 | **Abstinência**
 SR | **Veículos**
 | **Máquinas**
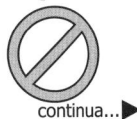 |

continua...▶

Gravidez	Lactação	Crianças	Idosos	Ins.Hep.	Ins. Ren
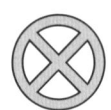	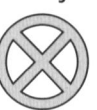	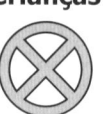			

Superdose

Quadro Clínico: SINTOMAS NEUROLÓGICOS E PSIQUIÁTRICOS ENCEFALOPATIA TÓXICA AGUDA COM LETARGIA, COMA E META-HEMOGLOBINEMIA.

Manejo: TRATAMENTO SINTOMÁTICO E DE SUPORTE.
SEVERA META-HEMOGLOBINEMIA PODE SER RAPIDAMENTE REVERSÍVEL APÓS TRATAMENTO COM AZUL DE METILENO.

DMI: SR   **DL/T:** SR

Interações Medicamentosas

• CAFEÍNA, DICLOFENACO, DIAZEPAM, IMIPRAMINA, TEOFILINA, AMITRIPTILINA, QUINOLONAS ENTRE OUTROS - PODE DIMINUIR POTENCIALMENTE A TAXA DE ELIMINAÇÃO DE RILUZOL.
• TABACO, ALIMENTOS GRELHADOS EM CARVÃO, RIFAMPICINA E OMEPRAZOL - PODE AUMENTAR A TAXA DE ELIMINAÇÃO.

Curiosidades

• DESDE O LICENCIAMENTO DO RILUZOL HÁ 15 ANOS, NENHUM NOVO MEDICAMENTO FOI APROVADO PARA O TRATAMENTO DA ELA. NUM ESTUDO BRASILEIRO, REALIZADO EM 1998 PELA ABRELA (ASSOCIAÇÃO BRASILEIRA DE ESCLEROSE AMIOTRÓFICA) E PELO LABORATÓRIO AVENTIS, FORAM CATALOGADOS 540 PACIENTES COM ELA, SENDO 58,5% DO SEXO MASCULINO.
• CERCA DE 5,9% DOS PACIENTES TINHA UMA HISTÓRIA FAMILIAR DE OUTROS CASOS DE ELA.
• A IDADE MEDIA DE APARECIMENTO DOS PRIMEIROS SINTOMAS FOI DE 52 ANOS.
• ESTIMA-SE UMA INCIDÊNCIA DE 1,5 /100.000 PESSOAS, OU SEJA, 2.500 PACIENTES POR ANO.
• Um estudo realizado na Holanda descobriu que Riluzol é metabolizado de forma diferente por homens e mulheres, e seus níveis no plasma estão diminuídos em pacientes fumantes, ou que tomam omeprazol.
• Riluzol está disponível através do Serviço Nacional de Saúde desde 1997.

Dados Complementares

Data de Início	Tipo de Receita	Preço	CAS	ATC	DCB-DENOMINAÇÃO COMUM BRASILEIRA – GENÉRICO
1997	C1	$$$$$	1744-22-5	N07XX02	RILUZOL

PK – Farmacocinética

VIA ADM	PCP	Pmáx	V.D.	LP	T ½	MET	EX
ORAL	90min.	SR	60%	97%	12 a 14hs	HEPAT.	URINA FEZES

PD - Farmacodinâmica

• EMBORA O MECANISMO DE AÇÃO NÃO ESTEJA ESCLARECIDO. É PROPOSTO QUE ATUA INIBINDO OS PROCESSOS RELACIONADOS AO GLUTAMATO.
• ANTAGONISTA DO RECEPTOR NMDA.

ADJUVANTES	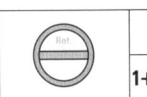	**TIAMINA** **(e suas associações)** **Alginac®** - Merck (cianocobalamina+piridoxina+tiamina+ diclofenaco de sódio)	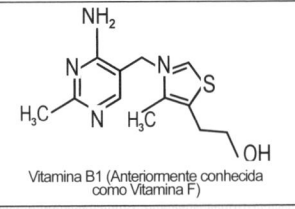 Vitamina B1 (Anteriormente conhecida como Vitamina F)

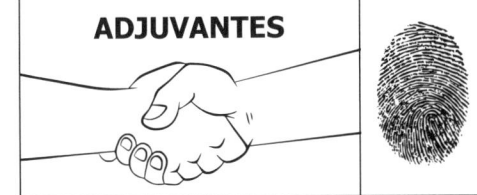

Apresentações

	4unid. 1+50+50+50mg		15unid. 1+50+50+50mg		30unid. 1+50+50+50mg		3unid. de 2ml 1+100+100 +37,5mg/ml

Similares no Brasil

APEVINAT (Airela Ind. Farmacêutica), ARCALION (Servier), B-VIT (Casi), BENERVA (Bayer), BENEUM (Teuto), BEUM (Eurofarma), CAZIGERAN (Cazi), CIANOTRAT (Delta), CITONEURIN (Merck), DEXA-CIANOTRAT (Delta), DEXA-CITONEURIN (Merck), DEXADOR (Ativus), DEXADOSE (Teuto) DOXAL (Sigma-Pharma), FONT B1 (TKS), GABALLON (Nikkho), LACTTVOS (Roberg), MILGAMMA (Mantecorp), MIONEVRIX (Ache), NERVAMIN (Prati Donaduzzi), NERVEN (União Química), NERVITON (Cangeri), NEURIVIT (Cazi), NEVRIX (Ativus), NEVRIX IM (Ativus), PANTOGAR (Biolab Sanus), STRESSTABS ZINCO (Wyeth Consumer), TIAMIN (Neo Química), VITAMINA B1 (Neo Química), VITAUM (Geolab).

Posologia

- REPOSIÇÃO VITAMÍNICA: TIAMINA IM (NOS PRIMEIROS 7 A 15 DIAS) APÓS ESSE PERÍODO A VIA É ORAL - DOSES DE 300mg/DIA SÃO RECOMENDADAS COM O OBJETIVO DE EVITAR A SÍNDROME DE WERNICKE, QUE CURSA COM ATAXIA, CONFUSÃO MENTAL e anormalidades de movimentação ocular extrínseca (nem sempre presente).
- ALCOOLISTAS DESNUTRIDOS: ADMINISTRAR PRIMEIRAMENTE 100mg-EV.
- DEFICIÊNCIAS LEVES: 100mg/DIA.
- CASOS GRAVES: 200 A 300mg/DIA.
- DOSE DIÁRIA RECOMENDADA: 1,0 A 1,1mg/DIA - MULHERES, PODENDO SER AUMENTADAS EM 0,4 A 0,5 DURANTE A GRAVIDEZ E AMAMENTAÇÃO.
- HOMENS: 1,2 A l,5mg/DIA.
- DEVE SER UTILIZADO DE 2 A 3 COMPRIMIDOS/DIA - PREFERENCIALMENTE APÓS AS REFEIÇÕES
- FORMA INJETÁVEL - NÃO DEVE SER ADMINISTRADAS MAIS DE DOIS DIAS.

DMD: SR

Início de Ação: SR

Indicações

- TRANSTORNO AMNÉSTICO PERSISTENTE INDUZIDO POR ÁLCOOL PROVOCADO PELA DEFICIÊNCIA DE TIAMINA (SÍNDROME DE KORSAKOFF).
- Adjuvante na reposição vitamínica da síndrome de abstinência alcoólica.
- É ESPECÍFICA NO TRATAMENTO DE BERIBÉRI E EM OUTRAS MANIFESTAÇÕES DE DEFICIÊNCIA DE VITAMINA B1.
- POLINEUROPATIA DIABÉTICA.
- POLINEUROPATIA ALCOÓLICA.

Contraindicações

- DISCRASIAS SANGUÍNEAS, DUODENITE, ESTADOS HEMORRÁGICOS, GASTRITE, POLICTEMIA VERA, PORFIRIA AGUDA, ÚLCERAS PÉPTICAS, *HS*.
- A VITAMINA B12 NÃO DEVE NÃO DEVE SER UTILIZADA NA DOENÇA PRECOCE DE LEBER (ATROFIA HEREDITÁRIA DO NERVO ÓTICO).

continua...▶

• EM PACIENTES CUJAS CRISES DE ASMA BRÔNQUICA, URTICÁRIA OU RINITE SÃO DESENCADEADAS OU AGRAVADAS PELO USO DE SALICILATOS E OUTROS MEDICAMENTOS INIBIDORES DA SÍNTESE DE PROSTAGLANDINAS.

Precauções

PACIENTES IDOSOS: EM ESPECIAL AQUELES EM USO DE DIURÉTICOS E β-BLOQUEADORES.

Efeitos Adversos

ANOREXIA, DIARREIA, DISPEPSIA, DOR ABDOMINAL, FLATULÊNCIA, NÁUSEAS, VÔMITOS.

ATENÇÃO	Alimentos	Álcool	Abstinência	Veículos	Máquinas
			NÃO	OK	OK
Gravidez	Lactação	Crianças	Idosos	Ins.Hep.	Ins. Ren
OK	OK	OK (>12 anos)	OK		

Superdose

Quadro Clínico: NÃO HÁ RELATOS DE SUPERDOSAGEM COM TIAMINA OU COM VITAMINA B12.

Manejo: MEDIDAS DE SUPORTE E TRATAMENTO SINTOMÁTICO SE SURGIREM COMPLICAÇÕES (HIPOTENSÃO, DEPRESSÃO RESPIRATÓRIA, INSUFICIÊNCIA RENAL, CONVULSÕES, IRRITAÇÃO). EM CASO DE INGESTÃO DE NÚMERO EXCESSIVO DE CÁPSULAS, O TRATAMENTO COMPREENDE TAMBÉM LAVAGEM GÁSTRICA E USO DE CARVÃO ATIVADO.

DMI: SR   **DL/T:** SR

Interações Medicamentosas

• OS MEDICAMENTOS QUE PROVOCAM NÁUSEAS E PERDA DE APETITE, AUMENTO DA FUNÇÃO INTESTINAL, OU DA EXCREÇÃO URINÁRIA DIMINUEM A DISPONIBILIDADE DA TIAMINA.
• O ENVENENAMENTO POR ARSÊNICO OU OUTROS METAIS PESADOS PRODUZ OS SINTOMAS NEUROLÓGICOS DA DEFICIÊNCIA DE TIAMINA. ESSES METAIS AGEM BLOQUEANDO UM PASSO METABÓLICO CRUCIAL ENVOLVENDO A TIAMINA NA FORMA DE COENZIMA.
• SINAIS DA FALTA DE TIAMINA: INSÔNIA, NERVOSISMO, IRRITAÇÃO, FADIGA, DEPRESSÃO, PERDA DE APETITE E ENERGIA, DORES NO ABDÔMEN E NO PEITO, SENSAÇÃO DE AGULHADAS E QUEIMAÇÃO NOS PÉS, PERDA DO TATO E DA MEMÓRIA, PROBLEMAS DE CONCENTRAÇÃO.

Curiosidades

• RECONHECIDA ORIGINALMENTE COMO FATOR PREVENTIVO DO BERIBÉRI.
• 1897: EIJKMAN (MÉDICO ALEMÃO EM JAVA) OBSERVOU QUE OS FRANGOS DO PÁTIO DA PRISÃO APRESENTAVAM SINTOMAS SIMILARES AOS DE SEUS PACIENTES COM BERIBÉRI, DESCOBRINDO QUE A ADIÇÃO DE FARELO DE ARROZ PREVENIA O BERIBÉRI EM AVES
• 1911: FUNK ET AL. E SUZUKI ET AL. ISOLAVAM DO ARROZ INTEGRAL UM COMPOSTO COM ATIVIDADE BIOLÓGICA.
• 1934: WILLIANS DETERMINOU A ESTRUTURA EXATA DA TIAMINA, QUE FOI SINTETIZADA EM 1936.
• HÁ ALGUMAS EVIDÊNCIAS QUE SUGEREM QUE ALGUNS PEIXES DE ÁGUA DOCE (CRU), OSTRAS (CRUAS), E SAMAMBAIAS PRODUZEM UMA ENZIMA QUE DESTRÓI A VITAMINA B1.
• ÁLCOOL, CAFÉ, CIGARRO E ANTIÁCIDOS PREJUDICAM A ABSORÇÃO DA VITAMINA B1.
• A CARÊNCIA DESTA VITAMINA NA ALIMENTAÇÃO HUMANA PODE CONDUZIR À AVITAMINOSE, APRESENTANDO DIFERENTES QUADROS CLÍNICOS, INCLUINDO A SÍNDROME DE WERNICK-KOR SAKOFFE O BERIBÉRI.

continua...▶

- A DEFICIÊNCIA OCORRE FREQUENTEMENTE EM PACIENTES COM DEPENDÊNCIA DE ÁLCOOL, DESNUTRIDOS, COM VÔMITOS FREQUENTES (INCLUINDO GESTANTES COM HIPERÊMESE GRAVÍDICA) E APÓS CIRURGIA BARIÁTRICA (GASTROPLASTIA REDUTORA).
- A TIAMINA OCORRE DE MODO GENERALIZADO NOS ALIMENTOS, NA MAIORIA DOS CASOS EM PEQUENAS QUANTIDADES. A MELHOR FONTE DE TIAMINA É A LEVEDURA DE CERVEJA SECA.
- 1937: FOI CONSEGUIDA A PRIMEIRA PRODUÇÃO COMERCIAL DE TIAMINA.
- A HISTÓRIA DA TIAMINA É AO MESMO TEMPO FASCINANTE E IMPORTANTE, FOI ATRAVÉS DA DESCOBERTA E DENOMINAÇÃO DA TIAMINA QUE A PALAVRA "VITAMINA" (DO LATIM VITA=VIDA, AMINA=COMPOSTO CONTENDO NITROGÊNIO) FOI CRIADA. ALÉM DISSO, A NOÇÃO DE QUE A AUSÊNCIA DE UMA SUBSTÂNCIA NOS AUMENTOS PODIA CAUSAR UMA DOENÇA ERA REVOLUCIONÁRIA NO INÍCIO DE 1900. A PESQUISA INICIAL DA TIAMINA ESTABELECEU, ASSIM, AS FUNDAÇÕES PARA TODA A PESQUISA SOBRE NUTRIÇÃO QUE SE CONSEGUIU.

Dados Complementares

Data de Início	Tipo de Receita	Preço	CAS	ATC	DCB-DENOMINAÇÃO COMUM BRASILEIRA – GENÉRICO
1934	C1	$	59-43-8 67-03-8	A11DA01	TIAMINA, BENFOTIAMINA, CLORIDRATO DE TIAMINA, TIAMINA (E ASSOCIAÇÕES)

PK – Farmacocinética

VIA ADM	PCP	Pmáx	V.D.	LP	T ½	MET	EX
ORAL, EV	SR	SR	SR	SR	12 a 14hs	HEPAT.	RENAL

PD - Farmacodinâmica

A FORMA FUNCIONALMENTE ATIVA DA TIAMINA É O PIROFOSFATO DE TIAMINA, QUE INTERVÉM NO METABOLISMO DOS CARBOIDRATOS COMO COFATOR DAS HIDROGENASES (DESIDROGENASE CETOÁCIDA DE CADEIA RAMIFICADA, COMPLEXO PIRUVATO DESIDROGENASE E ALFA CETOGLUTARATO DESIDROGENASE) E DAS TRANCETOLASES.

DENTRE OS PROCESSOS METABÓLICOS QUE SÃO AFETADOS PELA DEFICIÊNCIA DE TIAMINA ENCONTRA-SE O APORTE ENERGÉTICO NEURONAL AO INIBIR-SE A DEGRADAÇÃO DOS CARBOIDRATOS, O QUE IMPEDE A REGENERAÇÃO DA MEMBRANA AXÔNICA. ALÉM DE PARTICIPAR NO PROCESSO DE SÍNTESE DE ACETILCOLINA, O PIROFOSFATO DE TIAMINA INTERVÉM NA LIBERAÇÃO DESTE NEUROTRANSMISSOR PELA MEMBRANA PRÉ-SINÁPTICA, POIS FORAM ENCONTRADAS ALTAS CONCENTRAÇÕES DE TIAMINA FOSFORILADA NAS TERMINAÇÕES NERVOSAS COLINÉRGICAS.

ADJUVANTES

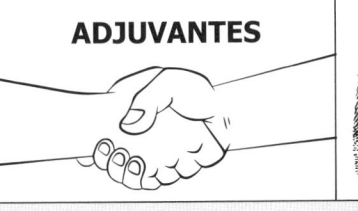 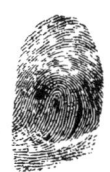

TRIPTOFANO

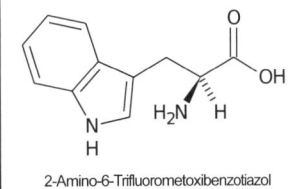

2-Amino-6-Trifluorometoxibenzotiazol

Apresentações

Apresentações comerciais no brasil são inadequadas para uso em psiquiatria

Similares no Brasil

-

Posologia

DMD: SR

Início de Ação: SR

Indicações

- Abstinência alcoólica, administrado juntamente com D-fenilalanina e L-glutamina.
- Adjuvante a antidepressivos no tratamento da depressão maior.
- Insônia de leve a moderada, com diversos despertares parciais.
- Redução do tempo de latência do sono.
- Sintomas de depressão em pacientes com hepatite C em tratamento com IFN-α, seja monoterapia ou como adjuvante a antidepressivos.

Contraindicações

- *HS*.
- Cautela: acloridria, câncer de bexiga e diabetes melito.

Precauções

- ALGUNS PACIENTES BIPOLARES PODEM SER EXTREMAMENTE SENSÍVEIS AO TRIPTOFANO. MESMO COM DOSES BAIXAS, PODEM APRESENTAR SINTOMAS MANÍACOS.
- O USO DO TRIPTOFANO E L-TRIPTOFANO FORAM REVOGADOS NOS ESTADOS UNIDOS DEVIDO À ECLOSÃO DA SÍNDROME DE EOSINOFILIA-MIALGIA ASSOCIADA A ESTES PRODUTOS, MAS NÃO HÁ ESTUDOS CONCLUSIVOS.
- DEPLEÇÃO DE TRIPTOFANO PODE CAUSAR RETORNO DE SINTOMAS DEPRESSIVOS EM PACIENTES JÁ REMISSIVOS À DEPRESSÃO MAIOR.

Efeitos Adversos

- ANOREXIA, ATAXIA, CEFALEIA, DESCONFORTO ABDOMINAL, DOR MUSCULAR, NÁUSEAS, TONTURA, TREMOR, XEROSTOMIA.

Desinibição sexual, doenças esclerodermia-*like*, hepatotoxicidade, síndrome de eosinofilia, mialgia.

ATENÇÃO	Alimentos	Álcool	Abstinência	Veículos	Máquinas
	SR	🚫	SR	OK	OK
Gravidez	Lactação	Crianças	Idosos	Ins.Hep.	Ins. Ren
SR	SR	SR	SR	SR	SR

Dados Complementares

Data de Início	Tipo de Receita	Preço	CAS	ATC	DCB-DENOMINAÇÃO COMUM BRASILEIRA – GENÉRICO
SR	SR	SR	73-22-3	N06AX02	SR

PK – Farmacocinética

VIA ADM	PCP	Pmáx	V.D.	LP	T ½	MET	EX
ORAL	SR	SR	SR	SR	SR	SR	SR

Capítulo VI

Outros Tratamentos Não Farmacológicos

I-) ELETROCONVULSOTERAPIA (ECT)

Foi desenvolvida em 1930, portanto numa época Prof.-farmacológica; é um tratamento psiquiátrico de tecnologia não farmacológica, com início de ação rápido, no qual são provocadas **alterações na atividade elétrica do cérebro** induzidas por meio de passagem de corrente elétrica nas têmporas (bi ou unilateral) com desencadeamento de **convulsões generalizadas**, sob condição de anestesia geral.

Seu mecanismo de ação é desconhecido, mas com a possível mobilização dos neurotransmissores causada pela convulsão pode ser considerado um tipo de **modulador tríplice de monoaminas;** em animais, verificou-se que sub-regula os receptores $\beta 1$ (de forma análoga aos antidepressivos), mas supraregula os receptores 5-HT$_{2A}$ (de maneira oposta aos antidepressivos).

É um procedimento seguro, eficaz e indolor, para o qual continuam a existir indicações precisas. É certamente o mais controverso dos métodos usados em Psiquiatria, tendo em conta a sua natureza, a história de abusos e a falta de informação. Ainda hoje é associado negativamente a algum tipo de tortura, sendo por diversas razões contestado por muitos profissionais na área da saúde mental. Apesar disso, a ECT é uma técnica que pode ser usada com eficácia e está consagrada em muitos países.

INDICAÇÕES
- Risco de suicídio
- Episódios depressivos resistentes
- Episódios depressivos graves com sintomas psicóticos
- Episódios depressivos em idosos
- Episódios depressivos em gestantes
- Episódios maníacos em gestantes
- Episódios maníacos graves com sintomas psicóticos
- Episódios maníacos resistentes
- Depressão da doença de Parkinson
- Síndrome neuroléptica maligna

CONTRAINDICAÇÕES
- Tumor intracraniano, AVC recente e esclerose múltipla
- Cardiopatas
- Portadores de marca-passo
- Aneurisma
- Deslocamento de retina e glaucoma
- Feocromocitoma
- Doenças hemorrágicas

EFEITOS ADVERSOS
1) **Perda de memória** – a melhora da tecnologia de aplicação tem reduzido esses efeito

2) **Confusão** – devido aos efeitos da anestesia ou tratamento. Pode evoluir para *delirium*. É efeito temporário.

3) **Dores musculares e cefaleia** – cessam com analgésicos.

4) **Náuseas e vômitos** – pela anestesia ou jejum de sólidos ou líquidos, e melhoram após alimentação e/ou medicação.

5) **Estado epiléptico** – regride com tratamento.

II) ESTIMULAÇÃO DO NERVO VAGO (ENV)

É um tratamento não farmacológico liberado para **epilepsia** desde 1997, e tem sido **indicado para depressão resistentes e refratárias na Europa e no Canadá desde 2001**, e mais **recentemente nos EUA.**

É um implante cirúrgico, com bateria para 3 a 10 anos, que realiza uma série de pulsos elétricos, 24 horas ao dia, aplicados por um dispositivo semelhante a **um marca-passo**, na parede torácica esquerda, juntamente com uma **derivação** implantada, ligada em **torno do nervo vago do pescoço no mesmo lado**. O gerador de pulsos é programado com um bastão de telemetria para aplicar pulsos ao nervo vago por 30 segundos a cada 5 minutos; seus parâmetros podem ser ajustados.

É possível que a **excitação transináptica faça aumentar a ação terapêutica das drogas antidepressivas**, funcionando como um modulador tríplice de monoaminas; sua ação aparece em algumas semanas.

A sua vantagem está na total adesão do paciente ao método e também a ausência de efeitos adversos e de interações medicamentosas. E seus **efeitos adversos** são paresia (ou paralisia) da corda vocal, rouquidão, tosse, dispneia, todos de natureza leve e transitória.

Sua desvantagem é não se conseguir o uso de forma corrente no Brasil, e os preços superarem algumas dezenas de mil dólares.

III) ESTIMULAÇÃO CEREBRAL PROFUNDA (ECP)

Trata-se de um tratamento inaugurado e eficaz nas complicações motoras do **Parkinson**, nos implantes nas regiões do núcleo subtalâmico, e ainda se encontra **em estudo para o uso em depressões resistentes**. É mais invasivo que os anteriores, se constituindo quase numa neurocirurgia.

Também tem a colocação de um marca passo na caixa torácica com um gerador de pulsos movido a bateria e suas derivações ou implantes são colocadas no interior do cérebro, guiados por aparelho de neuroimagem, associado a um arco estereotáxico colocado sobre a cabeça do paciente. Também se constitui numa aplicação de pulsos breves e repetitivos.

A localização mais aceita para a colocação dos eletrodos é na **área subgenual (Cg25) do córtex cingulado anterior, parte do córtex pré-frontal ventromedial, levando também** a **modulação trimonoaminérgica**. A região Cg25 recebe impulsos provenientes do córtex orbitofrontal, e várias partes do córtex do giro cíngulo anterior e posterior, todos envolvidos com a manutenção do sistema nervoso autônomo e de homeostase, os quais influenciam vários aspectos do aprendizado, da memória, da libido, da motivação e recompensa – comportamentos alterados em depressivos.

O Parkinson e a depressão não são as únicas doenças que podem ser abordadas por essa técnica. Outras regiões do cérebro podem ter implantes e receber os pulsos terapêuticos em outras situações:

1) **TOC** – núcleo subtalâmico

2) **Síndrome de Tourette** – braço anterior da cápsula interna

3) **Anorexia** – hipotálamo

4) **Obesidade mórbida** – hipotálamo

5) **Dependência de drogas** – núcleo *accumbens*

IV) ESTIMULAÇÃO MAGNÉTICA TRANSCRANIANA (EMT)

É um tratamento com **técnica neurofisiológica**, no qual se usa um aparelho com uma **corrente rapidamente alternada** que corre por um pequeno cabo colocado por cima do couro cabeludo, na posição sobre o córtex pré-frontal dorsolateral, **gerando um campo magnético** que induz uma corrente elétrica nas áreas subjacentes do cérebro.

O paciente fica acordado e reclinado numa cadeira durante o procedimento. Dura uma hora, com três aplicações semanais, durante algumas semanas. **Poucos efeitos colaterais, exceto cefaleia.**

Este procedimento, com **indicação para depressões resistentes**, ativaria um circuito cerebral que começa no referido córtex e faz conexão com outras áreas, como o córtex ventromedial e a amígdala com conexões para os centros do tronco cerebral do **sistema neurotransmissor trimoamimérgico.**

Pela facilidade de aplicação já está sendo usada no Brasil, mas ainda encontra-se em **estágios de ensaios clínicos** em vários países.

V) PSICOCIRURGIA

É um **procedimento invasivo**, porquanto cirúrgico, que teve início em Portugal pelo neurologista Egaz Moniz, com o qual ganhou o prêmio Nobel de Medicina. No início seu uso foi difícil, com complicações e comprometimentos cerebrais de toda natureza. Com a introdução e o aperfeiçoamento das técnicas estereotáxicas, foi possível a diminuição daquelas complicações.

Ela se dá pela **técnica estereotáxica** que produz a **lesão pontual** nas localizações cerebrais estudadas e pretendidas, pelo cirurgião especializado; essa lesão é produzida **por eletrodos** introduzidos no cérebro, os quais são emissores de alta frequência. Mais recentemente utiliza-se a **radiação gama** focalizada na área selecionada para a lesão, não necessitando realizar a abertura do crânio.

As suas indicações são o TOC e a depressão maior, ambos refratários e graves; porém é no TOC que estão se desenvolvendo as aplicações da técnica. São:

1) Capsulotomia anterior – lesão da porção anterior da cápsula interna.

2) Cingulotomia anterior – lesão do feixe anterior do giro do cíngulo.

3) Tractotomia subcaudado – lesão da área abaixo do núcleo caudado.

4) Leucotomia límbica – lesão do subcaudado e outras no giro do cíngulo.

Os critérios de escolha como alternativas de tratamento do TOC são:

1) Tempo mínimo de evolução de cinco anos da doença, com prognóstico grave.

2) Sofrimento significativo.

3) Comprometimento psicossocial.

4) Tentativas de todos os tratamentos farmacológicos de maneira protocolar.

5) Gravidade e intolerância dos efeitos adversos farmacológicos.

6) Consentimento informado do paciente, com avaliação pré-cirúrgica.

7) Consentimento informado de programa pós-cirúrgico de reabilitação de longo prazo, do paciente e do médico.

As contraindicações são:

1) Idade inferior a 20 anos, ou superior a 65 anos.

2) Comorbidade psiquiátrica.

3) Transtornos de personalidade (relativa em função de possível melhora após o procedimento).

4) Comorbidades neurológicas.

Capítulo VII

Transtornos e Remédios: Qual Psicofármaco Usar nos Transtornos e Sintomas Psiquiátricos

TRANSTORNOS MENTAIS DECORRENTES PREDOMINANTEMENTE DE CAUSAS ORGÂNICAS E DEGENERATIVAS

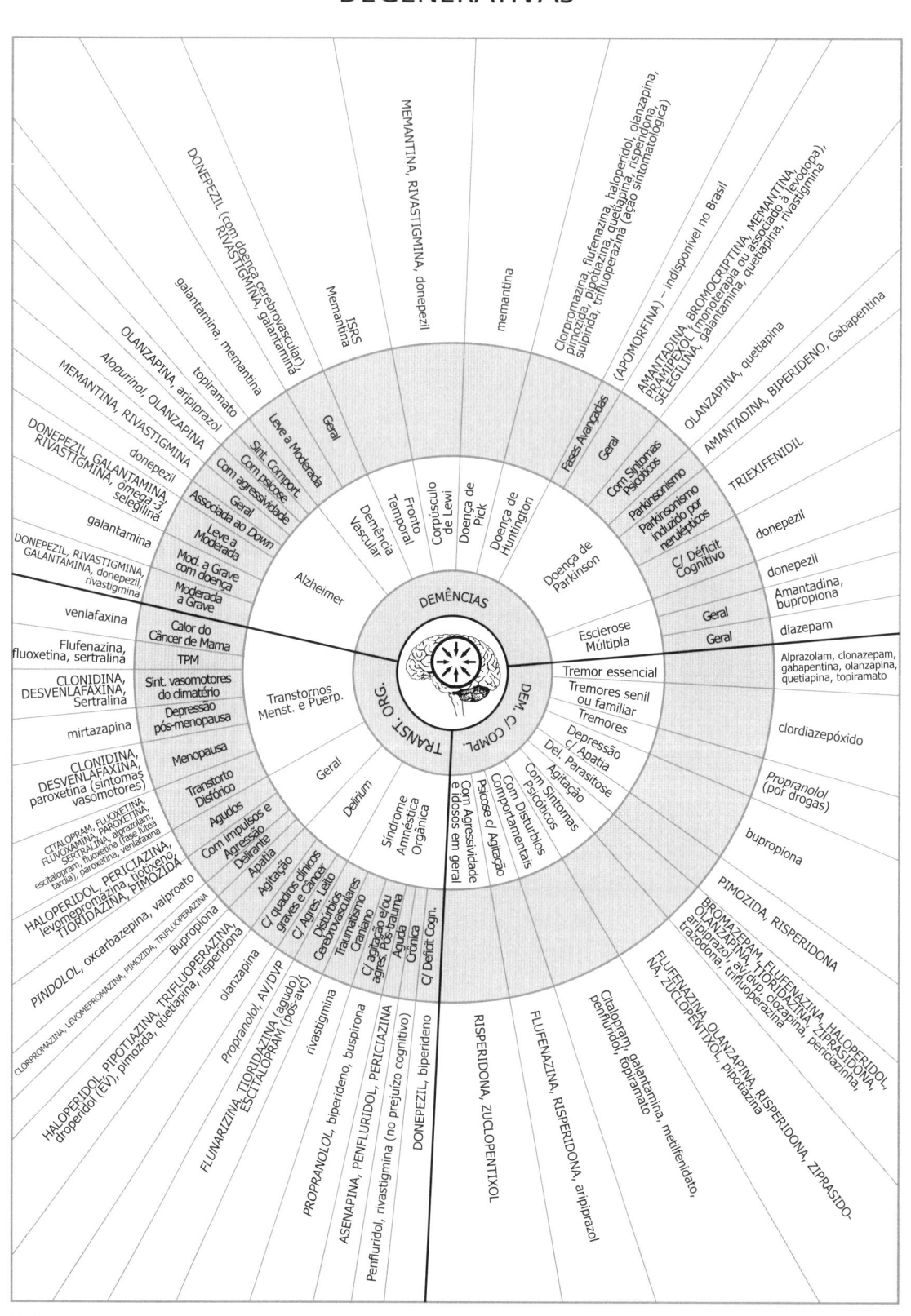

TRANSTORNOS MENTAIS DECORRENTES PREDOMINANTEMENTE DE VULNERABILIDADE GENÉTICA
PSICOSES

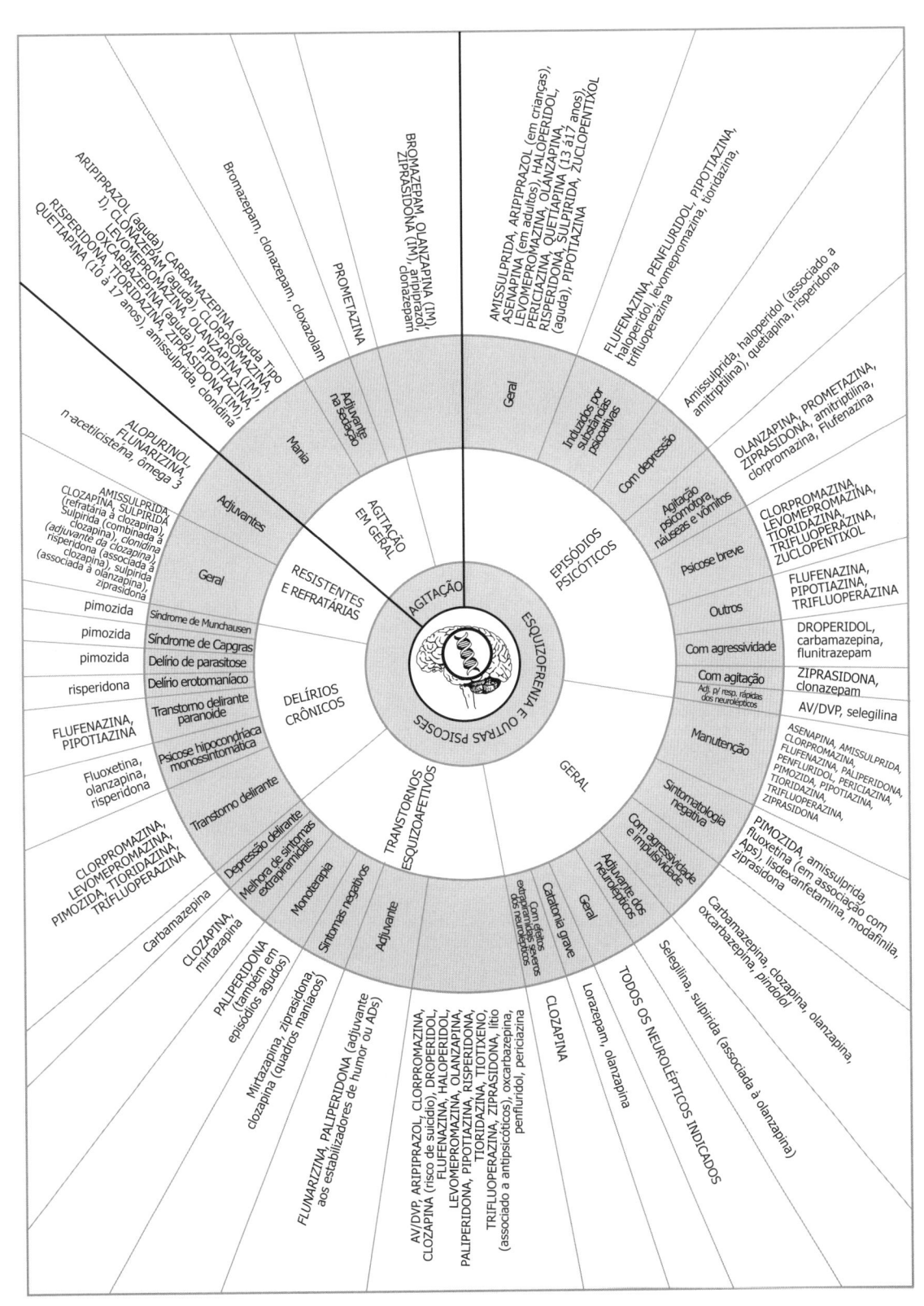

TRANSTORNOS MENTAIS DECORRENTES PREDOMINANTEMENTE DE VULNERABILIDADE GENÉTICA
TRANSTORNOS DE HUMOR

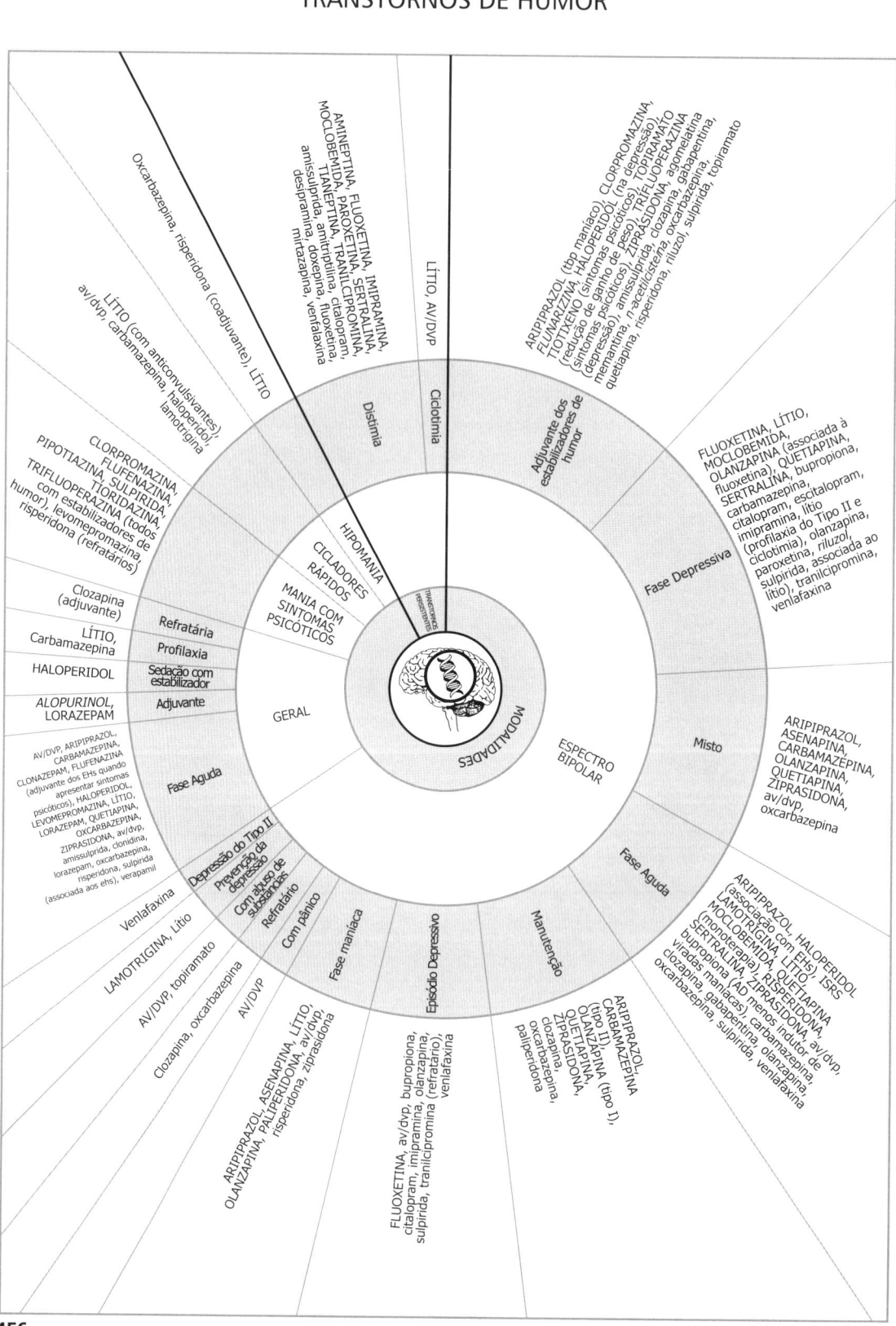

TRANSTORNOS MENTAIS DECORRENTES PREDOMINANTEMENTE DE VULNERABILIDADE GENÉTICA
DEPRESSÃO

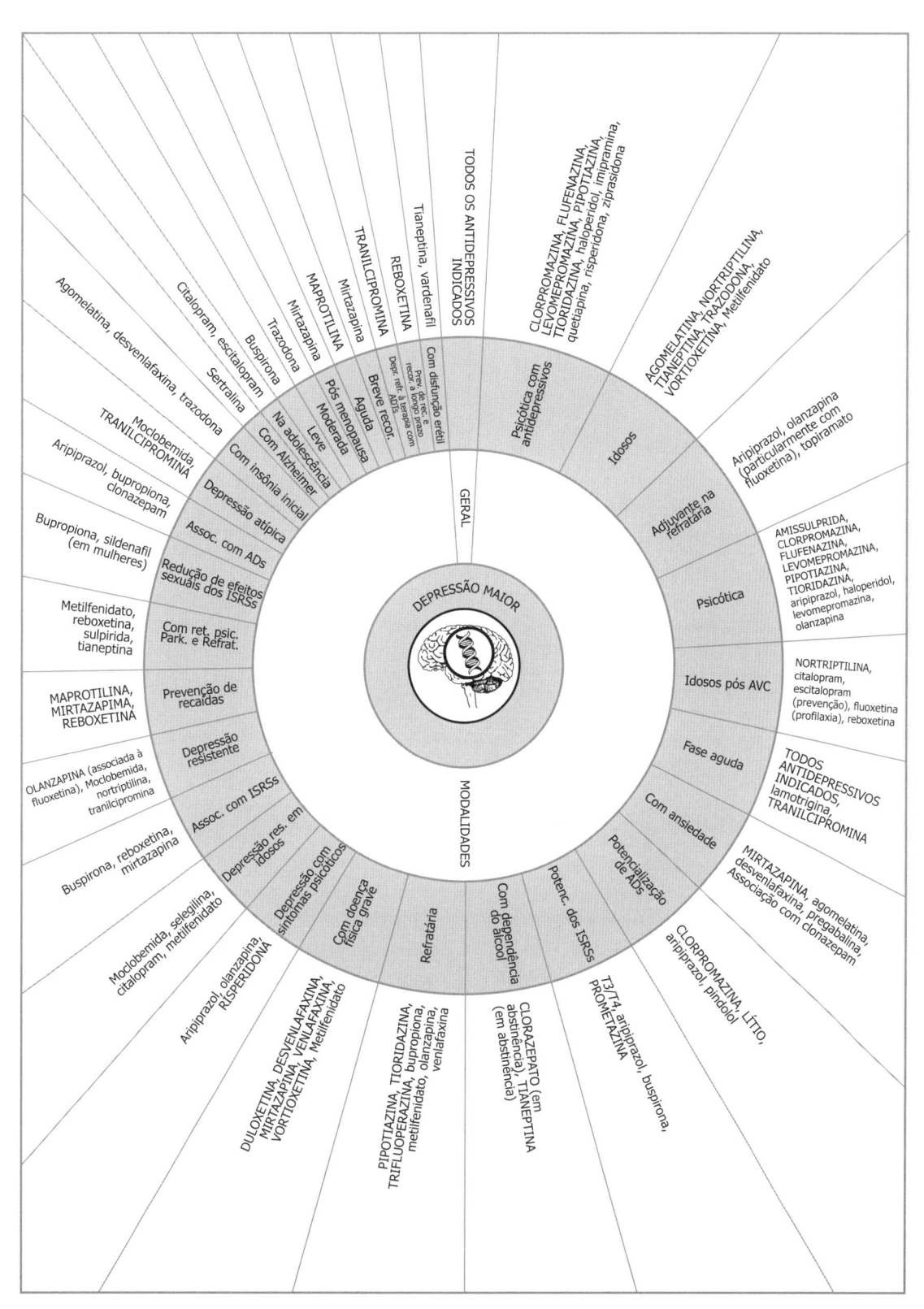

TRANSTORNOS MENTAIS DECORRENTES PREDOMINANTEMENTE DE VULNERABILIDADE GENÉTICA
IMPULSOS E VONTADE

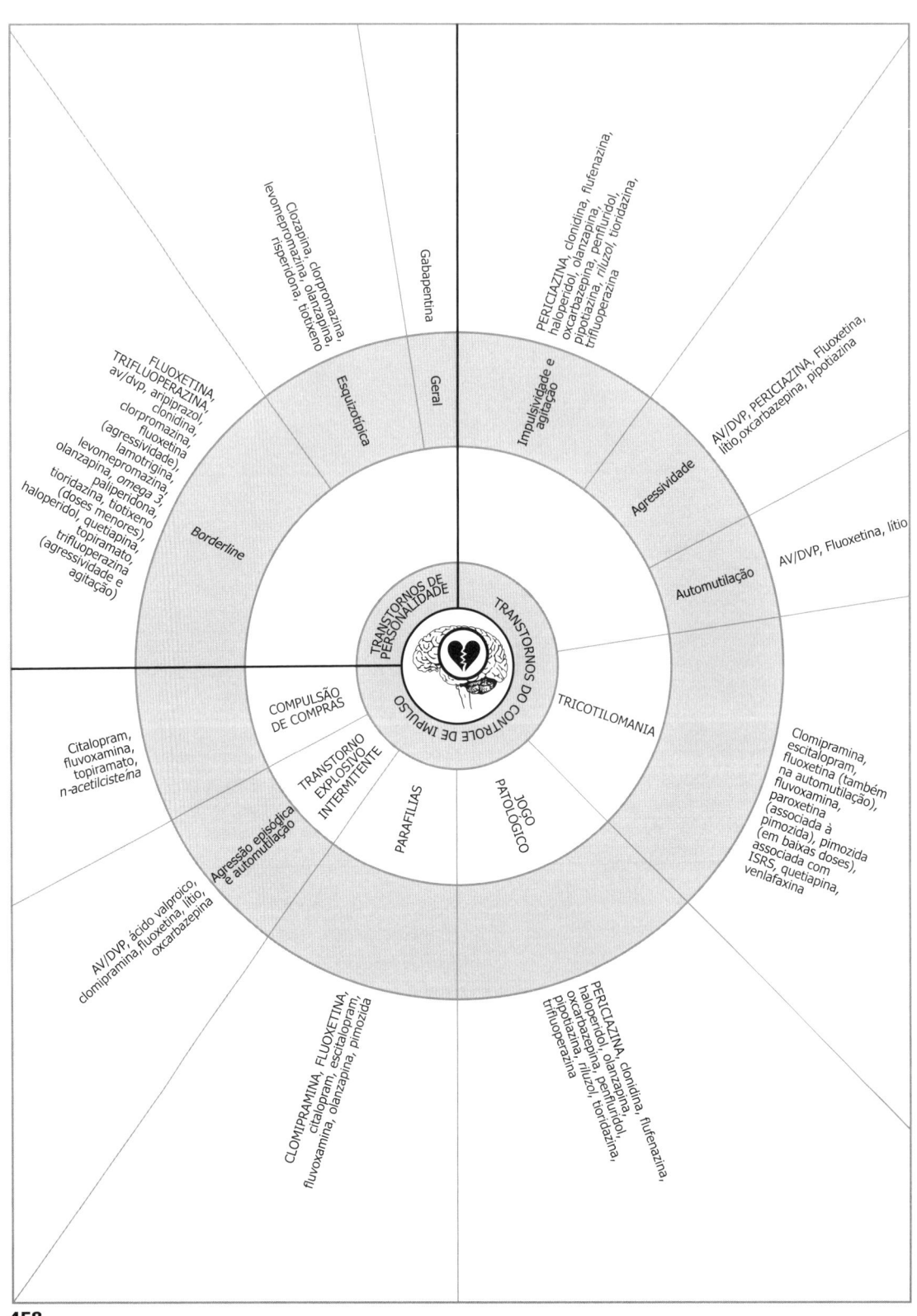

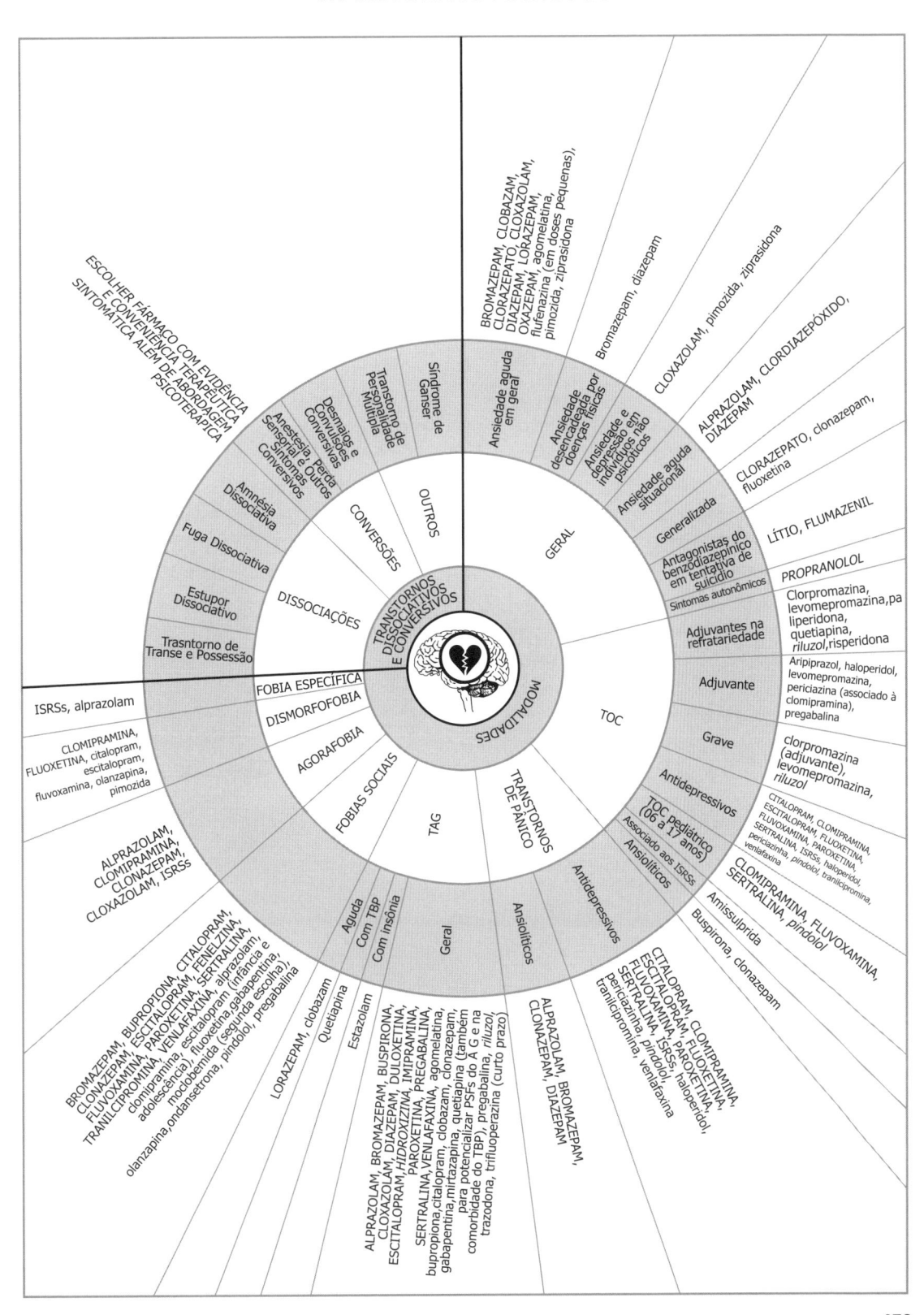

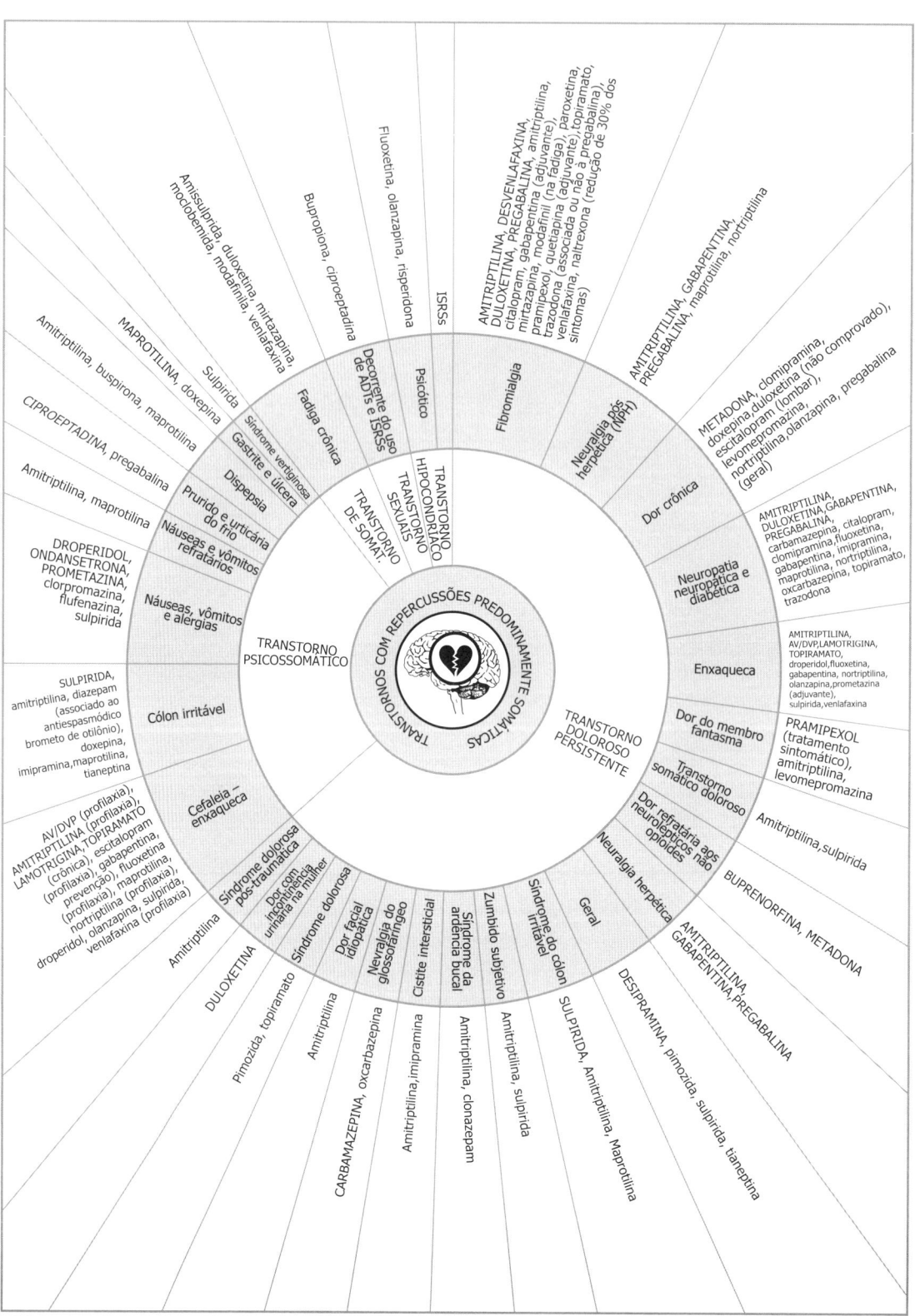

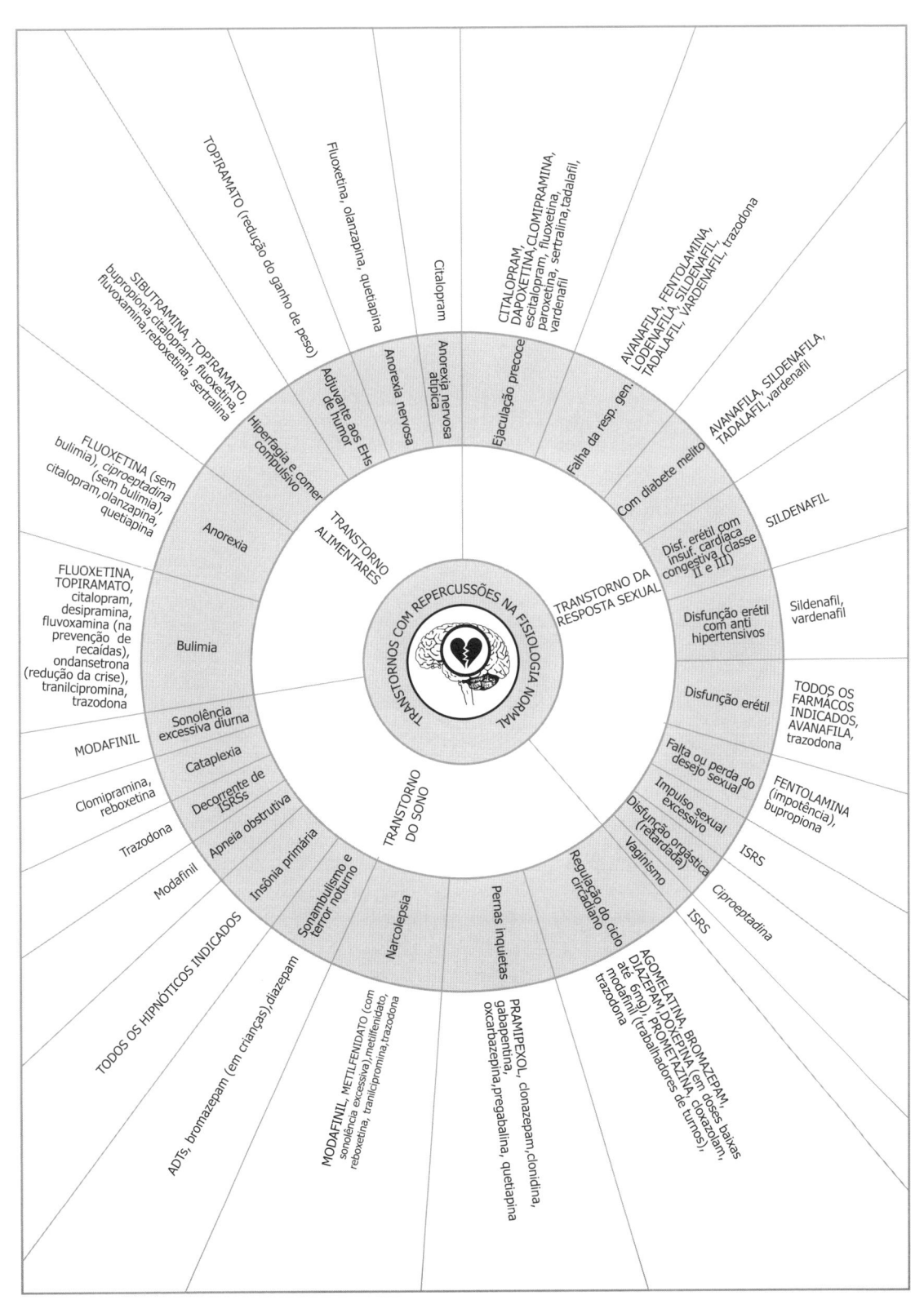

461

TRANSTORNOS MENTAIS DECORRENTES PREDOMINANTEMENTE DE FATORES EXÓGENOS

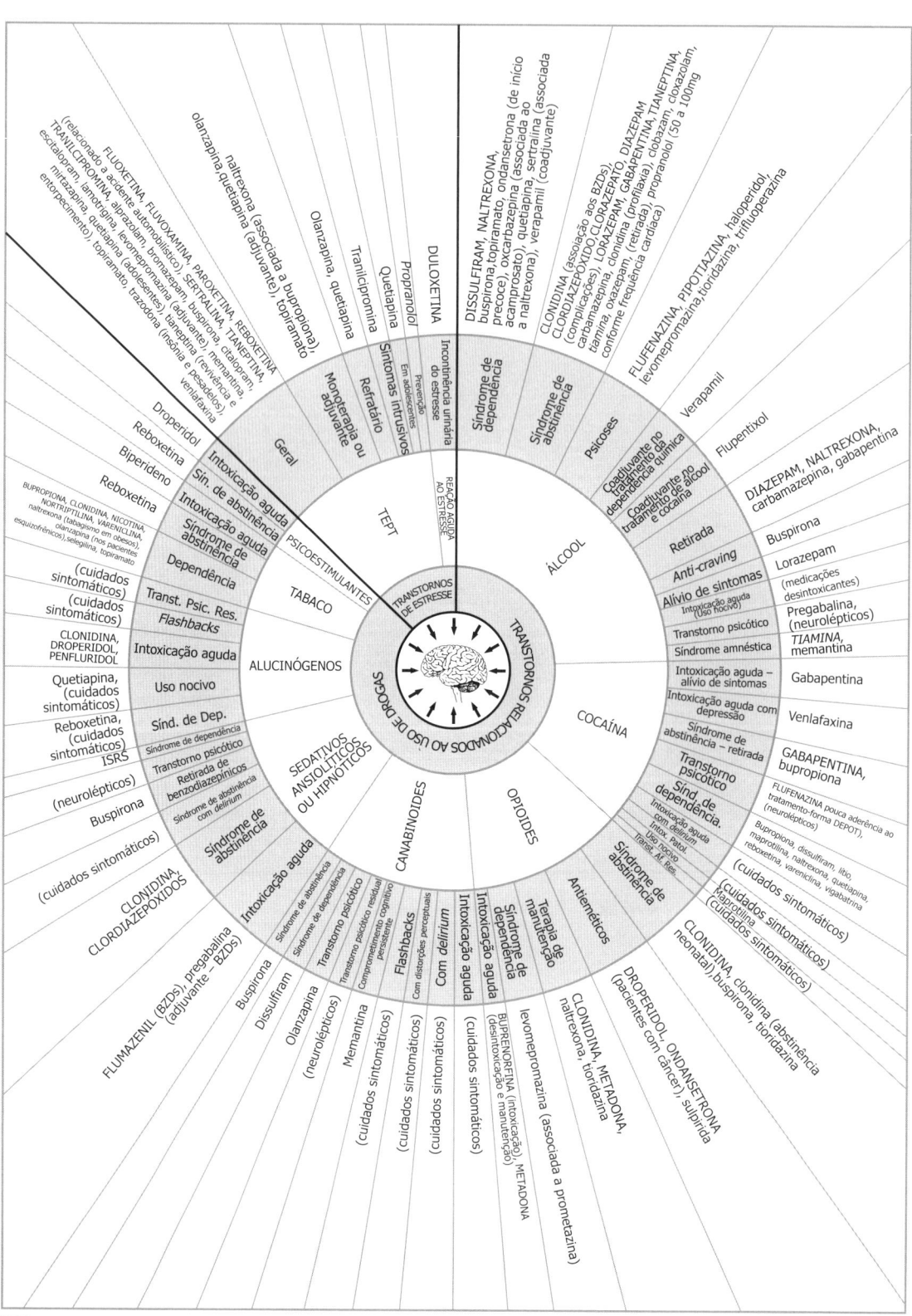

TRANSTORNOS DA INFÂNCIA E ADOLESCÊNCIA

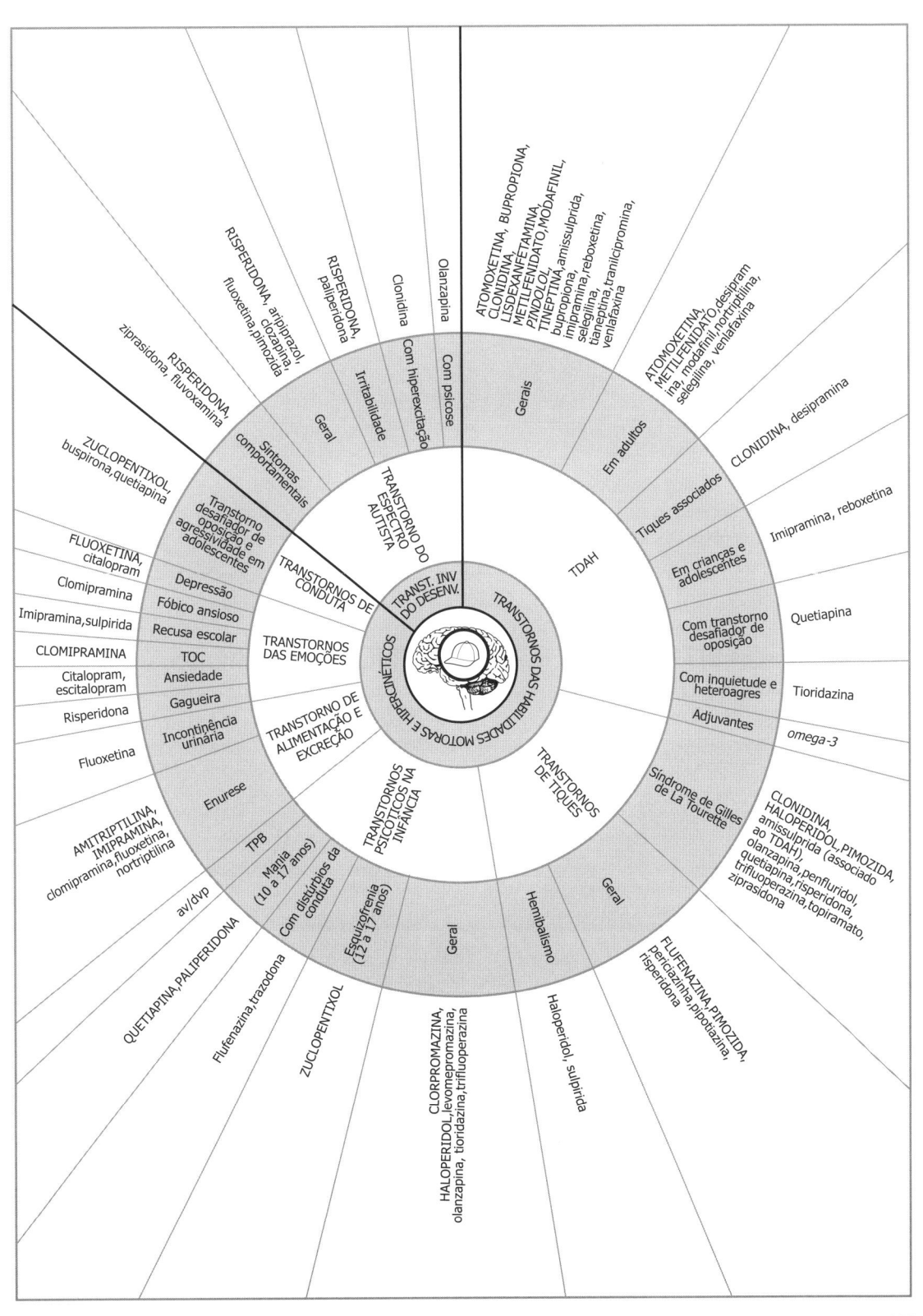

RETARDO MENTAL

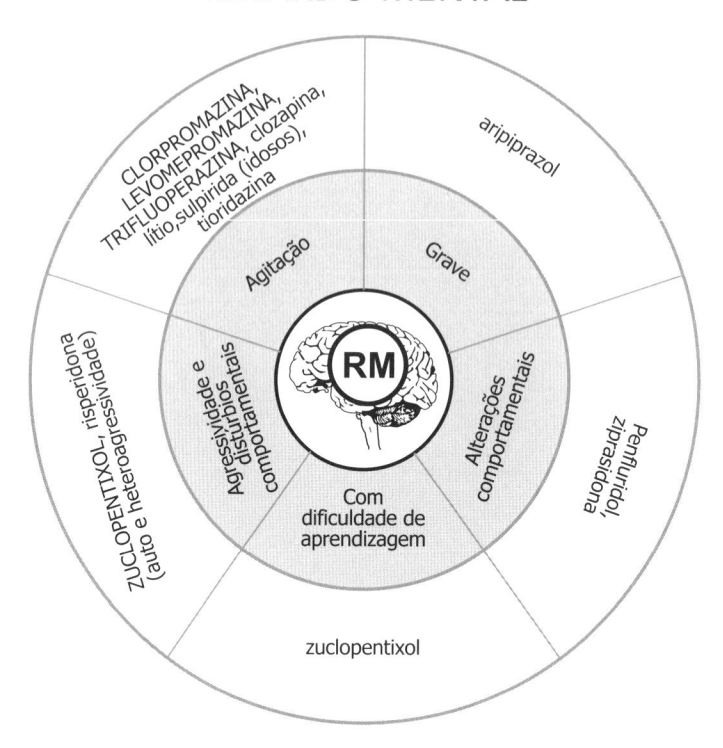

EFEITOS ADVERSOS DE PSICOFÁRMACOS

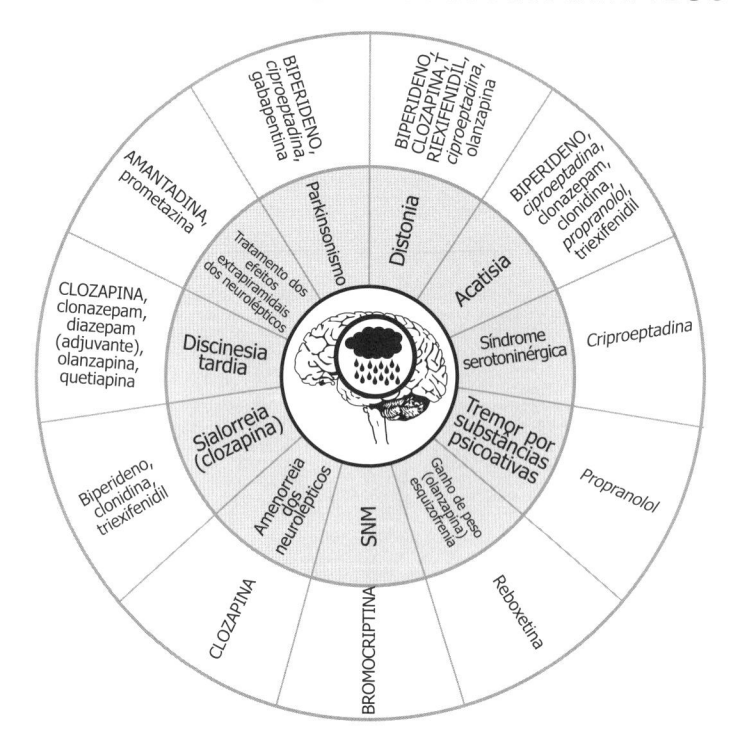

OUTROS

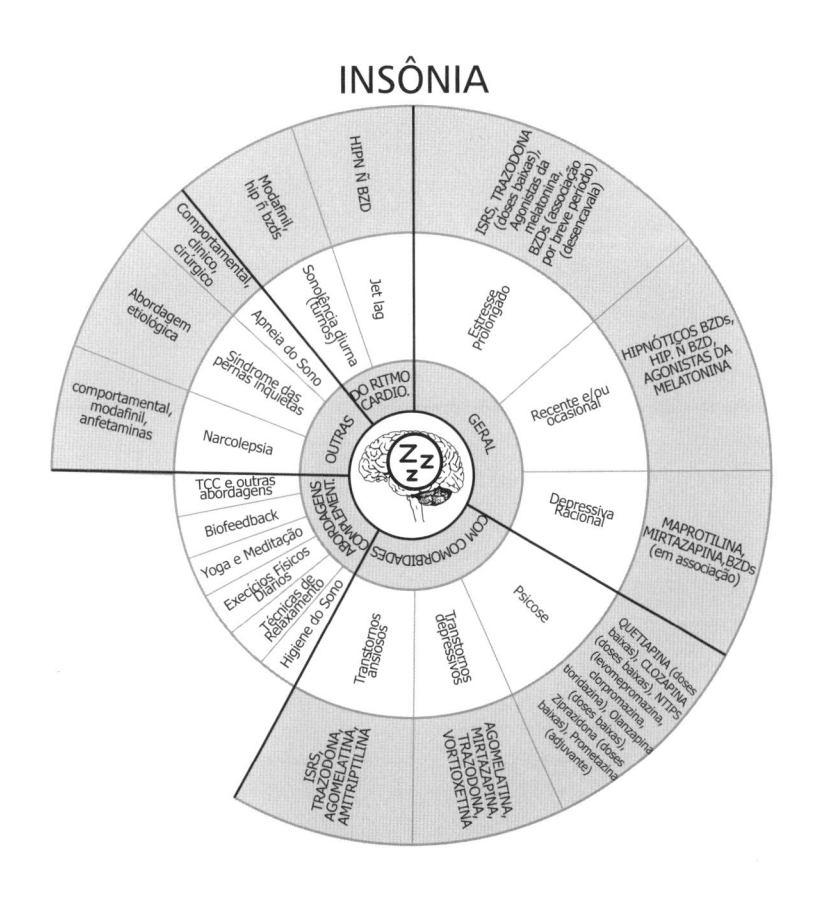

INSÔNIA

Capítulo VIII

Caminhos Terapêuticos: As Alternativas dos Tratamentos mais Complexos

AGITAÇÃO EM PACIENTES PSIQUIÁTRICOS

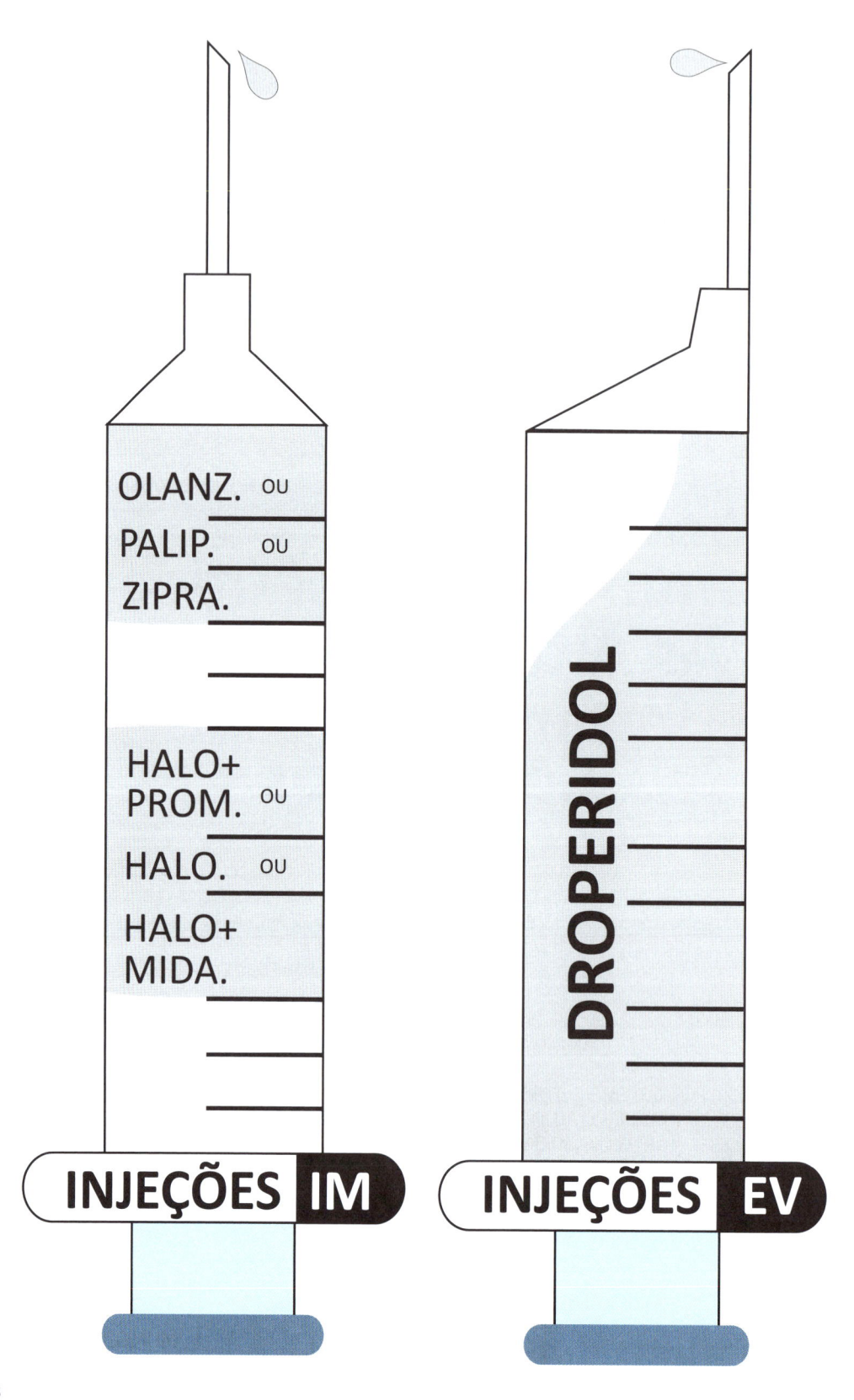

OLANZ. ou
PALIP. ou
ZIPRA.

HALO+
PROM. ou
HALO. ou
HALO+
MIDA.

DROPERIDOL

INJEÇÕES IM

INJEÇÕES EV

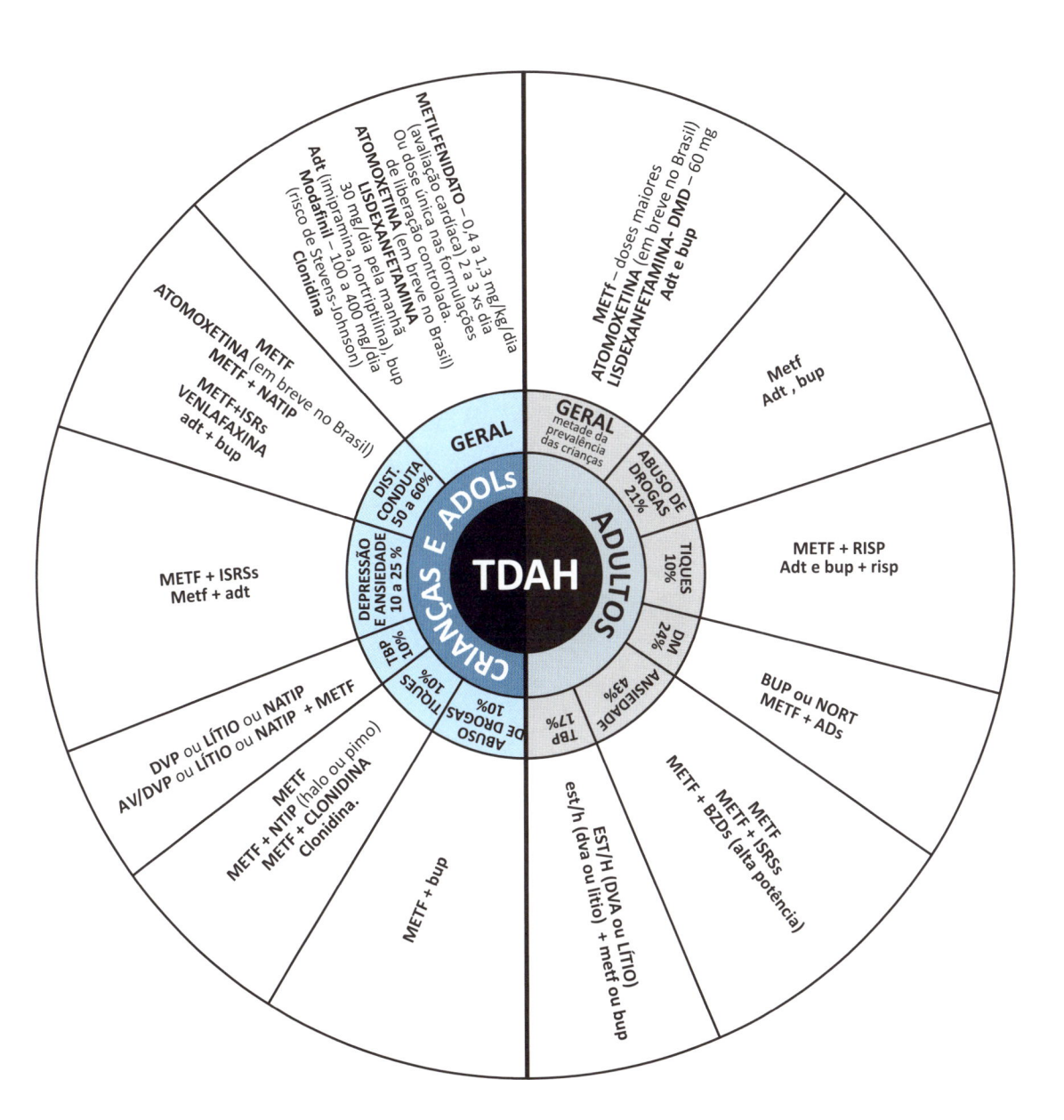

DEPRESSÃO MAIOR

Psicofármacos + Psicoterapia +Exercícios Aeróbicos + Exercícios de Relaxamento (Yoga e Outros

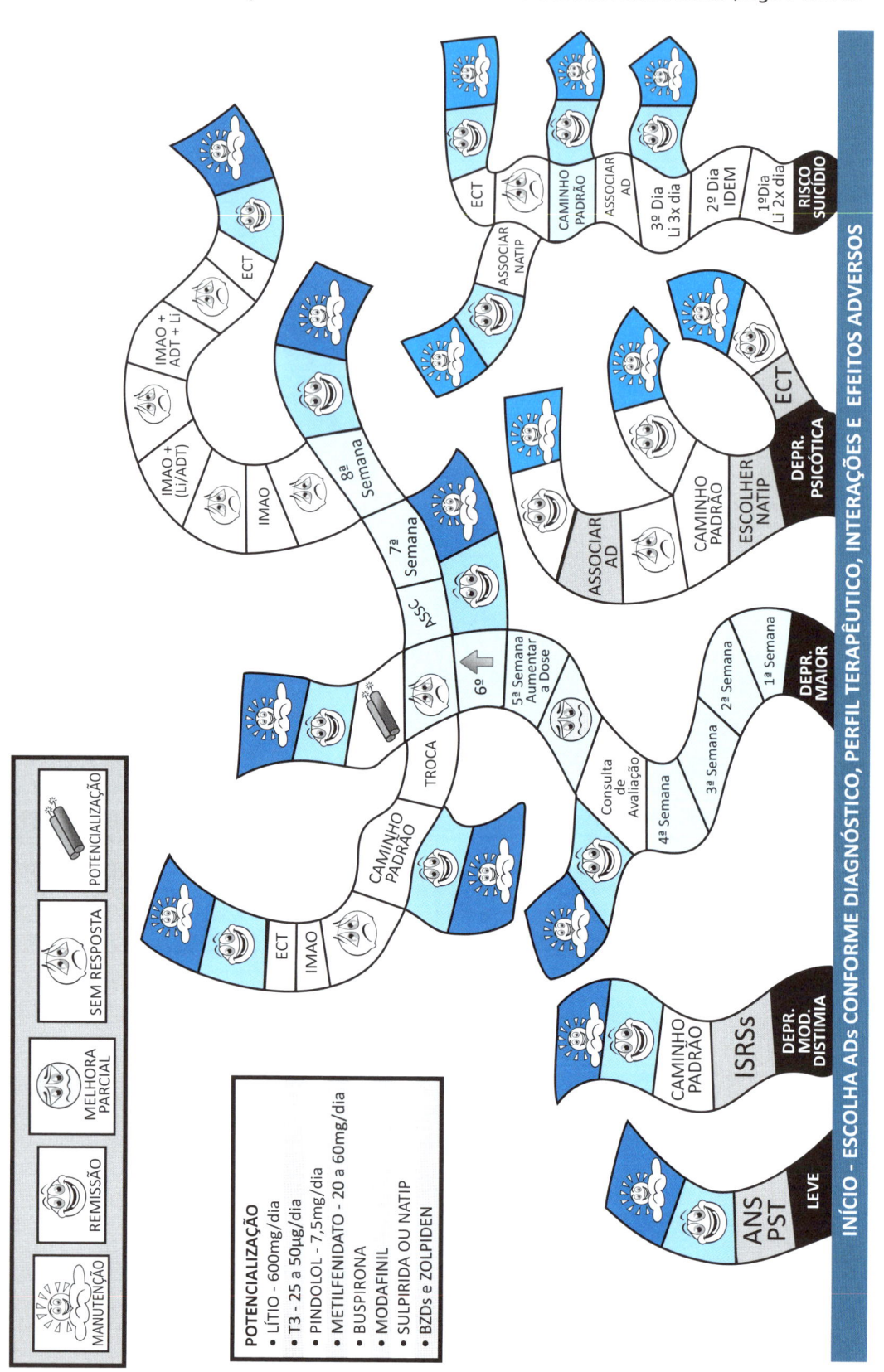

ANTIDEPRESSIVOS

INÍCIO - ESCOLHA CONFORME DIAGNÓSTICO, PERFIL TERAPÊUTICO, INTERAÇÕES E EFEITOS ADVERSOS

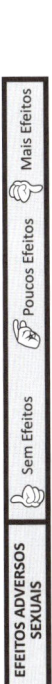

	MULTIMODAIS				DUAIS						ISRSs						IMAOs		TTCs	ADTs			
Fármaco	AGOM	MIRT	TRZ	VORT	DULO	BUP	TIAN	REBO	DESV	VENL	ESCT	CITA	FLUV	SERT	PARO	FX	MOCL	TRAN	MAPR	NORT	AMITP	CLOM	IMIP
DOSES (max)	50	45	600		120	450	375	8	200	375	20	60	250	200	60	60	600	60	225	200	200	300	300
DOSES (início)	25	15	200		60	150	25	4	50	75	10	40	100	50	20	20	300	20	155	75	80	175	175
RISCO SUPERDOSE	BAIXO	BAIXO	BAIXO	BAIXO	BAIXO	BAIXO	BAIXO	BAIXO	BAIXO	BAIXO	BAIXO	BAIXO	BAIXO	BAIXO	BAIXO	BAIXO	BAIXO	ALTO	ALTO	ALTO	ALTO	MOD.	ALTO
GANHO DE PESO	0	XXX	X	0	0	0	0	0	0	0	0	0	0	0	0	0	0	0	XXX	XX	XXX	XX	XX
HIPOTENSÃO ORTO.	0	XX	X	0	0	0	SR	SR	X	X	0	0	0	0	0	0	0	XX	X	X	XXX	XX	XX
TAQUICARDIA	0	0	X	0	X	X	SR	SR	X	X	0	0	0	0	0	0	X	XX	SR	X	X	X	X
NÁUSEAS	X	0	0	XXX	XXX	XX	XX	X	XX	XXX	XX	XX	XXX	XX	XX	XX	X	0	XX	XX	XX	XX	XX
VÔMITO	0	0	0	X	X	X	0	0	X	X	X	X	0	X	X	X	X	0	X	X	X	X	X
DIARREIA	X	0	0	X	X	X	0	X	X	X	X	X	X	XX	X	X	X	X	0	X	X	X	X
CONSTIPAÇÃO	X	X	0	0	XX	XX	0	0	XX	XX	X	X	XX	X	XX	X	X	X	XX	XX	XX	XX	XX
NERVOSISMO	X	0	0	0	X	XX	X	X	X	XX	X	X	X	XX	X	XX	X	X	0	X	X	X	X
FADIGA	X	XX	XX	0	X	0	X	X	X	X	X	X	X	X	X	X	X	X	XX	X	XX	X	X
DERMATITE	0	0	X	0	0	X	0	0	0	0	X	X	0	X	X	X	0	0	X	X	X	X	XX
BOCA SECA	0	XX	XX	X	XX	XX	XX	XX	XX	XX	X	XX	XX	XX	XX	XX	X	XX	XX	XX	XX	XX	XX
VISÃO BORRADA	0	X	X	0	X	X	X	XX	X	X	0	0	0	X	X	X	X	X	X	XX	XX	XX	XX
SUDORESE	X	0	0	X	X	X	0	0	XX	XX	X	X	XX	XX	XX	XX	X	X	X	X	X	X	X
RETENÇÃO URINÁRIA	0	0	0	0	X	0	0	0	X	X	0	0	X	X	X	0	X	X	X	XX	XXX	XX	XX
SEDAÇÃO	X	XXX	XXX	0	X	0	0	XX	X	X	X	X	XX	X	XX	XX	X	X	XXX	XX	XXX	XX	XX
INSÔNIA	X	0	X	X	X	XX	XX	XXX	XX	XX	X	X	X	XX	X	XX	X	XX	X	X	0	0	0
CEFALEIA	X	X	XX	X	X	XX	XX	XXX	XX	XX	X	X	XX	XXX	XX	XX	X	X	X	X	X	X	X
TREMOR	0	X	X	X	X	X	X	XX	X	X	0	X	XX	XX	XX	XX	X	X	XX	X	X	X	X
EFEITOS ADVERSOS SIGNIFICATIVOS	POUCOS	GANHO DE PESO	FADIGA	NÁUSEA	NÁUSEA	CEFALEIA	Alt. ECG	POUCOS	NÁUSEA	NÁUSEA	NÁUSEA	NÁUSEA	NÁUSEA	CEFALEIA	NÁUSEA	NÁUSEA	NÁUSEA	HIPERTENSÃO	SEDAÇÃO	Alt. ECG	Alt. ECG	Alt. ECG	Alt. ECG

Legenda:

- EFEITOS ADVERSOS SEXUAIS
- Sem Efeitos
- Poucos Efeitos
- Mais Efeitos

PROPOSTAS ("Truques") NO TRATAMENTO DA DM

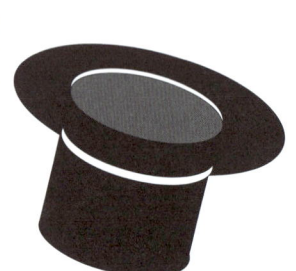

PROPOSTA DE ESCOLHA - STHAL

MONOTERAPIA 1ª escolha

ISRSs
ou IRND (BUP)

ou

ISRNs
(VENL + DESV+ DULO)

ou

MULTIMODAIS

MONOTERAPIA 2ª escolha

antag α2
CLOZ, QUET, PALI, RISP, MIRT

ou

IRN (REBO)

ou

ADTs

ou

AIRS (TRAZ)

ou

IMAOs

ANTIDEPRESSIVO PREFERENCIAL NO RISCO DE SUICÍDIO

IMIP	Iniciar com Doses Pequenas
PARO	
CITA	
FLUV	

ANTIDEPRESSIVO PREFERENCIAL NA DEPRESSÃO PSICÓTICA

FLUV
VENL
DULO
IMIP

NATIP PREFERENCIAL NA DEPRESSÃO PSICÓTICA

ZIPR
ARIP (na desorganização)
OLANZ
RISP
QUET (na agitação)

PROPOSTA DE CAN MAT

1ª LINHA

ADs Duais
ISRSs
MOCL
ADs Multimodais

2ª LINHA

ADTs (AMITP / CLOM)

QUET

TRZ

3ª LINHA

IMAOs

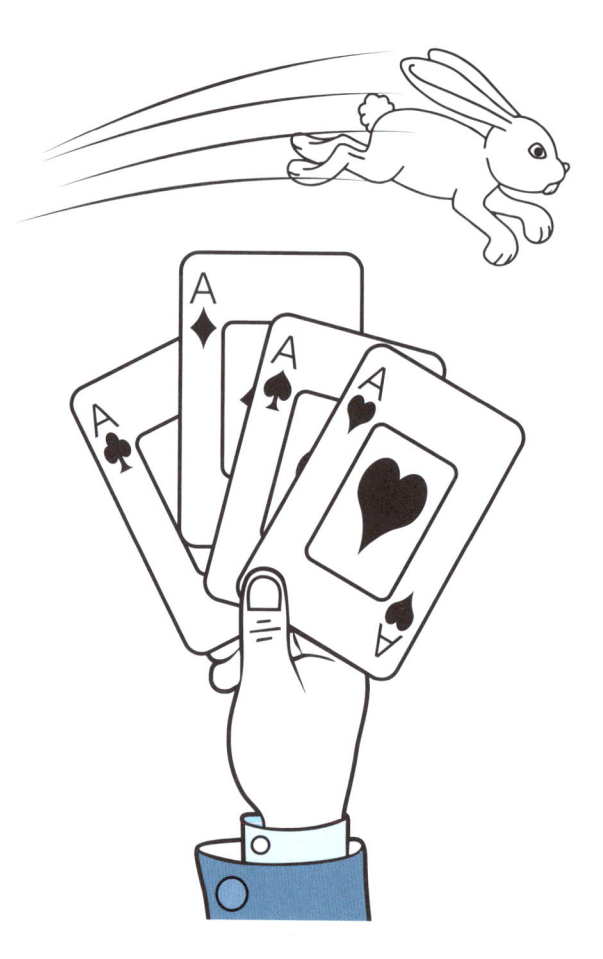

ASSOCIAÇÃO

ISRSs + ADTs
ISRSs + REBO
ISRSs + BUP
ISRSs + TTCs
ISRSs + VENL
VENL + BUP
VENL + ADTs
ADTs + MIRT.
ISRSs + TRAZ
VENL + MIRT

TROCA

ISRS	→	ISRS
ADT	→	ISRS
ISRS	→	ADT
ISRS	→	SEL

Potencial de Interação CAN MAT

MÍNIMO	CITA + DESV + ESCT + MIRT + VENL
MODERADO	AGOM + BUP + DULO
ALTO	FX + FLUV + MOCL PARO + SERT

DEPRESSÃO TBP

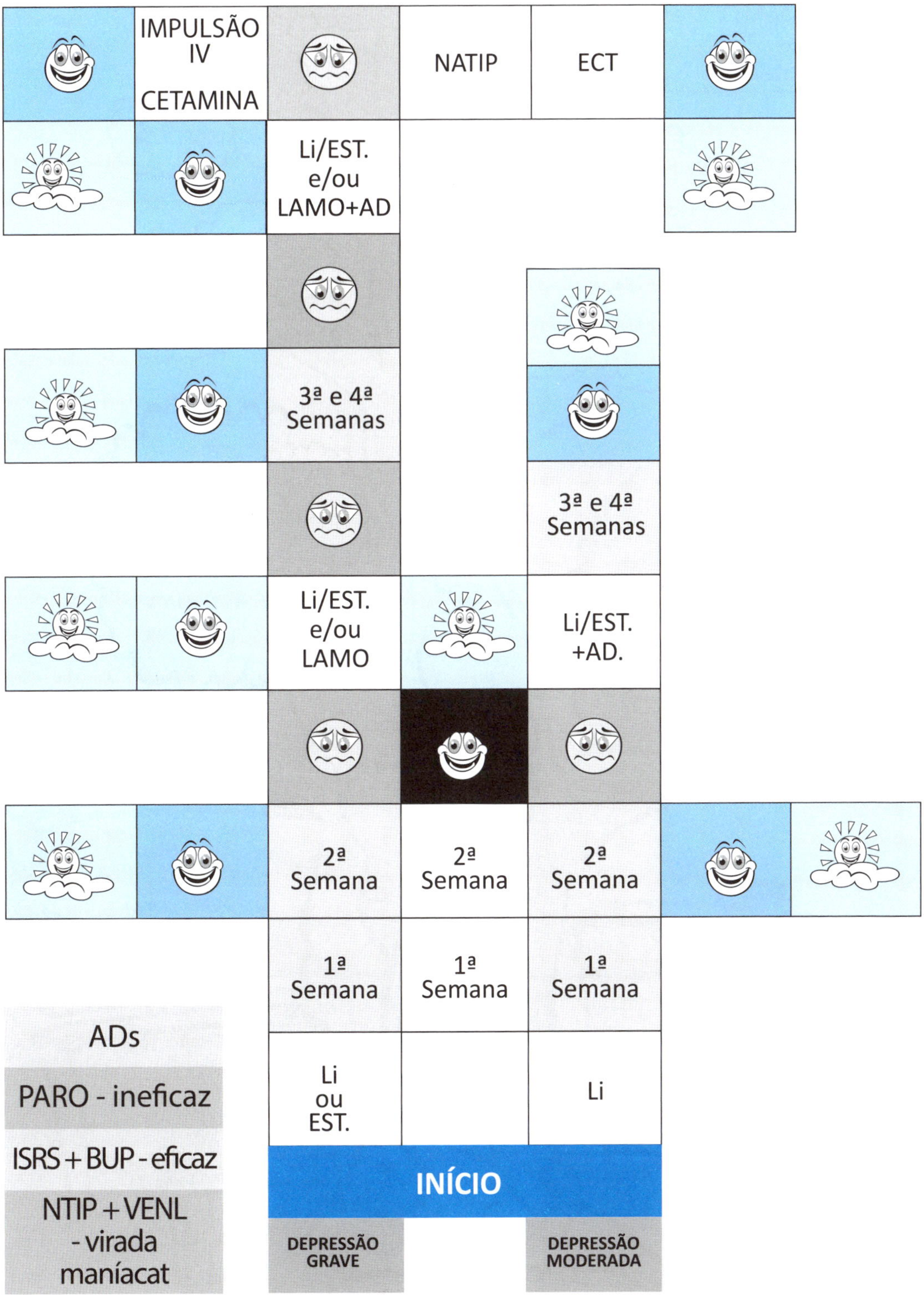

IMPULSÃO IV CETAMINA
NATIP
ECT

Li/EST. e/ou LAMO+AD

3ª e 4ª Semanas

3ª e 4ª Semanas

Li/EST. e/ou LAMO

Li/EST. +AD.

2ª Semana	2ª Semana	2ª Semana
1ª Semana	1ª Semana	1ª Semana
Li ou EST.		Li

INÍCIO

DEPRESSÃO GRAVE

DEPRESSÃO MODERADA

ADs
PARO - ineficaz
ISRS + BUP - eficaz
NTIP + VENL - virada maníacat

DEPRESSÃO TBP (TIPO I)

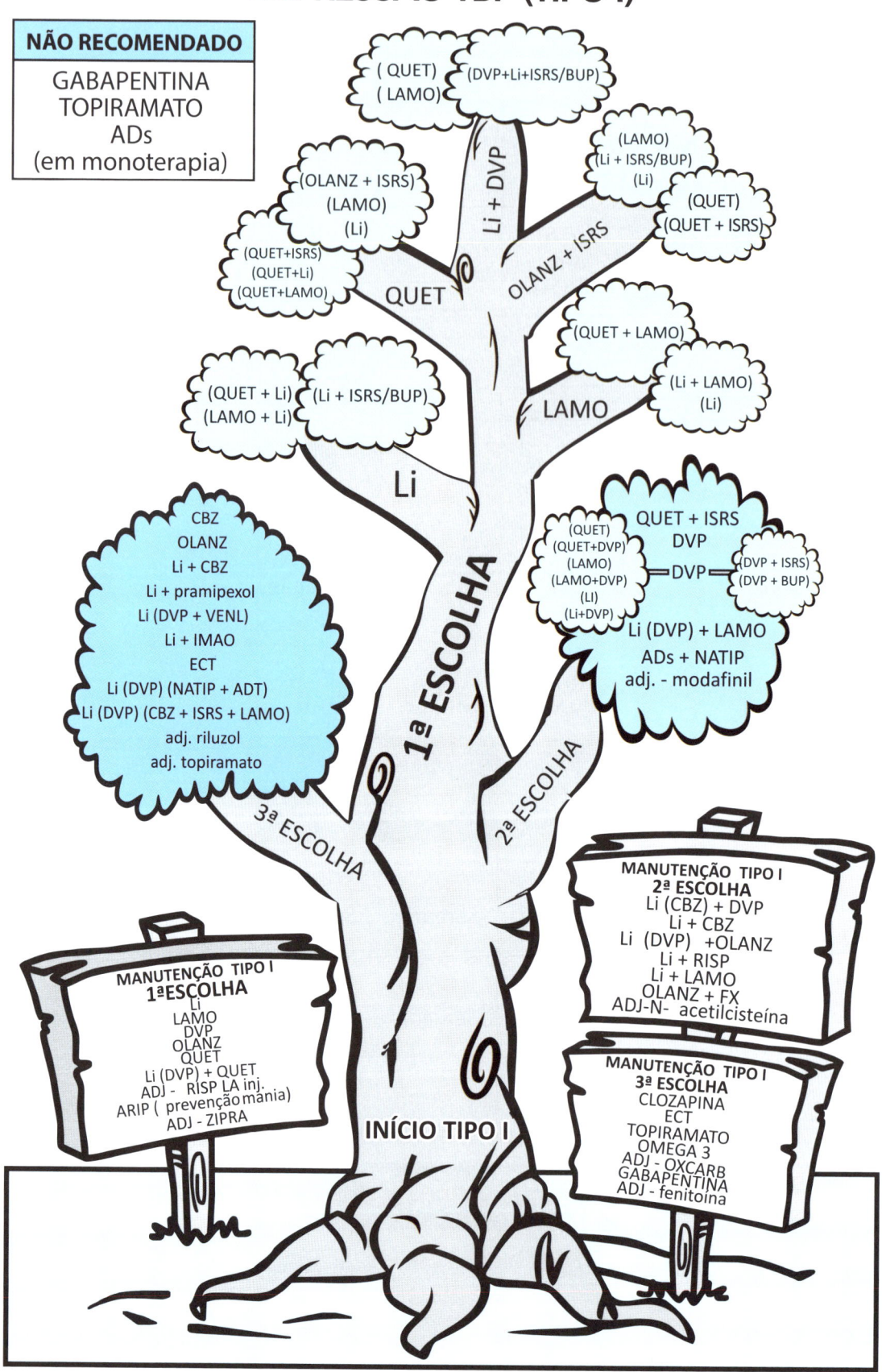

DEPRESSÃO TBP (TIPO II)

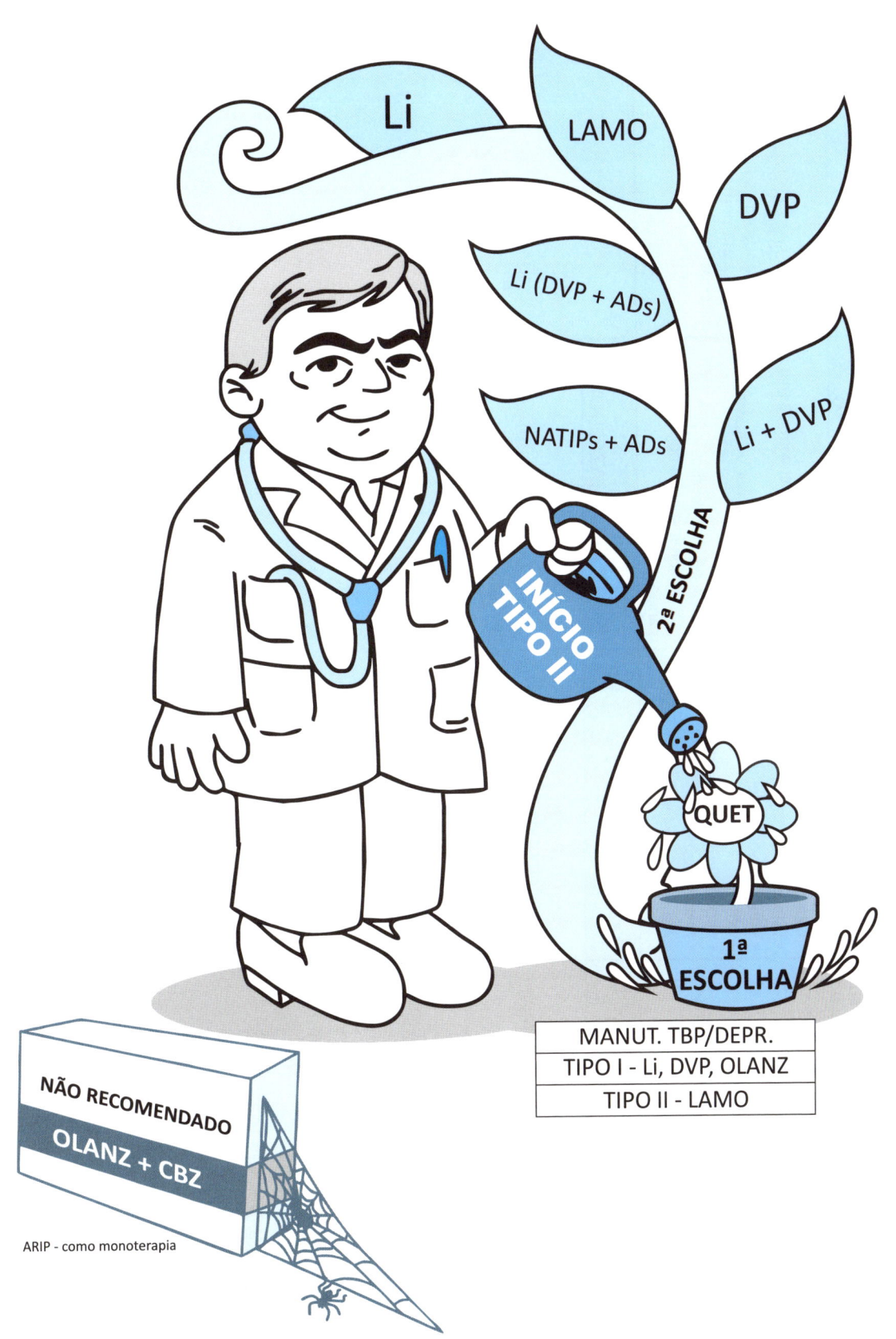

Li

LAMO

DVP

Li (DVP + ADs)

NATIPs + ADs

Li + DVP

2ª ESCOLHA

INÍCIO TIPO II

QUET

1ª ESCOLHA

MANUT. TBP/DEPR.
TIPO I - Li, DVP, OLANZ
TIPO II - LAMO

NÃO RECOMENDADO

OLANZ + CBZ

ARIP - como monoterapia

PREDITORES CAN MAT

BOA RESPOSTA AO LÍTIO	BOA RESPOSTA AO AV/DVP	BOA RESPOSTA À CARBAMAZEPINA	BOA RESPOSTA AOS NATIPs
• Euforia • Resposta anterior e inicial ao lítio • Ausência de depressão • Sem comprometimento neurológico • Ausência de sintomas psicóticos • Sem abuso de substâncias • Poucos episódios	• Ciclagem rápida • Estado misto • Vários episódios de humor anteriores • Subtipo Irritável e disfórico do humor • Idade de início precoce • Mania secundária • Abuso de substâncias comorbidade	• Estado misto • O aumento da severidade da mania aguda • Sem história familiar de transtornos do humor • Idade de início precoce • Curso dominado por episódios maníacos	• Idade de início precoce • Não abuso de substâncias prévia • Sem tratamento antipsicótico anterior • Ciclagem rápida
MÁ RESPOSTA AO LÍTIO	**MÁ RESPOSTA AO AV/DVP**	**MÁ RESPOSTA À CARBAMAZEPINA**	
• Estado misto • Ciclagem rápida • Presença de sintomas depressivos • Episódios múltiplos • Sem história familiar	• Transtornos de personalidade • Mania mais grave	• Ciclagem rápida • Evolução de mais de 10 anos da doença	

ADERÊNCIA AO TRATAMENTO TBP

NEGATIVA	POSITIVA
• Idade mais jovem • Solteiro • Sexo masculino • Baixo nível de escolaridade • Abuso de substâncias como comorbidade • Insight pobre • Negação hipomaníaca • Psicose • Transtornos de personalidade • Falta de apoio psicossocial • Efeitos colaterais de medicamentos • Atitudes pessoais desfavoráveis em relação ao tratamento	• Grau de escolaridade • Auto monitoramento • Prevenção da recorrência • Gerenciamento de efeitos colaterais • Identificar e gerenciar estressores • Revisão sobre mitos da doença

DICAS PARA O USO DE ESTABILIZADORES DE HUMOR

ESQUIZOFRENIA

ATÍPICOS / TÍPICOS

	AZEN	SULP	AMIS	ARIP	ZIPRA	QUET	OLANZ	PALIP	RISP	CLOZ	ZULCL	PERI	TRIF	TIOR	LEVO	CLORP	PIMO	HALO	PIPO	FLUF
DOSES	05-10 / 10-20	400 / 800	300 / 1200	15 / 30	80 / 160	400 / 600	10 / 20	06 / 18	02 / 06	300 / 500	10 / 60	30 / 100	05 / 20	200 / 600	250 / 600	250 / 600	02 / 10	02 / 12	10 / 20	2,5 / 10
PERIODO DE APLIC.					20 mg/ml		10 mg/ml	MENSAL	25 a 50 a cada 15 dias		50 a 150-3d / 200 a 400 a cada 30 dias				25 mg/ml	5 mg/ml		5mg/ml - 50mg/ml a cada 28 dias	25 a 100mg a cada 30 dias	25mg/ml a cada 15 dias
FORMA INJET.					IM		IM	IM	DEPOT (CONSTA)		DEPOT				IM	IM		IM/ DEPOT	DEPOT	DEPOT
EFEITOS ADVS SIGINIFICATIVOS	SEDAÇÃO	GALACTORRÉIA	SEDAÇÃO	ACATISIA, CEFALEIA e INSÔNIA	DIST. GI, CEFALEIA, INSÔNIA	SONOLÊNCIA, HIPOTENSÃO, AUMENTO DE PESO, COLESTEROL, TRIGLICÉRIDES	AUMENTO DE PESO, SEDAÇÃO	CEFALEIA, TAQUICARDIA, EXTRA	PARKIN, INSÔNIA, ANSIEDADE, GALACTORREIA	AGRANULOCITOSE	PARKIN, SEDAÇÃO, SONOLÊNCIA	HIPOTENSÃO, SEDAÇÃO, TONTURAS	EXTRA, HIPOTENSÃO, SEDAÇÃO	ALTERAÇÃO EGC, HIPOTENSÃO, GALACTORREIA, SEDAÇÃO	HIPOTENSÃO, SEDAÇÃO, TINTURAS	AUMENTO DE PESO, SONOLÊNCIA, HIPOTENSÃO	PARKIN, EXTRA, TREMORES	EXTRA, PARKIN	EXTRA, HIPOTENSÃO, SEDAÇÃO	EXTRA, PARKIN

Fases

FASE DE MANUTENÇÃO
ASSINTOMÁTICO
USO CONTÍNUO PREVENTIVO COM REDUÇÃO LENTA (MENSAL), ATÉ 1/5 DA DOSE

FASE DE ESTABILIZAÇÃO
3 a 6 MESES COM AS DOSAGENS INICIAIS

TROCA DE NEUROLÉPTICO
ATÍPICO — OUTRO ATÍPICO — TÍPICO — CLOZAPINA — ECT OU ASSOCIAÇÃO DE NEUROLÉPTICOS — ADS, EST...

FASE AGUDA
2 a 3 SEMANAS ATÉ 3 a 6 SEMANAS
AVALIAR - EF.ADVERSOS E ADESÃO
INICIAR FASE DE ESTABILIZAÇÃO
AUMENTAR DOSES OU TROCAR NEUROLÉPTICO

INÍCIO

Ícones

MANUTENÇÃO — REMISSÃO — MELHORA PARCIAL — SEM RESPOSTA — POTENCIALIZAÇÃO

ADJUVANTES
ALOPURINOL
CLONIDINA
N-acetilcisteína
pindolol (agressividade)

SINTOMAS POSITIVOS
ARIP
FLU
FALO
PALIP
PERI
QUET
RISP
TRIFL
ZIPRA
ZUCLO

SINTOMAS NEGATIVOS
PIMO
ZIPRA
mirtazapina - adj.
selegilina - APSs

REFRATÁRIA
CLOZ

MANIA

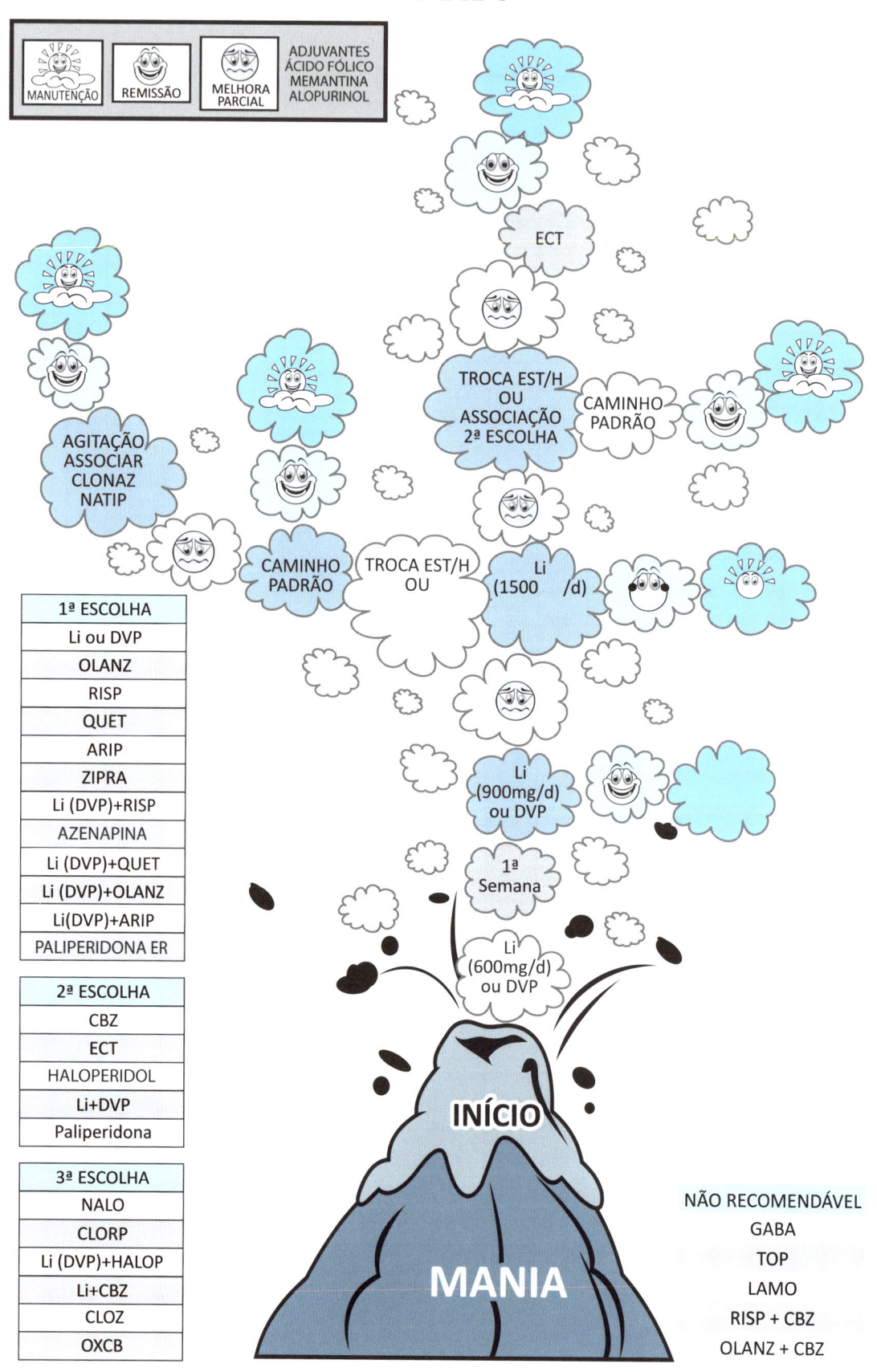

TBP MISTO

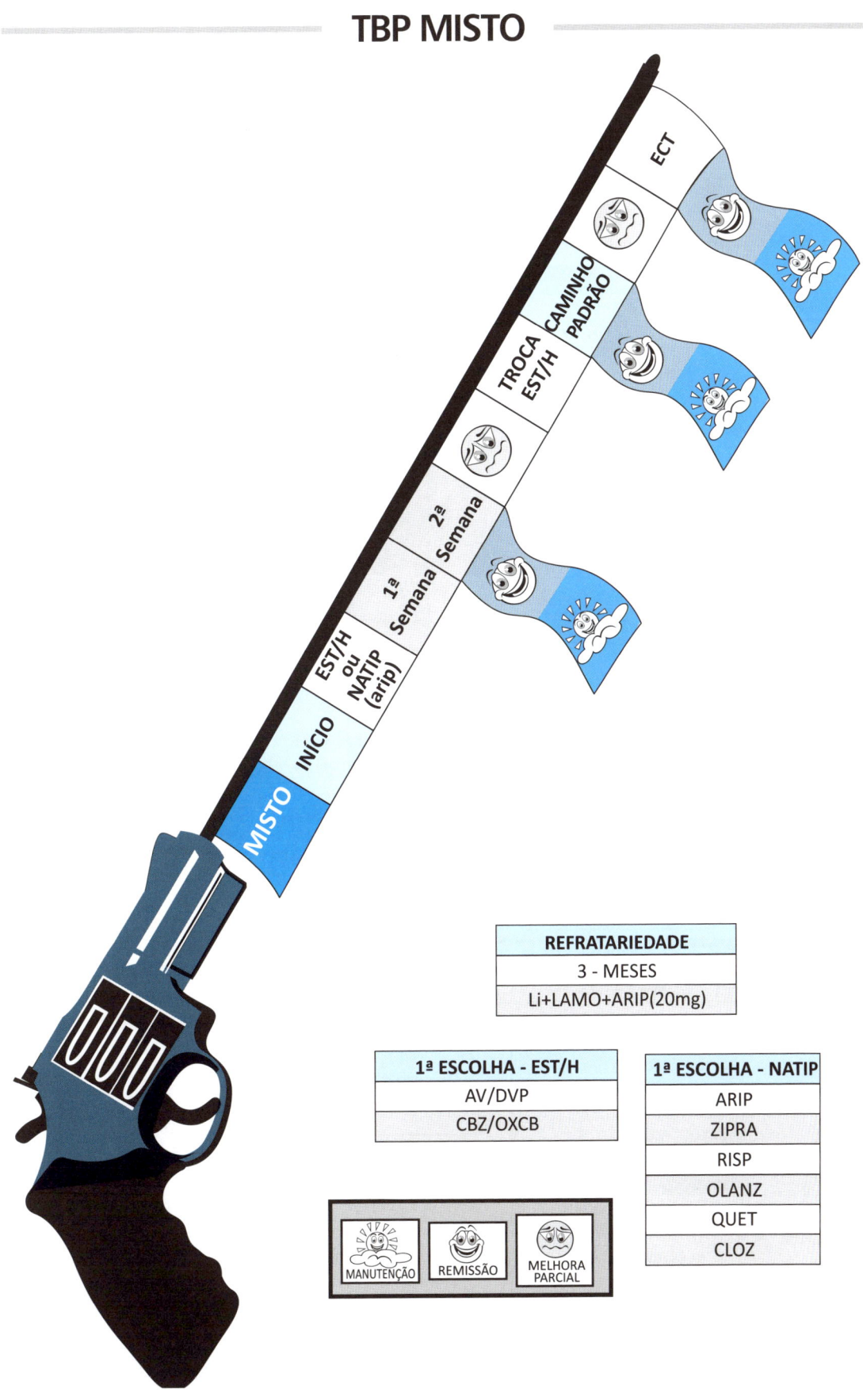

REFRATARIEDADE		
3 - MESES		
Li+LAMO+ARIP(20mg)		

1ª ESCOLHA - EST/H
AV/DVP
CBZ/OXCB

1ª ESCOLHA - NATIP
ARIP
ZIPRA
RISP
OLANZ
QUET
CLOZ

MANUTENÇÃO · REMISSÃO · MELHORA PARCIAL

TOC

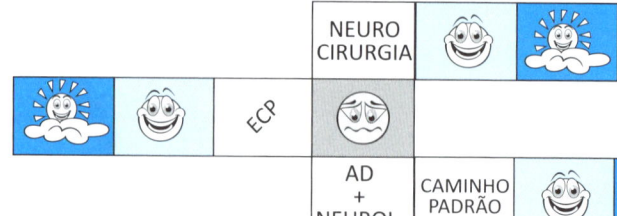

| NEURO CIRURGIA | 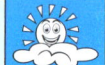 |

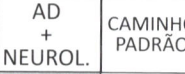 ECP

| AD + NEUROL. | CAMINHO PADRÃO | 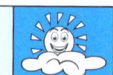 |

| ISRS + CLO | CAMINHO PADRÃO | 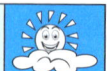 |

| TROCAR ISRS OU CLO | CAMINHO PADRÃO | 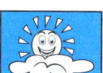 |

| 2 a 8 | |

SEMANAS

| TCC | 1ª ESCOLHA ISRS |

MODERADA GRAVE

NEUROLÉPTICOS

TÍPICOS	ATÍPICOS
HALDOL	RISP
PIMOZIDA	OLANZ
	QUET
	ZIPRA
	ARIP

TCC

LEVE

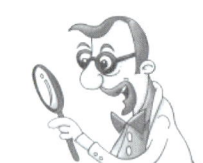

INÍCIO

CLO	SERT	PARO	FX	FLUV	CITA	ESCI	VENL
25	50	20	20	50	20	10	75
200	200	60	80	200	80	40	375

ÍCONES

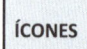 SEM RESPOSTA
 MELHORA PARCIAL
 POTENCIALIZAÇÃO
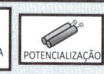 REMISSÃO
 MANUTENÇÃO

PREDITORES DE MÁ RESPOSTA

INÍCIO PRECOCE
COLECIONISMO
PREDOMINÂNCIA DE COMPULSÃO
GRAVIDADE INICIAL
INSIGHT POBRE
SOMATIZAÇÃO
TRANSTORNO DE PERSONALIDADE
TRICOTILOMANIA, AUTOMUTILAÇÃO
ONICOFAGIA
TBP
ANOREXIA
SOLTEIRO
TIQUES FAMILIARES
CONTEÚDO SEXUAL E RELIGIOSO

POTENCIALIZADORES

MEMANTINA	ONDANSENTRONA
20 MG/DIA	4 MG/DIA

COMORBIDADES

.+ RISP, HALO OU PIMO	PARO + CLONA OU VENL	AV/DVP	ASSOCIAR Li	NEUROL. E CLO
TIQUES	T.ANSIED	TBP	DP	ESQ

OU ECT

OU TROCAR AD

TRANSTORNOS ANSIOSOS

ISRS	FX-60	PARO-60	SERT-200	FLUV-300	CITA-60	ESCT-20
VENL	225					
ADTs	IMIP-250			CLO250		
	OU					
REBO	6 a 8	OU		MIRT	15 A 30	

AUMENTAR DOSES

TROCA MESMA CLASSE **OU**
TROCA OUTRA CLASSE **OU**
ASSOCIAÇÃO: ISRS + ADT **OU**
ASSOCIAÇÃO: ISRS + NATIP
(preferencialmente OLANZ)
OU IMAO

1ª SEMANA

4ª SEMANA

2ª SEMANA

3ª SEMANA

3ª SEMANA

2ª SEMANA

4ª SEMANA

1ª SEMANA

PÂNICO **AGORAFOBIA** **FOBIA ESPECÍFICA**

INICIAR

PST (TCC) SEMPRE

1º ISRSs	2º VENL	3º ADTs (IMIP/CLOM)	DOSES PEQUENAS SEMPRE
FX-10 **PARO**-10 **SERT**-25 **FLUV**-50 **CITA**-10 **ESCT**-5	37,5	IMIP-25 CLOM-25	

ACRESCENTAR CLONAZEPAM Aproximadamente 0,5mg/dia ALPRAZOLAM 0,25 até 0,75mg/dia

MANUTENÇÃO REMISSÃO MELHORA PARCIAL SEM RESPOSTA POTENCIALIZAÇÃO

TRANSTORNOS ANSIOSOS

POTENCIALIZAÇÃO
BUSPIRONA 30 a 60mg/dia
β-BLOQUEADORES 10 a 160mg/dia
LÍTIO 300 a 900mg/dia
DVA 500 a 2.000mg/dia
PREGABALINA
GABAPENTINA
BZD
CLONAZEPAN
BROMAZEPAM

CAMINHO PADRÃO

DOSES MAIS ALTAS

INICIAR

FOBIA SOCIAL

CAMINHO PADRÃO

DOSES ALTAS

INICIAR

TAG

ESTABILIZADORES DE HUMOR E SEU ESPECTRO DE EVIDÊNCIA TERAPÊUTICA

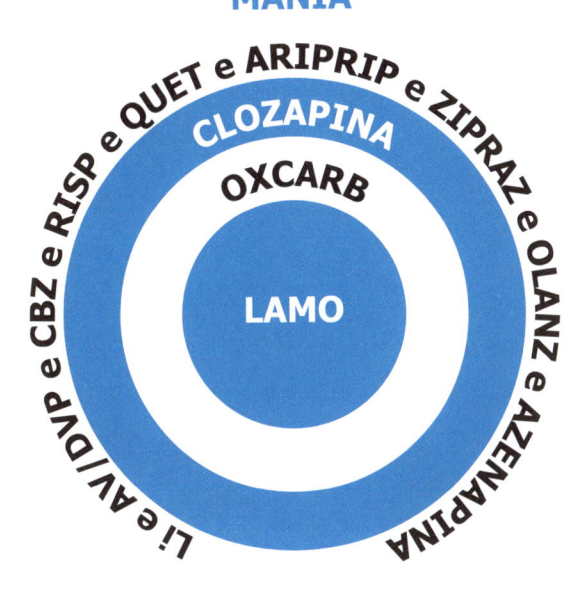

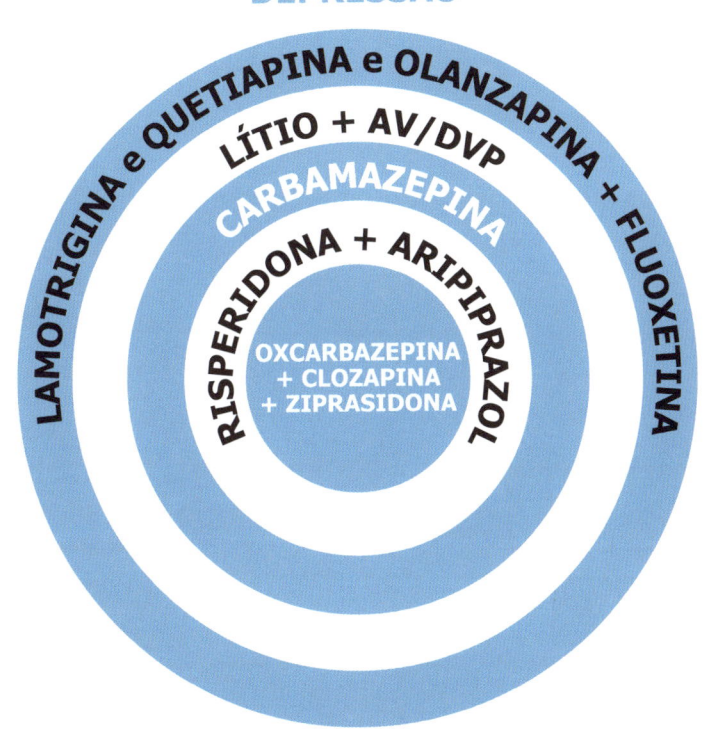

Capítulo IX

Efeitos Indesejáveis com o Uso de Psicofármacos

AMNÉSIA

Hipnóticos, Ansiolíticos (BZDs)	
Perda transitória ou permanente da memória e da atenção em decorrência de psicofármacos BZDs.	• É mais frequente nas pessoas idosas ou em associação com drogas sedativas e/ou álcool; pode ser um preditor de quadro de transtorno cerebral orgânico. • Os hipnóticos causam mais episódios de amnésia do que, os ansiolíticos. • A eletroconvulsoterapia (ECT) provoca amnésia aguda e transitória e com recuperação em poucas horas.

MANEJO

• Suspensão ou troca por droga de ½ vida média a curta como o lorazepam, evitando o efeito cumulativo.

• Associação de T3 no uso do ECT e no tratamento com lítio.

ATAXIA

• Benzodiazepínicos.
• Neurolépticos típicos
• Carbamazepina e lítio

Geralmente causada por intoxicação aguda medicamentosa, sendo uma alteração da marcha que fica trêmula e sem coordenação (pode estar acompanhada de nistagmo e outros sintomas cerebelares).

MANEJO

• Diagnóstico diferencial com transtorno neurológico.
• Redução ou suspensão do psicofármaco.

CEFALEIA

ADs: ISRSs, ADTs, BUP, VENL, moclobemida, IMAOs;
NATIPs: clozapina, risperidona;
Sibutramina;
Metilfenidato;
Eventualmente BZDs.

Geralmente no início da administração dos PSFs, provavelmente pela ativação do sistema autonômico.
Também pode aparecer quando o PSF causa hipertensão.

MANEJO

• Diagnóstico diferencial com enxaqueca e outras doenças que produzem cefaleia.
• Redução ou supressão da droga causadora, se o sintoma não cessar em poucos dias.

CONVULSÕES

Ocorrem com a diminuição do limiar convulsivante causado por:

- ADs: BUP, CLOM e maprotilina em altas doses.

- Associação de FX e IMI.

- APS: CLORP, CLOZ (evitar associação com CBZ), QTP e RISP. Estes fármacos devem ser usados com cuidado na doença de Alzheimer.

- Síndrome de abstinência do álcool e/ou benzodiazepínicos.

- Uso de antidemencial: donepezil e galantamina.

- Intoxicação pelo citalopram.

- Na intoxicação por lítio ou carbamazepina.

MANEJO

- Evitar os psicofármacos causadores em pacientes com predisposição e se, necessário usar em doses menores.

- Suspensão dos medicamentos: Diazepam EV se necessário.

- Se houver história anterior de convulsões na abstinência, fazer uso profilático de anticonvulsivantes.

DÉFICIT COGNITIVO

Prejuízo na memória, atenção, queda na coordenação motora e lentificação do pensamento.

- Benzodiazepínicos
- Neurolépticos atípicos.
- Alguns ADTs, principalmente em idosos.
- Estabilizadores de humor: ácido valproico, carbamazepina, topiramato e lítio.

MANEJO

- Redução ou troca para psicofármaco menos sedativo.
- Evitar associação com drogas anticolinérgicas ou sedativas.

DIPLOPIA E DISARTRIA

CBZ – diplopia no início. NTIP, CBZ, BZDs e Li- disartria nas doses altas.

Diplopia - visão dupla
Disartria – alteração na coordenação das palavras

MANEJO
Supressão ou troca.

HIPORREFLEXIA

A diminuição geral dos reflexos leva aos cuidados especiais na operação com automóveis e máquinas. BZDs, NATIP e ADTs.

MANEJO
Supressão ou troca.

NEUROPATIA PERIFÉRICA

BZDs – no uso prolongado; ADTs – amitriptilina e nortriptilina – menos comum; IMAOs.

Lesões inflamatórias ou degenerativas nas fibras nervosas.

MANEJO
- Diagnóstico diferencial: diabetes, alcoolismo e hipovitaminoses (usar a suplementação de vitamina B).
- Supressão ou troca.

SEP (SÍNDROME EXTRAPIRAMIDAL)

NTIP – 50% a 70% dos tratamentos.

Essa situação é o resultado da ação do medicamento na via nigroestriatal, onde parece haver um balanço entre as atividades dopaminérgicas e colinérgicas. Desta forma, o bloqueio dos receptores dopaminérgicos provocará uma supremacia da atividade colinérgica e, consequentemente, uma liberação dos sintomas ditos extrapiramidais.

VÁRIAS FORMAS:

DISTONIA AGUDA

Contratura muscular aguda com desconforto e duração de minutos a horas.
Movimentos espasmódicos (cãibra) da musculatura do pescoço, boca, língua, da face e das costas.
Crise oculógira (podem ocorrer com o uso da CBZ em doses altas)
Opistótono
Torcicolo
Protusão da língua
Disartria, disfagia ou trisma.

Geralmente nas primeiras 48 horas, mais no sexo masculino jovens, com o uso de neurolépticos e em menor frequência com ISRSs;
Uso de cocaína é fator de risco.
São comuns os atendimentos em pronto-socorro.

MANEJO
- Afastar tétano e meningite.
- Reduzir a dose ou trocar de fármaco.
- O tratamento à base de anticolinérgicos injetáveis intramusculares, como biperideno 2mg VO 2x dia ou IM, ou prometazina VO 50mg/dia), são sempre eficazes em poucos minutos.

DISTONIA TARDIA

Pode ocorrer em 3% de pacientes, do sexo masculino e jovens, com o uso crônico de neurolépticos
Contraturas musculares, posturas anormais e movimentos repetitivos.

MANEJO
- Troca por atípico, de preferência a clozapina.
- Se for localizada, pode-se usar a toxina botulínica
- Anticolinéricos em altas doses

PARKINSONISMO
Geralmente ocorre na primeira semana de tratamento.
Diminuição dos movimentos dos braços, das expressões faciais, com alterações da marcha (em bloco), hipercinesia ou bradicinesia ou mesmo acinesia (ausência de determinados movimentos), tremores de extremidades, tremores e propulsões da língua, sialorreia (forte efeito da clozapina) e sinais da "roda denteada". São acompanhados de anedonia, embotamento afetivo, apatia fácies inexpressiva, pensamento lento e dificuldades de concentração.

MANEJO
- redução ou troca do fármaco, e se necessário a clozapina em doses baixas (20 até 200 mg/dia
- tratamento com anticolinérgicos ou antiparkinsonianos – VO ou IM

ACATISIA
Ocorre, geralmente, após o terceiro dia de uso de neuroléptico alta potência (incisivos), como o haloperidol, mas também pode ocorrer com outros ATPs.
Pode ocorrer com menos frequência também com o uso de ISRSs.

É uma necessidade intensa de se mover. Inquietação psicomotora, desejo incontrolável de movimentar-se e sensação interna de tensão, levantando-se a cada instante, andar de um lado para outro e quando compelido a permanecer sentado não para de mexer suas pernas.
Pode aparecer logo nos primeiros dias como no curso do tratamento e está relacionada com o bloqueio dos receptores dopaminérgicos.

MANEJO
- Redução ou troca por ATPs atípicos ou clozapina.
- Utilizar biperideno com propanolol.
- ISRS – reduzir a dose, e pode associar-se o biperideno com propanolol no caso da fluvoxamina.

SÍNDROME DO COELHO
Tremor perioral da mandíbula – responde ao uso de anticolinérgicos

DISCINESIA TARDIA
Movimentos involuntários e estereotipados de grupos musculares, principalmente da musculatura oro-língua-facial, ocorrendo protusão da língua com movimentos de varredura látero-lateral, acompanhados de movimentos sincrônicos da mandíbula. O tronco, os ombros e os membros também podem apresentar movimentos discinéticos.

Aparece após o uso crônico de NTPs (geralmente após 2 anos) com início lento, em aproximadamente 20% dos pacientes.
Não ocorre com o uso da clozapina.
É irreversível ou parcialmente reversível, e na maioria dos pacientes os sintomas são leves, mas podem ser drasticamente lesivos para a pessoa, podendo levar até aos distúrbios de fala, alimentação e até de respiração.
Os sintomas se intensificam durante o dia, mas desaparecem durante o sono.
Seus fatores de risco são: idade avançada e sexo feminino.
Alguns autores afirmam que esse transtorno tem mais risco em casos de esquizofrenia grave.

MANEJO

- Uma atitude terapêutica polêmica é aquela em que se suspende ou reduz-se a dose do fármaco e após reintroduz-se o neuroléptico com aumento da dose anteriormente utilizada.
- A gabapentina nas doses de 600 a 1.200 mg/dia aliviou os sintomas em pacientes do espectro bipolar.
- Pequenos resultados com uso de clonidina, betabloqueadores, L-dopa, valproato de sódio, Vitamina E.
- Para a prevenção propõe-se, no curso do tratamento, redução (não a suspensão) das doses efetivas sempre que possível.

SNM - SÍNDROME NEUROLÉPTICA MALIGNA

NEUROLÉPTICOS TÍPICOS

Trata-se de uma forma rara de toxicidade, uma reação adversa como se fosse uma hipersensibilidade do paciente a substâncias relacionadas com a dopamina, notadamente neurolépticos típicos; a incidência desta síndrome em neurolépticos atípicos ainda não está confirmada.

Provavelmente relacionada com o bloqueio dos receptores dopaminérgicos nos neurônios dos gânglios da base, sendo por isto também conhecida como síndrome da deficiência aguda de dopamina.

É uma condição médica extremamente grave e potencialmente fatal.

Ocorre dentro das duas primeiras semanas de tratamento, ou em aumentos de dosagens

- Hipertermia até 41 graus (de origem central),
- Rigidez muscular (grave e severa)
- Anormalidades motoras (acinesia, discenesias, crise oculógira, opistótonos, movimentos coreicos),
- confusão mental ou *delirium*, e distúrbios autonômicos (sudorese, sialorreia, taquicardia, taquipneia e aumento da PA, tremor, incontinência, leucocitose, resultados laboratoriais de lesão muscular – CPK elevada).
- Leva ao óbito numa proporção de 20% a 30% dos casos.

MANEJO

UTI, tratamento sintomático com monitoramento da função respiratória e renal, com a suspensão imediata do neuroléptico, uso de antiparkinsonianos e relaxantes musculares diretos e considerar o uso de eletroconvulsoterapia.

SÍNDROME CONFUSIONAL E *DELIRIUM*

Causado por ADT e neurolépticos de baixa potência e ADT e/ou suas associações, como também da clozapina no uso e na retirada (ação anticolinérgica). Zolpidem, buspirona, pimozida e ISRS (rara - paroxetina e sertralina).

Alterações da consciência neurológica, com níveis mais ou menos aprofundados, alterações de funções cognitivas, agitação e até presença de distúrbios senso perceptivos. Muito comum em idosos, quadros demenciais e pós operatório.

MANEJO

Reduzir a dose, suspender ou substituir o fármaco e evitar outros depressores do SNC.

VERTIGENS E TONTURAS

- Vários psicofármacos causam esse efeito adverso, mas ele pode ser sintoma de abstinência de ISRSs e venlafaxina.
- Pode ser sintoma de hipotensão ortostática no uso de neurolépticos típicos de baixa potência, ADTs (amitriptilina), TTCs e IMAOs. Maiores efeitos em pessoas idosas.
- BZDs
- CBZ

MANEJO
- Cuidado ao se levantar
- Ingestão de sal
- Redução da dose do fármaco e aumento de doses de forma gradual.
- Divisão de tomadas durante o dia.

Síndromes e Sintomas causados pelos psicofármacos **Psiquiátricos**

DESREALIZAÇÃO

Sensação de estranheza do ambiente.

ADTs e paroxetina (início do tratamento).

MANEJO

Troca do psicofármaco, quando houver severidade sintomática.

DEPRESSÃO

Efeito colateral decorrente do uso de:
- Antiparkinsonianos - levodopa, amantadina.
- Anti-hipertensivos.
- Corticosteroides.
- Drogas quimioterápicas.
- Hormônios (estrógenos e progesterona).
- Álcool associado ao uso contínuo de BZDs.

MANEJO
Redução ou troca do psicofármaco e se necessário o uso de antidepressivo.

IRRITABILIDADE

ISRSs

Retirada de benzodiazepínicos

MANEJO
Diminuição ou retirada do psicofármaco

SÍNDROME DE ABSTINÊNCIA

Mais frequentemente - na retirada de barbitúricos (mais graves) e benzodiazepínicos (aparecimento tardio com diazepam, reação maníaca na retirada do alprazolam).

Menor frequência - na retirada de ADTs e ISRSs (principalmente a paroxetina), antidepressivos seletivos (venlafaxina e trazodona) e na retirada dos IMAOs.

Neurolépticos - em função da interrupção dos efeitos anticolinérgicos – diarreia, náuseas e vômitos.

Quadro de ansiedade, inquietação, agitação, insônia, taquicardia, disforia (e outras flutuações do humor), sintomatologia de pânico, fadiga e dores musculares, fraqueza, cefaleia, tremores, náuseas e vômitos, diarreia, hipotensão, hiper-reflexia, hipersensibilidade a estímulos, fotofobia, hiperacusia e outras perturbações sensoriais, despersonalização e desrealização. Arritmias cardíacas, tiques e sintomas extrapiramidais.

Os casos de evolução grave apresentam manifestações psicóticas, convulsões, confusão mental e *delirium*. Tem duração de poucos dias. Obs.: Não confundir os sintomas de abstinência com sintomas de rebote (aumento da ansiedade) e de sintomas de recaída. Ocorre com maior frequência com a retirada de BZDs de ½ vida curta, em tempo prolongado de uso, em doses elevadas, no sexo feminino e em indivíduos predispostos.

A causa do fenômeno parece ser uma dessensibilização (down regulation) do receptor GABA, além da desinibição de outros sistemas (serotoninérgico ou noradrenérgico).

MANEJO

- Hospitalização, se necessário.
- Retirada gradual do benzodiazepínico para outro de longa ação, se necessário usar associação de carbamazepina.
- Evitar o uso prolongado de benzodiazepínicos; seu uso deve ser o mais breve possível e na menor dose necessária para o controle dos sintomas junto com os outros psicofármacos.
- Evitar o uso de BZDs em dependentes químicos.

TRANSTORNOS HIPERCINÉTICOS

- Desinibição e excitação (impulsividade, agressividade, disforia) com o uso de BZDs, particularmente em crianças e idosos. Mais raramente com o uso de metilfenidato, outras anfetaminas e após ingestão imediata do zolpidem.
- Inquietude e ansiedade – aparecimento geralmente no início do tratamento com ADTs e ISRSs, sendo mais freqüente nos pacientes com transtorno de pânico ("piora inicial"), outras drogas que causam inquietude: bupropiona, metilfenidato, nortriptilina e neurolépticos (acatisia).
- Agitação é um efeito colateral de psicofármacos (particularmente em idosos) de efeitos anticolinérgicos: ADTs, neurolépticos sedativos, drogas anticolinérgicas, início de tratamento com ADTs e ISRSs.
- Hipercinesia, aumento anormal dos movimentos que ocorrem em quadros de intoxicação de psicofármacos anticolinérgicos (tricíclicos e neurolépticos de baixa potência).
- Logorreia, antidepressivos que causam virada maníaca podem apresentar logorreia como um dos sintomas iniciais.

MANEJO Suspensão ou troca do psicofármaco.

SÍNDROME DE DEPENDÊNCIA

BZDs, barbitúricos e analgésicos opioides.
Sua interrupção produz síndrome de abstinência.

- Quando o uso da droga alcança uma prioridade muito maior que outros comportamentos tinham mais valor.
- Forte desejo (fissura) ou compulsão para o consumo.
- Dificuldades em controlar o comportamento de consumir a droga em termos de seu início, término ou níveis de consumo.
- Uso do psicofármaco com a finalidade de evitar sintomas de ansiedade e com a intenção de aliviar ou evitar sintomas de abstinência.
- Evidência de tolerância (doses crescentes para alcançar mesmos efeitos).
- Comprometimento progressivo de outras atividades ou interesses em função do uso da droga e aumento do tempo para recuperar-se de seus efeitos.
- Persistência no uso da droga, a despeito de evidência clara de consequências nocivas e consciência da natureza e extensão do dano.

MANEJO

- Substituição de BZDs de curta ação (lorazepam e alprazolam) por outro de longa ação (clordiazepóxido ou diazepam), com retirada gradual.
- Evitar usar BZDs nos estados ansiosos a não ser no início, usando concomitantemente com psicofármacos que têm uma latência de início de ação, como neurolépticos sedativos em baixas doses, antidepressivos ou ansiolíticos não-BZDs (buspirona).
- Evitar o uso de BZDs no tratamento da insônia ou retirá-los após duas a três semanas; preferir uso de hipnóticos não-BZDs (zolpidem).

TRANSTORNOS HIPERCINÉTICOS

- Desinibição e excitação (impulsividade, agressividade, disforia) com o uso de BZDs, particularmente em crianças e idosos. Mais raramente com o uso de metilfenidato, outras anfetaminas e após ingestão imediata do zolpidem.
- Inquietude e ansiedade – aparecimento geralmente no início do tratamento com ADTs e ISRSs, sendo mais frequente nos pacientes com transtorno de pânico ("piora inicial"), outras drogas que causam inquietude: bupropiona, metilfenidato, nortriptilina e neurolépticos (acatisia).
- Agitação é um efeito colateral de psicofármacos (particularmente em idosos) de efeitos anticolinérgicos: ADTs, neurolépticos sedativos, drogas anticolinérgicas, início de tratamento com ADTs e ISRSs.
- Hipercinesia, aumento anormal dos movimentos que ocorrem em quadros de intoxicação de psicofármacos anticolinérgicos (tricíclicos e neurolépticos de baixa potência).
- Logorreia, antidepressivos que causam virada maníaca podem apresentar logorreia como um dos sintomas iniciais.

MANEJO
Suspensão ou troca do psicofármaco.

TRANSTORNOS DO SONO

- Insônia – ISRSs, duloxetina, IMAOs irreversíveis, metilfenidato e outros psicoestimulantes, moclobemida, T3, e, menos frequentemente, bupropiona, clomipramina e donepezil.
- Sonambulismo – tricíclicos, ISRSs, IMAOs, zolpidem.
- Sonhos bizarros e pesadelos – ADTs, IMAOs, ISRSs, clozapina.
- Sono agitado – sono com contrações musculares involuntárias e bruscas no início de tratamento com ADTs (imipramina), IMAOs e ISRSs.

MANEJO
Trocas e suspensão

VIRADA MANÍACA E CICLAGEM RÁPIDA

Ocorrem com o uso de antidepressivos (ADTs, ISRSs, IMAOs), quando usados em pacientes com transtorno bipolar.

Podem ocorrer ainda com o uso de buspirona e risperidona.

MANEJO
- Quando necessário, usar um ou mais estabilizadores de humor associados.
- Uso do menor tempo possível do antidepressivo, com a sua suspensão no término dos sintomas depressivos.
- A bupropiona e os IMAOs mostram evidências de menor taxa de virada maníaca, assim como a paroxetina entre os ISRSs.

Síndromes e Sintomas causados pelos psicofármacos **Endocrinológicas**

AMENORREIA E GALACTORREIA

São efeitos colaterais de NTIPs (baixa e alta potência), e mais raramente com os ADTs e ISRSs, os quais usados por períodos longos podem causar hiperprolactinemia por bloqueio dos receptores D2 na via túbero-infundibular, acompanhada de galactorreia, anorgasmia e diminuição da libido.

Entre os NATIPs a risp pode produzir amenorreia, se usada em doses mais altas. A QUET e a CLOZ apresentam menor freqüência esses sintomas.

MANEJO
Uso breve de bromocriptina.
Redução do fármaco em virtude do efeito adverso ser dose-dependente
Troca ou substituição do psicofármaco.
Encaminhamento para o especialista na ausência de melhora.

BLOQUEIO DA OVULAÇÃO

Efeito colateral raro dos BZDs.

Os APSs que causam aumento da prolactina também podem levar a este sintoma.

MANEJO
Redução da dose, troca do neuroléptico ou uso de bromocriptina por um pequen

BÓCIO

Ocorrem em 5% dos pacientes, mais frequentemente em mulheres, que utilizam o LÍTIO, além do hipotireoidismo e aumento do TSH.

MANEJO
- Exames semestrais de função da tireoide, durante o tratamento com Li.
- Fazer reposição hormonal com T4 (50 a 200µg/dia), quando houver sintomas de hipotireoidismo, como ganho de peso, depressão, queda de cabelo e aumento significativo do TSH.

CALORÕES

Ondas de calor com uso de ADTs e T3.

MANEJO
Remissão espontânea.

DIABETE INSÍPIDO

No tratamento com LÍTIO ocorre polidipsia e nictúria, podendo levar à excreção excessiva de urina (poliúria) e se atingir 3 litros diários de urina, fica caracterizado um quadro de diabete insípido nefrogênico, pelo antagonismo que o lítio exerce sobre o hormônio antidiurético (ADH) no rim.

MANEJO

- Diminuição ou supressão do Li.
- Uso de diuréticos, como a hidroclorotiazida 50mg/dia, ou amiloride na dose de 10 a 20mg/dia, procedimento acompanhado de redução da dose de lítio pela metade.
- Monitoramento dos níveis séricos de Li e K (pode haver diminuição).
- Quando for necessária a suspensão imediata do diabete, usar indometacina (antiinflamatório não esteroide), 50mg 3 vezes ao dia V.O.
- Suplementação de potássio por alimentos (banana, laranja e cenoura) ou por medicamentos.
- Monitoramento da função renal e dos níveis de eletrólitos.

GINECOMASTIA

NTIPs
NATIPs – RISP.
ADTs

É consequência da hiperprolactinemia
Nos homens – a ginecomastia pode estar acompanhada de impotência, e queda da libido, como consequência da diminuição da testosterona.
Nas mulheres - aumento das mamas, amenorreia, galactorreia e inibição do orgasmo.

MANEJO
Redução ou troca do ATP (para cloz ou quet), ou uso de bromocriptina por um período breve.

HIPERCALCEMIA E HIPERPARATIREOIDISMO

Diminuição da excreção renal de cálcio pelo uso do LÍTIO, podendo levar a uma hiperplasia de paratireoide, com aumento de seus hormônios e consequentemente hipercalcemia.

MANEJO
Reduzir as doses de lítio.

HIPERTIREOIDISMO E EXOFTALMIA

O hipertireoidismo pode ocorrer na vigência do tratamento com LÍTIO, em pacientes com doença de GRAVES prévia, e a exoftalmia pode ocorrer com o uso do lítio mesmo em pacientes com a função tireoidiana normal.

MANEJO
Diminuição ou supressão do lítio e uso de betabloqueadores.

HIPOCALCEMIA

A CBZ pode reduzir o nível de cálcio no sangue.

MANEJO
Precauções - exames hematológicos

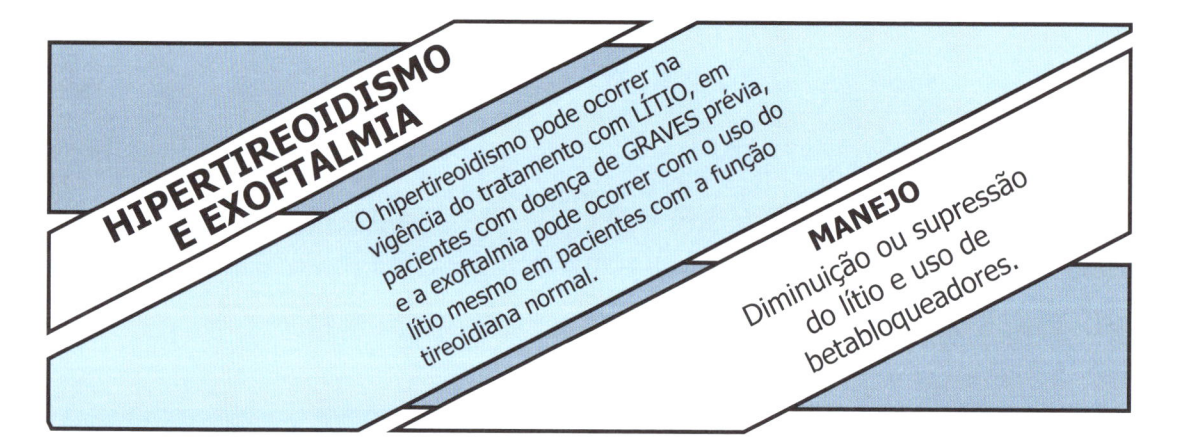

HIPONATREMIA

Diminuição do nível sérico do sódio. Pode ocorrer durante o uso de:

- APSs
- ADs.
- EST/H – CBZ e OXCB.

MANEJO
Suspensão ou troca do psicofármaco.

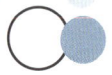

HIPOTIREOIDISMO

Frequentemente causado pelo uso do lítio	Realizar provas de função tireoidiana (T3, T4 e TSH), antes do início do tratamento e, após, a cada seis meses.

MANEJO
- Reposição hormonal. • Redução do lítio.
- Substituição do estabilizador de humor (AV/DVP ou CBZ).

POLIDIPSIA E POLIÚRIA

Ocorre em:
- Li (35% dos pacientes).
- Uso contínuo de APS.
- RISP – raro.

A polidipsia é a ingestão de grandes quantidades de água por sensação de sede intensa, geralmente acompanhada de poliúria (eliminação excessiva de urina) e nictúria (micção noturna), provocando insônia.

Causada pelo antagonismo do lítio sobre o hormônio antidiurético (ADH) no rim e interrompe a reabsorção de água no túbulo proximal, alça de Henle e do ducto coletor, provocando poliúria.

MANEJO
- Reposição hídrica.
- Troca do neuroléptico pela clozapina.
- Diminuição das doses dos psicofármacos envolvidos.
- Uso de diurético (hidroclorotiazida ou amiloride).
- Uso de antiinflamatório não esteroide (indometacina 50mg/3 vezes ao dia V.O., para supressão imediata do sintoma).

SÍNDROME METABÓLICA (SM)

Causado por:
- NTPIs – mais comum com os fenotiazínicos
- NATIPS – OLANZ>CLOZ>RISP>QUET
- ADTs – particularmente a AMITP
- TTCs – MAPRO e MIANS
- ADs SELs – MIRT
- ISRSs – em uso prolongado e um pouco mais no início com a PARO
- Lí

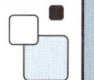

NTIP – baixa potência
NATIP – olanzapina principalmente
ADTs – uso prolongado

É um conjunto de fatores de risco. Existem diferentes critérios para o diagnóstico da síndrome metabólica.
Em geral, caracterizada por alguns (no mínimo 3) dos seguintes achados:
- Aumento de apetite com ganho de peso e obesidade
- Aumento abdominal (102 cm nos homens e 88 cm nas mulheres)
- Aumento de triglicérides - > ou = 150 mg/dl
- Diminuição do colesterol (hdl) – homens < 40mg/dl e mulheres <50mg/dl
- Aumento da PA - > ou = a 130/85 mmHg
- Glicemia de jejum - > ou = a 110 mg/dl
- Microalbuminúria.

MANEJO
- Mudança dos hábitos de vida, principalmente na alimentação.

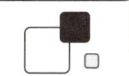

- Prática de exercícios físicos para a perda do excesso de peso. • Suspensão do tabaco.
- Medicação para hipertensão arterial e colesterol. • AAS para evitar risco de coagulação e trombose.

SÍNDROME DA SECREÇÃO INAPROPRIADA DO ADH

ADs: amitp, imip, fx, sertr, paro, venl, e cita, esct

ATPs: concomitantes com uso de diuréticos.

CBZ (principalmente associada aos ATPs).

Ocorre retenção de líquidos ingeridos e aumento do compartimento extracelular com consequente diminuição do nível sérico do sódio causado pela hipo-osmolaridade.

Edema.

Diminuição do sódio.

Fadiga, tontura, cefaleia, náusea e ganho de peso. Pode evoluir para confusão, convulsões e até morte.

MANEJO
- Suspensão do fármaco
- Restringir a ingestão excessiva de líquidos.
- Aumento do sal nos alimentos.
- Em casos de gravidade realizar infusão EV de solução salina e uso de furosemide para a correção da hiponatremia.

TRANSTORNOS DO CICLO MENSTRUAL

Ocorre com a maioria dos NTIPs e a RISP, com exceção da CLOZ e QUET.

Mais raramente com ADTs e ISRSs.

Causados em decorrência do aumento dos níveis séricos da prolactina.
São: irregularidades no ciclo, amenorreia, galactorreia, aumento e dor nas mamas, diminuição na intensidade do orgasmo e na lubrificação vaginal.

MANEJO
Diminuição ou troca do psicofármaco.

Síndromes e Sintomas causados pelos psicofármacos

CARDIOVASCULARES

ARRITMIAS

Alteração do ritmo cardíaco no sentido da lentificação ou aceleração, além de extrassístoles. Se traduzem no ECG como prolongamento do intervalo QT (risco de arritmia e morte súbita) e PR, e de depressão do segmento ST.

Existe uma diminuição na condução cardíaca em casos de intoxicação por ADTs, por isso são contraindicados após a ocorrência de infarto agudo do miocárdio, assim como, pacientes com doença cardíaca prévia, não devem ser medicados com ADTs se houver a possibilidade de outra escolha.

A SIBU pode causar aumento na freqüência cardíaca além de hipertensão arterial. Os ANDMs (donepezil, rivastigmina, galantamina) podem causar alterações na frequência cardíaca devido aos efeitos vagotônicos.

A CBZ pode provocar diminuição na condução cardíaca com bradicardia sinusal, e bloqueio atrioventricular.

O Li pode causar taquicardia e bloqueio do nodo sinusal, além de arritmias geralmente reversíveis, quando irreversível é necessário, a colocação de um marca-passo.

Causada por NTIPs, particularmente a TIOR (mesmo em baixas doses), a CLORP (10% dos casos em doses de 400mg/dia). PIMO (mesmo em doses baixas), HALO (em doses altas), CLOZ, ZIPR.

MANEJO
- Suspensão do fármaco
- Restringir a ingestão excessiva de líquidos.
- Aumento do sal nos alimentos.
- Em casos de gravidade, realizar infusão EV de solução salina e uso de furosemide para a correção da hiponatremia.

HIPOTENSÃO ORTOSTÁTICA

É a queda da pressão arterial por mudança de decúbito, devido a bloqueio adrenérgico, podendo levar a morte, quando existir doença cardíaca prévia.

É causada por:
- CLORP(principalmente quando associada ao lítio), TIOR, CLOZ, QUET, RISP e OLANZ (principalmente quando há um aumento rápido da dose).
- pode ocorrer com o uso de ADTs (principalmente IMIP, CLOM e amitp). Também ocorre eventualmente com o uso de IMAOs, e é rara com ISRSs.

MANEJO
- Orientações gerais de medidas preventivas.
- Diminuição ou troca do psicofármaco.

Síndromes e Sintomas causados pelos psicofármacos
DERMATOLÓGICOS

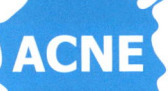
ACNE

O LÍTIO (15% dos casos) o maior indutor dessa afecção, mais raramente podem ser causados pelo ácido AV/DVP e a CBZ, como também pelos ISRSs.

Erupções que ocorrem na face, no pescoço, nos ombros, principalmente em adolescentes e adultos jovens.

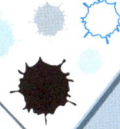

MANEJO
- Nos casos da litioterapia pode ocorrer a melhora espontânea.
- Se não houver a melhora, é necessário a redução ou até mesmo a supressão do lítio, com substituição para outro estabilizador de humor.
- Em casos mais graves, encaminhar ao dermatologista.

ALOPECIA (QUEDA DE CABELO)

- No uso do Li e do AV com melhora espontânea
- Muito raramente ocorre com ADTs e ISRSs, DVA, clonazepam, propranolol.

MANEJO
- Afastar hipótese de hipotireoidismo (através do exame de TSH).
- Se for severa, trocar o psicofármaco.

CÁRIES DENTÁRIAS

Causada pelo lítio por redução da produção de saliva e alteração química dessa secreção. Ocorre raramente com ADTs.

MANEJO
- Higiene bucal rigorosa e acompanhamento odontológico frequente.
- Uso de goma de mascar para estimular a salivação.
- Realizar bochechos com enxaguatório bucal três vezes ao dia.
- Troca do psicofármaco.

DERMATITE ESFOLIATIVA E *RASH* CUTÂNEO

- Pode ocorrer com doses altas ou menores com o uso da LAMO.
- É rara, mas, pode aparecer com o uso de CLORP, Li, ácido valproico e CBZ,
- De ADTs.

O *rash* cutâneo provocado pelo lítio pode regredir espontaneamente, assim como o causado pelo neurolépticos.

MANEJO
- Suspensão do fármaco - em todos os casos, particularmente na lamotrigina, em virtude da possibilidade de evoluir para a síndrome de stevens-Johnson, a qual pode levar à morte, ou sequelas cutâneas e oculares permanentes.
- Solicitar avaliação dermatológica.
- Optar por outro psicofármaco.
- Proibição do uso deste medicamento.

DESCOLORAÇÃO DA PELE

Efeito colateral de CLORP.

MANEJO
Suspensão e troca do psicofármaco.

ERITEMA MULTIFORME

Pode aparecer no início do tratamento com ADTs.

MANEJO
- Suspensão e troca do psicofármaco.
- Solicitar avaliação dermatológica.

FOTOSSENSIBILIDADE

No uso de NTIPs (clorp, tior) ou ADTs (imip) com exposição simultânea aos raios solares, podem aparecer exantemas, eritemas e queimaduras.
Também pode ocorrer mudança na cor da íris e escurecimento da pele nas regiões de maior incidência de luz solar.

MANEJO
- Substituição do psicofármaco.
- Evitar a exposição ao sol e indicar o uso de protetor solar.

PÊNFIGO BOLHOSO

Reação alérgica rara do uso de RISP em demências. CLONIDINA e QUET podem desencadear.

Pouco frequente, podendo ser fatal, em que bolhas de diversos tamanhos aparecem sobre a pele, na mucosa da boca, na vagina, na membrana delgada que cobre o pênis e em outras mucosas.

MANEJO
Suspensão imediata do fármaco

PETÉQUIAS

Pontos de hemorragia subcutânea que aparecem sem alterações dos fatores de coagulação.

Causadas no uso da CBZ e do AV/DVP e raramente com a CLORP.

MANEJO
- Afastar outras causas através da avaliação hematológica do paciente.
- Suspensão e substituição do fármaco.
- Se for resultado de interação medicamentosa com anticoagulante, reduzir a dose do mesmo.

PRURIDO

Manifestação alérgica rara com uso de quase todos os psicofármacos, mas particularmente com o uso de NORT, CBZ.

MANEJO
• Troca do fármaco. Associação com droga anti-histamínica.

PSORÍASE

• Li - Agrava ou desencadeia o quadro pré-existente, após longo período de uso.

• Rara – CBZ, FX, OLANZ e clonidina.

MANEJO
• Suspensão da droga.
• Troca pela CBZ.
• Encaminhamento ao dermatologista.

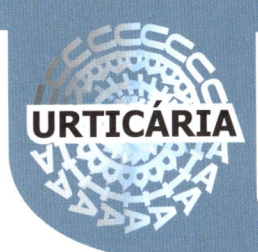

URTICÁRIA

Reação alérgica com eritema, edema e prurido, localizada ou generalizada, geralmente passageira, e no início do tratamento. É uma liberação local de histamina com o uso de CBZ e de ADTs.

• Uso de anti-histamínico.
• Entre os ADTs preferir aquele que tem maior efeito anti-histamínico, como a amitp ou usar um tetracíclico que tem potente efeito anti-histamínico, a maprotilina.
• Troca de classe de fármaco.

Síndromes e Sintomas causados pelos psicofármacos GASTROINTESTINAIS

AUMENTO DO APETITE E DE PESO

Suspeita-se estar relacionado com a melhora do apetite causado com o bem estar e compulsões por carboidratos causados pelas medicações, além do bloqueio dos receptores histamínicos e 5 HT, mudança no metabolismo da glicose, retenção de líquidos e/ou disfunção hipotâmica.

Causados por:
• ADTs, ATTs, MIRT e IMAOs, e em menor grau com a TRAZ.
• NTIP.
• NATIP – a cloz e a olanz particularmente, a risp um pouco menos e quase sem aumento de peso a zipra e arip.
• EST/H – Li E AV/DVA.
• BZDs – raramente.

MANEJO
• Dieta hipocalórica.
• Atividades físicas compatíveis.
• Preferir ISRSs (fx, sert e cita, mas com alerta de cuidados a longo prazo, ou a bup.
• Usar top no comer compulsivo ou como alternativa de est/h.
• Troca do psicofármaco.

BOCA SECA

Efeito colateral dos psicofármacos de ação anticolinérgica.

É causada por:
• ADTs.
• NTIPs.
• NATIPs – CLOZ, e em menor grau os outros.
• BZDs.
• ISRSs.
• IMAOs.
• ADs SELs: VENL, DESV, DULO.

MANEJO
• Hidratar a boca frequentemente.
• Chupar balas ou mascar chicletes dietéticos.
• Escovação dos dentes para prevenção de cáries, além de bochechos com enxaguatórios bucais.
• Medicações especializadas.

CÓLICA ABDOMINAL, DOR EPIGÁSTRICA E GASTRITE

Geralmente no início de tratamento e podem estar associadas ou não com náuseas e vômitos, particularmente em pacientes predispostos.
- ISRSs – dor epigástrica, gastrite e mais raramente a cólica abdominal.
- VENL – dor epigástrica e gastrite.
- Li e AV/DVP – dor epigástrica.
- ANDM (donepezil e galantamina) – dor epigástrica e gastrite.
- Retirada de ADTs – cólica abdominal.

MANEJO
- Redução da dose.
- Ingestão após as refeições.
- Troca do psicofármaco.

CONSTIPAÇÃO INTESTINAL

No uso com:
- ADTs.
- NTIPs sedativos.
- ANPKs.

MANEJO
- Preferir uso de ISRSs e NTIPs incisivos (halo).

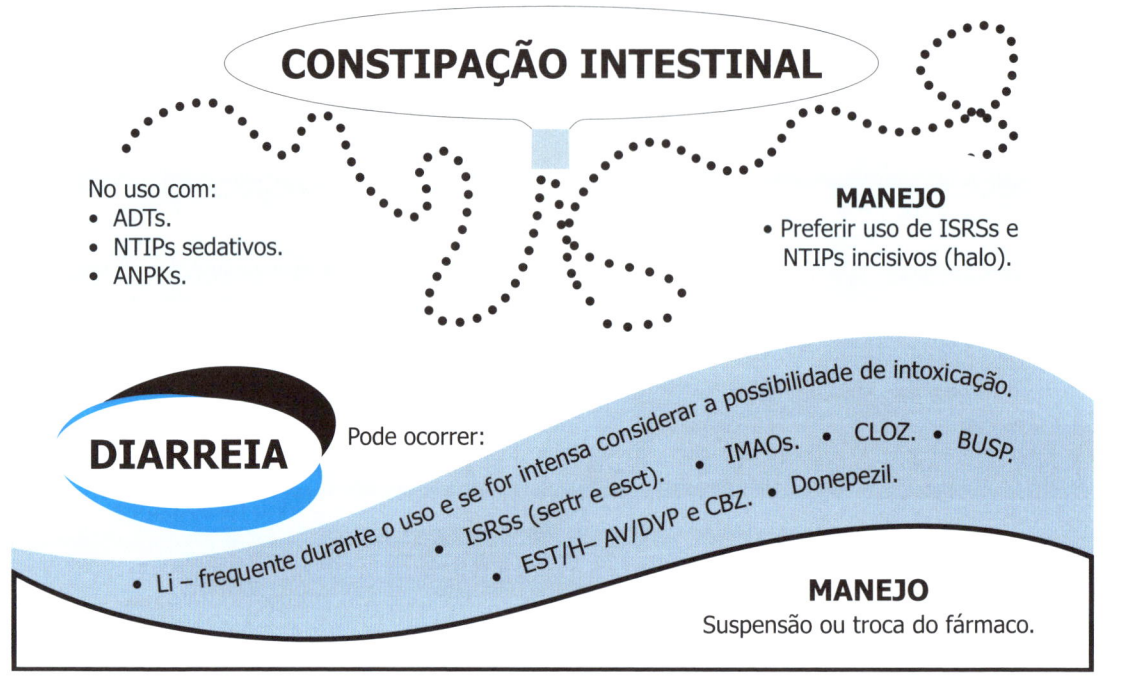

DIARREIA Pode ocorrer:

... e se for intensa considerar a possibilidade de intoxicação.

- IMAOs. • CLOZ. • BUSP.
- ISRSs (sertr e esct).
- EST/H– AV/DVP e CBZ. • Donepezil.
- Li – frequente durante o uso

MANEJO
Suspensão ou troca do fármaco.

GOSTOS DESAGRADÁVEIS

BZDs (amargo), Li, zopiclona e nortriptilina (metálico).

MANEJO
Redução ou troca do psicofármaco.

INFLAMAÇÃO NA LÍNGUA

- Mais comum como efeito colateral da CLOZ.
- Achados no uso de ISRSs.

MANEJO
Suspensão da droga.

INTOXICAÇÃO HEPÁTICA

Aumento das transaminases séricas (TGO e TGP).

Ocorre com o uso de:
- AV, com maior incidência em associações com outros convulsivantes e em crianças.
- Menos frequente: ADTs, ISRSs e APSs.
- SIBU por tempo prolongado.
- Dissulfiram.
- CLOZ – efeitos leves e transitórios sobre a função hepática.
- CBZ.
- IMAOs.
- NTIP - CLORP.

MANEJO
- Cuidado em paciente com história prévia de hepatite.
- Cuidado no uso em crianças, cirróticos e alcoolistas.
- Solicitação de exame das transaminases séricas, se houver sintomas sugestivos.
- Redução das doses.
- Suspensão e troca.

PANCREATITE

- AGUDA – álcool (maior causa), litíase biliar, infecciosa (vírus da parótide epidêmica), traumas, neoplasias e medicamentos (corticosteroides, clortiazídicos, sulfapiridina, sulfasalazina, azatioprina, L-asparginase, metronidazol, tetraciclinas, furosemida)
- CRÔNICA – Álcool

além das medicamentosas por PSFs – AV/DVP (em crianças)
NTIPs – baixa potência
NATIPs - CLOZ > OLANZ > RISP > associado ao HALO
ADs – ISRSs (FX E SERT) SELs (VENL e MIRT)

HEMATOLÓGICOS
Síndromes e Sintomas causados pelos psicofármacos

AGRANULOCITOSE

Diminuição dos glóbulos brancos abaixo de 500mm³.

MANEJO

- Solicitação de hemograma na presença de febre e dor de garganta no início do tratamento; se houver leucopenia abaixo de 3.000mm³, suspender a droga e tratar do sintoma hematológico.
- Controle hematológico, a cada duas semanas nos primeiros quatro meses de tratamento; A queda de 15% de leucócitos em relação à contagem anterior é preditor de agranulocitose.
- Se houver necessidade de continuar a clozapina, usar filgrastima (Granulokine).
- Se a droga de substituição for a olanzapina, a reversão da agranulocitose será mais lenta.
- A reversão da agranulocitose demora duas a três semanas.

Pode ocorrer com o uso de:
- NTIPs – CLORP e TIOR (mais raro).
- CLOZ – grave e freqüente com grande risco nos primeiros três meses de tratamento em idosos e mulheres, principalmente associada com outras drogas.
- CBZ.
- LAMO.

ANEMIAS

- Aplástica – diminuição da contagem do total das células (hemácias, leucócitos e plaquetas), por falência da medula óssea – efeito raro da CBZ.
- Hemolítica – fenotiazínicos, particularmente a CLORP (rara).
- Macrocítica – ácido valpróico em altas doses.

MANEJO
- Hemograma completo no uso da CBZ, com controle a cada dois meses.
- Suspensão da CBZ com leucócitos abaixo de 3.000 células por mm³.
- Suspensão da droga.

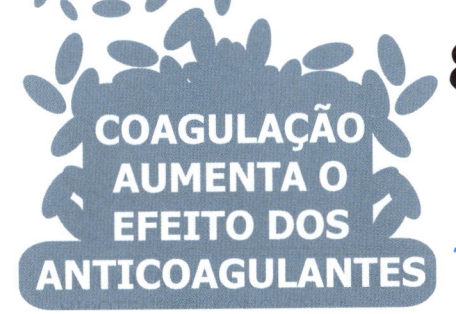

COAGULAÇÃO AUMENTA O EFEITO DOS ANTICOAGULANTES

- ADTs (nortriptilina), ácido valproico, fenotiazinas, haloperidol, e ISRSs.
- CBZ - diminui o efeito dos anticoagulantes – púrpuras, petéquias e até sangramentos.
- AV – trombocitopenia reversível e disfunção plaquetária, além de alterar o tempo de protrombina.

MANEJO
- Contagem de plaquetas – CBZ e AV.
- Precaução em pacientes que estão associando anticoagulantes e psicofármacos de risco, através da solicitação de exames hematológicos.

EOSINOFILIA

É uma modificação comum em alergias na parasitose intestinal e raramente com psicofármacos (relatos com uso de ADTs e cloza).

MANEJO
Troca do psicofármaco.

LEUCOCITOSE E LEUCOPENIA

- Leucocitose – com o uso de Li (benigna), ADTs e NTIP (raras), CBZ e cloz.
- Leucopenia – CBZ (reversível), ADTs (rara) e cloz (grave).

MANEJO
Suspensão ou troca do psicofármaco.

TROMBOCITOPENIA

Queda de plaquetas e aumento do tempo de coagulação com elevação do tempo de protrombina, podendo aparecer púrpuras, petéquias e sangramento.

Causada raramente pela CBZ e AV/DVP.

MANEJO
- Suspensão do psicofármaco.
- Em pacientes com uso dessas drogas, realizar exames de plaquetas e tempo de coagulação antes de cirurgias.

OFTALMOLÓGICOS
Síndromes e Sintomas causados pelos psicofármacos

GLAUCOMA

O glaucoma de ângulo fechado pode ter uma grave precipitação com as seguintes drogas:

- NTIPs, ADTs, IMAOs, CBZ, ANPKs, e mais raramente com FX, PARO, TOP e SIBU.
- O glaucoma de ângulo aberto não suscita suspensão de nenhum psicofármaco se estiver em tratamento oftalmológico.

MANEJO
- Evitar as drogas referidas, dando lugar aos ADs seletivos e NATIPs.
- Encaminhamento para o oftalmologista, quando necessário o uso de algum fármaco de ação anticolinérgica.

MIDRÍASE E NISTAGMO

Causados pela SIBU (midríase), CBZ e ADTs (nas superdoses)

MANEJO
Suspensão do psicofármaco e cuidados gerais.

RETINOPATIA PIGMENTAR

Caracteriza-se por diminuição da acuidade visual, visão acastanhada, podendo chegar à cegueira. No exame de fundo de olho, observam-se depósitos de pigmentos na retina (lesão irreversível).

É um efeito raro da TIOR (atenção para doses acima de 800mg/dia).

MANEJO
- Encaminhamento para o oftalmologista de pacientes que fazem uso de TIOR e apresentem alguma queixa visual.
- Evitar doses altas deste fármaco.

XEROFTALMIA

Ressecamento da conjuntiva indicando efeito anticolinérgico.

Causado por:
- ADTs.
- CLORP.
- ANPKs.

MANEJO
- Evitar o uso ou associações de fármacos com ação anticolinérgica.
- Precaução com pacientes idosos.
- Suspensão e troca do fármaco.

Síndromes e Sintomas causados pelos psicofármacos

RENAIS

INSUFICIÊNCIA RENAL

O LÍTIO é o único psicofármaco que necessita certa atenção renal. Menos de 5% dos pacientes que fazem uso contínuo do lítio, com um pequeno aumento dos níveis séricos de creatinina, por nefrite intersticial ou síndrome nefrótica. Esse efeito é reversível quando é detectado precocemente.

MANEJO Nefrite – suspensão do lítio e troca do estabilizador de humor, e verificação do *clearance* de creatinina. Síndrome nefrótica – suspensão, contra indicação e troca do lítio. Na gravidade fazer corticoterapia.

NEFROLITÍASE (CÁLCULOS RENAIS)

Pode ser causada por substâncias na urina que são formadoras de cálculos (ác. úrico, cálcio e oxalato) ou por depósito de cálcio na papila renal.

TOP – inibidor na anidrase carbônica aumentando a chance de aparecimento de pedras, em jovens masculinos, brancos e com história familiar.

Troca

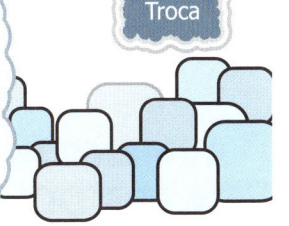

OLIGÚRIA, POLIDIPSIA E POLIÚRIA

Sintoma causados pelo LÍTIO.

A oligúria pode ocorrer nos casos de intoxicação aguda com falência renal, podendo levar à morte, ou produzir seqüelas neurológicas irreversíveis. A poliúria é mais freqüente, geralmente acompanhada de polidipsia e nictúria. É dada pelo antagonismo que o lítio exerce sobre o ADH no rim. Volume urinário acima de 3 litros de urina/dia é indício de quadro de diabete insípido nefrogênico. A polidipsia ocorre em até 30% dos pacientes que usam lítio; se associado com neurolépticos, aumenta ainda mais, podendo haver hiponatremia. O lítio exerce antagonismo sobre o hormônio antidiurético (ADH) em nível renal, e também parece exercer interferência na resposta das células tubulares distais ao hormônio antidiurético, porque diminui a atividade da adenilciclase, do AMP – cíclico e, consequentemente, a atividade de reabsorção da água dessas células. Também suprime a reabsorção de água no túbulo proximal, da alça de Henle e do ducto coletor.

MANEJO
- Oligúria – suspensão e eliminação da droga do organismo, e também evitar drogas que podem causar retenção urinária.
- Polidipsia – ingestão abundante de água para compensar as perdas, diminuir a dose de lítio, uso de diurético, suplementação de potássio e controle da função renal.
- Poliúria – interrupção do fármaco, diminuição da dose ou troca do estabilizador de humor, uso de diurético, suplementação de potássio e controle da função renal.

ANORGASMIA E DIMINUIÇÃO DA LIBIDO

Incapacidade de atingir o orgasmo.
É causada por:

- NTIPs– TIOR (principalmente), CLORP, FLUF, HALO, PIMO, SULP e TIOX.
  EST/H – CBZ E DVA
- ISRSs – muito freqüente, principalmente em mulheres. Nos homens, é uma consequência do retardo da ejaculação.
- ADTs.
- IMAOs.
- VENL – diminui desejo sexual
- Li e NATPs – diminuição da libido
- BZDs – por ação química ou por sedação. Evitar clonazepam em doses elevadas.

MANEJO

- Redução da dose.
- Troca do fármaco. ADs: escolher entre: BUP, MIRT, MOCL ou TRAZ.
- Associação com a BUP.
- Em homens, uso do sildenafil – 1 hora antes da atividade sexual.
- Ciproeptadina 4 a 12mg – 1 hora antes da relação sexual.
- Pesquisar vida sexual pregressa e possibilidade desse sintoma fazer parte do transtorno.

AUMENTO DA LIBIDO

Com o uso da BUP e da TRAZ (risco de priapismo que deverá ser tratado).

MANEJO

- Interrupção no caso de priapismo e encaminhamento de urgência para um pronto atendimento se o sintoma persistir por mais de 1-hora.
- Evitar o uso de TRAZ em pacientes do sexo masculino, ou tentar doses menores.

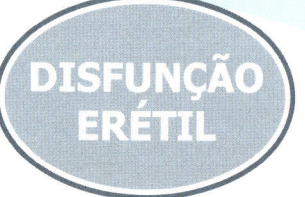

DISFUNÇÃO ERÉTIL

Causada por:
- Neurolépticos.
- ADTs.
- IMAOs.
- ISRSs.
- Lítio.
- BZDs (menos frequente).

MANEJO

- Redução ou troca do fármaco.
- Uso de fármacos antidisfunção erétil.

Ocorre em função do bloqueio de receptores (α1-adrenérgicos e 5HT) e alteração dos níveis de prolactina pelo bloqueio D2.

DOR NOS TESTÍCULOS

Causada por CLOM E IMIP, podendo aparecer na retirada da IMIP

MANEJO

Redução ou troca do fármaco.

EJACULAÇÃO RETARDADA

- NTIPs (Bloqueio – adrenérgico): CLORP,TIOR e trifluoperazina.
- ADTs – particularmente a CLOM.
- ISRSs.
- IMAOs.

MANEJO
- Redução ou troca do fármaco.
- BUP associada ao ISRS
- Sildenafil – 1 hora antes da relação sexual.
- Encaminhar ao urologista, para condutas especializadas.

EJACULAÇÃO RETRÓGRADA*

É a que ocorre para dentro da bexiga, através da uretra, por dificuldade dos seus esfíncteres. É causada por:
- Neurolépticos – TIOR (bastante comum), CLORP, HALO, trifluoperazina.
- AD – traz.

MANEJO
- Redução ou troca do fármaco.
- Uso de drogas simpaticomiméticas (efedrina) ou anti-histamínicas (ciproeptadina).

INCONTINÊNCIA URINÁRIA

- CLOZ

- Idosos usando BZDs, geralmente acompanhado de confusão mental.

MANEJO
- Usar a IMIP pela sua ação de retenção urinária.
- Evitar associar o Li com a CLOZ porque pode agravar o sintoma.
- Solicitar consultoria do urologista.

PROSTATISMO

Hipertrofia prostática – retenção urinária, dificuldade e dor para urinar, com eventual infecção urinária. Ocorre em pacientes idosos, com história prévia de hipertrofia prostática.

É causado por drogas de efeito anticolinérgico:
- ADTs.
- NTIPs de baixa potência – CLORP.
- ANPKs – biperideno.
- CBZ – rara.
- CLOZ – rara.

MANEJO
- Redução ou troca do fármaco.
- Consultoria com urologista.

RETENÇÃO URINÁRIA

É causada por psicofármaco de ação antimuscarínica.
- ADTs com ação anticolinérgica.
- NTIPs de baixa potência – CLORP e TIOR.
- NATIPs – CLOZ (principalmente), OLANZ e QUET (menos frequente).
- ISRSs.
- IMAOs.

MANEJO
- Evitar o uso desses fármacos em pacientes idosos com propensão à hipertrofia prostática.
- Consultoria com urologista.

Capítulo X

Uso de Psicofármacos em Situações Especiais

ABSTINÊNCIA ALCOÓLICA

DADOS

• É uma síndrome com sintomas agudos e alterações nas condições vitais, inclusive convulsões.
• Exige intervenção para desintoxicação e uso de psicofármacos para o controle dos sintomas e prevenção do *delirium*.

PREFERIR

• BZDs de longa ação: clordiazepóxido e diazepam.
• BZDs de ação intermediária: lorazepam (na presença de cirrose).
• HALO: em doses pequenas quando houver alucinações ou delírios.
• Adjuvantes: bloqueadores (em coronariopatia) e clonidina.
• Tiamina: na síndrome de Wernicke-Korsakoff.
• AV/DVP: retirada aguda do álcool.
• CBZ: retirada aguda do álcool.
• Gabapentina, fenitoína e fenobarbital: manejo de convulsões.
• Propofol EV: no refratário.

EVITAR

• NTIPs sedativos: queda do limiar convulsivo e hipotensão arterial.

ABSTINÊNCIA DE OPIOIDES

DADOS

• Inicialmente aparece lacrimejamento e rinorreia, insônia, diarreia e vômitos além de dores articulares e musculares; seguem-se abalos musculares, sudorese intensa, alterações da PA e outros sintomas cardiocirculatórios.
• Os opioides são usados para diminuição da dor e podem desenvolver tolerância e dependência.
• São: morfina, codeína e outros xaropes.

PREFERIR

• Retirada gradual em 5 a 10 dias.
• Fármacos da mesma classe: metadona (1 mg de metadona para 3 mg de morfina) no início, até (em média), 10 a 20 mg/dia, com redução em 10 a 15 dias.
• Buprenorfina: efeito mais rápido na redução dos sintomas de abstinência – 8 a 24 mg/dia em uma tomada diária, ou mais vezes ao dia se a dor for intensa.
• Clonidina: 0,1 a 0,2 mg a cada 6 horas, monitorando a PA.
• Gabapentina: adjuvante em 900 mg/dia.
• Naltrexona: terapia de manutenção após a desintoxicação.

EVITAR

• Meperidina

ACIDENTE VASCULAR CEREBRAL

DADOS

• 30% dos pacientes com AVC poderão sofrer de depressão até dois anos após ocorrido.
• O tratamento acompanhado pelo neurologista é conveniente quando possível.

continua...▶

PREFERIR

- ISRSs: citalopram, escitalopram e sertralina (meia-vida menor e menor interação medicamentosa.
- ADTs: nortriptilina (menos efeitos anticolinérgicos).

EVITAR

- ISRSs: fluoxetina (meia vida longa).
- ADTs: muitos efeitos adversos anticolinérgicos e predisposição para convulsão.
- BUP e MAPRO: risco de convulsões.
- IMAOs: efeitos adversos sobre a pressão arterial.
- METF: na depressão (alguns casos).

AIDS

DADOS

- Esta síndrome predispõe a:

a) Infecções.

b) Complicações neurológicas com o passar do tempo.

c) Transtornos mentais:
c.1) Déficits cognitivos e motores.
c.2) Demência.
c.3) Lesões do SNC: toxoplasmose, linfoma e leucoencefalopatia multifocal progressiva.
c.4) Infecções do SNC: encefalite por citomegalovírus, meningite por criptococos e neurossífilis.
c.5) *Delirium.*

d) Síndromes psiquiátricas: maniatiforme, depressiva, psicótica e outros transtornos de ansiedade.

- Os pacientes podem estar muito debilitados e exigem precauções na administração de psicofármacos.
- O tratamento acompanhado pelo infectologista é conveniente quando possível.

PREFERIR

- ISRSs: em especial, a sertralina e o citalopram.
- BUP: eficaz nas depressões.
- TRAZ: em pacientes com insônia e tratamento prolongado.
- BUSP: alternativa ao uso de BZDs.
- BZDs de curta ação: lorazepam, alprazolam e oxazepam.
- METF: para apatia e déficits cognitivos.
- NTIPs de alta potência: haloperidol (precaução com a síndrome extrapiramidal).
- NATIPs: RISP (menos efeitos EXTRAs em doses baixas por um curto período).
- Li: principalmente pelo seu papel neurotrófico, com o devido cuidado com os efeitos adversos (diarreia, sudorese e desidratação).
- EST/H: GABAP e TOP (estimulam menos a replicação do vírus).

EVITAR

- ADTs (se necessário, preferir a imipramina).
- AMITP: pode ser ineficaz na dor neuropática.
- NTIPs sedativos (efeitos anticolinérgicos) .
- CBZ e AV/DVP.
- BZDs de longa ação: clordiazepóxido e diazepam (maior risco de produzirem déficits cognitivos).

CIRROSE

DADOS

- É uma alteração irreversível do fígado caracterizada por um processo difuso de fibrose e formação de nódulos , acompanhada frequentemente de necrose hepatocelular.
- Causas: álcool, hepatites B e C, predisposição hereditária.
- Complicação: encefalopatia portossistêmica (encefalopatia hepática)
- A maioria das drogas psiquiátricas são metabolizadas no fígado, assim, na vigência da cirrose hepática, entrarão na circulação em níveis muito mais elevados.
- O tratamento acompanhado pelo especialista é recomendável quando possível.

PREFERIR

- BZDs de curta ação: alprazolam e lorazepam.
- Uso de doses fracionadas ao dia.

EVITAR

- BZDs de longa duração: diazepam e clordiazepóxido.
- ADTs.
- ISRSs: fluoxetina e paroxetina (aumentam o tempo de metabolização).
- CBZ: apresenta toxicidade hepática.
- AV/DVP.
- NTIPs sedativos, amissulprida, clozapina, risperidona e olanzapina.

DELIRIUM

DADOS

- É um transtorno mental orgânico que ocorre em 10-15% das hospitalizações (de idosos, grandes queimados ou pacientes submetidos a grandes cirurgias), em casos de alcoolismo e intoxicações por metais pesados, abstinência de drogas, deficiências nutricionais (particularmente tiamina e B12), distúrbios endócrinos (principalmente tireoide), tumor cerebral primário, traumatismo craniano, infecção (cerebral, sistêmica), fator cardiovascular (cerebral e geral) e distúrbios metabólicos.
- Síndrome transitória reversível, de início agudo ou subagudo com prejuízo cognitivo global (consciência, atenção, memória), distúrbios sensoperceptivos e agitação.

PREFERIR

- NTIPs incisivos: HALO.
- NATIPS: OLANZ ou RISP (alternativas quando houver necessidade de doses altas ou complicações cardíacas); QUET e ARIP.
- BZDs: clordiazepóxido, diazepam e lorazepam. Previnem convulsões (uso injetável).

EVITAR

- NTIPs sedativos: risco de taquicardia, hipotensão e sedação, além do risco de íleo paralítico.
- A associação de diazepam com FX: *delirium* secundário.
- A retirada rápida de alprazolam, FX (particularmente em idosos).
- Lítio (fazer redução gradual).

DEMÊNCIA

DADOS

- Alterações estruturais ou funcionais difusas do cérebro com perda global das funções cognitivas.
- O tratamento acompanhado pelo neurologista é conveniente quando possível

continua...▶

- BZDs de meia-vida curta ou intermediária (lorazepam, alprazolam).
- HIPNs não benzodiazepínicos.
- BUSP.
- HALO, TIOR, RISP e OLANZ (doses baixas).
- CLOZ em pequenas doses (25 a 100mg), com monitorização do hemograma (agranulocitose).
- ISRSs - CITA e SERT.
- TRAZ – melhora a agitação psicomotora.
- Outros ADs: tianeptina, bupropiona, mirtazapina, venlafaxina, desvenlafaxina e agomelatina.
- AV/DVP ou Li (doses baixas) – sintomas maníacos e impulsividade (monitorar função renal).

EVITAR

- BZDs de longa ação (diazepam, clordiazepóxido e hipnóticos como o flurazepam).
- NTIPs sedativos.
- ADTs.
- IMAOs.

DIABETES MELITO

DADOS

Os quadros depressivos são muito frequentes neste transtorno, e as medicações podem interferir favoravelmente nos níveis glicêmicos. O DML dobra a chance de ter depressão em virtude de uma série de fatores fisiológicos e psicológicos (medos, restrições e frustrações) causados pela doença; também alterações corticais e subcorticais aumentam a predisposição para o DML. Portanto, o tratamento de depressão deve ser feito para não piorar o DML. E parece que essa doença pode piorar a depressão. Ou seja, tais ações são bidirecionais.

- ISRSs: FX (reação hiperglicemiante aguda rara) e SERT (trabalhos mostram queda nas recorrências do DML).
- Na neuropatia diabética: (es)citalopram, (des)venlafaxina, DULO.
- HALO, ARIP.
- BZDs.
- CBZ e TOP.
- Existem evidências que o uso de metformina aumenta o efeito protetor no uso de ADs no DML.

EVITAR

- ADTs.
- NATIPs: CLOZ, OLANZ, RISP e QUET.
- Li e AV/DVP.
- Associações de ADs: aumenta a chance de diabetes tipo II.
- Quando houver comorbidade com transtorno de ansiedade evitar a BUP pelo seu efeito ansiogênico.

DOENÇA PULMONAR OBSTRUTIVA CRÔNICA (DBPOC)

DADOS

- Obstrução do fluxo aéreo dada por diversas patologias (asma brônquica, bronquite crônica, enfisema pulmonar).
- Muito frequente a depressão nesses quadros.
- Observação: na asma lembrar que a terapia com corticoides e outros estimulantes pode piorar a ansiedade ou depressão. O lítio reduz a atividade histaminérgica.
- O tratamento acompanhado pelo especialista é conveniente quando possível

continua... ▶

PREFERIR

- ISRSs – sertralina, (es)citalopram.
- BUP, NORT, MIRT.
- BUSP.
- BZDs de ação curta: lorazepam e alprazolam (uso eventual e cauteloso).

EVITAR

- Uso contínuo de BZDs.
- Bloqueadores.
- FLUV: aumenta a toxicidade da teofilina.
- CBZ: diminui a meia-vida da teofilina.
- IMAOs.

DORES, NEVRALGIAS, ENXAQUECAS e NEUROPATIAS

DADOS

- 30% dos indivíduos apresentam dor crônica (metade é oncológica) e o restante por transtornos psiquiátricos.
- O exame por especialista neuroclínico é indispensável quando possível
- As neuropatias podem ter várias causas:
    - diabética, polineuropáticas: tóxicas, metabólicas, inflamatórias, infecciosas, etc...
    - periféricas: compressivas, de vasculopatias, doenças infiltrativas, etc...
- O tratamento acompanhado pelo neurologista é conveniente quando possível.

PREFERIR

- ADTs: AMITP: dores neuropáticas e enxaquecas e NORTP.
- ADs SELs: DULO, VENL e TRAZ (insuficiente contra enxaqueca).
- ADTs, CBZ, DULO, GABAP, PREGA: mais evidências nas neuropatias. • AV/DVP, LAMO, OXCB, TOP: algumas evidências nas neuropatias. • NTIPs: levomepromazina e flufenazina.
- ISRSs: FX e FLUV: prevenção da enxaqueca.
- HIPN não BZDs: úteis na dor acompanhada de insônia.
- EST/H: CBZ ,OXCB, GABAP e PREGA: nevralgia do trigêmio.
- LAMO: opção no tratamento da enxaqueca.
- PREGA E GABAP: nevralgia pós-herpética.
- Li: alternativa em cefaleias crônicas e enxaquecas em salva.
- OLANZ: profilaxia da enxaqueca crônica.
- Agonistas opioides: morfina e metadona.
- Agonista opioide parcial: buprenorfina.
- METF: potencializa ação de opioides.
- Tramadol: analgésico.
- CLORP: na forma EV na emergência da enxaqueca.

EVITAR

- BZDs: podem aumentar a dor.

EPILEPSIA

DADOS

- Disparos neuronais paroxísticos e recorrentes. Apresenta significativa comorbidade psiquiátrica, e existem epilepsias com sintomatologia psiquiátrica, como a de lobo temporal.
- O tratamento acompanhado pelo neurologista é conveniente quando possível

continua...▶

PREFERIR

- EST/H: CBZ e AV/DVP.
- BDZs: aumentam limiar convulsivo e podem apresentar especificidades terapêuticas na epilepsia, particularmente o clobazam e o clonazepam em crianças.
- Lorazepam e diazepam: na forma EV na emergência.
- Midazolam: na forma EV no estado epiléptico refratário.
- IRSRs: no tratamento de outros sintomas.

EVITAR

- Li: convulsões com facilidade nas doses tóxicas.
- ADTs: diminuem o limiar convulsivo.
- BUP: grande risco de convulsões.

ESCLEROSE MÚLTIPLA

DADOS

- Doença degenerativa, de curso variável, da camada isoladora lipídica de mielina que envolve os axônios neurais. Esta é provavelmente causada pela destruição, pelo próprio sistema imunitário do indivíduo, das células gliais (responsáveis pela produção e armazenamento da mielina). A ausência de isolamento eficaz dos neurônios, e da sua sustentação pelas células gliais, leva à degeneração dos mesmos e à perda de função.
- Ocorre mais em mulheres na idade adulta e é acompanhada de depressão em mais de 50% dos casos.
- O tratamento acompanhado pelo neurologista é conveniente quando possível.

PREFERIR

- ADs em geral: iniciar com doses pequenas, com boa resposta à SERT. • AV/DVP: nos transtornos de humor.
- Gabapentina: no tratamento da espasticidade.

EVITAR

- Outros PSFs em geral.

FEOCROMOCITOMA

DADOS

- Tumores raros, geralmente benignos, de células cromafins, formados por células produtoras de substâncias adrenégicas. Costumam se localizar nas glândulas suprarrenais, mas podem ter outras localizações. Esse tipo de tumor raramente responde à quimioterapia ou radioterapia, necessitando de intervenção cirúrgica. Os feocromocitomas são de difícil visualização, muitas vezes não são localizados por meio de tomografia ou ressonância magnética; torna-se, portanto, indispensável uma cintilografia com iodo radioativo. 20% são familiares (autossômico dominante).
- Podem ser "silenciosos", sendo um achado fortuito de uma autopsia, mas podem ter os mais variados graus de sintomas, dos quais os mais intensos são das crises adrenérgicas. Nesse caso, o portador apresenta aceleração súbita do coração, com grandes elevações de PA, dor de cabeça e sudorese.
- O tratamento acompanhado pelo especialista é conveniente quando possível.

PREFERIR

- ISRSs: quando necessário nas crises de ansiedade e pânico que podem ocorrer.
- ADTs: também mostram segurança.

continua...▶

- IMAOs: risco de crises hipertensivas graves.
- Li: pacientes tratados com lítio devem ter monitoramento sérico mais frequente.

FIBROMIALGIA

DADOS

- Doença reumática com dor generalizada e crônica acompanhada de fadiga, indisposição, distúrbios do sono e grande sensibilidade aos estímulos dolorosos. Envolve músculos, tendões e ligamentos, e compromete acentuadamente a qualidade de vida e traz grande comorbidade com transtornos psiquiátricos (principalmente depressão e ansiedade).
- O tratamento acompanhado pelo reumatologista é conveniente quando possível.

PREFERIR

- ADTs: AMITP E CLOM (na dor e na insônia), NORT e MAPRO (fadiga).
- ISRSs: FX e CITA – em doses mais elevadas.
- ADs SELs: DULO E VENL.
- EST/H: Pregabalina (principalmente na comorbidade com TAG, transtornos gastrointestinais e fadiga).
- BZDs: adjuvantes. O clonazepam pode ser usado quando houver distúrbio de ATM ou síndrome das pernas inquietas associados.
- QUET: adjuvante.
- Modafinil: reduz em 50% a fadiga.
- Naltrexona: reduz sintomas gerais em 30%.
- ANALGÉSICOS: Tramadol e Pramixol.

EVITAR

- BZDs: evitar uso prolongado.
- IMAOs: ineficazes.
- Associação de DULO com Tramadol.

INFARTO AGUDO DO MIOCÁRDIO

DADOS

- Tem comorbidade frequente com depressão.
- O tratamento acompanhado pelo cardiologista é conveniente quando possível.

PREFERIR

- ISRSs: CITA, ESCT, SERT.
- MIRT.

EVITAR

- ADTs: são cardiotóxicos, mas um pouco menos a NORT e MAPRO.
- ISRSs: FX e PARO (maiores interações medicamentosas).
- Li: suspender até a cicatrização da lesão.
- CBZ: logo após o infarto porque altera a condução cardíaca.
- APSs: usados com cuidado e em doses baixas.
- Bromocriptina: causa vasoespasmo.
- SIBU: agente hipertensivo.

LEUCEMIAS

DADOS

- A utilização de psicofármacos deve ser cautelosa, não só pela doença, mas também pela quimioterapia.
- O tratamento acompanhado pelo especialista é conveniente quando possível.

PREFERIR

- ISRSs: de meia-vida curta.
- Li: escolha quando necessário algum estabilizador, porém deve ser usado com cautela.
- HALO, RISP.

EVITAR

- ADTs, IMAOs e FX.
- EST/H.
- NTIPs sedativos.
- CLOZ (principalmente), OLANZ.

LÚPUS ERITEMATOSO SISTÊMICO

DADOS

- É uma doença autoimune do tecido conjuntivo que pode afetar qualquer parte do corpo, resultando em inflamação e dano tecidual.
- O LES lesa mais frequentemente o coração, articulações, pele, pulmões, vaso sanguíneos, fígado, rins e sistema nervoso. A evolução da doença é imprevisível, com crises e remissões. A doença ocorre nove vezes mais frequentemente em mulheres do que em homens, sobretudo entre as idades de 15 e 50 anos.
- Em 25% dois pacientes aparecem transtornos psiquiátricos com manifestações cognitivas, outras manifestações neurtológicas e até psicose (delírios e alucinações auditivas). Muitas vezes pode haver dificuldade de distinguir o quadro psiquiátrico da doença em si ou da corticoterapia.
- O tratamento acompanhado pelo especialista é conveniente quando possível.

PREFERIR

- ISRSs.
- NTIPs: dosagem baixa.
- NATIPs: RISP.

EVITAR

- Procainamida (antiarrítmico) e hidralazina (anti-hipertensivo): induz o LES.
- Outras drogas que induzem o lúpus: β–bloqueadores , bloqueadores de canais de Na, antiinflamatórios não esteroides, diuréticos, e outros.
- Psicofármacos desencadeantes: CBZ, CLOP, CLOZ, LAMO, Li, SERT (regride com a suspensão).

MENINGITE

DADOS

- Os sintomas psiquiátricos frequentes na meningite são: agitação, confusão, alteração de comportamento, fenômenos sensoperceptivos.

PREFERIR

- HALO: na forma IM.

continua...▶

EVITAR

- NTIPs sedativos.
- BZDs.
- Li: agrava a toxicidade cerebral.

NEOPLASIA

DADOS

- Os sintomas dos tumores dependem da localização no organismo (ex.: metástases cerebrais, distúrbios neurológicos) e do tipo da neoplasia; além disso, os quimioterápicos e também os corticoides podem levar à depressão (transtornos em graus variados até psicoses) que, dentre as manifestações psiquiátricas que aparecem, é de longe a mais frequente, além dos transtornos de humor.

PREFERIR

- ISRSs (melhor escitalopram e citalopram): menos náusea.
- SERT E VENL: uso de tamoxifeno.
- MIRT: inapetência e náuseas.
- ATPs: doses baixas de CLORP (menos efeitos cardiovasculares) e HALO.
- BZDs de curta ação.
- METF e BUP: na fadiga.

EVITAR

- ADTs: efeitos anticolinérgicos.
- IMAOs: possibilidade de interações medicamentosas.
- CLOZ: potencialmente mielotóxica.
- CBZ e AV/DVP: agranulocitose e risco de interações com medicações oncológicas.
- Li: risco de desidratação e complicações renais.

PARKINSON

DADOS

- Doença neurológica, consistindo em depleção de dopamina nos núcleos extrapiramidais, de etiologia idiopática, medicamentosa ou tóxica (parkinsonismo); é bastante incapacitante e geralmente acompanhada de depressão (40%) causada pela própria perda neuronal da doença ou pela consequência existencial causada pela distúrbio.
- O tratamento acompanhado pelo neurologista é conveniente quando possível.

PREFERIR

- ISRSs: SERT, CITA.
- ADTs: NORT.
- Pramipexol: certo efeito antidepressivo no Parkinson.
- CLOZ: no tratamento das psicoses decorrentes da doença de Parkinson e também eficaz no manejo da discinesia tardia dessa doença e não apresenta efeitos extrapiramidais por sua pequena ação em D2; cuidado apenas com efeitos hematológicos.

EVITAR

- ISRS (em associação com a selegilina principalmente FX): risco de síndrome serotoninérgica.
- VENL: contraindicação do fabricante.
- APSs com efeitos extrapiramidais e parkinsonismo.
- IMAOs.
- Li, CBZ E AV/DVP.

TRANSPLANTES

DADOS

- Os fármacos usados devem levar em conta o uso de ciclosporina.
- São acompanhados frequentemente de: DEPRESSÃO, TAG, TEPT.

PREFERIR

- FX, NORTP.
- HALO.

EVITAR

- CBZ: muitas interações.
- Bromocriptina.

TRAUMATISMO CRANIOENCEFÁLICO

DADOS

- É muito frequente a ocorrência de sequelas neurológicas e comportamentais, além de depressão e ansiedade.
- É necessário o cuidado de evitar fármacos que atuem na consciência neurológica.
- O tratamento acompanhado pelo neurologista é conveniente quando possível.

PREFERIR

- ISRSs: na ansiedade, depressão, insônia, agressividade.
- Associação de ADs com CBZ.
- METF: melhora da atenção.
- PROPRANOLOL: na agressividade.

EVITAR

- BUP.

TUMORES INTRACRANIANOS

DADOS

- Primários e metastáticos e podem gerar manifestações psiquiátricas.
- Sintomas mais comuns: irritabilidade, ansiedade, depressão, déficits cognitivos e outras alterações neurológicas.
- O tratamento acompanhado pelo neurologista é conveniente quando possível.

PREFERIR

- ISRSs: menor perfil de efeitos adversos
- ADTs: preferir NORT – menos efeitos anticolinérgicos.
- BZDs de curta ação

EVITAR

- IMAOs.
- ECT.
- Li e EST/H – risco de neurotoxicidade e toxicidade hematológica.

Capítulo XI

Psicofármacos não disponíveis no Brasil

ANTIDEPENDÊNCIA QUÍMICA ÁLCOOL 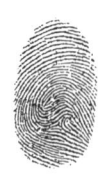	**ACAMPROSATO** Campral® - Merck	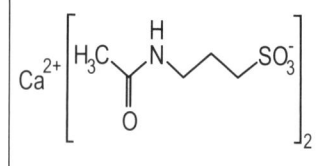 Acetil-homotaurinato de cálcio

Apresentações

DIFERENTE CONFORME O PAÍS QUE É COMERCIALIZADO

Posologia

- INICIAR A ADMINISTRAÇÃO LOGO APÓS A DESINTOXICAÇÃO DO ÁLCOOL.
- PACIENTES COM < 60kg: USAR 2/3 DA DOSE.
- ELEVAR A DOSE GRADUALMENTE.

DMD: 666mg - 3x/DIA

Início de Ação: 7 dias

Indicações

SUPRESSÃO DA SÍNDROME DA ABSTINÊNCIA AO ÁLCOOL APÓS REALIZADA A DESINTOXICAÇÃO NO TRATAMENTO DO ALCOOLISMO.

Contraindicações

INSUFICIÊNCIA RENAL E HEPÁTICA GRAVES, $\mathcal{HS}$.

Precauções

OS ALIMENTOS REDUZEM A ABSORÇÃO.

Efeitos Adversos

CONFUSÃO, DIARREIA, INSÔNIA, NÁUSEAS, PRURIDO, VÔMITOS
cefaleia, diminuição da concentração, dor articular e muscular, dores abdominais, eritema maculopapular, insônia, sonolência.

ATENÇÃO	Alimentos	Álcool	Abstinência	Veículos	Máquinas
	⊗	⊗	SIM	OK	OK
Gravidez	Lactação	Crianças	Idosos	Ins.Hep.	Ins. Ren
⊗	⊗	⊗	⊗	⊗	⊗

Superdose

Quadro Clínico: ANGINA, ARRITMIAS, BOCA SECA, CONVULSÕES, DIARREIA, DOR DE CABEÇA, FADIGA, HIPERTENSÃO OU HIPOTENSÃO ARTERIAL, INSÔNIA, MAL-ESTAR, NÁUSEAS, NERVOSISMO,

continua...▶

PALPITAÇÕES, PARADA CARDÍACA, TAQUICARDIA, TONTURA, FADIGA, TREMORES. Hipercalcemia também pode ocorrer.

Manejo: INTERRUPÇÃO DO USO.
FAZER LAVAGEM GÁSTRICA.
Caso ocorra hipercalcemia deve-se: administrar por via endovenosa solução fisiológica a 0,9%; promoção de diurese forçada com furosemida ou ácido etacrínico; monitorização eletrocardiográfica e uso de agentes betabloqueadores; hemodiálise.

DMI: 40g   **DL/T:** SR

Interações Medicamentosas

• DEVE SER ASSOCIADO AO ACOMPANHAMENTO PSICOLÓGICO.
• NALTREXONA: A COMBINAÇÃO DESTES FÁRMACOS É MAIS EFICAZ DO QUE OS MESMOS ISOLADOS.

Curiosidades

• Esteve à venda no Brasil em 2001, a pedido do Ministério da Saúde, mas parece não ter tido muito sucesso e atualmente esta indisponível no mercado desde 2007.
• Eficaz e seguro no tratamento do zumbido de causa neurossensorial (com percentual de melhora superior ao da maioria das medicações utilizadas), constituindo uma excelente alternativa terapêutica.
• Aprovado em 2004 pelo FDA para o tratamento do alcoolismo.

Dados Complementares

Data de Início	Tipo de Receita	Preço	CAS	ATC	DC-DENOMINAÇÃO COMUM
1989	-	-	77337-76-9	N07BB03	ACAMPROSATO

PK – Farmacocinética

VIA ADM	PCP	Pmáx	V.D.	LP	T ½	MET	EX
ORAL	5 a 7 DIAS	SR	10%	NÃO HÁ	1 a 3hs	FÍGADO	RENAL

PD - Farmacodinâmica

• Seu mecanismo de ação é obscuro e em tratamento contínuo reduz a recaída.
• Atua sobre os neurotransmissores gabaérgicos, taurinérgicos e glutamatérgicos, envolvidos no mecanismo da abstinência alcoólica; diminui os efeitos desagradáveis da abstinência de álcool.
• Apresenta ação serotoninérgica e beta-adrenérgica.
• Apresenta algumas propriedades anti-craving.

ANTIDEPRESSIVO TRICÍCLICO TETRACÍCLICO	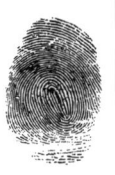 **AMINEPTINA** Survector® - Servier	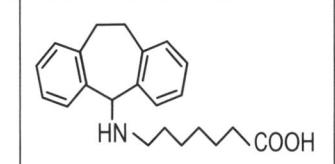 ADTs (derivado) ação dopaminérgica

Apresentações

DIFERENTE CONFORME O PAÍS QUE É COMERCIALIZADO

Posologia

INICIAR COM 200mg/DIA DIVIDIDAS EM DUAS DOSES (DURANTE O O DIA).

DMD: 200mg/DIA

Início de Ação: 1 SEMANA

Indicações

- DEPRESSÃO MAIOR
- DEPRESSÃO MAIOR (em idosos)
- DISTIMIA
- Abstinência a anfetaminas
- Episódios depressivos do TBP
- Transtornos alimentares.

Contraindicações

- COREIA DE HUNTINGTON.
- INSUFICIÊNCIA HEPÁTICA.
- *HS*.

Precauções

- RISCO DE ABUSO EM VIRTUDE DA AÇÃO ESTIMULANTE.
- EVITAR DOSE NOTURNA.

Efeitos Adversos

DOR EPIGÁSTRICA, IRRITAÇÃO, MIOCLONIA, TAQUICARDIA, VISÃO BORRADA, acne, anorexia, ansiedade, astenia, artralgia, aumento da PA, boca seca, cefaleia, ciclagem rápida, confusão mental, constipação intestinal, febre, hepatotoxicidade, hipotensão, icterícia, insônia, palpitação, mialgia, náuseas, rubor facial, tonturas, tremores, vertigens, virada maníaca.

ATENÇÃO	Alimentos	Álcool	Abstinência	Veículos	Máquinas
	(permitido)	(proibido)	SIM	(proibido)	(proibido)
Gravidez	Lactação	Crianças	Idosos	Ins.Hep.	Ins. Ren
(X)	(X)	(X)	OK	(X)	(proibido)

Superdose

Quadro Clínico: DESINIBIÇÃO, TAQUICARDIA, HIPERTENSÃO, TERMOR DE EXTREMIDADES, HEPATOTOXICIDADE.
Não há relatos de casos fatais.

Manejo: INTERROMPER USO DO FÁRMACO, LAVAGEM GÁSTRICA, MONITORAR FUNÇÕES CARDIOCIRCULATÓRIAS, RENAL, RESPIRATÓRIA E FUNÇÃO HEPÁTICA.

DMI: 12g   **DL/T:** SR

Interações Medicamentosas

- IMAOs.

Curiosidades

- COMERCIALIZAÇÃO SUSPENSA EM PORTUGAL DESDE 1999.
- COMERCIALIZADO SOMENTE NA EUROPA E ÁSIA.
- Queixas de efeitos colaterais e de dependência levaram o fabricante a retirar o fármaco das Américas.
- A amineptina foi desenvolvida pela Sociedade Francesa de Investigação Médica na década de 1960.
- Introduzido na França em 1978 pela gigante farmacêutica Servier.

Dados Complementares

Data de Início	Tipo de Receita	Preço	CAS	ATC	DC-DENOMINAÇÃO COMUM
1978	-	-	57574-09-1	N06AA19	CLORIDRATO DE AMINEPTINA

PK – Farmacocinética

VIA ADM	PCP	Pmáx	V.D.	LP	T ½	MET	EX
ORAL	2hs	SR	SR	SR	8hs	HEPÁTICO	RENAL

PD - Farmacodinâmica

- Ação seletiva dopaminérgica, realizando a recaptação da dopamina nas vias mesolímbicas, diminuindo a densidade de D2.
- Ausência de efeito anticolinérgicos.
- Reduz o tempo de latência para o início do sono, aumentando o tempo total do mesmo.

ANTIDISFUNÇÃO ERÉTIL

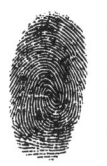

APOMORFINA
Uprima® - Abbott

, HCl, ½ H$_2$O

Morfina (derivado)

Apresentações

DIFERENTE CONFORME O PAÍS QUE É COMERCIALIZADO

Posologia

- DISFUNÇÃO ERÉTIL - DOSE INICIAL: 2mg
- PARKINSON - DOSES USUAIS DE 2 A 10mg

DMD: 4mg

Início de Ação: 20 minutos

Indicações

- DISFUNÇÃO ERÉTIL, PARTICULARMENTE EM PACIENTES HIPERTENSOS, CORONARIANOS E DIABÉTICOS (sem ação no desejo).

continua...▶

- FASES MAIS ADIANTADAS DO PARKINSON.
- Como teste de diagnóstico diferencial na doença de Parkinson (subcutânea).

Contraindicações

- INFARTO AGUDO DO MIOCÁRDIO RECENTE (1º MÊS).
- ANGINA GRAVE.
- *HS*.
- HIPERTENSÃO ARTERIAL GRAVE.
- INSUFICIÊNCIA CARDÍACA.
- Insuficiência renal e hepática.
- Situações nas quais a atividade sexual seja desaconselhada.

Precauções

- Considerar o perfil cardiovascular do paciente.
- Ingerir pequena quantidade de água antes de tomar o fármaco, para melhorar a absorção com a umidade.
- Evitar o uso em pacientes com deformidades penianas ou com condições que predisponham ao priapismo (anemia falciforme, mieloma múltiplo ou leucemia).

Efeitos Adversos

- CEFALEIA, NÁUSEAS, TONTURA, HIPOTENSÃO ORTOSTÁTICA,
- Bocejos, bradicardia, faringite, movimentos involuntários (na doença de Parkinson), rinite, sedação, síncope, transpiração.

ATENÇÃO	Alimentos	Álcool	Abstinência	Veículos	Máquinas
	Ind.	⊘	NÃO	SR	SR
Gravidez	Lactação	Crianças	Idosos	Ins.Hep.	Ins. Ren
⊗	⊗	⊗	OK	⊘	⊘

Superdose

Quadro Clínico: VÔMITOS EM ALTAS DOSES. A administração de 25mg por via subcutânea pode provocar náuseas, perda da consciência, aumento da frequência cardíaca e pressão arterial.

Manejo: O MANEJO DEVE SER DE SUPORTE E SINTOMÁTICO. MONITORAR SINAIS VITAIS. TOMAR MEDIDAS PARA EVITAR POSSÍVEL HIPOTENSÃO ORTOSTÁTICA.

DMI: 25mg   **DL/T:** 25mg

Interações Medicamentosas

ÁLCOOL - RISCO DE HIPOTENSÃO.

Curiosidades

- ALTERNATIVA PARA O TRATAMENTO DE DISFUNÇÃO ERÉTIL EM PACIENTES COM USO DE NITRATOS.

continua...▶

- JÁ FOI EXPERIMENTADA DE FORMA AMPLA, INCLUINDO TRATAMENTO PSIQUIÁTRICO DA HOMOSSEXUALIDADE LOGO APÓS SUA DESCOBERTA.
- PROPRIEDADES EMÉTICAS EXPLORADAS NA MEDICINA VETERINÁRIA PARA INDUZIR O VÔMITO TERAPÊUTICO EM CANINOS QUE RECENTEMENTE INGERIRAM SUBSTÂNCIAS TÓXICAS, OU ESTRANHAS PARA O ORGANISMO.
- ALTERNATIVA PARA PACIENTES IMPEDIDOS DE FAZER USO DE SILDENAFIL.
- PODE SER USADO A CADA 8-HORAS.
- HA DÉCADAS ATRÁS A ASSOCIAÇÃO DE APOMORFINA E DE HIOSINA FOI UTILIZADA PARA SEDAÇÃO DE PACIENTES QUE ERAM TRANSPORTADOS PARA O HOSPITAL DE BELLEVUE, EM MANHATTAN.

Dados Complementares

Data de Início	Tipo de Receita	Preço	CAS	ATC	DC-DENOMINAÇÃO COMUM
1951	-	-	41372-20-7	N04BC07 G04B07	CLORIDRATO DE APOMORFINA

PK – Farmacocinética

VIA ADM	PCP	Pmáx	V.D.	LP	T ½	MET	EX
ORAL (50%) SUBCUTÂNEA (100%)	20 min.	20 min.	SR	90%	40min.	HEPÁTICO	RENAL

PD - Farmacodinâmica

Agonista dopaminérgico sobre receptores D1 e D2 (mesencéfalo e hipotálamo) causando efeito central sobre a ereção peniana.

PSICOESTIMULANTE	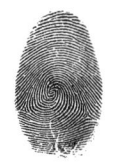	**ARMODAFINIL** Nuvigil® - Chepalon	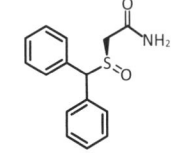

Fórmula química: $C_{15}H_{15}NO_2S$

Apresentações

DIFERENTE CONFORME O PAÍS QUE É COMERCIALIZADO

Posologia

Dose Inicial: 150 a 200mg/dia

DMD: 250mg/dia

Início de Ação: 2h

Indicações

- APNEIA OBSTRUTIVA DO SONO.
- NARCOLEPSIA.
- TRANSTORNO DO SONO-VIGÍLIA DO RITMO CIRCADIANO EM TRABALHADORES COM TROCA DE TURNOS.
- coadjuvante na depressão unipolar e bipolar.
- fadiga na eslerose múltipla.
- melhora cognitiva em pacientes com esclerose múltipla.
- TDAH.

continua...▶

- Tratamento da fadiga em pacientes com HIV/HCV.
- Tratamento do *jet lag*.

Contraindicações

- *HS*.
- Arritmias.
- Comportamento grave da função hepática.
- Hipertensão arterial sistêmica.
- Hipertrofia ventricular esquerda.

Precauções

- Realizar monitoração da frequência cardíaca e da pressão arterial, pois pode ocorrer aumentos.
- Interagem com anticoncepcionais orais, ocasionando perda do efeito contraceptivo. Deve-se orientar a paciente a utilizar outro método contraceptivo associado até um mês após término do uso da medicação.
- Foram relatados em adultos, casos de erupções cutâneas graves (síndrome de Stevens-Johnson). Ao primeiro sinal, interromper o uso da medicação, ao menos que a lesão não esteja relacionada ao medicamento.
- Podem ocorrer aumentos dos níveis séricos de y-GT e fosfatase alcalina.
- Potencial de abuso semelhante ao modafinil.

Efeitos Adversos

ANSIEDADE, BOCA SECA, DIARREIA, DOR DE CABEÇA, INSÔNIA, NÁUSEA, TONTURA.

Menos comuns: agitação, alergia sazonal, anorexia, constipação, dermatite de contato, desatenção, dispepsia, dispneia, dor abdominal, enxaqueca, fadiga, hiperidrose, irritabilidade, nervosismo, palpitação, parestesias, rash cutâneo, sede, sintomas gripais, sintomas psiquiátricos, taquicardia, tremor, vômito.

ATENÇÃO	Alimentos	Álcool	Abstinência	Veículos	Máquinas
	Ind.	⊘	NÃO	⊘	⊘
Gravidez	Lactação	Crianças	Idosos	Ins.Hep.	Ins. Ren
SR	SR	⊘	⊘	OK	OK

Superdose

Agitação, insônia, alterações hemodinâmicas.
Confusão mental, desorientação, excitação e alucinações.

DMI: SR   **DL/T:** SR

Associações Interessantes

- Bupropiona.

Interações Medicamentosas

CARBAMAZEPINA, DIAZEPAM, FENITOÍNA, PROPRANOLOL, ISRSs.

Dados Complementares

Data de Início	Tipo de Receita	Preço	CAS	ATC	DC-DENOMINAÇÃO COMUM
2007	A	$$$	112111-43-0	N06BA13	SR

PK – Farmacocinética

VIA ADM	PCP	Pmáx	V.D.	LP	T ½	MET	EX
ORAL	2h	7 dias	SR	SR	12 a 15h	HEPÁTICO	RENAL

PD - Farmacodinâmica

- Inibidor do transportador de dopamina.
- Aumenta atividade neuronal de forma seletiva no hipotálamo.
- Propriedades semelhantes ao modafinil.

PSICOESTIMULANTE 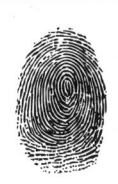 **ATOMOXETINA**
Strattera® - Eli Lilly

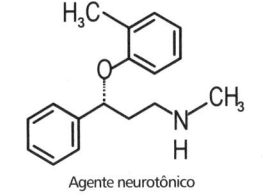

Agente neurotônico

Apresentações

DIFERENTE CONFORME O PAÍS QUE É COMERCIALIZADO

Posologia

- EM CRIANÇAS: 1,2mg/kg/DIA.
- EM ADULTOS: INICIAR COM 40mg/DIA E AUMENTAR GRADATIVAMENTE NO PRAZO DE 30 DIAS ATÉ ATINGIR 100mg/DIA, EM DOSE ÚNICA OU DIVIDIDA EM 2 VEZES AO DIA (NÃO NOTURNA).

DMD: 100mg/dia

Início de Ação: 1 semana

Indicações

- TDAH (crianças, adolescentes e adultos).

Contraindicações

- USO CONCOMITANTE DE IMAOs.
- Pacientes com glaucoma de ângulo fechado, ou com risco de retenção urinária.
- Homens com prostatismo e pacientes que sejam metabolizadores lentos.
- *HS*.

Precauções

- DEVE SER USADO COM CAUTELA EM PACIENTES PORTADORES DE ARRITMIAS (TAQUICARDIA), HIPERTENSÃO ARTERIAL OU PATOLOGIAS CARDIOVASCULARES.
- PODE PROVOCAR MORTE SÚBITA EM PACIENTES COM PATOLOGIAS CARDÍACAS.
- OBSERVAR MUDANÇAS DE HUMOR NO USO EM CRIANÇAS E ADOLESCENTES.
- EM CRIANÇAS AS TAXAS DE CRESCIMENTO DEVEM SER MONITORADAS.

Efeitos Adversos

• **ADULTOS:** BOCA SECA, CONSTIPAÇÃO, DISMENORREIA, INSÔNIA, NÁUSEAS, PERDA DE APETITE, REDUÇÃO DA LIBIDO, RETENÇÃO URINÁRIA, TONTURA, aumento da frequência cardíaca e taquicardia.

• **CRIANÇAS E ADOLESCENTES:** DIMINUIÇÃO DO APETITE, DISPEPSIA, FADIGA, NÁUSEAS, VÔMITOS, VARIAÇÕES DE HUMOR, depressão, ideação suicida, insônia terminal, midríase, prurido, sedação, tremores.

ATENÇÃO	**Alimentos** Ind.	**Álcool** ⊗	**Abstinência** NÃO	**Veículos** ⊘	**Máquinas** ⊘
Gravidez ⊗	**Lactação** ⊗	**Crianças** ⊗ < 6 anos	**Idosos** SR	**Ins.Hep.** ⊘ doses <	**Ins. Ren** ⊘

Superdose

Quadro Clínico: SONOLÊNCIA, AGITAÇÃO, HIPERATIVIDADE, COMPORTAMENTO ANORMAL E SINTOMAS GASTROINTESTINAIS.
midríase, taquicardia, boca seca, prolongamento do intervalo QT e alterações mentais (desorientações e alucinações).

Manejo: MONITORAR SINAIS VITAIS E CARDÍACOS. APLICAR MEDIDAS DE SUPORTE SINTOMÁTICAS. Lavagem gástrica é indicado se for aplicada logo após a ingestão. Carvão ativado pode ser útil para limitar a absorção.

DMI: 1.400mg   **DL/T:** SR

Interações Medicamentosas

CUIDADO AO ASSOCIAR A ARIPIPRAZOL, FLUOXETINA, PAROXETINA E QUINIDINA, ANTIDEPRESSIVOS TRICÍCLICOS, IMAOs - DAR UM INTERVALO DE 15 DIAS APÓS A INTERRUPÇÃO DO ANTIDEPRESSIVO.

Curiosidades

• AUMENTA OS NÍVEIS DE NORADRENALINA NO CÓRTEX FRONTAL, MELHORANDO A FUNÇÃO COGNITIVA NO TDAH.
• ORIGINALMENTE CONHECIDA COMO "TOMOXETINE" NOS EUA, TEVE O SEU NOME ALTERADO DEVIDO À SEMELHANÇA COM O FÁRMACO USADO NO TRATAMENTO DO CÂNCER DE MAMA (TAMOXIFENO).
• INCLUÍDA NA RELAÇÃO DE DROGAS DENOMINADAS "LISTA DO TRIÂNGULO NEGRO" DESDE 2004 NA INGLATERRA.
• NOS PAÍSES EM QUE É USADA EXISTE UM MONITORAMENTO DE SINTOMAS PARANOIDES QUANDO APARECEM EM PACIENTES COM TRANSTORNO ESQUIZOAFETIVO.
• A ATOMOXETINA TEM A VANTAGEM DE NÃO APRESENTAR POTENCIAL SIGNIFICATIVO PARA ABUSO.

Dados Complementares

Data de Início	Tipo de Receita	Preço	CAS	ATC	DC-DENOMINAÇÃO COMUM
1982	-	-	83015-26-3	N06BA09	CLORIDRATO DE ATOMOXETINA

PK – Farmacocinética

VIA ADM	PCP	Pmáx	V.D.	LP	T ½	MET	EX
ORAL	1 a 2hs	SR	0,8 e 1kg	40%	5hs	HEPÁTICO	RENAL FECAL

PD - Farmacodinâmica

- SUBSTRATO DO CYP 2D6.
- Inibidor seletivo da reoaptação pré-sináptica da noradrenalina e sem afinidades pelos receptores pós-sinápticos.

ANSIOLÍTICO BENZODIAZEPÍNICO	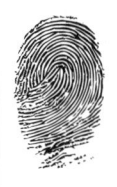	CLORAZEPATO Tranxilene® - Sanofi-Aventis	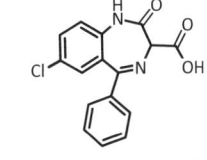 Derivado Hidrossolúvel da Benzodiazepina t

Apresentações

DIFERENTE CONFORME O PAÍS QUE É COMERCIALIZADO

Posologia

- Preferencialmente antes de dormir, nas doses de 5 a 30mg/dia.
- Tratamento deve ser breve (máximo 12 semanas).

DMD: NA ANSIEDADE: 30mg

Início de Ação: SR

Indicações

- ANSIEDADE.
- CONVULSÕES PARCIAIS COMPLEXAS (coadjuvante).
- PREVENÇÃO COMPLICAÇÕES CLÍNICAS DURANTE ABSTINÊNCIA DE ÁLCOOL.
- Ansiolítico pré-operatório.

Contraindicações

GLAUCOMA DE ÂNGULO FECHADO, HEPATOPATIA GRAVE, INSUFICIÊNCIA RESPIRATÓRIA, MIASTENIA GRAVIS, NEFROPATIA GRAVE, HS.

Precauções

- EVITE PRESCREVER A ALCOOLISTAS, DEPENDENTES QUÍMICOS E PORTADORES DE TRANSTORNO DE PERSONALIDADE.
- DEVE-SE UTILIZAR COM CUIDADO EM PACIENTES COM MIASTENIA GRAVIS OU OUTRAS DOENÇAS NEUROMUSCULARES.

Efeitos Adversos

ABSTINÊNCIA, AMNÉSIA, ATAXIA, BOCA SECA, CEFALEIA, CONFUSÃO MENTAL, DÉFICIT DE ATENÇÃO, FADIGA, NERVOSISMO, REAÇÕES PARADOXAIS, RELAXAMENTO MUSCULAR, SEDAÇÃO, SONOLÊNCIA, TONTURAS, VISÃO BORRADA.

continua...▶

Menos comuns: agitação, agressividade, alteração da função hepática, amnésia anterógrada, anorgasmia, ansiedade de rebote, bloqueio da ovulação, bradicardia, bradipsiquismo, cólica abdominal, constipação, convulsões, déficit cognitivo, déficit de memória, dependência, depressão, desinibição, despersonalização, desrealização, diminuição de apetite, diminuição de libido, diplopia, disartria, disforia, distonia, dor nas articulações, fala arrastada, ganho de peso, gosto metálico, hiperacusia, hipersensibilidade a estímulos, hiperacusia, hipotentensão, hipotonia, icterícia, impotência, inquietude, insónia de rebote, irritabilidade, náuseas, parestesias, perda do apetite, pesadelos, prurido, rash cutâneo, relaxamento muscular, retenção urinária, sudorese, tremores, vertigens, vômitos, xerostomia.

Incomuns: boca seca, erupções cutâneas transitórias, queixas gastrointestinais, queixas genitourinarias, visão turva.

ATENÇÃO	Alimentos	Álcool	Abstinência	Veículos	Máquinas
	Ind.	⊗	SIM	⊘	⊗
Gravidez	**Lactação**	**Crianças**	**Idosos**	**Ins.Hep.**	**Ins. Ren**
⊗	⊗	OK	⊘	OK	OK

Superdose

Quadro Clínico: DEPRESSÃO DO SNC, VARIANDO DE LEVE SEDAÇÃO AO COMA. Confusão, perda da coordenação motora.

Manejo: ESVAZIAMENTO GÁSTRICO (POR INDUÇÃO DE VÔMITO OU LAVAGEM).
Monitorização frequente dos sinais vitais.
Usar flumazenil para reverter os efeitos sedativos.

DMI: 75mg   **DL/T:** SR

Associações Interessantes

Usado nas associações com ADs, EST/H e APSs.

Interações Medicamentosas

INIBIDORES DA PROTEASE

Ver capítulo de outros efeitos.

Curiosidades

Foi comercializado em 1968.

Dados Complementares

Data de Início	Tipo de Receita	Preço	CAS	ATC	DC-DENOMINAÇÃO COMUM
SR	B1	$	57109-90-7	N05BA05	CLORAZEPATO DIPOTÁSSICO

PK – Farmacocinética

VIA ADM	PCP	Pmáx	V.D.	LP	T ½	MET	EX
ORAL	1h	6h	1,24L/Kg	97 a 98%	35/200hs 2 DIAS	HEPAT.	URINA

PD - Farmacodinâmica

• SUBSTRATO DO CYP 3A4.
• POTENCIALIZA O EFEITO INIBITÓRIO MODULANDO A ATIVIDADE DO GABA POR MEIO DE SUA LIGAÇÃO COM SEU SÍTIO ESPECÍFICO, ALTERANDO A CONFORMAÇÃO DESSES RECEPTORES E AUMENTANDO A AFINIDADE DO GABA COM SEUS PRÓPRIOS RECEPTORES E A FREQUÊNCIA DA ABERTURA DOS CANAIS DE CLORO, PROVOCANDO HIPERPOLARIZAÇÃO DA CÉLULA.

ANTIDEPRESSIVO TRICÍCLICO TETRACÍCLICO

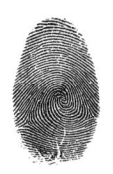

DESIPRAMINA
Norpramin® - Sanofi-Aventis

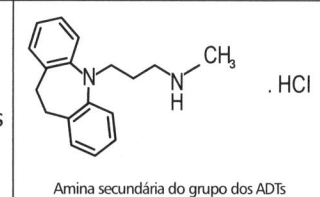

Amina secundária do grupo dos ADTs

Apresentações

SOMENTE EM FARMÁCIAS DE MANIPULAÇÃO

Posologia

• Iniciar com 25mg e aumentar gradualmente até a dose terapêutica.
• 25 a 100mg é a dose ideal para adolescentes e idosos.
• Dor crônica neuropática - 50 a 150mg.
• Administrar preferencialmente ao deitar.

DMD: 300mg

Início de Ação: 1 a 2 meses

Indicações

• DEPRESSÃO MAIOR.
• SÍNDROMES DOLOROSAS.
• Bulimia nervosa.
• Crianças com tiques crônicos (associados ao TDAH).
• Depressão bipolar.
• TDAH (em crianças, adolescentes e adultos).
• Distimia.

Contraindicações

• BLOQUEIO DE RAMO.
• GLAUCOMA DE ÂNGULO FECHADO.
• ÍLEO PARALÍTICO.
• INFARTO AGUDO DO MIOCÁRDIO RECENTE.
• PROSTATISMO
• *HS*.
• Histórico de convulsões.
• Insuficiência cardíaca congestiva.
• Uso associado de IMAOs, outras alterações da condução cardíaca.
• Uso concomitante de hormônio da tireoide ou doença da tireoide (risco de arritmias).

Precauções

Cautela em pacientes cardíacos, evitar exposição demasiada ao sol, exames de ECG sempre que necessário, risco de agravar sintomas psicóticos em esquizofrênicos, evitar suspensão brusca do fármaco, reduzir a ingestão de cafeína.

Efeitos Adversos

AUMENTO DA TRANSPIRAÇÃO, BOCA SECA, CEFALEIA, CONSTIPAÇÃO INTESTINAL, DISTÚRBIOS DA ACOMODAÇÃO VISUAL, HIPOTENSÃO POSTURAL, INSÔNIA, RETENÇÃO URINÁRIA, SONOLÊNCIA, SEDAÇÃO, TONTURA, TREMORES LEVES, VISÃO BORRADA.

ATENÇÃO	Alimentos	Álcool	Abstinência	Veículos	Máquinas
	Ind.	⊗	SIM	⊘	⊘
Gravidez	Lactação	Crianças	Idosos	Ins.Hep.	Ins. Ren
⊗	⊗	⊗	⊗	⊘	⊘

Superdose

Quadro Clínico: BREVE FASE DE EXCITAÇÃO, ALUCINAÇÕES, HIPERSENSIBILIDADE A SONS, INQUIETUDE SEGUIDA DE SONOLÊNCIA, CONFUSÃO, TORPOR, ATAXIA, NISTAGMO, DISARTRIA, MIDRÍASE, COM DELIRIUM, CONTRATURAS MUSCULARES, ÍLEO PARALÍTICO, CONVULSÕES TONICOCLÔNICAS, PODENDO EVOLUIR AO COMA NÃO REATIVO.

Manejo:
- INTERNAÇÃO URGENTE.
- EVITAR NEOSTIGMIN E FLUMAZENIL NO COMA.
- EVITAR USO DE ANTIPSICÓTICO CONCOMITANTE.
- INDUZIR VÔMITO E FAZER LAVAGEM GÁSTRICA.
- MONITORAR SINAIS VITAIS, FAZER DOSAGEM SÉRICA DE TRICÍCLICOS.
- REPOR LÍQUIDOS SE HOUVER HIPOTENSÃO, E ALCALINIZAR O SANGUE SE NECESSÁRIO.
- USAR DIAZEPAM SE HOUVER CONVULSÕES.

DMI: SR   **DL/T:** 1g/2g

Associações Interessantes

- Lítio, buspirona e T3 (depressão e TOC).

Interações Medicamentosas

NEUROLÉPTICOS FENOTIAZÍNICOS.

Curiosidades

Junto com a amitriptilina e imipramina, a desipramina é um dos antidepressivos mais tóxicos ainda disponíveis no mercado.

Dados Complementares

Data de Início	Tipo de Receita	Preço	CAS	ATC	DC-DENOMINAÇÃO COMUM
SR	-	-	50-47-5	N06AA01	CLORIDRATO DE DESIPRAMINA

PK – Farmacocinética

VIA ADM	PCP	Pmáx	V.D.	LP	T ½	MET	EX
ORAL	SR	SR	SR	73% a 92%	21 a 23hs	HEPÁTICO (hidroxilação)	RENAL

PD - Farmacodinâmica

Supõe-se que gere um aumento das concentrações sinápticas da noradrenalina e menos de serotonina no SNC, pela inibição de sua recaptação pela membrana neuronal pré- sináptica. Entretanto, foram observados efeitos adicionais sobre o receptor, incluindo a dessensibilização da adenililciclase e a intrarregulação de receptores ß-adrenérgicos e de receptores da serotonina.

ANTIDEPRESSIVO TRICÍCLICO TETRACÍCLICO

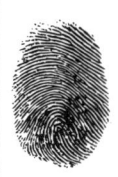

DOXEPINA
Sinequan® - Pfizer

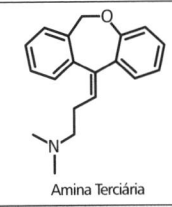

Amina Terciária

Apresentações

DISPONÍVEL PARA MANIPULAÇÃO EM APENAS ALGUMAS FARMÁCIAS DO BRASIL.

Posologia

GERALMENTE DOSE ÚNICA NO FINAL DA TARDE.

DMD: 75 A 300mg (INICIAR COM 25mg/DIA E AUMENTAR GRADUALMENTE 25mg A CADA 2 DIAS)

Início de Ação: 2 a 6 SEMANAS

Indicações

- DEPRESSÃO MAIOR.
- INSÔNIA PRIMÁRIA.
- Antipruriginoso.
- Distimia.
- Dor crônica.
- Ùlcera péptica duodenal.
- Síndrome do intestino irritável.
- Tabagismo.

Contraindicações

- BLOQUEIO DE RAMO.
- INFARTO AGUDO DO MIOCÁRDIO RECENTE.
- ÍLEO PARALÍTICO.
- PROSTATISMO OU RETENÇÃO URINÁRIA.
- ℋS.
- Alterações na condução cardíaca.

continua...▶

- Insuficiência cardíaca congestiva.
- Convulsões.
- Glaucoma de ângulo fechado.
- Hiper ou hipotireoidismo.

Precauções

- Risco de hipotensão.
- Pode agravar sintomas psicóticos em esquizofrênicos.
- Evitar exposição demasiada ao sol (fotossensibilização).
- Em pacientes idosos, crianças e pessoas com suspeita de problemas cardíacos, realizar ECG, sempre que houver necessidade de dosagem alta.

Efeitos Adversos

AUMENTO DO APETITE, BOCA SECA, CONSTIPAÇÃO, EJACULAÇÃO RETARDADA, GANHO DE PESO, HIPOTENSÃO POSTURAL, SEDAÇÃO, SONOLÊNCIA, TONTURAS E VISÃO BORRADA.

Ver capítulo de outros efeitos.

ATENÇÃO	Alimentos	Álcool	Abstinência	Veículos	Máquinas
	Ind.	⊗	NÃO	⊘	⊘
Gravidez	Lactação	Crianças	Idosos	Ins.Hep.	Ins. Ren
⊗	⊗	⊗	⊘	⊘	OK

Superdose

Quadro Clínico: Superdose
Quadro Clínico: ARRITMIAS CARDÍACAS, HIPOTENSÃO GRAVE, CONVULSÃO, DEPRESSÃO DO SNC, INCLUINDO COMA E MORTE.
Confusão, concentração perturbada, alucinações visuais transitórias, pupilas dilatadas, agitação, hiperreflexia, letargia, sonolência, rigidez muscular, vômito, hipotermia, hiperpirexia.

Manejo: OBTER UM ECG E INICIAR MONITORAMENTO CARDÍACO, PROTEGER VIAS AÉREAS, ESTABELECER LINHA INTRAVENOSA E LAVAGEM GÁSTRICA.
Um mínimo de seis horas de observação com monitoramento cardíaco.
Há relatos de casos de pacientes com arritmias fatais ingestão recente - indução de vômito.

DMI: SR   **DL/T:** 1 a 2g

Associações Interessantes

- Lítio, buspirona e T3 (como potencializadores).
- Hipnóticos e trazodona (na insônia).

Interações Medicamentosas

CLONIDINA, IMAOs, TRANILCIPROMINA, VERAPAMIL, ANTIRRETROVIRAIS, CISAPRIDA, QUINOLONAS ANTIBACTERIANAS
Ver capítulo de outros efeitos.

Curiosidades

- Foi sintetizada por Stach e Spingler - fabricante CF Boehringer & Sôhne GmbH em Mannheim.
- 1963-1968 - testado em diferentes instituições psiquiátricas Alemãs e Suiças, e foi homologado na Alemanha.
- Uso clínico há várias décadas, exerce hoje importante papel na psiquiatria e neurologia.
- É o primeiro de uma família de agentes tricíclicos psicoterapêuticos.
- Sinequan (EUA) foi originalmente fabricado pela Pfizer. No entanto, o Sinequan não está mais disponível no mercado.
- Abril 2010 - aprovado para o tratamento da insônia.

Dados Complementares

Data de Início	Tipo de Receita	Preço	CAS	ATC	DC-DENOMINAÇÃO COMUM
1963	C1	SR	1668-19-5	N06AA12	CLORIDRATO DE DOXEPINA

PK – Farmacocinética

VIA ADM	PCP	Pmáx	V.D.	LP	T ½	MET	EX
ORAL	2 a 8hs	SR	SR	ALTA	6 a 17hs	HEPÁTICO	URINA

PD - Farmacodinâmica

- Substrato do CYP1A2, 2D6 e 3A4.
- Inibe mais a recaptação da noradrenalina do que da serotonina (5HT-1A e 5HT-2).
Atua no sistema muscarínico (M_1) produzindo efeitos anticolinérgicos.
- Age no sistema histaminérgico (H_1) com forte efeito sedativo.
- Atua nos receptores á$_{-1}$ e á$_{-2}$ adrenérgicos.
- Bloqueia canais de sódio com efeitos analgésicos, mas com cardiotoxicidade.

HIPINOTICOS NÃO BENZODIAZEPÍNICOS	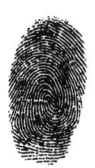	EZOPICLONA Lunesta® - Pharmaceuticals	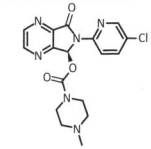 (S)-(+)-6-(5-Chloro-2-pyridinyl)-7-oxo-6,7-dihy-dro-5H-pyrrolo[3,4-b]pyrazin-5-yl-4-methyl--1-piperazinecarboxylate

Apresentações

DIFERENTE CONFORME O PAÍS QUE É COMERCIALIZADO

Posologia

Adultos: A dose inicial recomendada é de 2 mg imediatamente antes de deitar
Idosos: Em pacientes idosos que sofrem primariamente dificuldade em adormecer, a dose inicial recomendada é de 1 mg imediatamente antes de deitar. Nestes pacientes, a dose pode ser aumentada para 2 mg, se qualquer indicação clínica.

DMD: SR

Início de Ação: -

Indicações

- INSÔNIA (INDUTOR DE SONO E MANUTENÇÃO)

Contraindicações

• *HS*. (anafilaxia e angioedema)

Precauções

• USO ASSOCIADO A ETANOL CAUSA PIORA SIGNIFICATIVA DO DESEMPENHO PSICOMOTOR.

• QUANDO ASSOCIADO A OUTRO DEPRESSOR DO SNC, PODE SER NECESSÁRIO AJUSTE DA DOSAGEM. POSSÍVEL EFEITO SINÉRGICO.

• NÃO EXCEDER 2MG EM PACIENTES COM DOENÇA HEPÁTICA GRAVE OU QUANDO ADMINISTRADO JUNTAMENTE A INIBIDORES DA CYP3A4.

• UTILIZAR COM CAUTELA EM PACIENTES COM COMPROMETIMENTO DA FUNÇÃO RESPIRATÓRIA.

Efeitos Adversos

BOCA SECA, CEFALEIA, DIARREIA, DISPEPSIA, DOR NO PEITO, EDEMA PERIFÉRICO, INFECÇÃO DO TRATO RESPIRATÓRIO, NÁUSEAS, SABOR DESAGRADÁVEL, SONOLÊNCIA, TONTURAS.

Menos comuns: acne, agitação, alopecia, alucinações, amenorreia, anemia, ansiedade, asma, ataxia, bronquite, cálculos renais, confusão, conjuntivite, depressão, diminuição da libido, dismenorreia, dispneia, disúria, eczema, epistaxe, ganho ou perda de peso, ginecomastia, hipertonia, incontinência urinária, infecção viral, labilidade emocional, laringite, linfadenopatia, nistagmo, olhos secos, parestesia, problemas de memória, rash cutâneo, soluço, sudorese, urticária, zumbido.

ATENÇÃO	Alimentos	Álcool	Abstinência	Veículos	Máquinas
	SR	(X)	SR	(⊘)	(⊘)
Gravidez	**Lactação**	**Crianças**	**Idosos**	**Ins.Hep.**	**Ins. Ren**
(X)	(X)	SR	OK	(X)	SR

Superdose

Quadro Clínico: SR

Manejo: SR

DMI: SR   **DL/T:** SR

Associações Interessantes

• Trazodona e agentes com ações antihistamínicas para melhora da qualidade do sono.

Dados Complementares

Data de Início	Tipo de Receita	Preço	CAS	ATC	DC-DENOMINAÇÃO COMUM
2005	SR	SR	138729-47-2	N05CF04	EZOPICLONA

PK – Farmacocinética

VIA ADM	PCP	Pmáx	V.D.	LP	T ½	MET	EX
ORAL	SR	SR	SR	SR	6H	HEPAT.	RENAL

PD-Farmacodinâmica

Ezopiclona atua sobre benzodiazepina local de ligação situado na GABA A neurônios como um agonista . Ezopiclona é rapidamente absorvida após administração oral, com níveis séricos de pico entre 0,45 e 1,3 horas. O tempo de semi-vida de cerca de 6 ezopiclona é horas e é extensivamente metabolizado por oxidação e desmetilação.Aproximadamente 52% a 59% de uma dose é fracamente ligada às proteínas do plasma. O citocromo P450 (CYP) isozimas CYP3A4 e CYP2E1 estão envolvidos na biotransformação de eszopiclona; Assim, as drogas que induzem ou inibem estas isozimas CYP pode afectar o metabolismo de eszopiclona. Menos do que 10% da dose administrada por via oral é excretado na urina como o zopiclone racêmica. Em termos de ligação do receptor da benzodiazepina e potência relevante, 3 mg de eszopiclona é equivalente a 10 mg de diazepam.

ANTIDEPRESSIVO IMAO IRREVERSÍVEL

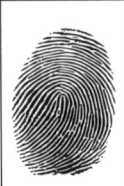

FENELZINA
Nardil® - Parke-Davis

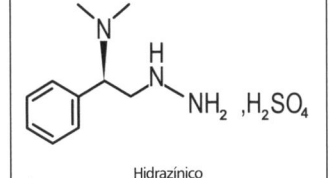

Hidrazínico

Apresentações

DISPONÍVEL PARA MANIPULAÇÃO EM APENAS ALGUMAS FARMÁCIAS DO BRASIL.

Posologia

DOSE INICIAL: 15mg/DIA, AUMENTANDO 15mg A CADA 3 DIAS
Bons resultados, em geral, com 60mg/DIA

DMD: 90mg

Início de Ação: SR

Indicações

- FOBIA SOCIAL.
- TRANSTORNO DEPRESSIVO MAIOR.
- TRANSTORNO DEPRESSIVO MAIOR (com características atípicas).
- TRANSTORNO DISTÍMICO.
- TRANSTORNO DE PÂNICO.
- Bulimia nervosa.
- TEPT
- TOC.

Contraindicações

- USO CONCOMITANTE DE SIMPATICOMIMÉTICOS E INIBIDORES DA RECAPTAÇÃO DE SEROTONINA.
- CARDIOPATIA (HAS OU RISCO DE AVC)
- FEOCROMOCITOMA.
- TIREOTOXICOSE.

Precauções

• Realizar dosagens de transaminases com regularidade, orientar o paciente a evitar alimentos que contenham tiramina.
• Devido ao risco de crise hiperadrenérgica, o paciente deve portar sempre consigo cápsulas de nifedipina.
• Após a retirada do fármaco, permanece por duas semanas o risco de interações medicamentosas e com alimentos.

Efeitos Adversos

AGITAÇÃO, ANORGASMIA, AUMENTO DAS TRANSAMINASES HEPÁTICAS, AUMENTO DO APETITE, BRADICARDIA, CEFALEIA, CÓLICA ABDOMINAL, DIMINUIÇÃO DA LIBIDO, FADIGA, TONTURAS, FRAQUEZA, GANHO DE PESO, HIPERREFLEXIA, HIPOTENSÃO POSTURAL, INSÔNIA/SONOLÊNCIA DIURNA, MIOCLONIA, SEDAÇÃO, SÍNDROME DA FADIGA AO ENTARDECER, VERTIGENS, Abstinência, agranulocitose, boca seca, ciclagem rápida, constipação, convulsões, dano hepático progressivo fatal, diarreia, edema de glote, transtornos sexuais, nistagmo, mialgia, sonhos bizarros, taquicardia.

ATENÇÃO	Alimentos	Álcool	Abstinência	Veículos	Máquinas
	⊖	⊘	Pouca	⊘	⊘
Gravidez	Lactação	Crianças	Idosos	Ins.Hep.	Ins. Ren
⊗ 1º TRIM.	⊘	⊗	⊗ doses <	⊗	⊗

Superdose

Quadro Clínico: SONOLÊNCIA, TONTURAS, DESMAIOS, IRRITABILIDADE, HIPERATIVIDADE, AGITAÇÃO, CEFALEIA SEVERA, ALUCINAÇÃO, TRISMO, RIGIDEZ, CONVULSÕES, COMA, diaforese e frio, pele pegajosa, hipotensão, pulso rápido e irregular, hipertensão e colapso vascular, dor precordial, depressão e insuficiência respiratória, hiperpirexia.

Manejo: INSTITUIR TRATAMENTO SINTOMÁTICO E DE SUPORTE INTENSIVO, MONITORAR PRESSÃO ARTERIAL, TEMPERATURA E RESPIRAÇÃO (indução do vômito ou lavagem gástrica com a instilação de carvão ativado, acidificar a urina com citrato de magnésio, estimulação do sistema nervoso central, incluindo convulsões, devem ser tratadas com diazepam).

DMI: 650mg (L)   **DL/T:** 375 a 1.500mg(L)

Interações Medicamentosas

• O TABACO DIMINUI A EFICÁCIA DESTE FÁRMACO.
• DURANTE O TRATAMENTO COM FENELZINA EVITAR INGERIR ALIMENTOS RICOS EM TIRAMINA.

Curiosidades

• EM 2003 OS LABORATÓRIOS PFIZER - FABRICANTES ORIGINAIS DO NARDIL - FIZERAM UMA MUDANÇA NA FÓRMULA DO FÁRMACO. FORAM ELIMINADOS VÁRIOS INCIPIENTES, INCLUÍDOS ALGUNS QUE SE CONSTITUEM NO REVESTIMENTO DA PÍLULA; COM ISSO, PACIENTES QUE TOMAM

continua...▶

NARDIL NOTARAM UMA SENSÍVEL DIMINUIÇÃO DO EFEITO DO MEDICAMENTO - NÃO RESISTE A AÇÃO DOS ÁCIDOS GÁSTRICOS;

• O NARDIL JÁ NÃO É MAIS FABRICADO PELA PFIZER, MAS SIM POR UM LABORATÓRIO NO REINO UNIDO A *CONCORD PHARMACEUTICALS*, QUE NÃO DISPÕE DAS INSTALAÇÕES E MAQUINÁRIOS DAS GRANDES EMPRESAS FARMACÊUTICAS. ESTA CESSÃO SE DEU EM VIRTUDE DE ATUALMENTE APENAS 80.000 PACIENTES NO MUNDO USAREM ESTE FÁRMACO.

Dados Complementares

Data de Início	Tipo de Receita	Preço	CAS	ATC	DC-DENOMINAÇÃO COMUM
DÉCADA DE 60	-	-	51-71-8	N06AF03	SULFATO DE FENELZINA

PK – Farmacocinética

VIA ADM	PCP	Pmáx	V.D.	LP	T ½	MET	EX
ORAL	2hs	SR	SR	SR	11,6hs	FÍGADO	URINA

PD - Farmacodinâmica

Inibidor Seletivo Irreversível da (MAO) Monoamina Oxidase.

NEUROLÉPTICO TÍPICO	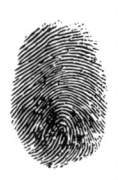	**FLUPENTIXOL** **Depixol®** - Lundbeck	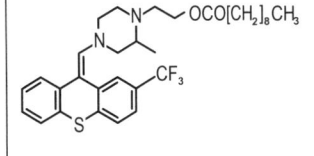 Tioxantinas

Apresentações

DIFERENTE CONFORME O PAÍS EM QUE É COMERCIALIZADO
TAMBÉM É APRESENTADO NA FORMA DECANOATO INJETÁVEL.

Posologia

DOSE INICIAL: 1mg 3 x AO DIA.

• **DOSE DE MANUTENÇÃO:** 3 A 6mg EM 3 TOMADAS.
• **DOSE DE MANUTENÇÃO INJETÁVEL:** 200 A 400mg A CADA 14 DIAS.

DMD: 12mg/dia

Início de Ação: 1 a 3 dias (injetável), 2 semanas (U.D.)

Indicações

• TERAPIA DE MANUTENÇÃO DE PACIENTES ESQUIZOFRÊNICOS CRÔNICOS (cujas manifestações não incluam excitação, agitação ou hiperatividade).
• Coadjuvante no tratamento psicofarmacológico do abuso de álcool e cocaína.
• Tratamento da depressão (em doses menores).

Contraindicações

- *HS*.
- QUADRO DE AGITAÇÃO MOTORA.
- DEPRESSÃO DO SNC.
- DISCRASIAS SANGUÍNEAS.
- FEOCROMOCITOMA.
- DOENÇA CEREBROVASCULARES.
- INSUFICIÊNCIA RENAL.
- PROBLEMAS CARDIOVASCULARES.
- USO CONCOMITANTE DE DOSES ELEVADAS DE HIPNÓTICOS.
- SUSPEITA OU DIAGNÓSTICO DE GLAUCOMA.

Precauções

- PACIENTES CONVULSIVOS.
- MONITORIZAÇÃO CUIDADOSA DEVIDO AO RISCO DE REAÇÕES TÓXICAS GRAVES.
- AO RISCO DE SEDAÇÃO.
- DISCINESIA IRREVERSÍVEL.
- OBSERVAÇÕES CLÍNICAS MONITORIZADAS CONSTANTE.

Efeitos Adversos

BOCA SECA, CONSTIPAÇÃO, DIFICULDADE DE MICÇÃO, INSÔNIA, NÁUSEAS, SALIVAÇÃO EXCESSIVA, SINTOMAS EXTRAPIRAMIDAIS, TRANSPIRAÇÃO EXCESSIVA, VISÃO BORRADA, aumento de peso, dermatite esfoliativa e de contato, aumento dos níveis séricos das transaminases e da fosfatase alcalina e de prolactina, galactorreia, icterícia, impotência e perda da libido, prurido, urticária e seborreia.

ATENÇÃO	Alimentos	Álcool	Abstinência	Veículos	Máquinas
	Ind.	⊘	NÃO	⊗	⊗
Gravidez	Lactação	Crianças	Idosos	Ins.Hep.	Ins. Ren
⊗	⊗	⊗	⊘ doses <	⊗	⊗

Superdose

Quadro Clínico: SEDAÇÃO DEPOIS DE AGITAÇÃO EXTREMA, CONFUSÃO MENTAL; SINTOMAS EXTRAPIRAMIDAIS E COLAPSOS CIRCULATÓRIOS E RESPIRATÓRIOS.

Manejo: TRATAMENTO SINTOMÁTICO, LAVAGEM GÁSTRICA IMEDIATA, MONITORAR SISTEMA RESPIRATÓRIO E CARDIOVASCULAR. EM CASO DE HIPOTENSÃO ADMINISTRAR VASOPRESSOR VIA EV. Adrenalina está contraindicada.

DMI: SR   **DL/T:** SR

Curiosidades

- É antipsicótico tioxantênico com cadeia lateral piperazínica, potente como os demais componentes do grupo.
- Os primeiros ensaios clínicos com formulações para uso oral foram realizados nos anos 60 na

continua...▶

Alemanha, Holanda e países escandinavos. Embora nunca tenha sido comercializado no Brasil, chegou a ser ensaiado no início da década de 70.
- Disponível pela primeira vez no Reino Unido em 1965.
- É utilizado em toda a Austrália, Reino Unido e no resto do mundo (mas não nos EUA).
- A apresentação Decanoato também foi disponibilizada primeiro no Reino Unido em 1972.

Dados Complementares

Data de Início	Tipo de Receita	Preço	CAS	ATC	DC-DENOMINAÇÃO COMUM
1965	-	-	2709-56-0	N05AF01	FLUPENTIXOL

PK – Farmacocinética

VIA ADM	PCP	Pmáx	V.D.	LP	T ½	MET	EX
ORAL, IM	SR	3 a 8hs	14,1L/kg	99%	19 a 39h	FÍGADO	FEZES

PD - Farmacodinâmica

- É um potente bloqueador D2, com menor ação em D3. Atua também, embora em menor proporção, nos receptores D1 com afinidade apenas um pouco menor que a da clozapina.
- Também demonstrou afinidade pelos receptores serotoninérgicos 5-HT$_2$, α2-adrenoreceptores (pós-sinápticos) e H1. Este perfil farmacodinâmico tem levado alguns a classificá-lo como atípico.

PSICOESTIMULANTES	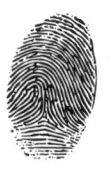	**GUANFACINA** **Estulic®** - Novartis	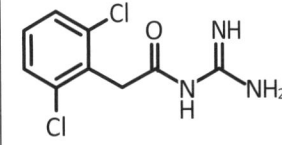 N-(diaminomethylidene)-2-(2,6-dichlorophenyl) acetamide

Apresentações

DIFERENTE CONFORME O PAÍS EM QUE É COMERCIALIZADO

Posologia

DOSE INICIAL: 1 mg por via oral uma vez por dia ao deitar; pode aumentar para 2 mg uma vez por dia, se resultados satisfatórios não alcançada após 3 a 4 semanas.

DMD: SR

Início de Ação: SR

Indicações

- TDAH.
- Abstinência de opiáceos.
- Diminuição do estresse e ansiedade vinculados à fissura por cocaína e nicotina.
- TEPT em crianças e adolescentes.
- Transtornos de tique e Tourette.
- Tratamento da hiperatividade em pacientes com TEA.

Contraindicações

- *HS*.
- •Bloqueio cardíaco.
- •Bradicardia.
- •Doença cardiovascular.
- •Hipertensão.
- •Síncope ou desidratação.
- •Uso de fármacos que prolonguem o intervalo QT.

Precauções

- Aferir a FC e PA antes do início do tratamento, durante o tratamento, após aumento de dosagem e periodicamente.
- No esquecimento de uma ou duas doses, o reinício do tratamento deve ser gradual.
- Pode ser necessário ajuste de dosagem em pacientes com insuficiência renal ou hepática graves.
- Aconselhar pacientes a evitarem desidratação e superaquecimento, potencial risco de hipotensão e síncope.
- Precaução em pacientes com histórico de hipotensão, bradicardia, doença cardiovascular, bloqueio cardíaco, desidratação ou síncope.
- Relatadas algumas elevações de PA com interrupção abrupta. Deve-se fazer a retirada gradual de 1 mg a cada 3 ou 7 dias.

Efeitos Adversos

CEFALEIA, DIARREIA, DIMINUIÇÃO DO APETITE, DOR ABDOMINAL, FADIGA, HIPOTENSÃO, INSÔNIA, LETARGIA, NÁUSEA, SEDAÇÃO, SONOLÊNCIA, TONTURA.

Agitação, alopecia, alterações no paladar, alucinações, ansiedade, arritmia sinusal, artralgia, asma, astenia, aumento de frequência urinária, aumento de peso, aumento de tansaminases, bloqueio AV, boca seca, bradiardia, cãibras, confusão mental, constipação, convulsão, depressão, dermatites, desonforto estomacal, disfunção erétil, dispepsia, dispneia, dor precordial, edema, enurese, hipertensão, irritabilidade, labilidade afetiva, mal- estar, mialgia, palidez, palpitações, parestesias, pesadelos, prurido, rash cutâneo, síncope, taquicardia, tremor, vertigem, visão turva, vômitos.

ATENÇÃO	Alimentos	Álcool	Abstinência	Veículos	Máquinas
	SR	⊗	NÃO	⊘	⊘
Gravidez	Lactação	Crianças	Idosos	Ins.Hep.	Ins. Ren
⊗	⊗	SR	SR	SR	SR

Superdose

Quadro Clínico: SR

Manejo: SR

DMI: SR   **DL/T:** SR

Dados Complementares

Data de Início	Tipo de Receita	Preço	CAS	ATC	DCB-DENOMINAÇÃO COMUM BRASILEIRA – GENÉRICO
2005	-	-	29110-47-2	C02AC02	CLORIDRATO GUANFACINA

PK – Farmacocinética							
VIA ADM ORAL, Intravenosa	**PCP** SR	**Pmáx** SR	**V.D.** SR	**LP** SR	**T ½** 10-17h	**MET** CYP3A4	**EX** FEZES

PD - Farmacodinâmica

• SUBSTRATO DO CYP3A4/5

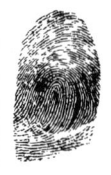

ANTIPSICÓTICO ATÍPICO

ILOPERIDONA
Fanapt® - Novartis

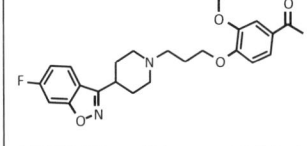

1-[4-[3-[4-(6-fluoro-1,2-benzoxazol-3-yl)piperi-din-1-yl]propoxy]-3-methoxyphenyl]ethanone

Apresentações

DIFERENTE CONFORME O PAÍS EM QUE É COMERCIALIZADO

Posologia

DOSE INICIAL: 1 mg por via oral duas vezes por dia.

TITULAÇÃO: Aumento em incrementos de não mais de 2 mg duas vezes por dia, conforme tolerado.
ALVO DA DOSE: 6 a 12 mg duas vezes ao dia

DMD: 24mg/dia

Início de Ação: 1 a 3 dias (injetável), 2 semanas (U.D.)

Indicações

• ESQUIZOFRENIA.
• TRANSTORNO ESQUIZOAFETIVO.

Contraindicações

• *HS*.

Precauções

• Evitar o uso com outros farmácos que prolonguem o aumento do intervalo QTc. A combinação com cetoconazol ou paroxetina demonstrou alargamento ainda maior no intervalo QTc. O risco pode ser aumentado em condições que causem hipocalemia, hipomagnesemia ou bradicardia. Evitar uso em pacientes com síndrome do alargamento de QT congênito, arritmias cardíacas, infarto recente ou insuficiência cardíaca descompensada.
• Não é aconselhável o uso em pacientes com insuficência hepática.
• Em pacientes com insuficiência renal não é necessário ajuste de dosagem.
• Atentar para episódios de tontura e hipotensão postural no início do tratamento, aumentando a dose lentamente nestes casos.
• Recomendado cuidado ao administrar em pacientes com psicose relacionada à demência, aumento de mortalidade. Seu uso não foi aprovado em pacientes com psicose relacionada à demência.
• Em idosos deve-se evitar o uso, até que se faça ensaios nesta população.
• Monitorar os sinais vitais, sinais e sintomas de arritmia, alterações de PA e peso do paciente, antes do início do tratamento e periódicamente durante o tratamento.
• Evidências de prolongamento significativo do intervalo QTc, mas sem resultar em morte ou arritmias graves.

Efeitos Adversos

BOCA SECA, CONGESTÃO NASAL, FADIGA, GANHO DE PESO, HIPOTENSÃO, HIPOTENSÃO ORTOSTÁTICA, SONOLÊNCIA, TAQUICARDIA, TONTURA.

Acatisia, agitação, alteração do fluxo e frequência menstrual, amenorreia, amnésia, anemia, anorgasmia, apneia do sono, arritmias, artralgia, asma, ataques de pânico, aumento do apetite, blefarite, bloqueio AV de primeiro grau, bulimia nervosa, catarata, catatonia, colelitíase, conjuntivite, delírio, delirium, depressão, desconforto abdominal, desidratação, diarreia, diminuição da libido, discinesia, dispneia, distonia, disúria, doença cardiovascular, dor testicular, ECEs, edema, edema palpebral, ejaculação retardada, enurese, epistaxe, espasmo muscular, gastrite, ginecomastia, hemorragia pós menopausa, hérnia hiatal, hiperatividade psicomotora, hipertermia, hiperprolactinemia, hipocalemia, hipotireoidismo, hostilidade, incontinência fecal, incontinência urinária, insuficiência cardíaca, insuficiência renal aguda, letargia, leucopenia, mania, mastalgia, mialgia, nasofaringite, náusea, neutrofilia, nistagmo, olhos secos, opacidade lenticular, paranoia, parestesia, perda de peso, polaciúria, polidipsia psicogênica, priapismo, prolongamento do intervalo QTc, prostatite, prurido, rash, refluxo gastroesofágico, ressecamento nasal, retenção urinária, salivação, sede, síndrome das pernas inquietas,TOC, torcicolo, transtorno do controle de impulsos, tremor, úlera duodenal, ulceração bucal, urticária, vertigem, visão turva, xerostomia, zumbido.

ATENÇÃO	Alimentos	Álcool	Abstinência	Veículos	Máquinas
	SR	⊘	SR	⊘	⊘
	Gravidez	**Lactação**	**Crianças**	**Idosos**	**Ins.Hep.**	**Ins. Ren**
	⊗	⊗	SR	⊘	⊘	⊘

Superdose

Quadro Clínico: SR

Manejo: SR

DMI: SR **DL/T:** SR

Dados Complementares

Data de Início	Tipo de Receita	Preço	CAS	ATC	DC-DENOMINAÇÃO COMUM
2005	-	-	133454-47-4	N05AX14	ILOPERIDONA

PK — Farmacocinética

VIA ADM	PCP	Pmáx	V.D.	LP	T ½	MET	EX
ORAL, Injetável	SR	SR	SR	SR	18 a 33h	HEPAT	URINA

PD - Farmacodinâmica

Iloperidona é um antipsicótico atípico piperidinil-benzisoxazole com D misto$_2$ /5-HT$_2$ actividade antagonista. Ele exibe uma elevada afinidade para a 5-HT$_{2A}$, NE$_{\alpha 1}$, D$_2$ e D$_3$ receptores, baixa a moderada afinidade para D$_1$, D$_4$, H$_1$, 5-HT$_{1A}$, 5-HT$_6$ e 5-HT$_7$ receptores, e nenhuma afinidade para os receptores muscarínicos. A adição de serotonina antagonismo ao antagonismo da dopamina (clássico

continua...▶

mecanismo de neurolépticos) é pensado para melhorar os sintomas negativos de psicoses e reduzir a incidência de efeitos secundários extrapiramidais (Huttunen 1995). Baixa afinidade de iloperidone para a histamina H 1 receptores podem diminuir o risco de ganho de peso e sonolência durante a sua afinidade para NE α1 / α2C pode melhorar a função cognitiva, mas aumentar o risco de hipotensão ortostática

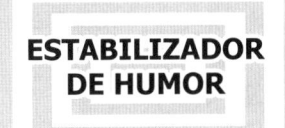

ESTABILIZADOR DE HUMOR

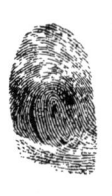

LEVETIRACETAM
Keppra® - UCB Pharma
Keppra XR® - UCB Pharma

S - enantiômetro do etiracetam

Apresentações

DIFERENTE CONFORME O PAÍS EM QUE É COMERCIALIZADO

Posologia

- USO PSIQUIÁTRICO - DOSES AINDA NÃO ESTABELECIDAS.
- PACIENTES BIPOLARES - DOSE INICIAL 500mg 2x DIA, PODENDO SER AUMENTADA EM 500mg POR DOSE EM 3 DIAS, PODENDO ATINGIR A DOSE MÁXIMA DE 3.000mg POR DIA EM DUAS TOMADAS.

DMD: 3.000mg/dia

Início de Ação: SR

Indicações

- FOI APROVADO NO REINO UNIDO COMO MONOTERAPIA PARA O TRATAMENTO DA EPILEPSIA, NAS CRISES CONVULSIVAS MIOCLÔNICAS E TONICOCLÔNICAS, OU COMO TERAPIA ADJUVANTE.
- Autismo.
- Dependência do álcool.
- Discinesia tardia.
- Síndrome de la Tourette.
- TBP e TAG (mas provocam graves efeitos adversos comportamentais e sua relação risco/benefício nessas condições ainda é desconhecida).
- Pânico.
- TEPT refratário.

Contraindicações

- *HS.*

Precauções

- EM PACIENTES IDOSOS E/OU COM INSUFICIÊNCIA RENAL A MEIA-VIDA DE ELIMINAÇÃO AUMENTA, A DOSE DEVERÁ SER AJUSTADA INDIVIDUALMENTE.

Efeitos Adversos

- **ADULTOS:** ANSIEDADE, DEPRESSÃO, FRAQUEZA, INFECÇÃO, IRRITABILIDADE, QUEDA DE CABELO, SENSAÇÃO DE FORMIGAMENTOS NAS EXTREMIDADES, TONTURA, dor de cabeça, náuseas.

- **CRIANÇAS:** FRAQUEZA, HOSTILIDADE, IRRITABILIDADE, LESÕES ACIDENTAIS, SONOLÊNCIA.

ATENÇÃO	Alimentos 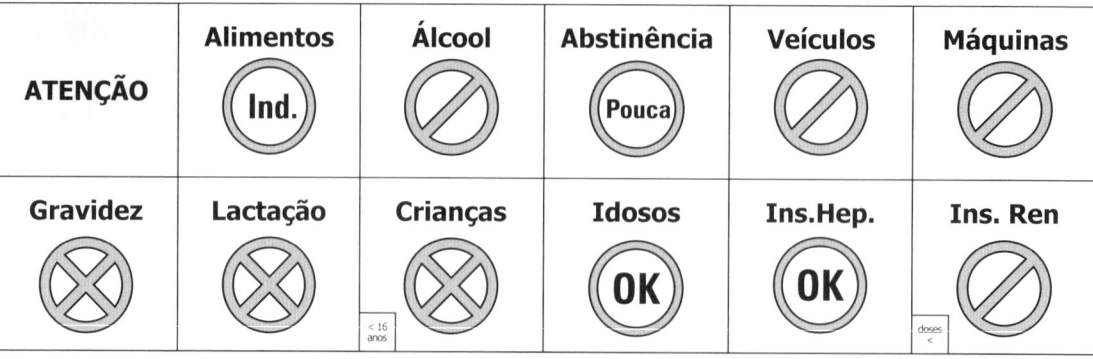 Ind.	Álcool ⊘	Abstinência Pouca	Veículos ⊘	Máquinas ⊘
Gravidez ⊗	Lactação ⊗	Crianças ⊗ < 16 anos	Idosos OK	Ins.Hep. OK	Ins. Ren ⊘ doses <

Superdose

Quadro Clínico: REAÇÕES RARAS E LEVES, DESTACANDO-SE ANEMIA, CEFALEIA, ENJÔOS E SONOLÊNCIA, ESPECIALMENTE EM PACIENTES QUE NECESSITAM DOSES ELEVADAS (3.000MG/DIA).

Manejo: O FÁRMACO PODE SER ELIMINADO DO SANGUE POR HEMODIÁLISE

DMI: SR   **DL/T:** SR

Interações Medicamentosas

- GABAPENTINA: POR VEZES USADO NO TRATAMENTO DA DOR NEUROPÁTICA.
- PIRIDOXINA (VITAMINA B6): PODE REDUZIR ALGUNS DOS SINTOMAS PSIQUIÁTRICOS (SEGUNDO LITERATURA RECENTE).

Curiosidades

- Não comercializado no Brasil.
- É TAMBÉM USADO EM MEDICINA VETERINÁRIA PARA FINS SEMELHANTES.
- NÃO TEM INTERAÇÃO COM OUTROS FÁRMACOS.
- NÃO INIBE A EFICÁCIA DA PÍLULA ANTICONCEPCIONAL.

Dados Complementares

Data de Início	Tipo de Receita	Preço	CAS	ATC	DC-DENOMINAÇÃO COMUM
2008	-	-	102767-28-2	N03AX14	LEVETIRACETAM

PK – Farmacocinética

VIA ADM	PCP	Pmáx	V.D.	LP	T ½	MET	EX
ORAL	SR	1 hora	SR	<10%	6 a 8h	hidrólise enzimática grupo acetamida	URINA

PD - Farmacodinâmica

- O mecanismo de ação exato pelo qual o fármaco atua no tratamento da epilepsia não foi determinado; no entanto, ele se liga à proteína de vesícula sináptica SV2A, bloqueando a condução nervosa das sinapses.

ANTIDEPRESSIVO IMAO SELETIVO

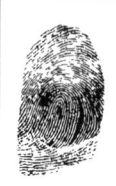

LEVOMILNACIPRANO
Fetzima® - Forest
Keppra XR® - UCB Pharma

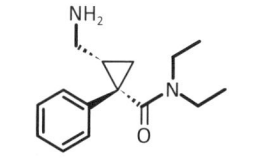

(1S,2R)-2-(aminomethyl)-N,N-diethyl-1-phenyl-cyclopropanecarboxamide

Apresentações
SOMENTE EM FARMÁCIAS DE MANIPULAÇÃO

Posologia

DOSE INICIAL: SR

DMD: 40-120 mg / dia

Início de Ação: SR

Indicações

- FASE AGUDA DA DEPRESSÃO MAIOR.
- Fibromialgia.

Contraindicações

- *HS*.
- Glaucoma de ângulo estreito.
- Uso concomitante de IMAO.

Precauções

- USO CONCOMITANTE COM AGENTES SEROTONÉRGICOS ELEVA O RISCO DE SÍNDROME SEROTONÉRGICA.
- OBSERVAR ATENTAMENTE, PRINCIPALMENTE EM CRIANÇAS E ADOLESCENTES, O RISCO DE SUICÍDIO, ESPECIALMENTE NO INÍCIO DO TRATAMENTO E A CADA AUMENTO DE DOSAGEM DA MEDICAÇÃO.
- MONITORAR ATENTAMENTE A PRESSÃO ARTERIAL E FREQUÊNCIA CARDÍACA. O MEDICAMENTO PODE CAUSAR ELEVAÇÃO DE AMBOS.
- CONTROLAR HIPERTENSÃO PREEXISTENTE AO TRATAMENTO.
- CAUTELA AO ASSOCIAR A AINEs, ASPIRINA E VARFARINA E DEMAIS SUBSTÂNCIAS QUE ALTEREM A COAGULAÇÃO. RISCO DE SANGRAMENTO ANORMAIS.
- CAUTELA AO PRESCREVER A PACIENTES EPILÉPTICOS. RISCO AUMENTADO DE CONVULSÕES.

Efeitos Adversos

BOCA SECA, CEFALEIA, DIMINUIÇÃO DO APETITE, INSÔNIA, IRRITABILIDADE.
Agitação, agressividade, alopecia, alucinações, angioedema, ansiedade, aumento da FC, aumento da pressão arterial, convulsões, delírios, diminuição da libido, diminuição de peso, diplopia, discinesia, disforia, disfunção erétil, dor abdominal, euforia, exacerbação de sintomas psicóticos, infarto agudo do miocárdio, midríase, morte súbita, palpitação, reação anafilática, supressão do crescimento, tiques, tonturas, tremores, urticária, visão borrada.

ATENÇÃO	**Alimentos** SR	**Álcool** ⊗	**Abstinência** SR	**Veículos** ⊘	**Máquinas** ⊘
Gravidez ⊗	**Lactação** ⊗	**Crianças** SR	**Idosos** SR	**Ins.Hep.** SR	**Ins. Ren** SR

Superdose

Quadro Clínico: SR

Manejo: SR

DMI: SR   **DL/T:** SR

Dados Complementares

Data de Início	Tipo de Receita	Preço	CAS	ATC	DC-DENOMINAÇÃO COMUM
2013	-	-	96847-55-1	N05AX14	CLORIDRATO LEVOMILNACIPRANO

PK – Farmacocinética

VIA ADM	PCP	Pmáx	V.D.	LP	T ½	MET	EX
ORAL	SR	SR	SR	SR	18–33 H	HEPAT	RENAL

PD - Farmacodinâmica

Levomilnaciprano liga-se com elevada afinidade ao transportador humano de serotonina (5-HT) e transportadores de norepinefrina (NE) (Ki = 11 e 91 nM, respectivamente). Ele inibe potentemente a 5-HT e NE recaptação (IC50 = 16-19 e 11 nM, respectivamente). O Levomilnaciprano não liga-se a quaisquer outros receptores, canais iônicos ou transportadores, incluindo serotonérgica (5HT1-7), adrenérgicos α- e β, muscarínicos, histaminérgicos ou receptores e de Ca2 +, Na +, K + ou canais de Cl a um grau significativo.Levomilnaciprano não inibe a monoamina oxidase (MAO). Além disso, levomilnaciprano não prolonga o intervalo QT numa extensão clinicamente relevante.

NEUROLÉPTICO ATÍPICO	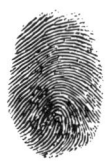	**LURASIDONA** **Latuda®** - Sunovion **Keppra XR®** - UCB Pharma	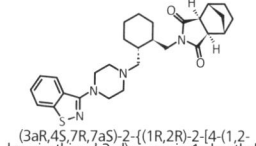 (3aR,4S,7R,7aS)-2-{(1R,2R)-2-[4-(1,2-benzisothiazol-3-yl)piperazin-1-ylmethyl]cyclohexylmethyl}hexahydro-4,7-methano-2H-isoindole-1,3-dione

Apresentações

DIFERENTE CONFORME O PAÍS EM QUE É COMERCIALIZADO

Posologia

Dose Inicial: SR

DMD: SR

Início de Ação: SR

Indicações

• ESQUIZOFRENIA.

• Transtorno bipolar, episódio depressivo, monoterapia ou associada a lítio ou divalproato.

• Transtorno esquizoafetivo.

Contraindicações

- Pacientes em uso de potentes inibidores da CYP3A4.
- Pacientes em uso de potentes indutores da YP3A4.
- *HS*.

Precauções

- Evitar uso concomitante com depressores do SNC.
- Orientar o paciente para que evite dirigir veíulos e operar máquinas.
- Em pacientes com insuficiência renal moderada a grave, a dosagem inicial deve ser de 20mg e a máxima de 80mg.
- Atenção para possível aumento de comportamentos e pensamentos suicidas, em especial, crianças e adolescentes e adultos jovens.
- Pacientes com insuficiência hepática moderada a grave, a dosagem inicial deve ser de 20mg, em insuficiência moderada a dosagem máxima deve ser de 80mg, e em insuficicência grave, de 40mg.
- O uso de antipsicótico atípico em quadros de psicose demencial foi associado ao aumento de mortalidade. Há aumento do risco de acidente vascular cerebral nessa população.

Efeitos Adversos

ACATISIA, ANSIEDADE, DIARREIA, EFEITOS COLATERAIS EXTRAPIRAMIDAIS, NÁUSEAS, SONOLÊNCIA.

Menos comuns: agitação, agranulocitose, amenorreia, anemia, angioedema, ataques de pânico, aumento da temperatura corporal, acidente vascular cerebral, bloqueio AV, bradicardia, comprometimento cognitivo, convulsão, diminuição do apetite, disartria, discinesia tardia, disfagia, dislipidemia, dispepsia, distonia, disúria, dor abdominal, galactorreia, ganho de peso, gastrite, habilidade motora comprometida, hiperprolactinemia, hipertensão, hipotensão ortostática, ideação suicida, insônia, insuficiência renal, leucopenia, lombalgia, mastalgia, morte súbita, neutropenia, prurido, rabdomiólise, rash, redução da libido, sialorreia, síncope, síndrome neuroléptica maligna, sonhos vívidos, suicídio, taquicardia, tontura, transtornos do sono, vertigem, visão borrada.

ATENÇÃO	Alimentos	Álcool	Abstinência	Veículos	Máquinas
	SR	⊗	SR	SR	SR
Gravidez	**Lactação**	**Crianças**	**Idosos**	**Ins.Hep.**	**Ins. Ren**
⊗	SR	SR	⊘	SR	SR

Superdose

Quadro Clínico: SR

Manejo: SR

DMI: SR   **DL/T:** SR

Associações Interessantes

- AV/DVP
- Anticonvulsivantes
- Lítio
- BZDs

Dados Complementares

Data de Início	Tipo de Receita	Preço	CAS	ATC	DC-DENOMINAÇÃO COMUM
2010	-	-	367514-87-2	N05AE05	CLORIDRATO DE LURASIDONA

PK – Farmacocinética

VIA ADM	PCP	Pmáx	V.D.	LP	T ½	MET	EX
ORAL	SR	SR	SR	SR	18h	HEPAT	FEZES

PD - Farmacodinâmica

- Lurasidona é um derivado de benzotiazol que é um antagonista e liga-se com elevada afinidade para receptores de dopamina-2 (D2) (Ki = 0,994 nM), 5-HT2A (Ki = 0,47 nM), e 5-HT7 receptores (Ki = 0,495 nM) . Também se liga com uma afinidade moderada para receptores adrenérgicos alfa-2C (Ki = 10,8 nM) e é um agonista parcial nos receptores 5-HT1A (Ki = 6,38 nM).
- As suas ações sobre os receptores histaminérgicos e muscarínicos são desprezíveis.

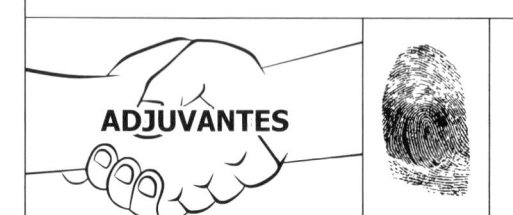

ADJUVANTES

MELATONINA
Circadin® - Temmler

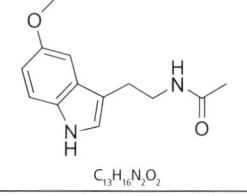

$C_{13}H_{16}N_2O_2$

Apresentações

DIFERENTE CONFORME O PAÍS EM QUE É COMERCIALIZADO

Posologia

DMD: 0,3 A 5mg

Início de Ação: SR

Indicações

- INSÔNIA PRIMÁRIA EM PACIENTES ACIMA DE 55 ANOS DE IDADE.
- *JET LAG*.
- Câncer
- *Delirium* em pacientes idosos.
- Enxaqueca.
- Fibromialgia.
- Insônia crônica em crianças.
- Insônia inicial em crianças e adolescentes com TDAH.
- Melhora no sono e comportamento diurno em crianças com transtornos de neurodesenvolvimento.

Contraindicações

- *HS*

Precauções

- Evitar uso em paientes epiléticos e usando varfarina.
- Não recomendado a pacientes com doenças autoimunes.

continua...▶

- O comprimido contém lactose.

Efeitos Adversos

ARTRALGIA, CEFALEIA, DOR NAS COSTAS, FADIGA, NASOFARINGITE.
Aftas, agitação psicomotora, alterações laboratoriais, ansiedade, astenia, boca seca, dermatite, dor abdominal, enxaqueca, ganho de peso, hipertensão arterial sistólica, insônia, irritabilidade, letargia, náuseas, nervosismo, pesadelos, prurido, sonhos bizarros, sonolência, sudorese noturna, tontura.

ATENÇÃO	Alimentos	Álcool	Abstinência	Veículos	Máquinas
	SR	SR	SR	⊘	⊘
Gravidez	Lactação	Crianças	Idosos	Ins.Hep.	Ins. Ren
⊗	⊗	⊘	SR	⊗	⊗

Superdose

Quadro Clínico: SR

Manejo: SR

DMI: SR   **DL/T:** SR

Curiosidades

SR

Dados Complementares

Data de Início	Tipo de Receita	Preço	CAS	ATC	DC-DENOMINAÇÃO COMUM
SR	SR	SR	73-31-4	N05CH01	MELATONINA

PK – Farmacocinética

VIA ADM	PCP	Pmáx	V.D.	LP	T ½	MET	EX
ORAL	SR	SR	SR	SR	3,5 a 4 h	HEPAT	RENAL

PD - Farmacodinâmica

- A melatonina é um hormônio normalmente produzido na glândula pineal e liberada no sangue.

- O aminoácido L-triptofano é um precursor essencial da síntese da melatonina. Ela ajuda a regular os ciclos de sono-vigília ou o ritmo circadiano.

- Produção de melatonina é estimulada pela escuridão e inibida pela luz. Altos níveis de melatonina induz o sono e assim o consumo da droga pode ser utilizada para combater a insônia e *jet lag*.

- Receptores MT1 e MT2 podem ser um alvo para o tratamento de distúrbios do sono circadianos e não circadianos, devido às suas diferenças na farmacologia e função no SNC.

ANTIDEPRESSIVO TRICÍCLICO TETRACÍCLICO

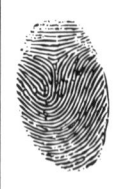

MIANSERINA
Tolvon® - Schering-plaugh

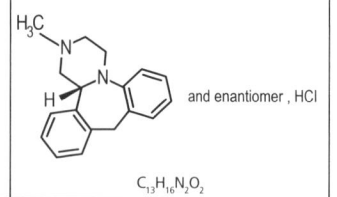

$C_{13}H_{16}N_2O_2$

INDISPONÍVEL NO BRASIL - SUSPENSA A COMERCIALIZAÇÃO EM 2011.

Apresentações

DIFERENTE CONFORME O PAÍS EM QUE É COMERCIALIZADO

Posologia

DOSE INICIAL: 15 a 30mg/DIA, AUMENTAR A DOSE GRADUALMENTE A CADA 03 DIAS.

DMD: de 30 a 90mg (PREFERENCIALMENTE À NOITE)

Início de Ação: 1 SEMANA (ANSIOLÍTICO)
2 SEMANAS (ANIDEPRESSIVO)

Indicações

- DEPRESSÃO MAIOR.
- Dor somatoforme.
- Esquizofrenia (sintomalogia negativa) em pacientes que não respondem à fluoxetina isoladamente.

Contraindicações

- Diabete melito.
- Glaucoma de ângulo estreito.
- Hipertrofia prostética.
- Insuficiência renal, cardíaca e hepática.

Precauções

- PODE CAUSAR MAIOR INCIDÊNCIA DE SUPRESSÃO DA MEDULA ÓSSEA.
- SEDAÇÃO EXCESSIVA.
- DIMINUIÇÃO DOS REFLEXOS NOS PRIMEIROS DIAS.
- OCORRÊNCIA DE HIPOMANIA OU MANIA EM PESSOAS PREDISPOSTAS.
- SUSPENDER NA VIGÊNCIA DE ICTERÍCIA OU CONVULSÕES.
- NÃO ASSOCIAR AO USO DE BEBIDA ALCOÓLICA.
- NÃO DEVE SER ASSOCIADA AO IMAOs OU APÓS SOMENTE DUAS SEMANAS DA INTERRUPÇÃO DO USO.

Efeitos Adversos

BOCA SECA, FADIGA, SEDAÇÃO, SONOLÊNCIA, TONTURAS.
Menos comuns: Artralgia, convulsões, discrasias sanguíneas, distúrbios da função hepática, edema, ginecomastia, hipomania, hipotensão.

ATENÇÃO	Alimentos	Álcool	Abstinência	Veículos	Máquinas
	Ind.	⊘	NÃO	⊘	⊗

continua...▶

Gravidez	Lactação	Crianças	Idosos	Ins.Hep.	Ins. Ren
	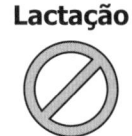	 SR		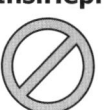	

Superdose

Quadro Clínico: SEDAÇÃO PROLONGADA.
arritmias cardíacas, convulsões, hipotensão grave, depressão respiratória.

Manejo: LAVAGEM GÁSTRICA SE A INGESTÃO ABUSIVA FOR RECENTE. TERAPIA SINTOMÁTICA E DE SUPORTE

DMI: SR **DL/T:** SR

Interações Medicamentosas

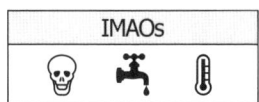 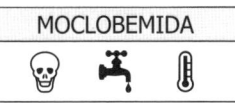 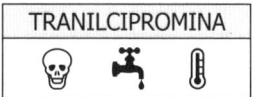

| IMAOs | MOCLOBEMIDA | TRANILCIPROMINA |

CARBAMAZEPINA.
ÁLCOOL, ANTICONVULSIVANTES, BZDs, FENITOÍNA, FENOBARBITAL, PROPRANOLOL.

Curiosidades

• Foi inicialmente pesquisado como antialérgico, com poucos efeitos efeitos anticolinérgicos com vantagens em pacientes idosos, e veio a se constituir na geração seguinte aos tricíclicos, na categoria dos tetracíclicos, que prometia menores efeitos tóxicos que os antidepressivos antigos.

• Atualmente vem sendo cada vez mais substituída pela mirtazapina, seu sucessor mais parecido.

• Apesar de ser um contemporâneo da maprotilina e de ser francamente noradrenérgico, como ela tem uma certa ação na recaptação da serotonina que propicia melhor efeito no ânimo.

• Em meados do 2011 foi descontinuado no Brasil.

Dados Complementares

Data de Início	Tipo de Receita	Preço	CAS	ATC	DC-DENOMINAÇÃO COMUM
DÉC. DE 70	C1	$$	24219-97-4	N06AX03	MIANSERINA

PK – Farmacocinética

VIA ADM	PCP	Pmáx	V.D.	LP	T ½	MET	EX
ORAL	3hs	6 dias	SR	90%	7 a 9 DIAS 10 a 17hs	HEPAT	URINA FEZES

PD - Farmacodinâmica

Sua principal ação é a recaptação da noradrenalina pelo bloqueio cortical dos autorreceptores α-2 adrenérgicos. Também tem interações com os receptores de serotonina no sistema nervoso central. Tem grande afinidade pelos H_1 e acaba tendo fortes efeitos anti-histamínicos, e não tem efeitos anticolinérgicos porque não tem afinidade pelos receptores muscarínicos.

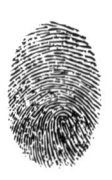

ANTIDEPRESSIVO SELETIVO

MILNACIPRANO
Ixel® - Roche

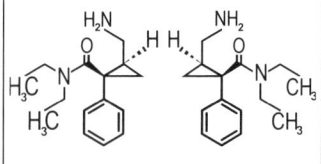

ADTs (derivado) ação dopaminérgica

Apresentações

DIFERENTE CONFORME O PAÍS EM QUE É COMERCIALIZADO

Posologia

DMD: 50 A 100mg/DIA EM DUAS TOMADAS DE 50mg, MANHÃ E NOITE

Início de Ação: SR

Indicações

- DEPRESSÃO MAIOR.
- FIBROMIALGIA.
- PREVENÇÃO DE RECORRÊNCIA DA DEPRESSÃO.
- Bulimia nervosa.
- Depressão pós-AVC.
- Pânico.

Contraindicações

- $\mathcal{HS}$.
- DIGITÁLICOS E AGONISTAS 5-HT$_{1D}$.
- Associação com adrenalina e noradrenalina por via parenteral.
- Clonidina e compostos similares.
- Digoxina.
- Hipertrofia prostática.
- Insuficiência renal
- Dificuldade para urinar.
- Glaucoma.
- Hipertensão arterial.
- Doença cardíaca.

Precauções

- MONITORAR PACIENTES HIPERTENSOS OU CARDIOPATAS, PRUDÊNCIA PARA PACIENTES COM GLAUCOMA DE ÂNGULO FECHADO.
- ASSOCIAÇÃO COM LÍTIO - RISCO DE DESENVOLVIMENTO DE SÍNDROME SEROTONINÉRGICA.

Efeitos Adversos

CALORÕES, DIAFORESE, DISÚRIA, ANSIEDADE INSÔNIA E NÁUSEAS (no início do tratamento), PROBLEMAS URINÁRIOS, TRANSPIRAÇÃO EXCESSIVA.
ciclagem de humor, constipação, elevação moderada de transaminases, eliminação da desinibição psicomotora (com risco de suicídio), palpitações, reativação de delírios, síndrome serotoninérgica, sintomas de ansiedade paroxística, tremores, vertigens, vômitos, xerostomia.

ATENÇÃO	**Alimentos**	**Álcool**	**Abstinência**	**Veículos**	**Máquinas**
			SIM		
Gravidez	**Lactação**	**Crianças**	**Idosos**	**Ins.Hep.**	**Ins. Ren**
		< 4 anos			doses <

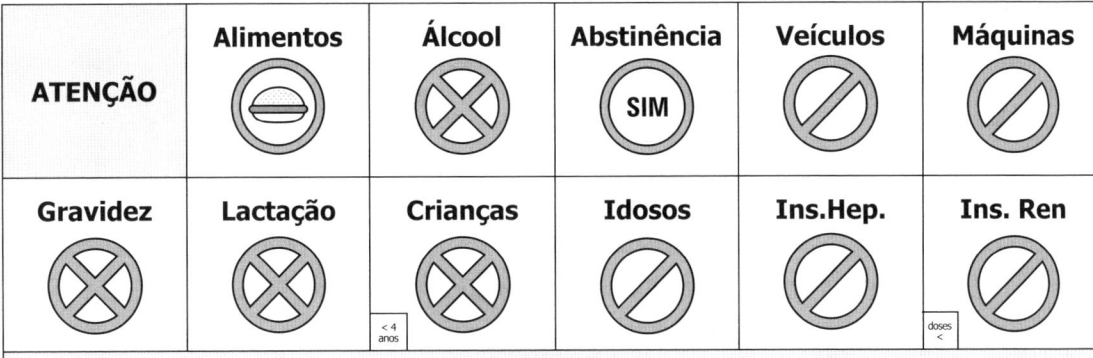

Superdose

Quadro Clínico: NÁUSEAS, DIAFORESE, CONSTIPAÇÃO, VÔMITOS, DISTÚRBIOS RESPIRATÓRIOS, TAQUICARDIA, SONOLÊNCIA, HIPERCAPNIA E ALTERAÇÕES DA CONSCIÊNCIA NEUROLÓGICA.

Manejo: TRATAMENTO DEVE SER SINTOMÁTICO, COM LAVAGEM GÁSTRICA IMEDIATA A INGESTÃO, MONITORAR PACIENTE POR 24hs.

DMI: 2,8g **DL/T:** SR

Interações Medicamentosas

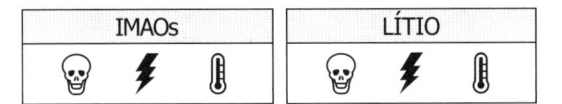

IMAOs	LÍTIO

CARBAMAZEPINA.
ÁLCOOL, ANTICONVULSIVANTES, BZDs, FENITOÍNA, FENOBARBITAL, PROPRANOLOL.

Curiosidades

• COMERCIALIZADO SOB A MARCA SAVELLA NOS EUA, RECEBEU A APROVAÇÃO DO FDA PARA O TRATAMENTO DA FIBROMIALGIA (janeiro de 2009).
• Aprovado para o tratamento da depressão maior na França em 1996.
• Atualmente comercializado como IXEL em mais de 45 países, incluindo vários países da Europa (Áustria, Bulgária, Finlândia, França, Portugal, e Rússia).
• Disponível no Japão (como Toledomim) e no México (como Dalcipran).
• Cypress Bioscine comprou os direitos exclusivos do medicamento nos EUA e Canadá em 2003.

Dados Complementares

Data de Início	Tipo de Receita	Preço	CAS	ATC	DC-DENOMINAÇÃO COMUM
1996	-	-	92623-85-3 101152-94-7	N06AX17	CLORIDRATO DE MILNACIPRANO

PK – Farmacocinética

VIA ADM	PCP	Pmáx	V.D.	LP	T ½	MET	EX
ORAL	2hs	2 a 3 dias	5L/kg	13%	8hs	HEPAT	URINA

PD - Farmacodinâmica

• Mecanismo dual de recaptação de Noradrenalina e Serotonina, sem afinidades por outros receptores.

ANTIDEPENDÊNCIA QUÍMICA ÁLCOOL 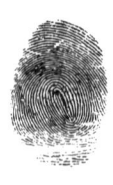		**NALMEFENO** **Selincro®** - Lundbeck	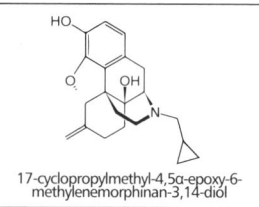 17-cyclopropylmethyl-4,5α-epoxy-6-methylenemorphinan-3,14-diol

Apresentações

DIFERENTE CONFORME O PAÍS EM QUE É COMERCIALIZADO

Posologia

DOSE INICIAL: 1 mg / mL; 100 mcg / mL
DMD: SR

Início de Ação: SR

Indicações

- REDUÇÃO DO CONSUMO DE ÁLCOOL EM PACIENTES COM DEPENDÊNCIA ALCÓOLICA.
- TEPT.

Contraindicações

- *HS*.
- HIPERSENSIBILIDADE A QUALQUER DOS EXCIPIENTES.
- Pacientes em uso de analgésicos opioides.
- Dependência de opiáceos atual ou recente.
- Histórico recente de SAA aguda (incluindo alucinações, convulsões e Delirium tremens)
- Insuficiência renal ou hepática graves.
- Sintomas agudos de abstinência de opioides.
- Suspeita de uso recente de opioides.

Precauções

- O comprimido não pode ser dividido ou esmagado, pois seu conteúdo pode causar sensibilidade em contato com a pele.
- Pacientes com problemas hereditários de intolerância à galactose, deficiência de lactase, má absorção de glucose-galactose não devem tomar o medicamento.
- O medicamento deve ser interrompido 1 semana antes da administração de opioides. Quando administrar opioides em pacientes em uso de nalmefeno, deve-se usar dosagem maior de opiáceo para se obter o efeito desejado.
- Não recomendado ajuste de dosagem em pacientes com insuficiência hepática ou renal.
Pode ocorrer pequeno prejuízo no desempenho cognitivo e psicomotor.

Efeitos Adversos

DOR DE CABEÇA, INSÔNIA, NÁUSEAS, TONTURA.
Alterações nos níveis pressóricos, alucinações, astenia, boca seca, desatenção, diminuição de apetite, diminuição de libido, dissociação, espasmos musculares, estados confusionais, fadiga, hiperidrose, inquietação, mal estar, palpitação, parestesias, perda de peso, sonolência, taquicardia, tremores, vômitos.

ATENÇÃO	Alimentos (SR)	Álcool	Abstinência	Veículos	Máquinas
	Gravidez	**Lactação**	**Crianças**	**Idosos**	**Ins.Hep.**	**Ins. Ren**

Superdose

Quadro Clínico: SR

Manejo: SR

DMI: SR   **DL/T:** SR

Interações Medicamentosas

SR

Curiosidades

SR

Dados Complementares

Data de Início	Tipo de Receita	Preço	CAS	ATC	DC-DENOMINAÇÃO COMUM
2005	SR	SR	55096-26-9 58895-64-0	N07BB05	CLORIDRATO DE NALMEFENO

PK – Farmacocinética

VIA ADM	PCP	Pmáx	V.D.	LP	T ½	MET	EX
ORAL	SR	SR	SR	SR	10.8 ± 5.2h	HEPAT	RENAL

PD - Farmacodinâmica

Nalmefeno atua como um antagonista silencioso do receptor μ-opióide (MOR) (K i = 0,24 nM) e como um fraco agonista parcial (K i = 0,083 nM; E max = 20-30%) do receptor opióide κ- (KOR), com uma afinidade semelhante para os dois receptores, mas uma preferência para o KOR. In vivo indícios de ativação KOR, tais como elevação de s níveisde prolactina, devido de supressão da dopamina e aumento eixo hipotálamo-hipófise-adrenal.

ANTIDEPRESSIVO SELETIVO

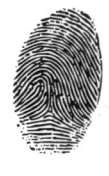

NEFAZODONA
Serzone® - Bristol-Myers

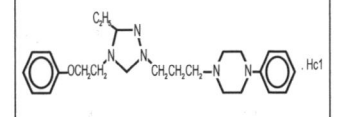

Derivado sintético do grupo das fenilpiperazinas

Apresentações

DIFERENTE CONFORME O PAÍS EM QUE É COMERCIALIZADO

Posologia

DOSE RECOMENDADA: 100mg 2x AO DIA.

DMD: 600mg

Início de Ação: SR

Indicações

- DEPRESSÃO MAIOR.
- TERAPIA DE MANUTENÇÃO DA DEPRESSÃO.
- Depressão maior (em pacientes alcoolistas).
- Depressão unipolar e bipolar (em crianças e adolescentes).
- Dor crônica.
- Fobia social.
- Sintomas extrapiramidais (induzidos por neurolépticos).
- TAG.
- TEPT.
- Transtorno do pânico.
- Transtorno disfórico menstrual.

Contraindicações

- *HS* AOS ANTIDEPRESSIVOS FENILPIPERAZÍNICOS, insuficiência renal grave.

Precauções

- MONITORAR QUEDA DE PRESSÃO ARTERIAL, EVITAR ASSOCIAR COM IMAOs, REALIZAR PERIODICAMENTE PROVAS DE FUNÇÃO HEPÁTICA (DOSAGEM DAS ENZIMAS TGO E TGP).
- RECOMENDA-SE A REDUÇÃO DA DOSE EM PACIENTES COM DISFUNÇÃO HEPÁTICA OU RENAL.

Efeitos Adversos

DOR DE CABEÇA, INSÔNIA, NÁUSEAS, TONTURA.
Alterações nos níveis pressóricos, alucinações, astenia, boca seca, desatenção, diminuição de apetite, diminuição de libido, dissociação, espasmos musculares, estados confusionais, fadiga, hiperidrose, inquietação, mal estar, palpitação, parestesias, perda de peso, sonolência, taquicardia, tremores, vômitos.

ATENÇÃO	Alimentos	Álcool	Abstinência	Veículos	Máquinas
	Ind.	Ø	Pouca	Ø	Ø
Gravidez	**Lactação**	**Crianças**	**Idosos**	**Ins.Hep.**	**Ins. Ren**
SR	Ø	Ø	Ø (doses <)	Ø (doses <)	Ø (doses <)

Superdose

Quadro Clínico: NÁUSEAS, SONOLÊNCIA E VÔMITOS

Manejo: MEDIDAS DE SUPORTE EMPREGADAS EM TRATAMENTO DE SOBREDOSAGEM DE ANTIDEPRESSIVOS

DMI: 11,2g   **DL/T:** SR

Interações Medicamentosas

- TRIAZOLAM: REDUZIR A SUA DOSE QUANDO SE ASSOCIA À NEFAZODONA.
- ANTI-HIPERTENSIVOS: OCORRÊNCIA DE HIPOTENSÃO ORTOSTÁTICA E SÍNCOPE (BLOQUEIO ALFA-ADRENÉRGICO).

Curiosidades

- APROVADO PELO FDA NOS ESTADOS UNIDOS PARA USO NO TRATAMENTO DA DEPRESSÃO EM 1994.
- A NEFAZODONA SE TORNOU POPULAR ENTRE MÉDICOS E PACIENTES POR SER UM DOS ÚNICOS ANTIDEPRESSIVOS QUE É DESPROVIDO DE CAPACIDADE INIBITÓRIA SOBRE A LIBIDO E A FUNÇÃO SEXUAL.
- EM 19 DE MAIO DE 2004 O LABORATÓRIO BRISTOL MEYERS SQUIBB DOS ESTADOS UNIDOS ANUNCIOU QUE IRIA INTERROMPER AS VENDAS DO SERZONE. O MEDICAMENTO FOI REMOVIDO DO MERCADO DE TODOS OS DEMAIS PAÍSES (EXCETO OS ESTADOS UNIDOS).
- EM 8 DE JANEIRO DE 2003 O MEDICAMENTO FOI RETIRADO DO MERCADO EUROPEU (TODOS OS PAÍSES), POIS O SEU USO FOI ASSOCIADO A 26 MORTES DEVIDO A LESÃO HEPÁTICA.

Dados Complementares

Data de Início	Tipo de Receita	Preço	CAS	ATC	DC-DENOMINAÇÃO COMUM
1994	-	-	83366-66-9	N06AX06	CLORIDRATO DE NEFAZODONA

PK – Farmacocinética

VIA ADM	PCP	Pmáx	V.D.	LP	T ½	MET	EX
ORAL	1 a 3hs	3 a 4 dias	0,22 a 0,87 L/Kg	99%	2 a 4hs	HEPAT	URINA FEZES

PD - Farmacodinâmica

- SUBSTRATO DO CYP 2D6 E 3A4.
- INIBIDOR DO CYP 3A4.
- Bloqueia $5HT_{2A}$ - diminui a ansiedade e depressão.
- Ativa os receptores 5HT1A - aumentando os efeitos terapêuticos.
- Fraco antagonismo $\alpha1$ adrenérgico - causando hipotensão ortostática.

ANSIOLÍTICO BENZODIAZEPÍNICO

OXAZEPAM
Serax® - Wyeth-Ayerst

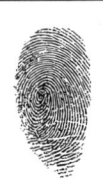

and enantiomer

Benzodiazepinas

Apresentações

DIFERENTE CONFORME O PAÍS EM QUE É COMERCIALIZADO

Posologia

DOSE INICIAL: 30mg A 60mg/DIA

DMD: 120mg

Início de Ação: Poucas horas.

Indicações

- ANSIEDADE AGUDA.
- PRÉ-CIRURGIA.
- TAG.
- Na retirada do álcool.

Contraindicações

- ESCLEROSE MÚLTIPLA.
- DROGADIÇÃO.
- INSUFICIÊNCIA RESPIRATÓRIA OU COM APNEIA DO SONO.
- *MIASTENIA GRAVIS*.
- *HS*.
- NÃO DEVE SER ADMINISTRADO A DOENTES COM PORFIRIA.

Precauções

- PACIENTES COM HISTÓRICO DE: REAÇÕES PARADOXAIS AOS BENZODIAZEPÍNICOS, DEPENDÊNCIA DE DROGAS, DOENÇA DE ALZHEIMER OU OUTRA DOENÇA CEREBRAL. Após o uso, regular de três semanas não interromper abruptamente.
- IDOSOS: AS DOSES DEVEM SER REDUZIDAS.

Efeitos Adversos

ABSTINÊNCIA, ATAXIA, CEFALEIA, DÉFICIT DE ATENÇÃO, FADIGA, SEDAÇÃO, SONOLÊNCIA, TONTURA, agressividade, alteração da função hepática, ansiedade de rebote, boca seca, bradicardia, cólica abdominal, dependência e depressão, dor nas articulações, ganho de peso, hipersensibilidade a estímulos, insônia de rebote, nervosismo, perda do apetite, pesadelos, retenção urinária, sudorese, transtornos sexuais, visão borrada, vômitos.

ATENÇÃO	Alimentos	Álcool	Abstinência	Veículos	Máquinas
	⊖	⊗	SIM	⊘	⊘
Gravidez	**Lactação**	**Crianças**	**Idosos**	**Ins.Hep.**	**Ins. Ren**
⊗	⊗	OK (> 6 anos)	⊘ (> 80 anos)	⊗	⊗

Superdose

Quadro Clínico: SONOLÊNCIA, CONFUSÃO MENTAL, LETARGIA, COMA, ataxia, hipotonia, hipotensão, estado hipnótico, fase 1 (um) a 3 (três) coma, e muito raramente morte.

Manejo: INDUZIR VÔMITO OU FAZER LAVAGEM GÁSTRICA, SEGUIDOS POR MEDIDAS GERAIS DE SUPORTE.

continua... ▶

DMI: SR   **DL/T:** SR

Interações Medicamentosas

O OXAZEPAM FOI COMPROVADO PARA SUPRIMIR OS NÍVEIS DE CORTISOL.

Curiosidades

OXAZEPAM É UM BZD USADO EXTENSIVAMENTE DESDE A DÉCADA DE 1960 PARA O TRATAMENTO DE ANSIEDADE, INSÔNIA E NO CONTROLE DOS SINTOMAS DE ABSTINÊNCIA DO ÁLCOOL.
• OXAZEPAM, NITRAZEPAM, DIAZEPAM E TEMAZEPAM FORAM OS QUATRO BZDs LISTADOS NO ESQUEMA DE BENEFÍCIOS FARMACÊUTICOS E REPRESENTARAM 82% DAS PRESCRIÇÕES DE BZDs NA AUSTRÁLIA EM 1990/1991.
• SUSPENSA A COMERCIALIZAÇÃO NO BRASIL EM 2001.
• O OXAZEPAM PODE ALTERAR O PADRÃO DO EEG.

Dados Complementares

Data de Início	Tipo de Receita	Preço	CAS	ATC	DC-DENOMINAÇÃO COMUM
1960	-	-	604-75-1	N05BA04	OXAZEPAM

PK – Farmacocinética

VIA ADM	PCP	Pmáx	V.D.	LP	T ½	MET	EX
ORAL	3hs	SR	SR	85 a 97%	4 a 14hs	HEPAT	URINA

PD - Farmacodinâmica

Age nos receptores BZDs, resultando em maior efeito do GABA sobre o GABA-A, que resulta em efeitos inibitórios sobre o SNC.

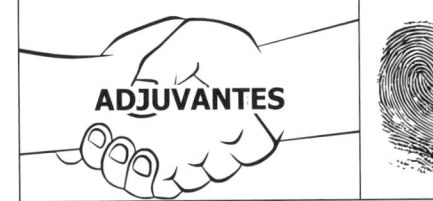

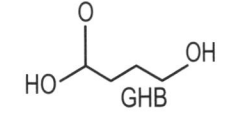

OXIBATO DE SÓDIO
Xirem® - Jazz Pharmaceuticals

GHB

Sal de hidroxibutirato metabólito do ácido aminobutírico

Apresentações

INDISPONÍVEL NO BRASIL

Posologia

• O USO DO MEDICAMENTO DEVE SER FEITO A NOITE, ANTES DO HORÁRIO DE DORMIR, PELO MENOS 2-HORAS APÓS QUALQUER ALIMENTAÇÃO.
• INICIAR COM 4,5G/NOITE DIVIDIDOS EM DUAS TOMADAS DE 2,25G COM INTERVALO ENTRE AS DOSES DE 2,5 A 4hs.
• A DOSE MÁXIMA À NOITE É DE 9g E OS AUMENTOS REALIZADOS DEVE SER DE l,5g POR NOITE (0,75g POR DOSE).
• RECOMENDA-SE AVALIAR A RESPOSTA CLÍNICA DE CADA AUMENTO DE DOSE EM 1A 2 SEMANAS.
• DOSE EFETIVA - ENTRE 6 E 9g/NOITE.
• O MEDICAMENTO DEVE SER CONSUMIDO EM EXATOS 60ml DE ÁGUA.

DMD: 9g/NOITE

Início de Ação: SR

Indicações

- TRATAMENTO PADRÃO PARA CATAPLEXIA.
- SONOLÊNCIA EXCESSIVA E SONO INTERROMPIDO NA NARCOLEPSIA.
- PODE SER ADICIONADO COMO TRATAMENTO EFETIVO NAS ALUCINAÇÕES HIPNAGÓGICAS E PARALISIA DO SONO.
- É UM SONÍFERO QUE TAMBÉM PODE AUXILIAR NO TRATAMENTO DA DEPRESSÃO E DA DOR.
- É APROVADO PARA O TRATAMENTO DA NARCOLEPSIA, MAS É USADO *OFF-LABEL* PARA INSÔNIA SEVERA.
- Tratamento da fibromialgia.
- Dependência de álcool.

Contraindicações

- USO CONCOMITANTE COM AGENTES HIPNÓTICOS E/OU SEDATIVOS.
- EM PACIENTES COM DEFICIÊNCIA DE SEMIALDEÍDO SUCCÍNICO DESIDROGENASE (DOENÇA RARA DE ERRO INATO DO METABOLISMO, CARACTERIZADA POR RETARDO MENTAL, HIPOTONIA E ATAXIA).

Precauções

- SUA ABSORÇÃO PODE SER DIMINUÍDA E RETARDADA QUANDO INGERIDO C/ALIMENTOS RICOS EM GORDURA.
- DEVIDO AO RÁPIDO INÍCIO DE AÇÃO DEVE SER INGERIDO PRÓXIMO AO MOMENTO DE DEITAR À NOITE.
- PACIENTES HIPERTENSOS E PORTADORES DE INSUFICIÊNCIA CARDÍACA OU RENAL, DIMINUIRÁ INGESTÃO DE SÓDIO DURANTE O TRATAMENTO.
- PACIENTES COM INSUFICIÊNCIA HEPÁTICA: USAR DOSES MENORES E MONITORAR ATENTAMENTE OS AUMENTOS.

Efeitos Adversos

CONFUSÃO MENTAL, DOR DE CABEÇA, INCONTINÊNCIA URINÁRIA, NÁUSEAS, SONOLÊNCIA, TONTURA, VÔMITO, em casos de uso ilícito uma overdose pode levar ao coma e à morte.

ATENÇÃO	Alimentos	Álcool	Abstinência	Veículos	Máquinas
	⊗	⊗	NÃO	⊘	⊘
Gravidez	**Lactação**	**Crianças**	**Idosos**	**Ins.Hep.**	**Ins. Ren**
⊗	⊗	⊗ (< 16 anos)	⊗	⊘ (doses <)	⊘

Superdose

Quadro Clínico: PODEM APRESENTAR DIFERENTES GRAUS DE COMPROMETIMENTO DA CONSCIÊNCIA NEUROLÓGICA ATÉ A CONFUSÃO E O COMA.
cefaleia, vômitos, diaforese, visão borrada e até convulsões.

Manejo: TRATAMENTO SINTOMÁTICO E DE SUPORTE.
DEVE-SE TER CUIDADO COM A INDUÇÃO DE VÔMITOS PELO RISCO DE ASPIRAÇÃO.

DMI: SR   **DL/T:** SR

Interações Medicamentosas

- OPIOIDES OU BARBITÚRICOS: NÃO ASSOCIAR.
- BZDs: EVITAR ASSOCIAR DEVIDO AO RISCO DE DEPRESSÃO RESPIRATÓRIA.
- O OXIBATO DE SÓDIO É METABOLIZADO PELO GHB DESIDROGENASE HÁ UM RISCO POTENCIAL DE INTERAÇÃO COM MEDICAMENTOS ESTIMULADORES OU INIBIDORES DESTA ENZIMA (AV/DVP, FENITOÍNA OU ETOSSUXIMIDA).

Curiosidades

- ATÉ 1990 O GHB (OXIBATO DE SÓDIO) ERA COMERCIALIZADO COMO SUPLEMENTO DIETÉTICO, MAS FOI RECLASSIFICADO COMO SUBSTÂNCIA CONTROLADA NOS EUA, DEVIDO À PRESSÃO ASSOCIADA AO ABUSO DA SUBSTÂNCIA QUÍMICA (QUE É VERGONHOSAMENTE CONHECIDO COMO DROGA DE ESTUPRO – "BOA NOITE, CINDERELA").
- EM JULHO DE 2003 O GHB PASSOU A INTEGRAR A CLASSE C DAS DROGAS CONTROLADAS PELO CONSELHO BRITÂNICO.
- ATUALMENTE SÓ PODE SER LEGALMENTE ADQUIRIDO ATRAVÉS DE PRESCRIÇÃO APÓS DIAGNÓSTICO MUITO ESPECÍFICO (GERALMENTE PARA NARCOLEPSIA EM SI).
- A AGÊNCIA DE COMBATE À DROGAS DOS EUA, A COLOCOU NA MESMA CLASSE DE SUBSTÂNCIAS À QUAL PERTENCEM A HEROÍNA E A COCAÍNA.
- É O ÚNICO MEDICAMENTO APROVADO PELO FDA NO TRATAMENTO DA CATAPLEXIA.

Dados Complementares

Data de Início	Tipo de Receita	Preço	CAS	ATC	DC-DENOMINAÇÃO COMUM
1960	-	-	502-85-2	N07XX04	OXIBATO DE SÓDIO

PK – Farmacocinética

VIA ADM	PCP	Pmáx	V.D.	LP	T ½	MET	EX
ORAL	1h	SR	BAIXO	1%	0,5 a 1h	HEPAT	EXPIRAÇÃO

PD - Farmacodinâmica

- GHB OU gama-hidroxibutirato, é um depressor do SNC que atua como inibidor temporário da dopamina e como estimulador do hormônio de crescimento (GH).
- Melhora a neurotransmissão do GABA e diminui os níveis de glutamato.

NEUROLÉPTICO TÍPICO	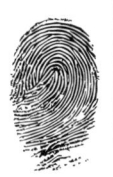	**PENFLURIDOL** **Semap®** - Janssen Cilag	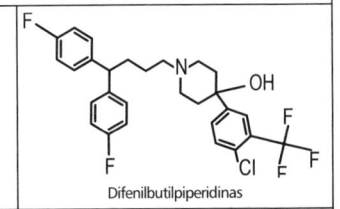 Difenilbutilpiperidinas

Apresentações

DIFERENTE CONFORME O PAÍS EM QUE É COMERCIALIZADO

Posologia

USO SEMANAL
DOSE INICIAL 10mg/SEMANA E AUMENTAR GRADATIVAMENTE (ATÉ A OITAVA SEMANA). DOSE DE MANUTENÇÃO 20/60mg/SEMANA.

continua...▶

DMD: 60mg

Início de Ação: SR

Indicações

- ESQUIZOFRENIA (episódio agudo e manutenção).
- PSICOSE (induzida por drogas alucinógenas e estimulantes).
- SÍNDROME CEREBRAL ORGÂNICA AGUDA.
- SURTOS PSICÓTICOS.
- Distúrbios de comportamento (em deficientes mentais e em idosos com demência).
- Síndrome cerebral orgânica crônica.
- Síndrome de Gilles de La Tourette.
- Transtorno delirante.
- Transtorno esquizoafetivo.
- Transtorno de personalidade (impulsividade ou agitação).

Contraindicações

- DBPOC.
- DISTÚRBIOS CONVULSIVOS.
- HIPERTROFIA DE PRÓSTATA.
- BEXIGA NEUROGÊNICA.
- DOENÇA DE PARKINSON.
- *HS*.

Precauções

- EVITAR USO ASSOCIADO DE ÁLCOOL E OUTROS DEPRESSORES DO SNC.
- OPERAR MÁQUINAS PERIGOSAS
- MULHERES EM IDADE FÉRTIL AVALIAR A POSSIBILIDADE DE GRAVIDEZ ANTES DE INICIAR O TRATAMENTO.
- MONITORAR RISCO DE HIPOTENSÃO POSTURAL EM IDOSOS.
- ORIENTAR PACIENTE E FAMILIARES SOBRE REAÇÃO ALÉRGICA E EFEITOS COLATERAIS.

Efeitos Adversos

ACATISIA, AUSÊNCIA DE EXPRESSÃO FÁCIL, AUMENTO DO APETITE, BOCA SECA, BRADICINESIA, CRISES OCULÓGIRAS, DIFICULDADE PARA CAMINHAR, DISCINESIA, DISTONIAS AGUDA, HIPERPROLACTINEMIA, INCAPACIDADE DE FICAR PARADO, MICROGRAFIA, PARKINSONISMO, RIGIDEZ MUSCULAR, SALIVAÇÃO, SEDAÇÃO, SÍNDROME EXTRAPIRAMIDAL, TORCICOLO, TREMOR, TRISMO.

ATENÇÃO	Alimentos	Álcool	Abstinência	Veículos	Máquinas
	Ind.	⊘	NÃO	⊘	⊘
Gravidez	Lactação	Crianças	Idosos	Ins.Hep.	Ins. Ren
⊗	⊗	SR (< 12 anos)	⊘ (doses <)	⊘	⊘

Superdose

Quadro Clínico: EXCITAÇÃO DO SNC COM AGITAÇÃO, DELIRIUM E SINTOMAS EXTRAPIRAMIDAIS GRAVES (TREMORES, RIGIDEZ MUSCULAR, CATATONIA).

continua...▶

Manejo: INSTITUIR MEDIDAS GERAIS DE SUPORTE. TRATAMENTO BASICAMENTE SINTOMÁTICO.

DMI: SR   **DL/T:** SR

Interações Medicamentosas

DOXEPINA: USO É CONTRAINDICADO DEVIDO AOS EFEITOS COLINÉRGICOS ADITIVOS.

Curiosidades

• É bloqueador D2 seletivo, talvez com alguma atividade pré-sináptica. Não tem comprovação de nenhuma ação de bloqueio serotoninérgico $5HT_2$, do mesmo modo que o haloperidol. É um composto extremamente lipofílico cuja molécula foi sistematicamente pesquisada a partir do haloperidol e da pimozida para alcançar este resultado.
• RETIRADO DO BRASIL EM 2009.

Dados Complementares

Data de Início	Tipo de Receita	Preço	CAS	ATC	DC-DENOMINAÇÃO COMUM
1968	-	-	26864-56-2	N05AG03	PENFLURIDOL

PK – Farmacocinética

VIA ADM	PCP	Pmáx	V.D.	LP	T ½	MET	EX
ORAL	14 a 8hs	SR	SR	98%	7 DIAS	SR	FEZES URINA

PD - Farmacodinâmica

• Tem perfil de neuroléptico típico atuando praticamente em receptores dopaminérgicos.
• É potente bloqueador bloqueador dos canais de cálcio do tipo T.

HIPNÓTICO NÃO BENZODIAZEPÍNICO	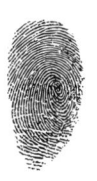	**RAMELTEON** **Rozerem®** Takeda Pharmatical	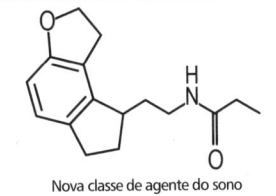 Nova classe de agente do sono

Apresentações

DIFERENTE CONFORME O PAÍS EM QUE É COMERCIALIZADO

Posologia

1 COMPRIMIDO DE 8mg 30 MINUTOS ANTES DE DORMIR.

DMD: 16mg

Início de Ação: 30 minutos

Indicações

TRATAMENTO DA INSÔNIA (caracterizada pela dificuldade de iniciar o sono).

Contraindicações

- INSUFICIÊNCIA HEPÁTICA GRAVE.
- OS PACIENTES QUE DESENVOLVEREM ANGIOEDEMAS DURANTE O USO NÃO DEVEM VOLTAR USAR O FÁRMACO.
- *HS*.

Precauções

- NÃO DEVE SER TOMADO COM OU IMEDIATAMENTE APÓS UMA REFEIÇÃO RICA EM GORDURAS.
- EVITAR USO COM AGONISTAS MELATONINÉRGICOS NA DOENÇA DE PARKINSON.
- EVITAR USO EM DOENÇAS AUTOIMUNES.

Efeitos Adversos

DIARREIA, DOR DE CABEÇA, NÁUSEAS, SONOLÊNCIA, TONTURA.
Aumento da prolactina, boca seca, dor abdominal, dor de garganta, fadiga.

ATENÇÃO	Alimentos	Álcool	Abstinência	Veículos	Máquinas
	⊗	⊗	SIM	⊘	⊘
Gravidez	Lactação	Crianças	Idosos	Ins.Hep.	Ins. Ren
⊗	⊗	SR	⊘	⊗	OK

Superdose

Quadro Clínico: SR

Manejo: LAVAGEM GÁSTRICA IMEDIATA QUANDO NECESSÁRIO, ADMINISTRAR MEDICAMENTOS POR VIA INTRAVENOSA, MONITORAR SINAIS VITAIS.

DMI: 160mg   **DL/T:** SR

Interações Medicamentosas

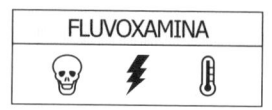

FLUVOXAMINA

CETOCONAZOL, FLUCONAZOL, RIFAMPICINA

Curiosidades

- TORNOU-SE CONHECIDO PELO SEU HUMOR SURREAL DE SUAS PROPAGANDAS DE TELEVISÃO.
- Estudo sugere que Ramelteon é um potente e seletivo agonista dos receptores da melatonina, e foi mais efetivo do que esta em promover e manter o sono; entretanto, o seu potencial para o tratamento deste distúrbio ainda permanece sem estudo.
- Foi o medicamento pioneiro lançado nos EUA em 2005.

Dados Complementares

Data de Início	Tipo de Receita	Preço	CAS	ATC	DC-DENOMINAÇÃO COMUM
2005	-	-	196597-26-9	N05CH02	RAMELTEON

PK – Farmacocinética

VIA ADM	PCP	Pmáx	V.D.	LP	T ½	MET	EX
ORAL	45 min.	SR	SR	~82%	1 a 2,6hs	HEPAT	URINA FEZES

PD - Farmacodinâmica

É um agonista dos receptores de melatonina MT1 e MT2 no núcleo supraquiasmático.

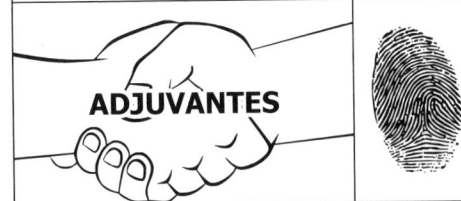 **ADJUVANTES**

RIMONABANTO
Acomplia® - Sanofi-Aventis

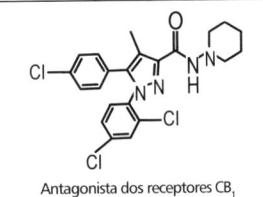

Antagonista dos receptores CB$_1$

Apresentações

DIFERENTE CONFORME O PAÍS EM QUE É COMERCIALIZADO

Posologia

DOSE DIÁRIA DE 20mg - PELA MANHÃ ANTES DA PRIMEIRA REFEIÇÃO (CAFÉ DA MANHÃ).

DMD: SR

Início de Ação: SR

Indicações

- TRATAMENTO DE PACIENTES OBESOS, COM SOBREPESO E COM FATORES DE RISCO CARDIOMETABÓLICOS ASSOCIADOS COM DIABETES TIPIO II E/OU DISLIPIDEMIA.
- CESSAÇÃO DO TABAGISMO.

Contraindicações

- PACIENTES COM DEPRESSÃO MAIOR OU QUE ESTEJAM FAZENDO USO DE ANTIDEPRESSIVOS COMO A FLUOXETINA (ISRSs).
- NÃO DEVE SER ADMINISTRADO A NENHUM PACIENTE COM PROBLEMAS NEUROLÓGICOS COMO: PARKINSON, ESCLEROSE MÚLTIPLA E ALZHEIMER.
- *HS*.

Precauções

Evitar em pacientes com antecedentes psiquiátricos.

Efeitos Adversos

CEFALEIA, DEPRESSÃO, DIARREIA, INFECÇÕES DO TRATO RESPIRATÓRIO SUPERIOR, NÁUSEAS, TONTURAS, VERTIGEM.
Agressividade ou comportamento agressivo, alucinações, ansiedade, artralgia, déficit cognitivo,

continuá... ▶

desatenção, disforia, fadiga, fibrilação arterial, gastroenterite viral, hipoglicemia, humor deprimido, ideação suicida, inquietação, insônia, psicose, parestesia, sonolência, suor noturno, sintomas de pânico, soluços, tremor, vertigem, vômitos.

ATENÇÃO	Alimentos	Álcool	Abstinência	Veículos	Máquinas
	⊗	⊘	NÃO	OK	OK
Gravidez	Lactação	Crianças	Idosos	Ins.Hep.	Ins. Ren
⊗	⊗	⊗	⊘ (> 75 anos)	⊘	⊘

Superdose

Quadro Clínico: SR

Manejo: LAVAGEM GÁSTRICA IMEDIATA QUANDO NECESSÁRIO, ADMINISTRAR MEDICAMENTOS POR VIA INTRAVENOSA, MONITORAR SINAIS VITAIS.

DMI: 160mg   **DL/T:** SR

Interações Medicamentosas

ANTIDEPRESSIVOS COMO A FLUOXETINA (ISRSs) - HÁ UM SUBSTANCIAL E COMPROVADO RISCO DE INCIDÊNCIA OU PIORA NO RISCO DE SINTOMAS SUICIDAS, OU OUTROS DISTÚRBIOS PSIQUIÁTRICOS.

Curiosidades

• EM ABRIL DE 2006 O LABORATÓRIO SANOFI-AVENTIS ANUNCIOU A VENDA DO MEDICAMENTO NO BRASIL. ENTRETANTO EM OUTUBRO DE 2008, O LABORATÓRIO SUSPENDEU A VENDA DO FÁRMACO EM TODO O MUNDO PELO RISCO DE SEUS EFEITOS COLATERAIS QUE ENVOLVEM COMPLICAÇÕES PSIQUIÁTRICAS.
• DESCOBERTO NA FRANÇA POR RINALD-CARMONA EM 1994.

Dados Complementares

Data de Início	Tipo de Receita	Preço	CAS	ATC	DCB-DENOMINAÇÃO COMUM BRASILEIRA – GENÉRICO
1994	-	-	158681-13-1	A08AX01	RIMONABANTO

PK – Farmacocinética

VIA ADM	PCP	Pmáx	V.D.	LP	T ½	MET	EX
ORAL	1 a 4hs	2hs	SR	100%	6 a 16 DIAS	HEPAT	FEZES

PD - Farmacodinâmica

ANTAGONISTA SELETIVO DOS RECEPTORES CB1 (CANABINOIDE-1), INIBE OS EFEITOS FARMACOLÓGICOS AGONISTAS CANABINOIDES. TEM EFEITO ANOREXÍGENO NO HIPOTÁLAMO.

NEUROLÉPTICO TÍPICO	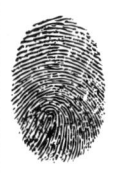	**SERTINDOL** **Serdolect®** - H Lundbeck A/S	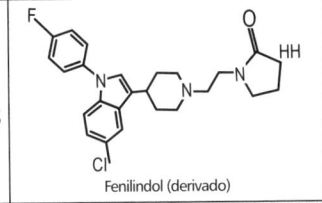 Fenilindol (derivado)

Apresentações

DIFERENTE CONFORME O PAÍS EM QUE É COMERCIALIZADO

Posologia

DOSE INICIAL: 4mg/DIA, DEVENDO SER AUMENTADA APÓS 4/5 DIAS EM 4mg, ATÉ ATINGIR A DOSE DE MANUTENÇÃO (12 A 20mg/DIA) MUITO RARAMENTE O MÉDICO PODE TER A NECESSIDADE DE PRESCREVER A DOSE MÁXIMA/DIA 24mg.

DMD: 24mg

Início de Ação: SR

Indicações

TRATAMENTO DA ESQUIZOFRENIA.

Contraindicações

- *HS*.
- PACIENTES COM PROLOGAMENTO DO INTERVALO QT.
- PACIENTES COM BALANÇO SALINO-AQUOSO ALTERADO.
- PACIENTES COM DOENÇA GRAVE NOS VASOS SANGUÍNEOS OU COM DOENÇA CARDÍACA GRAVE.
- DOENÇA HEPÁTICA GRAVE.

Precauções

- DEVE SER USADO COM CAUTELA EM PACIENTES COM DEMÊNCIA, QUE ESTEJAM FAZENDO USO DE ANTIPSICÓTICOS - (RISCO AUMENTADO DE TROMBOSE).
- REALIZAR ECG ANTES DE INICIAR O TRATAMENTO E APÓS (TRIMESTRALMENTE).
- MONITORIZAÇÃO DA PRESSÃO ARTERIAL DESDE O INÍCIO DO TRATAMENTO ATÉ A DOSE DE MANUTENÇÃO.
- PACIENTES DIABÉTICOS.

Efeitos Adversos

ARRITMIAS CARDÍACAS, BOCA SECA, CEFALEIA, CONGESTÃO NASAL, HIPOTENSÃO, VAGINITE, VOLUME EJACULATÓRIO REDUZIDO.
dispneia, edema perimaleolar, ganho de peso, parestesias.

ATENÇÃO	**Alimentos** Ind.	**Álcool** ⊘	**Abstinência** NÃO	**Veículos** ⊘	**Máquinas** ⊘
Gravidez ⊗	**Lactação** ⊗	**Crianças** ⊗	**Idosos** ⊗ > 65 anos	**Ins.Hep.** ⊘	**Ins. Ren** ⊗

Superdose

Quadro Clínico: AUMENTO DA PULSAÇÃO, DISCURSO LENTIFICADO, QUEDA DA PRESSÃO ARTERIAL, SONOLÊNCIA.

Manejo: MEDIDAS DE SUPORTE.

DMI: SR   **DL/T:** SR

Interações Medicamentosas

FLUOXETINA, DOFETILIDA, CISAPRIDA, ASTEMIZOL, ERITROMICINA, TERFENADINA.

Curiosidades

- FOI COMERCIALIZADO PELA PRIMEIRA VEZ EM 1996, EM VÁRIOS PAÍSES EUROPEUS, ANTES DE SEREM RETIRADOS DOIS ANOS MAIS TARDE POR CAUSA DE INÚMEROS EFEITOS CARDÍACOS ADVERSOS.
- FOI NOVAMENTE APROVADO E EM BREVE DEVERÁ ESTAR DISPONÍVEL NO MERCADO FRANCÊS E AUSTRALIANO.
- APRESENTA BAIXO POTENCIAL EPILEPTOGÊNICO E POUCAS REAÇÕES ADVERSAS EXTRAPIRAMIDAIS.
- EM 2005 A COMISSÃO EUROPEIA FEZ EXIGÊNCIAS LEGAIS DE MONITORAMENTO CARDÍACO.
- ESTEVE RELACIONADO COM UM CASO DE SÍNDROME DE PISA (distonia aguda do tronco).

Dados Complementares

Data de Início	Tipo de Receita	Preço	CAS	ATC	DC-DENOMINAÇÃO COMUM
1996	-	-	106516-24-9	N05AE03	SERTINDOL

PK – Farmacocinética

VIA ADM	PCP	Pmáx	V.D.	LP	T ½	MET	EX
ORAL	SR	SR	20L/Kg	98%	3 DIAS	HEPAT	FEZES

PD - Farmacodinâmica

ATUA NOS RECEPTORES DOPAMINÉRGICOS D2, SEROTONINÉRGICOS 5-HT$_{2A}$, E ADRENÉGICO α1.

HIPINOTICOS NÃO BENZODIAZEPINICOS	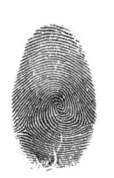	SUVOREXANT Belsomra® - Merck	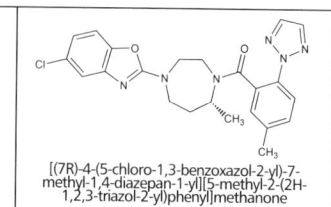

[(7R)-4-(5-chloro-1,3-benzoxazol-2-yl)-7-methyl-1,4-diazepan-1-yl][5-methyl-2-(2H-1,2,3-triazol-2-yl)phenyl]methanone

Apresentações

DIFERENTE CONFORME O PAÍS EM QUE É COMERCIALIZADO

Posologia

DOSE INICIAL: 10mg
DMD: SR

Início de Ação: 30 minutos

Indicações

• INSÔNIA.

Contraindicações

Pacientes com narcolepsia.

Precauções

• ADMINISTRAÇÃO CONCOMITANTE COM OUTROS DEPRESSORES DO SNC AUMENTA O RISCO DE DEPRESSÃO DO SNC. NÃO RECOMENDADO USO DE BEBIDAS ALCÓOLICAS. PODE HAVER NECESSIDADE DE AJUSTE DE DOSAGEM QUANDO ADMINISTRADO JUNTAMENTE COM OUTROS DEPRESSORES DO SNC.
• ALERTAR PACIENTES SOBRE O RISCO DE SONOLÊNCIA DIURNA, PARA QUE SE TENHA CAUTELA AO DIRIGIR E OPERAR MÁQUINAS.
• PODE OCORRER IDEAÇÃO SUICIDA OU PIORA DOS SINTOMAS DEPRESSIVOS. PACIENTES DEVEM SER MONITORADOS QUANTO À PIORA E RISCO DE SUICÍDIO.
• CAUTELA EM PACIENTES COM INSUFICIÊNCIA RESPIRATÓRIA.
• INSTRUIR OS PACIENTES QUANTO À POSSÍVEL OCORRÊNCIA DOSE-DEPENDENTE DE PARALISIA DO SONO, ALUCINAÇÕES HIPNAGÓGICAS/HIPNOPÔMPICAS E SINTOMAS RELACIONADOS À CATALEPSIA.
• PODE OCORRER ALTERAÇÕES COGNITIVAS E COMPORTAMENTAIS DURANTE O SONO, TAIS COMO, AMNÉSIA, ANSIEDADE, ALUCINAÇÕES E OUTROS SINTOMAS NEUROPSIQUIÁTRICOS. TAMBÉM SÃO DESCRITOS COMPORTAMENTOS MAIS COMPLEXOS COMO DIRIGIR, COZINHAR, USO DE TELEFONE, ASSOCIADOS À AMNÉSIA. O USO DE ÁLCOOL E OUTROS DEPRESSORES DO SNC PODEM AUMENTAR A OCORRÊNCIA DESTES COMPORTAMENTOS.

Efeitos Adversos

CEFALEIA, FRAQUEZA MUSCULAR, SEDAÇÃO, SONOLÊNCIA.
Alucinações hipnagógicas/hipnopômpicas, boca seca, diarreia, ideação suicida, infecção do trato respiratório superior, paralisia do sono, piora da depressão, sintomas cataplexia-like, sonhos anormais, tosse.

ATENÇÃO	Alimentos	Álcool	Abstinência	Veículos	Máquinas
	SR	X	SR	X	X
Gravidez	Lactação	Crianças	Idosos	Ins.Hep.	Ins. Ren
X	X	SR	Ø	Ø	Ø

Superdose

Quadro clínico: SR

Manejo: SR

DMI: SR   **DL/T:** SR

Interações Medicamentosas

SR

Curiosidades

SR

Dados Complementares

Data de Início	Tipo de Receita	Preço	CAS	ATC	DC - DENOMINAÇÃO COMUM
2008	SR	SR	1030377-33-3	SR	SUVOREXANT

PK – Farmacocinética

VIA ADM	PCP	Pmáx	V.D.	LP	T ½	MET	EX
ORAL	SR	SR	SR	SR	~12H	HEPAT	FEZES

PD - Farmacodinâmica

SR

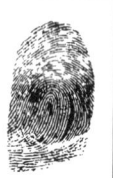

ANTIDEMENCIAL

TACRINA
Tacrinal® - Biosintética

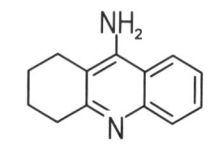

Inibidor revesivel da acetilcolinesterase

Apresentações

DIFERENTE CONFORME O PAÍS EM QUE É COMERCIALIZADO

Posologia

DOSE INICIAL: 10mg 4x AO DIA, APÓS 6 SEMANAS. PODE-SE ELEVAR PARA 80mg/DIA, DESDE QUE HAJA MONITORIZAÇÃO SEMANAL PRÉVIA DAS TAXAS DE TRANSAMINASES.

DMD: 160mg (fracionadas)

Início de Ação: SR

Indicações

DEMÊNCIA DE ALZHEIMER (intensidade leve a moderada).

Contraindicações

- *HS*.
- ANTECEDENTES DE HEPATOPATIA CRÔNICA OU AGUDA.
- AUMENTO DAS TRANSAMINASES OU ICTERÍCIA.
- ANTECEDENTES DE ÚLCERA GASTRODUODENAL.

Precauções

- MONITORIZAÇÃO SEMANAL DAS TRANSAMINASES E DE ALTERAÇÃO DAS ENZIMAS HEPÁTICAS.
- RISCO DE HEPATOXICIDADE FATAL.
- PODE EXAGERAR O RELAXAMENTO MUSCULAR INDUZIDO PELA SUCCINILCOLINA.
- MONITORAR CONCENTRAÇÕES PLASMÁTICAS DE TEOFILINA AO ASSOCIAR À MESMA.

Efeitos Adversos

- AGITAÇÃO, ANOREXIA, AUMENTO DAS TRANSAMINASES, CONFUSÃO, DIARREIA, DOR ABDOMINAL, NÁUSEAS, RASH CUTÂNEO, VÔMITOS.
- Alterações da frequência cardíaca, artralgias, ataxia, bronquite, calafrios, conjutivite, convulsões, dificuldade para urinar, dispesia, edema periférico, faringite, febre, icterícia, hipertensão, hipotensão, hipercinesia, mal-estar, mialgia, nervosismo, parestesia, pneumonia, poliuria, sinusite, síncope, sudorese, hepatotoxicidade, vertigens.

ATENÇÃO	Alimentos (1 hora antes)	Álcool	Abstinência (Pouca)	Veículos	Máquinas
Gravidez	Lactação	Crianças SR	Idosos OK	Ins.Hep.	Ins. Ren OK

Superdose

Quadro Clínico: NÁUSEA, VÔMITO, SALIVAÇÃO, SUDORESE, BRADICARDIA, HIPOTENSÃO, COLAPSO E CONVULSÕES, aumento da fadiga muscular E MORTE.

Manejo: INSTITUIR MEDIDAS GERAIS DE SUPORTE, USAR COMO ANTÍDOTO A ATROPINA.

DMI: SR   **DL/T:** SR

Interações Medicamentosas

NEUROLÉPTICOS, CARBAMAZEPINA, FLUVOXAMINA.
ACETAMINOFEN, DROGAS ANTICOLINÉRGICAS, CAFEÍNA, CIMETIDINA, FUMO, RIFAMPICINA, TEOFILINA.

Curiosidades

- Foram realizados diversos ensaios clínicos com os inibidores da acetilcolinesterase no tratamento da doença de Alzheimer, e a tacrina foi a primeira droga a ser testada e clinicamente usada.
- Foi sintetizada pela primeira vez por Adrien Albert na Universidade de Sidney e pouco utilizada na prática clínica devido aos seus efeitos colaterais.
- Foi aprovada pelo FDA em 1993 e pela Anvisa em 1994. O grande inconveniente dessa droga é a complexa posologia de quatro tomadas diárias e a toxicidade hepática, que fez com que ela caísse em desuso a partir do surgimento dos IAChE de gerações mais novas.

Dados Complementares

Data de Início	Tipo de Receita	Preço	CAS	ATC	DC - DENOMINAÇÃO COMUM
1993	-	-	321-64-2	N06AA18	TACRINA

PK – Farmacocinética

VIA ADM	PCP	Pmáx	V.D.	LP	T ½	MET	EX
ORAL	90min.	SR	SR	55%	3 a 4hs	HEPAT	RENAL

PD - Farmacodinâmica

- SUBSTRATO DO CYP1A2.
- É um inibidor reversível da colinesterase elevando os níveis de acetilcolina no córtex pela diminuição de sua degradação; também agem nos aminoácidos excitatórios (glutamato e aspartato), nos canais de potássio e nos sistemas de aminas biogênicas.

BENZODIAZEPÍNICO	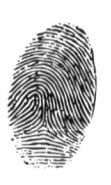	**TEMAZEPAM** **Normison®** - Teofarma	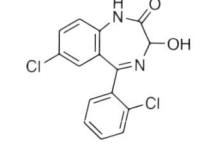 7-Chloro-1,3-dihydro-3-hydroxy-1-methyl-5-phenyl-1,4-benzodiazepin-2-one

Apresentações

DIFERENTE CONFORME O PAÍS EM QUE É COMERCIALIZADO

Posologia

DOSE INICIAL: SR

DMD: SR

Início de Ação: SR

Indicações

- INSÔNIA.

Contraindicações

- *HS*.
- Apneia do sono.
- Dificuldade respiratória grave.
- Doença hepática grave.
- Miastenia gravis.
- Problemas torácicos.

Precauções

SR

Efeitos Adversos

Agitação, agitação noturna, agressividade, alucinações, ataques de raiva, capacidade de reação diminuída, confusão emocional, depressão, dificuldades de memória, dores de cabeça, falta de equilíbrio e/ou quedas, fraqueza, ilusões, inquietação, irritação, náuseas, perturbação transitória da memória com esquecimento de fatos posteriores à tomada do medicamento, pesadelos, reações psiquiátricas e paradoxais, tonturas, vertigens, visão dupla ou outros problemas da visão, vômitos.

ATENÇÃO	**Alimentos** 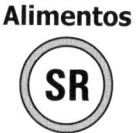SR	**Álcool** 	**Abstinência** SR	**Veículos** 	**Máquinas**

continua...▶

Gravidez	Lactação	Crianças	Idosos	Ins.Hep.	Ins. Ren
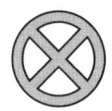	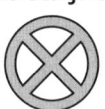	 SR	SR		

Superdose

Quadro Clínico: SR

Manejo: SR

DMI: SR   **DL/T:** SR

Interações Medicamentosas

SR

Curiosidades

SR

Dados Complementares

Data de Início	Tipo de Receita	Preço	CAS	ATC	DC - DENOMINAÇÃO COMUM
2005	SR	SR	846-50-4	N05CD07	TEMAZEPAM

PK – Farmacocinética

VIA ADM	PCP	Pmáx	V.D.	LP	T ½	MET	EX
ORAL	SR	SR	SR	SR	8-20hs	HEPAT	RENAL

PD - Farmacodinâmica

Temazepam é uma benzodiazepina utilizadA como um agente hipnótico no tratamento da insônia. Temazepam produz depressão do SNC límbico, tálamo, e os níveis hipotalâmicos do SNC. Temazepam aumenta a afinidade do neurotransmissor ácido gama-aminobutírico (GABA) para GABA receptores se ligando a benzodiazepina receptores. Os resultados são sedação, hipnose, relaxamento muscular, atividade anticonvulsivante e ação ansiolítica.

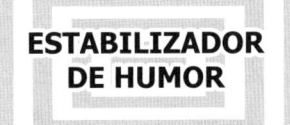

ESTABILIZADOR DE HUMOR

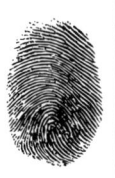

TIAGABINA
Gabitril® - Cephalon, Inc

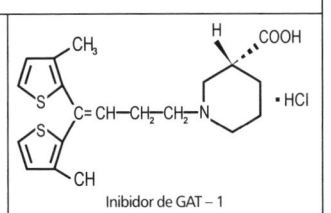

Inibidor de GAT – 1

Apresentações

DIFERENTE CONFORME O PAÍS EM QUE É COMERCIALIZADO

Posologia

- ADULTOS E CRIANÇAS COM IDADE SUPERIOR A 12 ANOS: 7,5 A 15mg/DIA, SEGUIDA DE ACRÉSCIMOS SEMANAIS DE 5 A 15mg/DIA.
- MANUTENÇÃO -15 A 30mg/DIA.

continua...▶

• PACIENTES EM TRATAMENTO SIMULTÂNEO COM FÁRMACOS INDUTORES ENZIMÁTICOS DOSE DE MANUTENÇÃO RECOMENDADA 30 A 70mg/DIA.

DMD: 70mg/dia

Início de Ação: SR

Indicações

• TRATAMENTO DAS CRISES PARCIAIS, COM OU SEM GENERALIZAÇÃO SECUNDÁRIA, NÃO CONTROLADAS SATISFATORIAMENTE COM OUTROS MEDICAMENTOS ANTIEPILÉPTICOS E COMO ADJUVANTE.
• Depressão ansiosa.
• Dor neuropática (adjuvante).
• Fobia social (adjuvante).
• Transtorno de ansiedade (adjuvante).
• Tratamento do transtorno do pânico.

Contraindicações

• *HS*.
• ALTERAÇÃO GRAVE DA FUNÇÃO HEPÁTICA.
• EPILEPSIA GENERALIZADA: PARTICULARMENTE AS FORMAS IDIOPÁTICAS COM AUSÊNCIAS.
• SÍNDROME DE LENNOX-GASTAUT OU FORMAS SIMILARES.

Precauções

O TRATAMENTO DEVE SER INTRODUZIDO COM UMA DOSE INICIAL PEQUENA E COM CUIDADOSA OBSERVAÇÃO CLÍNICA EM PACIENTES QUE APRESENTEM HISTÓRICOS DE PROBLEMAS GRAVES DE COMPORTAMENTO, COMPREENDENDO ANSIEDADE GENERALIZADA E DEPRESSÃO, POIS EXISTE O RISCO DE RECORRÊNCIA DESTES SINTOMAS DURANTE O TRATAMENTO.

Efeitos Adversos

ENJÔOS, CANSAÇO, SONOLÊNCIA.
anormalidades no campo visual, confusão, diarreia, dificuldade de concentração, nervosismo inespecífico, estado depressivo, estado epiléptico não convulsivo, ideação suicida, labilidade emocional, reações paranoides (alucinações, agitação e delírio), síndrome de Stevens-Johnson, tremores.

ATENÇÃO	Alimentos	Álcool	Abstinência	Veículos	Máquinas
	⊖	⊘	SIM	⊘	⊘
Gravidez	Lactação	Crianças	Idosos	Ins.Hep.	Ins. Ren
⊗	⊗	⊗ (< 12 anos)	⊘	⊘	OK

Superdose

Quadro Clínico: SONOLÊNCIA, ENJÔO, TREMORES, ATAXIA OU INCOORDENAÇÃO, mutismo, ausência e risco de convulsão.

continua...▶

Manejo: INSTAURAR TRATAMENTO SINTOMÁTICO.

DMI: 720mg   **DL/T:** SR

Interações Medicamentosas

FENITOÍNA, CARBAMAZEPINA, FENOBARBITAL E PRIMIDONA: AUMENTAM O METABOLISMO HEPÁTICO DA TIAGABINA QUANDO COADMINISTRADOS.

Curiosidades

A DROGA FOI DESCOBERTA NO NOVO NORDISK NA DINAMARCA EM 1988 E FOI CODESENVOLVIDO COM A ABOTT.

Dados Complementares

Data de Início	Tipo de Receita	Preço	CAS	ATC	DC - DENOMINAÇÃO COMUM
1988	-	-	115103-54-3	N03AG06	CLORIDRATO DE TIAGABINA

PK – Farmacocinética

VIA ADM	PCP	Pmáx	V.D.	LP	T ½	MET	EX
ORAL	45 min.	48 horas	SR	96%	7 a 9hs	HEPAT	FEZES URINA

PD - Farmacodinâmica

• SUBSTRATO DO CYP 3A4.

• Aparentemente aumenta a atividade do ácido GABA. Liga-se na terminação nervosa pré-sináptica à proteína envolvida na recaptura do GABA do espaço sináptico, aumentando, assim, a quantidade de GABA disponível para unir-se aos receptores gabaérgicos pós-sinápticos. A inibição da recaptura ocorreria tanto nas células neuronais como gliais.

• Estudos *in vitro* demonstraram que a tiagabina não inibe a recaptura da dopamina, noradrenalina, serotonina, glutamato ou colina; além disso apresenta afinidade muito reduzida pelos canais de sódio e cálcio.

• Em concentrações 20 a 400 vezes superiores a aquelas necessárias para inibir a recaptura de GABA, a tiagabina liga-se aos receptores histamínicos Tipo I, serotoninérgicos 5-HT$_{1B}$, BZDs e Canais de Cloreto.

NEUROLÉPTICO TÍPICO 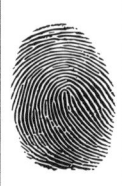	TIOTIXENO **Navane® - Pfizer**	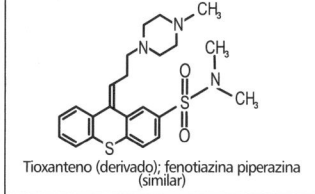 Tioxanteno (derivado); fenotiazina piperazina (similar)

Apresentações

DIFERENTE CONFORME O PAÍS EM QUE É COMERCIALIZADO

Posologia

• Doses devem ser ajustadas individualmente.

• Doses médias 6 a 15mg/dia - em 3 tomadas.

• Em alguns países é apresentado na forma parenteral para sedação.

continua...▶

DMD: 60mg

Início de Ação: 2 a 4 semanas

Indicações

- ADJUVANTE NO TRATAMENTO DOS SINTOMAS PSICÓTICOS DOS TRANSTORNOS DE HUMOR.
- ESQUIZOFRENIA.
- TRANSTORNO ESQUIZOAFETIVO.
- Ansiedade e depressão (doses menores).
- Síndrome de Gilles de La Tourette.
- Transtornos mentais orgânicos e quadros demenciais.
- Transtornos de personalidade borderline e esquizotípico.
- Transtornos invasivos do desenvolvimento.

Contraindicações

- COLAPSO CIRCULATÓRIO, DEPRESSÃO DO SNC, DEPRESSÃO DE MEDULA ÓSSEA, DISCRASIAS SANGUÍNEAS, ESTADOS COMATOSOS, insuficiência hepática severa, *HS*.

Precauções

- REALIZAR EXAMES DE CRASE SANGUÍNEAS.
- RISCO DE PIORA DE CRISES CONVULSIVA EM PACIENTES EPILÉPTICOS OU EM ABSTINÊNCIA DO ÁLCOOL.
- NÃO ASSOCIAR USO A OUTROS DEPRESSORES DO SNC.
- NO USO DE DOSES ELEVADAS REALIZAR ECG.
- EVITAR EXPOSIÇÃO PROLONGADA AO SOL.

Efeitos Adversos

ACATISIA, DISTONIA, GANHO DE PESO, PARKINSONISMO, RIGIDEZ MUSCULAR, SEDAÇÃO, SÍNDROME EXTRAPIRAMIDAL, TREMORES FINOS, agitação, alopecia, alteração do ECG e função hepática, ansiedade, boca seca, cefaleia, convulsão, crises oculógiras, déficit de atenção, diarreia, discinesia tardia, fotossensibilidade cutânea, galactorreia, ginecomastia, hiponatremia, leucopenia, náuseas, *RASH* cutâneo, transtornos sexuais.

ATENÇÃO	Alimentos	Álcool	Abstinência	Veículos	Máquinas
	(tomar)	(não)	SIM	(não)	(não)

Gravidez	Lactação	Crianças	Idosos	Ins.Hep.	Ins. Ren
(não)	(não)	OK > 12 anos	(não) doses <	(não)	OK

Superdose

Quadro Clínico: DEPRESSÃO DO SNC, RIGIDEZ, FRAQUEZA, TREMORES, SALIVAÇÃO, TORCICOLOS, DISFAGIA, HIPOTENSÃO, DISTÚRBIOS DA MARCHA, COMA.

Manejo: TRATAMENTO ESSENCIALMENTE SINTOMÁTICO, GARANTIR E MANTER VENTILAÇÃO E OXIGENAÇÃO DE VIA AÉREA, LAVAGEM GÁSTRICA É ÚTIL.

continua...▶

Se ocorrer hipotensão, adminsitrar fluidos (IV e ou vasoconstritores).

DMI: SR   **DL/T:** SR

Interações Medicamentosas

ANTIÁCIDO E ANTIDIARREICO: NÃO COADMINISTRAR (DAR UM INTERVALO DE 1h ENTRE ELES).

Curiosidades

• Lançado no Brasil pela Pfizer, foi posteriormente descontinuado, nos EUA é comercializado pela Roerig.
• Foi um dos antipsicóticos mais prescritos entre 1976 e 1985.
• Este fármaco foi descontinuado em 1995.

Dados Complementares

Data de Início	Tipo de Receita	Preço	CAS	ATC	DC - DENOMINAÇÃO COMUM
1960	-	-	5591-45-7	N05AF04	TIOTIXENO

PK – Farmacocinética

VIA ADM	PCP	Pmáx	V.D.	LP	T ½	MET	EX
ORAL PARENTERAL	45 min.	SR	SR	99%	30hs	HEPAT	FEZES

PD - Farmacodinâmica

• SUBSTRATO DO CYP 1A2.
• Age em D_2 dos sistemas mesolímbico e mesofrontal, com efeitos extrapiramidais pela ação no sistema nigroestriato.
• Tem ação no hipotálamo-hipófise com efeitos endócrinos e afinidade alta pelos receptores H_1 e $5\text{-}HT_2$.
• Baixa afinidade por $5HT_1$ e M_1.

NEUROLÉPTICO TÍPICO	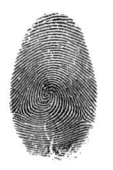	**TRIFLUPERIDOL** **Tripeidol®** Johnson & Johnson	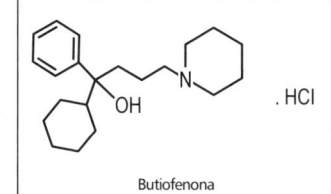

Butiofenona

Apresentações

DIFERENTE CONFORME O PAÍS EM QUE É COMERCIALIZADO
(comprimidos, solução, parenteral)

Posologia

DOSE ÚNICA (meia-vida permite). 0,5mg/dia, aumentando 0,5mg a cada 3 ou 4 dias, até atingir a dose máxima (8mg/dia).

DMD: 8mg

Início de Ação: SR

Indicações

- ESQUIZOFRENIA (sintomas negativos e principalmente tratamento de manutenção).
- TOC.

Contraindicações

- MESMOS RISCOS DE NEUROLÉPTICOS INCISIVOS (HALOPERIDOL).

Precauções

- MESMOS RISCOS DE NEUROLÉPTICOS INCISIVOS (HALOPERIDOL).

Efeitos Adversos

EFEITOS MOTORES EXTRAPIRAMIDAIS, OPACIFICAÇÃO DO CRISTALINO.

ATENÇÃO	Alimentos	Álcool	Abstinência	Veículos	Máquinas
			NÃO		
Gravidez	Lactação	Crianças	Idosos	Ins.Hep.	Ins. Ren
				OK	

Superdose

Quadro Clínico: MESMO DOS NEUROLÉPTICOS INCISIVOS (HALOPERIDOL)

Manejo: MESMO DOS NEUROLÉPTICOS INCISIVOS (HALOPERIDOL)

DMI: SR   **DL/T:** SR

Interações Medicamentosas

MESMO DOS NEUROLÉPTICOS INCISIVOS (HALOPERIDOL)

Curiosidades

- FOI DESCOBERTO PELA JANSSEN PHARMACEUTICA EM 1959.
- No Brasil, já em 1965 foi muito estudado por Roão Romildo Bueno (Universidade do Rio de Janeiro).
- Foi descontinuado pelo fabricante por motivos de mercado.
- Possui poucas ações sedativas e é três vezes mais potente que o haloperidol.
- Chegou a ser considerado como neuroléptico "ativador".

Dados Complementares

Data de Início	Tipo de Receita	Preço	CAS	ATC	DC - DENOMINAÇÃO COMUM
1972	-	-	749-13-3	N05AD02	TRIFLUPERIDOL

PK – Farmacocinética

VIA ADM	PCP	Pmáx	V.D.	LP	T ½	MET	EX
ORAL, IM	SR	SR	SR	SR	15 a 20hs	SR	SR

PD - Farmacodinâmica

Apresenta potência de bloqueio D2 central, se comporta in vitro como bloqueador dopaminérgico estriatal pré-sináptico. Tem afinidade pelos receptores SIGMA com forte antagonismo nos receptores glutamatérgicos do tipo NMDA.

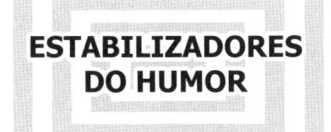

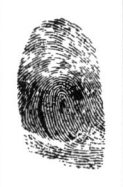

VALNOCTAMIDA
Axiquel® - BCM

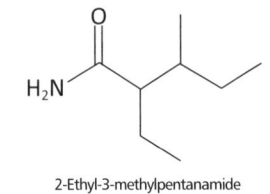

2-Ethyl-3-methylpentanamide

ESTABILIZADORES DO HUMOR

Apresentações

DIFERENTE CONFORME O PAÍS EM QUE É COMERCIALIZADO

Posologia

DOSE INICIAL: SR

DMD:SR

Início de Ação: SR

Indicações

- Ansiedade/agitação (ansiolítico/hipnótico).
- Dor neuropática.
- Epilepsia.
- Mania aguda.

Contraindicações

SR

Precauções

- ORIENTAR PACIENTES PARA QUE EVITEM ATIVIDADES QUE EXIJAM ATENÇÃO E REFLEXOS INTACTOS.
- EVITAR USO CONCOMITANTE DE ÁLCOOL.
- A VALNOCTAMIDA É UM INIBIDOR DA METABOLIZAÇÃO DA CARBAMAZEPINA, RISCO DE INTERAÇÃO.

Efeitos Adversos

Leve prejuízo motor, sonolência.

ATENÇÃO	Alimentos	Álcool	Abstinência	Veículos	Máquinas
	SR	SR	SR	SR	SR
Gravidez	Lactação	Crianças	Idosos	Ins.Hep.	Ins. Ren
SR	SR	SR	SR	SR	SR

Superdose

Quadro Clínico: SR

Manejo: SR

DMI: SR   **DL/T:** SR

Interações Medicamentosas

SR

Curiosidades

SR

Dados Complementares

Data de Início	Tipo de Receita	Preço	CAS	ATC	DC - DENOMINAÇÃO COMUM
2005	SR	SR	4171-13-5	N05CM13	VALNOCTAMIDA

PK – Farmacocinética

VIA ADM	PCP	Pmáx	V.D.	LP	T ½	MET	EX
INJ/ORAL	SR	SR	SR	SR	10hs	HEPAT	SR

PD - Farmacodinâmica

SR

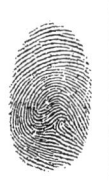

ANTIDEPRESSIVO IMAO SELETIVO

VILAZODONA
Viibryd®
Forest Pharmaceuticals

$C_{26}H_{27}N_5O_2$

Apresentações

DIFERENTE CONFORME O PAÍS EM QUE É COMERCIALIZADO

Posologia

DOSE INICIAL: SR

DMD: SR

Início de Ação: SR

Indicações

• DEPRESSÃO MAIOR.

Contraindicações

• *HS*.
• USO COMCOMITANTE DE IMAOs.

Precauções

• ORIENTAR OS PACIENTES A EVITAREM ATIVIDADES QUE EXIJAM COORDENAÇÃO MOTORA OU ATENÇÃO IMPORTANTE NO INÍCIO DO TRATAMENTO.

• CUIDADO AO PRESCREVER A PACIENTES EPILÉPTICOS.

• OBSERVAR RISCO DE SUICÍDIO, PRINCIPALMENTE NO INÍCIO DO TRATAMENTO.

• PODE OCORRER CONSIDERÁVEL REDUÇÃO DO NÍVEL SÉRICO CASO O MEDICAMENTO NÃO SEJA INGERIDO JUNTAMENTE COM AS REFEIÇÕES, O QUE PREJUDICA SUA EFETIVIDADE.

• TRATAMENTO COM ANTIDEPRESSIVOS SEROTONÉRGICOS ESTÃO SENDO ASSOCIADOS A SANGRAMENTOS ANORMAIS. UTILIZAR COM CUIDADO AO ASSOCIAR COM AINEs, ASPIRINA, VARFARINA E OUTRAS SUBSTÂNCIAS QUE POSSAM ALTERAR A COAGULAÇÃO.

• CONTRAINDICADA A PACIENTES QUE FAÇAM USO DE IMAOs. INTERVALO DE DUAS SEMANAS ENTRE O USO DAS SUBSTÂNCIAS.

Efeitos Adversos

DIARREIA, INSÔNIA, NÁUSEA, VÔMITO.

Anorgasmia, artralgias, ataques de pânico, aumento ou redução do apetite, boa seca, catarata, convulsões, diminuição da libido, disfunção erétil, dispepsia, ejaculação atrasada, enxaqueca, extrassístoles ventriculares, fadiga, flatulência, gastroenterite, hiperidrose, hiponatremia, inquietude, olhos secos, palpitações, parestesia, pensamentos suicidas, polaciúria, sangramentos, sedação, SIADH, síndrome neuroléptica maligna, síndrome serotonérgica, sonhos anormais, sonolência, sudorese noturna, tontura, tremor, visão borrada, virada maníaca.

ATENÇÃO	Alimentos	Álcool	Abstinência	Veículos	Máquinas
	SR	⊗	SR	SR	SR
	Gravidez	**Lactação**	**Crianças**	**Idosos**	**Ins.Hep.**	**Ins. Ren**
	⊗	⊗	SR	SR	OK	OK

Superdose

Quadro Clínico: SR

Manejo: SR

DMI: SR   **DL/T:** SR

Interações Medicamentosas

SR

Curiosidades

SR

Dados Complementares

Data de Início	Tipo de Receita	Preço	CAS	ATC	DC - DENOMINAÇÃO COMUM
2006	SR	SR	163521-12-8	N06AX24	CLORIDRATO DE VILAZODONA

PK – Farmacocinética

VIA ADM	PCP	Pmáx	V.D.	LP	T ½	MET	EX
ORAL	SR	SR	SR	SR	25hs	HEPAT	FEZES RENAL

PD - Farmacodinâmica

Vilazodona atua como um inibidor da reabsorção de serotonina (IC_{50} = 2,1 nM; K_1 = 0,1 nM) e $5\text{-}HT_{1A}$ receptor agonista parcial (IC_{50} = 0,2 nM; IA = ~ 60-70%). Tem negligenciável afinidade para outros receptores da serotonina, tais como $5\text{-}HT_{1D}$, $5\text{-}HT_{2A}$ e $5\text{-}HT_{2C}$. Também exibe atividade inibitória negligenciável nos transportadores de norepinefrina e dopamina (IC_{50} = 56 nM para NET e 37 nM para DAT)

HIPNÓTICO NÃO BENZODIAZEPÍNICO	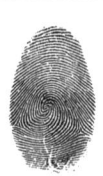	**ZALEPLON** Sonata® - Wyeth	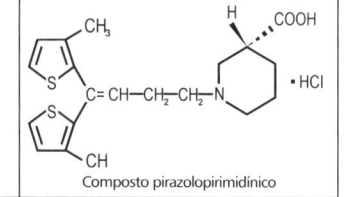 Composto pirazolopirimidínico

Apresentações

DIFERENTE CONFORME O PAÍS EM QUE É COMERCIALIZADO

Posologia

- **DOSE RECOMENDADA:** 5mg/NOITE (ANTES DE DORMIR).
- NÃO SE RECOMENDA DOSES ACIMA DE 10mg.

DMD: 10mg

Início de Ação: 30 minutos

Indicações

INSÔNIA CRÔNICA E TRANSITÓRIA.

Contraindicações

- PACIENTES COM HISTÓRICO DE ABUSO DE ÁLCOOL OU DROGAS, DOENÇAS PSICÓTICAS OU DEPRESSÃO.
- NÃO INGERIR COM ALIMENTOS RICO EM GORDURA, SE O FIZER, TOME O MEDICAMENTO SOMENTE 1h APÓS.
- *HS*.

Precauções

EVITAR DIRIGIR VEÍCULOS OU OPERAR MÁQUINAS PERIGOSAS, PODE OCORRER CEFALEIA POR OCASIÃO DA RETIRADA DO FÁRMACO.

Efeitos Adversos

ASTENIA, CEFALEIA, MIALGIA, SONOLÊNCIA, VERTIGENS.
alucinação, alteração eletrocardiográfica, amnésia, despersonalização, dispepsia, dor abdominal, dor no corpo, hipoestesia, náuseas, parestesia.

ATENÇÃO	Alimentos	Álcool	Abstinência	Veículos	Máquinas
	⊗	⊘	Pouca	⊘	⊗
Gravidez	Lactação	Crianças	Idosos	Ins.Hep.	Ins. Ren
⊗	⊗	SR	⊘ (doses <)	⊘ (doses <)	⊗

Superdose

Quadro Clínico: DIFERENTES GRAUS DE DEPRESSÃO DO SNC (SONOLÊNCIA, CONFUSÃO MENTAL, LETARGIA, ATAXIA, HIPOTONIA, HIPOTENSÃO, COMA, E MUITO RARAMENTE ÓBITO.

Manejo: TRATAMENTO SINTOMÁTICO E DE SUPORTE (lavagem gástrica imediata e fluidos intravenosos devem ser administrados quando necessário). Estudos em animais sugerem que o flumazenil é um antagonista do zaleplon, mas não há dados com seres humanos.

DMI: 200mg   **DL/T:** SR

Interações Medicamentosas

DERIVADOS DA RIFAMICINA REDUZEM EM 80% A AÇÃO DO ZALEPLON.

Curiosidades

- SONATA (EUA) É FABRICADO PELA KING PHARM. DE BRISTOL, TN.
- STARNOC FOI DESCONTINUADO NO CANADÁ.
- É O NÚMERO UM DA CATEGORIA DOS HIPNÓTICOS NÃO BZDs, USADO NO REINO UNIDO PELO SISTEMA NACIONAL DE SAÚDE.
- ATÉ 4 SEMANAS NÃO SE OBSERVA TOLERÂNCIA OU ABSTINÊNCIA.

Dados Complementares

Data de Início	Tipo de Receita	Preço	CAS	ATC	DC - DENOMINAÇÃO COMUM
SR	-	-	151319-34-5	N05CF03	ZALEPLON

PK – Farmacocinética

VIA ADM	PCP	Pmáx	V.D.	LP	T ½	MET	EX
ORAL	1h	1h	SR	60%	4 a 5 hs	HEPAT	FEZES URINA

PD - Farmacodinâmica

Tem um perfil diferente dos BZDs com ligação seletiva ao receptor tipo 1 na subunidade α do receptor GABA A.

ANTICONVULSIVANTE

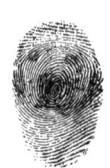

ZONISAMIDA
Zonegran® - Eisai Co. Ltda

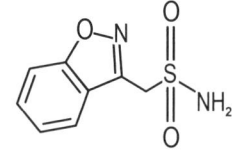

Benzisoxazólico (derivado) sulfonamida (quimicamente)

Apresentações

DIFERENTE CONFORME O PAÍS EM QUE É COMERCIALIZADO

Posologia

- O FÁRMACO DEVERA SER ADICIONADO A UMA TERAPIA EXISTENTE, E A DOSE DEVERA SER AJUSTADA INDIVIDUALMENTE.
- DOSE INICIAL RECOMENDADA: 25mg 2x/DIA
- DENTRO DE UMA SEMANA PODERÁ SER AUMENTADA PARA 100mg/DIA
- AS DOSES ENTRE 300 E 500mg MOSTRARAM EFICÁCIA NA MAIORIA DOS PACIENTES.

DMD: 500mg/DIA

Início de Ação: SR

Indicações

- FÁRMACO COADJUVANTE UTILIZADO NO TRATAMENTO DA EPILEPSIA COM CRISES PARCIAIS, COM OU SEM GENERALIZAÇÃO SECUNDÁRIA.
- Adjuvante no tratamento da depressão do TBP.

Contraindicações

- *HS* A SULFONAMIDAS.

Precauções

- PACIENTES QUE ESTEJAM SOB TRATAMENTO COM INIBIDORES DA ANIDRASE CARBÔNICA (COMO O TOPIRAMATO) E COM ANTICOLINÉRGICOS, VISTO QUE FORAM OBSERVADOS AUMENTO DA TEMPERATURA CORPORAL, QUADROS DE INSOLAÇÃO E DIMINUIÇÃO DA TRANSPIRAÇÃO.
- INGERIR BASTANTE LÍQUIDO DURANTE O USO DESTE FÁRMACO - AJUDA PREVINIR O RISCO DE FORMAÇÃO DE CÁLCULO RENAL.

Efeitos Adversos

• ANOREXIA, ATAXIA, CÁLCULO RENAL, CONFUSÃO, DIARREIA, DIPLOPIA, DORES ABDOMINAIS, ENJÔOS, EXANTEMA, FALTA DE SUOR, IRRITABILIDADE, NÁUSEAS, SONOLÊNCIA, TRANSTORNOS DA MEMÓRIA, PERDA DE PESO, PIREXIA.

• Graves de base imunológica que são associadas a medicamentos contendo um grupo sulfonamida incluem: erupção cutânea, reações alérgicas e graves perturbações hematológicas incluindo anemia aplástica, as quais em casos muito raros podem ser fatais.

ATENÇÃO	Alimentos	Álcool	Abstinência	Veículos	Máquinas
	Ind.	⊗	SIM	⊗	⊗
Gravidez	Lactação	Crianças	Idosos	Ins.Hep.	Ins. Ren
⊗	⊗	⊗ (< 16 anos)	⊘	⊘	⊘

Superdose

Quadro Clínico: OCORRÊNCIA POUCO FREQUENTE: BRADICARDIA, COMA E DEPRESSÃO RESPIRATÓRIA.

Manejo: MEDIDAS DE SUPORTE E LAVAGEM GÁSTRICA.

DMI: SR   **DL/T:** SR

Interações Medicamentosas

• DADA A ESCASSEZ DE DADOS CONCRETOS, RECOMENDA-SE CAUTELA AO ASSOCIAR COM: DIGOXINA, QUINIDINA E, SOBRETUDO, RIFAMPICINA.

• COM OUTROS ANTIEPILÉPTICOS: DEVE-SE TITULAR CUIDADOSAMENTE A POSOLOGIA.

• CETOCONAZOL, CICLOSPORINA, MICONAZOL, FLUCONAZOL E CARBAMAZEPINA: INIBEM O METABOLISMO DA ZONISAMIDA.

Curiosidades

Atualmente não existem outros medicamentos disponíveis no Reino Unido que contêm Zonisamida.

Dados Complementares

Data de Início	Tipo de Receita	Preço	CAS	ATC	DC - DENOMINAÇÃO COMUM
1972	-	-	68291-97-4	N03AX15	ZONISAMIDA

PK – Farmacocinética

VIA ADM	PCP	Pmáx	V.D.	LP	T ½	MET	EX
ORAL	2 a 6hs	SR	1,45L/kg	40 a 50%	105hs	HEPAT	RENAL

PD - Farmacodinâmica

• SUBSTRATO DO CYP 3A4.

continua...▶

• INIBE A CAPTAÇÃO DO GABA, AUMENTANDO SIMULTANEAMENTE A CAPTAÇÃO DO GLUTAMATO.

NEUROLÉPTICO ATÍPICO	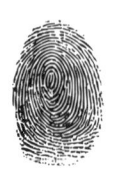	**ZOTEPINA** **Zoleptil®** - Rottendorf Pharma	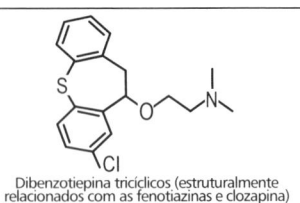 Dibenzotiepina tricíclicos (estruturalmente relacionados com as fenotiazinas e clozapina)

Apresentações

DIFERENTE CONFORME O PAÍS EM QUE É COMERCIALIZADO

Posologia

DOSE INICIAL: 25mg 3x/DIA, PODENDO SER AUMENTADA A CADA 4 DIAS ATÉ ATINGIR A DOSE DE 100mg 3x/DIA.

DMD: 300mg/DIA

Início de Ação: SR

Indicações

- QUADROS DEPRESSIVOS.
- SINTOMAS NEGATIVOS DA ESQUIZOFRENIA (além dos cognitivos e afetivos secundários).
- TBP.
- Coadjuvante em depressão (com sintomas psicóticos).

Contraindicações

- pacientes com Parkinson ou com sintomas psicóticos iatrogenicamente determinados pelo uso de medicamentos dopaminérgicos.
- *HS*.
- INTOXICAÇÃO POR SUBSTÂNCIAS PSICOATIVAS COMO ÁLCOOL, OPIÁCEOS OU HIPNÓTICOS.
- PACIENTES COM DISTÚRBIO HEMATOPOIÉTICO.
- SE FOR ALÉRGICO A AMENDOIM OU SOJA.
- SE TIVER INTOLERÂNCIA À SACAROSE, GLUCOSE E LACTOSE.

Precauções

- Reduzir dose caso seja coadministrado com diazepam.
- EPILEPSIA: (DIMINUI O LIMIAR CONVULSIVANTE) em 20% dos casos.
- PACIENTES COM HISTÓRICO FAMILIAR DE COAGULAÇÃO SANGUÍNEA (ESTE FÁRMACO ESTÁ ASSOCIADO A COAGULAÇÃO SANGUÍNEA).
- OS COMPRIMIDOS DESTE FÁRMACO CONTÉM PEQUENAS DOSES DE POTÁSSIO E PODEM SER PREJUDICIAIS PARA PESSOAS EM DIETA CONTROLADA DE POTÁSSIO.

Efeitos Adversos

Boca seca, elevação da prolactina, ganho de peso, hipotermia acompanha de sintomas sugestivos de *síndrome neuroléptica maligna*.

ATENÇÃO	**Alimentos** 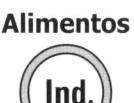 Ind.	**Álcool** 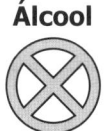	**Abstinência** 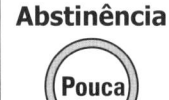 Pouca	**Veículos** 	**Máquinas** 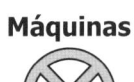

continua...▶

Gravidez	Lactação	Crianças	Idosos	Ins.Hep.	Ins. Ren
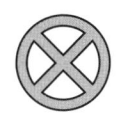	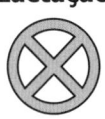	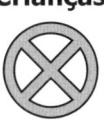	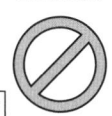	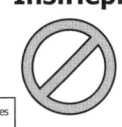	

Superdose

Quadro Clínico: QUEDA DE PRESSÃO, BATIMENTOS CARDÍACOS IRREGULARES, AGITAÇÃO, QUEDA DE TEMPERATURA, CONVULSÕES, RESPIRAÇÃO FRACA, SENTIMENTO VAGO OU COMA.

Manejo: MONITORAMENTO SINTOMÁTICO E DE SUPORTE.

DMI: SR   **DL/T:** SR

Interações Medicamentosas

AS BENZODIAZEPINAS AUMENTAM OS NÍVEIS SÉRICOS DA ZOTEPINA

Curiosidades

• Ganhou licenciamento com boa aceitação no Japão em 1982, e a partir de então em vários países europeus e asiáticos.
• Atualmente não existem outros medicamentos disponíveis no Reino Unido que contenham Zotepina como princípio ativo.
• Foi considerado um intermediário entre o haloperidol e a tioridazina, mas com efeitos clínicos semelhantes a esta última.
• Em 1983 era o quinto neuroléptico mais prescrito no Japão.

Dados Complementares

Data de Início	Tipo de Receita	Preço	CAS	ATC	DC - DENOMINAÇÃO COMUM
1982	-	-	26615-21-4	N05AX11	NÃO EXISTEM MEDICAMENTOS GENÉRICOS DESTA SUBSTÂNCIA ATIVA NO PRONTUÁRIO TERAPÊUTICO

PK – Farmacocinética

VIA ADM	PCP	Pmáx	V.D.	LP	T ½	MET	EX
ORAL	SR	SR	SR	SR	21hs	HEPAT	URINA

PD - Farmacodinâmica

• É um potente antagonista misto dopamino/serotoninérgico D_2/5-HT_{2a}. Mostra afinidades adicionais pelos receptores serotoninérgicos 5-HT_6, 5-HT_7 e 5-HT_1 e dopaminérgicos D_1 e D_4.
• É um potente antagonista α_1-adrenérgico.

Capítulo XII

Referências Bibliográficas

A

ABDEL-SALAM, O. M. Drugs used to treat parkinson's disease, present status and future directions. CNS Neurolical Disordes Drug Targets, Saif Zone, v.7, n.4, p.321-342, 2008.

ABOU-SALEH, M. T. Who responds to prophylactic lithium therapy? The British Journal of Psychiatry, London, v.163, suppl.21, p.20-26, 1993.

ABRAHAM, G. et al. Lithium treatment: a comparison of once- and twice-daily dosing. Acta Psychiatrica Scandinavica, Copenhagen, v.85, n.1, p.65-69, 1992.

AGUGLIA, E. et al. Double-blind study of the efficacy and safety of sertraline versus fluoxetine in major depression. International Clinical Psychopharmacology, London, v.8, n.3, p.197-202, 1993.

AHMED, U.; JONES, H.; ADAMS, C. E. Chlorpromazine for psychosis induced aggression or agitation. Cochrane Database Syst Rev; 2007; 18(2): CD000284.

AHN, Y. M.; KIM, K.; KIM, Y. S. Three cases of reversible agranulocytosis after treatment with lamotrigina. Psychiatry Investigation, Seoul, v.5, n.2, p.121-123, 2008.

ALEXOPOULOS, G. S. et al. Expert consensus panel for using antipsychotic drugs in older patients: using antipsychotic agents in older patients. The Journal of Clinical Psychiatry, Memphis, v.65, suppl.2, p.5-99, 2004.

ALMEIDA, O. P. Apresentação. Revista Brasileira de Psiquiatria, São Paulo, v.24, supl.1, p.1-2, abr. 2002.

ALOE, F.; AZEVEDO, A.; HASAN, R. Mecanismos do ciclo sono-vigília. Revista Brasileira de Psiquiatria, São Paulo, v.27, supl.1, p.33-39, 2005. Disponível em: http://www.scielo.br/scielo.php?pid=S1516-44462005000500007&script=sci_arttext. Acesso em: 05 nov. 2010.

ALTAMURA A. C. et al. Venlafaxine in social phobia: a study in selective serotonin reuptake inhibitor non-responders. International Clinical Psychopharmacology, London, v.14, n.4, p.239-245, 1999.

ALTESMAN, R.; COLE, J. O. Lithium therapy : a practical review. In: COLE, J. O. (Ed.). Psychopharmacology update. Lexington: Collamore Press, 1980. p.3-18.

ALTSHULER, L. L. Pharmacology management of psychiatric illness during pregnancy: dilemmas and guidelines. The American Journal of Psychiatry, Hanover, v.153, n.5, p.592-606, 1996.

ALVAREZ, E. et al. Predicting outcome of lithium added to antidepressants in resistant depression. Journal of Affective Disorders, Amsterdam, v.42, n.2/3, p.179-186, 1997.

ALVAREZ, E.; PERZ, V.; DRAGHEIM, M.; LOFT, H.; ARTIGAS, F. A double-blind, randomized, placebo-controlled, active reference study of Lu AA21004 in patients with major depressive disorder. Int J Neuropsychopharmacol, v.29, n.3, p.589-600, 2012, PMID[21767441].

ALVIR, J. M. et al. Clozapine-induced agranulocytosis. New England Journal of Medicine, Waltham, v.329, n.3, p.162-167, 1993.

ALWAN, S.; FRIEDMAN, J. M. Safety of selective serotonin reuptake inhibitors in pregnancy. CNS Drugs, Auckland, v.23, n.6, p.493-509, 2009.

AMAN, M. G. et al. Acute and long-term safety and tolerability of risperidone in children with autism. Journal of Child and Adolescent Psychopharmacology, New York, v.15, n.6, p.869-884, 2005.

AMERICAN PSYCHIATRY ASSOCIATION. Mood disorders. Washington, DC: American Psychiatry Association, 2010. Disponível em: <www.dsm5.org/ProposedRevisions/PagesMoodDisorders. aspx>. Acesso em: 10 nov. 2010.

AMERICAN PSYCHIATRY ASSOCIATION. Practice guideline for the treatment of patients with obsessive-compulsive disorder. Arlington: American Psychiatric Association: 2007. Disponível em: <http//www.psych.org/>. Acesso em: 10 nov. 2010.

AMERICAN DIABETES ASSOCIATION et al. Consensus development conference on antipsychotic drugs and obesity and diabetes. Diabetes Care, Alexandria, v.27, n.2, p.596-601, 2004.

AMERICAN PSYCHIATRIC ASSOCIATION. Diagnostic and statistical manual of mental disorders. 4.ed. Washington, DC., 2000.

AMMINGER G. P. et al. Long-chain omega-3 fatty acids for indicated prevention of psychotic disorders: a randomized, placebo-controlled trial. Archives of General Psychiatry, Chicago, v.67, n.2, p.146-54, 2010.

AMSTERDAM, J. D.; HORNING-ROHAN, M.; MAISLIN, G. Efficacy of alprazolan in reducing fluoxetine-induced jitteriness in patients with major depression. The Journal of Clinical Psychiatry, Memphis, v.55, n.9, p.394-400, 1994.

AMSTERDAM, J. D.; MAISLIN, G.; POTTER, L. Fluoxetine efficacy in treatment resistant depression. Progress in Neuro-Psychopharmacology and Biological Psychiatry, Oxford, v.18, n.2, p.243-261, 1994.

ANDREATINI, R.; BOERNGEN-LACERDA, R.; ZORZETTO FILHO, D. Tratamento farmacológico do transtorno de ansiedade generalizada: perspectivas futuras. Revista Brasileira de Psiquiatria, São Paulo, v.23, n.4, p.233-242, 2001. Disponível em: <http://www.scielo.br/pdf/rbp/v23n4/7172. pdf>. Acesso em: 10 nov. 2009.

ANDREOLI, V. et al. Reboxetine, a new noradrenaline selective antidepressant, is at least as effective as fluoxetine in the treatment of depression. Journal of Clinical Psychopharmacology, Baltimore, v.22, n.4, p.393, 2002.

ANSSEAU, M.; DE ROECK, J. Trazodone in benzodiazepine dependence. The Journal of Clinical Psychiatry, Memphis, v.54, n.5, p.189-191, 1993.

ANSSEAU, M.; FRENCKELL, P. von. Controlled comparison of two axiolytic benzodiazepines, cloxazolam and bromazepam. Neuropsychobiology, Basel, v.24, n.1, p.25-29, 1990/1991.

AOUIZERATE, B.; MARTIN-GUEHL, C.; TIGNOL, J. Neurobiology and pharmacotherapy of social phobia. L' Encéphale, Paris, v.30, n.4, p.301-313, 2004.

APPLETON, K. M. MARTLAND, T.; PHILLIPS, B. Drug management for acute tonic-clonic convulsions including convulsive status epilepticus in children. The Cochrane Database of Systematic Reviews, Oxford, v.4, 2002. CD001905.

APPLETON, K. M.; ROGERS, P. J.; NESS, A. R. Update systematic review and meta-analysis of the effects of n-3 long-chain polyunsatured fatty acids on depressed mood. The American Journal of Clinical Nutrition, Bethesda, v.91, n.3, p.757-770, 2010.

ARANA, A.; WENTWORTH, C. E.; AYUSO-MATEOS, J. L.; ARELLANO, F. M. Suicide related events in patients treated with antiepileptic drugs. N Eng J Med., v.6, n.363, p.542-51, 2010

ARANOW, R.B. et al. Elevated antidepressant plasma levels after addition of fluoxetine. The American Journal of Psychiatry, Hanover, v.146, n.7, p.911-913, 1989.

ARMINEN, S. L. et al. A 12-week double-blind multi-centre study of and imipramine in hospitalized depressed patients. Acta Psychiatrica Scandinavica, Copenhagen, v.89, n.6, p.382-389, 1994.

ARONSON, R. et al. Triidothyronine augmentation in the treatment of refractory depression. A meta-analysis. Archives of General Psychiatry, Chicago, v.53, n.9, p.842-848, 1996.

ARTIGAS, F.; PEREZ, V.; ALVAREZ, E. Pindolol induces a rapid improvement of depressed patients treated with serotonin reuptake inhibitors. Archives of General Psychiatry, Chicago,v.51, n.3, p.248-251, 1994.

ASBERG, M. et al. Relationship between plasma level and therapeutic effect of nortriptyline. British Medical Journal, London, v.3, n.5770, p.331-334, 1971.

ASHTON, A. K.; BENETT, R. G. Sildenafil treatment of serotonin reuptake inhibitor-induced sexual dysfunction (letter). The Journal of Clinical Psychiatry, Memphis, v.60, n.3, p.194-195, 1999.

ASHTON, A. K.; ROSEN, R. C. Bupropion as an antidote for serotonin reuptake inhibitor-induced sexual dysfunction. The Journal of Clinical Psychiatry, Memphis, v.59, n.3, p.112-115, 1998.

ASHTON, H. Guidelines for the ratonal use of benzodiazepines: when and what to use. Drugs, Auckland, v.48, n.1, p.25-40, 1994.

ASMAL, L.; FLEGAR, S. J.; WANG, J.; RUMMEL-KLUGE, C.; KOMOSSA, K.; LEUCHT, S. Quetiapine versus other atypical antipsychotics for schizophrenia. Cochrane Database Syst Rev; v.11, 2013; CD006625; PMID[24249315].

AUSTIN, L.S.; ARANA, G. W.; MELVIN, J. A. Toxicity resulting from lithium augmentation of antidepressant treatment in elderly patients. The Journal of Clinical Psychiatry, Memphis, v.51, n.8, p.344-345, 1990.

AZEVEDO, A. A.; FIGUEIREDO, R. R. Uso do acamprosato no tratamento do zumbido: um estudo duplo-cego. Revista Brasileira de Oto-rino-laringologia, São Paulo, v.71, n.5, p.618-623, 2005.

AZORIN, J. M. et al. A double-blind comparative study of clozapine and risperidone in the management of severe chronic schizophrenia. The American Journal of Psychiatry, Hanover, v.158, n.8, p.1305-1313, 2001.

B

BACKONJA, M. et al. Gabapentin for the symptomatic treatment of painful neuropathy in patients with diabetes mellitus: a randomized controlled trial. JAMA, Chicago, v.280, n.21, p.1831-1836, 1998.

BALDESSARINI, R. J. Decreased risk of suicides and attempts during long-term lithium treatement: a meta-analytic review. Bipolar Disorders, Copenhagen, v.8, n.5, p.625-639, 2006a.

BALDESSARINI, R. J. Drugs and the treatment of psychiatric disorders: antidepressant and antianxiety agents. In: HARDMAN, J. G.; LIMBIRD, L. E.; GILMAN, A. G. (Ed.). Goodman and Gilman's the pharmacological basis of therapeutics. 11.ed. New York: McGraw-Hill Press. 2006b. Chapter 17.

BALDESSARINI, R. J.; FAEDA, G. L.; HENNEN, J. Risk of mania with serotonin reuptake inhibitors vs. tricyclic antidepressants in children, adolescents and young adults. Archives of Pediatric and Adolescent Medicine, Chicago, v.159, n.3,p.298-299, 2005.

BALDESSARINI, R. J.; TARAZI, F. I. Pharmacotherapy of psychosis and mania. In: BRUNTON, L. B.(Ed.). Goodman & Gilman's: the pharmacological basis of therapeutics. 11. ed. New York: MacGraw-Hill; 2005. Chapter 18.

BALDESSARINI, R. J.; TONDO, L.; HENNEN, J. Lithium treatment and suicide risk in major affective disorders: update and new findings. Journal of Clinical Psychiatry, Memphis, v.64, suppl.5, p.44-52, 2003.

BALDESSARINI, R. J.; TONDO, L.; VIGUERA, A. C. Discontinuing lithium maintenance treatment in bipolar disorders: risks and implications. Bipolar Disorders, Copenhagen, v.1, n.1, p.17-24, 1999.

BALDESSARINI, R. J. et al. Tardive Dyskinesia. Washington, DC.: American Psychiatric Association, 1980. (Task Force Report, n.18).

BALDESSARINI, R. J. et al. Antidepressants and suicidal behavior: are we hurting or helping? Clinical Neuropsychiatry, Orlando, v.2, n.1, p.73-75, 2005.

BALDESSARINI R. Drugs in treatment of psychiatric disorders: psychosis and anxiety. In: HARDMAM, J. G.; LIMBIRD, L. E.; editors; GOODMAN & GILMAN'S; The pharmacological basis of therapeutics. New York McGraw-Hill, ed.9, p.399-400, 1996.

BALLENGER, J. C.; POST, R. M. Carbamazepine (Tegretol) in manic-depressive illness: a new treatment. The American Journal of Psychiatry, Hanover, v.137, n.7, p.782-790, 1980.

BALLENGER, J. C. et al. Consensus statement on depression, anxiety and oncology. Journal of Clinical Psychiatry, Memphis, v.62, n.8, p.64-67, 2001.

BALLONE, G. J. Lítio e litoterapia. PsiqWeb. Disponível em: <www.psiqweb.med.br>. Acesso em: 10 out. 2005.

BALON, R. Intermittent amantadine for fluoxetine-induced anorgasmia. Journal of Sex and Marital Therapy, New York, v.22, n.4, p.290-292, 1996.

BALTIERI, D. A.; ANDRADE, A. G. Efficacy of acamprosate in the treatment of alcohol- dependent outpatients. Revista Brasileira de Psiquiatria, São Paulo, v.25, n.3, p.156-159, 2003.

BANASR, M. et al. Agomelatine, a new antidepressant, induces regional changes in hippocampal neurogenesis. Biological Psychiatry, New York, v.59, n.11, p.1087-1096, 2006.

BANHAM, N. D. Fatal venlafaxine overdose. The Medical Journal of Australia, Sydney, v.169, n.8, p.445, 448, 1998.

BARBEE, J. G.; CONRAD, E. J.; JAMHOUR, N. J. The effectiveness of olanzapine, risperidone, quetiapine, and ziprasidone as augmentation agents in treatment- resistant major depressive disorder. Journal of Clinical Psychiatry, Memphis, v.65, n.7, p.975-981, 2004.

BARBEY, J. T.; ROOSE, S. P. SSRI safety in overdose. Journal of Clinical Psychiatry, Memphis, v.59, suppl.15, p.42-48, 1998.

BARKLEY, R. Assessing adults with ADHD and comorbidities: prim care companion. Journal of Clinical Psychiatry, Memphis, v.11, n.1, p.25, 2009.

BARZMAN, D. H.; DELBELLO, M. P. Topiramate for co-occurring bipolar disorder and disruptive behavior disorders. The American Journal of Psychiatry, Hanover, v.163, n.8, p.1451-1452, 2006.

BASAN, A.; KISSLING, W.; LEUCHT, S. Valproate as an adjunct to antipsychotics for schizophrenia: a systematic review of randomized trials. Schizophrenia Research, Amsterdam, v.70, n.1, p.33-37, 2004.

BASKAK, B. et al. The effectiveness of intramuscularbiperiden in acute akathisia: a double-blind, randomized, placebo controlled study. Journal of Clinical Psychopharmacology, Baltimore, v.27, n.3, p.289-94, 2007.

BAUER, M.; DOPFMER, S. Lithium augmentation in treatment-resistant depression: meta-analysis of placebo-controlled studies. Journal of Clinical Psychopharmacology, Baltimore, v.19, n.5, p.427-434, 1999.

BAUER, M. et al. Treatment of refractory depression with high-dose thyroxine. Neuropsychopharmacology, Wien, v.18, n.6, p.444-445, 1998.

BAUER, M. et al. Paroxetine and amitriptyline augmentation of lithium in the treatment of major depression: a double-blind study. Journal of Clinical Psychopharmacology, Baltimore, v.19, n.2, p.164-171, 1999.

BECHELLI, L. P. et al. Palmitato de pipotiazina (19552 RP), neuroléptico de ação prolongada (NAP) e de administração mensal no tratamento de manutenção ambulatorial de doentes esquizofrênicos. Revista Brasileira de Psiquiatria, São Paulo, v.32, n.1, p.57-60, 1983.

BECKER, H. C. Kindling in alcohol withdrawal. Alcohol Health and Research World, Rockville, v.22, n.1, p. 25-32, 1998.

BEESDO, K.; KNAPPE, S.; PINE, D. Anxiety and anxiety disorders in children and adolescents: developmental issues and implications for DSM-V. The Psychiatric Clinics of North América, Philadelphia, v.32, n.3, p.483-524, 2009.

BEN HADJ, A. B.; BEN AMMOU, S.; LÔO, H. Antiparkinson drugs in neuroleptic treatment: comparative study of progressive and abrupt withdrawal. L'Encéphale, Paris, v.21, n.3, p.209-215, 1995.

BENEDETTI, A. et al. Oxcarbazepine as add-on treatment in patients with bipolar manic, mixed or depressive episode. Journal of Affective Disorders, Amsterdam, v.79, n.1-3, p.273-277, 2004.

BENSCHY, G. et al. Fluvoxamine-tricyclic antidepressant interaction: an accidental finding. European Journal of Clinical Pharmacology, Berlin, v.40, n.1, p.119-120, 1991.

BENVENGA, M. J.; LEANDER, J. D. Olanzapine, an atypical antipsychotic, increases rates of punished responding in pigeons. Psychopharmacology, New York, v.119, n.2, p.133-138, 1995.

BERK, M.; ICHIM, L.; BROOK, S. Olanzapine compared to lithium in mania: a double-blind randomized controlled trial. International Clinical Psychopharmacology, London, v.14, n.6, p.339-343, 1999.

BERK, M.; ICHIM, C.; BROOK, S. Efficacy of mirtazapine add-on therapy to haloperidol in the treatment of the negative symptoms of schizophrenia: a double-blind, randomized, placebo-controlled study. International Clinical Psychopharmacology, London, v.16, n.2, p.87-92, 2001.

BERK, M. et al. N-acetyl cysteine for depressive symptoms in bipolar disorder: a double-blind randomized placebo-controlled trial. Biological Psychiatry, New York, v.64, n.6, p.468-475, 2008.

BEZCHLIBNYK-BUTLER, K. Z.; JEFFRIES J. J. Clinical handbook of psychotropic drugs. 12.ed. Cambridge: Hogrefe & Huber Publishers, 2002.

BHATTACHARJEE, C. et al. Bupropion overdose: a potential problem with the new "miracle" anti-smoking drug. International Journal of Clinical Practice, Esher, v.55, n.3, p.221-222, 2001.

BIEDERMAN, J.; FARAONE, S. V. Attention-deficit hyperactivity disorder. Lancet, London, v.366, p.237-248, 2005.

BILLIOTI DE GAGE, S.; MORIDE, Y. DUCRUET, T.; KURTH, T.; VERDOUX, H.; TOURNIER, M.; et al. Benzodiazepine use and risk of Alzheimer's disease: case-control study. BMJ, v.349, g5202, 2014, PMID[25208536].

BIRKENHÄGR, T. K. et al. Comparison of the effectiveness of two treatment strategies in inpatients with a depressive disorder: a double-blind study of imipramine followed by lithium addition versus fluvoxamine followed by lithium addition. Tijdschrift voor Psychiatrie, Utrechet, v.48, n.4, p.271-281, 2006.

BIRKS, J.; HARVEY, R. J. Donepezil for dementia due to Alzheimer's disease. Cochrane Database Syst Rev, v.1, 2006, PMID[16437430], CD001190.

BISOL, L. W. et al. Is flunarizine a long-acting oral atypical antipsychotic? a randomized clinical trial versus haloperidol for the treatment of schizophrenia. Journal of Clinical Psychiatry, Memphis, v.69, n.10, p.572-579, 2008.

BITTER, I. et al. Olanzapine HGCK Study Group: olanzapine versus clozapine in treatment-resistant or treatment-intolerant schizophrenia. Progress in Neuro-psychopharmacology and Biological Psychiatry, Oxford, v.28, n.1, p.173-180, 2004.

BLANCO, C. et al. Pharmacological treatment of social anxiety disorder: a meta-analysis. Depression and Anxiety, New York, v.18, n.1, p.29-40, 2003.

BLAYA, C. et al. Diretrizes para o uso de psicofármacos durante a gestação e lactação. Disponível em: <http://www.ufrgs.br/psiq/Psicof%C3%A1rmacos%20na%20gravidez%20e%20 amamenta%C3%A7%C3%A3o%20final.pdf>. Acesso em: 10 nov. 2010.

BLOCH, M. H. et al. A systematic review: antipsychotic augmentation with treatment refractory obsessive-compulsive disorder. Molecular Psychiatry, Houndmills, v.11, n.7, p.622-632, 2006. Erratum: Molecular Psychiatry, v.11, n.8, p.795, 2006.

BLOCH, M. P. K.; LANDEROS-WEISENBERGER, A.; LECKMAN, J. Meta-analysis: treatment of attention-deficit/hyperactivity disorder in children with comorbid tic disorders. Journal of the American Academy of Child and Adolescent Psychiatry, Baltimore, v.48, n.9, p.884-893, 2009.

BODKIN, J. A. et al. Buprenorphine treatment of refractory depression. Journal of Clinical Psychopharmacology, Baltimore, v.15, n.1, p.49-57, 1995.

BODKIN, J. A. et al. Treatment of negative symptoms in schizophrenia and schizoaffective disorder by selegiline augmentation of antipsychotic medication: a pilot study examining the role of dopamine. The Journal of Nervous and Mental Disease, Baltimore, v.184, n.5, p.295-301, 1996.

BOGAN, A. M. et al. Quetiapine augmentation in obsessive-compulsive disorder resistant to serotonin reuptake inhibitors: an open-label study. Journal of Clinical Psychiatry, Memphis, v.66, n.1, p.73-79, 2005.

BOWDEN, C. L.; SINGH, V. Valproate in bipolar disorder: 2000 onwards. Acta Psychiatrica Scandinavica, Copenhagen, v.111, suppl.426, p.13-20, 2005.

BOWDEN, C. L. et al. Efficacy of divalproex vs lithium and placebo in the treatment of mania: the Depakote Mania Study Group. JAMA, Chicago, v.271, n.12, p.918-924, 1994. Errarum: JAMA, v. 271, n.13, p.1830, 1994.

BOWDEN, C. L. et al. Risperidone in combination with mood stabilizers: a 10-week continuation phase study in bipolar I disorder. Journal of Clinical Psychiatry, Memphis, v.65, n.5, p.707-714, 2004.

BOWDEN, C. L. et al. A randomized, placebo-controlled, multicenter study of divalproex sodium extended release in the treatment of acute mania. Journal of Clinical Psychiatry, Memphis, v.67, n.10, p.1501-1510, 2006.

BOWDEN, C. L. et al. Efficacy of Valproate versus lithium in mania or mixed mania: a randomized, open 12-week trial. International Clinical Psychopharmacology, London, v.25, n.2, p.60-67, 2010.

BOUWER, C.; STEIN, D. J. Buspirone is an affective augmentation agent of serotonin selective reuptake inhibitors in severe treatment-refractory depression. South African Medical Journal, Cape Town,v.87, suppl.4, p.534-537, 1997.

BOYD, I. W. Venlafaxine withdrawal reactions. The Medical Journal of Australia, Sydney, v.169, n.2, p.91-92, 1998.

BOYER, P. et al. Treatment of negative symptoms in schizophrenia with amisulpride. The British Journal of Psychiatry, London, v.166, p.68-72, 1995.

BOYER, P. et al. Amisulpride versus amineptine and placebo for the treatment of dysthymia. Neuropsychobiology, New York, v.39, n.1, p.25-32, 1999.

BOYER, P. et al. Efficacy, safety, and tolerability of fixed-dose desvenlafaxina 50 and 100 mg/day for major depressive disorder in a placebo-controlled trial. International Clinical Psychopharmacology, London, v.23, n.5, p.243-253, 2008.

BRADWEJN, J. et al. Double-blind comparison of the effects of clonazepam and lorazepam in acute mania. Journal of Clinical Psychopharmacology, Baltimore, v.10, n.6, p.403-408, 1990.

BRAMS, M. et al. Duration of effect of oral long-acting stimulant medications for ADHD throughout the day. Current Medical Research and Opinion, Newbury, v.26, n.8, p.1809-1825, 2010.

BRIDGE, J. A. et al. Clinical response and risk for reported suicidal ideation and suicide attempts in pediatric antidepressant treatment: a meta-analysis of randomized controlled trials. JAMA, Chicago, v.297, n.15, p.1683-1696, 2007.

BROCK, G. M. C. et al. Efficacy and safety of tadalafil for the treatment of erectile dysfunction: results of integrated analyses. Journal d'Urologie, Paris, v.168, n.4, p.1332-1336, 2002.

BRUNS, A.; MEYER, O. Neuropsychiatric manifestations of systemic lupus erythematosus. Joint, Bone, Spine: revue du rhumatisme, Paris, v.73, n.6, p.639-645, 2006.

BSCHOR, T.; BAUER, M. Efficacy and mechanisms of action of lithium augmentation in refractory major depression. Current Pharmaceutical Design, Amsterdam, v.12, n.23, p.2985-2992, 2006.

BUCKLEY, N. A.; McMANUS, P. R. Fatal toxicity of serotoninergic and other antidepressant drugs: analysis of United Kingdom mortality data. BMJ: British medical journal, London, v.325, n.7376, p.1332-1333, 2002.

BURKE, R. M.; EVANS, J. D. Avanafil for treatment of erectile dysfunction: review of its potential. Vasc Health Risk Manag., v.8, p.517-23, 2012, PMID[22973106].

BVSTRITSKV, A. et al. Augmentation of serotonin reuptake inhibitors in refractory obsessive-compulsive disorder using adjunctive olanzapine: a placebo-controlled. Journal of Clinical Psychiatry, Memphis, v.65, n.4, p.565-568, 2004.

C

CADE, J. F. Lithium salts in treatment of psychotic excitement. The Medical Journal of Australia, Sydney, v.36, p.349-352, 1949.

CAHILL, K.; STEAD, L. F.; LANCASTER, T. Nicotine receptor partial agonists for smoking cessation. Cochrane Database of Systematic Reviews, Oxforf, v.16, n.3, 2008. CD006103.

CALABRESE, J. R. et al. Spectrum of efficacy of valproate in 78 rapid-cycling bipolar patients. Journal of Clinical Psychopharmacology, Baltimore, v.12, suppl.1, p.53-56, 1992.

CALABRESE, J. R. et al. Predictors of valproate response in bipolar rapid cycling. Journal of Clinical Psychopharmacology, Baltimore, v.13, n.4, p.280-283, 1993.

CALABRESE, J. R. et al. Lamotrigine in the acute treatment of bipolar depression: results of live double-blind, placebo-controlled clinical trials. Bipolar Disorders, Copenhagen, v.10, n.2, p.323-333, 2008.

CALVERT, N. W. et al. The cost-effectiveness of lamotrigine in the maintenance treatment of adults with bipolar I disorder. Journal of Managed Care Pharmacy, Alexandria, v.12, n.4, p.322-330, 2006.

CANTARELLI, M. da G.; MARCOLIN. M. A. Trazodona: farmacologia e interações medicamentosas. Revista de Psiquiatria Clínica, São Paulo, v.33, n.6, 2006. Disponível em: <http://www.scielo.br/scielo.php?pid=S0101-60832006000600006&script=sci_arttext>. Acesso em: 10 out. 2005.

CARPENTER, L. L. et al. Clinical experience with mirtazapine in the treatment of panic disorder. Annals of Clinical Psychiatry, New York, v.11, n.2, p.81-86, 1999a.

CARPENTER, L. L. et al. Mirtazapine augmentation in the treatment of refractory depression. Journal of Clinical Psychiatry, Memphis, v.60, n.1, p.45-49, 1999b.

CARPENTER, L. L.; YASMIN, S.; PRICE, L. H. A double-blind, placebo-controlled study of antidepressant augmentation with mirtazapine. Biological Psychiatry, New York, v.51, n.2, p.183-188, 2002.

CARPENTER Jr., W. T. Serotonin-dopamine antagonists and treatment of negative symptoms. Journal of Clinical Psychopharmacology, Baltimore , v.15, suppl.1, p.30-35, 1995.

CARSON, W. H. et al. Meta-analysis of the efficacy of aripiprazole in schizophrenia. European psychiatry, Paris, v.17, suppl.1, p.105, 2002.

CASEY, D. E. Implications of the CATIE trial on treatment: extrapyramidal symptoms. CNS Spectrums, New York, v.11, suppl.7, p.25-31, 2006.

CASEY, D. E. et al. Effect of divalproex combined with olanzapine of risperidone in patients with an acute exacerbation of schizophrenia. Neuropsychopharmacology, Wien, v.28, n.1, p.182-192, 2003.

CASTRO, L. A.; COUZI, C. Uso potencial dos anticonvulsivantes no tratamento ambulatorial da dependência de álcool. Jornal Brasileiro de Psiquiatria, Rio de Janeiro, v.55, n.3, p.212-217, 2006.

CERON-LITVOC, D. et al. Comparison of carbamazepine and lithium in treatment of bipolar disorder: a syztematic review of randomized controlled trials. Human Psychopharmacology Clinical and Experimental, Chichester, v.24, n.1, p.19-28, 2009.

Chagas MHN; Tumas V ; PENNA-PEREIRA, M. ; SOBREIRA-NETO, M. ; SOBREIRA, E.T. ; ECKELI, A.L. ; SANCHES, Rafael Faria ; Hallak, Jaime E. C. ; SANTOS, Antonio Carlos ; CRIPPA, J. A. S. . Proton Magnetic Resonance Spectroscopy of the Cingulate and Putamen in Patients With Parkinson's Disease With and Without Major Depression.. In: 8th International Congress on Mental Dysfunction and other Non-Motor Features in Parkinson?s Disease and Related Disorders ? MDPD-2012, 2012, Berlim - Alemanha. Abstract, 2012.

CHANG, J. S. et al. The effects of long-term clozapine add-on therapy on the rehospitalization rate and the mood polarity patterns in bipolar disorders. Journal of Clinical Psychiatry, Memphis, v.67, n.3, p.461-467, 2006.

CHAO, I. L. Olanzapine augmentation in panic disorder: a case report. Pharmacopsychiatry, Stuttgart, v.37, n.5, p.239-240, 2004.

CHENGAPPA, K. N. et al. Clozapine reduces severe self-mutilation and aggression in psychotic patients with borderline personality disorder. Journal of Clinical Psychiatry, Memphis, v.60, n.7, p.477-484, 1999.

CHONG, S. A.; TAN, C. H. Fluvoxamine and akathisia. Journal of Clinical Psychopharmacology, Baltimore, 16, n.4, p.334-335, 1996.

CHOU, J. C. et al. Neuroleptics in acute mania: a pharmacoepidemiologic study. The Annals of Pharmacotherapy, Cincinnati, v.30, n.12, p.1396-1398, 1996.

CHOU, R. Clinical Gudelines from the American Pain Society and the American Academy of Pain Medicine on the use of chronic non-cancer pain: what are the key messages for clinical practice? Polskie Archiwum Medycyny Wewnetrznej, Warszawa, v.119, n.7-8, p.469-477, 2009.

CHOUINARD, G.; YOUNG, S.; ANNABLE, L. Antimanic effects of clonazepam. Biological Psychiatry, New York, v.18, n.45, p.451-466, 1983.

CHOUINARD, G. et al. Results of a double-blind placebo-controlled trial of a new serotonin uptake inhibitor, sertraline, in the treatment of obsessive-compulsive disorder. Psychopharmacology Bulletin, New York, v.26, n.3, p.279-284, 1990.

CHUE, P.; CHUE, J. A review of paliperidone palmitate. Expert Rev Neurother; v.12; n.12; p.1383-97; 2012; PMID[23237346].

CIPRIANI A; PURGATO M; FURUKAWA T. A.; et al. Citalopram versus other anti-depressive agents for depression. Cochrane Database Syst Rev, 2012; 11(7):CD006534.

CITROME, L. Asenapine for schizophrenia and bipolar disorder: a review of the efficacy and safety profile fot this newly approved sublingually absorbed second-generation antipsychotic. International Journal of Clinical Practice, 2009; 63 (12):1762-84.

CLAGHORN, J. A double-blind comparison of paroxetine and placebo in the treatment of depressed outpatients. International Clinical Psychopharmacology, London, v.6, suppl.4, p.25-30, 1992.

CLAYTON, A. H et al. A placebo-controlled trial of bupropion SR as an antidote for selective serotonin reuptake inhibitor-induced sexual dysfunction. Journal of Clinical Psychiatry, Memphis, v.65, n.1, p.62-67, 2004.

CLERC, G. E.; RUIMY, P.; VERDEAU-PALLES, J. A double-blind comparison of venlafaxine and fluoxetine in patients hospitalized for major depression and melancholia. The Venlafaxine French Inpatient Study Group. International Clinical Psychopharmacology, London, v.9, n.3, p.139-143, 1994.

COLE, J. O.; SCHATZBERG, A. F. Antidepressant drug therapy. In: GRINSPOOL, L. (Ed.). Psychiatry update. Washington, DC.: American Psychiatric Press, 1983. v.2, p.472-491.

COLE, J. O. et al. Early dyskinesia-vuknerability. Psychopharmacology, Berlin, v.107, n.4, p.503-510, 1992.

COLLINS, P. J.; LARKIN, E. P.; SHUBSACHS, A. P. Lithium carbonate in chronic schizophrenia a brief trial of lithium carbonate added to neuroleptics for treatment of resistant schizophrenic patients. Acta Psychiatrica Scandinavica, Copenhagen, v.84, n.2, p.150-154, 1991.

CONLEY, R. R.; MAHMOUD, R. A randomized double-blind study of risperidone and olanzapine in the treatment of schizophrenia or schizoaffective disorder. The American Journal of Psychiatry, Hanover, v.158, n.5, p.765-774, 2001.

CONNOR, K. M. et al. A pilot study of mirtazapine in posttraumatic stress disorder. International Clinical Psychopharmacology, London, v.14, n.1, p.29-31, 1999.

CORDIOLI, A. V. Psicofármacos nos transtornos mentais. Disponível em: <http://www.ufrgs.br/psiq/Caballo%206_8.pdf>. Acesso em: 05 nov. 2010.

CORDIOLI, A. V. et al. Psicofármacos: consulta rápida. 4.ed. Porto Alegre: 2011.

CORDIOLI, A. V. et al. Psicofármacos: consulta rápida. 5.ed. ARTMED Porto Alegre: 2015.

CORYELL, W.; TURNER, R. Outcome with desipramine therapy in subtypes of nonpsychotic major depression. Journal of Affective Disorders, Amsterdam, v.9, n.2, p.149-154, 1985.

CRESCENTE Jr., J. A. B.; GUZMAN, S. C.; TAVARES, H. Quetiapina para o tratamento de tricolomania: carta ao editor. Revista Brasileira de Psiquiatria, São Paulo, v.30, n.4, p.402-402, 2008.

CRIPPA, J. A. S.; Derenusson, G. N. ; ZUARDI, A. W. ; WICHTER-ANA, Lauro ; DURAN, F ; Ferrari, T. B. ; Martín-Santos, Rocío ; MACGUIRE, Philip K ; Busatto, Geraldo F ; Hallak, Jaime E. C. . THE EFFECT OF CANNABIDIOL (CBD), A CANNABIS SATIVA CONSTITUENT, ON NEURAL CORRELATES OF ANXIETY: A REGIONAL CEREBRAL BLOOD FLOW STUDY. In: 12th International Congress on Schizophrenia Research, 2009, San Diego, CA. 12th International Congress on Schizophrenia Research. Amsterdam - Netherlands: Oxford Univ Press, 2009. v. 35. p. 197-198.

CROXTALL, J. D.; SCOTT, L. J. Olanzapine/fluoxetine: a review of its use in patients with treatment-resistant major depressive disorder. CNS Drugs, Auckland, v.24, n.3, p.245-262, 2010.

CROXTALL, J.D. Clonidine extended-release: in attention-deficit hyperactivity disorder. Paediatr Drugs, v.13 n.5, 391-96, 2011.

CUNHA, P. J. ; CRIPPA, J. A. S. ; SCAZUFCA, M. ; MENEZES, P. R. ; Murray, Robin M; Busatto, Geraldo F ; SCHAUFELBERGER, M. S. . Cannabis effects on brain structure in first-episode psychosis. In: Schizophrenia International Research Society South America Meeting, 2011, São Paulo. Schizophrenia International Research Society South America Meeting. São Paulo: Segmento Farma editores, 2011. v. 38. p. 37-37.

Cunha, M.T. ; DURSUN, Serdar M. ; Machado-de-Sousa, João P. ; CRIPPA, J. A. S. ; ZUARDI, A. W. ; Baker, Glen B. ; Hallak, Jaime E. C. . Glutamate, serine and glycine plasma levels in schizophrenia patients and first-degree relatives. In: Schizophrenia International Research Society South America Meeting, 2011, São Paulo. Schizophrenia International Research Society South America Meeting. São Paulo: Segmento Farma editores, 2011. v. 38. p. 37-37.

CUNHA, P. J. ; CRIPPA, J. A. S. ; Duran, Fábio L.S. ; SCAZUFCA, M. ; MENEZES, P. R. ; Murray, Robin M ; Busatto, Geraldo F. ; SCHAUFELBERGER, M. S. . Cannabis Effects on Brain Structure in First-episode Psychosis. In: 3rd Schizophrenia International Research Conference, 2012, Florence-Italy. Abstract, 2012.

D

DACKIS, C. A. et al. A double-blind, placebo-controlled trial of modafinil for cocaine dependence. Neuropsychopharmacology, Wien, v.30, n.1, p.205-211, 2000.

DANIELS, R. J. Serotonin syndrome due to venlafaxine overdose. Journal of Accident and Emergency Medicine, Oxford, v.15, n.5, p.333-334, 1998.

DANNON, P. N.et al. Pindolol augmentation in treatment-resistant obsessive-compulsive disorder; a double-blind placebo controlled trial. European Neuropsychopharmacology, Nertherlands, v.10, n.3, p.165-169, 2000.

DAVIDSON, J. R. Pharmacotherapy of post traumatic stress disorder: treatment options, long-term follow up, and predictors of outcome. Journal of Clinical Psychiatry, Memphis, v. 61, suppl.5, p.52-56, 2000.

DAVIDSON, J. R. et al. Efficacy, safety, and tolerability of venlafaxine extended release and buspirone in outpatients with generalized anxiety disorder. Journal of Clinical Psychiatry, Memphis, v.60, n.8, p.528-535, 1999.

DAVIDSON, J. R. et al. Multicenter, double-blind comparison of sertraline and placebo in the treatment of posttraumatic stress disorder. Archives of General Psychiatry, Chicago, v.58, n.5, p.485-492, 2001.

DAVIDSON, J. R.et al. Mirtazapine vs placebo in posttraumatic stress disorder: a pilot trial. Biological Psychiatry, New York, v.53, n.2, p.188-191, 2003.

DAVIDSON J. R.; MOROZ G. Pivoltal studies of clonazepam in panic disorder. Psychopharmacol Bull, v. 34, p. 169-74, 1998.

DAVIS, J. M.; CHEN, N.; GLICK, I. D. A meta-analysis of the efficacy of second-generation antipsychotics. Archives of General Psychiatry, Chicago, v.60, n.6, p.553-564, 2003.

DAVIS, L. L.; BARTOLUCCI, A.; PETTY, F. Divalproex in the treatment of bipolar depression: a placebo-controlled study. Journal of Affective Disorders, Amsterdam, v.85, n.3, p.259-266, 2005.

DAVIS, R. J.; CUMMINGS, J. L. Clinical variants of tardive dyskinesia. Neuropsychiatry, Neuropsychology and Behavioral Neurology, New York, v.1, n.1, p.31-38, 1988.

DeBATTISTA, C. et al. Adjunct modafinil for the short-term treatment of fatigue and sleepiness in patients with major depressive disorder: a preliminary double-blind, placebo-controlled study. Journal of Clinical Psychiatry, Memphis, v.64, n.9, p.1057-1064, 2003a.

DeBATTISTA, C. et al. A prospective trial of bupropion SR augmentation of partial and nonresponders to serotonergic antidepressants. International Clinical Psychopharmacology, London, v.23, n.1, p.27-30, 2003b.

DeBATTISTA, C. et al. A prospective trial of modafinil as an adjunctive treatment of major depression. Journal of Clinical Psychopharmacology, Baltimore, v.24, n.1, p.87-90, 2004.

DeBATTISTA, C. et al. A placebo-controlled, randomized, double-blind study of adjunctive bupropion sustained release in the treatment of SSRI-induced sexual dysfunction. Journal of Clinical Psychiatry, Memphis, v.66, n.7, p.844-848, 2005a.

DeBATTISTA, C. et al. The efficacy of divalproex sodium in the treatment of agitation associated with major depression. Journal of Clinical Psychopharmacology, Baltimore, v.25, n.5, p.476-479, 2005b.

DECINA, P. et al. Adjunctive trazodone in the treatment of negative symptoms of schizophrenia. Hospital and Community Psychiatry, Washington, v.45, n.12, p.1220-1223, 1994.

DE DEYN, P. P. et al. A randomized trial of risperidone, placebo, and haloperidol for behavioral symptoms of dementia. Neurology, Minneapolis, v.53, n.5, p.946-955, 1999.

DE DEYN, P. P. et al. Olanzapine versus placebo in the treatment of psychosis with or without associated behavioral disturbances in patients with Alzheimer's disease. International Journal of Geriatric Psychiatry, Chichester, v.19, n.2, p.115-126, 2004.

DE MONTIGNY, C. et al. Lithium carbonate addition in tricyclic antidepressant-resistant unipolar depression. Archives of General Psychiatry, Chicago, v.40, n.12, p.1327-1334, 1983.

DE LIMA, M. S. Hotopf M. Benefits and risks of pharmacotherapy for dysthymia: a systematic appraisal of the evidence. Drug Safety, Auckland, v.26, n.1, p.55-64, 2003.

DELL'OSSO, B.; ALLEN, A.; HOLLANDER, E. Fluvoxamine: a selective serotonin reuptake inhibitor for the treatment of obsessive-compulsive disorder. Expert Opinion on Pharmacotherapy, London, v.6, n.15, p.2727-2740, 2005.

De LUCENA, D. F.; PINTO, J. P.; HALLAK, J. E.; CRIPPA, J. A.; GAMA, C. S. Short-term treatment of catatonia with amantadine in schizophrenia and schizoaffetive disorder. J Clin Psychopharmacol, v.32, n.4, p.569-72, 2012, PMID[22760350].

DEMYTTENAERE K, CORRUBLE E, HALE A, et al. A pooled analysis of six month comparative efficacy and tolerability in four randomized clinical trials: agomelatine versus escitalopram, fluoxetine, and sertraline. CNS Spectr 2013; 18:163-70.

DENIKER, P. et al. Extensive multicentric study of 1354 cases of depressed subjects treated with amineptin. L'Encéphale, Paris, v.8, n.2, p.355-370, 1982.

DENIS, C. et al. Pharmacological interventions for benzodiazepinemono-dependence management in outpatient settings. Cochrane Database of Systematic Reviews, London, v.19, n.3, 2006. CD005194.

DENNIS, K.; LE GRANGE, D.; BREMER, J. Olanzapine use in adolescent anorexia nervosa. Eating and Weight Disorders, Milano, v.11, n.2, p.53-56, 2006.

DESSAIN, E. C. et al. Maprotiline treatment in depression: a prespective on seizures. Archives of General Psychiatry, Chicago, v.43, n.1, p.86-90, 1986.

DETKE, M. J. et al. Duloxetine, 60 mg once daily, for major depressive disorder: a randomized double-blind, placebo-controlled trial. Journal of Clinical Psychiatry, Memphis, v.63, n.4, p.308-315, 2002.

DI CHIARA, G. Alcohol and dopamine. Alcohol Health and Research World, Rockville, v.21, n.2, p.108-13, 1997.

DI CONSTANZO, E.; SCHIFANO, F. Lithium alone or in combination with carbarnazepine for the treatment of rapid-cycling bipolar affective disorder. Acta Psychiatrica Scandinavica, Copenhagen, v.83, n.6, p.456-459, 1991.

DINGEMANSE, J. An update of recent moclobemide interaction data. International Clinical Psychopharmacology, London, v.7, n.3/4, p.167-180, 1993.

DORÉE, J. P. Quetiapine augmentation of treatment-resistant depression: a comparison with lithium. Current Medical Research and Opinion, London, v.23, n.2, p.333-341, 2007.

DRESSER, M. J. et al. Pharmacokinetics of dapoxetine, a new treatment for premature ejaculation: Impact of age and effects of a high-fat meal. Journal of Clinical Pharmacology, Stamford, v.46, n.9, p.1023-1029, 2006.

DRIMER, T.; SHAHAL, B.; BARAK, Y. Effects of an anticholinergic treatment in ederly schizophrenia patients. International Clinical Psychopharmacology, London, v.19, n.1, p.27-29, 2004.

DUBOCOVICH, M. Agomelatine targets a range of major depressive disorder symptoms. Current Opinion in Investigational Drugs, London, v.7, n.7, p.670-680, 2006.

DUBOVSKY, S. L. et al. Effectiveness of verapamil in the treatment of manic patients. The American Journal of Psychiatry, Hanover, v.139, n.4, p.502-504, 1982.

DUNDAR, Y. et al. Comparative efficacy of newer hypnotic drugs for the short-therm management of insomnia: a systematic review and meta-analysis. Human Psychopharmacology Clinical and Experimental, Chichester, v.19, n.5, p.305-322, 2004.

DWIGHT, M. M. et al. An open clinical trial of venlafaxine treatment of fibromyalgia. Psychosomatics, Washington, v.39, n.1, p.14-17, 1998.

E

EHRENBERG, B. L. et al. Valproate for sleep consolidation in periodic limb movement disorder. Journal of Clinical Psychopharmacology, Baltimore, v.20, n.5, p.574-578, 2000.

EINARSON, A.; BOSKOVIC, R. Use and safety of antipsychotic drugs during pregnancy conditions in pregnancy that may be treated. Journal of Psychiatric Practice, Philadelphia, v.15, n.3, p.183-192, 2009.

EINARSON, T. R. et al. Comparison of extended-release venlafaxine, selective serotonin reuptake inhibitors, and tricyclic antidepressants in the treatment of depression: a meta-analysis of randomized trials. Clinical Therapeutics, Princeton, v.21, n.2, p.296-308, 1999.

EISENBERG, M. J. et al. Pharmacotherapies for smoking cessation: a meta-analysis of randomized controlled trials. CMAJ: Canadian Medical Association Journal, Ottawa, v.179, n.9, p.135-144, 2008.

EL-SAYEH, H. G.; MORGANTI, C. Aripiprazole for schizophrenia. Cochrane Database of Systematic Reviews, Oxford, v.19, n.2, 2006. CD004578.

ELKIS, H.; LOUZÃ, M. R. Novos antipsicóticos para o tratamento da esquizofrenia. Revista de Psiquiatria Clínica, São Paulo, v.34, supl.2, 2007. Disponível em: <http://www.hcnet.usp.br/ipq/revista/vol34/s2/193.html>. Acesso em: 10 out. 2009.

EMRICH, H. M. Studies with oxcarbazepine (Trileptal) in acute mania. International Clinical Psychopharmacology, London, v.5, suppl.1, p.83-88, 1990.

ERFURTH, A.; WALDEN, J.; GRUNZE, H. Lamotrigine in the treatment of schizoaffective disorder. Neuropsychobiology, Basel, v.38, n.3, p.204-205, 1998.

ERFURTH, A. et al. An open label study of gabapentin in the treatment of acute mania. Journal of Psychiatric Research, Oxford, v.32, n.5, p.261-264, 1998.

ESSALI, A. et al. Clozapine versus typical neuroleptic medication for schizophrenia. . Cochrane Database of Systematic Reviews, Oxford, v.3, n.1, 2009. CD000059.

EVANS, R. W.; GUALTIERI, C. T. Carbamazepine: a neuropsychological and psychiatric profile. Clinical Neuropharmacology, New York, v.8, n.3, p.221-241, 1985.

ERZEGOVEZI, S. et al. Low-dose risperidone augmentation of fluvoxamine treatment in obsessive-compulsive disorder: a double-blind, placebo-controlled study. European Neuropsychopharmacology, Amsterdam, v.15, n.1, p.69-74, 2005.

F

FAEDDA, G. L. et al. Treatment-emergent mania in pediatric bipolar disorder: retrospective case review. Journal of Affective Disorders, Amsterdam, v.82, n.1, p.149-158, 2004.

FALKAI, P. Mirtazapine: other indications. The Journal of Clinical Psychiatry, Memphis, v.60, suppl.17, p.36-40, 1999.

FARRELL, L. J.; WATERS, A. M.; BOSCHEN, M. J.; HATTINGH, L.; McCONNELL, H.; MILLINER, E. L.; et al. Difficult-to-treat pediatric obsessive-compulsive disorder: feasibility and preliminary results of a randomized pilot trial of D-cycloserine-augmented behavior therapy. Depress Anxiety, v.30, n.8, p.723-31, 2013, PMID[23722990].

FATEMI, S. H. et al. Lamotrigine in rapid-cycling bipolar disorder. The Journal of Clinical Psychiatry, Memphis, v.58, n.12, p.522-527, 1997.

FATEMI, S. H.; EMAMIAN, E. S.; KIST, D. A. Venlafaxine and bupropion combination therapy in a case of treatment-resistant depression. The Annals of Pharmacotherapy, Cincinnati, v.33, n.6, p.701-703, 1999.

FAVA, M. et al. Lithium and tricyclic augmentation of fluoxetine treatment for resistant major depression: a double-blind, controlled study. The American Journal of Psychiatry, Arlington, v.151, n.9, p.1372-1374, 1994.

FAVA, M. et al. Efficacy and safety of sildenafil in men with serotonergic antidepressant-associated erectile dysfunction: results from a randomized, double-blind, placebo-controlled trial. The Journal of Clinical Psychiatry, Memphis, v.67, n.2, p.240-246, 2006a

FAVA, M. et al. A comparison of mirtazapine and nortriptyline following two consecutive failed medication treatments for depressed outpatients: a STAR*D report. The American Journal of Psychiatry, Arlington, v.163, n.7, p.1161-1172, 2006b.

FERNANDES, B. et al. Serum brain-derived neurotrophic factor (BDNF) is not associated with response to eletroconvulsive therapy (ECT): a pilot studying drug resistant depressed patients. Neuroscience Letters, Amsterdam, v.453, n.3, p.195-198, 2009.

FERRERI, M. et al. Benefits from mianserina augmentation of fluoxetine in patients with major depression non-responders to fluoxetine. Acta Psychiatrica Scandinavica, Copenhagen, v.103, n.1, p.66-72, 2001.

FINDLING, R. L. et al. Tolerability and pharmacokinetics in children and adolescents with psychiatric disorders: an open-label, dose-escalation study. Journal of Clinical Psychopharmacology, Baltimore, v. 28, n.4, p.441-446, 2008.

FIORE, M. C. et al. Treating tobacco use and dependence. Rockville: Department of Health and Human Services Public Health Service, 2000. (Clinical practice guideline).

FITTON, A.; FAULDS, D.; GOA, K. L. Moclobemide: a review of its pharmacology and therapeutic use in depressive illness. Drugs, Auckland, v.43, n.4, p.561-596, 1992.

FOND, G.; LOUNDOU, A.; RABU, C.; MACGREGOR, A.; LANÇON, C.; BRITTNER, M.; et al. Ketamine administration in depressive disorders: a systematic review and meta-analysis. Psychopharmaology, v.231, n.18, p.3663-76, 2014, PMID[25038867].

FOUNTOULAKIS, K. N. Disruption of biological rhytms as a core problem and therapeutic target in mood disorders: the emerging concept of rhythm regulators. Annals of General Psychiatry, London, v.9, suppl.1, p.3, 2010.

FORNARO, M.; McCARTHY, M. J.; DE BERARDIS, D.; DE PASQUALE, C.; TABATON, M.; MARTINO, M. Adjunctive agomelatine therapy in the treatment of acute bipolar II depression: a preliminary open label study. Neuropsichiatr Dis Treat, v.9, p.243-51, 2013, PMID[23430979].

FOUNTOULAKIS, K. N.; VIETA, E.; SCHMIDT,F. Aripiprazole monotherapy in the treatment of bipolar disorder: a meta-analysis. J Affect Disord, v.33, n.3, p.361-70, 2011, PMID[21040979].

FRIEL, P. N.; LOGAN, B. K.; FLIGNER, C. L. Three fatal drug overdoses involving bupropion. Journal of Analytical Toxicology, Niles, v.17, n.7, p.436-438, 1993.

FRITZ, G.; ROCKNEY, R. Work group on quality issues: summary of the practice parameter for the assessment and treatment of children and adolescents with enuresis. Journal of the American Academy of Child and Adolescent Psychiatry, Baltimore, v.43, n.1, p.123-125, 2004.

FROGLEY, C.; TAYLOR, D.; DICKENS, G.; PICCHIONI, M. A systematic review of the evidence of clozapine's anti-aggressive effects. Int J Neuropsychopharmacol, v.15, n.9, p.1351-71, 2012, PMID[22339930].

FROTA, L. H. Cinquenta anos de medicamentos antipsicóticos em psiquiatria. Disponível em: <http://www.medicina.ufrj.br/cursos/LH%20FROTA%20-%201%20Ed%20-%2050%20ANOS%20DE%20MEDICAMENTOS%20ANTIPSICOTICOS.pdf>. Acesso em: 05 nov. 2010.

FRYE, M. A. et al. A placebo-controlled study of Lamotrigine and gabapentin monotherapy in refractory mood disorders. Journal of Clinical Psychopharmacology, Baltimore, v.20, n.6, p.607-614, 2000.

FUGLUM, E. et al. Zuclopentixol and haloperidol: levomepromazina in the treatment of ederly patients with symptoms of aggressiveness and agitation: a double-blind, multi-centre study. Pharmatherapeutica, London, v.5, n.5, p.285-291, 1989.

FULLERTON, C. A.; BUSCH, A. B.; FRANK, R. G. The rise and fall of gabapentin for bipolar disorder: a case study on of-label pharmaceutical diffusion. Medical Care, Philadelphia, v.48, n.4, p.372-379, 2010.

FUSAR-POLI, P.; BERGER, G. Eicosapentaenoic acid interventions in schizophrenia: meta-analysis of randomized, placebo-controlled studies. J Clin Psyhopharmacol, v.32, n.2, p.179-85, 2012.

FYER, A. J. et al. Discontinuation of alprazolam treatment in panic patients. The American Journal of Psychiatry, Hanover, v.144, n.3, p.303-308, 1987.

G

GALBRECHT, C. R.; KLETT, C. J. Predicting response to phenothiazines: the right drug for the right patient. The Journal of Nervous and Mental Disease, Baltimore, v.147, n.2, p.173-183, 1968.

GAMBI, F. et al. Mirtazapine treatment of generalized anxiety disorder: a fixed-dose, open-label study. Journal of Psychopharmacology, Oxford, v.19, n.5, p.483-487, 2005.

GAO, K. et al. Typical and atypical antipsychotics in bipolar depression. The Journal of Clinical Psychiatry, Memphis, v.66, n.11, p.1376-1385, 2005.

GAO, K. et al. Efficacy of typical and atypical antipsychotics for primary and comorbid anxiety symptoms or disorders: a review. The Journal of Clinical Psychiatry, Memphis, v.67, n.9, p.1327-1340, 2006.

GARATTINI, S. Biochemical and pharmacological properties of oxazepam. Acta Psychiatrica Scandinavica, Copenhagen, v.58, suppl.274, p.9-18, 1978.

GARDOS, G.; CASEY, D. Tardive dyskinesia and affective disorders. Washington, DC.: American Psychiatric Press, 1984.

GARDOS, G.; COLE, J. The evaluation and treatment of neuroleptic-induced movement disorders. Harvard Review of Psychiatry, London, v.3, n.3, p.130-139, 1995.

GATTAZ, W. F. et al. Olanzapine versus flupentixol in the treatment of inpatients with schizophrenia: a randomized double-blind trial. Pharmacopsychiatry, New York, v.37, n.6, p.249-261, 2004.

GEDDES, J. et al. Atypical antipsychotics in the treatment of schizophrenia: systematic overniew and meta-regression analysis. BMJ: British medical journal, London, v.321, n.7273, p.1371-1376, 2000.

GELEMBERG, A. J. et al. Efficacy of venlafaxine extended-release capsules in nondepressed outpatients with generalized anxiety disorder: a 6-month randomized controlled trial. JAMA, Chicago, v.283, n.23, p.3082-3088, 2000.

GELEMBERG, A. J. Buspirone: seven-year update. J Clin Psychiatry, e.55, v.5, p.2229-9, 1994, PMID[8071276].

GERACIOTI Jr., T. D. Valproic acid treatment of episodic explosiveness related to brain injury (letter). The Journal of Clinical Psychiatry, Memphis, v.55, n.9, p.416-417, 1994.

GERETSEGGER, C.; BOHMER, F.; LUDWIG, M. Paroxetine in the elderly depressed patient: randomized comparison with fluoxetine of efficacy, cognitive and behavioural effects. International Clinical Psychopharmacology, London, v.9, n.1, p.25-29, 1994.

GHAEMI, S. N.; GOODWIN, F. K. Use of atypical antipsychotic agents in bipolar and schizoaffective disorders: review of the empirical literature. Journal of Clinical Psychopharmacology, Baltimore,v.19, n.4, p.354-361, 1999.

GHAEMI, S. N.; KATZOW, J. J. The use of quetiapine for treatment-resistant bipolar disorder: a case series. Annals of Clinical Psychiatry, New York, v.11, n.3, p.137-140, 1999.

GHAEMI, S. N. et al. Acute treatment of bipolar disorder with adjunctive risperidone in outpatients. Canadian Journal of Psychiatry, Ottawa, v.42, n.2, p.196-199, 1997.

GHAEMI, S. N. et al. Gabapetin treatment of mood disorders: a preliminary study. The Journal of Clinical Psychiatry, Memphis, v.59, n.8, p.426-429, 1998.

GHAEMI, S. N. et al. Long-term Lamotrigine plus lithium for bipolar disorder: one year outcome. Journal of Psychiatric Practice, Philadelphia, v.12, n.5, p.300-305, 2006.

GIBSON, R. C. et al. Zuclpentixol acetate for acute schizophrenia and similar serious mental illnesses. Cochrane Database of Systematic Reviews, Oxforf, v.3, n.3, 2004. CD000525.

GILLIN, J. C. et al. Medication and substance abuse. In: KRYGER, M. H.; ROTH, T.; DEMENT, W.C. Principles and practice of sleep medicine. Philadelphia: Elsevier Saunders, 2005. p.1355.

GILLMAN, P. K. Tricyclic antidepressant pharmacology and therapeutic drug interactions update. British Journal of Pharmacology, London, v.151, n.6, p.737-748, 2007.

GLASS, J. et al. Sedative hypnotics in older people with insomnia: meta-analysis of risk and benefits. BMJ: British medical journal, London, v.331, n.7526, p.1169, 2005.

GLASSMAN, A. H.; BIGGER Jr., J. T. Antipsychotic drugs: prolonged QTc interval, torsade de pointes, and sudden death. The American Journal of Psychiatry, Hanover, v.158, n.11, p.1774-1782, 2003.

GLAZER, W. M.; KANE, J. M. Depot neuroleptic therapy: an underutilized treatment option. The Journal of Clinical Psychiatry, Memphis, v.53, n.12, p.426-433, 1992.

GOBBI, G.; GAUDREAU, P. O.; LEBLANC, N. Efficacy of topiramate, valproate, and their combination on aggression/ agitation behavior in patients with psychosis. Journal of Clinical Psychopharmacology, Baltimore, v.26, n.5, p.467-473, 2006.

GODDARD, A. W. et al. Early coadministration of clonazepam with sertraline for panic disorder. Archives of General Psychiatry, Chicago, v.58, n.7, p.681-686, 2001.

GOFF, D. C. et al. An exploratory haloperidol-controlled dose-finding study of ziprasidone in hospitalized patients with schizophrenia or schizoaffective disorder. Journal of Clinical Psychopharmacology, Baltimore, v.18, n.4, p.296-304, 1998.

GOFF, D. C. et al. A comparison of ten-year cardiac risk estimates or schizophrenia patients from the Catie study and matched controls. Schizophrenia Research, Amsterdam, v.80, n.1, p.45-53, 2005.

GOLDEN, R. N. et al. Bupropion in depression I: biochemical effects and clinical response. Archives of General Psychiatry, Chicago, v.45, n.2, p.139-143, 1988.

GOLDSTEIN, D. et al: Duloxetine in the treatment of depression: a double-blind, placebo-controlled comparison with paroxetine. European Psychiatry, Paris, v.17, suppl.1, p.98, 2002.

GOLDSTEIN, M. G. Bupropion sustained release and smoking cessation. The Journal of Clinical Psychiatry, Memphis, v.59, suppl.4, p.66-72, 1998.

GOMES, A. de M.; KOSZUOSKI, R. Evidências atuais do impacto terapêutico dos inibidores da acetilcolinesterase no transtorno cognitivo leve e na demência vascular. Revista de Psiquiatria do Rio Grande do Sul, Porto Alegre, v.27, n.2, p.197-205, 2005. Disponível em: <http://www.scielo.br/scielo.php?script=sci_arttext&pid=S0101-81082005000200010>. Acesso em: 10 out. 2009.

GÓMEZ, F. J. I.; CASARES, J. R. G. Ziprasidone overdose: cardiac safety. Actas Españolas de Psiquiatría, Madrid, v.33, n.6, p.398-400, 2005.

GONZALES, R. A.; JAWORSKI, J. Alcohol and glutamate. Alcohol Health and Research World, Rockville, v.21, n.2, p.120-127, 1997.

GOODNICK, P. J. Pharmacokinetics of second generation antidepressants: bupropion. Psychopharmacology Bulletin, Rockville, v.27, n.4, p.513-519, 1991.

GOODNICK, P. J. Verapamil prophylaxis in pregnant women with bipolar disorder. The American Journal of Psychiatry, Arlington, v.150, n.10, p.1560, 1993.

GOODNICK, P. J. et al. Mirtazapine in major depression with comorbid generalized anxiety disorder. The Journal of Clinical Psychiatry, Memphis, v.60, n.7, p.446-448, 1999

GOODWIN, R. D. et al. Peptic ulcer and mental disorders among adults in the community: the role of nicotine and alcohol use disorders. Psychosomatic Medicine, Baltimore, v.71, n.4, p.463-468, 2009.

GOODWIN, F. K.; JAMISON, K. R. Manic-depressive illness. New York: Oxford University Press, 1990.

GOODWIN, F. K.; JAMISON, K. Doença maníaco-depressiva: transtorno bipolar e depressão recorrente. Porto Alegre: Artmed, 2010.

GOODWIN, G. M. et al. A pooled analysis of 2 placebo-controlled 18-month trials of lamotrigine and lithium maintenance in bipolar I disorder. The Journal of Clinical Psychiatry, Memphis, v.65, n.3, p.432-441, 2004.

GOSS A. J.; KASER, M.; COSTAFREDA, S. G.; SAHAKIAN, B. J.; FU, C. H. Modafinil augmentation in unipolar and bipolar depression: a systematic review and meta-analysis of randomized controlled trials. J Clin Psychiatry; v.74; n.11; p.1101-7, 2013, PMID[24330897].

GOWING, L. et al. Alpha 2: adrenergic agonists for the management of opioid withdrawal. Cochrane Database of Systematic Reviews, Oxforf, v.18, n.4, 2004. CD002024.

GRAAE, F.; MILNER, J.; RIZZOTTO, L.; KLEIN, R. G. Clonazepam in childhood anxiety disorders. J Am Acad Child Adolesc Psychiatry, v.33, n.3, p.372-6, 1994, PMID[8169182].

GRANT, J. E.; ODLAUG, B. L.; KIM, S.W. N-acetylcysteine, a glutamate modulator, in the treatment of trichotillomania: a double-blind, placebo controlled study. Archives of General Psychiatry, Chicago, v.66, n.7, p.756-763.

GRAUDINS, A.; STEARMAN, A.; CHAN, B. Treatment of the serotonin syndrome with cyproeptadine. The Journal of Emergency Medicine, New York, v.16, n.4, p.615-619, 1998.

GRAY, R. Quetiapine : a new atypical antipsychotic for the treatment of schizophrenia. Mental Health Care, London, v.1, n.5, p.163-164, 1998.

GREEN, A. L.; GARAONE, S. V.; BROWN, W. A. Prolactin shift after neuroleptic withdrawal. Psychiatry Research, Amsterdam, v.32, n.3, p.113-219, 1990.

GREEN, A. L. et al. Clozapine in the treatment of refractory psychotic mania. The American Journal of Psychiatry, Hanover, v.157, n.6, p.982-986, 2000.

GREENBLAT, D. J. et al. Age and gender effects on the pharmacokinetics and pharmacodynamics of triazolam, a cytochrome P450 3A substrate. Clinical Pharmacology and Therapeutics, St. Louis, v.76, n.5, p.467-479, 2004.

GREENDYKE, R.; SCHUSTER, D.; WOOTEN, J. Propanolol in the treatment of assaultive patients with organic brain disease. Journal of Clinical Psychopharmacology, Baltimore, v.4, n.5, p.282-285, 1984.

GRESSER, U.; GLEITER, C. H. Erectile dysfunction: comparison of efficacy and side effects of the PDE-5 inhibitors sildenafil, vardenafil and tadalafil – review of the literature. European Journal of Medical Research, Munich, v.7, n.10, p.435-446, 2002.

GUAIANA, G.; BARBUI, C.; HOTOPF, M. Amitriptyline for depression. Cochrane Database of Systematic Reviews, Oxforf, v.18, n.3, 2007. CD004186.

GUELFI, J. D. et al. Mirtazapine versus venlafaxine in hospitalized severely depressed patients with melancholic features. Journal of Clinical Psychopharmacology, Baltimore, v.21, n.4, p.425-431, 2001.

GUERREIRO, C. História do surgimento e desenvolvimento das drogas antiepiléticas. Journal of Epilepsy and Clinical Neurophysiology, Porto Alegre, v.12, n.1, suppl.1, p.18-21, 2006.

GUGLIELMO, R.; MARTINOTTI, G.; CLERICI, M.; JANIRI, L. Pregabalin for alcohol dependence: a critical review of the literature. Adv Ther; v.29, n.11; p.947-57; 2012; PMID[23132700].

GUNZLER, A. S. Apomorphine in the treatment of Parkinson disease and other movement disorders. Expert Opinion on Pharmacotherapy, London, v.10, n.6, p.1027-1038, 2009.

GUPTA, S. et al. SSRI-induced sexual dysfunction treated with sildenafil. Depression and Anxiety, New York, v.9, n.4, p.180-182, 1999.

GURSKY, I. T.; KRAHN, L. E. The effects of antidepressants on sleep a review. Harvard Review of Psychiatry, St. Louis, v.8, n.6, p.298-306, 2000.

H

HAAS, M. et al. Risperidone for the treatment of acute mania in children and adolescents with bipolar disorder: a randomized, double-blind, placebo-controlled study. Bipolar Disorders, Copenhagen, v.11, n.7, p.687-700, 2009.

612

HAEFELY, W. The biological basis of benzodiazepine actions. Journal of Psychoactive Drugs, San Francisco, v.15, n.1-2, p.19-39, 1983.

HAJAK, G. et al. Abuse and dependence potential for the nonbenzodiazepine hypnotics zolpidem and zopiclone: a review of case reports and epidemiological data. Addiction, Abingdon, v.98, n.10, p.1371-1378, 2003.

HARDY, S. E. Methylphenidate for the treatment of depressive symptoms, including fatigue and apathy, in medically ill older adults and terminally ill adults. The American Journal of Geriatric Pharmacotherapy, Hillsborough, v.7, n.1, p.34-59, 2009.

HASAN, S.; BUCKLEY, P. Novel antipsychotics and the neuroleptic malignant syndrome: a review and critique. The American Journal of Psychiatry, Hanover, v.155, n.8, p.1113-1116, 1998.

HÄSSLER, F.; GLASER, T.; REIS, O. Effects of zuclopenthixol on aggressive disruptive behavior in adults with mental retardation-a-2-year follow up on a withdrawal study. Pharmacopsychiatry, v.44, n.7, 2011, p.339-43, 2011, PMID[21993867].

HATTA, K. et al. A prospective naturalistic study of intravenous medication in behavioural emergencies: haloperidol versus flunitrazepam. Psychiatry Research, Amsterdam, v.178, n.1, p.182-185, 2010.

HAUPT, D. W. Differential metabolic effects of antipsychotic treatments. European Neuropsychopharmacology, Amsterdam, v.16, suppl.3, p.149-155, 2006.

HAUSER, W.; PETZKE F.; UCEYLER N.; SOMMER C. Comparative efficacy and acceptability of amitriptyline, duloxetine and minalcipran in fibromyalgia syndrome: a systematic review with meta-analysis. Rheumatology (Oxford), 2011; 50 (3): 532-43.

HAZELL, P.; MIRZAIE, M. Tricyclic drugs for depression in children and adolescents. Cochrane Database of Syst Rev, v.6, 2013, CD002317, PMID[23780719].

HEATON, J. P. Apomorphine: an update of clinical trial results. International Journal of Impotence Research, London, v.12, suppl.4, p.67-73, 2000.

HELMY, S. Therapeutic drug monitoring and pharmacokinetic compartmental analysis of sulpiride double-peak absorption profile after oral administration to human volunteers. Biopharm Drug Dispos; v.34; n.5; p.288-301; 2013; PMID[23585286].

HEMMING, K. et al. Vigabatrin for the refractory partial epilepsy. Cochrane Database of Systematic Reviews, Oxford, v.16, n.3, 2008. CD007302.

HENNEN, J.; BALDESSARINI, R. J. Reduced suicidal risk during treatment with clozapine: a meta-analysis. Schizophrenia Research, Amsterdam, v.73, n.2/3, p.139-145, 2005.

HENRY, T. R. The story of Valproate in clinical neuroscience. Psychopharmacology Bulletin, Rockville, v.37, suppl.2, p.5-16, 2003.

HERRMANN, N. Valproic acid treatment of agitation in dementia. Canadian Journal of Psychiatry, Ottawa, v.43, n.1, p.69-72, 1998.

HERRMAN, N.; MANDANI, M.; LANCTOT, K. L. Atypical antipsychotics and risk of cerebrovascular accidents. The American Journal of Psychiatry, Hanover, v.161, n.6, p.1113-1115, 2004.

HERXHEIMER, A.; PETRIE, K. J. Melatonin for the prevention and treatment of jet lag. Cochrane Database Syst Rev; v.2; 2002; CD001520, PMID[12076414].

HIDALGO, R. B.; TUPLER, L. A.; DAVIDSON, J. R. An effect-size analysis of pharmacologic treatments for generalized anxiety disorder. J Psychopharmacol, v.21, p.864-72, 2007, PMID[17984162].

HILGER, E.; BARNAS, C.; KASPER, S. Quetiapine in the treatment of borderline personality disorder. World Journal of Biological Psychiatry, London, v.4, n.1, p.42-44, 2003.

HILLEBRAND, J. J. et al. Olanzapine reduces physical activity in rats exposed to activity-based anorexia: possible implications for treatment of anorexia nervosa? Biological Psychiatry, New York, v.58, n.8, p.651-657, 2005.

HIRSCHFELD, R. M. Efficacy of SSRIs and newer antidepressants in severe depression:comparison with TCAs. The Journal of Clinical Psychiatry, Memphis, v.60, n.5, p.326-335, 1999.

HIRSCHFELD, R. M.; KASPER, S. A review of the evidence for carbamazepine and oxcarbamazepine in the treatment of bipolar disorder. The International Journal of Neuropsychopharmacology, Cambridge, v.7, n.4, p.507-522, 2004.

HIRSCHFELD, R. M. et al. Rapid antimanic effect of risperidone monotherapy: a three-week multicenter, double-blind, placebo-controlled trial. The American Journal of Psychiatry, Hanover, v.161, n.6, p.1057-1065, 2004.

HIRSCHFELD, R. M. et al. Quetiapine in the treatment of anxiety in patients with bipolar I or II depression: a secondary analysis from a randomized, double-blind, placebo-controlled study. The Journal of Clinical Psychiatry, Memphis, v.67, n.3, p.355-362, 2006.

HOEHN-SARIC, R.; MCLEOD, D. R.; HIPSLEY, P. A. Effect of fluvoxamine on panic disorder. Journal of Clinical Psychopharmacology, Baltimore, v.13, n.5, p.321-326, 1993.

HOFMANN, S. G. et al. Augmentation of exposure therapy with D-cyclosporine for social anxiety disorder. Archives of General Psychiatry, Chicago, v.63, n.3, p.298-304, 2006.

HOLLANDER, E. et al. Risperidone augmentation in treatment-resistant obsessive-compulsive disorder: a double-blind, placebo-controlled study. The International Journal of Neuropsychopharmacology, Cambridge, v.6, n.4, p.397-401, 2003.

HOLLIDAY, S. M.; BENFIELD, P. Venlafaxine: a review of its pharmacology and therapeutic potential in depression. Drugs, New York, v.49, n.2, p.280-294, 1995.

HOLLIDAY, S. M.; PLOSKER, G. L. Paroxetine: a review of its pharmacology, therapeutic use in depression and therapeutic potential in diabetic neuropathy. Drugs and Aging, Auckland, v.3, n.3, p.278-299, 1993.

HORGA DE LA PARTE, J.; HORGA, A. Oxcarbamazepine em el tratamiento de la epilepsia. Revisión y actualización. Revista de Neurologia, Barcelona, v. 42, n.2, p.95-113, 2005.

HOUNIE, A. et al. Aripiprazol e sindrome de Tourette. Revista Brasileira de Psiquiatria, São Paulo, v.26, n.3, p.211-215, 2004.

HRDINA, D. P. Pharmacology of serotonin uptake inhibitors: focus on fluvoxamine. J Psychiatr Neurosci, v.16, n.2, suppl.1, p.10-8, 1991, PMC1188307.

I

IPSER, J. C.; SANDER, C.; STEIN, D. J. Pharmacotherapy and psychotherapy for body dysmorphic disorder. Cochrane Database of Systematic Reviews, Oxford, v.21, n.1, 2009. CD005332.

IQBAL, M. M.; SOBHAN, T.; MAHMUD, S. Z. The effects of lithium, valproic acid, and carbamazepine during pregnancy and lactation. Journal of Toxicology Clinical Toxicology, New York, v.39, n.4, p.381-392, 2001.

IQBAL, M. M.; SOBHAN, T.; RYALS, T. Effects of commonly used benzodiazepines on the fetus, the neonate, and the nursing infant. Psychiatric Services, Washington, v.53, n.1, p.39-49, 2002.

J

JAHANGARD, L.; SOROUSH, S.; HAGHIGHI, M.; GHALEIHA, A.; BAJOGHLI, A.; HOLSBOER-TRACHSKER, E.; et al. In a double-blind, randomized and placebo-controlled trial, adjuvant allopurinol improved symptoms of mania in in-patients suffering from bipolar disorder. Eur Neuropsychopharmacol, v.24, n.8, p.1210-21, 2014, PMID[18681754].

JAIN, A. E.; LACY, T. Psychotropic drugs in pregnancy and lactation. Journal of Psychiatric Practice, Philadelphia, v.11, n.3, p.177-191, 2005.

JEFFERSON, J.; GREIST, J. Haloperidol and lithium: their combined use and the issue of their compatibility. In: AYD, F. (Ed.). Haloperidol Update, 1958-1980. Baltimore: Ayd Medical Communications, 1980. p.73-82.

JERMAIN, D. M. et al. Luteal phase sertraline treatment for premenstrual dysphoric disorder: results of a double-blind, placebo-controlled, crossover study. Archives of Family Medicine, Chicago, v.8, n.4, p.328-332, 1999.

JOCKERS-SCHERUBL, M. C. et al. Negative symptoms of schizophrenia are improved by the addition of protein to narcoleptics: a double-blind placebo-controlled study. International Clinical Psychopharmacology, London, v.20, n.1, p.27-31, 2005.

JEFF, R. et al. Hematological effects of carbamazepine in patients with affective illness. The American Journal of Psychiatry, Hanover, v.142, n.10, p.1196-1199, 1985.

JEFFERSON, J. W.; PRADKO, J. F.; MUIR, K. T. Bupropion for major depressive disorder: pharmacokinetic and formulation considerations. Clinical Therapeutics, Princeton, v.27, n.11, p.1685-1695, 2005.

JOFFE, R. T. Triiodothryronine potentiation of fluoxetine in depressed patients. Canadian Journal of Psychiatry, Ottawa, v.37, n.1, p.48-50, 1992.

JOFFE, R. T.; SOKOLOV, S. T.; LEVITT, A. J. Lithium and triiodothyronine augmentation of antidepressants. Canadian Journal of Psychiatry, Ottawa, v.51, n.12, p.791-793, 2006.

JOHNSON, H.; BOUMAN, W. P.; LAWTON, J. Withdrawal reaction associated with venlafaxine. BMJ: British medical journal, London, v.317, n.7161, p.787, 1998.

JOYCE, P. R. A differential response to nortriptyline and fluoxetine in melancholic depression: the importance of age and gender. Acta Psychiatrica Scandinavica, Copenhagen, v.108, n.1, p.20-23, 2003.

JURIC, S. et al. Zolpidem (Ambien) in pregnancy: placental passage and outcome. Archives of Women's Mental Health, Wien, v.12, n.6, p.441-446, 2009.

K

KAHBAZI, M. et al. A randomized, double-blind and placebo-controlled trial of modafinil in children and adolescents with attention deficit and hyperactivity disorder. Psychiatry Research, Amsterdam, v.168, n.3, p.234-237, 2009.

KAHN, D.; STEVENSON, E.; DOUGLAS, C. J. Effect of sodium valproate in three patients with organic brain syndromes. The American Journal of Psychiatry, Hanover, v.145, n.8, p.1010-1011, 1988.

KALES, H. C.; KIM, H. M.; ZIVIN, K.; VALENSTEIN, M.; SEYFRIED, L. S.; CHIANG, C.; et al. Risk of mortality among individual antipsychotics in patients with dementia. Am J Psychiatry; v.169; n.1; p.71-9; 2012; PMID[22193526].

KALES, A. benzodiazepines in the treatment of insomnia. In: USDIN, E. et al. (Ed.). Pharmacology of benzodiazepines. New York: Macmillan, 1982. p.199-217.

KAMIJIMA, K.; AOKI, M. Effectiveness of paroxetine in the treatment of obsessive-compulsive disorders. Expert Review of Neurotherapeutics, London, v.6, n.7, p.945-956, 2006.

KANE, J. M. et al. Long-acting injectable: risperidone: efficacy and safety of the first long-acting atypical antipsychotic. The American Journal of Psychiatry, Hanover, v.160, n.6, p.1125-1132, 2003.

KAPCZINSKI, F. et al. Ensaio clínico randomizado, duplo-cego, controlado com placebo, para avaliar o efeito da N-Acetilcisteína como terapia adjuvante no tratamento do Transtorno Afetivo Bipolar. 2007. Disponível em: <http://www.pesquisabipolar.com.br/NAC.pdf>. Acesso em: 05 nov. 2010.

KARAGIANIS, J. L. et al. Clozapine-associated neuroleptic malignant syndrome: two new cases and a review a of the literature. The Annals of Pharmacotherapy, Cincinnati, v.33, n.5, p.623-630, 1999.

KARAM-HAGE, M.; BROWER, K. J. Open Pilot study of gabapetin versus trazodone to treat insomnia in alcoholic outpatients. Psychiatry and Clinical Neurosciences, Carlton, v.57, n.5, p.542-544, 2003.

KARPA, K. D.; CACANAUGH, J. E.; LAKOSKI, J. M. Duloxetine pharmacology: profile of a dual monoamine modulator. CNS Drug Reviews, Branford, v.8, n.4, p.361-376, 2002.

KARUNAKARAN, K.; TUNGARAZA, T. E.; HARBORNE, G. Is clozapine-aripiprazole combination a useful regime in the treatment-resistant schizophrenia? Journal of Psychopharmacology, Oxford, v.21, n.4, p.453-456, 2007.

KASPER, S.; IGLESIAS,-GARCIA, C.; SCHWEISER, E.; WILSON, J.; DUBRAVA, S.; PIETRO, R. et al. Pregabalin long-term treatment and assessment of discontinuation in patients with generalized anxiety disorder. Int J Neuropsychopharmacol; v.17; n.5; p.685-95, 2014, PMID[24351233].

KASPER, S. et al. A comparative, randomized, doublé-blind study of trazodone prolonged-release and paroxetine in the treatment of patients with major depressive disorder. Current Medical Research and Opinion, London, v.21, n.8, p.1139-1146, 2005.

KATZ, I. R. et al. Comparison of risperidone and placebo for psychosis and behavioral disturbances associated with dementia: a randomized, double-blind trial: Risperidone Study Group. The Journal of Clinical Psychiatry, Memphis, v.60, n.2, p.107-115, 1999.

KAVIRAJAN, H.; SCHENEIDER, L. S. Efficacy and adverse effects of cholinesterase inhibitors and memantine in vascular dementia: a meta-analysis of randomized controlled trials. Lancet Neurology, London, v.6, n.9, p.782-792, 2007.

KAVOUSSI, R. J. Pregabalin: from molecule to medicine. European Neuropsychopharmacology, Amsterdam, v.l6, suppl.2, p.128-133, 2006.

KAVOUSSI, R. J.; LIU, J.; COCCARO, E. P. An open trial of sertraline in personality disordered patients with impulsive aggression. The Journal of Clinical Psychiatry, Memphis, v.55, n.4, p.137-141, 1994.

KAY, J.; TASMAN, A.; LIEBERMAN, J. A. Psiquiatria: ciência comportamental e fundamentos clínicos. Barueri: Manole, 2002. Disponível em: <http://books.google.com.br/books?id=7skqPFPrxLoC&pg=PA476&lpg=PA476&dq=l-triiodotironina+NA+PSIQUIATRIA&source=bl&ots=XfUOCRtow-&sig=h3-15nclCu3oUWLfPKwTdp_j4oc&hl=pt-BR#v=onepage&q=l-triiodotironina%20NA%20PSIQUIATRIA&f=false>. Acesso em: 10 out. 2009.

KAYE, W. H. et al. An open trial of fluoxetine in patients with anorexia nervosa. The Journal of Clinical Psychiatry, Memphis, v.52, n.11, p.464-471, 1991.

KECK Jr., P. E.; CAROFF, S. M.; MCELROY, S. L. Neuroleptic malignant syndrome and malignant hyperthermia: end of a controversy? The Journal of Neuropsychiatry and Clinical Neurosciences, Washington, v.7, n.2, p.135-144, 1995.

KECK Jr., P. E.; MARCUS, R.; TOURKODIMITRIS, S. A placebo-controlled, double-blind study on the efficacy and safety of aripiprazole in patients with acute bipolar mania. The American Journal of Psychiatry, Hanover, v.160, n.9, p.1651-1658, 2003.

KECK Jr., P. E.; STRAWN, J.; McELROY, S. Pharmacology treatment considerations in co-occurring bipolar and anxiety disorders. The Journal of Clinical Psychiatry, Memphis, v.67, suppl.1, p.8-15, 2006.

KECK Jr., P. E. et al. Combined valproate and carbamazepine treatment of bipolar disorder. The Journal of Neuropsychiatry and Clinical Neurosciences, Washington, v.4, n.3, p.319-322, 1992.

KECK Jr., P. E. et al. Valproate oral loading in the treatment of acute mania. The Journal of Clinical Psychiatry, Memphis, v.54, n.8, p.305-308, 1993.

KECK Jr., P. E. et al. Ziprasidone 40 and 120 mg/day in the acute exacerbation of schizophrenia and schizoaffective disorder: a 4-week placebo-controlled trial. Psychopharmacology, Berlin, v.140, n.2, p.173-184, 1998.

KECK Jr., P. E. et al. Ziprasidone in Mania Study Group: Ziprasidone in the treatment of acute bipolar mania: a three-week, placebo-controlled, randomized trial. The American Journal of Psychiatry, Hanover, v.160, n.4, p.741-748, 2003.

KECK Jr., P. E. et al. Aripiprazole monotherapy in the treatment of acute bipolar I mania: a randomized, double-blind, placebo-and-lithium-controlled study. Journal of Affective Disorders, Amsterdam, v.112, n.1/3, p.36-49, 2009.

KENNEDY, S. H.; ANDERSEN, H. F.; THASE, M. E. Escitalopram in the treatment of major depressive disorder: a meta-analysis. Current Medical Research and Opinion, London, v.25, n.1, p.161-175, 2009.

KENNEDY, S. H.; EMSLEY, R. Placebo-controlled trial of agomelatine in the treatment of major depressive disorder. European Neuropsychopharmacology, Amsterdam, v.16, n.2, p.93-100, 2006.

KENNEDY, S. H. et al. The Canadian Network for Mood and Anxiety Treatments (CANMAT) Clinical guidelines for the management of major depressive disorder in adults. Journal of Affective Disorders, Amsterdam, v.117, suppl.1, p.1–2, 2009. Disponível em: <http://www.canmat.org/resources/CANMAT%20Depression%20Guidelines%202009.pdf>. Acesso em: 05 nov. 2010.

KETTER, T. A. et al. Adjunctive aripiprazole in treatment-resistant bipolar depression. Annals of Clinical Psychiatry, New York, v.18, n.3, p.169-172, 2006.

KHAROFA, J. et al. Serotonin reuptake inhibitors and risk of hemorrhagic stroke. Stroke, Dallas, v.38, n.11, p.3049-3051, 2007.

KHOUZARN, H. R.; DONNELLY, N. J. Remission of self-mutilation in a patient with borderline personality during risperidone therapy. The Journal of Nervous and Mental Disease, Baltimore, v.185, n.5, p.348-349, 1997.

KITA, M.; GOODKIN, D. E. Drugs used to treat spasticity. Drugs, Auckland, v.59, n.3, p.487-495, 2000.

KLINGER, G.; STAHL, B.; FUSAR-POLI, P.; MERLOB, P. Antipsychotic drugs and breastfeeding. Pediatr Endocrinol Rev, v.10, n.3, p.308-17, 2013, PMID[23724438].

KOCH, H. J.; JURGENS, T. P. Antidepressants in long-term migraine prevention. Drugs, Auckland, v.69, n.1, p.1-4, 2009.

KOCLER, M.; MATAR, M. A. Lamotrigine in the treatment of resistant bipolar disorder. Clinical Neuropharmacology, New York, v.21, n.1, p.65-67, 1998.

KOEK, R. J.; YEREVANIAN, B. I. Is lamotrigine effective for treatment-refractory mania? Pharmacopsychiatry, Stuttgart, v.31, n.1, p.35, 1998.

KOENIGSBERG, H. W. et al. Risperidone in the treatment of schizotypal personality disorders. The Journal of Clinical Psychiatry, Memphis, v.64, n.6, p.628-634, 2003.

KOMOSSA, K. et al. Quetiapine versus other atypical antipsychotics for schizophrenia. The Cochrane Database of Systematic, Oxford, v.20, n.1, 2010. CD006625.

KOLLS, B. J.; STACY, M. Apomorphine: a rapid rescue agent for the management of motor fluctuations in advancedc Parkinson disease. Clinical Neuropharmacology, New York, v.29, n.5, p.292-301, 2006.

KORAN, L. M.; RINGOLD, A. L.; ELLIOT, M. A. Olanzapine augmentation for treatment-resistant obsessive-compulsive disorder. The Journal of Clinical Psychiatry, Memphis, v.61, n.7, p.514-517, 2000.

KORNHUBER, J. et al. Region specific distribution of levomepromazina in the human brain. Journal of Neural Transmission, Wien, v.113, n.3, p.387-397, 2006.

KREININ, A. et al. Moclobemide treatment of clozapine-induced hypersalivation: pilot open study. Clinical Neuropharmacology, New York, v.32, n.3, p.151-153, 2009.

KUMAR, A.; STRECH, D. Zuclopenthixol dihydrochloride for schizophrenia. Schizophrenia Bulletin, Budapest, v.35, n.5, p.855-856, 2009.

KUMAR, C. N.; ANDRADE, C.; MURTHY, P. A randomized, double-blind comparison of lorazepam and chlordiazepoxide in patients with uncomplicated alcohol withdrawal. Journal of Studies on Alcohol and Drugs, Piscataway, v.3, n.1, p.24-32, 2009.

KUMRA, S. et al. Efficacy and tolerability of second-generation antipsychotics in children and adolescents with schizophrenia. Schizophrenia Bulletin, Budapest, v.34, n.1, p.60-71, 2008.

KUNIK, M. E. et al. The efficacy and tolerability of divalproex sodium in elderly demented patients with behavioral disturbances. International Journal of Geriatric Psychiatry, Chicheste, v.13, n.1, p.29-34, 1998.

KUPFER, D. J. et al. Five-year outcome for maintenance therapies in recurrent depression. Archives of General Psychiatry, Chicago, v.49, n.10, p.769-773, 1992.

KUPKA, R. W. et al. Rapid and non-rapid cycling bipolar disorder: a meta-analysis of clinical studies. The Journal of Clinical Psychiatry, Memphis, v.64, n.12, p.1483-1494, 2003.

KUSHNER, S. F. et al. Topiramate monotherapy in the management of acute mania: results off our double-blind placebo-controlled trials. Bipolar Disorders, Copenhagen, v.8, n.1, p.15-27, 2006.

KUSUMAKAR, V.; YATHAM, L. N. An open study of lamotrigine in refractory bipolar depression. Psychiatry Research, Amsterdam, n.72, n.2, p.145-148, 1997.

L

LABBATE, L. A.; POLLACK, M. H. Treatment of fluoxetine-induced sexual dysfunction with bupropion: a case report. Annals of Clinical Psychiatry, New York, v.6, n.1, p.13-15, 1994.

LACY, C. F. et al.Medicamentos Lexi- Comp Manole: uma fonte abrangente para médicos e profissionais da saúde. Barueri: Manole, 2009. Disponível em:

<http://books.google.com.br/books?id=KyBpD0JnLocC&pg=PA1071&lpg=PA1071&dq=periciazina+farmacocinetica&source=bl&ots=suuzkK5GjK&sig=55rPu4RcEBoSvd1IY3CiInGk18w&hl=pt-BR&ei=W4oPTPuoD8T38AbK6pTOCA&sa=X&oi=book_result&ct=result&resnum=2&ved=0CAoQ6AEwAQ#v=onepage&q&f=false>. Acesso em: 05 nov. 2010.

LANDEN, M. et al. Effect of buspirone on sexual dysfunction in depressed patients treated with selective serotonin reuptake inhibitors. Journal of Clinical Psychopharmacology, Baltimore, v.19, n.3, p.268-271, 1999.

LANG, E.; HORD, A. H.; DENSON, D. Venlafaxine hydrochloride (Effexor) relieves thermal hyperalgesia in rats with an experimental mononeuropathy. Pain, Amsterdam, 68, n.1, p.51-155, 1996.

LANZA DI SCALEA, T.; WISNER, K. L. Antidepressant medication use during breastfeeding. Clinical Obstetrics and Gynecology, Hagerstown, v.52, n.3, p.483-497, 2009.

LARA, D. R.; BISOL, L. W.; MUNARI, L. R. Antidepressant, mood stabilizing and procognitive effects of very low dose sublingual ketamine in refractoty unipolar and bipolar depression. Int J Neuropsychopharmacol, v.16, n.9, p.2111-7, 2013, PMID[23683309].

LARA, D. R. et al. Allopurinol for the treatment of aggressive bahaviour in patients with dementia. International Clinical Psychopharmacology, London, v.18, n.1, p.53-55, 2003.

LARANJEIRA, R. et al. Consenso sobre a síndrome de abstinência do álcool. Revista Brasileira de Psiquiatria, São Paulo, v.22, n.2, p.62-71, 2000.

LAWLER, C. P. et al. Interactions of the novel antipsychotic aripiprazole (OPC-14597) with dopamine and serotonin receptor subtypes. Neuropsychopharmacology, London, v.20, n.6, p.612-627, 1999.

LEAF, E. V. Comment: venlafaxine overdose and seizure. The Annals of Pharmacotherapy, Cincinnati, v.32, n.1, p.135-136, 1998.

LEBRUN-FRENAY, C.; BORG, M. Choosing the right dopamine agonist for patients with Parkinson's disease. Current Medical Research and Opinion, London, v.18, n.4, p.209-214, 2008.

LEUCHT, S.; CIPRIANI, A.; SPINELLI, L.; MACRIDIS, D.; OREY, D.; RICHTER, F. Comparative efficacy and tolerability of 15 antipsychotic drugs in schizophrenia: a multiple-treatments meta-analysis. Lancet; v.382; n.9896; p.951-62; 2013; PMID[23810019].

LEUCHT, S. et al. Second-generation versus first-generation antipsychotic drugs for schizophrenia. Lancet, London,v.373, n.9657, p.31-41, 2009.

LEUCHT, S.; KOMOSSA, K. A meta-analysis of head-to-head comparisons of second generation antipsychotics in the treatment of schizophrenia. The American Journal of Psychiatry, Hanover, v.166, n.2, p.152-63, 2009.

LEUNG, K. S.; COTTLER, L. B. Treatment of pathological gambling. Current Medical Research and Opinion, London, v.22, n.1, p.69-74, 2009.

LEUNG, K. S.; COTLLER, L. B. Treatment of Pathological Gamblimg. Biological Psychiatry, New York, v.62, n.8, p.839-846, 2007.

LEVENSON, J. Neuroleptic malignant syndrome. The American Journal of Psychiatry, Hanover, v.142, n.10, p.1137-1145, 1985.

LEVITAN, M. N.; PAPELBAUN, M.; NARDI, A. E. A review of preliminary observations on agomelatine in the treatment of anxiety disorders. Exp Clin Psichopharmacol, v.20, n.6, p.504-9, 2012, PMID[23088208].

LEVIN, O. S.; DATIEVA, V. K. The use of biperideno (akineton) in patients with ephedrine encephalopathy. Zh Nevrol Psikhiatr In S S Korsakova, v.113, n.8, p.33-7, 2013, PMID[24077548].

LIEBOWITZ, M. R.; QUITKIN, F. M.; STEWART, J. W. Antidepressant specificity in atypical depression. Archives of General Psychiatry, Chicago, v.45, n.2, p.129-137, 1988.

LIMA, I. V. M.; SOUGEY, E. B.; VALLADA FILHO, H. P. Farmacogenética do tratamento da depressão: busca de marcadores moleculares de boa resposta aos antidepressivos. Revista de Psiquiatria Clinica, São Paulo, v.31, n.1, p.40-43, 2004.

LI PI SHAN, R. S.; ASHWORTH, N. L. Comparison of lorazepam and zoplicone for insomnia in patients with stroke and brain injury: a randomized, double-blinded trial. American Journal of Physical Medicine and Rehabilitation, Baltimore, v.83, n.6, p.421-427, 2004.

LITLETON, J. Acamprosate in alcohol dependence: how does work? Addiction, Oxfordshire, v.90, n.9, p.1179-1188, 1995.

LITTEN. R. Z.; ALLEN, J.; FERTIG, J. Pharmacoterapies for alcohol problems: a review of research with focus on developments since 1991. Alcoholism, Clinical and Experimental Research, New York, v.20, n.5, p.859-876, 1996.

LITTEN, R. Z. et al. Development of medications for alcohol use disorders: recent advances and ongoing challenges. Expert Opinion on Emerging Drugs, London, v.10, n.2, p.323-343, 2005.

LLORCA, P. M. et al. Efficacy and safety of hydroxyzine in the treatment of generalized anxiety disorder: a 3-month doublé-blind study. The Journal of Clinical Psychiatry, Memphis, v.63, n.11, p.1020-1027, 2002.

LONNQVIST, J. et al. Moclobemide and fluoxetine in atypical depression: a double-blind trial. Journal of Affective Disorders, Amsterdam, v.32, n.3, p.169-177, 1994.

LOO, H.; HALE, A.; D'HAENEN, H. Determination of the dose of agomelatine, a melatoninergic agonist and selective 5-Ht (2C) antagonist, in the treatment of major depressive disorder: a placebo-controlled dose range study. International Clinical Psychopharmacology, London, v.17, n.5, p.239-247, 2002.

LOO, H. et al. Pilot study comparing in blind the therapeutic effect of two doses of agomelatine, melatoninergic agonist and selective 5 HT2C receptors antagonists, in the treatment of major depressive disorders. L'Encéphale, Paris, v.28, n.4, p.356-362, 2002.

LOPES, A. C. et al. Atualização sobre o tratamento neurocirúrgico do transtorno obsessivo-compulsivo. Revista Brasileira de Psiquiatria, São Paulo, v.26, n.1, p.62-66, 2004.

LOTT, A. D.; McELROY, S. L.; KEYS, M. A. Valproate in the treatment of behavioral agitation in elderly patients with dementia. The Journal of Neuropsychiatry and Clinical Neurosciences, Washindton, v.7, n.3, p.314-319, 1995.

LYSENG-WILLIAMSON, K. A.; SIDDIQUI, M. A. Pregabalin: a review of its use in fibromyalgia. Drugs, Auckland, v.68, n.15, p.2205-2223, 2008.

M

MACHADO, D. et al. Efeitos do Bromazepam observados pela eletroencefalografia quantitativa (EEGq) durante a prática de datilografia. Arquivos de Neuro-Psiquiatria, São Paulo, v.63, n.2b, p.452-458, 2005. Disponível em: <http://www.scielo.br/scielo.php?script=sci_arttext&pid=S0004-282X2005000300016>. Acesso em: 10 out. 2009.

MACHADO-VIEIRA, R. et al. A doublé-blind, randomized, placebo-controlled 4-week study on the efficacy and safety of the purinergic agents allopurinol and dipyridamole adjunctive to lithium in acute bipolar mania. The Journal of Clinical Psychiatry, Memphis, v.69, n.8, p.1237-1245, 2008.

MACMILLAN, C. M. et al. A comparison of divalproex and oxcarbazepine in aggressive youth with bipolar disorder. Journal of Psychiatric Practice, Philadelphia, v.12, n.4, p.214-222, 2006.

MAES, M.; DELANGE, J.; RANJAN, R. Drug treatment of mania: a critical review. Acta Psychiatrica Scandinavica, Copenhagen, v.97, n.6, p.387-397, 1998.

MAHMOOD, T.; DEVLIN, M.; SILVERSTONE, T. Clozapine in the management of bipolar and schizoaffective manic episodes resistant to standard treatment. The Australian and New Zealand Journal of Psychiatry, London, v.31, n.3, p.424-426, 1997.

MAHMOOD, S. I.; BOOKER, I.; HUANG, J.; COLEMAN, C. I. Effect of topiramate on weight gain in patients receiving atypical antipsychotic agents. J Clin Psychopharmacol, v.33, n.1, p.90-4, 2013, PMID[23277264].

MAIDMENT, I.; FOX, C.; BOUSTANI, M. Cholinesterase inhibitors for Parkinson's disease dementia. The Cochrane Database of Systematic Reviews, Oxford, v.25, n.1, 2006. CD004747.

MAINIE, I. et al. Seizures after bupropion overdose. Lancet, London, v.357, n.9268, p.1624, 2001.

MALHI, G. S.; NG, F.; BERK, M. Dual-dual action? combining venlafaxine and mirtazapina in treatment of depression. The Australian and New Zealand Journal of Psychiatry, London, v.42, n.4, p.346-349, 2008.

MALLINGER, A. G. et al. Verapamil augmentation of lithium treatment improves outcome in mania unresponsive to lithium alone: preliminary findings and a discussion of therapeutic mechanisms. Bipolar Disorders, Copenhagen, v.10, n.8, p.856-866, 2008.

MANTEUFFEL, J. Use of antiemetics in children with acute gastroenteritis: are they safe and affective? Journal of Emergencies, Trauma and Shock, Mumbai, v.2, n.1, p.123-131, 2009.

MARAZZITI, D. et al. Augmentation strategy with olanzapine in resistant obsessive compulsive disorder: an Italian long-term open-label study. Journal of Psychopharmacology, Oxford, v.19, n.4, p.392-324, 2005.

MARCINKO, D.; BOLANCA, M.; RUDAN, V. Compulsive buying and binge eating disorder – a case vignettes. Progress in Neuro-Psychopharmacology and Biological Psychiatry, Oxford, v.30, n.8, p.1542-1544.

MARCOTTE, D. Use of topiramate, a new antiepileptic, as a mood stabilizer. Journal of Affective Disorders, Amsterdam, v.50, n.2/3, p.245-251, 1998.

MARINO, J.; CABALLERO, J. Paliperidone extended-release for the treatment of schizophrenia. Pharmacotherapy, Carlisle, v.28, n.10, p.1283-1298, 2008.

MARKOWITZ, J. C.; RABKIN, J. G.; PERRY, S. W. Treating depression in HIV-positive patients. AIDS, London, v.8, n.4, p.403-412, 1994.

MARKUS RN.; McQUADE RD.; CARSON WH.; et al. The efficacy and safety of aripiprazole as adjunctive therapy in major depressive disorder: a second multicenter, randomized, double-mind, placebo-controlled study. J Clin Psycopharmacol, 2008, 28 (2): 156-65.

MARQUES, A. C. P. R. et al. Consenso sobre o tratamento da dependência de nicotina. Revista Brasileira de Psiquiatria, São Paulo, v.23, n.4, p.200-214, 2001.

MATHEW, S. J.; KEEGAN, K.; SMITH, L. Glutamate modulators as novel interventions for mood disorders. Revista Brasileira de Psiquiatria, São Paulo, v.27, n.3, p.243-248, 2005. Disponível em: <http://www.scielo.br/scielo.php?script=sci_arttext&pid=S1516-44462005000300016>. Acesso em: 05 nov. 2010.

MATLOW, J.; KOREM, G. Is carbamazepine safe take during pregnancy? Can Fam Physiian, e.58, n.2, p.163-64, 2012, PMID[22337738].

MATTES, J. A. Levetiracetam in patients with impulsive aggression: a double-blind, placebo controlled trial. The Journal of Clinical Psychiatry, Memphis, v.69, n.2, p.310-315, 2008.

MAXA, J. L. et al. Continuous-infusion flumazenil in the management of chlordiazepoxide. Pharmacotherapy, Carlisle, v.23, n.11, p.1513-1516, 2003.

McCABE, B. T.; TSUANG, M. T. Dietary consideration in MAO inhibitor regimens. The Journal of Clinical Psychiatry, Memphis, v.43, n.5, p.178-181, 1982.

McEVOY, J. P. et al. Effectiveness of clozapine versus olanzapine, quetiapine, and risperidone in patients with chronic schizophrenia who did not respond to prior atypical antipsychotic treatment. The American Journal of Psychiatry, Hanover, v.163, n.4, p.600-610, 2006.

McEVOY, J. P. et al. A randomized, double-blind, placebo-controlled, study of the efficacy and safety of aripiprazole 10, 15 or 20mg/day for the treatment of patients with acute exacerbations of schizophrenia. Journal of Psychiatric Research, Oxford, v.41, n.11, p.895-905, 2007.

McGRATH, P. J. et al. Treatment of melancholia with tranylcypromine. The American Journal of Psychiatry, Hanover, v.141, n.12, p.288-289, 1984.

McGRATH, P. J. et al. Tranylcypromine versus venlafaxine plus mirtazapine following three failed antidepressant medication trials for depression: a STAR*D report. The American Journal of Psychiatry, Hanover, v.163, n.9, p.1531-1541, 2006.

McINTYRE, R. S. Aripiprazole for the maintenance treatment of bipolar disorder: a review. Clinical Therapeutics, Princeton, v.32, suppl. 1, p.32-38, 2010.

McINTYRE, R. S.; COHEN, M.; ZHAO J.; ALPHS, L.; MACEK, T. A.; PANAGIDES, J. Asenapine in the treatment of acute mania in bipolar I disorder: a randomized, double-blind, placebo-ontrolled trial. J Affect Disord, v.122, p.122-27, 2010, PMID[20096936].

McRAE-CLARK, A. L.; CARTER, R.. E.; KILLEEN, T. K.; CARPENTER, M. J.; WAHQUIST, A. E.; SIMPSOM, S. A.; et al. A placebo-controlled trial of buspirone for the treatment of marijuana dependence. Drug Alcohol Depend, v.105, n.1-2, p.132-8, 2009, PMID[19699593].

MEASE, P. J. et al. The efficacy and safety of milnacipran for treatment of fibromyalgia: a randomized, double-blind, placebo-controlled trial. The Journal of Rheumatology, Toronto, v.36, n.2, p.398-409, 2009.

MELTZER, H. Y. Treatment-resistant schizophrenia: the role of clozapine. Current Medical Research and Opinion, London, v.14, n.1, p.1-20, 1997.

MELTZER, H. Y. et al. Clozapine treatment for suicidality in schizophrenia: International Suicide Prevention Trial (InertSePT). Archives of General Psychiatry, Chicago, v.60, n.1, p.82-91, 2003.

MENASTER, M. Use of olanzapine in anorexia nervosa. The Journal of Clinical Psychiatry, Memphis, v.66, n.5, p.654-655, 2005.

MENDLEWICZ, J. Efficacy of fluvoxamine in severe depression. Drugs, New York, v.43, suppl.2, p.32-37, 1992.

MEYER, J. M. et al. The Clinical Antipsychotic Trials of Intervention Effectiveness (CATIE) schizophrenia trial: clinical comparison of subgroups with or without the metabolic syndrome. Schizophrenia Research, Amsterdam, v.80, n.1, p.9-18, 2005.

MICHELSON, D. et al. Female sexual dysfunction associated with antidepressant administration: a randomized, placebo-controlled study of pharmacologic intervention. The American Journal of Psychiatry, Hanover, v.157, n.2, p.239-243, 2000.

MICHELSON, D. et al. Atomoxetine in adults with ADHD: two randomized, placebo-controlled studies. Biological Psychiatry, New York, v.53, n.2, p.112-120, 2003.

MILLER, M. O. Evaluation and management of delirium in hospitalized older patients. American Family Physician, Kansas City, v.78, n.11, p.1265-1270, 2008.

MILTE, C. M.; SINN, N.; HOWE, P. R. Polyunsatured fatty acid status in attention déficit hyperactivity diosrder, depression, and Alzheimer's disease: towards na omega-3 index for mental health? Nutrition Reviews, Baltimore, v.67, n.10, p.573-590, 2009.

MISCHOULON, D.; FREEMAN, M.P. Omega-3 fatty acids in psychiatry. Psichiatr Clin North Am, v.36, n.1, p.15-23, 2013.

MITCHELL, P.; HADZI-PAVLOVIC, D.; EVONIUK, G.; CALABRESE, J.; BOWDEN, C. A factor analytic study in bipolar depression, and response to lamotrigine. CNS Spetr; v.18; n.4; p.214-24, 2013, PMID[23702258].

MONOZZI, S.; AMATO, L.; BELLISARIO, C.; FERRI, M.; DAVOLI, M. Maintenance agonist treatment for opiate-dependent pregnant women. Cochrane Database Syst Rev, ed.12, 2013, CD006318, PMID[24366859].

MITCHELL, P. et al. Combining lithium and sodium valproate for bipolar disorder. The Australian and New Zealand Journal of Psychiatry, London, v.28, n.1, p.141-143, 1994.

MODELL, J.; LENOX, R.; WEINER, S. Inpatient clinical trial of lorazepam for the management of manic agitation. Journal of Clinical Psychopharmacology, Baltimore, v.5, n.2, p.109-113, 1985.

MONNELY, E. P. et al. Low-dose risperidone as adjunctive therapy for irritable aggression in posttraumatic stress disorder. Journal of Clinical Psychopharmacology, Baltimore, v.23, n.2, p.193-196, 2003.

MONTGOMERY, S. A. Selectivity of antidepressants and resistant depression. In: AMSTERDAM, J. D. (Ed.). Advances in neuropsychiatry and psychopharmacology. New York: Raven, 1991. v.2, p.93-104.

MONTGOMERY, S. A. The place of reboxetina in antidepressant therapy. The Journal of Clinical Psychiatry, Memphis, v.59, suppl.14, p.26-29, 1998.

MONTGOMERY, S. A. et al. Efficacy and safety of pregabalin in the treatment of generalized anxiety disorder: a 6-week, multicenter, randomized, double-blind, placebo-controlled comparison of pregabalin and venlafaxine. The Journal of Clinical Psychiatry, Memphis, v.67, n.5, p.771-782, 2006.

MONZA, M. A.; KAUFMAN, K.; CASTELLANOS, A. Modafinil augmentation of antidepressant treatment in depression. The Journal of Clinical Psychiatry, Memphis, v.61, n.5, p.378-381, 2000.

MOON, C. A. et al. Efficacy and tolerability of controlled-release trazodone in depression: a large multicenter study in general practice. Current Medical Research and Opinion, London, v.12, n.3, p.160-168, 1990.

MOORE, R. A.; DERRY, S.; ALDIGTON, D.; COLE, P.; WIFFEN, P. J. Amitriptyline for neuropathic pain and fibromyalgia in adults. Cochrane Database Syst Rev, v.12, 2012, CD008242, PMID[23235657].

MOREIRA, F. A.; GUIMARÃES, F. S. Mecanismos de ação dos antipsicóticos: hipóteses dopaminérgicas. Medicina, Ribeirão Preto, v.40, n.1, p.63-71, 2007.

MORERA, A. L.; BARREIRO, P.; CANO-MUNOZ, J. L. Risperidone and clozapine combination for the treatment of refractory schizophrenia. Acta Psychiatrica Scandinavica, Copenhagen, v.99, n.4, p.305-306, 1999.

MORISHITA, S. Clonazepam as a therapeutic adjunct to improve the management of depression: a brief review. Human Psychopharmacology, Chichester, v.24, n.3, p.191-198, 2009.

MORISHITA, S.; ARITA, S. The clinical use of milnacipran for depression. European Psychiatry, Paris, v.18, n.1, p.34-35, 2003.

MORRISON, J. A.; COTTINGHAM, E. M.; BARTON, B. A. Metformin for weight loss in pediatric patients taking psychotropic drugs. The American Journal of Psychiatry, Hanover, v.159, n.4, p.655-657, 2002.

MOSS, L. E.; NEPPE, V. M.; DREVETS, W. C. Buspirone in the treatment of tardive dyskinesia. Journal of Clinical Psychopharmacology, Baltimore, v.13, n.3, p.203-209, 1992.

MOUAFFAK, F. et al. Augmentation strategies of clozapine with antipsychotics in the treatment of ultraresistant schizophrenia. Clinical Neuropharmacology, New York, v.29, n.1, p.28-33, 2006.

MUEHLBACHER, M. et al. Mirtazapine treatment of social phobia in women: a randomized, double-blind, placebo-controlled study. Journal of Clinical Psychopharmacology, Baltimore, v.25, n.6, p.580-583, 2005.

MUKAI, Y.; TAMPI, R. R. Treatment of depression in the elderly: a review of the recent literature on the efficacy of single- versus dual-action antidepressants. Clinical Therapeutics, Princeton, v.31, n.5, p.945-961, 2009.

MUTSCHLER, J.; DIEHL, A.; KIEFER, F. Pronounced paranoia as a result of cocaine-dissulfiram interaction: case report and mode of action. Journal of Clinical Psychopharmacology, Baltimore, v.29, n.1, p.99-101, 2009.

MYLES, N.; NEWALL, H.; WARD, H.; LARGE, M. Systematic meta-analysis of individual selective serotonin reuptake inhibitor medications and congenital malformations. Aust N Z J Psychiatry, v.47, n.11, p.1002-12, 2013, PMID[23761574].

MYRICK, H.; MALCOLM, R.; BRADY, K. T. Gabapentin treatment of alcohol withdrawal. The American Journal of Psychiatry, Hanover, v.155, n.11, p.1632, 1998.

MYRICK, H.; WRIGHT, T. Clinical management of alcohol abuse and dependence. In: GALANTER, M.; KLEBER, H. D. (Ed.) Text book of substance abuse treatment. 4.ed. Washington, DC.: The American Psychiatric Publishing; 2008. p.129-142.

N

NAPOLIELLO, M. J.; DOMANTAY, A. G.Buspirone: a worldwide update. Br Psychiatry Suppl, ed.159, v.12, p.40-4, 1991, PMID[1840762].

NASRALLAH H. A. Atypical antipsychotic-induced metabolic side effects: insights from receptor-binding profiles. Mol Psychiatry, 2008, 13 (1): 27-35.

NASRALLAH, H. A.; KETTER, T. A.; KALALI, A. H. Carbamazepine and valproate for the treatment of bipolar disorder: a review of the literature. Journal of Affective Disorders, Amsterdam, v.95, n.1-3, p.69-78, 2006.

NASREDDINE, W.; BEYDOUN, A. Oxcarbamazepine in neuropathic pain. Expert Opinion on Investigational Drugs, London, v.16, n.10, p.1615-1625, 2007.

NELSON, J. C. Augmentation strategies with serotonergic-noradrenergic combinations. The Journal of Clinical Psychiatry, Memphis, v.59, suppl.5, p.65-68, 1998.

NEMEROFF, C. B. Use of atypical antipsychotics in refractory depression and anxiety. The Journal of Clinical Psychiatry, Memphis, v.66, suppl.6, p.13-21, 2005.

NEWCORN, J. et al. Expert roundtable highlights: stimulants and atomexetine in the treatment of attention-deficit / hyperactivity disorder. Journal of Clinical Psychiatry Monograph Series, Memphis, v.19, n.1, p.1-23, 2004.

NEWPORT, D. J. et al. Atypical antipsychotic administration during late pregnancy: placental passage and obstetrical outcomes. The American Journal of Psychiatry, Hanover, v.164, n.8, p.1214-1220, 2007.

NIEDERHOFER, H. Atomoxetine also effective in patients suffering from narcolepsy? Sleep, New York, v.28, n.9, p.1189, 2005.

NIEDERHOFER, H. Agomelatine treatment with adolescents with ADHD. J Atten Disord, v.16, n.6, p.530-2, 2012, PMID[22668524].

NIEDERHOFER, H. Is atomoxetine also effective in patients suffering from Tourette syndrome? Journal of Child Neurology, Littleton, v.21, n.9, p.823, 2006.

NIELSEN, J.; KANE, J. M.; CORRELL, C. U. Real-world effectiveness of clozapine in patients with bipolar disorder: results from a 2-year mirror-image study.Bipolar Disord, v.14, n.8, p.863-9, 2012, PMID[23107278].

NIEREMBERG, A. A.; COLE, J. O.; GLASS, L. Possible trazodone potentiation of fluoxetine: a case series. The Journal of Clinical Psychiatry, Memphis, v.53, n.3, p.83-85, 1992.

NIEREMBERG, A. A. et al. Trazodone for antidepressant associated insomnia. The American Journal of Psychiatry, Hanover, v.151, n.7, p.1069-1072, 1994.

NIERENBERG, A. A. et al. Venlafaxine for treatment-resistant unipolar depression. Journal of Clinical Psychopharmacology, Baltimore, v.14, n.6, p.419-423, 1994.

NISHISHINYA, B. et al. Amitriptyline in the treatment of fibromyalgia: a systematic review of its efficacy. Rheumatology, Oxford, v.47, n.12, p.1741-1746, 2008.

NORDEN, M. J. Fluoxetine in borderline personality disorder. Progress in Neuro-Psychopharmacology and Biological Psychiatry, Oxford, v.13, n.6, p.885-893, 1989.

NORTON, P. A. et al. Duloxetine versus placebo in the treatment of stress urinary incontinence. American Journal of Obstetrics and Gynecology, St. Louis, v.187, n.1, p.40-48, 2002.

NOYES Jr., R. et al. Diazepam versus alprazolam for the treatment of panic disorder. The Journal of Clinical Psychiatry, Memphis, v.57, n.8, p.349-355, 1996.

NURNBERG, H. G. et al. Efficacy of sildefanil citrate for the treatment of erectile dysfunction in men taking serotonin reuptake inhibitors. The American Journal of Psychiatry, Hanover, v.158, n.11, p.1926-1928, 2001.

NURNBERG, H. G. et al. Treatment of antidepressant-associated sexual dysfunction with sildenafil: a randomized controlled trial. JAMA, Chicago, v.289, n.1, p.56-64, 2003.

NUSS, P.; HUMMER, M.; TESSIER, C. The use of amisulpride in the treatment of acute psychosys. Therapeutics and Clinical Risk Management, Albany, v.3, n.1, p.3-11, 2007.

NUSSBAUM, A. M.; STROUP, T. S. Paliperidone for treatment of schizophrenia. Schizophrenia Bulletin, Budapest, v.34, n.3, p.419-422, 2008.

O

OAKES, T. M.; KATONA, C.; LIU, P.; ROBINSON, M.; RASKIN, J.; GREIST, J. H. Safety and tolerability of duloxetine in elderly patients with major depressive disorder: a pooled analysis of two placebo-controlled studies. Int Clin Psychopharmacol, v.28,n.1, p.1-11, 2013, PMID[23138680].

OGINO, S.; MIYAMOTO, S.; TENJIN, T.; KITAJIMA, R.; OJIMA, K.; MIYAKE, N.; et al. Effects of discontinuation of long-therm biperiden use on cognitive function and quality of life in schizophrenia. Prog Neuropsychopharmacol Biol Psichistry, v.35, n.1, p.78-83, 2011, PMID[20828595].

OKUGAWA, G. Paroxetine for treatment of somatization disorder. The Journal of Neuropsychiatry and Clinical Neurosciences, Washington, v.14, n.4, p.464-465, 2002.

OKUMA, T. Effects of carbamazepine and lithium on affective disorders. Neuropsychobiology, Basel, v.27, n.3, p.138-145, 1993.

OLFSON, M.; MARCUS, S. C.; SHAFFER, D. Antidepressant drug therapy and suicide in severely depressed children and adults: a case-control study. Archives of General Psychiatry, Chicago, v.63, n.8, p.865-872, 2006.

OLIVE, M. F. Pharmacotherapies for alcoholism: the old and the new. CNS and Neurological Disorders Drug Targets, Saif Zone, v.9, n.1, p.2-4, 2010.

ONDER, E.; TUARL, U.; AKER, T. A comparative study of fluoxetine, moclobemide, and tianeptine in the treatment os posttraumatic stress disorder following an earthquake. European Psychiatry, Paris, v.21, n.3, p.174-179, 2006.

OWEN, R. R. et al. Response to clozapine in chronic psychotic patients. Psychopharmacology Bulletin, Rockville, v.125, n.2, p.253-256, 1989.

OWEN, R. T. Extended-release carbamazepine for acute bipolar mania: a review. Drugs of Today, Barcelona, v.42, n.5, p.283-289, 2006.

P

PADMA-NATHAM, H. et al. Minimal time to successful intercourse after sildenafil citrate: results of randomized, double-blind, placebo-controlled trial. Urology, Ridgewood, v.62, n.3, p.400-403, 2003.

PAGE, C. B. et al. Promethazine overdose: clinical effects predicting delirium and the effect of charcoal. QJM: monthly journal of the Association of Physicians, Oxford, v.102, n.2, p.123-131, 2009.

PAGOTTO, U. et al. Pharmacological therapy of obesity. Giornale Italiano Di Cardiologia, Roma, v.94, n.4, suppl.1, p.83-93.

PALUMBO, D. et al. Clonidine for attention-deficit/hiperactivity disorder in children with comorbid tic disorders. Journal of the American Academy of Child and Adolescent Psychiatry, Baltimore, v.47, n.2, p.180-188, 2008.

PANDE, A. C. et al. Treatment of social phobia with gabapetin: a placebo-controlled study. Journal of Clinical Psychopharmacology, Baltimore, v.19, n.4, p.341-348, 1999.

PAPAKOSTAS, G. I.; FAVA, M. A meta analysis of clinical trials comparing moclobemide with selective serotonin reuptake inhibitors for the treatment of major depressive disorder. Canadian Journal of Psychiatry, Ottawa, v.51, n.12, p.783-790, 2006.

PAPAKOSTAS, G. I. et al. Ziprasidone augmentation of selective reuptake inhibitors (SSRIs) for SSRI-resistant major depressive disorder. The Journal of Clinical Psychiatry, Memphis, v.65, n.2, p.217-221, 2004.

PAPAKOSTAS, G. I. et al. Aripiprazole augmentation of selective serotonin reuptake inhibitors for treatment-resistant major depressive disorder. The Journal of Clinical Psychiatry, Memphis, v.66, n.10, p.1326-1330, 2005.

PAPAKOSTAS G.I.; NUTT D.J.; HALLET L.A.; et al. Resolution of sleepiness and fatigue in major depressive disorder: a comparison of bupropion and the selective serotonin reuptake inhibitors. Biol Psychiatry, 2006 60 (12):1350-5.

PAPARRIPOULOS, T. Na open pilot study of tiagabine in alcohol dependence: tolerability and clinical effects. Journal of Psychopharmacology, Oxford, v.24, n.9, p.1375-1380, 2010.

PAPP, M. Anxiolytic-like activity of agomelatine and melatonin in the three animal models of anxiety. Behavioural Pharmacoloy, London, v.17, n.1, p.9-18, 2006.

PATEL, K.; HELLSTROM, W. J. Central regulation of ejaculation and the therapeutic role of serotonergic agents in premature ejaculation. Current Opinion in Investigational Drugs, London, v.10, n.7, p.681-690, 2009.

PATTEN, S. B. The comparative efficacy of trazodone and imipramine in the treatment of depression. Canadian Medical Association Journal, Toronto, v.146, n.7, p.1177-1182, 1992.

PAYNE, J. L.; MELTZER-BRODY, S. Antidepressants use during pregnancy: current controversies and treatment strategies. Clinical Obstetrics and Gynecology. Hagerstown, v.52, n.3, p.469-482, 2009.

PEARLSTEIN, T. B.; STONE, A. B. Long-term fluoxetine treatment of luteal phase dysphoric disorder. The Journal of Clinical Psychiatry, Memphis, v.55, n.8, p.332-335, 1994.

PEARSON, D. A. et al. Treatment effects of methylphenidate on behavioral adjustment in children with mental retardation and ADHD. Journal of the American Academy of Child and Adolescent Psychiatry, Baltimore, v.2, n.2, p.209-216, 2003.

PERNIA, A. et al. Venlafaxine for the treatment of neuropathic pain. Journal of Pain and Symptom Management, Madison, v.19, n.6, p.408-410, 2000.

PERRY, R.; CASSAGNOL, M. Desvenlafaxine: a new serotonin-norepinephrine reuptake inhibitor for the treatment of adults with major depressive disorder. Clinical Therapeutics, Princeton, v.31, pt.1, p.1374-1404, 2009.

PESELOW, E. D. et al. Lithium prophylaxis of bipolar illness: the value of combination treatment. The British Journal of Psychiatry, London, v.164, n.2, p.208-214, 1994.

PHILLIPS, K. A.; ALBERTINI, R. S.; RASMUSSEN, S. A. A randomized placebo-controlled trial of fluoxetine in body dysmorphic disorder. Archives of General Psychiatry, Chicago, v.59, n.4, p.381-388, 2002.

PICHOT, P.; DREYFUS, J. F.; PULL, C. A double-blind multicenter trial comparing mianserina with imipramina. British Journal of Clinical Pharmacology, London, v.5, suppl.1, p.87-90, 1978.

PINI, S.; ABELLI, M.; CASSANO, G. B. The role of quetiapine in the treatment of bipolar disorder. Expert Opinion on Pharmacotherapy, London, v.7, n.7, p.929-940, 2006.

PINTO JUNIOR, L. R. et al. Diretrizes para o diagnóstico e tratamento da insônia. Rio de Janeiro: Elsevier; 2009.

PINTO JUNIOR, L. R.; ALVES, R. C.; CAIXETA, E.; FONTENELLE, J. A.; BACELLAR, A.; POYARES, D.; et al. New guidelines for diagnosis and treatment of insomnia. Arq Neuropsiquiatr, v.68, n.4, p.666-75, 2010, PMID[20730332].

PINTO, O. C.; AKISKAL, H. S. Lamotrigine as a promising approach to borderline personality: an open case series without concurrent DSM-IV major mood disorder. Journal of Affective Disorders, Amsterdam, v.51, n.3, p.333-343, 1998.

PINZANI, V. et al: Venlafaxine withdrawal syndrome: report of six cases and review of the literature. La Revue de Médecine Interne, Paris, v.21, n.3, p.282-284, 2000.

PISCIORTA, A. V. Agranulocytosis induced by certain phenothiazine derivates. JAMA, Chicago, v.208, n.10, p.1862-1868, 1969.

PIVAC, N.; KOZARIC-KOVACIC, D.; MUCK-SELER, D. Olanzapine versus fluphenazine in an open trial in patients with psychotic combat-relared post-traumatic stress disorder. Psychopharmacology, Berlin, v.175, n.4, p.451-456, 2004.

POLLACK, M. H. et al. Sertraline in the treatment of panic disorder: a flexible-dose multicenter trial. Archives of General Psychiatry, Chicago, v.55, n.11, p.1010-1016, 1998.

POLLACK, M. H. et al. Combined paroxetine and clonazepam treatment strategies compared to paroxetine monotherapy for panic disorder. Journal of Psychopharmacology, Oxford, v.17, n.3, p.276-282, 2003.

POLLACK, M. H. et al. Olanzapine augmentation of fluoxetine for refractory generalized anxiety disorder: a placebo controlled study. Biological Psychiatry, New York, v.59, n.3, p.211-215, 2006.

POLLACH, M. H. et al. A randomized controlled trial of venlafaxine ER and paroxetine in the treatment of outpatients with panic disorder. Psychopharmacology, Berlin, v.194, n.2, p.233-242, 2007.

POMARA, N. et al. Increased mental slowing associated with the APOE epsilon4 allele after trihexyphenidyl oral anticholinergic challenge in healthy elderly. The American Journal of Geriatric Psychiatry, Washington, v.16, n.2, p.116-124, 2008.

POMPILI, M.; TONDO, L.; BALDESSARINI, R. J. Suicidal risk emerging during antidepressant treatment: Recognition and intervention. Clinical Neuropsychiatry, Roma, v.2, n.2, p.66-72, 2005.

POPE Jr., H. G. et al. Bulimia treated with imipramine: a placebo-controlled, double-blind study. The American Journal of Psychiatry, Hanover, v.140, n.5, p.554-558, 1983.

POPE Jr., H. G. et al. Valproate in the treatment of acute mania: a placebo-controlled study. Archives of General Psychiatry, Chicago, v.48, n.1, p.62-68, 1991.

POPOVA, E. et al. Oxcarbamazepine in the treatment of bipolar and schizoaffective disorders. Expert Review of Neurotherapeutics, London, v.7, n.6, p.617-626, 2007.

POSEY, D. J. et al. A pilot study of D-cyclosporine in subjects with autistic disorder. The American Journal of Psychiatry, Hanover, v.161, n.11, p.2115-2117, 2004.

POST, R. M.; WEISS, S. R.; CHUANG, D. M. Mechanisms of action of anticonvulsants in affective disorders: comparisons with lithium. Journal of Clinical Psychopharmacology, Baltimore, v.12, suppl.1, p.23-35, 1992.

POST, R. M. et al. Thirty years of clinical experience with carbamazepine in the treatment of bipolar illness: principles and practice. CNS Drugs, Auckland, v.21, n.1, p.47-71, 2007.

POSTERNAK, M. et al. A pilot effectiveness study: placebo-controlled trial of adjunctive L-triiodothyronine (T3) used to accelerate and potentiate the antidepressant response. International Clinical Psychopharmacology, London, v.11, n.1, p.15-25, 2008.

POWERS, P. S. et al. Quetiapine in anorexia nervosa patients: an open label outpatient pilot study. The International Journal of Eating Disorders, New York, v.40, n.1, p.21-26, 2007.

POYARES, D. et al. Hipnoindutores e insônia. Revista Brasileira de Psiquiatria, São Paulo, v.27, supl.1, p. 2-7, 2005. Disponível em: <http://www.scielo.br/scielo.php?pid=S1516-44462005000500002&script=sci_arttext>. Acesso em: 05 nov. 2010.

PRATOOMSRI, W. et al. Oxcarbamazepine in the treatment of bipolar disorder: a review. Canadian Journal of Psychiatry, Ottawa, v.51, n.8, p.540-545, 2006.

PRIEN, R. F. et al. Drug Therapy in the prevention of recurrences in unipolar and bipolar affective disorders. Archives of General Psychiatry, Chicago, v.41, n.11, p.1096-1104, 1984.

Q

QUITKIN, F. M.; TAYLOR, B. P.; KREMER, C. Does mirtazapine have a more rapid onset than SSRIs? The Journal of Clinical Psychiatry, Memphis, v.62, n.5, p.358-361, 2001.

R

RABINOWITZ, I.; BARUCH, Y.; BARAK, Y. High-dose escitalopram for the treatment of obsessive-compulsive disorder. International Clinical Psychopharmacology, London, v.23, n.1, p.49-53, 2008.

RAINA, P. et al. Effectiveness of Cholinesterase Inhibitors and memantine for treating dementia: evidence review for a clinical practice guideline. Annals of Internal Medicine, Philadelphia, v.148, n.5, p.379-397, 2008.

RAPAPORT, M. H. et al. Effects of risperidone augmentation in patients with treatment-resistant depression: results of open-label treatment followed by double-blind continuation. Neuropsychopharmacology, Wien, v.31, n.11, p.2505-2513, 2006.

RIDDLE, M. A. et al. Fluvoxamine for children and adolescents with obsessive-compulsive disorder: a randomized, controlled, multicenter trial. Journal of the American Academy of Child and Adolescent Psychiatry, Baltimore, v.40, n.2, p.222-229, 2001.

RIECHELMANN, R. P. et al. Phase II of mirtazapine for cancer-related cachexia and anorexia. The American Journal of Hospice and Palliative Care, Weston, v.27, n.2, p.106-110, 2010.

ROBINSON, H.; HOOD, S. Social anxiety disorder: a review of pharmacological treatments. Current Psychiatry Reviews, Saif Zone, v.3, n.2, p.95-122, 2007.

ROCCA, P. O. et al. Treatment of borderline personality disorder with risperidone. The Journal of Clinical Psychiatry, Memphis, v.63, n.3, p.241-244, 2002.

ROESSNER, V.; SCHOENEFELD, K.; BUSE, J.; BENDER, S.; EHRLICH, S.; MüNCHAU, A. Pharmacological treatment of tic disorders and Tourette Syndrome. Neuropharmacology; v.68, p.143-9; 2013; PMID[22728760].

ROHRIG, T. P.; RAY, N. G.: Tissue distribution of bupropion in a fatal overdose. Journal of Analytical Toxicology, Niles, v.16, n.5, p.343-345, 1992.

ROKE, Y. et al. Antipsychotic medication in children and adolescents: a descriptive review of the effects on prolactin level and associated side effects. Journal of Child and Adolescent Psychopharmacology, New York, v.19, n.4, p.403-414, 2009.

ROMARELL, J.; FERNANDEZ, H. H.; OKUN, M. S. Rationale for current Therapies in Parkinson's disease. Expert Opinion on Pharmacotherapy, London, v.4, n.10, p.1747-1761, 2003.

ROMERO, C. E. El síndrome metabólico. Revista Médica del Uruguay, Montevideo, v.22, n.2, p.108-121, 2006.

RORE, C. et al. Smoking cessation in pregnancy. Expert Opinion on Drug Safety, London, v.7, n.6, p.727-737, 2008.

ROS, S et al. Treatment-resistant depression. Acta Psychiatrica Scandinavica, Copenhagen, v.36, suppl.428, p.14-24, 2005.

ROSEN, R. et al. Vardenafil Study Site Investigators: efficacy and tolerability of vardenafil in men with mild depression and erectile dysfunction: the Depression-Related Improvement With Vardenafil for Erectile Response Study. The American Journal of Psychiatry, Hanover, v.163, n.1, p.79-87, 2006.

ROSENBLUN, A. et al. Opioids and the treatment of chronic pain: controversies, current status, and future directions. Experimental and Clinical Psychopharmacology, Washington, v.16, n.5, p.405-416, 2008.

ROTHSCHILD, A. J. et al. A double-blind, randomized study of olanzapine and olanzapine/fluoxetine combination for major depression with psychotic features. Journal of Clinical Psychopharmacology, Baltimore, v.24, n.4, p.365-373, 2004.

ROTHSCHILD, A. J.; MAHABLESHWAKAR, A. R.; JACOBSEN, P.; YAN, M.; SHEEHAN, D. V. Vortioxetine (Lu AA21004) 5 mg in generalized anxiety disorder: results of an 8-week randomized, double-blind, placebo-controlled clinical trial in the United States. Eur Neripsychopharmacol, v.22, n.12, p.858-66, 2012, PMID[22901736].

ROUILLON, F. et al. Sulpiride in the treatment of somatoform disorders: results of a European observational study to characterize the responder profile. The Journal of International Medical Research, Northampton, v.29, n.4, p.304-313, 2001.

ROWBOTHAM, M. et al. Gabapetin for the treatment of post-herpetic neuralgia: a randomized controlled trial. JAMA, Chicago, 280, n.21, p.1837-1842, 1998.

RUEDRICH, S. S. et al. Effect of divalproex sodium on aggression and self-injurious behaviour in adults with intellectual disability: a retrospective review. Journal of Intellectual Disability Research, Oxford, v.43, pt. 2, p.105-111, 1999.

RUOFF, G. E. Depression in the patient with chronic pain. The Journal of Family Practice, New York, v.43, suppl. 6, p25-33, 1996.

RUHRMANN, S. et al. Efficacy of flupentixol and risperidone in chronic schizophrenia with predominantly negative symptoms. Progress in Neuro-Psychopharmacology and Biological Psychiatry, Oxford, v.31, n.5, p.1012-1022, 2007.

RUSH, A. J. et al. Star*D Study Team: bupropion-SR, sertraline, or venlafaxine-XR after failure of SSRIs for depression. The New England Journal of Medicine, Boston, v.354, n.12, p.1231-1242, 2006.

RUSH, C. R.; BAKER, R. W.; WRIGHT K. Acute behavioral effects and abuse potential of trazodone, zolpidem and triazolam in humans. Psychopharmacology, Berlin, v.144, n.3, p.220-233, 1999.

RYBAKOWSKI, J. K. Lithium in neuropsychiatry: a 2010 update. World Biol Psychiatry; v.12, n.5, -.340-8; 2011; PMID[21361856].

S

SACCHETTI, E. Ziprasidone vs clozapine in schizophrenia patients refractory to multiple antipsychotic treatments: the MOZART study. Schizophrenia Research, Amsterdam, v.110, n.1/3, p.80-89, 2009.

SACHS, G.; ROSENBAUN, J.; JONES L. Adjunctive clonazepam for maintenance treatment of bipolar affective disorder. Journal of Clinical Psychopharmacology, Baltimore, v.10, n.1, p.42-47, 1990.

SACHS, G.; WEILBURG, J. B.; ROSENBAUM, J. F. Clonazepam vs. neuroleptics as adjuncts to lithium maintenance. Psychopharmacology Bulletin, Rockville, v.26, n.1, p.137-143, 1990.

SACHS, G. et al. Quetiapine with lithium or divalproex for the treatment of bipolar mania: a randomized, double-blind, placebo-controlled study. Bipolar Disorders, Copenhagen, v.6, n.3, p.213-223, 2004.

SAITZ, R. et al. Individualized treatment for alcohol withdrawal: a randomized double-blind controlled trial. JAMA, Chicago, v.272, n.7, p.519-523, 1994.

SALAM, S.; KILZIEH, N. Lorazepam treatment of psychogenic catatonia. Journal of Clinical Psychiatry, Memphis, v.49, suppl.12, p.16-21, 1988.

SALVA, P.; COSTA, J. Clinical pharmacokinetics and pharmacodynamics of zolpidem: therapeuticimplications. Clinical Pharmacokinetics, New York, v.29, n.3, p.142-153, 1995.

SALZMAN, C. et al. Effect of fluoxetine on anger in symptomatic volunteers with borderline personality disorder. Journal of Clinical Psychopharmacology, Baltimore, v.15, n.1, p.23-29, 1995.

SANTOS, C. R. O. et al. Efeito das diferentes doses de Olanzapina sobre o pâncreas de camundongos (Mus Musculus). Disponível em: <http://www.sigeventos.com.br/jepex/inscricao/resumos/0001/R0504-1.PDF>. Acesso em: 05 nov. 2010.

SARTORIOUS, N. et al. Antidepressant medications and other treatments of depressive disorders: a CINP Task Force report based on a review of evidence. The International Journal of Neuropsychopharmacology, Cambridge, v.10, suppl.1, p.1-207, 2007.

SAUVAGE, M. F. et al. Relationship between psychotropic drugs and thyroid function: a review. Toxicology and Applied Pharmacology, New York, v.149, n.2, p.127-35, 1998.

SAVAS, H. A.; YMRU, M.; OZEN, M. E. Quetiapine and ziprasidone as adjuncts in treatment-resistant obsessive-compulsive disorder: a retrospective comparative study. Clinical Drug Investigation, Mairangi Bay, v.28, n.7, p.439-442, 2008.

SCHARF, M. B. et al. Estazolam and flurazepam: a multicenter, placebo-controlled comparative study in outpatients with insomnia. Journal of Clinical Pharmacology, Stamford, v.30, n.5, p.461-467, 1990.

SCHARF, M. B. et al. Dose response effects of zolpidem in normal geriatric subjects. The Journal of Clinical Psychiatry, Memphis, v.52, n.2, p.77-83, 1991.

SCHATZBERG, A. F. Trazodone: a 5-year review of antidepressant efficacy. Psychopatology, Basel, v.20, suppl.1, p.48-56, 1987.

SCHATZBERG, A. F.; COLE, J.O. Benzodiazepines in depressive disorders. Archives of General Psychiatry, Chicago, v.35, n.11, p.1359-1365, 1978.

SCHATZBERG, A. F.; COLE, J. O.; DeBATTISTA, C. Manual de psicofarmacologia clínica. 6.ed. Porto Alegre: Artmed; 2009.

SCHATZBERG, A. F.; COLE, J. O.; DeBATTISTA, C. Manual of clinical psychopharmacology. Washington: American Psychiatric Publishing, ed. 7, 2010.

SCHATZBERG, A. F.; DeBATTISTA, C. Phenomenology and treatment of agitation. The Journal of Clinical Psychiatry, Memphis, v.60, suppl.15, p.17-20, 1999.

SCHATZBERG, A. F.; DeBATTISTA, C.; DeGOLIA, S. Valproate in the treatment of agitation associated with depression. Psychiatric Annals, New York, v.26, n.7, p.1-4, 1996.

SCHATZBERG, A. F.; NEMEROFF, M. D. Textbook of psychopharmacology. 3.ed. Washington, DC: American Psychiatric Press; 2004.

SCHATZBERG, A.; NEMEROFF, M. D. Textbook of psychopharmacology. 4.ed. Washington, DC: APP, 2009.

SCHATZBERG, A. F. et al. Double-blind, randomized comparison of mirtazapine and paroxetine in elderly depressed patients. The American Journal of Geriatric Psychiatry, Washington, v.10, n.5, p.541-550, 2002.

SCHATZBERG, A. F. et al. Manual of clinical psychopharmacology. 6.ed. Washington, DC: American Psychiatric Publishing; 2007.

SCHIMITZ, J. M. et al. High-dose naltrexona therapy for cocaine-alcohol dependence. The American Journal on Addictions, Washington, v.18, n.5, p.356-362, 2009.

SCHNEIDER, L. S. et al. Effectiveness of atypical antipsychotic drugs in patients with Alzheimer's disease. The New England Journal of Medicine, Boston, v.355, n.15, p.1525-1538, 2006.

SCHOU, M. et al. The treatement of manic psychoses by administration of lithium carbonate. The British Journal of Psychiatry, London, v.17, n.4, p.250-260, 1954.

SEEMAN, P.; TALLERICO, T. Rapid release of psychotic drugs from dopamine D2 receptors: an explanation for low receptor occupancy and early clinical relapse upon withdrawal of clozapine or quetiapine. The American Journal of Psychiatry, Hanover, v.156, n.6, p.876-884, 1999.

SEIDMAN, S. N.; MIYAZAKI, M.; ROOSE, S. P. Intramuscular testosterone supplementation to selective serotonin reuptake inhibitor in treatment-resistant depressed men: randomized placebo-controlled clinical trial. Journal of Clinical Psychopharmacology, Baltimore, v.25, n.6, p.584-588, 2005.

SEPEDE, G.; CORBO, M.; FIORI, F.; MARTINOTTI, G. Reboxetine in clinical practice: a review. Clin Ter; v.163, n.4; p.e255-62; 2012; PMID[23007832].

SERREAU, R. Drugs during preeclampsia: fetal risks and pharmacology. Annales Françaises D'Anesthèsie et de Rèanimation, Paris, v.29, n.4, p.37-46, 2010.

SHADER, R. I. Manual of psychiatric therapeutics. Boston: Little Brown and Company, 1994.

SHAH, N. R. et al. Selective serotonin reuptake inhibitors for premenstrual syndrome and premenstrual dysphoric disorder: a meta-analysis. Obstetrics and Gynecology, Ottawa, v.111, n.5, p.1175-1182, 2008.

SHATKIN, J. P. Atomoxetine for the treatment of pediatric nocturnal enuresis. Journal of Child and Adolescent Psychopharmacology, New York, v.14, n.3, p.443-447, 2004.

SHELTON, R. C. The combination of olanzapine and fluoxetine in mood disorders. Expert Opinion on Pharmacotherapy, London, v.4, n.7, p.1175-1183, 2003.

SHELTON, R. C. et al. A novel augmentation strategy for treating resistant major depression. The American Journal of Psychiatry, Hanover, v.158, n.1, p.131-134, 2001.

SHELTON, R. C. et al. Olanzapine/fluoxetine combination for treatment-resistant depression: a controlled study of SSRI and nortriptyline resistance. Journal of Clinical Psychiatry, Memphis, v.66, n.10, p.1289-1297, 2005.

SHIMIZU, E. et al. Maintenance electroconvulsive therapy (ECT) for treatment-resistant disorganized schizophrenia and schizoaffective disorders. Psychiatry Research, Amsterdam, v.175, n.3, p.280-283, 2010.

SHOPSIN, B. Bupropion's prophylactic efficacy in bipolar affective illness. Journal of Clinical Psychiatry, Memphis, v.44, n.5, p.163-169, 1983.

SILVER, H.; NASSAR, A. Fluvoxamine improves negative symptoms in treated chronic schizophrenia. Biological Psychiatry, New York, v.31, n.7, p.698-704, 1992.

SIMHANDL, C.; DENK, E.; THAU, K. The comparative efficacy of carbamazepine low and high serum levels and lithium carbonate in the prophylaxis of affective disorders. Journal of Affective Disorders, Amsterdam, v.28, n.4, p.221-231, 1993.

SIMON, G. E. et al. Suicide risk during antidepressant treatment. The American Journal of Psychiatry, Hanover, v.163, n.1, p.41-47, 2006.

SIMPSON, D.; CURRAN, M. P. Ramelteon: a review if its use in insomnia. Drugs, New York, v.68, n.13, p.1901-1919, 2008.

SIMPSON, G. M. et al. Randomized, controlled, double-blind multicenter comparison of the efficacy and tolerability of ziprasidone and olanzapine in acutely ill inpatients with schizophrenia disorder. The American Journal of Psychiatry, Hanover, v.161, n.10, p.1837-1847, 2004.

SMITH L.A; CORNELIUS V.; WARNOCK A.; TACCHI M. J.; TAYLOR D. Pharmacological interventions for acute bipolar mania: a systematic reviewof randomized placebo-controlled trials. Bipolar Disord, 2007, v. 9 (6): 551-60.

SNEYD Jr., E. Droperidol: past, present and future. Anaesthesia, London, v.64, n.11, p.1161-1164, 2009.

SIGNH, S. P.; SGNIH, V.; KAR, N. Efficacy of agomelatine in major depressive disorder: meta-analysis and appraisal. Int J Neuropsychopharmacol, v.15, n.3, p.417-28, 2012, PMID[21859514].

SOARES, O. T. Psicofarmacologia básica aplicada. In: TENG, C. T.; DEMETRIO, F. D. Psicofarmacologia aplicada. São Paulo: Atheneu, 2006. p.1-16.

SOLOMON, D. A. et al. A pilot study of lithium carbonate plus divalproex sodium for the continuation and maintenance treatment of patients with bipolar I disorder. Journal of Clinical Psychiatry, Memphis, v.58, n.3, p.95-99, 1997.

SOLOMON, D. A. et al. Lithium plus valproate as maintenance polypharmacy for patients with bipolar I disorder: a review. Journal of Clinical Psychopharmacology, Baltimore, v.18, n.1, p.38-49, 1998.

SPARANELLO, S.; LA FERLA, T. The pharmacokinetics of long-acting antipsychotic. Curr Clin Pharmacol; v,9; n.3; p.310-7; 2014; PMID[23343447].

SPIEGEL, K.; KALB, R.; PASTERNAK, G. W. Analgesic activity of tricyclic antidepressants. Annals of Neurology, v.13, n.4, p.462-465, 1983.

SPINA, E. et al. Adjunctive fluoxetine in the treatment of negative symptoms in chronic schizophrenic patients. International Clinical Psychopharmacology, London, v.9, n.4, p.281-285, 1994.

SPOOV, J.; LAHDELMA, L. Should thyroid augmentation precede lithium augmentation- a pilot study. Journal of Affective Disorders, Amsterdam, v.49, n.3, p.235-239, 1998.

SRISURAPANONT, M.; JARUSURAISIN, N. Naltrexone for the treatment of alcoholism: a meta-analysis of randomized controlled trials. The International Journal of Neuropsychopharmacology, Cambridge, v.8, n.2, p.267-280, 2005.

SROUR, M. et al. Psychopharmacology of tic disorders. Journal of the Canadian Academy of Child and Adolescent Psychiatry, Ottawa, v.17, n.3, p.150-159, 2008.

STAHL, M. S. Essencial psychopharmacology. 2.ed. Cambridge: Cambridge University Press; 2000.

STAHL, S. et al. Efficacy of ziprasidone in dysphoric mania: pooled analysis of two double-blind studies. Journal of Affective Disorders, Amsterdam, v.122, n.1/2, p.39-45, 2009.

STAMOULI, S.; LYKOURAS, L. Quetiapine-induced obsessive-compulsive symptoms: a series of five cases. Journal of Clinical Psychopharmacology, Baltimore, v.26, n.4, p.396-400, 2006.

STANILLA, J. K.; SIMPSON, G. M. Drugs to treat Extrapyramidal side effects. In: SCHATZBERG, A. F.; NEMEROFF, C. B. (Ed.). The American psychiatric press textbook of psychopharmacology. Washington, DC: American Psychiatric Press, 1995. p.281-299.

STEARNS, V. et al. Paroxetine controlled release in the treatment of menopausa hot flashes: a randomized controlled trial. JAMA, Chicago, v.289, n.21, p.2827-2834, 2003.

STEIN, D. J.; AHOKAS, A. A.; BODINAT, C. Efficacy of agomelatine in generalized anxiety disorder: a randomized, double-blind, placebo-controlled study. Journal of Clinical Psychopharmacology, Baltimore, v.28, n.5, p.561-566, 2008.

STEIN, D. J.; PICAREL-BLANCHOT, F., KENNEDY, SH. Efficacy of the novel antidepressant agomelatine on anxiety symptoms in major depression. Hum Psycopharmacol, 2013; 28 (2):151-9.

STEIN, M. B. Pindolol potentiation of paroxetine for generalized social phobia: a double-blind, placebo-controlled, crossover study. The American Journal of Psychiatry, Hanover, v.158, n.10, p.373-378, 2001.

STEIN, M. B. et al. Paroxetine treatment of generalized social phobia: social anxiety disorder: a randomized controlled trial. JAMA, Chicago, v.280, n.8, p.708-713, 1998.

STEINER, M. et al. Fluoxetine in the treatment of premenstrual dysphoria: Canadian Fluoxetine/ Premenstrual Dysphoria Collaborative Study Group. The New England Journal of Medicine, Boston, v.332, n.23, p.1529-1534, 1995.

STEPHEN, L. J.; SILLS, G. J.; BRODIE, M. J. Lamotrigine and topiramate may be a useful combination. The Lancet, London, v.351, n.957, p.958-959, 1998.

STEWART, T. D.; HATCH, A.; LARGARY, K.; SHEEHAN, J. J.; MARLER, S. V.; BERMAN, R. M.; et al. Effect of symptom severity on efficacy and safety of aripiprazole adjunctive to antidepressant monotherapy in major disorder: a pooled analysis. J Affect Disord, v.162, p.20-25, 2014, PMID[24766999].

STIMMEL, B. et al.Treating opioid dependence. The New England Journal of Medicine, Boston, v.344, n.7, p.530-531, 2001.

STOLL, A. L. et al. Methylphenidate augmentation of SSRIs: a case series. Journal of Clinical Psychopharmacology, Baltimore, v.57, n.2, p.72-76, 1996.

STOLL, A. L. et al. Omega-3 fatty acids and bipolar disorder: a review. Prostaglandins, Leukotrienes and Essential Fatty Acids, Edinburgh, v.60, n.5/6, p.329-337, 1999.

STROMGREN, L. S. The combination of lithium and carbamazepine in treatment and prevention of manic-depressive disorder: a review and a case report. Comprehensive Psychiatry, New York, v.31, n.3, p.261-265, 1990.

STROUP, T. S. et al. Effectiveness of olanzapine, quetiapine, risperidone, and ziprasidone in patients with chronic schizophrenia following discontinuation of a previous atypical antipsychotic. The American Journal of Psychiatry, Hanover, v.163, n.4, p.611-614, 2006.

STRYJER, R.; ROSENZCWAIG, S.; BAR, F.; ULMAN, A. M.; WEIZMAN, A.; SPIVAK, B. Trazodone for the treatment of neuroleptic-induced acute akathisia: a placebo-controlled, double-blind, crossover study. Clin Neuropharmacol, v.33, n.5, p.219-22, 2010, PMID[20838215].

SUH, J. J. et al. The status of Dissulfiram: a half of a century later. Journal of Clinical Psychopharmacology, Baltimore, v.26, n.3, p.290-302, 2006.

SUN, Z.; HAO, Y.; ZHANG, M. Efficacy and safety of desvenlafaxine treatment on anxiety for hot flashes associated with menopause: a meta-analysis of randomized controlled trials. Gynecol Obstet Invest, v.75, n.4, p.255-62, 2013, PMID[23548358].

SUPPES, T. et al. Risk of recurrence following discontinuation of lithium treatment in bipolar disorder. Archives of General Psychiatry, Chicago, v.48, n.12, p.1082-1088, 1991.

SUYAMA, M. J.; BALTIERI, D. A. Acamprosato: uma opção no tratamento do alcoolismo. Revista da Sociedade Brasileira de Clínica Médica, São Paulo, v.2, n.2, p.43-51, 2004.

SZIGETHY, E. M.; SCHULZ, S. C. Risperidone in comorbid borderline personality disorder and dysthymia. Journal of Clinical Psychiatry, Memphis, v.17, n.4, p.326-327, 1997.

T

TANAKA, Y.; ROHDE, L. A.; JIN, L.; FELDMAN, P. D.; UPADHYAYA, H. P. A meta-analysis of the consistency of atomoxetine treatment effects in pediatric patients with attention-deficit/hyperactivity disorder from 15 clinical trials across four geographic reagions. J Child Adolesc Psycopharmacol, v.23, n.4, p.262-70, 2013, PMID[23683141].

TANDON, R. et al. A prospective, multicenter, randomized, parallel-group, open-label study of aripiprazole in the management of patients with schizophrenia or schizoaffective disorder in general psychiatric practice: Broad Effectiveness Trial With Aripiprazole (BETA). Schizophrenia Research, Amsterdam, v.84, n.1, p.77-89, 2006.

TARIQ, S. H.; PULISETTY, S. Pharmacotherapy for insomnia. Clinics in Geriatric Medicine, Philadelphia, v.24, n.1, p.249-53, 2008.

TAYLOR, F. B.; RUSSO, J. Efficacy of modafinil compared to dextroamphetamine for the treatmetof attention deficit hyperactivitydisorder in adults. Journal of Child and Adolescent Psychopharmacology, New York, v.10, n.4, p.311-320, 2000.

TAYLOR, M. J.; RUDKIN, L.; HAWTON, K. Strategies for managing antidepressant-induced sexual dysfunction: systematic review of randomized controlled trials. Journal of Affective Disorders, Amsterdam, v.88, n.3, p.241-254, 2005.

TEICHER, M. H. et al. Severe daytime somnolence in patients treated with an MAOI. The American Journal of Psychiatry, Hanover, v.145, n.12, p.1552-1556, 1988.

TENNIS, P.; ELDRIGE, R. R. Preliminary results on pregnancy outcomes in women using lamotrigine. Epilepsia, Amsterdam, v.43, n.10, p.1161-1167, 2002.

THARYAN, P.; ADAMS, C. E. Electroonvulsive therapy for schizophrenia. The Cochrane Database of Systematic Reviews, Oxford, v.18, n.2, 2005. CD000076.

THASE, M. E. Effects of venlafaxine on blood pressure: a meta-analysis of original data from 3744 depressed patients. The Journal of Clinical Psychiatry, Memphis, v.59, n.10, p.502-508, 1998.

THOMPSON, C. Mirtazapine versus selective serotonin reuptake inhibitors. The Journal of Clinical Psychiatry, Memphis, v.60, suppl.17, p.18-22, 1999.

TIGNOL, J.; STOKER, M. J.; DUNBAR, G. C. Paroxetine in the treatment of melancholia and severe depression. International Clinical Psychopharmacology, London, v.7, n.2, p.91-94, 1992.

TIIHONEN, J. et al. Topiramate add-on in treatment-resistant schizophrenia: a randomized, double-blind, placebo-controlled, crossover trial. The Journal of Clinical Psychiatry, Memphis, v.66, n.8, p.1012-1015, 2005.

TILKIAN, A. G. et al. The cardiovascular effects of lithium in man. The American Journal of Medicine, New York, v.61, n.5, p.665-670, 1976.

TOHEN, M. et al. Thrombocytopenia associated with carbamazepine: a case series. The Journal of Clinical Psychiatry, Memphis, v.52, n.12, p.496-498, 1991.

TOHEN, M. et al. Concomitant use of valproate and carbamazepine in bipolar and schizoaffective disorders. Journal of Clinical Psychopharmacology, Baltimore, v.14, n.1, p.67-70, 1994.

TOHEN, M. et al. Olanzapine versus placebo in the treatment of acute mania: Olanzapine HGEH Study Group. The American Journal of Psychiatry, Hanover, v.156, n.5, p.702-709, 1999.

TOHEN, M. et al. Efficacy of olanzapine in combination with valproate or lithium in the treatment of mania in patients partially nonresponsive to valproate or lithium monotherapy. Archives of General Psychiatry, Chicago, v.59, n.1, p.62-69, 2002.

TOHEN, M. et al. Olanzapine versus divalproex sodium for the treatment of acute mania and maintenance of remission: a 47-week study. The American Journal of Psychiatry, Hanover v.160, n.7, p.1263-1271, 2003a.

TOHEN, M. et al. Efficacy of olanzapine and olanzapine-fluoxetine combination in the treatment of bipolar I depression. Archives of General Psychiatry, Chicago, v.60, n.11, p.1079-1088, 2003b.

TOHEN, M. et al. Efficacy of olanzapine-fluoxetine combination in the treatment of bipolar I depression. Archives of General Psychiatry, Chicago, v.60, n.11, p.1079-1088, 2003c.

TOHEN, M. et al. Olanzapine/fluoxetine combination in patients with treatment-resistant depression: Rapid onset of therapeutic response and its predictive value for subsequent overall response in a pooled analysis of 5 studies. The Journal of Clinical Psychiatry, Memphis, v.71, n.4, p.451-462, 2010.

TONDO, L. Lithium treatment and risk of suicidal behavior in bipolar disorder patients. Journal of Clinical Psychiatry, Memphis, v.59, n.8, p.405-414, 1998.

TONDO, L.; BALDESSARINI, R. J. Suicidal risk in bipolar disorder. Clinical Neuropsychiatry, Malden, v.2, n.1, p.55-65, 2005.

TONDO, L.; HENNEN, J.; BALDESSARINI, R. J. Lower suicide risk with long-term lithium treatment in major affective illness: a meta-analysis. Acta Psychiatrica Scandinavica, Copenhagen, v.104, n.3, p.163-172, 2001.

TRIVEDI, M. H. et al. Medication augmentation after the failure of SSRIs for depression. The New England Journal of Medicine, Boston, v.354, n.12, p.1243-1252, 2006.

TSUNODA, K.; UCHIDA, H.; SUZUKI, T.; WATANABE, K.; YAMASHIMA, T.; KASHIMA, H. Effects of discontinuing benzodiazepine-derivative hypnotics on postural sway and cognitive functions in the elderly. Int J Geriatr Psychiatry, v.25, n.12, p.1259-65, 2010, PMID[20054834].

TUPIN, J. Management of violent patients. In: SHADER, R. I. Manual of psychiatric therapeutics. Boston: Little Brown, 1975. p.125-133.

TYRER, P. J.; LADER, M. H. Response to propranolol and diazepam in somatic and psychic anxiety. British Medical Journal, London, v.2, n.5909, p.14-16, 1974.

TYRER, P. J.; SHAWCROSS, C. Monoamine oxidase inhibitors in anxiety disorders. Journal of Psychiatric Research, Oxford, v.22, suppl.1, p.87-98, 1988.

U

ÜÇEYLER, N.; SOMMER, C.; WALIT, B.; HAUSER, W. Anticonvulsivantes for fibromyalgia. Cochrane Database Syst Rev; v.10, 2013; CD010782; PMID[24129853].

UDELMAN, H. D.; UDELMAN, D. L. Concurrent use of buspirone in anxious patients during withdrawal from alprazolam therapy. Journal of Clinical Psychiatry, Memphis, v.51, suppl.9, p.46-50, 1990.

V

VAIVA, G. et al. Immediate treatment with propranolol decreases post traumatic stress disorder two months after trauma. Biological Psychiatry, New York, v.54, n.9, p.947-949, 2003.

VAN BEMMEL, A. L.; HAVERMANS, R. G.; VAN DIEST, R. Effects of trazodone on EEG sleep and clinical state in major depression. Psychopharmacology, Berlin, v.107, n.4, p.569-574, 1992.

VAN DER LOOS, M. L. et al. Efficacy and safety of lamotrigine as add-on treatment to lithium in bipolar depression: a multicenter, double-blind, placebo-controlled trial. Journal of Clinical Psychiatry, Memphis, v.70, n.2, p.223-231, 2009.

VAN GAAL, L. F. et al. The effects cannabinoid-1 receptor blocker rimonabant on weight reduction and cardiovascular risk factors in overweight patients: 1-year experience from the RIO-Europe study. The Lancet, London, v.16, n.365, p.1389-1397, 2005.

VAN HILTER, J. et al. Bromocriptine versus levodopa in early Parkinson's disease. The Cochrane Database of Systematic Reviews, Oxford, v.17, n.4, 2007. CD002258.

VAN MARKWIJIK, ALLICK G, WEGMAN F, BAX A, RIPHAGEN II. Alprazolam for depression. Cochrane Database Syst Rev, 2012, 7:CD007139.

VASUDEV A.; MACRITCHIE, K.; VASUDEV, K.; WATSON, S.; GEDDES, J.; YOUNG, A. H. Oxcarbazepine for acute affective episodes in bipolar disorder. Cochrane Database Syst Rev; v.7, n.2; 2011, CD004857; PMID[22161387].

VENDSBORG, P. B.; BECH, P.; RAFAELSON, O. J. Lithium treatment and weight gain. . Acta Psychiatrica Scandinavica, Copenhagen, v.53, n.2, p.139-147, 1976.

VERBEECK, W.; TUINIER, S.; BEKKERING, G. E. Antidepressants in the treatment of adult attention-deficit hyperactivity disorder: a systematic review. Advances in Therapy, New York, v.26, n.2, p.170-184, 2009.

VERSIANI, M. et al. Reboxetine, a selective norepinephrine reuptake inhibitor, is an effective and well-tolerated treatment for panic disorder. Journal of Clinical Psychiatry, Memphis, v.63, n.1, p.31-37, 2002.

VERSTER, J. C.; VOLKERTS, E. R. Clinical pharmacology, clinical efficacy, and behavioral toxixity of alprazolam: a review of the literature. CNS Neuroscience and Therapeutics, Oxford, v.10, n.1, p.45-76, 2004.

VIEIRA, R. M. et al. Tratamento com alopurinol em paciente hiperuricêmico com mania refratária: relato de caso e hipótese purinérgica. Casos Clínicos em Psiquiatria, belo Horizonte, v.1, n.1, p.33-35, 1999. Disponível em: <http://www.abpbrasil.org.br/medicos/publicacoes/revista/arquivos/01Artigo%20Original%20-%206%20alopurinol.pdf>. Acesso em: 10 out. 2009.

VIERA, E. et al. Effects on weight and outcome of long-term olanzapine-topiramate combination treatment in bipolar disorder. Journal of Clinical Psychopharmacology, Baltimore, v.24, n.4, p.374-378, 2004.

VIETA, E. et al. Efficacy and safety of risperidone in the treatment of schizoaffective disorder: initial results from a large, multicenter surveil-lance study. Journal of Clinical Psychiatry, Memphis, v.62, n.8, p.623-630, 2001.

VIETA, E. et al. Adjunctive topiramate in bipolar II disorder. The World Journal of Biological Psychiatry, London, v.4, n.4, p.172-176, 2003.

VIETA, E. et al. Effects on weight and outcome of long-term olanzapine-topiramate combination treatment in bipolar disorder. Journal of Clinical Psychopharmacology, Baltimore, v.24, n.4, p.374-378, 2004.

VIEWEG W. V.; HASNAIN M.; HOWLAND R. H.; et al. Citalopram, QTc interval prolongation, and torsade de pointes. How should we apply the recent FDA ruling? Am J Med, 2012; 125(9): 858-69.

VINTEN, J. et al. Neuropsychological effects of exposure to anticonvulsant medication in utero. Neurology, Minneapolis, v.64, n.6, p.949-954, 2005.

VIRIT, O. et al. Improvement of restless legs syndrome and trichollomania with aripiprazole. Journal of Clinical Pharmacy and Therapeutics, Oxford, v.34, n.6, p.723-725, 2009.

VOICAN, C. S.; CORRUBLE, E.; NAVEAU, S.; PERLEMUTER, G. Antidepressant-induced liver injury: a review for clinicians. Am J Psychiatry; v.171; n.4; p.404-15; 2014; PMID[24362450].

VRETEHEM, M. et al. A comparisom a Amitriptyline and maprotilina in the treatment of painful polyneuropathy in diabetics and nondiabetics. The Clinical Journal of Pain, Hagerstown, v.48, n.1, p. 29-36, 1992.

W

WAGNER, K. D. et al. A double-blind, randomized, placebo-controlled trial of oxcarbamazepine in the treatment of bipolar disorder in children and adolescents. The American Journal of Psychiatry, Hanover, v.163, n.7, p.1179-1186, 2006. Erratum: The American Journal of Psychiatry, v.163, n.10, p.1843, 2006.

WALSH, B. T. et al. Fluoxetine after weight restoration in anorexia nervosa: a randomized controlled trial. JAMA, Chicago, v.295, n.22, p.2605-2612, 2006. Erratum: JAMA, v.296, n.8, p.934, 2006.

WANG, A. T.; MULLAN, R. J.; HAZEM, A.; PRASAD, C.; GATHAIYA, N. W.; et al. Treatment of hyperprolactinemia: a systematic review and meta-analysis. Cochrane Database Syst Rev, ed.12, 2011, CD003352, PMID[22828169].

WARING, W. S.; WALLACE, W. A. Acute myocarditis after massive phenelzine overdose. European Journal of Clinical Pharmacology, Berlin, v.63, n.11, p.1007-1009, 2007.

WATKINS, P. B. et al. Hepatotoxic effects of tacrine administration in patients with Alzheimer's disease. JAMA, Chicago, v.271, n.13, p.992-998, 1994.

WATTS, B. V.; SCHNURR, P. P.; MAYOL, L.; YOUNG-XU, Y.; WEEKS, W. B.; FRIEDMAN, M. J. Meta-analysis of the treatments for post-traumatic stress disorder. J Clin Psychiatry, v.74, n.6, p.541-50, 2013, PMID[23842024].

WEHR, T. A.; GOODWIN, F. K. Rapid cycling in manic-depressives induced by tricyclic antidepressants. Archives of General Psychiatry, Chicago, v.36, n.5, p.555-559, 1979.

WEISER, M.; BURSHTEIN, S.; GERSHON, A. A.; MARIAN, G.; VLAD, N.; GRECU, I. G. Allopurinol for mania: a randomized trial of allopurinol versus placebo as add-on treatment to mood stabilizers and/or antipsychotic agents in manic patients with bipolar disorder. V.14, n.4, p.441-7, 2014, PMID[24712840].

WEISMAN, A. M. et al. Pooled analysis of antidepressant levels in lactating mothers, breast milk, and nursing infants. The American Journal of Psychiatry, Hanover, v.161, n.6, p.1066-1078, 2004.

WELLS, B. G.; GELEMBERG, A. J. Chemistry, pharmacology, pharmacokinetics, adverse effects, and efficacy of the antidepressant maprotilina hydrochloride. Pharmacotherapy, Carlisle, v.1, n.2, p.121-139, 1981.

WHEATLEY, D. P. et al. Mirtazapine: efficacy and tolerability in comparison with fluoxetine in patients with moderate to severe major depressive disorder. The Journal of Clinical Psychiatry, Memphis, v.59, n.6, p.306-312, 1998.

WHISKEY, E.; TAYLOR, D. Restarting clozapine after neutropenia: evaluating the possibilities and practicalities. CNS Drugs, Auckland, v.21, n.1, p.25-35, 2007.

WHITE, E.; CHEUNG, P.; SILVERSTONE, T. Depot antipsychotics in bipolar affective disorder. International Clinical Psychopharmacology, London, v.8, n.2, p.119-122, 1993.

WIFFEN P. J.; McQUAY, H. J.; MOORE, R. A. Carbamazepine for acute and chronic pain. Cochrane Database of Systematic Reviews, Oxford, v.20, n.3, 2005. CD005451.

WIFFEN, P. J.; DERRY, S.; LUNN, M. P.; MOORE, R. A. Topiramate for neuropathic pain and fibromyalgia in adults. Cochrane Database Syst Rev, v.8, 2013, CD008314, PMID[23996081].

WILCOX, J. A. Divalproex sodium as treatment for a borderline personality disorder. Annals of Clinical Psychiatry, New York, v.7, n.1, p.33-37, 1995.

WISNER, K. L.; PEREL, J. M.; WHEELER, S. B. Antidepressant treatment during breast-feeding. The American Journal of Psychiatry, Hanover, v.153, n.9, p.592-606, 1996.

WOODMAN, C. L.; NOYES Jr., R. Panic disorder: treatment with valproate. The Journal of Clinical Psychiatry, Memphis, v.55, n.4, p.134-136, 1994.

X

XIE, X.; HAGAN, R. M. Cellular and molecular actions of lamotrigine: possible mechanisms of efficacy in bipolar disorder. Neuropsychobiology, New York, v.38, n.3, p.119-130, 1998.

Y

YATHAM, L. N.; KENNEDY, S. H.; PARIKH, S. V.; SCHAFFER, A.; BEAULIEU, S.; ALDA, M.; et al. Canadian Network for Mood and Anxiety Treatments (CANMAT) and International Society for Bipolar Disorders (ISBD) collaborative update of CANMAT guidelines for the management of patients with bipolar disorder: update 2013. Bipolar Disorder, v.15, n.1, p.1-44, 2013, PMID[23237061].

YATHAM, L. N. Canadian network for mood and anxiety treatments (canmat) guidelines for the management of patients with bipolar disorder: update 2007. Bipolar Disorders, Copenhagen, v.8, n.1, p.721–739, 2006. Disponível em: <http://www.pesquisabipolar.com.br/Guideline%20 CANMAT%20resumo.pdf>. Acesso em: 05 nov. 2010.

YATHAM, L. N. et al. Risperidone plus lithium versus risperidone plus valproate in acute and continuation treatment of mania. International Clinical Psychopharmacology, London, v.19, n.2, p.103-109, 2004.

YOON, S. J. et al. Mirtazapine for patients with alcohol dependence and comorbid depressive disorders: a multicentre, open-label study. Progress in Neuro-Psychopharmacology and Biological Psychiatry, Oxford, v.30, n.7, p.1196-1201, 2006.

YOUNG, L. T. et al. Gabapetin as an adjunctive treatment in bipolar disorder. Journal of Affective Disorders, Amsterdam, v.55, n.1, p.73-77, 1999.

YOSHIARA, K.; KUBO, C. Psychosomatic disorder and functional somatic syndrome. Nihon Rinsho: Japanese journal of clinical medicine, Osaka, v.67, n.9, p.1652-1658, 2009.

Z

ZARATE Jr., C. A. et al. An open-label trial of riluzole in patients with treatment-resistant major depression. The American Journal of Psychiatry, Hanover, v.161, n.1, p.171-174, 2004.

ZIEGENBEIN, M.; CALLIESS, I. T. Clozapine and ziprasidone: a useful combination in patients with treatment-resistant schizophrenia. The Journal of Neuropsychiatry and Clinical Neurosciences, Washington, v.18, n.2, p.246-247, 2006.

ZIEGENBEIN, M.; WIRTMANN, G.; KROPP, S. Aripiprazole augmentation of clozapine in treatment-resistant schizophrenia: a clinical observation. Clinical Drug Investigation, Mairangi Bay, v.26, n.3, p.117-124, 2006.

ZISOOK, S. et al. Use of bupropion in combination with serotonin reuptake inhibitors. Biological Psychiatry, New York, v.59, n.3, p.203-210, 2006.

ZORNBERG, G. L.; POPE Jr, H. Treatment of depression in bipolar disorder: new directions for research. Journal of Clinical Psychopharmacology, Baltimore, v.13, n.6, p.397-408, 1993.

ZULLINO, D.; BAUMANN, P. Olanzapine for mixed episodes of bipolar disorder. Journal of Psychopharmacology, Oxford, v.13, n.2, p.198, 1999.